Thieme

... und noch mehr Tipps für die Prüfungsvorbereitung

Das Repetitorium MEDI-LEARN hat fast alle seit 1981 gestellten Prüfungsfragen analysiert. Im 1. Staatsexamen sind das mehr als 10.000 Fragen.

Dabei wurde festgestellt, dass sich im Fach **Medizinische Mikrobiologie** 72,8% aller bisher gestellten Fragen durch wenige Themen abdecken lassen.

Die „Top-Themen" enthalten die Stichworte, die in diesem Zeitraum mit mindestens 10 Fragen vertreten waren.

Die Top-Themen der Prüfung

Thema	Anteil
Wirkungsmechanismen u. Wirkungsspektren v. antimikrobiell wirksamen Pharmaka	4,1%
Penicilline	4,1%
Aktive Schutzimpfungen gegen Infektionen durch Viren	3,9%
Streptokokken, Pneumokokken	3,7%
Pharmakokinetik antimikrobiell wirksamer Pharmaka	3,0%
Unerwünschte Wirkungen antimikrobiell wirksamer Pharmaka	2,6%
Übertragungsweise, Infektketten	2,2%
Hepatitis-B-Virus, Delta-Virus	2,0%
Salmonellen	1,9%
Corynebakterien	1,8%
Hefen (Sproßpilze)	1,8%
Zytomegalie-Virus	1,7%
Influenza-Virus A und B	1,7%
Staphylokokken	1,6%
Aminoglykoside	1,6%
Erregernachweis	1,4%
Mycobacterium tuberculosis, Mycobacterium bovis	1,4%
Chlamydien	1,4%
Diagnostik viraler Infektionen	1,4%
Aktive Schutzimpfungen gegen bakterielle Infektionen	1,4%
Normalflora	1,3%
Polioviren	1,3%
Passive Immunisierung	1,2%
Meningokokken	1,1%
Treponemen	1,1%
Antituberkulotika	1,1%
Plasmodien	1,1%
Pneumocystis carinii	1,0%
Rubellavirus	1,0%
Vibrionen	0,8%
Anaerobe Sporenbildner	0,8%
Clostridium tetani	0,8%
Pilze	0,8%
Dermatophyten	0,8%
ß-Lactam-Antibiotika	0,8%
Antimykotika	0,8%
Schistosoma haematobium	0,8%
Grundlagen der antiviralen Chemotherapie	0,8%
Herpes-simplex-Virus	0,8%
ECHO-Viren, Coxsackie-Viren	0,8%
Zellwand und Anhangsgebilde	0,7%
Clostridium botulinum	0,7%
Toxoplasma gondii	0,7%
HIV-1 und -2	0,7%
Hepatitis-A-Virus	0,7%
Impfkalender	0,7%
Shigellen	0,6%
Escherichia coli	0,6%
Haemophilus	0,6%
Leptospiren	0,6%
Resistenz und Resistenzmechanismen, Resistenzbestimmung	0,6%
Tetracycline	0,6%
Masernvirus	0,6%
Summe	**72,8%**

Fragenanteil pro Kapitel Medizinische Mikrobiologie

Die Darstellung des prozentualen Fragenanteils pro Kapitel empfehlen wir als Grundlage Ihrer Lernplanung.

	Kapitel	Anteil
1	Allgemeine Infektionslehre und Epidemiologie der Infektionskrankheiten	3,3%
2	Allgemeine Bakteriologie	3,9%
3	Diagnose bakterieller Infektionen	2,8%
4	Normale Bakterienflora des Menschen	1,5%
5	Spezielle Bakteriologie	26,2%
6	Pilze	5,7%
7	Grundlagen der antimikrobiellen Therapie	2,1%
8	Antibakterielle Substanzen	5,0%
9	Parasitologie	11,8%
10	Antiprotozoenmittel und Anthelminthika	0,6%
11	Allgemeine Virologie	3,7%
12	Spezielle Virologie	25,1%
13	Schutzimpfungen	8,1%

Original-Prüfungsfragen mit Kommentar

GK 2

Medizinische Mikrobiologie

13. Auflage

Bearbeitet von
Gabriele Quirmbach und Sönke Müller

Georg Thieme Verlag
Stuttgart · New York

Gabriele Quirmbach
Buchenstr. 31
40599 Düsseldorf

Dr. med. Sönke Müller
Fischersberg 26
69245 Bammental
e-mail: Soenke.Mueller@t-online.de
http://www.memorix-notfallmedizin.de

Die Deutsche Bibliothek – CIP-Einheitsaufnahme

Original-Prüfungsfragen mit Kommentar GK 2.
– Stuttgart ; New York : Thieme

Medizinische Mikrobiologie / bearb. von G. Quirmbach
und S. Müller – 13. Aufl. – 2002
ISBN 3-13-112613-2

1. Auflage 1985
2. Auflage 1985
3. Auflage 1987
4. Auflage 1988
5. Auflage 1990
6. Auflage 1991
7. Auflage 1994
8. Auflage 1995
9. Auflage 1996
10. Auflage 1998
11. Auflage 1999
12. Auflage 2001
13. Auflage 2002

Unsere Homepage: http://www.thieme.de

Umschlaggestaltung: Thieme Verlagsgruppe
Umschlagfoto: Mauritius Die Bildagentur, Nr. 5B247069736
Satz: Graphik & Text Studio, Barbing
Druck: Druckhaus Götz GmbH, Ludwigsburg
Bindung: Großbuchbinderei Heinr. Koch GmbH & Co. KG, Tübingen
Printed in Germany

ISBN 3-13-112613-2

Vorwort

Wir freuen uns, hiermit die 13. Auflage des Mikrobiologie-Bandes vorstellen zu können.
Das vorliegende Buch soll dem Prüfungskandidaten die Vorbereitung auf das 1. Staatsexamen erleichtern, indem es – am Gegenstandskatalog orientiert – insbesondere die vom IMPP gern abgefragten Themenbereiche beleuchtet. Um eine gute Übersichtlichkeit erhalten zu können, muss im Kurzlehrbuch auf das „Kleingedruckte", die exotischen Details, verzichtet werden. Für Interessierte gehen wir in den Kommentaren darauf ein.

Gerade die letzten Examina mit ihrem relativ hohen Anteil an Wiederholungsfragen bzw. -themen haben wieder gezeigt, dass durch ein gründliches Durcharbeiten der Alt-Fragen eine wichtige Grundlage für das eigene Examen gelegt werden kann.
Allen Examenskandidaten wünschen wir viel Erfolg!

Düsseldorf, Bammental, im Juni 2002

Gabriele Quirmbach
Sönke Müller

Inhalt

Die *kursiv* gedruckten Seitenzahlen verweisen auf das Kurzlehrbuch, die **halbfett** gedruckten Seitenzahlen auf den Kommentarteil.

Die *kursiv* gedruckten Seitenzahlen verweisen auf das Kurzlehrbuch, die **halbfett** gedruckten Seitenzahlen auf den Kommentarteil.

Die *kursiv* gedruckten Seitenzahlen verweisen auf das Kurzlehrbuch, die **halbfett** gedruckten Seitenzahlen auf den Kommentarteil.

Bearbeitungshinweise

In den Original-Aufgabenheften, die die Grundlage der Prüfung bilden, sind die Fragen nicht nach Fächern, sondern nach Aufgaben-Typen geordnet.

Zur Prüfungsvorbereitung erscheint eine fachbezogene Fragenordnung, wie sie in diesem Band praktiziert wird, geeigneter.

Im Examen Frühjahr 2000 wurden die Fragen vom IMPP erstmals nach inhaltlichen Gesichtspunkten sortiert.

Die Lösung zu jeder Frage ist am Unterrand derselben Seite vermerkt.

Es ist zweckmäßig, beim ersten Durchgang die falsch beantworteten Fragen zu markieren, um sie kurz vor dem Prüfungstermin zu wiederholen.

Aber Vorsicht! Manche Fragen werden im Examen wortgetreu wiederholt, doch kann die Reihenfolge der möglichen Antworten geändert sein.

Aufgabentypen:

Aufgabentyp A: Einfachauswahl

Erläuterung: Bei diesem Aufgabentyp ist von fünf mit (A) bis (E) gekennzeichneten Antwortmöglichkeiten eine einzige auszuwählen, und zwar entweder die allein bzw. am ehesten zutreffende Aussage. Wenn die Falschaussage zu markieren ist, enthält der Vorsatz ein fettes (im Originalheft noch unterstrichenes) **nicht** oder einen ähnlichen deutlichen Hinweis.

Lesen Sie immer alle Antwortmöglichkeiten durch, bevor Sie sich für eine Lösung entscheiden!

Aufgabentyp B: Aufgabengruppe mit gemeinsamem Antwortangebot - Zuordnungsaufgaben

Erläuterung: Jede dieser Aufgabengruppen besteht aus:

a) einer Liste mit nummerierten Begriffen, Fragen oder Aussagen (Liste 1 = Aufgabengruppe)
b) einer Liste von 5 durch die Buchstaben (A)–(E) gekennzeichneten Antwortmöglichkeiten (Liste 2)

Sie sollen mit jeder nummerierten Aufgabe der Liste1 aus der Liste 2 eine Antwort (A) bis (E) auswählen, die Sie für zutreffend halten oder von der Sie meinen, dass sie im engsten Zusammenhang mit dieser Aufgabe steht. Bitte beachten Sie, dass jede Antwortmöglichkeit (A) bis (E) für mehrere Aufgaben der Liste 1 die Lösung darstellen kann.

Aufgabentyp C: Kausale Verknüpfung
(Dieser Fragentyp wird zurzeit vom IMPP nicht gestellt.)

Erläuterung: Bei diesem Typ besteht die Aufgabe aus zwei Aussagen, die mit „weil" verknüpft sind. Jede der beiden Aussagen kann unabhängig von der anderen richtig oder falsch sein. Wenn beide Aussagen richtig sind, so kann die Verknüpfung durch „weil" richtig oder falsch sein. Dabei muss Aussage 2 nicht die allgemeine Begründung von Aussage 1 sein! Ein gegebenenfalls vorangestellter Sachverhalt ist bei der Beurteilung zu berücksichtigen. Nach Prüfung entnehmen Sie den richtigen Lösungsbuchstaben dem Lösungsschema:

Antwort	Aussage 1	Aussage 2	Verknüpfung
A	richtig	richtig	richtig
B	richtig	richtig	falsch
C	richtig	falsch	–
D	falsch	richtig	–
E	falsch	falsch	–

Aufgabentyp D: Aussagenkombination

Erläuterung: Bei diesem Aufgabentyp ist die Richtigkeit mehrerer nummerierter Aussagen zu beurteilen. Es können je nach den vorgegebenen Aussagenkombinationen A bis E eine einzige, mehrere, alle oder keine der Aussagen richtig sein. Eine Aufgabe wird als **richtig gelöst** gewertet, wenn der Lösungsbuchstabe markiert wurde, der für die **zutreffende Beurteilung aller Aussagen** als richtig oder falsch steht.

Allen Aufgabentypen gemeinsam ist, dass am Ende eine und nur eine der fünf möglichen Lösungen (A) bis (E) zu markieren ist. Die beste Antwort ist diejenige, die im Vergleich der fünf Antwortmöglichkeiten die Aufgabe **am umfassendsten beantwortet**. Eine Mehrfachmarkierung wird als falsch gewertet. Das Fehlen einer Markierung wird in gleicher Weise als falsch gewertet wie eine Markierung an falscher Stelle. Man sollte also, auch wenn man eine Aufgabe nicht lösen kann, in jedem Falle eine Lösung raten, weil man so eine 20 %-Chance hat, die richtige Lösung zu treffen.

Kurzlehrbuch

1 Allgemeine Infektionslehre und Epidemiologie der Infektionskrankheiten

1.1 Allgemeine Infektionslehre

1.1.1 Definition der Infektion und der Infektionskrankheit

Als Infektion bezeichnet man das Eindringen von Mikroorganismen in einen Wirtsorganismus sowie deren Ansiedlung und Vermehrung.

Die **Koch-Henle-Postulate** stellen eine Verbindung zwischen Infektionserreger und Infektionskrankheit her:

- Der Infektionserreger sollte bei einer Infektionskrankheit immer und regelmäßig zu finden sein.
- Der Infektionserreger sollte auch außerhalb eines erkrankten Organismus züchtbar sein.
- Die Infektion eines geeigneten Versuchstieres mit dem gezüchteten Erreger soll zu einem typischen Krankheitsbild führen.
- Bei dieser künstlich herbeigeführten Infektion soll der Erreger isolierbar sein.

Bei einer *exogenen* Infektion dringen die Erreger aktiv oder passiv in den Wirtsorganismus ein. Dieser Vorgang findet intrauterin, intra partum oder post partum statt. Am häufigsten sind postpartale Infektionen, bei denen Respirationstrakt, Gastrointestinaltrakt und Verletzungen der Haut oder Schleimhaut als Eintrittspforten dienen.

Endogene Infektionen werden durch symbiotisch im Wirtsorganismus lebende Mikroorganismen (z. B. Darmbakterien) oder durch sistierende Erreger (z. B. Herpesviren) verursacht.

Die Zeit zwischen dem Eindringen der Erreger und dem Auftreten der Symptome bezeichnet man als *Inkubationszeit*. Diese unterliegt in der Regel einer gewissen Schwankungsbreite.

Beim Infektionsverlauf unterscheidet man:

- den *subklinischen* Verlauf, bei dem keine Symptome auftreten
- den *klinisch manifesten* Verlauf mit charakteristischen Symptomen.

Klinisch, diagnostisch und therapeutisch ist eine Differenzierung zwischen zyklischen Allgemeininfektionen und lokalen Infektionen von Bedeutung. Wichtige Unterscheidungsmerkmale sind der folgenden Tabelle zu entnehmen.

Bei einer **Sepsis** gelangen Erreger durch hämatogene Streuung von einer lokalen Infektion aus zu Organen, wo sie „Metastasen“ bilden und die Organe schädigen können. Auch hier fehlt die erregerabhängige Inkubationszeit. Zu den Symptomen einer Sepsis zählen mehr oder weniger ausgeprägtes Fieber und bei hohem Fieber Schüttelfrost.

Eine nennenswerte Vermehrung der Erreger in der Blutbahn ist nicht zu beobachten. Während Viren nie zu Sepsiserregern werden, können Bakterien, Pilze, Protozoen und Würmer solche Komplikationen hervorrufen.

Von einer Sepsis ist die **Bakteriämie** streng zu trennen. Bei letzterer befinden sich Bakterien im Blut, ohne daß es zu Organveränderungen kommt. Im Verlauf der zyklischen Allgemeininfektionen treten immer Bakteriämien auf.

Tab. 1.1 Wichtige Unterschiede zwischen zyklischen und lokalen Infektionen

	Zyklische Allgemeininfektionen	Lokale Infektionen
Erreger	alle Arten von Mikroorganismen	Bakterien, Pilze, Parasiten, nur selten Viren
Inkubationszeit	erregerspezifisch	unspezifisch, abhängig von der Infektionsdosis
Verbreitung	hämatogen oder lymphogen	Entzündungsprozesse laufen an der Eintrittspforte des Erregers ab
Immunität nach abgelaufener Erkrankung	häufig	selten

1.1.2 Pathogenitäts- und Virulenzfaktoren

Als *Pathogenität* bezeichnet man die Fähigkeit eines Erregers, einen Wirtsorganismus zu infizieren. Die **Virulenz** beschreibt das Ausmaß der Pathogenität und hängt von der Infektiosität, der Toxizität und der Gewebsaffinität ab.

Es ist sinnvoll, die Virulenz als relativ einzustufen, da sie eng an die Abwehrlage des jeweiligen Wirtsorganismus gekoppelt ist.

- *Infektiosität*
  - Übertragbarkeit, Haftfähigkeit (Adhärenz), Eindringungsvermögen (Invasivität) und Vermehrungsvermögen
- *Gewebsaffinität*
  - Abhängigkeit der Erregerausbreitung von der Art des infizierten Gewebes
- *Toxizität*
  - Giftigkeit, deren Ursache Endo- und Exotoxine sein können.

In diesen Begriffszusammenhang gehört auch die *Persistenz*, die grundsätzlich bedeutet, daß Erreger in einem Organismus verbleiben und von den Abwehrmechanismen nicht erreicht werden. So können – meist intrazellulär gelegene – bakterielle Erreger ohne primäre Resistenz aufgrund einer bestimmten Stoffwechsellage eine Chemotherapie überstehen. Hingegen vermögen zahlreiche Viren in Zellen des menschlichen Organismus in einem inaktiven Stadium zu persistieren (z. B. Herpesviren), um dann durch Stimuli unterschiedlicher Art aktiviert zu werden und zum Rezidiv zu führen.

Wichtige Merkmale von Endo- und Exotoxinen:

Endotoxine sind Zellwandbestandteile **gramnegativer** Bakterien, die beim Zelluntergang freigesetzt werden. Genauer handelt es sich um einen thermostabilen Lipopolysaccharidkomplex, dessen **Lipoid A** für die eigentlich toxische Wirkung verantwortlich ist. Lipoid A regt die Bildung und Sekretion von Zytokinen durch Makrophagen an. Über Interleukin 1, den Tumornekrosefaktor und letztlich eine intensivierte Prostaglandinsynthese (PGE_2) im Hypothalamus kommt es zur **Fieberreaktion.** Als weitere Folgen der Endotoxinfreisetzung sind zu nennen: Stimulierung der Granulopoese, Aggregation und Degeneration von Thrombozyten, intravasale Gerinnung, Blutdruckabfall, Aktivierung des alternativen Komplementweges.

Wird plötzlich – beispielsweise im Rahmen einer antibiotischen Therapie – durch vermehrten Zelluntergang sehr viel Endotoxin freigesetzt, kann es zum septischen Schock (**Endotoxinschock**) kommen.

Exotoxine können von verschiedenen pathogenen Bakterien produziert und sezerniert werden (z. B. Streptokokken, Clostridien, Choleravibrionen). Es handelt sich meist um thermolabile Substanzen von hoher Toxizität und mit antigener Wirkung, d. h. sie führen zu einer Antitoxinbildung des Wirtsorganismus. Je nach Zielzelle lassen sich **Zytotoxine, Neurotoxine** und **Enterotoxine** unterscheiden.

Einige Bakterien wie Streptokokken und Diphtheriebakterien bilden nur in Anwesenheit von *Bakteriophagen* (auf Bakterien spezialisierte Viren) das für die jeweiligen Krankheitsbilder – Scharlach und Diphtherie – entscheidende Exotoxin (siehe auch Kapitel 2).

Auch **Exoenzyme** werden von Bakterien synthetisiert. Ihre Bedeutung liegt insbesondere in der Förderung der Infektiosität der Erreger und Störung der Immunreaktion. Zu den **Exoenzymen** gehören:

- *Kollagenase*
  - dient dem Abbau von Kollagen, Bakterien können sich besser ausbreiten, Beispiel: Clostridium perfringens
- *Hyaluronidase*
  - Hydrolyse der Hyaluronsäure (Grundbestandteil des Bindegewebes), Bakterien können sich besser ausbreiten, Beispiel: Staphylokokken, Clostridien
- *Streptokinase*
  - aktiviert die Fibrinolyse, Bakterien können sich besser ausbreiten, Beispiel: Streptokokkenarten
- *Koagulase*
  - fördert Plasmakoagulation und die Bildung von Fibrinwänden um Bakterienherde, Schutz vor Abwehrreaktionen des Wirtsorganismus, Beispiel: Staphylokokkenarten
- *Hämolysine und Leukozidine*
  - Zerstörung von Erythrozyten bzw. Leukozyten, schwere Schädigung des Wirtsorganismus bzw. Abwehr der phagozytierenden Zellen, Beispiel: Staphylokokken, Streptokokken u. a.

Ausgedehnte Anwendung von Antibiotika verursacht unter Umständen das Auftreten (mehrfach-) resistenter Bakterienstämme. Man spricht von einer *Selektion.* In Krankenhäusern beobachtet man dieses Phänomen besonders häufig.

1.1.3 Infektabwehr des Makroorganismus

Zu den **Faktoren der allgemeinen Resistenz** eines Wirtsorganismus zählen u. a.: Fieber, Entzündung, Phagozytose, Komplementsystem und Interferon.

Fieber

Verschiedene Aktivatoren, darunter Endotoxine, Bakterien, Viren u. a., bewirken bei Granulozyten, Monozyten und Makrophagen eine Freisetzung von Pyrogenen. Die Pyrogene beeinflussen thermoregulatorische Zentren des Hypothalamus; es kommt zum Fieber.

Eine Abwehrfunktion hat das Fieber wahrscheinlich nur bei einigen Viruserkrankungen und bei bakteriellen Infektionen mit hitzeempfindlichen Erregern (z. B.: Syphilis, Gonorrhoe). Es muß jedoch als Kardinalsymptom einer Infektionskrankheit gewertet werden.

Entzündung und Phagozytose

Jede Gewebsverletzung und Bakterienansiedlung führt zu entzündlichen Reaktionen mit Dilatation der lokalen Arteriolen und Kapillaren. Im weiteren Verlauf blockieren Fibrinnetze die Lymphbahnen, um ein Ausbreiten der Erreger zu verhindern. Durch Chemotaxis kommt es zu einer Einwanderung von Leukozyten in das Entzündungsgebiet mit anschließender Phagozytose der Keime. Phagozytierende Zellen sind in erster Linie polymorphkernige Granulozyten, Monozyten und Histiozyten.

Komplementsystem

Das Komplementsystem besteht aus über 20 Proteinen, die – vergleichbar mit dem Gerinnungssystem – als Reaktionskaskade „gezündet" werden. Das System kann entweder auf dem klassischen Weg durch Immunkomplexe oder dem alternativen Weg durch Mikroorganismen bzw. deren Bestandteile u. a. aktiviert werden. Es ist von großer Bedeutung für die Antigen-Antikörper-Reaktion und zytolytische Prozesse des Immunsystems. Die Aufgaben des Komplementsystems in Stichworten: *Zellyse, Opsonisierung, Immunadhärenz, Virusneutralisation, Chemotaxis, Histaminfreisetzung aus Makrophagen und Mastzellen.*

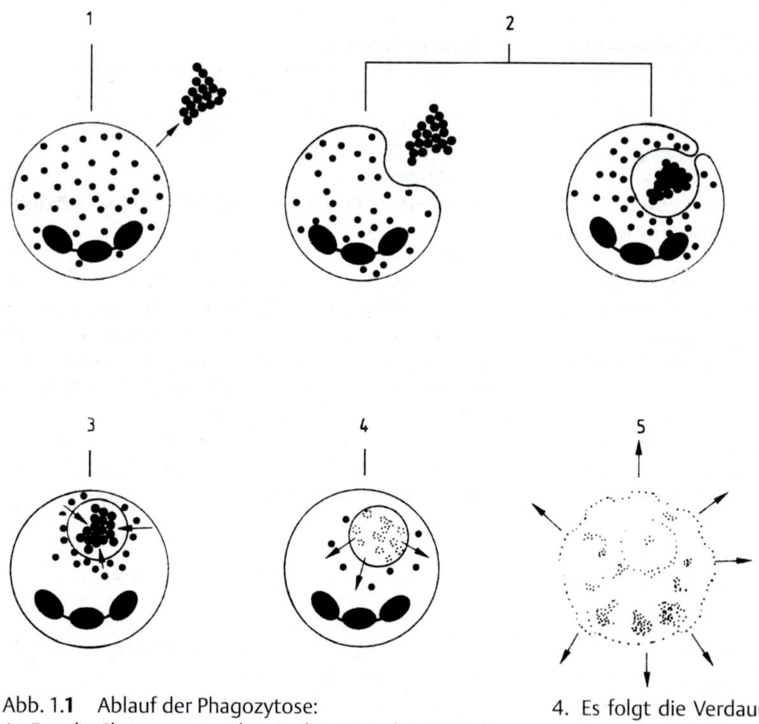

Abb. 1.**1** Ablauf der Phagozytose:

1. Durch Chemotaxis gelangt der Granulozyt in das Entzündungsgebiet.
2. Die Mikroorganismen werden in Zytoplasmavakuolen aufgenommen (Endozytose).
3. Bakterizid wirksame Substanzen wie Wasserstoffperoxid töten die Erreger ab.
4. Es folgt die Verdauung der Mikroorganismen durch Enzyme (z. B. Lysozym). Durch Exozytose werden die Abbauprodukte an den Extrazellulärraum abgegeben.
5. Beim Untergang des Granulozyten freigesetzte, nicht abgebaute Bakterienbestandteile werden u. a. von Makrophagen aufgenommen.

Interferon

Nach Infektion mit einem Virus bildet die Wirtszelle Interferon, das in anderen Zellen der Umgebung die Produktion „antiviraler“ Proteine anregt. Diese Proteine machen eine Virusreplikation unmöglich, während die Zellfunktion ungestört bleibt. Interferon wirkt unspezifisch gegen die meisten Viren.

CRP

C-reaktives Protein (CRP), das an Bakterien gebunden ist, begünstigt die Anlagerung von Elementen des Komplementsystems und damit die Phagozytose. Man spricht auch von Opsonisierung.

Eine **lokale Resistenz** kann durch verschiedene Faktoren erreicht werden, die oft für die entsprechenden Körpergebiete spezifisch sind.

- *Haut*
  - saurer pH; Fettsäuren; Lysozym (löst die Zellwand bestimmter Bakterienarten auf); u. a.
- *Schleimhaut des Respirationstrakts*
  - bewimperte Zellen; Schleim, Tränenflüssigkeit und Nasensekret enthalten Lysozym und andere antimikrobielle Substanzen; Makrophagen
- *Schleimhaut des Gastrointestinaltrakts*
  - hydrolysierende Speichelenzyme; Azidität des Magens; proteolytische Dünndarmenzyme; Makrophagen; u. a.
- *Schleimhaut der Vagina*
  - Laktobakterien schaffen einen sauren pH-Wert.

Auch die mikrobielle Flora der Haut und der Schleimhäute muß zu den wichtigen Resistenzfaktoren gegen die Ansiedlung pathogener Bakterien gerechnet werden.

Eine **natürliche Immunität** schützt einen Organismus u. a. vor bestimmten Krankheitserregern, die bei anderen Spezies durchaus pathogen wirken können. So sind Gonokokken nur für den Menschen pathogen. Es gibt altersabhängige, hormonale und metabolische sowie genetische Einflüsse auf die natürliche Immunität.

Von einer **erworbenen Immunität** spricht man beispielsweise, wenn nach einer abgelaufenen Infektionskrankheit (meist nach einer systemischen) sich Antikörper im Organismus befinden, die bei einer wiederholten Infektion zu einer wesentlich rascheren und stärkeren Immunantwort führen.

1.2 Allgemeine Epidemiologie der Infektionskrankheiten

1.2.1 Erregerreservoir

Bei menschlichen Keimträgern ist eine Einteilung in Kranke, gesunde Keimträger und Dauerausscheider möglich.

- *Kranke*: Die Keime können von einem Kranken direkt oder indirekt übertragen werden. Der Zeitpunkt der größten Ansteckungsgefahr liegt häufig nur in einer bestimmten Phase der Infektionskrankheit.
- *Gesunde Keimträger*: Kontaktkeimträger sind Personen, die ohne vorhergehende eigene Erkrankung Erreger übertragen können. Immunisierte Keimträger treten nach abgelaufener Infektionskrankheit bzw. nach Schutzimpfung bei erneuter Infektion auf.
- *Dauerausscheider*: Es handelt sich um Personen, die nach überstandener Krankheit unter Umständen lebenslang Erreger ausscheiden.

Zahlreiche Keime sind sowohl menschen- als auch tierpathogen. Erkrankungen, die von Tieren auf Menschen übertragen werden, nennt man *Anthropozoonosen* oder auch *Zoonosen*.

Daneben befinden sich Krankheitserreger in verschiedenen Bereichen der Umwelt: Luft, Wasser, Nahrungsmittel, Erdreich etc.

1.2.2 Übertragungsweise, Infektketten

Erreger vermögen den menschlichen Körper über die Haut (Eiter), den Respirationstrakt (Sputum), den Magen-Darm-Kanal (Stuhl) oder den Urogenitaltrakt (Urin) zu verlassen. Die genannten Körperregionen dienen auch als Eintrittspforten für Mikroorganismen.

Für den Übertragungsmodus wichtig ist das Verhalten der Erreger in der Umwelt. Diejenigen, die außerhalb des Wirtsorganismus kaum lebensfähig sind, benötigen andere Übertragungsweisen als solche, die sehr umweltresistent sind.

Die *Tröpfcheninfektion* ist eine besonders häufige Art der Erregerübertragung (z. B. Keuchhusten, Masern).

Erreger, die mit den Tröpfchen ausgehustet werden, können je nach Umweltempfindlichkeit lange Zeit im Staub überleben (z. B. Tuberkelbakterien).

Bei *fäkal-oraler* Übertragung werden mit den Fäzes ausgeschiedene Krankheitskeime aufgenommen. Dies geschieht beispielsweise über verunreinigtes Trinkwasser oder über kontaminierte Nahrungsmittel (z. B. Typhus, Cholera). *Arthropoden* (Flöhe, Wanzen, Läuse, Fliegen etc.) können auf verschiedene Weise Krankheitsüberträger sein. Sie „verschleppen" die Erreger, wie bei der bakteriellen Ruhr (Fäzes – Fliege – Lebensmittel), oder dienen als *Zwischenwirt* (z. B. Anopheles bei Malaria).
Eine direkte Erregerübertragung erfolgt durch Berührung oder durch Tröpfchen.
Bei einer indirekten Übertragung können verunreinigtes Trinkwasser, kontaminierte Lebensmittel, erregerhaltiger Staub und Insekten eine Rolle spielen.

Opportunismus bezeichnet einen Vorgang, bei dem Keime der Normalflora begünstigt durch veränderte Milieubedingungen oder allgemein schlechte Abwehrlage des Wirtsorganismus endogene Infektionen hervorrufen. Man spricht auch von fakultativ pathogenen Erregern. Ein typisches Beispiel hierfür ist das Auftreten einer Candidainfektion bei Antibiotika- oder zytostatischer Therapie.
Keime, die nur innerhalb einer Wirtsspezies auftreten, führen zu homologen Infektketten (z. B. Syphilis). Für verschiedene Wirtsspezies pathogene Erreger verursachen unter Umständen heterologe Infektketten (Enteritiserreger der Gattung Salmonella).

1.2.3 Epidemiologische Begriffe

- *Manifestationsindex*
  - Krankheitsbereitschaft: Zahl manifester Erkrankter im Verhältnis zu der Gesamtzahl der mit dem gleichen Erreger infizierten Personen
- *Endemie*
  - Dauerverseuchung eines geographischen Gebietes, die an das ständige Vorhandensein empfänglicher Personen sowie an gleichbleibende Ansteckungsbedingungen gebunden ist
- *Epidemie*
  - gehäuftes Auftreten einer Infektionskrankheit, das örtlich und zeitlich begrenzt ist
- *Pandemie*
  - große Teile eines Landes oder ein ganzes Land (eventuell noch weitere Bereiche) erfassende Epidemie
- *Morbidität*
  - Erkrankungshäufigkeit: Zahl an einer bestimmten Krankheit Erkrankter in bezug zur Gesamtzahl der Bevölkerung innerhalb einer definierten Zeitperiode (meist bezogen auf 100 000 Einwohner innerhalb von einem Jahr)
- *Mortalität*
  - a) Zahl der Gestorbenen bezogen auf die Gesamtzahl der Bevölkerung in einer definierten Zeitspanne
    b) Zahl der an einer bestimmten (Infektions-) Krankheit Verstorbenen bezogen auf die Bevölkerung – meist 100 000 Einwohner in einem Jahr
- *Letalität*
  - Zahl der an einer bestimmten Krankheit Verstorbenen bezogen auf die Gesamtzahl der Erkrankten in einer definierten Beobachtungsperiode (von Bedeutung für die Prognose!)
- *Inzidenz*
  - Anzahl neuer Erkrankungsfälle in einer Zeiteinheit
- *Prävalenz*
  - Häufigkeit der Fälle einer Krankheit zum Zeitpunkt der Untersuchung
- *Infektiöser Hospitalismus*
  - meist sekundäre Infektion von stationär liegenden Patienten, verursacht durch in Krankenhäusern verbreitete und häufig gegen Antibiotika resistente Erreger (Hospitalkeime). Dazu zählen v. a. Staphylokokken, gramnegative Enterobakterien und Pseudomonas!

2 Allgemeine Bakteriologie

2.1 Aufbau und Morphologie der Bakterienzelle (s. a. GK 1, Biologie Kap. 3)

2.1.1 Zellwand

2.1.2 Anhangsgebilde

Bakterien gehören zu den **prokaryontischen** Zellstrukturen und sind einfacher aufgebaut als die Eukaryonten (z. B. menschliche Zellen). Die einzelnen Bakterienarten besitzen verschiedene Formen und Eigenschaften. Ihre Größe schwankt zwischen 0,2–5 µm. Sie vermehren sich ungeschlechtlich durch Querteilung. Im Gegensatz zur animalen Zelle besitzt das Bakterium eine feste Zellwand, die für seine Form maßgebend ist und als Zellskelett dient. Die Zellwand kann nach außen hin mit einer Schleimkapsel umgeben sein oder Geißeln tragen. Die Schleimkapsel dient dem Schutz des Bakteriums, die Geißel der Fortbewegung.

Zellwand und Geißeln besitzen zudem antigene Eigenschaften, die immunologische und differentialdiagnostische Bedeutung haben.

Das Grundgerüst der Zellwand besteht aus Murein, einem Peptidoglykan. Es weist bei den einzelnen Gruppen eine unterschiedliche Dicke auf. Die Dicke der Zellwand spielt bei einer Färbemethode mit einem Jod-Anilinfarbstoffkomplex (Gram-Färbung) die entscheidende Rolle. **Gramnegative Bakterien** besitzen ein *einschichtiges Mureingerüst,* wobei sich der Farbstoff aus angefärbten Bakterien mittels Alkohol wieder vollständig ausschwemmen läßt, während **grampositive Bakterien** ein *mehrschichtiges Mureingerüst* besitzen, bei dem eine Auswaschung des Farbstoffs nicht mehr möglich ist.

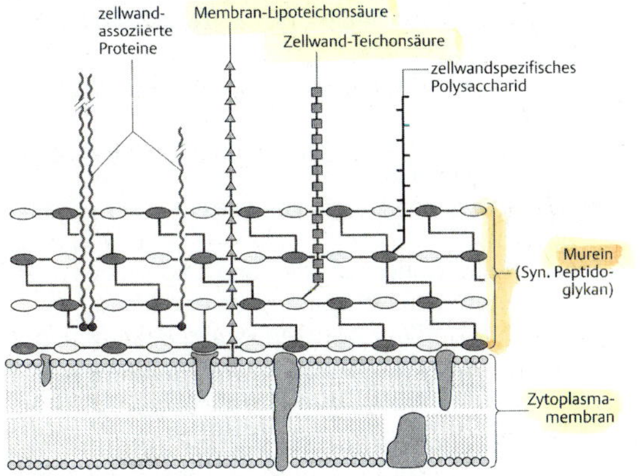

Abb. 2.1 Zellwand grampositiver Bakterien
aus: Kayser, Bienz et al.: Medizinische Mikrobiologie, 9. Aufl., Georg Thieme Verlag, Stuttgart, 1997.

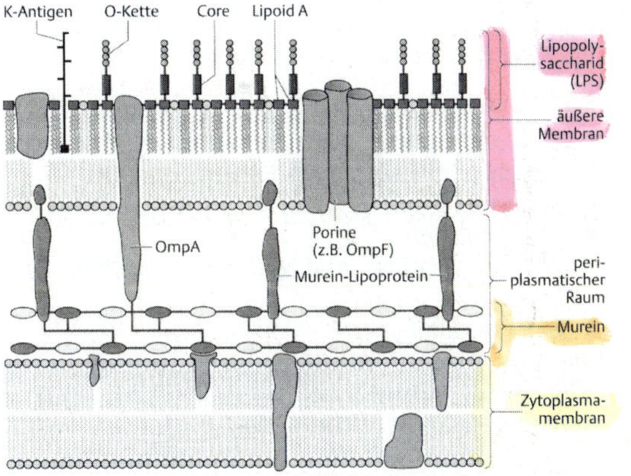

Abb. 2.2 Zellwand gramnegativer Bakterien
aus: Kayser, Bienz et al.: Medizinische Mikrobiologie, 9. Aufl., Georg Thieme Verlag, Stuttgart, 1997.

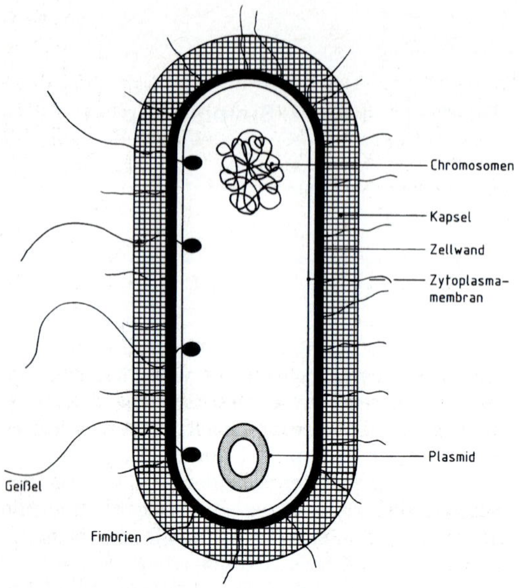

Abb. 2.3 Bakterienzelle

Grampositive Bakterien mit einem mehrschichtigen Mureingerüst stellen sich nach Behandlung mit Alkohol im Mikroskop blau angefärbt dar, während gramnegative ungefärbt erscheinen. Um die gramnegativen Bakterien, die ein einschichtiges Mureingerüst besitzen, sichtbar zu machen, färbt man das Präparat mit Fuchsin (roter Farbstoff) nach.

Prokaryonten – Eukaryonten

Das Bakterium unterscheidet sich von der eukaryontischen Zelle durch das Fehlen von:

- Mitochondrien
- Chloroplasten
- Zellkernmembran und Mitoseapparat (kein Zellkern!)
- 80S Ribosomen.

Die DNA der Bakterienzelle liegt als feinfädiges Gebilde im Zytoplasma und wird als Nukleoid oder Kernäquivalent bezeichnet. Das Bakterium besitzt Mesosomen, die durch Einstülpungen der Plasmamembran ins Zytoplasma entstehen.

> ! Merke: Bakterien besitzen im Gegensatz zu animalen Zellen eine Zellwand und Mesosomen. Es fehlen Mitochondrien, Chloroplasten und Zellkern. Die Zellwand ist Träger der Antigenität.

Ein großer Teil der Bakterien ist mit einer Schleimkapsel umgeben. Sie besteht aus Polysacchariden, bei Bacillus anthracis aus Poly-D-Glutaminsäure, und schützt das Bakterium vor Phagozytose. Bekapselte Bakterien sind deshalb meist virulenter als unbekapselte.

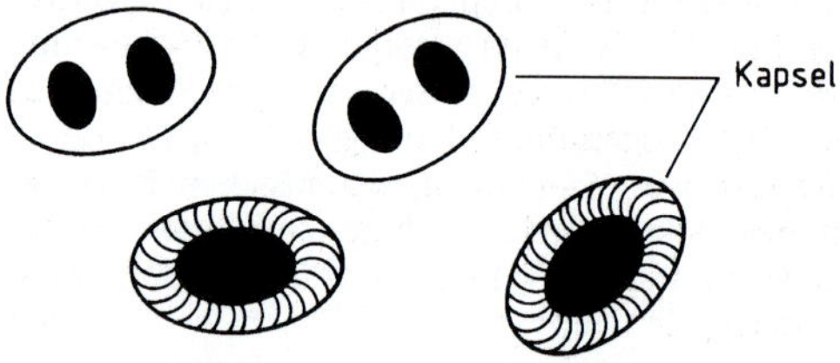

Abb. 2.4 Bakterien mit Kapseln

Geißeln, Fimbrien, Pili

Viele Bakterien besitzen die Fähigkeit zur aktiven Bewegung. Sie wird durch **Geißeln** ermöglicht, die an verschiedenen Stellen der Zellwand sitzen können:

- eine Geißel endständig – unipolar begeißelt (monotrich)
- mehrere Geißeln endständig – unipolar begeißelt (lophotrich)
- über die ganze Oberfläche verteilt – peritrich begeißelt.

Die Geißeln sind sehr fein und lassen sich nicht ohne weiteres im Lichtmikroskop erkennen.
Neben den Geißeln besitzen einige Bakterien Zellanhängsel, die als *Haftorgane* dienen. Man bezeichnet sie als Fimbrien (lat. für Fransen) oder Pili (lat. für Haare).

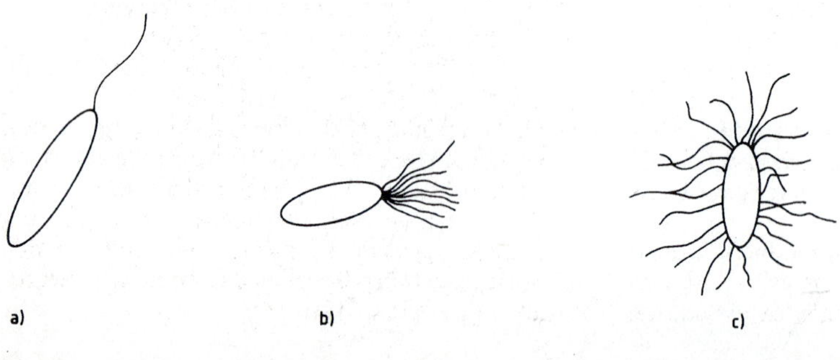

Abb. 2.5 Formen der Begeißelung – monotrich (a), lophotrich (b) und peritrich (c)

2.1.3 Zytoplasmamembran

Die Zytoplasmamembran stellt die *osmotische Schranke* nach außen hin dar und ist gleichzeitig Ort wichtiger Stoffwechselvorgänge. Durch die semipermeable Membran gelangen Stoffe je nach Größe, Lipidlöslichkeit und elektrischer Ladung per Diffusion in die Zelle. Proteine (Permeasen) steuern aktiv den Transport zahlreicher Substanzen. In der Membran lokalisierte *Enzymsysteme* haben unter anderem folgende Funktionen: Elektronentransport, oxidative Phosphorylierung, Lipidbiosynthese, Beteiligung an der DNA-Replikation.

2.1.4 Sonderformen

Einige Bakterien sind zur Bildung von **Sporen** fähig. Sporen sind Dauerformen und besonders umweltresistent. Ihre *Umweltresistenz* ist auf eine besonders dicke Sporenhülle und die extreme Wasserarmut der Zelle zurückzuführen.
Als *Lister-Formen (L-Formen)* bezeichnet man *Bakterienzellen mit Zellwanddefekten.* Sie besitzen keine konstante Form. L-Formen sind äußerst labil gegen osmotische Umwelteinflüsse, können sich aber in einem geeigneten Medium vermehren. Sie sind weniger virulent als normale Bakterien, dafür aber *resistent gegen zellwandsynthesehemmende Antibiotika!*
Mykoplasmen stellen eine Sonderform unter den Bakterien dar. Sie besitzen keine Zellwand und sind eher als bakterienähnliche Mikroorganismen aufzufassen.

2.2 Diagnostisch wichtige Eigenschaften von Bakterien

2.2.1 Vermehrung

2.2.2 Stoffwechsel

Um Bakterien in Kultur zu züchten, ist es notwendig, ihnen möglichst ideale Wachstums- und Vermehrungsbedingungen anzubieten. Für eine Bakterienvermehrung sind folgende Faktoren von Bedeutung:

- Nährstoffangebot
- pH-Wert der Umgebung
- Umgebungstemperatur
- Belüftung
- NaCl-Konzentration und osmotische Verhältnisse.

Die meisten für die Human- und Veterinärmedizin bedeutsamen Bakterien haben ihr Temperaturoptimum bei 37 °C und wachsen am besten bei einer relativen Luftfeuchtigkeit nahe dem Sättigungspunkt.
Unter optimalen Bedingungen teilt sich eine Bakterienzelle durchschnittlich nach ca. 20 Minuten, die entstandenen 2 Tochterzellen teilen sich nach weiteren 20 Minuten in 4 Zellen und so weiter. Innerhalb kurzer Zeit kann so eine ungeheure Populationszahl aus ursprünglich einer Bakterienzelle erreicht werden!
Das am häufigsten benutzte **Zuchtmedium** für Bakterien ist ein Nährsubstrat, dem eine *gelierende Substanz (Agar)* beigemengt wird. Agar ist ein saures, sulfathaltiges Polysaccharid von Meeresalgen. Einige Bakterien benötigen außerdem einen *Zusatz von Blut,* meist Schafsblut, als Quelle für Hämin und/oder andere komplexe organische Verbindungen.
Die auf dem Nähragar angezüchteten Bakterienarten unterscheiden sich durch:

- Kolonieform
- Farbe
- Geruch
- Wachstumsverhalten
- Hämolyseverhalten auf Blutagar.

Aus diesen Eigenschaften ergeben sich erste diagnostische Hinweise. Das Verhalten auf dem Blutagar läßt Rückschlüsse auf die Pathogenität zu.
Man unterscheidet **drei Arten der Hämolyse:**

- Vollständige oder β-Hämolyse (echte Hämolyse); man erkennt eine helle hämolytische Zone um die einzelnen Bakterienkolonien.
- Unvollständige oder α-Hämolyse (= vergrünend); man erkennt einen grünen Hof um die einzelnen Bakterienkolonien, der durch den unvollständigen Abbau des Häms bedingt ist (Hämoglobin – Hämooxygenase – grünes Biliverdin). Man spricht von vergrünenden Bakterien, z. B. vergrünende Streptokokken.

- Keine Hämolyse oder sogenannte γ-Hämolyse, z. B. apathogene, nicht hämolysierende Streptokokken.

Weitere Differenzierungen sind durch *Selektivmedien* (z. B. *Laktose-Agar nach Endo*) oder Differenzierungsmedien möglich. Dabei nutzt man die unterschiedlichen Stoffwechselleistungen der einzelnen Bakterienarten aus, indem man ihnen verschiedene Nährstoffverhältnisse und Wachstumsbedingungen anbietet.
Beispiel:

- Auf dem Laktose-Agar nach Endo wachsen grampositive Bakterien nicht oder nur sehr spärlich.
- Laktose-spaltende, gramnegative Bakterien erscheinen durch eine Aldehydreaktion als rote Kolonien, „Laktose-negative" als helle Kolonien.

Eine Differenzierung auf Grund von Stoffwechselprodukten ist in der sogenannten **Bunten Reihe** möglich. Folgende Stoffwechselleistungen lassen sich nachweisen:

- Nachweis des fermentativen Abbaus von Laktose und Dextrose (Säure und Gasbildung) sowie H_2S-Bildung im Kligler-Agar
- Nachweis des Enzyms Urease (Harnstoff-Agar)
- Indolbildung in der Trypton-Bouillon
- Fähigkeit, Zitrat als einzige Kohlenstoffquelle zu verwerten (Zitrat-Agar)
- Fähigkeit, Lysin bzw. Ornithin zu dekarboxylieren (Lysin-Ornithin-Agar).

Das Ablesen wird durch den Zusatz geeigneter Farbindikatoren erleichtert, womit sich eine pH-Verschiebung durch die Endprodukte des enzymatischen Abbaus nachweisen läßt.

2.2.3 Antigenität

Die verschiedenen Elemente der bakteriellen Zelle sowie deren Produkte (Zellwand, Geißel, Kapsel, Exotoxine und Exoenzyme) haben eine *antigene Wirkung* im Wirtsorganismus. Proteine und Polysaccharide in diesen Strukturen sind Ziel der Antikörperantwort. Die endgültige Zerstörung des Bakteriums erfordert eine „Kooperation" von Antikörpern und phagozytierenden Zellen, wobei der Ablauf und/oder die Gruppe der beteiligten Zellen und Substanzen besonders von dem Aufbau der bakteriellen Zellwand abhängt.

2.2.4 Färbbarkeit

Da Bakterien ungefärbt schlecht oder gar nicht unter dem Lichtmikroskop sichtbar sind, benutzt man verschiedene Färbemethoden zu ihrer Darstellung. Auf Grund der verschiedenen Eigenschaften der einzelnen Bakterienarten sind nicht alle Bakterien gleich gut anfärbbar und lassen sich oft nur durch Spezialfärbungen gut sichtbar machen.
Vor der eigentlichen Färbung ist die Anfertigung eines Ausstrichpräparates notwendig. Dazu bringt man mit einer ausgeglühten Platinöse Untersuchungsmaterial auf einen gereinigten Objektträger. Das Untersuchungsmaterial wird auf dem Objektträger verteilt, nötigenfalls verdünnt und dann luftgetrocknet. Danach erfolgt die Fixierung des Präparats durch Alkohol oder Hitze, anschließend die eigentliche Färbung.
Neben der **Einfachfärbung nach Löffler** – z. B. zur Darstellung von Meningokokken oder Gonokokken – unterscheidet man verschiedene Spezialfärbungen:

- **Gramfärbung** zur Differenzierung zwischen grampositiven und gramnegativen Erregern
- **Ziehl-Neelsen-Färbung** zur Darstellung von Mykobakterien
- **Polkörnchen-Färbung nach Neisser** zur Darstellung von Diphtheriebakterien.

2.2.5 Lysotypie

Bakteriophagen sind bakterienspezifische Viren, die in der Regel nur für eine Bakterienart virulent sind. Sie dringen in das Bakterium ein, behindern die intrazelluläre Synthese wichtiger Zellsubstanzen zugunsten der Synthese viraler Bausteine und verursachen auf diese Weise den Untergang der bakteriellen Zelle.

In der Diagnostik macht man sich die *hohe Spezifität* der Bakteriophagen zunutze und inkubiert bekannte Bakteriophagenstämme mit zu identifizierenden Bakterien. Werden die Bakterien lysiert, sind sie damit indirekt identifiziert. Dieses Verfahren ist in der Epidemiologie von hohem Nutzen, da es in der Spezifität anderen serologischen Verfahren überlegen ist. *Infektketten* lassen sich so exakt nachweisen.

2.3 Bakteriengenetik

2.3.1 Änderung von Erbeigenschaften

Alle lebenden Organismen, auch Bakterien und Viren, unterliegen einer gewissen Variabilität, also Änderung von Eigenschaften durch Anpassung an die Umwelt oder Änderung der Erbstruktur.
Bakterien besitzen keine Kernmembran und somit auch keinen eigentlichen Zellkern. Der größte Teil der Erbinformation ist in einem einzigen, zirkulär aufgeknäulten DNA-Molekülfaden untergebracht. Man bezeichnet ihn als Kernäquivalent bzw. Nukleoid. Daneben können weitere DNA-Moleküle in der Bakterienzelle existieren, die als Plasmide (Episome) bezeichnet werden.
Bei ungefähr 70% aller beim Menschen nachgewiesenen Bakterien lassen sich **Plasmide** darstellen. Es handelt sich um zirkuläre Moleküle aus Doppelstrang-DNA, die sich unabhängig vom Kernäquivalent vermehren können (autonome Replikons). Sie machen ca. 1–3% der gesamten genetischen Information der Wirtszelle aus. Aus medizinischer Sicht sind u. a. folgende von Plasmiden übertragene Eigenschaften bzw. Fähigkeiten von großer Bedeutung:

- Pathogenitätsplasmide tragen die genetische Information bakterieller Pathogenität, sie steuern z. B. die Bildung von Exotoxinen und Hämolysinen.
- Resistenzplasmide oder R-Faktoren enthalten die genetische Information für Chemotherapeutikaresistenzen, z. B. die genetische Information, Penicillinase zu bilden.
- F-Faktoren (Fertilitäts-Faktoren) enthalten die Information zur Steuerung des Austausches von DNA zwischen zwei Bakterien durch eine Art Paarungsprozeß (siehe Konjugation).

Durch *Crossing-over* zwischen Plasmiden und dem Kernäquivalent kann es zu *Rekombinationen,* d. h. zum Einbau in das Nukleoid kommen.
Bakterien vermehren sich ungeschlechtlich durch Zellteilung. Es existieren jedoch Möglichkeiten zum gegenseitigen Austausch von Erbinformationen zwischen den Bakterien, so daß es auch dort zur Durchmischung von Erbinformation kommt.
Der **interzelluläre Gentransfer** vollzieht sich durch

- **Transformation**, bei der aus einer Spenderzelle freigesetzte DNA-Stücke intrazellulär aufgenommen werden. Dies ist an die Fähigkeit der Zellwand bzw. -membran gebunden, die relativ großen DNA-Moleküle aus dem Extrazellulärraum in die Zelle zu transferieren. Die Transformation wurde vor allem bei Streptokokken, Neisserien und Haemophilus-Arten beobachtet.

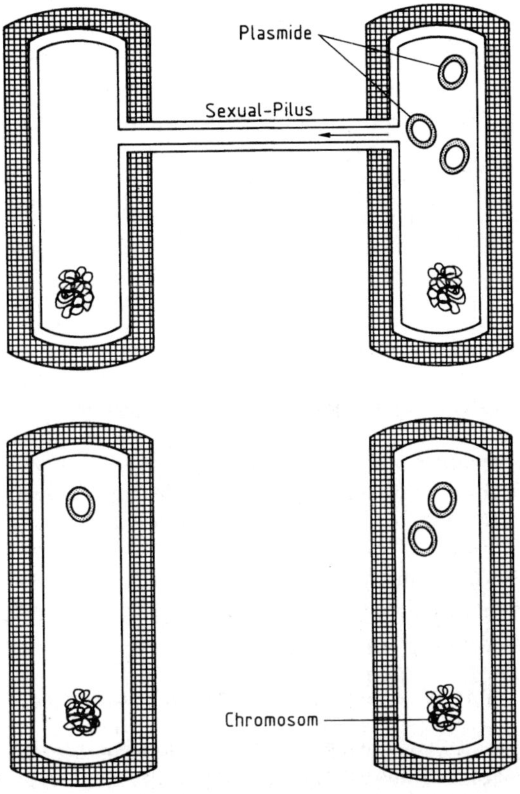

Abb. 2.**6** Schematische Darstellung einer Konjugation. Über eine Plasmabrücke (Sexual-Pilus) wird ein Plasmid von einer Spenderzelle an eine Empfängerzelle gegeben.

- **Transduktion**, bei der Bakterien-DNA von Bakteriophagen (s. Kapitel 2.2.5) transportiert wird. Voraussetzung hierfür ist, daß ein Teil der DNA des Spenderbakteriums in das Phagengenom integriert wird. Infiziert dieser „transduzierende Phage" ein Empfängerbakterium, kann die Spender-DNA in die Empfänger-DNA integriert werden.
- **Konjugation**, bei der DNA über eine Plasmabrükke (Sex-Pilus) ausgetauscht wird. Die Ausbildung der Plasmabrücke wird hierbei von Plasmiden (F-Faktoren) gesteuert.

> ! Merke:
> - Transformation – Aufnahme von DNA aus dem Extrazellulärraum
> - Transduktion – durch Bakteriophagen vermittelte DNA-Übertragung
> - Konjugation – durch Zellverbindung (Sex-Pilus) übertragene DNA.

(Bakterio-)Phagen sind Viren, denen Bakterien als Wirtszellen dienen. Dabei ist in der Regel jeder Phage auf eine Bakterienart spezialisiert.
Man unterscheidet zwei verschiedene Infektionsabläufe:

- **Lytischer Zyklus**
  Unmittelbar nach Eindringen eines Phagen in ein Bakterium findet Phagenvermehrung statt. Bei der Freisetzung der Phagennachkommen wird die Wirtszelle lysiert. Solche Phagen bezeichnet man als *virulent.*
- **Lysogenie**
  Es gibt Phagen, die nach Infektion eines Bakteriums sich nicht vermehren und nicht zur Lyse der Wirtszelle führen. Solche Phagen bezeichnet man als *temperent.* Die DNA dieser temperenten Phagen wird in die Wirts-DNA eingebaut und bei der Vermehrung der Bakterien auf die Tochterzellen weitergegeben.

Die integrierte Phagen-DNA bezeichnet man als *Prophagen;* Bakterien, die Träger von Prophagen sind, als *lysogen.* Bedingt durch physikalische oder chemische Einflüsse, aber auch spontan kann sich der Prophage aus der DNA der Wirtszelle lösen und damit den lytischen Zyklus mit Phagenvermehrung und letztlich Zellyse einleiten.
Bei der lysogenen Konversion erwirbt ein lysogenes Bakterium eine neue Eigenschaft (z. B. Fähigkeit zur Toxinbildung), die auf den Genen des Prophagen festgelegt ist. Beispielsweise beruht die Pathogenität von Diphtheriebakterien auf der Toxinbildung, die durch einen Prophagen vermittelt wird. Bei Verlust des Prophagen ist die Toxinbildung nicht mehr möglich.

3 Diagnose bakterieller Infektionen

3.1 Materialentnahme

3.2 Transport

Für die Diagnose infektiöser Erkrankungen ist in der Regel eine Mitwirkung der medizinischen Mikrobiologie notwendig. Die dabei zur Anwendung kommenden Laborverfahren lassen sich in 4 große Gruppen einteilen:

- Anlegung einer Kultur zur Züchtung der Erreger (z. B. bei Salmonellenenteritis)
- Anfertigung eines mikroskopischen Präparates (z. B. bei Malaria)
- Serologische Bestimmung erregerspezifischer Antikörper (z. B. bei Lues)
- Tierversuche (z. B. bei Botulismus).

Schon die optimale Gewinnung der Untersuchungsprobe ist entscheidend für das Untersuchungsergebnis. Das bedeutet, daß eine sekundäre Kontamination mit ubiquitär vorhandenen Keimen – dies schließt die Normalflora mit ein – auf jeden Fall zu vermeiden ist. Dies entspricht prinzipiell den aseptischen Maßnahmen, die in der Medizin durchzuführen sind.
Der Entnahmezeitpunkt sollte vor Beginn der Chemotherapie liegen, da die durch das Chemotherapeutikum entfaltete Wirkung das Untersuchungsergebnis verfälschen kann. Ferner muß der Verlauf der in Frage kommenden Infektionskrankheiten berücksichtigt werden (z. B. Zeitpunkt der hämatogenen Streuung; im späten Stadium der Infektion ist meist eine Probe für einen Antikörpernachweis günstiger).
Untersuchungsmaterial sollte vorzugsweise immer dort entnommen werden, wo das Infektionsgeschehen abläuft. Ist der Primärherd nicht bekannt oder nur durch invasive Maßnahmen zugänglich, beschränkt man sich auf solches Material, in das der Erreger streut bzw. über das er ausgeschieden wird.
Für die mikrobiologische Untersuchung eignen sich u. a.: Blut, Liquor, Sputum, Urin, Stuhl, Gallensaft, Punktate (z. B. aus Pleurahöhle, Peritoneum, Gelenken), Wundsekrete, Eiter, Gewebsbiopsien.
Oft ist eine vorherige, gründliche Hautdesinfektion angezeigt (z. B. Blut- und Liquorprobe).
Aus einer Blutprobe lassen sich auch **Antikörper** bestimmen, die im Rahmen der Infektion als immunologische Reaktion gebildet werden. Um laborchemisch eine akute von einer vor längerer Zeit abgelaufenen Immunantwort zu unterscheiden, differenziert man nachweisbare Antikörper in **IgM**

(charakteristisch für eine frische Infektion) und **IgG** (das „immunologische Gedächtnis").
Untersuchungsmaterial muß in sterilen, fest verschlossenen Gefäßen und möglichst schnell transportiert werden. Bei Verdacht auf empfindliche Erreger wie **Neisserien** (beliebte Frage!) sollte möglichst viel Untersuchungsmaterial gewonnen, in eine Blutkulturflasche gegeben und vor Abkühlung geschützt werden. Andere Bakterien mit besonderen Ansprüchen an die Transportbedingungen sind u. a. Shigellen und Mykoplasmen.
Läßt das klinische Bild eine Infektion mit Anaerobiern vermuten (z. B. bei einer Peritonitis), sollte u. a. auch ein Anaerobiermedium beimpft werden.
Bei Postversand oder Versand durch Boten müssen entsprechende Vorschriften zur Vermeidung akzidenteller Infektionen unbeteiligter Personen unbedingt beachtet werden. Ferner gehört zu jeder eingesandten Probe ein Begleitschreiben des behandelnden Arztes mit Angaben über den Patienten, Art der geforderten Untersuchung, Verdachtsdiagnose sowie mit anamnestischen und eventuell therapeutischen Daten.

! Merke: Fehldiagnosen können vermieden werden bei:
- Steriler Entnahme der Probe
- Ausreichender Materialmenge
- Beachtung der günstigen Entnahmezeitpunkte
- Wahl des richtigen Entnahmeortes
- Ausschluß der Materialkontamination
- Optimalen Transportbedingungen
- Hinzufügung des sorgfältig ausgefüllten Begleitschreibens.

3.3 Erregernachweis

Ist die Untersuchungsprobe vorschriftsmäßig entnommen worden, bietet sich in vielen Fällen das Anlegen einer Kultur an, um die Erreger nachzuweisen. Da die verschiedenen Keime sich in ihren Ansprüchen in bezug auf Nährstoffe, Temperatur und Sauerstoff unterscheiden, muß dies bei den kulturellen Verfahren berücksichtigt werden. Man legt folglich mehrere Kulturen an, wobei es gegebenenfalls möglich ist, auf Grund der Symptome des Patienten die Gruppe der in Frage kommenden Erreger einzuengen. Dies erlaubt eine gezielte Arbeitsweise.
Das Grundsubstrat für flüssige *Nährmedien* ist die Nährbouillon, aus der man durch Zusatz von Agar einen Festnährboden machen kann. Zur Anzucht besonders anspruchsvoller Keime empfiehlt es sich, ein Nährmedium zu wählen, dem Substanzen wie Blut oder Serum zugesetzt sind (Anreicherungsmedium). Mit *Selektivmedien*, denen hemmende Substanzen (z. B. Antibiotika) beigefügt sind, läßt sich das Wachstum unerwünschter Erreger unterdrücken. Den *Differenzierungsmedien* setzt man Stoffe hinzu, die nur von bestimmten Bakterien abgebaut werden können. Der Abbau wird u. a. von pH-Indikatoren oder durch Gasbildung angezeigt. Die *„Bunte Reihe"* besteht aus mehreren Differenzierungsmedien. Die Bakterien identifiziert man an Hand ihrer Fähigkeiten, die zugefügten Testsubstanzen (z. B. Polysaccharide, Aminosäuren, Salze) fermentativ abzubauen.

Blutkultur
Indikation: septische und systemische Allgemeininfektionen, Endokarditis.
Verfahren: 3mal pro Tag – möglichst bei Fieberanstieg – werden 5–10 ml Blut entnommen und je eine anaerobe und eine aerobe Blutkulturflasche damit beimpft.

Liquorkultur
Indikation: Verdacht auf Infektion des ZNS.
Verfahren: Ein Teil des durch Lumbalpunktion gewonnenen Liquors wird zentrifugiert und das Sediment gefärbt (Methylenblau, Gram). Ferner werden Kulturen angelegt. Hierbei ist zu beachten, daß einige Meningitiserreger wie z. B. die Meningokokken sehr empfindlich sind.

Urinkultur
Indikation: Verdacht auf Harnwegsinfektion.
Verfahren: Urin für die mikrobiologische Untersuchung wird üblicherweise durch die Mittelstrahltechnik gewonnen, bei der eine Kontamination durch die physiologische Flora der Harnröhre unvermeidlich ist.
Für die Interpretation des Untersuchungsergebnisses hat man sich daher auf folgende Werte geeinigt:
- Bis zu 10 000 Keime / ml Urin gelten als normale Verunreinigung.
- 10 000 bis 100 000 Keime / ml Urin gestatten keine eindeutige Aussage. Es bedarf einer Wiederholung der Untersuchung. Ein gleichbleibendes Ergebnis deutet auf eine chronische Infektion hin.
- Über 100 000 Keime / ml Urin bestätigen klar den Verdacht auf eine Infektion.

Falsch positive Ergebnisse können durch unsachgemäße und zu lange Lagerung der Proben entstehen.
Bei besonderen diagnostischen Fragestellungen zieht man die *suprapubische Blasenpunktion* vor, weil auf diese Weise die Urinprobe frei von einer Kontamination durch die Normalflora ist. Eine *Katheterisierung* sollte wegen der Gefahr der Verunreinigung des Blasenurins nicht durchgeführt werden.

Für die **Identifizierung eines Erregers** stehen mehrere Verfahren zur Verfügung. Die Entscheidung für die eine oder andere Methode sollte den Keimen angepaßt sein, die man als Ursache der Erkrankung in Verdacht hat. Prinzipiell gibt es 5 Möglichkeiten, den Erreger zu bestimmen:

- *Morphologie*
  - die mikroskopische Betrachtung eines gefärbten Ausstriches reicht in einigen Fällen aus (z. B. Neisseria gonorrhoeae, Mycobacterium tuberculosis).
- *Stoffwechsel*
  - der Nachweis einzelner oder mehrerer Stoffwechselleistungen kann zur Identifikation eines Erregers führen (z. B. Familie der Enterobacteriaceae, Pseudomonas aeruginosa).
- *Antigenanalyse*
  - Bestimmung der Erregerantigene mittels spezifischer Antikörper; dies ist u. a. dann sinnvoll, wenn die Keime zu einer Art mit vielen Subtypen gehören (z. B. Salmonellen).
- *Phagentypisierung (auch: Lysotypie)*
  - man arbeitet mit bekannten Bakteriophagen, die auf eine Bakterienspezies spezialisiert sind und diese lysieren. Beobachtet man bei dem Test eine Lyse des Bakteriums, ist es dadurch identifiziert (z. B. Staphylokokken).
- *DNA-Sonden*
  - als Beispiel für den zunehmenden Einzug der Gentechnik in die Labordiagnostik. Hierbei wird mittels der *Hybridtechnik* ein Einzelstrang von zwei komplementären Nukleinsäuresträngen, die die DNA ausmachen, mit markierten Einzelsträngen identifiziert. Diese sogenannten DNA-Sonden können radioaktiv oder durch nichtradioaktive Reportermoleküle markiert sein.

3.4 Antikörpernachweis

Besonders bei *systemischen Infektionen* hat der Antikörpernachweis einen hohen Stellenwert. Zudem bietet er den Vorteil einer **hohen Spezifität** und relativ einfachen Durchführbarkeit. Um zwischen einem bereits vor längerer Zeit abgelaufenen Antigen-Antikörper-Kontakt und einer unmittelbar vorausgegangenen immunologischen Reaktion unterscheiden zu können, bestimmt man erregerspezifische **IgG- und IgM-Antikörper**. Nur letztere sprechen für eine akute Infektion. Alternativ kann man auch den *Titerverlauf* beobachten, d. h. die Konzentration spezifischer Antikörper, die im Rahmen der Infektion zunimmt.

3.5 Sonstige Kriterien der Erkennung einer Infektion

3.6 Mikrobiologische Differentialdiagnose von Organerkrankungen

Auch unspezifische Zeichen wie Krankheitsgefühl, Abgeschlagenheit, Kopfschmerzen, Fieber etc. können auf eine Infektion hinweisen. Laborchemisch zeigt sich häufig ein Anstieg der Blutkörperchensenkungsgeschwindigkeit, eventuell in Verbindung mit einer Leukozytose. Von den vermehrt gebildeten **Akute-Phase-Proteinen** – dazu gehören u. a. *Interleukin 1, Komplementfaktoren, Fibrinogen* und *C-reaktives Protein* – wird routinemäßig das C-reaktive Protein bestimmt. Die Zusammensetzung der Serumproteine erfährt bei einer Infektion eine typische Veränderung. Neben den schon erwähnten Proteinen ist eine vermehrte Synthese von α-Globulinen für die Akute-Phase-Reaktion charakteristisch, während eine erhöhte γ-Globulinfraktion für eine chronische Infektion spricht. Die routinemäßig bestimmten Laborparameter können Aufschluß über eine mögliche Organmanifestation liefern, z. B. erhöhte Transaminasen bei Hepatitis, und erlauben eine gezielte Suche nach Infektionserregern bei der mikrobiologischen Diagnostik. Nur wenige Erreger verursachen eine spezifische Entzündung, wie sie beispielsweise bei der Tuberkulose zu finden ist, deren typische Gewebsveränderungen eine Identifikation der Bakterien gestatten.

4 Normale Bakterienflora des Menschen

4.1 Allgemeines

4.1.1 Residente und transiente Flora

Haut und Schleimhäute werden von zahlreichen Mikroorganismen verschiedener Art besiedelt. Man unterscheidet:

- residente Flora
  - regelmäßig im Makroorganismus anzutreffende Keime. Die Besiedlung variiert je nach Körperregion und ist darüber hinaus abhängig von Faktoren wie Alter, Schwangerschaft, Ernahrung etc. Schutzfunktion!
- transiente Flora
  - pathogene oder potentiell pathogene Keime, die aus der Umgebung des Individuums stammen und nur vorübergehend den Körper besiedeln. Solange die residente Flora nicht gestört wird, besteht keine Krankheitsgefahr.

Antibiotika, Kortikosteroide und bestimmte Stoffwechselerkrankungen (z. B. Diabetes mellitus) können durch Störung der Normalflora ein ungehindertes Wachstum pathogener Keime verursachen.

4.2 Normalflora

4.2.1 Haut

Zu den häufigsten bakteriellen Besiedlern der Haut zählen Staphylococcus epidermidis, Staphylococcus saprophyticus, Micrococcus luteus und Enterokokken sowie α-hämolysierende Streptokokken und aerobe und anaerobe diphtheroide Stäbchen (Corynebakterien). Die Zugehörigkeit zur residenten oder zur transienten Flora ist bei folgenden Mikroorganismen vom besiedelten Gebiet abhängig: aerobe Sporenbildner, gramnegative Stäbchen (Koligruppe), apathogene Mykobakterien, Staphylococcus aureus, lipophile Hefen, Candida und Torulopsis glabrata.

4.2.2 Mundhöhle

In der Mundhöhle findet man eine bunte Mischflora mit verschiedenen Streptokokkenarten (besonders Viridans-Streptokokken), Laktobazillen, Staphylokokken (Staph. epidermidis, Staph. aureus, Staph. saprophyticus), apathogenen Neisserien und diphtheroiden Stäbchen. Hinzu kommen noch anaerobe Spirochäten, Bacteroides, Fusobakterien, Aktinomyzeten, anaerobe Vibrionen und einige Hefen.

Die Flora von Pharynx und Trachea unterscheidet sich nicht sehr von der Flora der Mundhöhle. Für den Pharynx sind α-hämolysierende und nicht-hämolysierende Streptokokken typisch. Auch Haemophilusarten siedeln hier.

4.2.3 Intestinaltrakt

In Speiseröhre, Magen und Duodenum des Erwachsenen treten nur vereinzelt Mikroorganismen auf (bakterizide Wirkung von Magensaft und Galle!). Im oberen Dünndarm dominieren Laktobazillen und Enterokokken.

Die Flora des terminalen Ileums gleicht im wesentlichen der Dickdarmflora, die sich aus über 100 Keimarten zusammensetzt. Im Dickdarm gestillter **Säuglinge** machen **Bifidobakterien** den Hauptteil der Flora aus (gerne gestellte Frage!!). Beim Erwachsenen besteht die residente **Dickdarmflora** zu **96–99% aus Anaerobiern** (Bacteroidesarten, anaerobe Laktobazillusarten, Clostridien und anaerobe Streptokokken). Zu den restlichen 1–4% aeroben bzw. fakultativ anaeroben Keimen zählen Escherichia coli, Proteus, Klebsiella, Enterobacter, Enterokokken, Vibrionen und Candida-Arten. Bakterien bilden ca. 10–20% der Stuhlmasse.

4.2.4 Vagina

Die mikrobielle Besiedlung der Vagina ist abhängig von der hormonellen Situation der Frau und verändert sich daher mit dem Lebensalter.
Die Besiedlung der Vagina besteht

- kurz nach der Geburt
  - aus aeroben Laktobazillen **(Döderlein-Stäbchen),**
- einige Wochen nach der Geburt bis zur Pubertät
  - aus einer Mischflora aus Kokken und Stäbchen
- von der Pubertät bis zur Menopause
  - aus zahlreichen Laktobazillen (Döderlein-Stäbchen), daneben Clostridien, anaerobe Streptokokken, aerobe hämolysierende Streptokokken u. a.
- nach der Menopause
  - wieder aus einer Mischflora (Kokken und Stäbchen) bei Rückgang der Döderlein-Stäbchen.

5 Spezielle Bakteriologie

5.1 Grampositive Kokken

5.1.1 Staphylokokken

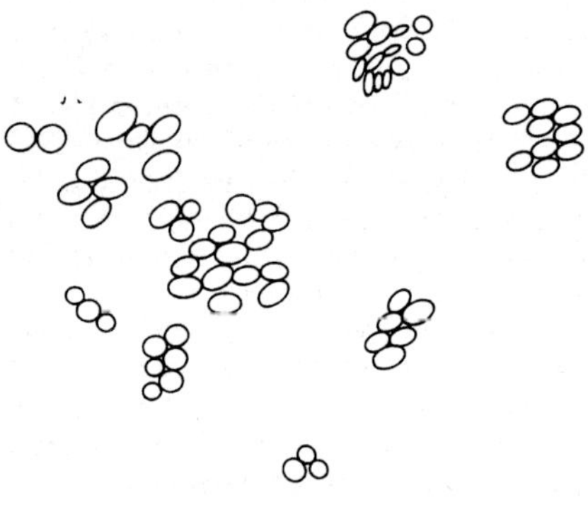

Abb. 5.1 Staphylokokken

Staphylokokken sind **grampositive**, sporenlose und in unregelmäßigen Haufen gelagerte Kugelbakterien (Kokken), die auf den üblichen Nährböden aerob und anaerob kultiviert werden können. Sie verursachen lokale und systemische Infektionen und zählen zu den häufigsten *Eitererregern.*
Von den über 30 Spezies und Subspezies der Staphylokokken sind folgende medizinisch – und für das IMPP – relevant: Staphylococcus aureus, Staphylococcus epidermidis und Staphylococcus saprophyticus.
Folgende **Enzyme** und **Toxine** können u. a. von Staphylokokken produziert werden (siehe auch Kapitel 1):

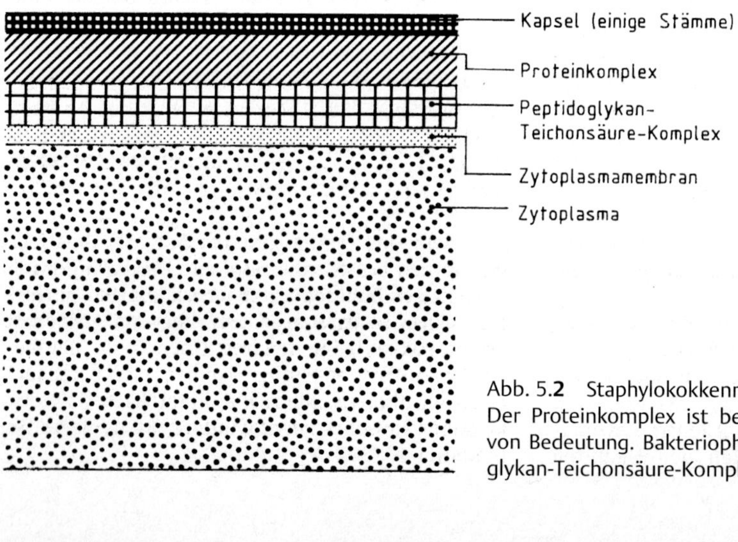

Abb. 5.2 Staphylokokkenmodell
Der Proteinkomplex ist bei der immunologischen Reaktion von Bedeutung. Bakteriophagen lagern sich an den Peptidoglykan-Teichonsäure-Komplex an.

- Hämolysine (alpha-, beta-, gamma- und delta)
- Koagulase
- Leukozidin
- Hyaluronidase (spreading factor)
- Enterotoxin
- Toxisches-Schock-Syndrom-Toxin 1 (TSST-1)
- Exfoliatine.

Koagulase-negative Staphylokokken

Staphylococcus epidermidis und Staphylococcus saprophyticus sind u. a. Teil der physiologischen Haut- und Schleimhautflora des Menschen. Sie zeichnen sich durch eine hohe Umweltresistenz aus.

Staph. epidermidis kann auf implantierten *Fremdkörpern*, Kunststoffen und Prothesen siedeln wie beispielsweise Venenkathetern, Endoprothesen, Herzklappen, Schrittmacherelektroden, Liquorableitungssystemen (Shuntventilen), dort protrahiert verlaufende Infektionen hervorrufen und letztlich zur Sepsis führen.

Staph. saprophyticus gilt als einer der häufigsten Erreger von **Harnwegsentzündungen**, die besonders bei jungen Frauen auftreten. Man spricht auch von Honeymoon-Zystitis.

Koagulase-positive Staphylokokken

Ein wichtiges Kennzeichen des **Staph. aureus** ist die Fähigkeit, Koagulase zu bilden. Dieses Exoenzym koaguliert Plasma und führt zu Fibrinablagerungen auf der Bakterienoberfläche, wodurch die Phagozytose behindert wird. Staph. aureaus kann sehr unterschiedliche Infektionen hervorrufen:

- **eitrige Infektionen** der Haut und/oder Schleimhaut (Furunkel, Karbunkel, Otitis media, Sinusitis, Mastitis puerperalis)
- **Fremdkörperinfektionen** (wie Staph. epidermidis)
- **postoperative/-traumatische Osteomyelitis**
- **Sepsis** bei abwehrschwachen Patienten
- **Lebensmittelintoxikationen**, bedingt durch die Enterotoxine, mit denen die Nahrungsmittel kontaminiert sind. Erbrechen und Diarrhoe setzen wenige Stunden nach Aufnahmen der Nahrung ein.
- **Toxic-Shock-Syndrom**, das Ende der 70er Jahre erstmals in den USA bei Frauen auftrat, die besonders saugfähige Tampons benutzten. Als Ursache konnten Staph. aureus-Stämme identifiziert werden, die das TSST-1 produzieren. Charakteristische Symptome dieser Erkrankung sind Fieber über 39 °C, hypotoner Blutdruck, diffuses makuläres Exanthem und Hautschuppung. Ferner müssen drei oder mehr Organsysteme betroffen sein: z. B. Gastrointestinaltrakt, Nieren, Leber, ZNS, Muskulatur, Schleimhäute.
- **Dermatitis exfoliativa, Pemphigus neonatorum** und **Impetigo** sind eitrige und mit Blasenbildung einhergehende Hauterkrankungen.

Therapie: Viele Staphylokokkenstämme weisen eine Resistenz gegen Benzylpenicillin auf, verursacht durch die von ihnen gebildete Penicillinase (spaltet den β-Lactamring des Penicillins!). In solchen Fällen weicht man auf die verschiedenen penicillasestabilen Penicilline, Cephalosporine und Vancomycin aus. Bei der Therapie mit Tetracyclin bzw. Erythromycin entstehen relativ schnell Resistenzen. Eine Empfindlichkeitsprüfung ist unerläßlich!

Apathogene Staphylokokkenstämme sind ubiquitär verbreitet. Pathogene Stämme lassen sich in Krankenhäusern nachweisen **(Hospitalismuskeim!)**. Dort beträgt die Keimträgerquote beim Pflegepersonal 80–100%. Auch kontaminierte Instrumente und andere Gegenstände im Hospital sind ätiologisch von Bedeutung. Säuglinge und abwehrgeschwächte Patienten sind besonders gefährdet.

Zur Aufklärung epidemiologischer Zusammenhänge identifiziert man die Staphylokokkenstämme mittels der *Lysotypie*. Die für einen Bakteriophagen empfindlichen Keime werden von diesem lysiert. Die Empfindlichkeit ist genetisch festgelegt.

5.1.2 Streptokokken, Pneumokokken

Streptokokken sind grampositive, sporenlose, meist kettenförmig gelagerte Kugelbakterien. Man teilt sie nach kulturellen und antigenen Merkmalen in Gruppen ein. Bei der kulturellen Unterscheidung beurteilt man das Hämolyseverhalten.

- *α-Hämolyse:* durch Umwandlung des Hämoglobins in Methämoglobin bilden sich grüne Höfe um die Kolonien (meist vergrünende Streptokokken = Viridans-Streptokokken).
- *β-Hämolyse:* es zeigt sich ein großer hämolytischer Hof um die Kolonien, in dem sowohl Hämoglobin als auch Erythrozyten aufgelöst sind (z. B. Streptococcus pyogenes).
- *γ-Hämolyse:* es findet keine Hämolyse statt (indifferente Streptokokken).

Die *antigene Gruppeneinteilung* der β-hämolysierenden Streptokokken (nach Lancefield) basiert auf unterschiedlichen Kohlenhydratfraktionen **(C-Substanz)**, die sich in der Zellwand der Keime befinden. Man unterscheidet 16 Einzelgruppen, die mit den Buchstaben A bis Q gekennzeichnet werden. Innerhalb der Gruppe A lassen sich mitteils eines Zellwandproteins **(M-Substanz)** mehr als 80 Typen differenzieren. Das M-Protein ist u. a. für die Virulenz der Keime verantwortlich, da es deren Aufnahme durch Phagozyten verhindert.

Von Streptokokken produzierte Toxine und Enyzme:

- Hyaluronidase („spreading factor")
- Streptokinase – aktiviert das fibrinolytische System

- Streptodornase – spaltet DNA
- Streptolysine (Hämolysine) – man unterscheidet zwei Arten:
  - Streptolysin O, das von den Gruppen A, C und G gebildet wird, ist O_2-labil und wirkt als Antigen. Mit der Antistreptolysinreaktion lassen sich Antikörper gegen Streptolysin O im Patientenserum feststellen. Sie dient als diagnostische Maßnahme bei verschiedenen rheumatischen Geschehen.
  - Streptolysin S, das von allen Gruppen gebildet wird, ist O_2-stabil und nicht als Antigen wirksam.
- Erythrogenes Toxin – ein für das Scharlachexanthem verantwortliches Toxin, das von lysogenen Streptokokken gebildet wird (Prophage!). Es führt beim Patienten zur Antitoxinbildung.

Streptococcus pyogenes (Gruppe A)

Die (verletzte) Haut, Schleimhäute und Geburtswege stellen die Haupteintrittspforten für die Streptokokken dar. Entlang der *Lymphbahnen* breitet sich die Infektion – begünstigt durch Enzyme – aus. Man unterscheidet:

- lokale Infektionen wie **Erysipel, Phlegmone, Sinusitis, Impetigo, Tonsillitis**
- Allgemeininfektionen wie **Sepsis, septischer Schock und Scharlach.**

Beim Scharlach tritt neben einer Tonsillitis ein kleinfleckiges Exanthem auf, das durch das erythrogene Toxin verursacht wird. Dies kann von Streptokokken nur in Anwesenheit eines Prophagen gebildet werden. Im Rahmen der immunologischen Reaktion wird ein Antitoxin gebildet, das einen dauerhaften Schutz vor dem Toxin bietet, die Tonsillitis jedoch nicht verhindern kann.

Streptococcus agalactiae (Gruppe B)

Streptokokken der Gruppe B gehören zur normalen Vaginalflora, treten aber auch als Erreger von **Meningitis, Sepsis** und **Pneumonie** bei Neugeborenen und Säuglingen auf.
Dabei differenziert man zwischen einer in den ersten 5–8 Lebenstagen einsetzenden Erkrankung („early-onset") und dem ab der zweiten Woche zu beobachtenden Infektionstyp („late-onset").

Streptococcus faecalis (Enterokokken, Gruppe D)

Als Keime der physiologischen Darmflora besiedeln die Enterokokken häufig die Genitalschleimhaut des Menschen. Sie können vor allem folgende Erkrankungen verursachen: **Harnwegsinfektionen**, Cholangitis, Sepsis, Appendizitis, Peritonitis, Zahneiterungen und Endocarditis lenta.

Viridans-Streptokokken (orale Streptokokken)

Die Streptokokken der Mundhöhle – auch Viridans-Streptokokken und vergrünende Streptokokken genannt – verursachen über die Hälfte aller bakteriellen **Endokarditiden.** Von Läsionen der Mundschleimhaut aus, die u. a. durch zahnärztliche Manipulationen wie Zahnextraktion, Zahnsteinentfernung etc. entstehen, gelangen die Erreger im Rahmen der **Bakteriämie** auf die Herzklappen. Die Endokarditis entsteht insbesondere auf **vorgeschädigten Herzklappen** (angeborener oder erworbener Herzklappenfehler, Z. n. rheumatischer Endokarditis, künstliche Herzklappe). Daher ist bei entsprechender Prädisposition eine **Antibiotikaprophylaxe** erforderlich.

> **!** Merke: Viridans-Streptokokken – Zahnextraktion – Endokarditis; beliebte IMPP-Frage!

Peptostreptokokken

Es handelt sich um anaerobe Streptokokken, die Teil der normalen Flora des Darms und des weiblichen Genitaltrakts sind. Sie können an **Mischinfektionen** im Abdomen, Becken oder in der Lunge beteiligt sein.

Streptokokken-Folgeerkrankungen

Nach Infektionen mit A-Streptokokken können sogenannte Folgeerkrankungen beobachtet werden. Die streptokokkenbedingte, postinfektiöse **Glomerulonephritis** wird durch sich ablagernde Antigen-Antikörper-Komplexe hervorgerufen, während es sich beim **Rheumatischen Fieber** um eine Autoimmunreaktion handelt.
Die sich durch eine Infektion entwickelnde *Resistenz* gegen Streptokokken ist immer nur typenspezifisch, nicht gruppenspezifisch. Eine Infektion mit Streptokokken, die erythrogenes Toxin produzieren, hinterläßt eine Immunität gegen das Toxin, die auf dem Antitoxingehalt des Blutes beruht. So wird bei einer Reinfektion die Entstehung des Scharlachexanthems verhindert, einen Einfluß auf den übrigen Verlauf der Erkrankung hat das Antitoxin jedoch nicht.
Therapie: β-hämolysierende Streptokokken sind gegen Penicillin G und weitgehend gegen Erythromycin empfindlich. Bei Infektionen mit α-hämolysierenden Streptokokken sollten Resistenzprüfungen durchgeführt werden, da diese Erreger unterschiedliche Empfindlichkeiten zeigen.
Eine **Chemoprophylaxe** sollte bei chirurgischen Eingriffen im Bereich des Respirationstrakts, Gastrointestinaltrakts oder der Harnwege durchgeführt werden, wenn ein Herzklappenfehler des Patienten bekannt ist (Prädisposition für eine Klappenbesiedlung). Da Streptokokken (mit Ausnahme der Enterokokken) nicht sehr umweltresistent sind, spielt der Mensch als Infektionsquelle die größte Rolle. Tröpfcheninfektionen und Übertragung der Erreger von der Haut direkt auf andere Personen sind möglich.
Eine wichtige Position nehmen gesunde Ausscheider ein: Hierunter fallen Personen, die sich erneut

mit Scharlacherregern infizieren. Ihre Immunität gegen das erythrogene Toxin schützt sie nicht vor einer Infektion, so daß sie gesunde Keimträger sein können. Manche Personen erkranken dann an einer Tonsillitis.
Einige Scharlachepidemien haben ihre Ursache in kontaminierten Nahrungsmitteln, besonders Milch. Bestimmung der Gruppenzugehörigkeit und Typisierung der Streptokokken helfen, epidemiologische Zusammenhänge aufzuklären.

Pneumokokken (Streptococcus pneumoniae)

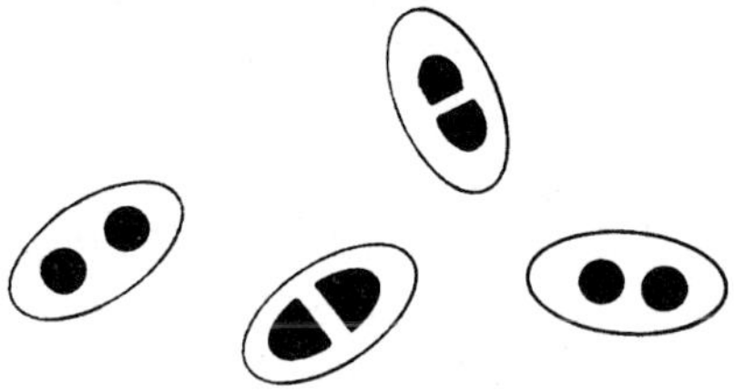

Abb. 5.**3** Bekapselte Pneumokokken. Die Kapsel ist ein wichtiger Virulenzfaktor.

Pneumokokken sind grampositive, unbewegliche, sporenlose Bakterien, die meist in Diplokokkenform auftreten. Eine dicke, als wesentlicher Virulenzfaktor einzustufende **Kapsel**, die die Phagozytose durch Granulozyten behindert, umgibt die Zellen. Die als Antigene wirkenden Kapselpolysaccharide ermöglichen eine serologische Unterteilung der Pneumokokken in 90 Serotypen.
Pneumokokken sind weit verbreitete Erreger, die bei 40 bis 70% der Menschen im Respirationstrakt nachgewiesen werden können. Die natürliche Resistenz der Schleimhaut gegen diese Keime kann jedoch durch bestimmte Faktoren so geschwächt werden, daß Infektionen auftreten. Solche Faktoren sind z. B.: Anomalien des Respirationstrakts, Alkoholintoxikation, Kreislaufstörung, Unterernährung, Sichelzellanämie, Hyposplenismus und Nephrose.
Klinisch manifestiert sich eine Pneumokokkeninfektion meist in der Lunge, am Ohr oder am ZNS. Die Diplokokken sind die **häufigsten Erreger der Lobärpneumonie.** Darüber hinaus verursachen sie auch akute und chronische Bronchitiden, Sinusitis und Peritonitis. Zu Komplikationen kann es in Form von Abszedierung, Pleuraempyem oder septischer Streuung kommen.
Therapie: Mittel der Wahl ist Penicillin, wenngleich Pneumokokken auch gegen zahlreiche andere Antibiotika empfindlich sind.

5.1.3 Enterokokken (Gruppe D)

Die fakultativ anaeroben Enterokokken gehören zur *physiologischen Darmflora* des Menschen. Sie können aber auch Erkrankungen wie Harnwegsinfektionen, intraabdominelle Infektionen, Endokarditis und Sepsis hervorrufen. Therapeutika der Wahl sind dann Ampicillin und Acyl-Ureido-Penicilline. Die Enterokokken-Endokarditis wird mit einer Kombination aus Aminoglykosid und Ampicillin behandelt. Resistenzen gegen Cephalosporine finden sich häufig.

5.2 Gramnegative Kokken

5.2.1 Gonokokken

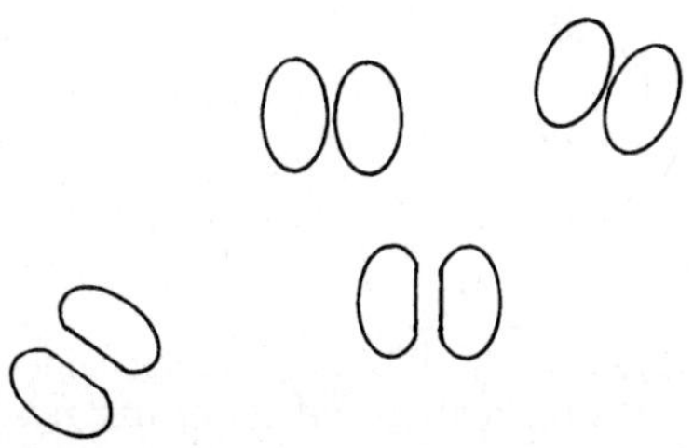

Abb. 5.**4** Neisserien mit typischer Semmelform

Die zur Gattung der Neisserien gehörenden Gonokokken sind Erreger der **Gonorrhoe.** Es handelt sich um gramnegative, meist semmelförmige Diplokokken. Ihre weitgehende morphologische Übereinstimmung mit den Meningokokken (Neisseria meningitidis) erschwert die mikroskopische Diagnose.
Als ausgesprochene Schleimhautparasiten siedeln die Keime bei infizierten Personen zuerst in der Urethra, wo sie Entzündungen mit eitriger Sekretion hervorrufen.
Die Infektion kann übergreifen:

- beim Mann – auf Prostata, Samenblase, Epididymis
- bei der Frau – auf Zervix, Tuben, Peritoneum.

Im allgemeinen verläuft die Erkrankung bei der Frau weniger heftig, so daß sie oft nicht diagnostiziert wird.

Folgende **Komplikationen** bei hämatogener Streuung sind bekannt: Gonokokkendermatitis, Arthritis gonorrhoica, Meningitis, Sepsis, Tendovaginitis, Endokarditis, Perihepatitis.
Bei einer außergeschlechtlichen Übertragung durch infizierte Geschwister oder Mütter kann die Vulvovaginitis gonorrhoica infantum auftreten – meist eine Schmierinfektion.
Ist eine Schwangere an Gonorrhoe erkrankt, so kann sich das Kind intra partum im Geburtskanal infizieren und dann das Bild der Ophthalmica neonatorum aufweisen. Diese Augenerkrankung führt bei Nichtbehandlung zum Erblinden. Zur Vorbeugung wendet man heute die **Credé-Prophylaxe** an: direkt nach der Geburt gibt man einige Tropfen 1–2prozentiger Silbernitratlösung oder eines Antibiotikums in jeden Konjunktivalsack.
Für die mikroskopische Untersuchung färbt man eitriges Sekret (Urethral-, Zervikal- oder Konjunktivalabstrich) mit Methylenblau. Im Erkrankungsfall erkennt man die *Diplokokken, die hauptsächlich intrazellulär in Phagozyten gelagert sind.* Zur genaueren Diagnose muß die Gramfärbung herangezogen werden. Die Immunfluoreszenzmethode wird seltener durchgeführt.
Ein Kulturversuch ist dann angezeigt, wenn der Erregernachweis mikroskopisch nicht gelingt bzw. es sich um eine Gonorrhoe im chronischen Stadium handelt, in dem kaum noch Sekret zu gewinnen ist.
Besteht der Verdacht einer Folgeerkrankung bei chronischer Gonokokkeninfektion, kann eine Komplementbindungsreaktion durchgeführt werden, die jedoch nicht 100%ig verläßlich ist.
Therapie: Penicillin ist Mittel der Wahl. Bei Penicillinallergie oder Resistenzen der Erreger gibt man Tetracylin bzw. Erythromycin.
Bei weltweiter Verbreitung ist die Gonorrhoe die *häufigste Geschlechtskrankheit.* Auf Grund der geringen Umweltresistenz der Erreger erfolgt die Übertragung hauptsächlich durch den Geschlechtsverkehr. Einziger Wirt ist der Mensch. Eine abgelaufene Gonorrhoe hinterläßt *keine Immunität!*

5.2.2 Meningokokken

Meningokokken (Neisseria meningitidis) sind wie die Gonokokken **gramnegative,** semmelförmige Bakterien, die von einer Polysaccharidkapsel umgeben werden. Entsprechend den Kapselantigenen unterscheidet man u. a. die Serogruppen A, B, C und D und Subtypen. Bei Meningitisepidemien lassen sich vor allem Vertreter der Gruppe A und B nachweisen.
Als Virulenzfaktoren sind die vor Phagozytose schützende Kapsel und das beim Zellzerfall freiwerdende **Endotoxin** zu nennen, das durch Schädigung der Gefäßwände zu lokalen Hämorrhagien führen kann und eine besondere Rolle bei der Meningokokkensepsis (Waterhouse-Friderichsen-Syndrom) spielt.
Bei 5–30% der Bevölkerung gehören die Meningokokken der transienten Flora des Nasopharynx an. Eine Infektion verläuft in vielen Fällen symptomlos.
Meningokokken sind Erreger folgender Erkrankungen:

- Pharyngitis
- Meningitis epidemica
- Sepsis
- Waterhouse-Friderichsen-Syndrom.

Bei dem **Waterhouse-Friderichsen-Sydrom** handelt es sich um eine schwere Sepsis mit Schock, Verbrauchskoagulopathie, Nebennierenapoplexie (70% der Fälle) und Kreislaufkollaps, von der besonders Kleinkinder, seltener ältere Kinder oder Erwachsene betroffen sind. Hohe Letalität!
Symptome der *Meningokokkenmeningitis:* Nackensteifigkeit, Fieber, Kopfschmerzen, Erbrechen, Bewußtseinstrübung bis hin zum Koma, Petechien, verschiedene neurologische Symptome (z. B. Fazialisparese) und eventuell Mittelohrentzündung.
Der Liquor ist eitrig!
Zum *Erregernachweis* fertigt man vom Liquor oder vom Aspirat petechialer Blutungen eine Methylenblaufärbung und zur Sicherung der Diagnose eine Gramfärbung an. Die Diplokokken sind intrazellulär in Phagozyten sowie extrazellulär erkennbar.
Wegen der *Autolysefähigkeit der Meningokokken* muß der Liquor möglichst schnell untersucht werden.

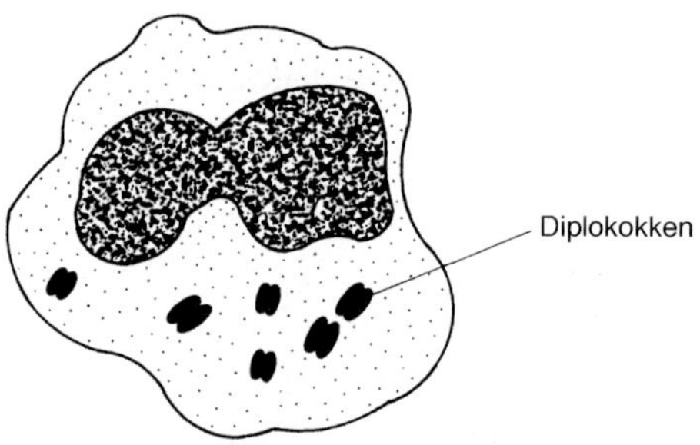

Abb. 5.**6** Diplokokken innerhalb eines segmentkernigen Leukozyten

Mit einer biochemischen Prüfung unterscheidet man Neisseria meningitidis von anderen gramnegativen Kokken. Durch Agglutination mit typenspezifischen, polyvalenten Seren gelingt die Typisierung der Erreger.
Therapie: Auf keinen Fall das Ergebnis der Labordiagnostik abwarten! Penicillin ist das Mittel der Wahl.

Normalerweise kann Penicillin die Blut-Hirn-Schranke nicht passieren; jedoch ist das bei einer Entzündung der Meningen möglich. Als Alternative bei Penicillinallergie wird Chloramphenicol verwandt.

Auf Grund der geringen Umweltresistenz der Meningokokken finden Erregerübertragungen fast nur direkt statt (z.B. Tröpfcheninfektion). Als wichtige Infektionsquelle müssen gesunde Keimträger eingestuft werden. Der Manifestationsindex liegt sehr niedrig.

5.3 Gramnegative Stäbchen

5.3.1 Salmonellen

Die zur Gruppe der Enterobakterien zählenden Salmonellen sind gramnegative, nichtsporenbildende Stäbchenbakterien. Die überwiegende Zahl ist peritrich begeißelt und damit beweglich. In den Zellwänden der Keime enthaltene Lipopolysaccharide wirken als *Endotoxine,* wenn sie bei der Lyse der Zelle freigesetzt werden.
Bei den Salmonellen unterscheidet man drei Hauptantigene:

- „H" - oder Geißelantigene
- „O" - oder somatische Antigene (Teile der bakteriellen Zellwand)
- „Vi" - Antigene (in der äußersten Peripherie der Zelle lokalisierte Kapsel-Antigene).

Diese antigenen Eigenschaften hat man sich im *Kauffmann-White-Schema* zunutze gemacht, um die einzelnen Salmonellenstämme zu differenzieren. Durch Typisierung mit Bakteriophagen lassen sich diese Stämme in weitere Untereinheiten aufteilen (Lysotypie). Kauffmann-White-Schema und Lysotypie sind vor allem aus epidemiologischer Sicht von Bedeutung.

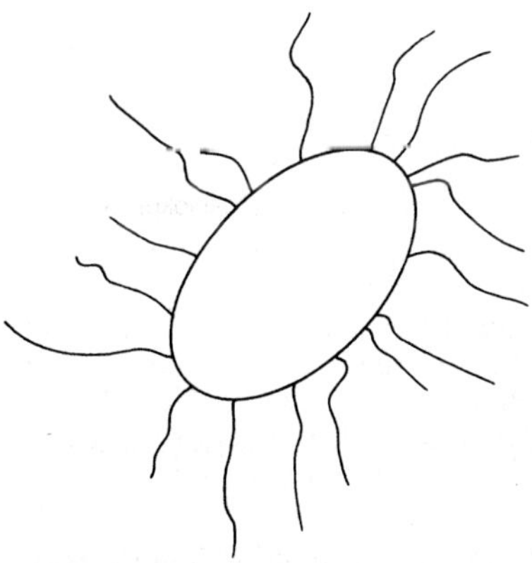

Abb. 5.7 Salmonella mit peritricher Begeißelung

Die Salmonelleninfektion erfolgt auf oralem Weg.
Es existieren zwei große Gruppen der Salmonellose:

- das typhöse Krankheitsbild
  - Erreger: Salmonella typhi und Salmonella paratyphi B
- die Gastroenteritis
  - Erreger: u.a. Salmonella typhimurium, Salmonella enteritidis.

Der **Typhus** hat eine Inkubationszeit von 7–14 Tagen. In der ersten Krankheitswoche treten neben allgemeiner Abgeschlagenheit Symptome des Respirationstrakts (Angina, Bronchitis), stufenförmig ansteigendes Fieber (bis 40 °C) und am Übergang zur zweiten Woche Milzschwellung, Roseolen der Bauchhaut und eine relative Bradykardie auf. Erst Ende der zweiten Woche kommt es zu erbsbreiartigen, eventuell blutigen Durchfällen.
Mögliche Komplikationen sind:

- Darmblutungen
- Perforationsperitonitis
- Toxischer Kreislaufkollaps
- Myokarditis.

Der **Paratyphus** unterscheidet sich vom Typhus meist duch Verkürzung der Phase des Fieberanstiegs und früher einsetzende Durchfälle. Die Roseolen sind beim Paratyphus zahlreicher.
Die **Gastroenteritis** imponiert durch eine sehr kurze Inkubationszeit, die zwischen 8 und 48 Stunden liegt. Kontaminierte Nahrungsmittel mit hoher Erregerkonzentration (über 10^6 Bakterien als Infektionsdosis notwendig) führen nach oraler Aufnahme zur Erkrankung.
Hauptsächlich an der Dünndarmwand, aber auch im Kolon ermöglichen Oberflächenproteine der Salmonellen eine *Invasion der Mukosa.* Granulozytär-hämorrhagische Entzündungen sind zu beobachten. Ob neben den Endotoxinen auch Exotoxine von Bedeutung sind, ist strittig. Im Gegensatz zum Typhus handelt es sich um eine **Lokalinfektion!**
Folgende Krankheitserscheinungen werden beobachtet: Übelkeit, Erbrechen, Durchfälle (anfangs wäßrig, eventuell blutig-schleimig), Fieber je nach Schweregrad. Die Dauer der Erkrankung beträgt zwischen 2 und 14 Tagen. Bei älteren Leuten und Säuglingen kann die Enteritis auf Grund des hohen Wasser- und Elektrolytverlustes zum Tode führen.
Dauerausscheider findet man vor allem nach typhösen Erkrankungen (3–5%), seltener nach einer Salmonellenenteritis. Es handelt sich dabei um Personen, die Bakterien ausscheiden, ohne selbst krank

zu sein. Die Bakterien sind dann häufig in den Gallenwegen lokalisiert.
Für die **Labordiagnostik** gilt folgendes Schema:

Tab. 5.1 Labordiagnostik bei Salmonelleninfektionen

Bakteriennachweis	Typhus / Paratyphus	Gastroenteritis
Blut	positiv in der 1.–2. Woche	negativ (von seltenen Bakteriämien abgesehen)
Stuhl	positiv von der 2. Woche an	positiv vom 1. Tag an

Bei typhösen Erkrankungen sind von der 2. Woche an auch bakteriologische Untersuchungen von Urinproben möglich.
Gewonnenes Material wird auf entsprechende Selektivnährböden ausgestrichen und verdächtig erscheinende Kolonien mittels biochemischer Tests („Bunte Reihe") bzw. Objektträger-Agglutinationsreaktion (bekanntes Serum / unbekannte Kultur) identifiziert.
Bei der *Widal-Reaktion* handelt es sich um einen Agglutinationstest. Zu steigenden Verdünnungen eines Patientenserums werden Antigene verschiedener Salmonellentypen gegeben. Auswertung:

- hoher oder ansteigender O-Titer (bei niedrigem H-Titer): Verdacht auf Infektion
- hoher H-Titer (bei niedrigem O-Titer): Schutzimpfung oder Infektion in der Vergangenheit
- hoher Vi-Titer: Bakterienträger.

Eine abgelaufene Typhus- oder Paratyphuserkrankung verleiht keine 100%ige Immunität. Reinfektionen treten meist in abgeschwächter Form auf.

Therapie: Typhöse Erkrankungen erfordern neben einer symptomatischen (Flüssigkeitsersatz, Elektrolytgabe) auch eine Antibiotikatherapie. Trimethoprim-Sulfamethoxazol und Ampicillin haben Vorrang vor Chloramphenicol.
Die Gastroenteritis wird in der Regel rein symptomatisch therapiert, es sei denn, es handelt sich um abwehrschwache Patienten, ältere Patienten oder Kinder unter einem Jahr und/oder eine sehr schwere Form der Erkrankung. In diesen Fällen kommen Ampicillin, Trimethoprim-Sulfamethoxazol oder Ciprofloxacin – auch bei Dauerausscheidern – zur Anwendung. Bei Befall der Gallenwege ist eine Cholezystektomie in Erwägung zu ziehen.
Epidemiologie: Der Mensch ist die wichtigste Infektionsquelle für typhöse Erkrankungen. Eine größere Gefahr als der akut Erkrankte stellt der Dauerausscheider dar. Auch verunreinigtes Wasser bzw. kontaminierte Lebensmittel können Infektionen verursachen.
Bei der Salmonellenenteritis kommen als Erregerquelle in Frage: neben dem erkrankten Menschen vor allem Milch- und Molkereiprodukte, Schalentiere, Eipulver, getrocknete Kokosnuß, Fleisch und Fleischprodukte (ca. 60% der deutschen Tiefkühlhähnchen und -hühnchen sind mit Salmonellen verseucht!), Haustiere (Katzen, Hunde, Tauben etc.) und tierische Farbstoffe.
Als **Prophylaxe** dienen dementsprechend allgemeine hygienische Maßnahmen sowie besondere Hygienevorschriften im Nahrungsmittelbereich.
Schutzimpfungen mit Suspensionen abgetöteter Typhus- und Paratyphuserreger werden durchgeführt (als Injektion oder oral). Ihre Wirksamkeit konnte noch nicht eindeutig bewiesen werden.

5.3.2 Shigellen

Shigellen sind unbewegliche, gramnegative Stäbchen ohne Kapseln und ohne Sporenbildung. Entsprechend ihren biochemischen Eigenschaften werden sie in vier Gruppen und zahlreiche serologische Typen unterteilt:

- Shigella dysenteriae (10 Typen)
- Shigella flexneri (6 Typen)
- Shigella boydii (15 Typen)
- Shigella sonnei (1 Typ).

Wie alle Enterobacteriaceae besitzen Shigellen *Endotoxine;* Shigella dysenteriae bildet außerdem ein *Exotoxin mit neurotoxischer Wirkung* und ein *Enterotoxin.*
Shigellen sind die Erreger der **Bakterienruhr.** Im terminalen Ileum und im Dickdarm führen sie in leichten Fällen zu katarrhalischen Erscheinungen der Schleimhaut mit wäßrigen Durchfällen, in schweren Fällen zu Nekrosen, Geschwürbildungen, Blutungen und Bildungen einer Pseudomembran.

Bei einer Infektion treten nach einer Inkubationszeit von 1–7 Tagen plötzlich Bauchschmerzen und -krämpfe sowie Durchfälle, Fieber und Dehydration auf. Die Stuhlentleerung ist schmerzhaft.
Bei Infektionen mit Shigella dysenteriae kann es zur Bakteriämie und disseminierter intravaskulärer Koagulation kommen.
Zum **Erregernachweis** werden von Stuhlproben und Rektalabstrichen Kulturen auf Selektivnährböden angelegt.
Therapie: Tetracycline, Ampicillin und Trimethoprim-Sulfamethoxazol kommen zur Anwendung.
Als *Infektionsquelle* dient der Mensch, wichtigste Überträger sind Fliegen. Eine typische Infektkette sieht folgendermaßen aus: erkrankter Mensch oder Dauerausscheider – Kot – Fliege – Lebensmittel – Mensch.

5.3.3 Escherichia coli

Escherichia coli ist ein gramnegatives, bewegliches, fakultativ anaerobes Stäbchenbakterium, das der physiologischen Darmflora angehört. In Folge einer **endogenen Infektion** kann E. coli Urogenitalinfektionen (häufig!), Peritonitis, Cholezystitis, Appendizitis, Wundinfektionen und seltener Meningitis oder Pneumonie hervorrufen.

Von diesen fakultativ pathogenen E. coli-Stämmen sind die obligat pathogenen Stämme zu unterscheiden, die nicht der normalen Darmflora zugeordnet werden können. Diese Stämme verursachen **exogene Infektionen,** wobei es sich um Enteritiden mit unterschiedlichen Verlaufsformen handelt.

Die obligat pathogenen E. coli-Stämme teilt man nach Virulenzfaktoren und Pathomechanismus der Infektionen in 4 Gruppen:

- **Enteropathogene Escherichia coli-Stämme (EPEC)** rufen eine **Säuglingsenteritis** mit wäßrigen Durchfällen und Erbrechen hervor, die insbesondere in Entwicklungsländern mitverantwortlich ist für eine hohe Säuglingssterblichkeit.
  Die Erreger heften sich an Darmepithelzellen, wo sie Läsionen verursachen. Möglicherweise spielt auch ein Shiga-ähnliches Toxin eine Rolle.
- **Enterotoxische Escherichia coli-Stäme (ETEC)** produzieren zwei Toxine, von denen eines dem Choleratoxin ähnelt, d. h. die Adenylatcyclase stimuliert und massive Durchfälle verursacht. Pathogenetisch von Bedeutung sind ferner Fimbrien, mit denen sich die Erreger an die Dünndarmepithelzellen haften können. Über 50% der **Reisediarrhoen** gehen zu Lasten von ETEC.
- **Enteroinvasive Escherichia coli-Stämme (EIEC)** können in die Darmepithelzellen eindringen, wodurch ausgedehnte Entzündungen entstehen. Klinisch beobachtet man eine **Ruhr-ähnliche Diarrhoe** mit blutig-schleimigen Durchfällen.
- **Enterohämorrhagische Escherichia coli-Stämme (EHEC)** werden bei einigen Autoren auch als VTEC (verozytotoxinbildende E. coli) bezeichnet. Diese Bakterien können eine **hämorrhagische Kolitis** und ein **hämolytisch-urämisches Syndrom** mit akutem Nierenversagen, Thrombozytopenie und Anämie verursachen. Pathogenetisch haben Fimbrien (Adhärenz an Enterozyten) und verschiedene Toxine – darunter ein Shiga-ähnliches Toxin – große Bedeutung. Die Produktion der Toxine ist von Prophagen abhängig.

Therapie: Für die Chemotherapie stehen Amino- und Ureidopenicilline, Cephalosporine, Chinolone und Co-Trimoxazol zur Verfügung. Darüber hinaus muß der Elektrolyt- und Flüssigkeitsverlust ausgeglichen werden.

5.3.4 Yersinia

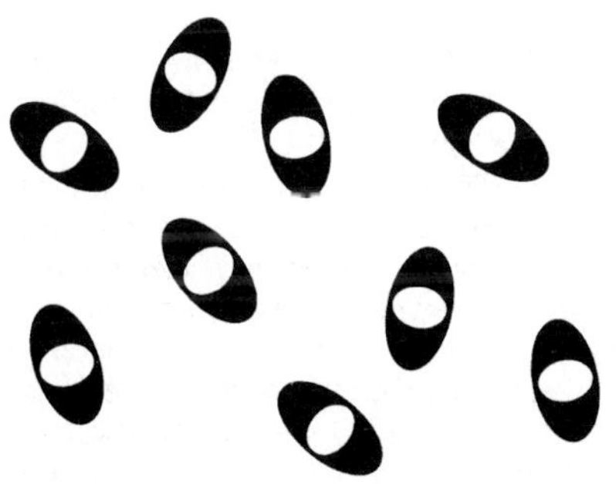

Abb. 5.**8** Yersinia mit bipolarer Färbung

Yersinia pestis, der Erreger der Lungen- und Beulenpest, ist ein gramnegatives, ovoid oder längliches und unbegeißeltes Bakterium.

Nagetiere (Ratten, Hamster, Murmeltiere etc.) bilden das Haupterregerreservoir der Y. pestis, die durch Ektoparasiten (Flöhe, Zecken etc.) auf den Menschen übertragen werden kann. Daneben gibt es die direkte Übertragung vom Tier auf den Menschen bzw. von Mensch zu Mensch.

Bei einer Infektion durch Ektoparasiten kommt es meist nach 2–5 Tagen zum Bild der *primären Bubonenpest* (Beulenpest): schmerzhafte Lymphknotenschwellungen unterschiedlicher Stärke mit Fieber, Schüttelfrost und Schwindelgefühl.

Die *primäre Lungenpest* schließt sich in der Regel an eine Tröpfcheninfektion an, und zwar im Abstand von wenigen Stunden bis zu zwei Tagen.

Typisch für die Pest ist der schlechte Allgemeinzustand des Erkrankten, welcher auf *Endotoxine* zurückzuführen ist. Diese greifen vor allem das Herz und das Gefäßsystem an. Der Pesttod ist Folge der Intoxikation. Die Septikämie wird besonders gefürchtet.

Zur **Diagnose** kann man Buboneneiter, Blut, Sputum, Pustelinhalt oder Sekrete mikroskopisch, kulturell und im Tierversuch untersuchen. Ein Antikörpernachweis erfolgt mittels Agglutinations-, Hämagglutinations- oder Komplementbindungsversuch.

Therapie: Streptomycin, Chloramphenicol und Tetracycline. Ein früher Therapiebeginn ist sehr wichtig!

Die Krankheit hinterläßt keine sichere Immunität.

Yersinia pseudotuberculosis, Erreger der Lymphadenitis mesenterica, ist gramnegativ, ovoid oder länglich und im Gegensatz zu Y. pestis peritrich begeißelt.
Als Hauptwirte von Y. pseudotuberculosis gelten Katzen, Vögel und Nagetiere. Eine Infektion von Menschen mit diesem Erreger tritt relativ selten auf und führt dann zu unterschiedlichen Krankheitsbildern. Während man bei Kindern und Jugendlichen Symptome einer Appendizitis oder mesenterialen Lymphadenitis beobachtet, bieten Erwachsene eher das Bild einer enteritischen oder septisch-typhösen Erkrankung.
Der **Erregernachweis** kann kulturell und serologisch durchgeführt werden. Folgendes Untersuchungsmaterial wird verwendet: mesenteriale Lymphknoten, Appendix, resezierte Darmstücke, Punktionseiter, Peritonealexsudat und Blut.
Therapie: In der Regel verlangt nur die septische Verlaufsform eine Antibiotikatherapie mit Ampicillin, Tetracyclin, Gentamycin oder Streptomycin.

Yersinia enterocolitica ähnelt morphologisch Y. pseudotuberculosis. Auch hier können verschiedene Verlaufsformen der Infektionen beobachtet werden. Bei Säuglingen, Kleinkindern und Erwachsenen treten Enteritiden auf, bei Jugendlichen mesenteriale Lymphadenitis oder akute terminale Ileitis. Erythema nodosum und Arthritis gehören zu den möglichen Spätfolgen.
Die Epidemiologie ist noch vielfach ungeklärt. Man darf wohl annehmen, daß eine Keimübertragung sowohl direkt als auch durch kontaminierte Lebensmittel zustande kommen kann. Ebenfalls von Bedeutung sind gesunde Keimträger.
Eine **Diagnose** wird mit Hilfe der Erregerisolierung aus Stuhlproben, mesenterialen Lymphknoten, Appendix, Eiter oder Blut gestellt.
Therapie: Tetracycline oder Chloramphenicol werden in erster Linie bei Septikämien gegeben.

5.3.5 Sonstige Enterobacteriaceen

Mit dem Begriff Enterobakterien bezeichnet man eine Gruppe verwandter gramnegativer Stäbchen, die sich unter anaeroben und aeroben Bedingungen vermehren. Ferner sind bestimmte chemische Reaktionen für sie charakteristisch (z. B. Reduktion von Nitrat zu Nitrit). Man unterscheidet weiter fakultativ pathogene – zur physiologischen Darmflora gehörige – und obligat pathogene Gattungen. Zu der letzteren Gruppe gehören u. a. Salmonellen, Shigellen und Yersinien. Sie lösen Enteritiden oder vom Darm ausgehende Allgemeininfektionen aus. Fakultativ pathogene Enterobakterien sind zum Teil typische Erreger von Harnwegsinfektionen. Die Bestimmung der Bakterien erfolgt nach Anzucht auf den üblichen Kulturmedien durch biochemische (Bunte Reihe) und serologische Verfahren.

Klebsiella

Klebsiella ist ein gramnegatives, meist bekapseltes Stäbchenbakterium, das normalerweise im Darmtrakt und sporadisch in anderen offenen Körpersystemen vorkommt. Es gilt als häufiger Erreger von **Hospitalinfektionen** nach operativen Eingriffen bzw. nach anderen instrumentellen Maßnahmen (Katheter, Dauerdialyse etc.). Folgende Infektionen mit Klebsiella werden beobachtet: Pneumonie, Meningitis, Mastoiditis, Wundinfektion, Infektionen der oberen Luftwege, der Gallenwege und der Harnwege sowie Septikämien.
Therapie: Cephalosporine, Aminoglykoside, Tetracycline und Trimethoprim-Sulfamethoxazol. Wegen oft aufgetretener Resistenzen sollte ein Antibiogramm erstellt werden.

Enterobacter

Enterobacter zählt zu den gramnegativen und beweglichen Stäbchenbakterien. Auf Grund der weiten Verbreitung und der Mehrfachresistenz gegen Antibiotika sind sie als **Hospitalkeime** gefürchtet.
Enterobacter findet man häufig als Erreger von Harnwegsinfektionen. Im übrigen siehe Klebsiella.
Therapie: Aminoglykoside, Chloramphenicol und Carbenicillin. Auch hier ist ein Antibiogramm wichtig.

Proteus

Bei Proteus handelt es sich um ein gramnegatives, peritrich begeißeltes Stäbchenbakterium, das bei Mensch und Tier zur Darmflora gehört. Proteus zählt zu den **Hospitalkeimen.**
Folgende Infektionen mit Proteus treten auf: vor allem Harnwegsinfektionen; weiterhin Meningitis, chronische Otitis media, Atemwegsinfektionen, Wundinfektionen und Septikämien.
Therapie: Ampicillin, Cephalosporine und Nalidixinsäure. Ein Antibiogramm sollte durchgeführt werden.

Serratia

Serratia ist ein gramnegatives, bewegliches Stäbchenbakterium.
Große Bedeutung haben **Hospitalinfektionen** mit Serratia nach intravenöser oder intraperitonealer Katheterisierung bzw. Katheterisierung der Harnwege oder anderen instrumentellen Eingriffen. Meningitis, Endokarditis (z. B. bei Drogensüchtigen) und Septikämie können vorkommen.
Therapie: Die Therapie ist auf Grund verschiedenster Resistenzen sehr schwierig (Antibiogramm!). Zur Anwendung kommen Aminoglykoside und Trimethoprim-Sulfamethoxazol.

5.3.6 Pseudomonas aeruginosa

Aus der großen Pseudomonasgruppe ist vor allem Pseudomonas aeruginosa für den Menschen von Bedeutung. Es handelt sich um gramnegative, begeißelte, stäbchenförmige Bakterien, die eine hohe Umweltresistenz besitzen und ubiquitär vorkommen. Pseudomonas aeruginosa bildet ein *hitzelabiles Exotoxin* und die Farbstoffe Pyocyanin und Fluoreszein. Bei manchen Personen findet man P. aeruginosa auch im Darmtrakt oder auf der Haut.
P. aeruginosa ist ein gefürchteter **Hospitalkeim.** Infektionen treten hauptsächlich bei abwehrschwachen Patienten auf. Zu den möglichen Infektionen zählen: Meningitis (z. B. nach Liquorpunktion), Otitis media und externa, posttraumatische Augeninfektionen, Infektionen der Atemwege (besonders nach instrumentellen Eingriffen wie Narkose oder Tracheotomie), Infektionen des Magen-Darm-Traktes mit blutigen Durchfällen, Harnwegsinfektionen nach Katheterisierung oder anderen instrumentellen Eingriffen, Infektionen von Verbrennungswunden (sehr gefürchtet!) und Septikämien.
Bei der **Diagnose** mag blaugrüner Eiter (Farbstoffe s. o.) als Hinweis dienen, ersetzt jedoch nicht den kulturellen Nachweis. Untersuchungsmaterial: Wundabstrich, Stuhl, Bronchialsekret, Eiter, Liquor oder Blut.
Therapie: Aminoglykoside, Carbenicillin, Ureidopenicilline (Azlocillin, Mezlocillin) und Polymyxine. Eine Resistenzprüfung sollte durchgeführt werden. Neben der Chemotherapie ist vor allem die Wiederherstellung der körpereigenen Abwehrkräfte des Patienten von großer Bedeutung.

5.3.7 Brucella

Brucellen sind gramnegative, unbewegliche, oft kokkoide Stäbchenbakterien.
Zwei wichtige Spezies sind:

- Brucella abortus
  (natürlicher Wirt: Rind und Kuh)
  - Erreger des *Morbus Bang*
- Brucella melitensis
  (natürlicher Wirt: Ziege und Schaf)
  - Erreger des *Maltafiebers*.

Beide Brucellenarten sind außer für ihren natürlichen Wirt auch für viele andere Tiere und den Menschen pathogen. Bei direktem Kontakt mit einem infizierten Tier bzw. dessen Fleisch können Brucellen über Läsionen in der Haut oder über die Schleimhäute in die Blutbahn gelangen. Ebenso kann es zu einer Infektion kommen, wenn man *rohe Milch oder Milchprodukte (Frischkäse)* solcher Tiere zu sich nimmt (beliebte IMPP-Frage!).
Bei B. abortus kommt es nach einer Inkubationszeit von 1–6 Wochen zu Fieberanfällen, die nach wenigen Tagen wieder abklingen. Dieses in Abständen erneut auftretende Fieber bezeichnet man als undulierendes Fieber. In dieser Phase können auch Lymphknoten-, Leber- und Milzschwellungen beobachtet werden. Als seltenere Begleiterscheinungen gelten: Bronchitis, Pleuraergüsse, Endokarditis, Perisplenitis, interstitielle Nephritis und Meningitis. Spondylitis und Arthritis zählen zu den Spätsymptomen. Chronische Verläufe können sich über 20 Jahre hinziehen.
Infektionen mit B. melitensis verlaufen in der Regel schwerer. Für den *kulturellen Nachweis* dient in der Regel Blut als Untersuchungsmaterial, das während des Fieberanfalls entnommen wird (mehrmals!). Auch Sternalpunktate, Gelenkpunktate, Eiter und eventuell Urin können verwendet werden.
Weitere diagnostische Verfahren sind: die Widal-Reaktion, der Coombs-Test, die Komplementbindungsreaktion und die Hautreaktion mit Brucellin.
Therapie: Kombination von Tetracyclin und Streptomycin oder anderen Aminoglykosiden, Trimethoprim-Sulfamethoxazol. Achtung: Endotoxin-Schock!
Da landwirtschaftliche Nutztiere als Haupterregerreservoir für Brucellen dienen, gehört die Brucellose zu den Berufskrankheiten der Landwirte, Hirten, Metzger und Veterinäre.
Um eine Verbreitung der Krankheit zu verhindern, müssen infizierte Tiere geschlachtet werden, die Milch pasteurisiert und die Hygienevorschriften eingehalten werden. Impfungen haben bei Tieren nur einen mäßigen Erfolg, bei Menschen keine Wirkung.

5.3.8 Legionella

Legionellen sind gramnegative und aerobe Stäbchenbakterien mit polarer Begeißelung. Es sind mehrere Spezies der Familie Legionellaceae bekannt, wobei in erster Linie **Legionella pneumophila** als Erreger der sogenannten *Legionärskrankheit* von Interesse ist. Diese Erkrankung wurde erstmals 1976 beschrieben. Klinisch imponiert sie meist als Pneumonie mit grippeähnlichen Symptomen. Spä-

ter können Husten, hohes Fieber, Pleuritis und auch gastrointestinale Störungen hinzutreten. Auch mit Leukozytose und Beteiligung von Leber, Niere und ZNS muß gerechnet werden. Besonders gefährdet sind *lungenkranke Patienten* sowie solche mit *geschwächter Abwehrlage* (Neoplasma, Immunsuppression etc.).
Die Übertragung der Erreger erfolgt meist aerogen, *„per inhalationem"*. Bevorzugter Standort der Legionellen ist das Wasser, d. h. Seen, Flüsse, Feuchtstellen unterschiedlicher Art und auch Klimaanlagen.

In der **Diagnostik** bieten sich folgende Möglichkeiten: Kulturen aus Blut, Pleuraergüssen oder anderen Sekreten, mikroskopischer (mit Silberimprägniermethode) und anschließend fluoreszenz-mikroskopischer Nachweis der Erreger, Antikörpernachweis im Serum (oft erst in der zweiten Woche möglich) und als wichtigster Frühnachweis der Antigennachweis mittels immunologischer Verfahren wie beispielsweise dem Enzym-Immuno-Assay (in Sekreten, Urin, Serum, Biopsiematerial etc.).
Die antibiotische **Therapie** der Legionellose wird mit *Erythromycin* (in schweren Fällen in Kombination mit Rifampicin) durchgeführt.

5.3.9 Haemophilus

Haemophilusbakterien sind kleine, gramnegative Aerobier, die zu ihrer Vermehrung im Blut vorhandene Wuchsstoffe benötigen *(V- und X-Faktor)*. Zwei Vertreter der Gattung Haemophilus sind H. influenzae und H. ducreyi.
Nicht-kapseltragende **H. influenzae**-Stämme, die bei vielen Menschen zur normalen Flora des oberen Respirationstraktes zählen, können sogenannte **nicht-invasive bronchopulmonale Infektionen** verursachen, wobei sich die Infektion überwiegend auf die Schleimhaut beschränkt. Hingegen verfügen kapseltragende Formen über Virulenzfaktoren, die das Eindringen der Erreger ins Gewebe begünstigen und die Phagozytose behindern; man spricht von **invasiven Infektionen.** Hierzu zählen **Meningitis** (häufig Kinder), **Epiglottitis** (in einigen Fällen Tracheotomie erforderlich!) und **septische Arthritis**. Bei bestehender Influenza-Virus-Grippe kann es zu einer Superinfektion mit H. influenzae kommen.
Für die **Diagnose** kommen Sputum, nasopharyngealer Abstrich, Ohrabstrich, Liquor und Blut als Untersuchungsmaterial in Betracht. Immunfluoreszenzserologisch ist eine direkte Bestimmung ebenso möglich wie mittels einer Kapselschwellungsreaktion. H. influenzae läßt sich besonders gut neben Staphylococcus aureus züchten, weil dieser den Wuchsstoff V produziert *(Ammenphänomen!)*.
Therapie: Ampicillin, Tetracyclin oder Chloramphenicol. Da zunehmend Resistenzen beobachtet wurden, sollte ein Antibiogramm durchgeführt werden.
H. ducreyi ist Erreger des Ulcus molle (auch: Weicher Schanker), das zu den *Geschlechtskrankheiten* gerechnet wird. Diese Erkrankung ist in europäischen Ländern nur noch selten zu finden.
Wenige Tage nach der Infektion entstehen Geschwüre an den Genitalien (Glans, Frenulum, Präputium oder Labien). Die Geschwüre sind weich und schmerzhaft, bis etwa markstückgroß und besitzen einen gezackten Rand. Schwellungen der regionären Lymphknoten treten auf.
Therapie: Sulfonamide oder Tetracycline.

5.3.10 Bordetella

Bordetella pertussis, Erreger des Keuchhustens, ist ein gramnegatives, kokkoides Stäbchenbakterium, das aerogen übertragen wird. Mehrere Pathogenitätsfaktoren beeinflussen den Infektionsverlauf:

- Adhärenzfaktoren (es sind mehrere bekannt), die sich auf der Oberfläche der Bakterien befinden, begünstigen das Haften an den Zilien des Bronchialepithels.
- Exotoxine mit unterschiedlichen Wirkweisen auf Epithelzellen und zelluläre Abwehr; darunter Pertussis-Toxin als typisches AB-Toxin, d. h. der B-Anteil ist für die Bindung an die Zielzelle und der A-Anteil für die eigentliche Wirkung verantwortlich.
- Endotoxin.

Die Erkrankung, die ca. 2 Wochen nach der Infektion beginnt, verläuft in 3 Stadien: Das *Stadium catarrhale* dauert 1–2 Wochen und ähnelt in seinem Verlauf einem grippalen Infekt. In dieser Zeit ist der Patient hochinfektiös (Tröpfcheninfektion!). Im *Stadium convulsivum* (allergisch-toxische Phase) treten krampfartige Hustenanfälle mit typisch inspiratorischem Ziehen auf. An diese 2–3 Wochen dauernde Phase schließt sich das *Stadium decrementi* an, in dem die Hustenanfälle allmählich nachlassen (Dauer 1–2 Wochen). Die Ausprägung der Erkrankung variiert sehr.
Komplikationen: Pneumonie (meist als Superinfektion), Otitis media, Enzephalitis.

Diagnostik: Günstig ist ein nasopharyngealer Abstrich in der katarrhalischen oder frühen konvulsiven Phase (danach kein Erregernachweis möglich) zum Anlegen einer Kultur. Alternativ lassen sich die Erreger auch mittels direkter Immunfluoreszenz im gewonnenen Sekret nachweisen. Spezifische Antikörper können erst 2 Wochen nach Beginn der Erkrankung bestimmt werden.

Therapie: Es eignen sich Erythromycin oder Ampicillin, wenn sie im Stadium catarrhale oder frühen Konvulsivstadium gegeben werden, d. h. bevor die Pathogenitätsfaktoren an die Zellrezeptoren gebunden haben.
Prophylaxe: Impfung mit azellulärem Impfstoff oder Vollkeimimpfstoff (wegen höherer Nebenwirkungsrate ungünstig).

5.3.11 Vibrio

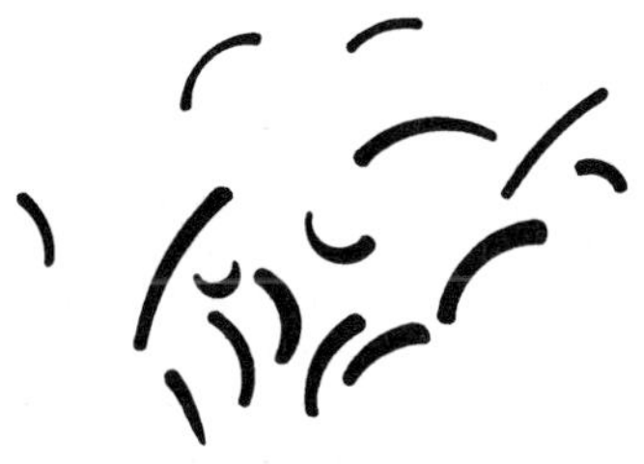

Abb. 5.**9** Vibrionen. Die kommaförmige Krümmung ist ein Charakteristikum dieser Erreger.

Choleravibrionen sind gramnegative, monotrich begeißelte und kommaförmig gekrümmte Stäbchenbakterien. Neben dem beim Zellzerfall frei werdenden Endotoxin produzieren die Erreger ein Exotoxin (Enterotoxin).
Serologisch lassen sich die Choleravibrionen in drei Subtypen oder Biovare differenzieren, von denen **Vibrio cholerae** und **Vibrio eltor** medizinisch relevant sind. V. eltor unterscheidet sich u. a. durch eine geringere Virulenz und eine höhere Umweltresistenz von V. cholerae.
Als typisches AB-Toxin bindet das **Choleratoxin** mit dem B-Fragment an Enterozyten des Dünndarms, während das A-Fragment in die Zelle geschleust wird. Seine Wirkung beruht darauf, daß es die *Adenylatzyklase* aktiviert, wodurch die intrazelluläre Konzentration des cAMP erheblich ansteigt. Dies hat eine massive Sekretion von Anionen ins Darmlumen und einen passiven Ausstrom von Wasser zur Folge. Der deutliche Flüssigkeitsverlust kann auch durch Rückresorption im Dickdarm in keiner Weise kompensiert werden.
Die **Infektion** erfolgt durch mit Fäkalien oder Oberflächenwasser verunreinigtes Trinkwasser bzw. durch kontaminierte Nahrungsmittel. Die Choleravibrionen vermehren sich im Lumen des Dünndarms. Nach einer Inkubationszeit von 2–5 Tagen setzt die Cholera plötzlich mit Erbrechen und Durchfällen ein, die insgesamt zu einem Flüssigkeitsverlust von 20 Litern in 24 Stunden führen können. Typischerweise spricht man von **„Reiswasserstühlen"**, da die zuletzt wäßrigen Stühle lediglich einige Schleimflocken enthalten. Die erheblichen Flüssigkeits- und Elektrolytverluste verursachen Kreislaufsymptome wie Tachykardie, Blutdruckabfall, Kollaps, Oligurie bis Anurie etc. Die Letalität der unbehandelten Cholera beträgt 30–60%.
Diagnostik: Stuhl, Rektalabstriche, Erbrochenes müssen wegen der Empfindlichkeit der Erreger möglichst schnell und in entsprechenden Transportmedien (z. B. alkalisches Peptonwasser) in ein Labor gebracht werden. Während der mikroskopische Nachweis nicht sicher gelingt, ist die Anzucht auf Anreicherungsmedien unproblematisch und erlaubt gelegentlich auch schon nach wenigen Stunden eine erste Aussage. Die endgültige Identifizierung kann nach 2–3 Tagen erwartet werden.
Therapie: An erster Stelle steht der Flüssigkeits- und Elektrolytersatz. Durch Tetracyclin läßt sich die Dauer der Erregerausscheidung verkürzen.
Prophylaxe: Hygiene! Aktive Impfung mit abgetöteten Choleravibrionen.

5.3.12 Campylobacter

Campylobacter ist ein gramnegatives, unipolar oder bipolar begeißeltes Bakterium, das schraubenförmige oder vibrioähnliche Gestalt besitzt. Ursprünglich wurde es auch zu den Vibrionen gerechnet.
Von den bisher bekannten Spezies sind C. fetus ssp. fetus und C. jejuni von besonderem Interesse. **C. fetus ssp. fetus** ruft vorwiegend bei immunschwachen Patienten schwere Allgemeininfektionen mit sehr unterschiedlichen Manifestationen hervor. Der Erreger läßt sich in Blut, Eiter oder anderen Sekreten nachweisen.
Infektionen mit **C. jejuni** manifestieren sich als Enteritiden bzw. Enterokolitiden. Diese Bakterien bilden ein Entero- und ein Zytotoxin, was pathogenetisch von Bedeutung ist (hierin vergleichbar mit Cholera oder Ruhr). Zum klinischen Bild gehören

neben allgemeinen Krankheitszeichen wie Schwindel und Fieber z. T. heftige Diarrhöen, die mit Schleim und Blut vermischt sein können, und kolikartige Bauchkrämpfe. Für den Erregernachweis eignen sich in diesen Fällen Stuhl oder Rektalabstriche.
Bei der **Diagnose** aller Campylobacter-Infektionen, die immer mikrobiologisch erfolgt, muß die strenge Mikroaerophilie dieser Keime beachtet werden. Die Untersuchungsmaterialien werden auf Selektivnährmedien gegeben. Der Nachweis erfolgt biochemisch und durch Testung der Antibiotikaempfindlichkeit. Auch ein Antikörpernachweis mit der Widal-Reaktion, indirekter Immunfluoreszenz oder einer Komplementbindungsreaktion ist möglich.
Therapie: Erythromycin, Aminoglykoside, Ampicillin.

5.3.13 Helicobacter

Helicobacter sind gramnegative, streng mikroaerophil wachsende Stäbchen. Ihnen kommt eine Schrittmacherfunktion bei der Entwicklung von *Antrumgastritiden* und *Magen- bzw. Duodenalulcera* zu. Die Erreger wurden ursprünglich als Campylobacter pylori bezeichnet, wegen ihrer besonderen Eigenschaften aber wieder aus dieser Gruppe herausgenommen. Der Erregernachweis gelingt meist aus Biopsiematerial. Charakteristisch ist eine Ureaseaktivität.
Serologisch können Antikörper gegen Helicobacter mittels ELISA oder Western Blot bestimmt werden.
Um den Erfolg einer medikamentösen Therapie zu kontrollieren, wird zum Teil ein Atemtest durchgeführt. Hierbei nimmt der Patient zunächst eine Substanz mit radioaktiv markiertem Harnstoff zu sich. Besteht noch eine Besiedlung der Magenschleimhaut mit Helicobacter, wird der Harnstoff durch die Urease des Erregers gespalten, so daß radioaktives CO_2 in der Atemluft zu messen ist.
Therapie: Ampicillin, Metronidazol und Clindamycin.

5.3.14 Anaerobe

Anaerobe gramnegative Stäbchenbakterien sind der Familie der **Bacteroidaceae** zugeordnet. Anaerobe Eigenschaften besitzen neben Bacteroides auch Porphyromonas, Prevotella, Fusobacterium, Lepotrichia u. a. Viele zählen zu der physiologischen Haut- und Schleimhautflora des Menschen. Bacteroides fragilis ist der häufigste anaerobe Infektionserreger. Während sie als Teil der physiologischen Standortflora unproblematisch sind, kommt es zu schweren Infektionen, wenn sie in normalerweise sterile Bereiche gelangen. Man findet sie bei folgenden Infektionen (meist *endogene*): Hirnabszeß, Lungenabszeß, Leberabszeß, Peritonitis, Aspirationspneumonie u. a. Bei der Anzucht der Erreger aus geeigneten Proben muß die strenge Anaerobiose beachtet werden wie auch zuvor bei der Wahl entsprechender Transportmedien.
Therapie: Metronidazol, Clindamycin.

5.4 Sporenlose grampositive Stäbchen

5.4.1 Korynebakterien

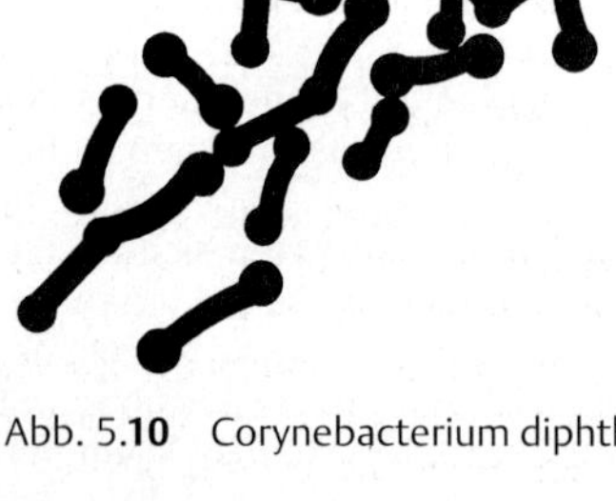
Abb. 5.10 Corynebacterium diphtheriae

Der medizinisch wichtigste Vertreter der Korynebakterien ist **C. diphtheriae,** ein grampositives, unbewegliches und sporenloses Bakterium mit auffallender Polymorphie. Meist findet man Polkörperchen an beiden Enden.
Diphtheriebakterien bilden als bedeutsamen Virulenzfaktor ein **Exotoxin**, das von Bakteriophagen kodiert wird. Es handelt sich um ein AB-Toxin, dessen B-Teil an Zellrezeptoren bindet, während das A-Fragment in den Zielzellen an den Ribosomen wirkt. Die **Diphtherie** wird durch Aerosole (Tröpfchen) übertragen und bricht nach einer Inkubationszeit

von 2–5 Tagen aus. Sie beginnt zunächst mit einer **lokalen Infektion** des Rachens (Tonsillendiphtherie), gelegentlich einer primären Kehlkopfdiphtherie (Krupp) oder bei Säuglingen und Kleinkindern oft auch als Nasendiphtherie. Daneben kann es zur Augendiphtherie und – in warmen Ländern – Wunddiphtherie (z. B. Nabelinfektion) kommen.

Das Exotoxin bewirkt eine Epithelnekrose, und es bildet sich die charakteristische **Pseudomembran** aus nekrotischen Epithelzellen, Leukozyten und Fibrin. Die Patienten verbreiten einen süßlichen Geruch und fallen ferner durch eine Vergrößerung der regionalen Lymphknoten auf.

Bei der **systemischen Infektion** steht die hämatogene Streuung des Exotoxins im Vordergrund, wobei die typischen Zeichen der Rachendiphtherie fehlen können. Zu den Symptomen der systemischen Infektion gehören u. a. Kreislaufversagen, Myokarditis, Halsschwellung (Caesarenhals), Nierenversagen, Polyneuritis diphtherica (besonders Kopfbereich).

Zur Unterstützung der klinischen **Diagnose** entnimmt man Abstriche von der Nase, dem Kehlkopf oder anderen verdächtigen Stellen für Ausstrichpräparate und Kulturen. Das Toxinbildungsvermögen testet man mittels Meerschweinchenversuch, Agargeldiffusionspräzipitationstest (Elek-Test) oder einem Gewebekulturtest.

Therapie: Bei starkem Diphtherieverdacht muß sofort Antitoxin gegeben werden! Dies soll möglichst früh geschehen, weil nur das freie Toxin im Blut gebunden werden kann, nicht das bereits in Organzellen befindliche. Penicillin und Erythromycin hemmen die Vermehrung der Korynebakterien und vermindern die Zahl der Dauerausscheider.

Epidemiologisch bedeutsam sind neben erkrankten Personen vor allem gesunde Keimträger, Personen in der Inkubationszeit und unerkannte Leichtkranke. Die Übertragung erfolgt in den meisten Fällen durch Tröpfcheninfektion, doch Staub- und Schmierinfektionen sind auch möglich. *Schutzimpfungen* werden durchgeführt.

5.4.2 Listerien

Listeria monocytogenes ist ein grampositives, peritrich begeißeltes, sporenloses Stäbchenbakterium, von dem bisher 14 verschiedene serologische Typen und Subtypen beschrieben wurden.

Die Listeriose zählt zu den *Zoonosen,* da sie vom Tier auf den Menschen übertragen werden kann. Außerdem besteht die Möglichkeit einer Infektion durch Rohmilch, verschiedene Fleischsorten und Wildbret. Neben vielen inapparent verlaufenden Infektionen beobachtet man – je nach Virulenz des Keimes und der Abwehrlage des Patienten – die verschiedensten Erkrankungen: akute und chronisch septische Erkrankungen, Meningitis, Enzephalitis, Konjunktivitis, Endometritis, Endokarditis und grippeähnliche Erkrankungen mit dem Bild der Monozyten-Angina.

Die **Schwangerschaftslisteriose** tritt meist in der zweiten Hälfte der Gravidität auf. Es entsteht eine intrauterine Sepsis, die in der Regel eine Frühgeburt oder eine Totgeburt verursacht. Das Kind zeigt nach der Geburt das Bild der **Neugeborenenlisteriose,** für die ein schlechter Allgemeinzustand, Zyanose, Hautgranulome, Herdpneumonie, oft auch Meningitis und Krämpfe typisch sind.

Zur **Labordiagnose** verwendet man Blut, Liquor, Fruchtwasser, Eiter, Menstrualblut, Lochialsekret, Stuhl oder Organproben. Durchgeführt werden mikroskopische und kulturelle Untersuchungen sowie biochemische Tests und die Gruber-Widal-Reaktion.

5.5 Aerobe Sporenbildner

5.5.1 Bacillus anthracis

Bacillus anthracis, der Erreger des Milzbrandes, ist ein grampositives, unbewegliches und sporenbildendes Stäbchenbakterium. Es wird von einer Kapsel aus Polyglutaminsäure umgeben, die vor Phagozytose schützt. Die Sporen können über Jahre hinaus infektiös bleiben.

Der **Milzbrand** gehört zu den **Zoonosen,** da er meist von Tieren auf den Menschen übertragen wird. Eintrittspforten für die Erreger sind die verletzte Haut, der Respirationstrakt (Einatmen von infektiösem Staub) und in seltenen Fällen der Gastrointestinaltrakt (Verzehr von infiziertem Fleisch); die Folgen sind Hautmilzbrand = häufigste Form, Lungen- und Darmmilzbrand.

Das Milzbrandtoxin, das u. a. Leukozyten und zelluläre Abwehrmechanismen schädigt, hat entscheidenden Einfluß auf den Krankheitsverlauf. Unbehandelt enden Lungen- und Darmmilzbrand immer tödlich und auch bei antibiotischer Therapie (Penicillin, Tetracyclin) liegt die Letalität relativ hoch.

5.6 Anaerobe Sporenbildner

Zu den anaeroben Sporenbildnern gehört die Gruppe der **Clostridien.** Es handelt sich dabei um obligat anaerobe, grampositive, sporenbildende Stäbchenbakterien. Ihr natürlicher Lebensraum sind der Erdboden und der Intestinaltrakt von Tieren und Menschen.
Mit Ausnahme von Cl. perfringens sind alle pathogenen Clostridien peritrich begeißelt. Sie bilden starke Hämolysine und wirken im Gewebe proteolytisch. Pathogenetisch entscheidend ist die Synthese von *speziesspezifischen Exotoxinen,* die antigen wirksam sind.
Die Identifizierung der Clostridien erfolgt nach folgenden Merkmalen:

- morphologisch
  - Beweglichkeit, Begeißelung, Lokalisation der Sporen (zentral, subterminal, terminal), Anfärbbarkeit
- kulturell
  - obligat anaerob, Kolonieform, Stärke der Hämolyse, biochemische Aktivität
- biologisch
  - Spezifität der Toxine, Art der Tierpathogenität
- klinisch
  - auf Grund des von ihnen hervorgerufenen Krankheitsbildes.

Zur Infektion mit Clostridien kommt es häufig durch Kontamination, vor allem nach Verletzungen der Haut. Gefährdet sind Zertrümmerungswunden, Quetschungen, Nekrosen, tiefe Muskelwunden, aber auch septische Aborte und Bauchoperationen, die den Clostridien anaerobe Verhältnisse bieten.
Da es sich bei den Clostridieninfektionen um **Intoxikationen** handelt, ist für die Diagnose der Toxinnachweis wichtig. Hierfür eignen sich *Tierversuche,* die mit je einem ungeschützten und einem durch Antitoxin geschützten Tier durchgeführt werden.

5.6.1 Clostridium tetani

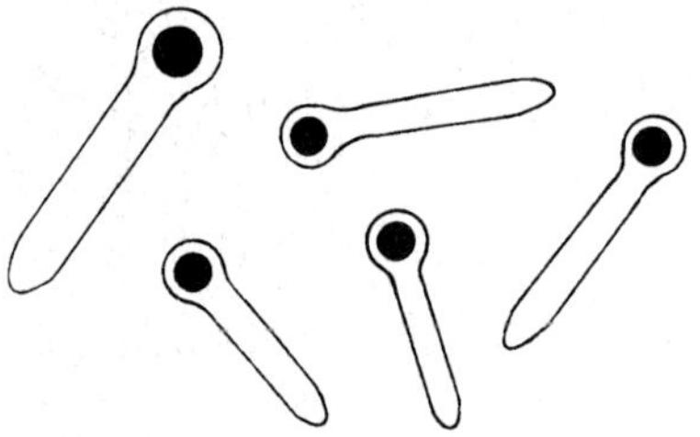

Abb. 5.**11** Clostridium tetani mit terminalen Sporen

Clostridium tetani ist der Erreger des **Wundstarrkrampfes.** Zur Infektion kommt es beispielsweise in tiefen, verschmutzten Wunden (Holzsplitter, Fremdkörper u. a.), bei Tierbissen, aber auch bei Bagatellverletzungen. Unter *streng anaeroben* Verhältnissen bildet Cl. tetani das stark neurotrope Exotoxin **Tetanospasmin,** welches über die Blutbahn ins ZNS gelangt. Der Wundstarrkrampf entspricht einer reinen Intoxikation. Sie führt zu krampfartigen, schmerzhaften, tonischen Kontraktionen der willkürlichen Muskulatur, die im weiteren Verlauf in schwere Dauerkrämpfe übergehen mit Einbeziehung der übrigen Muskulatur. Schließlich erstickt der Patient im Zustand der absoluten Muskelstarre.
Die Inkubationszeit schwankt zwischen 4 und 60 Tagen. Der Verdacht auf Tetanus ist meist klinisch begründet (Verletzungsanamnese) und wird durch den Nachweis des Erregers und des Toxins bestätigt. Der *Toxinnachweis* gelingt im Tierversuch mit Mäusen. Die Hinterbeine infizierter und nicht durch Antitoxin geschützter Mäuse stehen in typischer *„Robbenstellung"* krampfartig nach hinten.
Therapie: Applikation von **Antitoxin;** gegebenenfalls chirurgische Sanierung der infizierten Wunde; außerdem Maßnahmen symptomatischer Art (z. B. Gabe von Muskelrelaxantien).
Die Tetanusprophylaxe besteht in einer *aktiven Immunisierung* mit einem pathogen unwirksamen, aber antigen voll wirksamen Toxoid (siehe auch Kapitel 13).

5.6.2 Clostridium botulinum

Das von Clostridium botulinum gebildete Toxin ist für das Krankheitsbild des **Botulismus** verantwortlich. Es handelt sich um das stärkste biologische Gift, das bisher bekannt ist. Schon 0,1 µg peroral wirken tödlich, aerogen genügt der tausendste Teil dieser Dosis! (Also reicht 1 g theoretisch, um 10 Millionen Menschen zu töten; in Aerosolform ist es einer der gefürchtetsten biologischen Kampfstoffe).

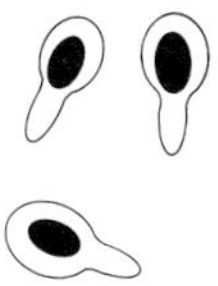

Abb. 5.**12** Clostridium botulinum mit subterminalen Sporen

Der Botulismus ist wie der Tetanus eine reine Intoxikation. Das Toxin hemmt die Freisetzung von Acetylcholin an den neuromuskulären Endplatten, wodurch **multiple Paralysen** entstehen.
In der Regel verursachen verseuchte Lebensmittel die Intoxikation (z. B. Konservenfleisch, Dosenwurst). Die Clostridien überleben durch ungenügende Sterilisation. Anaerobe Verhältnisse in Dosen wirken sich günstig auf die bakterielle Vermehrung aus. Das *hitzelabile* Botulinustoxin wird durch Kochen der Speisen denaturiert (wichtige Prophylaxe!).
Ungefähr 4–48 Stunden nach der Infektion treten Intoxikationserscheinungen auf. Der Patient klagt über Lähmungsanzeichen – Doppelbilder, Schluck- und Sprechbeschwerden – die sich bei völligem Bewußtsein des Patienten bis zur Lähmung der Atem- und Herzmuskulatur steigern.
Wichtigstes **Laborverfahren** ist auch hier der Tierversuch zum Toxinnachweis. Mageninhalt, Blutserum oder Speisereste werden Mäusen intraperitoneal appliziert. Die Tiere zeigen bei einer positiven Reaktion eine *„Wespentaille"* und entwickeln Paralysen. Der Tod tritt innerhalb von 1–5 Tagen ein.
Therapie: Bei Verdacht auf Botulismus sollte sofort **polyvalentes Antitoxin** gegeben werden, da nur freies, nicht zellgebundenes Toxin neutralisiert werden kann.

5.6.3 Clostridium perfringens

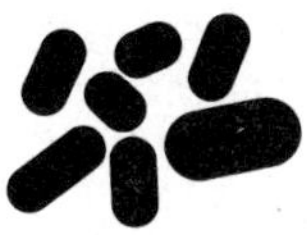

Abb. 5.**13** Clostridium perfringens – kurze, abgerundete Stäbchen, Sporen nur selten sichtbar

Clostridium perfringens ist neben Cl. novyi und Cl. septicum der wichtigste Erreger des Gasbrands. Diese Erkrankung wird meistens von mehreren Clostridienarten gleichzeitig verursacht.
Pathogenetisch spielen **Toxine** und **Enzyme** für den Verlauf der Infektion eine entscheidende Rolle. Während die Toxine nekrotisierend, hämolytisch und letal wirken, verursachen Enzyme wie Kollagenasen, Proteinasen, Hyaluronidasen u. a. eine Gewebsdestruktion und führen zur Anhäufung toxischer Abbauprodukte. Wundinfektionen mit Cl. perfringens können sich in folgender Weise darstellen:

- **einfache Infektion der Wunde**, meist als Mischinfektion
- **anaerobe Zellulitis** mit Beschränkung auf Faszienlogen ohne Invasion der Erreger in die Muskulatur. Die Gasbildung läßt sich von außen an der Krepitation des Gewebes erkennen. Eine Toxinämie findet nicht statt.
- **Gasbrand** ist durch aggressive Infektion der Muskulatur, anschließende Myonekrose und Toxinämie gekennzeichnet.
  Die **Inkubationszeit** des Gasbrandes beträgt zwischen 5 und 48 Stunden. Die Haut in der Umgebung der Wunde weist eine ödematöse Schwellung und bei Cl. perfringens eine Bronzefärbung auf. Hämorrhagisches Exsudat entleert sich. Daneben führt die Intoxikation zu Allgemeinreaktionen wie Fieber, Unruhe, Tachykardie.
  Die **Labordiagnose** beruht auf mikroskopischen, kulturellen und biochemischen Verfahren. Als Untersuchungsmaterial eignen sich Gewebsproben und Eiter.
  Therapeutisch steht die **chirurgische Wundtoilette** mit Entfernung nekrotischen Gewebes – eventuell auch Amputation – im Vordergrund, da hierdurch aerobe Wundverhältnisse geschaffen werden. Diese Maßnahmen können durch Gaben von polyvalenten Immunseren und Antibiotika wie Penicillin oder Metronidazol unterstützt werden.

5.6.4 Clostridium difficile

Cl. difficile ist Erreger einer **pseudomembranösen Kolitis,** die meist während oder kurz nach einer Antibiotikatherapie auftritt. Das klinische Bild wird durch Symptome wie Fieber, Diarrhoe und mitunter krampfartige Bauchschmerzen geprägt. Darüber hinaus muß mit Komplikationen wie Schock, Kolonperforationen und toxischem Megakolon gerechnet werden.
Das von Cl. difficile gebildete Toxin A wirkt als *Enterotoxin* (erhöhter Flüssigkeitsaustritt in den Darm), Toxin B ist ein *Zytotoxin.*
Antibiotische Therapie: *Vancomycin.*

5.7 Mykobakterien und Aktinomyzeten

5.7.1 Mycobacterium tuberculosis, Mycobacterium bovis

Mykobakterien sind aerophile bis mikroaerophile, unbewegliche und sporenlose Stäbchen. Ein wichtiges Charakteristikum ist ihre *Säurefestigkeit*, d. h. die Schwierigkeit, einmal angefärbte Keime mit einer Mischung aus Salzsäure und Alkohol zu entfärben.
Zu den sogenannten typischen Mykobakterien zählen Mycobacterium tuberculosis und Mycobacterium bovis. Ersteres ist beim Menschen der häufigste Erreger der **Tuberkulose.** Von dieser Infektion wird vornehmlich die *Lunge* befallen, sie kann aber auch andere Organe betreffen (z. B. Darm, Leber, Urogenitaltrakt, Meningen, Haut). Mycobacterium bovis ist in erster Linie Erreger der Rindertuberkulose. In seltenen Fällen führt es beim Menschen zu Erkrankungen, bei denen es sich meist um eine *Darmtuberkulose* handelt (Infektion durch rohe Milch). Mycobacterium-bovis-Infektionen gehören zu den Berufskrankheiten der Veterinäre, Metzger etc.
Den Verlauf der Tuberkulose teilt man in zwei Stadien ein:

- Primärstadium
- Reaktivierung.

Im infizierten Organ bildet sich der **Primärkomplex** mit dem entzündlichen, exsudativen Herd sowie regionären Lymphknotenherden. Der Organismus reagiert auf die Infektion mit einer spezifischen Entzündung, bei der u. a. *Tuberkel* (Granulome) mit epitheloiden Zellen, Langhans-Riesenzellen, Makrophagen und Lymphozyten entstehen. Typisch für die Tuberkel ist eine zentrale, verkäsende Nekrose. Vielfach kommt es zu einer narbigen Abheilung, wobei allerdings oft virulente Erreger in den Narben erhalten bleiben. Es kann sich auch eine hämatogene Streuung an das Primärstadium anschließen. Besonders gefürchtet sind die Miliartuberkulose (generalisierte Tuberkulose), die Meningitis tuberculosa und die Sepsis tuberculosa.
Nach einem längeren Zeitabschnitt beobachtet man gelegentlich eine **Reaktivierung** der Tuberkulose, die auf einer Exazerbation alter Herde beruht. Eine Reaktivierung durch exogene Infektion ist seltener.
Eine abgelaufene Tuberkulose hinterläßt eine gewisse Resistenz, die jedoch nicht von den Antikörpern getragen wird, sondern von der **zellulären Immunabwehr**. Wahrscheinlich ist der Lipidreichtum der bakteriellen Zellwand die Ursache der Unempfindlichkeit gegenüber den Antikörpern. Bei der Abwehr der Tuberkelbazillen spielen vor allem *T-Lymphozyten* und aktivierte Makrophagen eine Rolle. Man spricht auch von einer Überempfindlichkeitsreaktion vom verzögerten Typ.
Die Überempfindlichkeitsreaktion kann mit dem **Tuberkulintest** nachgewiesen werden. Tuberkulin (Filtrat einer Mykobakterienkultur) wird intrakutan appliziert. Eine positive Hautreaktion läßt darauf schließen, daß die Person zu irgendeiner Zeit mit Tuberkulosebakterien infiziert oder geimpft wurde. Sie ist *kein Hinweis auf eine ablaufende Infektion.*
Zur **Diagnose** wendet man folgende Laborverfahren an:

- mikroskopische Untersuchung nach Spezialfärbung **(Ziehl-Neelsen-Färbung)** des Testmaterials, z. B. Sputum, Magensaftaspirat, Liquor, Urin, Biopsiematerial
- Anlegen einer **Kultur,** um auch geringe Anzahlen von Bakterien nachweisen zu können; um besser zwischen pathogenen und apathogenen Formen zu unterscheiden und um gleich eine Sensibilitätsprüfung gegenüber Antibiotika anzuschließen, Dauer 4–6 Wochen
- Tierversuch mit Meerschweinchen.

Als radiometrisches Verfahren beschleunigt das **Bactec-System** die normalerweise langwierige Diagnostik. Hierbei werden die verdächtigen Keime in einem Substrat mit ^{14}C-markierten Fettsäuren kultiviert. Die Menge des freigesetzten ^{14}C läßt auf ein Wachstum von Mykobakterien schließen. Die Nachweisdauer verkürzt sich dadurch auf ca. 2 Wochen.
Therapie: Mittel der Wahl sind Isoniazid (INH), Rifampicin, Ethambutol, Pyrazinamid und Streptomycin. Da Mykobakterien sehr leicht Resistenzen gegen diese Präparate entwickeln, ist man dazu übergegangen, **Kombinationstherapien** durchzuführen. In der Regel gibt man 3–4 Medikamente gleichzeitig. Die Dauer der Therapie beträgt mehrere Monate.
Eine aktive Schutzimpfung ist möglich.

5.7.2 Andere Mykobakterien

Andere Mykobakterien sind die bisher als atypische Mykobakterien bezeichneten Erreger. In der angloamerikanischen Literatur werden sie als **MOTT** (mycobacteria other than tuberculosis) geführt. Diese sind häufig kürzer und dicker als die Tuberkulosebakterien. Weiterhin unterscheiden sich die beiden

Gruppen wesentlich in ihrem kulturellen und biochemischen Verhalten, in ihrer Resistenz gegen Chemotherapeutika sowie in ihrer Virulenz für Versuchstiere. So vermehren sich atypische Mykobakterien in der Regel schneller als Mycobacterium tuberculosis oder bovis und zeigen häufiger eine primäre Resistenz gegen Tuberkulostatika. Die durch menschenpathogene, atypische Mykobakterien verursachten Erkrankungen betreffen vor allem die Haut, Lunge und Halslymphknoten. Man bezeichnet diese Infektionen als Mykobakteriosen. Disseminierte Infektionen mit **Mycobacterium avium-intracellulare** treten typischerweise bei Immunsupprimierten (z. B. AIDS-Patienten) auf.

5.7.3 Mycobacterium leprae

Mycobacterium leprae, Erreger der **Lepra,** ist sowohl morphologisch als auch nach den Färbeeigenschaften kaum von Mycobacterium tuberculosis zu unterscheiden.
Typisch für die Lepra sind ihr langsamer, chronischer Verlauf und ihre entstellenden und verstümmelnden Läsionen. Die Inkubationszeit beträgt zwischen wenigen Monaten und bis zu 30 Jahren (im Durchschnitt ungefähr 3–5 Jahre). Lepra ist eine wenig kontagiöse Erkrankung, die nur durch engen Kontakt übertragen wird.
Die Infektion manifestiert sich an der *Haut* und an den *Nerven.* Man kennt zwei Formen der Lepra, den

- **lepromatösen Typ**
  - die Läsionen enthalten viele Makrophagen mit charakteristischem, *schaumigem Zytoplasma (Leprazellen)* und intrazellulären Bakterien. Progressiver Verlauf mit schlechter Prognose.
- **tuberkuloiden Typ**
  - *knötchenförmige Gewebsläsionen,* vielkernige Riesenzellen und Epitheloidzellen. Benigner Verlauf.

Zu der Erkrankung zählen ferner Erscheinungen wie Anaesthesie, Neuritis, trophische Ulzera und Knochenresorptionen.
Diagnostisch ist der *mikroskopische Erregernachweis* entscheidend. Auf synthetischen Medien wachsen Leprabakterien nicht, hingegen können einige Stämme auf der Fußsohle und im äußeren Ohr der Maus gezüchtet werden. Als Versuchstier eignet sich das *Gürteltier,* bei dem nach Infiltration von Erregern Bakterienvermehrung sowohl lokal als auch in Lymphknoten beobachtet werden kann.
Therapie: Langdauernde Behandlung mit Diaminodiphenylsulfon, Rifampicin oder Clofazimin.
Lepra war früher weltweit verbreitet. Heute tritt sie noch in Afrika, Asien sowie Mittel- und Südamerika auf.

5.7.4 Actinomyces israelii

Aktinomyzeten sind grampositive Fadenbakterien, die auf Grund ihres *myzelialen Wachstumsverhaltens* lange Zeit für Pilze gehalten wurden. In Kulturen benötigen sie anaerobe bis mikroaerophile Verhältnisse. Aktinomyzeten gehören zur normalen Flora der Mundhöhle.
Die **Aktinomykose** der Mundhöhle entsteht meist nach Verletzungen in diesem Bereich (z. B. Zertrümmerungsfrakturen des Kiefers, Bißwunden oder auch kariöse Zähne können die Eintrittspforte sein). Es handelt sich fast ausnahmslos um **Mischinfektionen,** an denen Streptokokken, Bacteroides, Fusobakterien u. a. beteiligt sind.
Die Aktinomykose imponiert als chronischer, destruktiver Abszeß des betroffenen Gewebes. Es kommt eventuell zur Fistelbildung. Bei ungehinderter Ausbreitung der Infektion besteht die Gefahr *hämatogener Metastasierung,* beispielsweise ins ZNS. Primäre Aktinomykosen treten noch in der Lunge und im Darm auf.
Der Erregernachweis erfolgt mikroskopisch durch Anwesenheit sogenannter **Drusen** (Konglomerate aus myzelialen Kolonien und Leukozyten) oder kulturell.
Therapie: Penicillin und chirurgische Maßnahmen.

5.8 Spirochäten

Spirochäten sind schraubenförmige, aktiv bewegliche Bakterien, die sich durch Querteilung vermehren. Innerhalb dieser Gruppe besitzen die Borrelien, Leptospiren und Treponemen medizinische Bedeutung.

5.8.1 Leptospiren

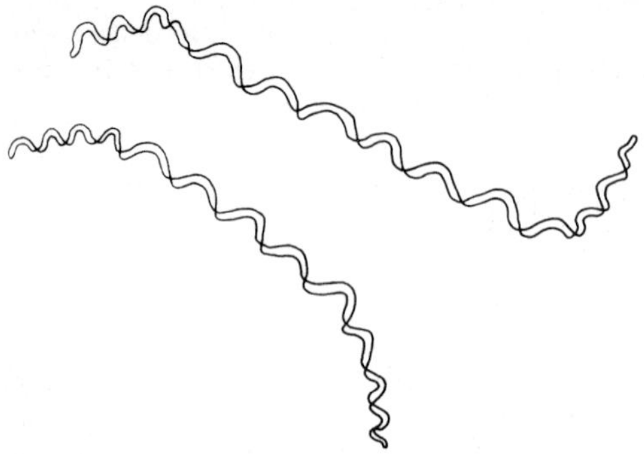

Abb. 5.**14** Leptospiren

Es sind zahlreiche serologische Typen der obligat aeroben Leptospiren bekannt. Bei der von ihnen hervorgerufenen Erkrankung, der **Leptospirose,** handelt es sich um eine *Anthropozoonose.* Zu den Tieren, die das Reservoir der Leptospiren bilden, zählen u. a. Ratten, Mäuse und Hunde. Diese scheiden die Erreger mit dem Urin aus.

Die Leptospiren dringen durch Läsionen der Haut oder der Schleimhaut. Die Inkubationszeit beträgt 8–12 Tage. Dann kommt es zu einer *Bakteriämie,* die von hohem Fieber, das plötzlich einsetzt, begleitet ist. Diese Phase dauert ungefähr 3–8 Tage. Daran schließt sich die Phase der *Organmanifestation* mit Nierenschädigung, Leberbeteiligung und seröser Meningitis an, die jedoch bei den verschiedenen serologischen Typen der Leptospiren unterschiedlich verläuft.

Für den **Morbus Weil,** Erreger Leptospira icterohaemorrhagiae, sind ein schwerer Ikterus und eine haemorrhagische Diathese typisch. Die Letalität beträgt hier bis zu 25%.

Als Untersuchungsmaterial für den **Erregernachweis** eignen sich in der ersten Woche Blut und Liquor, später dann Urin. Folgende Verfahren werden angewandt: Dunkelfeldmikroskopie, Kultur und Tierversuch. Antikörper werden in der Regel mit der Agglutinations-Lysis-Reaktion nachgewiesen.

Therapie: Penicillin und Tetracyclin. Die Chemotherapeutika sind nur dann wirkungsvoll, wenn sie in den ersten Tagen der Erkrankung eingesetzt werden.

Die Gefahr einer Leptospireninfektion besteht besonders bei Personen, die ständig mit Tieren Kontakt haben. Durch mit infektiösem Urin *verunreinigte Gewässer* kann es auch indirekt zu Infektionen kommen.

5.8.2 Treponemen

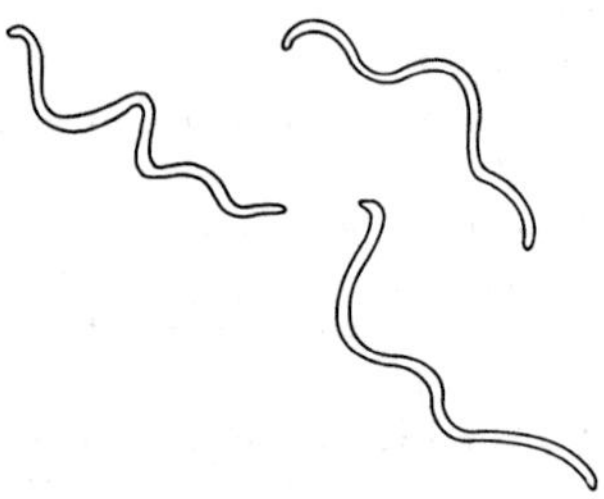

Abb. 5.**15** Treponemen

Treponema pallidum ist Erreger der **Lues (auch: Syphilis)**, einer weltweit verbreiteten Geschlechtskrankheit. Dieses Bakterium konnte bisher nicht in vitro kultiviert werden. Allerdings gelingt eine Anzüchtung im lebenden Organismus (Kaninchenhoden).

Abgesehen von der diaplazentaren Infektion, der Transfusionssyphilis und beruflichen Infektionen (Ärzte etc.) wird die Syphilis durch Geschlechtsverkehr übertragen. Die Erreger dringen durch *Hautläsionen* oder durch die *Schleimhaut* in den Wirtsorganismus ein. Unbehandelt verläuft die Erkrankung in 3 Stadien.

Primärstadium (L I)

- *Primäraffekt* (ca. 2–5 Wochen nach der Ansteckung), auch: harter Schanker; indolente, pfenniggroße Papeln, gerötet, *infektiös,* meist am Genitale, seltener extragenital (z. B. Mundschleimhaut).
- Schwellung der regionären Lymphknoten

Sekundärstadium (L II)

- Eruptionsphase (ca. 7–12 Wochen post infectionem) mit *makulopapulösem Exanthem, infektiös*
- Condylomata lata – nässende Papeln, vorwiegend in der Genitalregion, *infektiös*
- Plaques muqueuses und Plaques opalines der Schleimhäute, *infektiös*
- generalisierte Lymphknotenschwellung
- diffuser Haarausfall u. a.
- *verschwindet wie der Primäraffekt spontan* und geht in ein latentes Stadium über **(Lues latens)**

Tertiärstadium (L III)

- die einzelnen Symptome der Spätsyphilis treten zu unterschiedlichen Zeitpunkten auf (ca. 3 bis über 35 Jahre nach der Infektion). Die Papeln wandeln sich in ein Ulcus um.

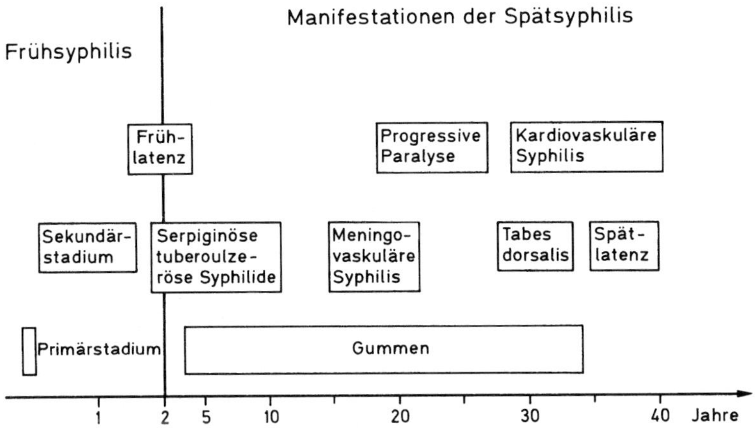

Abb. 5.**16** Manifestationen der Syphilis

- Zerstörung des Gewebes und Narbenbildung (Syphilome oder *Gummen*); betroffen sind u. a. die Haut, die Knochen, der Magen und die Leber, *nicht infektiös*
- Kardiovaskuläre Syphilis mit Mesaortitis und *Aneurysma*
- Spätsyphilis des Zentralnervensystems mit progressiver Paralyse, *Tabes dorsalis* (Rückenmark) u. a.

Treponema pallidum kann zu jedem Zeitpunkt der Fetalperiode von einer infizierten Mutter transplazentar übertragen werden, wobei die größte Gefahr für das Kind im dritten Trimenon besteht. Auch eine Infektion des Neugeborenen intra partum ist möglich. Die kongenitale Syphilis tritt auf als:

- **Syphilis congenita praecox** mit Rhinitis, syphilitischem Pemphigus, Schuppung, Condylomata lata etc.; Lungenblutungen, bakterielle Superinfektionen und Hepatitis führen zum Tod des Neugeborenen.
- **Syphilis congenita tarda**, die sich zwischen dem 5. und 25. Lebensjahr manifestiert. Hierfür ist die sogenannte **Hutchinson Trias** charakteristisch, die durch tonnenförmige, weit auseinander stehende Schneidezähne, Anomalien des Gesichtsschädels (Sattelnase, Ausbeulung der Stirn, schwach entwickelte Maxillen) und Säbelbeine gekennzeichnet ist.

Die Syphilis hinterläßt **keine dauerhafte Immunität**, nur während der Erkrankung ist man vor einer Superinfektion geschützt.

Exsudat aus Primäraffekten kann im *Dunkelfeldmikroskop* oder mit Hilfe der *Immunfluoreszenz im Ultraviolettmikroskop* auf Erreger hin untersucht werden. **Eine Kultivierung des Treponema pallidum in vitro ist noch nicht gelungen.** Es konnte nur ein apathogener Treponemenstamm, die Reiterspirochäten, gezüchtet werden. Diese benutzt man bei den sogenannten unspezifischen *serologischen Verfahren zur Luesdiagnose.* Antikörper lassen sich ungefähr zwei Wochen nach der Infektion nachweisen. Die dabei zur Anwendung kommenden Verfahren sind in zwei Gruppen zu teilen:

- **Unspezifische, klassische Reaktionen**
  (Lipoidantigene oder Reiterspirochäten als Antigene)
  Komplementbindungsreaktion oder Wassermann-Reaktion, Klärungsreaktionen, Mikroflokkungstests, Flockungstests
- **Spezifische Reaktionen**
  (Treponema pallidum als Antigen)
  Treponema pallidum-Immobilisationstest nach Nelson (TPI)
  Fluoreszenz-Treponema-pallidum-Antikörper-Absorptions-Test (FTA-Abs-Test)
  Treponema-pallidum-Häm-Agglutinationstest (TPHA).

Der TPI-Test wird mit lebenden Treponemen durchgeführt, der FTA-Abs-Test und der TPHA-Test mit abgetöteten Treponemen. Da der TPI-Test nicht nur aufwendig ist, sondern auch Infektionsgefahr für das Laborpersonal besteht, ist er weitgehend von den anderen spezifischen Verfahren abgelöst worden. Dabei gilt der *TPHA-Test als Suchtest.* Die Flockungsreaktionen wie VDRL (Veneral-Disease-Research-Laboratory-Test) oder CMT (Cardiolipin-Mikroflockungstest) sind für die Beurteilung der Aktivität einer Syphilis nützlich.

Therapie: Mittel der Wahl ist Penicillin, bei Unverträglichkeit Tetracyclin oder Erythromycin. Mit einem Endotoxinschock läßt sich die *Jarisch-Herxheimer-Reaktion* vergleichen, die auftritt, wenn plötzlich viele Treponemen zerfallen.

Tab. 5.2 Syphilis – Serodiagnostik, Befundbeurteilung

Test	Befund	Bewertung
Suchtest		
TPHA-Test	nicht reaktiv	keine weiteren Untersuchungen notwendig
TPHA-Test	reaktiv	weitere Tests erforderlich:
Bestätigungs-reaktion		↓
FTA-Abs-Test	reaktiv	Eine frische bis ausgeheilte Syphilisinfektion ist gesichert. Bei Ausländern ist auch an andere Treponematosen zu denken. Weitere Untersuchungen sind erforderlich:
		↓
Aktivitäts- und Erfolgsbeurteilung		
VDRL-Test	Titerangaben!	Titer bis 1 : 10 sind relativ häufig, entweder als syphilitische Resttiter oder unspezifisch bei anderen Erkrankungen.
	Titer über 1 : 10	Sie sprechen weitgehend für eine aktive Syphilisinfektion. Wichtig ist die Beobachtung der Titerdynamik (Anstieg und Abfall) im Verlauf der Erkrankung.
IgM-Tests	reaktiv und	Persistenz der Erreger im Organismus ist höchstwahrscheinlich.
	quantitativ	Hinweis auf behandlungsbedürftige Infektion
	nicht reaktiv	spricht für ausreichend behandelte bzw. ausgeheilte Syphilis

5.8.3 Borrelien, Borrelia burgdorferi

Bei Borrelien handelt es sich um Spirochäten, die um ihre Längsachse rotiert sind und eine besondere Beweglichkeit aufweisen. Bei den medizinisch relevanten Borreliosen – typische Zoonosen – unterscheidet man:

- **Epidemisches Rückfallfieber**, Erreger: B. recurrentis, Vektor: Kleiderlaus
- **Endemisches Rückfallfieber**, Erreger: B. duttoni, B. hermsii u. a., Vektor: Zecken
- **Lyme-Borreliose**, Erreger: B. burgdorferi, Vektor: Zecke.

Epidemisches und das in der Regel leichter verlaufende endemische Rückfallfieber sind durch wiederholt auftretende Fieberattacken gekennzeichnet (bis zu 10 Rückfälle). Neben Allgemeinsymptomen treten auch Organmanifestationen wie Myokarditis, Lungenödem, Leberinsuffizienz, hämorrhagische Diathesen u. a. auf.

1981 wurde **Borrelia burgdorferi** als Erreger einer im Bezirk Lyme (US-Staat Connecticut) bis dahin unklaren Gelenkerkrankung identifiziert. B. burgdorferi ist weltweit insbesondere in waldreichen Gebieten verbreitet. Die meisten Infektionen erfolgen im Sommer und Herbst.

Die Inkubationszeit der Lyme-Borreliose beträgt nach dem Zeckenbiß wenige Tage bis zu einem Monat. Die Erkrankung läuft typischerweise in drei Stadien ab, wenngleich öfters einzelne Phasen übersprungen oder zwei Phasen vermischt auftreten.

- **Stadium I**
  Das *Erythema chronicum migrans* fällt zunächst als Rötung um die Stelle des Zeckenbisses auf, die sich später eventuell über große Hautflächen ausdehnt. Zum Teil wird sie von einer *lokalen Lymphadenopathie* begleitet.
- **Stadium II**
  Neurologische Krankheitsbilder wie die *lymphozytäre Meningoradikulitis, aseptische Meningitis* oder eine *Fazialisparese* stehen im Vordergrund. Ferner können flüchtige *Arthritiden* und eine *Karditis* mit AV-Block auftreten.
- **Stadium III**
  Lyme-Arthritis mit Schwellungen und Schmerzen der großen Gelenke rezidivieren teilweise über Jahre. Die *Acrodermatitis chronica atrophicans* imponiert durch eine Atrophie aller Hautschichten und Pigmentveränderungen. Sie kann im weiteren Verlauf von schmerzhaften Neuropathien begleitet werden.

Diagnostisch bedient man sich **Antikörpernachweisverfahren** wie indirekter Hämagglutination, EIA oder Immunfluoreszenz. Dabei wird zwischen spezifischen IgG und IgM differenziert.

Therapie: Im Stadium I und II verordnet man Amoxycillin, Cefuroxim oder Tetracyclin, im Stadium III Ceftriaxon.

Anders als bei der ebenfalls durch Zecken übertragenen Frühsommermeningoenzephalitis (Vorsicht vor Verwechslung!) ist eine Impfung zum Schutz vor der Lyme-Borreliose nicht möglich.

5.9 Mykoplasmen

Im Gegensatz zu Bakterien besitzen Mykoplasmen **keine Zellwand**. Die übrigen Eigenschaften dieser Mikroorganismen sind durchaus miteinander zu vergleichen. Da das Zytoplasma der Mykoplasmen nur von einer feinen Membran umgeben ist, weisen die Keime keine feste Gestalt auf. Sie können daher auch bakteriendichte Filter passieren. Auf Grund der fehlenden Zellwand lassen sich die Mykoplasmen mit den üblichen Färbemethoden nur schwer darstellen. Ebenso sind die an der Bakterienzellwand angreifenden Antibiotika unwirksam. Einige Mykoplasmenarten zählen zur *physiologischen Flora der Mundhöhle* und *des Genitalbereichs.*

5.9.1 Mycoplasma pneumoniae und Mycoplasma hominis

Mycoplasma pneumoniae ist Erreger der **atypischen Pneumonie** sowie verschiedener Infekte des oberen Respirationstrakts und der Pleura. Die Übertragung erfolgt durch Tröpfchen. Die Verbreitung der Erreger von Mensch zu Mensch läuft nur langsam ab.

Mykoplasmen haften auf dem respiratorischen Epithel des Wirtsorganismus. Sie behindern die Bewegung der Zilien und zerstören die Zellen, wobei wahrscheinlich Peroxide eine Rolle spielen. Folge der Infektion kann eine *interstitielle Pneumonie* sein. Gelegentlich auftretende Komplikationen betreffen das ZNS (z. B. Guillain-Barré-Syndrom), das Herz oder auch andere Organe. Hier werden immunpathologische Vorgänge als Ursache diskutiert.

Untersuchungsmaterial für den Nachweis der Mykoplasmeninfektion ist in der Regel Sputum oder der Rachenabstrich. Daraus züchtet man den Erreger auf Agarmedien. Zur endgültigen Identifizierung dienen biochemische Verfahren und der *Wachstumshemmungstest mit Immunseren.*

Der Antikörpernachweis gelingt mit der Komplementbindungsreaktion oder der passiven Hämagglutination.

Mycoplasma hominis, ein fakultativ pathogener Keim, kann häufig als Teil der normalen Flora des Urogenitaltraktes nachgewiesen werden. Er tritt aber ebenso als Erreger von Infektionen in diesem Bereich – besonders bei Frauen – auf: neben Zystitis sind vor allem Bartholinitis, Salpingitis und Puerperalinfektionen zu nennen. Auch eine leichte Konjunktivitis Neugeborener kann von M. hominis hervorgerufen werden.

Der Erregernachweis gelingt wie bei M. pneumoniae durch Anlegen von Kulturen und biochemische Tests sowie Wachstumshemmtests.

Therapie der Mykoplasmeninfektionen: Mittel der Wahl ist Tetracyclin. Zellwandsynthesehemmende Chemotherapeutika bleiben wie schon erläutert wirkungslos.

5.9.2 Ureaplasma urealyticum

Ebenso wie M. hominis zählt **U. urealyticum** zur physiologischen Flora des Urogenitaltraktes. Als **fakultativ pathogener Keim** kann er hier zu Infektionen führen, z. B. unspezifischer Urethritis und Prostatitis des Mannes. Ferner ist er auch an den im vorigen Kapitel aufgeführten Erkrankungen (Zystitis, Bartholinitis, Salpingitis, Puerperalinfektionen) gelegentlich beteiligt.

Wie die übrigen Mykoplasmen läßt er sich durch Anzüchtung auf Agarböden nachweisen, benötigt jedoch Hefeextrakt als Zusatz. Auch die antibiotische *Therapie* ist identisch (Tetracyclin).

Da Mykoplasmen – wie M. hominis und U. urealyticum – durch sexuellen Kontakt übertragen werden, sollte im Falle einer Infektion immer eine Partnerbehandlung durchgeführt werden.

5.10 Obligate Zellparasiten

Rickettsien und **Chlamydien** zählen zu den obligaten Zellparasiten. Damit unterscheiden sie sich fundamental von den normalen Bakterien. Darüber hinaus gibt es noch folgende Differenzierungsmerkmale:

Die obligaten Zellparasiten
- sind kleiner als Bakterien
- haben ein kleineres Genom und produzieren weniger Enzyme
- vermehren sich nur langsam

- benötigen Energiezufuhr von außen zum Wachstum.

Man hielt Rickettsien und Chlamydien lange Zeit für Viren bzw. für eine Zwischenform zwischen Bakterien und Viren. Mittlerweile wurde nachgewiesen, daß sie *sowohl DNA als auch RNA* enthalten (bei den Viren gibt es nur ein „entweder – oder"), daß sie *empfindlich gegen Antibiotika* sind, daß sie sich durch Zweiteilung vermehren und typische Elemente der Prokaryontenzelle aufweisen.

5.10.1 Rickettsien, Coxiellen

Rickettsien sind kleine, unbewegliche, kokkoide Mikroorganismen. Sie lassen sich nach Giemsa färben und können nur in Zellkulturen gezüchtet werden. Innerhalb der Familie der Rickettsien existieren zahlreiche Arten, die einige gemeinsame Charakteristika haben (mit Ausnahme der Coxiellen). Dazu zählen folgende Erscheinungen:

- Für eine Infektion mit Rickettsien sind *ausgedehnte, periphere Gefäßläsionen* typisch.
- Bei akuten Infektionen treten Fieber, Kopfschmerzen und Exantheme auf.
- In der frühen Phase der Erkrankung sind Breitbandantibiotika gut wirksam.
- Normalerweise befallen Rickettsien *Säugetiere* und *Arthropoden* (Läuse, Flöhe, Zecken und Milben).
- Die Infektionen werden vor allem *von Arthropoden* auf Menschen übertragen.

Rickettsia prowazekii ist Erreger des epidemischen Fleckfiebers und wird von der Kleiderlaus auf den Menschen, der auch der natürliche Wirt ist, übertragen. Nach einer Inkubationszeit von 10–14 Tagen kommt es zu hohem Fieber, das später von einem makulösen Exanthem begleitet wird. Unbehandelt kann die Letalität der Erkrankung bis zu 20% betragen.

Zur **Rocky-Mountain-spotted-fever-Gruppe** zählen Rickettsia rickettsii, conori, sibirica und akari, die alle von Zecken übertragen werden. Die Erreger rufen eine fieberhafte Erkrankung mit unterschiedlich ausgeprägtem Exanthem hervor. Verschiedene Nagetiere stellen das natürliche Erregerreservoir dieser Rickettsien dar.

Ebenfalls zur Familie der Rickettsien zählt **Coxiella burnetii,** Erreger des **Q-Fiebers.** Coxiellen können auch extrazellulär existieren. Der Mensch infiziert sich durch *Inhalation infektiöser Partikel,* während die natürlichen Wirte (Rind, Ziege, Schafe u. a.) durch Arthropoden angesteckt werden. Die Erkrankung manifestiert sich beim Menschen hauptsächlich in der *Lunge* und verläuft ohne Exanthem. Das Q-Fieber ist weltweit verbreitet.

Die Rickettsien werden durch Anzüchtung im Dottersack des bebrüteten Hühnereies, in der *Zellkultur* oder im Versuchstier nachgewiesen. Als Untersuchungsmaterial verwendet man Blut. In der Routinediagnostik zieht man die serologischen Verfahren vor. Mit der Weil-Felix-Reaktion weist man heterogenetische Antikörper nach (nicht beim Q-Fieber). Dabei handelt es sich um eine Agglutinationsreaktion, bei der bestimmte Proteus-Stämme als Antigen dienen. Ein anderes übliches Verfahren, mit dem auch Coxielleninfektionen nachweisbar sind, ist die Komplementbindungsreaktion.

Therapie: Tetracycline und andere Breitspektrumantibiotika.

5.10.2 Chlamydien

Chlamydien sind kleine, runde bis ovoide, gramnegative Bakterien, die sich ausschließlich intrazellulär vermehren, wobei sie typische Einschlußkörperchen bilden. Diese lassen sich mikroskopisch nachweisen. Man unterscheidet drei humanpathogene Spezies:

1. Chlamydia psittaci, Erreger der **Ornithose**, wird von infizierten Vögeln mit dem Kot und anderen Sekreten ausgeschieden. Der Mensch infiziert sich durch Inhalation von erregerhaltigem Staub. Die Erkrankung manifestiert sich im Bereich der Respirationsorgane, wobei gelegentlich auch eine **atypische Pneumonie** auftritt. Die Ornithose ist eine weltweit verbreitete Erkrankung, durch die insbesondere Zoohändler, Taubenzüchter und andere Personen mit häufigem „Vogelkontakt" gefährdet sind.

2. Chlamydia trachomatis, der ausschließlich Menschen infiziert, kann in verschiedene Subtypen unterteilt werden, die unterschiedliche Krankheitsbilder hervorrufen, z. B. Trachom, Schwimmbadkonjunktivitis, Lymphogranuloma inguinale.

Das **Trachom** ist weltweit verbreitet und tritt vor allem in tropischen und subtropischen Gebieten endemisch auf. Es ist die häufigste Einzelursache für Blindheit! Der Erreger wird durch Schmierinfektion oder durch Fliegen von Mensch zu Mensch übertragen. Es entwickelt sich eine *chronische Keratokonjunktivitis* mit Pannus- und Narbenbildung. Nach einem längeren Zeitraum kann es zur **Erblindung** kommen.

Die **Schwimmbad- oder Einschlußkonjunktivitis** tritt bei Neugeborenen in einer eitrigen und bei Erwach-

senen in einer follikulären Form auf. Das Erregerreservoir bilden die Urethra des Mannes bzw. die Zervix der Frau. Neugeborene infizieren sich intra partum, Erwachsene durch Schmierinfektion oder durch Wasser.
Trachom und Einschlußkonjunktivitis können durch den mikroskopischen Nachweis von Einschlußkörperchen diagnostiziert werden. Als serologisches Verfahren ist die Immunfluoreszenz gebräuchlich.
Therapie: Sulfonamide und Tetracycline.
Das **Lymphogranuloma inguinale** oder venereum ist eine Geschlechtskrankheit, von der das regionäre lymphatische System betroffen ist. Die Infektion beginnt mit einem *herpetiformen Primäreffekt*, der nach 7–12 Tagen auftritt. Er heilt ohne Narbenbildung ab. Eine Woche bis zwei Monate später kommt es zu schmerzhaften, meist einseitigen *Lymphknotenschwellungen* mit Gewebseinschmelzung und Fisteln. Vernarbungen des Lymphsystems führen zu Lymphstauungen und eventuell zur **Elephantiasis** von Skrotum, Penis, Vulva u. a.
Der Erreger kann im Eiter oder Biopsiematerial nachgewiesen werden. Als serologische Verfahren stehen die Komplementbindungsreaktion und ein Hauttest zur Verfügung (Frei-Test).
Therapie: Tetracycline.
3. Chlamydia pneumoniae, ein ausschließlich beim Menschen verbreiteter Erreger, verursacht Infektionen des Respirationstrakts wie Pharyngitis, Bronchitis oder Pneumonie. Die Infektionen laufen meist im Kindes- oder Jugendlichenalter ab. Schwere Krankheitsbilder können bei immunschwachen Patienten beobachtet werden.
Therapie: Tetracycline, Erythromycin.

6 Pilze

6.1 Allgemeine Mykologie

Pilze sind chlorophyllos und zur Photosynthese nicht befähigt. Sie unterscheiden sich von den Bakterien in zahlreichen Punkten.

Tab. 6.1 Charakeristika der medizinisch bedeutsamen Pilze und Bakterien

Pilze	Bakterien
• eukaryotisch	• prokaryotisch
• besitzen einen Zellkern	• Kernäquivalent, keine Kernmembran
• Vermehrung durch Mitose	• einfache Zellteilung
• Mitochondrien	• keine Mitochondrien, besitzen Mesosome
• Zellwand besteht aus Chitin, Zellulose	• Zellwand besteht aus Mukopolypeptiden
• durchschnittlich 10 µm groß	• durchschnittliche Größe 1 µm
• sind gegen viele Antibiotika unempfindlich (z. B. Penicilline)	• sind gegen Antibiotika gut empfindlich

Bei den Pilzen unterscheidet man verschiedene **Wachstumsformen:**

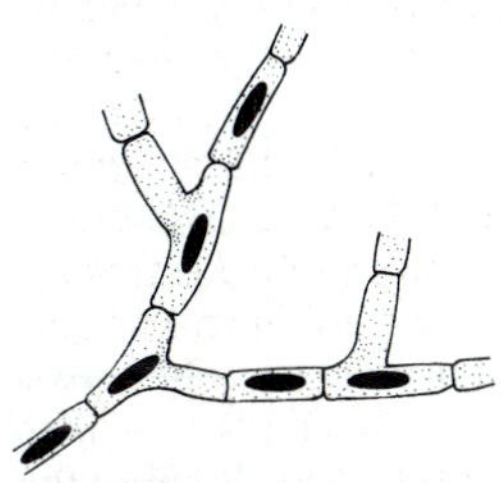

Abb. 6.1 Hyphe

- *Hyphenwachstum*
  - zuerst gerichtete Vergrößerung des Zellvolumens als Längenwachstum, dann Bildung von mehreren Kernen durch Kernteilung, danach erfolgt die Querwandbildung. Die gebildeten Hyphen werden in ihrer Gesamtheit als Myzel bezeichnet.

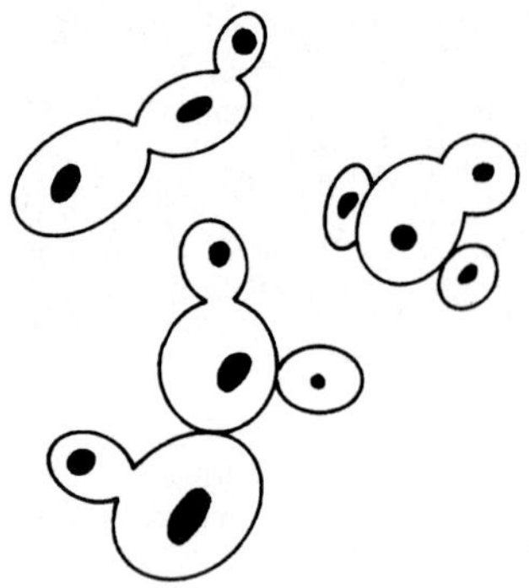

Abb. 6.2 Sprossung

- *Sprossung*
  - hefeartige Vermehrung; Zuerst Ausbildung einer mit Protoplasma gefüllten Aussackung, dann Auswanderung eines meist nicht sichtbaren Zellkerns. Danach Vergrößerung der Aussackung mit Abschnürung oder eventueller Ablösung von der Mutterzelle. Sproßzellen bezeichnet man auch als Blastosporen.
- *Dimorphe Pilze*
  - alle Pilze, die sich sowohl durch Hyphenbildung als auch durch Sprossung vermehren. Entsprechend den jeweiligen Wachstumsbedingungen entwickeln sich dann entweder nur Hyphenzellen oder nur Sproßzellen.

Pilze lassen sich mikroskopisch darstellen. Normalerweise verwendet man das Nativpräparat. Die organischen Anteile werden mit einer 10–20% KOH-Lösung aufgehellt. Eine Färbung mit Methylenblau oder nach Gram sowie Phasenkontrastdarstellungen sind ebenfalls gebräuchlich. Die meisten medizinisch bedeutsamen Pilze wachsen auf dem Sabouraud-Agar, dem Glukose und Peptone als Nährstoffe zugesetzt sind. Man gibt noch Antibiotika hinzu, um das (schnellere) Wachstum der Bakterien zu hemmen.

Unter Berücksichtigung medizinischer Belange teilt man die klinisch relevanten Pilze in folgende Gruppen ein:

1. **Sproßpilze oder Hefen**
   Wichtige Vertreter sind die Candida-Gruppe, Cryptococcus neoformans und Malassezia furfur.
2. **Schimmelpilze**
   Hierzu zählen Aspergillus fumigatus und niger, Mucor-Arten u. v. m.
3. **Dermatophyten**
   Trichophyton-Arten, Microsporum-Arten und Epidermophyton floccosum sind zu nennen.
4. **Dimorphe Pilze**
   Hierunter fallen Coccidioido immitis, Blastomyces dermatitidis, Histoplasma capsulatum u. a.

6.1.1 Dermatophyten

Dermatophyten gehören zu den Fadenpilzen. Als obligate Parasiten greifen sie Keratin an. Sie befallen die äußeren Schichten der Epidermis sowie Haare und Nägel. Dermatomykosen sind *kontagiöse Erkrankungen*, die von Mensch zu Mensch oder vom Tier auf den Menschen übertragen werden. Die Diagnose ergibt sich einerseits aus dem klinischen Bild, andererseits aus der mikroskopischen Untersuchung und der Anzucht des Erregers. Zur Therapie eignen sich antimykotisch wirkende Substanzen in Form von Tinkturen, Salben und Pudern. In schweren Fällen ist eine orale Applikation von Griseofulvin angezeigt.

- **Microsporum audouinii**
  Dieser Erreger ist vor allem bei Kindern weit verbreitet. Auf Grund seiner hohen Kontagiosität führt er in Schulen, Kinderheimen etc. auch zu Epidemien.
  Bei der Mikrosporie finden sich Sporen in großen Mengen auf dem Kopf. Sie legen sich in Form von Manschetten um das Haar. Die befallenen Haare brechen in einer Höhe von 6–7 mm ab, wachsen jedoch nach einer antimykotischen Therapie wieder nach.
- **Trichophytonarten**
  Trichophyten verursachen verschiedene Dermatosen. Sie befallen sowohl oberflächliche als auch tiefere Hautschichten. Es können auch Haare und Nägel von der Trichophytie betroffen sein.
- **Epidermophyten**
  Sie rufen vielfältige, meist oberflächliche Hauterkrankungen hervor. Seltener greift die Infektion auf die Nägel über.

6.1.2 Hefen (Sproßpilze)

Unter den medizinisch relevanten Hefen ragt die Candida-Gruppe hinsichtlich Verbreitung und Zahl der Infektionen deutlich hervor. Wichtigster Vertreter ist Candida albicans.

Candida albicans ist ein dimorpher Pilz, der sowohl Sproßzellen als auch Myzele bilden kann. Beim Menschen zählt er zur normalen Flora der Haut und der Schleimhäute. Bei einer verstärkten Vermehrung der Pilze beobachtet man u. a. folgende Erscheinungen:

1) **Lokale Infektionen** der Haut und Schleimhäute
   - *Mundkandidosis (Soor)*
     - trifft Neugeborene, die sich intrapartal infizieren, und Patienten mit konsumierenden Erkrankungen im letzten Stadium
   - Kandida-Kolpitis und -Vulvitis
     - findet man oft bei Diabetikerinnen, Schwangeren oder nach Einnahme von Kontrazeptiva und Antibiotika
   - ferner: Kandida-Balanitis, Paronychia und Onychia candidosa, Candidosis manuum und pedum etc.
2) **Organ-Kandidosis**
   - Kandidosis des Respirationstrakts
   - Kandidosis des Gastrointestinaltrakts
   - Kandidosis des ZNS (durch hämatogene oder lymphogene Streuung oder iatrogen durch Lumbalpunktion)
   - Sepsis candidosa mit diffuser Streuung der Erreger über den ganzen Körper; äußerst schlechte Prognose!

In vielen Fällen lassen sich die aufgezählten Infektionen mit schweren Grundleiden der Patienten oder mit bestimmten medikamentösen Therapien erklären. Man spricht auch von *Prädispositionsfaktoren*. Dazu zählen:

- Leukämie
- AIDS
- Lymphogranulomatose
- Neoplasmen
- Tuberkulose
- Schwerer Diabetes
- Antibiotikatherapie
- Immunsuppressive Therapie (Kortikosteroide, Zytostatika)
- Kontrazeptiva.

Zur *Labordiagnose* einer Kandidosis wendet man mikroskopische und kulturelle Verfahren an. Serologische Tests sind bei systemischen Manifestationen wertvoll.

Die **Therapie** der Hautkandidosen beschränkt sich auf lokal anzuwendende Medikamente (z. B. Clotrimazol, Nystatin). Generalisierte Kandidosen (Organbefall) behandelt man mit Amphotericin B, das parenteral gegeben wird, und mit Ketoconazol, einem Imidazolderivat.

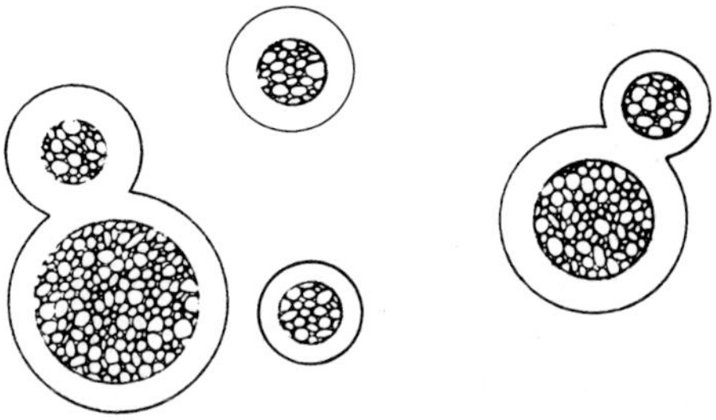

Abb. 6.**3** Cryptococcus neoformans

Bei **Cryptococcus neoformans** handelt es sich um einen hefeartigen Pilz, der von einer Polysaccharidkapsel umgeben ist. Er ist ubiquitär verbreitet (z. B. Erdboden, häufig in Vogelkot).

In der Regel wird der Erreger aerogen aufgenommen, so daß es zu einer meist inapparent verlaufenden Lungeninfektion kommt. Eine hämatogene Streuung in andere Organe und das ZNS tritt besonders bei abwehrschwachen Patienten (z. B. AIDS-Patienten) auf. Eine Kryptokokken-Meningitis zieht sich unter Umständen sehr lange hin, nimmt jedoch ohne Therapie immer einen tödlichen Ausgang.

Zur **Diagnose** stehen folgende Laborverfahren zur Verfügung:

Mikroskopie, Kultur, Tierversuch (Maus), Serologie (Latex-Agglutinationstest, Immunelektrophorese).

Als Untersuchungsprobe entnimmt man Blut, Liquor, Eiter oder andere Exsudate.

Therapie: Amphotericin B und Flucytosin.

6.1.3 Schimmelpilze

Aspergillus fumigatus ist ein ubiquitär verbreiteter, hyphenbildender Fadenpilz. Liegen prädisponierende Faktoren (maligne Erkrankungen, Tuberkulose, Diabetes, Morbus Boeck sowie antiobiotische oder immunsuppressive Therapie) vor, besteht die Gefahr, daß es zu einer Infektion, der Aspergillose, kommt. Besonders bei berufsbedingter, intensiver Exposition (Landwirte, Bäcker u. a.) kommt es auch zu allergischen Reaktionen, die in Form von Asthma, Rhinitis etc. auftreten können.

Je nach Organbefall unterscheidet man die Aspergillose der Lunge, der Nebenhöhlen, des äußeren Gehörganges, der Kornea und die generalisierte Aspergillose mit hämatogen entstandenen Metastasen.

Zwei Arten der *Lungenaspergillose* sind bekannt:

- die akut-eitrige Form, bei der die Lunge ganz oder teilweise mit eitrigen Abszessen durchsetzt ist
- die sogenannten Aspergillome (Pilzklumpen), die sich in Hohlräumen, beispielsweise in tuberkulösen Kavernen, bilden.

Der Nachweis der Aspergillusinfektion kann mikroskopisch und durch Anzüchtung des Erregers erbracht werden. Die *Therapie* erfolgt mit *Amphotericin B*. Aspergillome werden chirurgisch entfernt.

Schimmelpilze produzieren Mykotoxine, zu denen auch die hochwirksamen Aflatoxine zählen. Diese führen zu Vergiftungserscheinungen mit Läsionen u. a. in Leber, Gallengängen, Nieren und ZNS und besitzen ferner eine karzinogene Wirkung (primäres Leberkarzinom). **Aflatoxin B_1 und M_1** des Aspergillus flavus gelten als die stärksten oral wirkenden Leberkarzinogene.

6.1.4 Pneumocystis carinii

Nach zahlreichen rRNA-Sequenzanalysen ordnet man **Pneumocystis carinii** den einfachen Pilzen zu. Früher wurde Pneumocystis aufgrund bestimmter Charakteristica einschließlich der Empfindlichkeit gegenüber Antiparasitika als Protozoon betrachtet. Pneumocystis carinii ist Erreger einer ***interstitiellen Pneumonie.*** Hierbei vermehren sich die Mikroorganismen in den Alveolen, in denen sich später auch Zysten nachweisen lassen. Im verdickten Interstitium befinden sich zahlreiche Zellen, unter ihnen vor allem Plasmazellen (Plasmazellpneumonie). Die Erkrankung tritt vornehmlich bei Säuglingen und abwehrschwachen Patienten auf. Als typische Infektion von *AIDS-Patienten* hat die Pneumocystis-carinii-Pneumonie in den letzten Jahren an Bedeutung gewonnen (80% der AIDS-Infizierten erkranken ein- oder mehrmals).

Typische Symptome der Erkrankung sind Dyspnoe und Tachypnoe. Es besteht die Gefahr eines Spontanpneumothorax.

Unbehandelt endet die Infektion häufig letal.

Therapie: Cotrimoxazol, Pentamidin-Isothionat.

7 Grundlagen der antimikrobiellen Therapie

7.1 Grundbegriffe

Chemotherapeutika sind Substanzen, die in niedrigen Konzentrationen bestimmte Mikroorganismen wie Bakterien, Pilze, Protozoen und Viren, nicht aber den Makroorganismus schädigen. Sie wirken selektiv (Prinzip der selektiven Toxizität nach Ehrlich). Mittlerweile umfaßt der Begriff Chemotherapie auch die Behandlung von Wurmerkrankungen und von malignen Tumoren.

Früher unterschied man zwischen Chemotherapeutika (vom Chemiker synthetisierte Stoffe) und Antibiotika (Stoffwechselprodukte von Mikroorganismen). Heute bezeichnet man alle diese Substanzen als Chemotherapeutika. Nach ihrem Wirkspektrum lassen sie sich in 5 Gruppen einteilen:

Chemotherapeutika für die

- antibakterielle Therapie
- antimykotische Therapie
- Therapie der Protozoeninfektionen
- anthelminthische Therapie (Wurmmittel)
- virostatische Therapie.

7.2 Wirkungsmechanismus, Wirkungsspektrum

Wirkmechanismen

Chemotherapeutika lassen sich nach Wirkort und Wirkmodus in vier Gruppen einteilen:

1) Hemmung der Zellwandsynthese (z. B. Penicillin, Cephalosporine)
2) Veränderung der Membranpermeabilität der Zelle (z. B. Polymyxine, Amphotericin B, Nystatin)
3) Hemmung der Proteinsynthese (z. B. Tetracycline, Aminoglykoside, Chloramphenicol)
4) Interferenz mit wichtigen Stoffwechselvorgängen (z. B. Sulfonamide, Trimethoprim).

Substanzen, die Einfluß nehmen auf die Zellwandsynthese bzw. die Zellwandpermeabilität, haben bakterizide Wirkung. Substanzen, die die Proteinsynthese oder Stoffwechselvorgänge stören, haben bakteriostatische Wirkung.

Definitionen:

- Wirkungsspektrum:
  - bezeichnet die Gruppe von Mikroorganismen, auf die eine chemotherapeutische Substanz hemmend bzw. toxisch wirkt.
- MHK-Wert:
  - (minimale Hemmstoffkonzentration) bezeichnet die Konzentration eines Wirkstoffes in µg / ml Substrat, bei der eine Hemmung der Keimvermehrung erreicht wird.

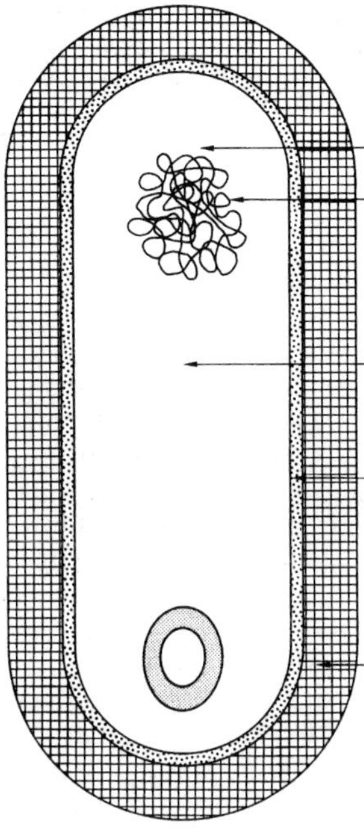

Abb. 7.1 Angriffspunkte der Antibiotika

- MBK-Wert:
  - (minimale bakterizide Konzentration) beschreibt die Konzentration einer Wirksubstanz, bei der 99,9% der Keime abgetötet werden (in µg / ml).
- Bakteriostase:
  - die Substanz verhindert die Vermehrung der Keime.
- Bakterizidie:
  - die Substanz tötet die Keime ab.

Bakteriostase und Bakterizidie sind relative Begriffe, da ihre Wirkung in einem gewissen Umfang auch dosisabhängig ist. Sie beziehen sich auf in vivo erreichbare Konzentrationen.

7.3 Pharmakokinetik (siehe auch GK Pharmakologie und Toxikologie)

Die Kenntnisse über die Pharmakokinetik, also Aufnahme, Verteilung, Speicherung, Biotransformation und Ausscheidung der zur Anwendung kommenden Chemotherapeutika, haben entscheidenden Einfluß auf den Erfolg der Therapie. Kennt man Resorption und Halbwertszeit, läßt sich die optimale Dosierung eines Medikaments bestimmen. Von den chemischen Eigenschaften der Substanzen hängt es ab, ob sich diese im Gewebe anreichern oder extrazellulär bleiben. So finden sich lipidlösliche Stoffe in Geweben mit hohem Lipidgehalt. Abbau und Ausscheidung des Arzneistoffes müssen u. a. bei niereninsuffizienten Patienten beachtet werden. Die Dosierung muß in Abhängigkeit von der Befundkonstellation individuell gewählt werden.

7.4 Resistenz und Resistenzmechanismen

Bei der Resistenz von Erregern gegen Chemotherapeutika unterscheidet man eine natürliche oder auch **konstitutive Resistenz,** die Eingang findet in das Wirkspektrum einer antibiotischen Substanz, und eine **erworbene Resistenz.** Die primär erworbene Resistenz ist Folge einer genetischen Mutation ohne vorherigen Kontakt mit dem Chemotherapeutikum; bei der häufigeren sekundär erworbenen Resistenz geht der Kontakt der Mutation voraus. In beiden Fällen folgt eine Selektion der genetisch veränderten (= resistenten) Erreger.
Man unterscheidet mehrere **Mechanismen,** die zur Ausprägung einer Resistenz führen:

- Bildung von Enzymen, die den Wirkstoff inaktivieren können (z. B. die Fähigkeit der Synthese von β-Laktamase, die Penicilline am β-Laktamring spaltet)
- Änderung der Membranpermeabilität oder Blokkierung eines aktiven Transportmechanismus, der für die Aufnahme der Substanz notwendig ist (wird beispielsweise bei Isoxazolylpenicillinresistenten, nicht Penicillinase-bildenden Staphylokokken diskutiert)
- vermehrte Synthese von Antagonisten im Falle eines kompetitiven Wirkmechanismus einer Substanz
- Veränderung von Stoffwechselreaktionen, die durch eine Substanz blockiert wurden, z. B. durch Ausweichen auf andere Syntheseschritte.

Ursachen der **Resistenzentstehung** sind neben Spontanmutationen Mechanismen, die zur übertragbaren oder infektiösen Resistenz führen. Diese entsteht durch Übertragung von genetischem Material *(extrachromosomal)*, wobei folgende Abläufe möglich sind:

- Transduktion
  - Gentransfer durch Bakteriophagen
- Konjugation
  - interzelluläre Übertragung von Plasmiden
- Transformation
  - Aufnahme von DNA einer Spenderzelle aus dem Extrazellulärraum (siehe auch Kapitel 2.3).

Plasmide, extrachromosomale genetische Elemente, können u. a. auch Resistenzgene enthalten (sogenannte R-Faktoren). Bei gramnegativen Bakterien werden sie durch Konjugation übertragen, bei grampositiven überwiegend durch Transduktion. Auf Plasmiden befindliche DNA-Abschnitte, die die Antibiotikaresistenz kodieren, nennt man **Transposons.** Manche Plasmide besitzen auch mehrere Transposons und bewirken dadurch im Wirtsbakterium Resistenzen gegen verschiedene Chemotherapeutika. Transposons sind auf Plasmide oder Bakteriophagen angewiesen, da sie sich nicht selbständig replizieren können.

Finden sich im Verlauf einer Antibiotikatherapie Erreger mit enzymbedingter primärer (konstitutiver) oder sekundärer (induktiver) Resistenz, kann sich hieraus bei entsprechendem Selektionsdruck eine resistente Population entwickeln.

Unter **Kreuzresistenz** bzw. Parallelresistenz versteht man die aus einer Resistenzentwicklung gegenüber einem Chemotherapeutikum A resultierende gleichzeitige Resistenz gegen eine antibakterielle Substanz B, die mit Substanz A chemisch verwandt ist oder den gleichen Wirkungsmechanismus besitzt. Die Kreuzresistenz betrifft oft ganze Stoffklassen. Durch die chemische Ähnlichkeit vieler antibakteriell wirkender Substanzen und deren gleichartige Wirkung können diese Substanzen meist über den gleichen Mechanismus inaktiviert werden.

Zur Vermeidung des Auftretens bzw. der Zunahme von resistenten Keimen sollten folgende Punkte beachtet werden:

- kritische Antibiotikatherapie (möglichst keine Routineprophylaxe)
- sorgfältige Indikationsstellung bei chronischen Infektionen (Erregernachweis und Antibiogramm)
- optimale Dosierung (unterschwellige Dosierung und zu kurze Therapiedauer begünstigen die Resistenzentwicklung von Keimen)
- gezielte Therapie (Bevorzugung der Antibiotika mit begrenztem spezifischem Wirkungsbereich, möglichst keine Breitspektrumantibiotika)
- gegebenenfalls sinnvolle Kombinationstherapie (z. B. bei Infektionen mit mehreren verschiedenen Keimen, bei der Behandlung der TBC etc.).

7.5 Unerwünschte Wirkungen

Im allgemeinen unterscheidet man folgende Nebenwirkungen der Chemotherapie:

1. **Wirkungsimmanente Nebenwirkungen:**
   - Störungen des ökologischen Gleichgewichts (pseudomembranöse Kolitis)
   - Selektionierung resistenter Varianten, dadurch eventuell:
   - Erregerwechsel und Superinfektion
   - Toxische Reaktionen durch beschleunigten Zerfall der Erreger unter der Therapie (Endotoxin-Schock)
2. **Toxische Wirkungen:**
   - Sie sind meist dosisabhängig und betreffen die unterschiedlichsten Organe bzw. Organsysteme.
3. **Allergische Reaktionen:**
   - Arzneimittel-bedingte Urtikaria
   - Photodermatosen
   - Allergische Hämopathien
   - Anaphylaktischer Schock.

Allergische Reaktionen sind *dosisunabhängig,* d. h. sie können schon nach Gaben kleinster Mengen des entsprechenden Medikaments auftreten. Der Grad der Gefährdung hängt von der Substanz selbst, von der Applikationsform und der individuellen Disposition des Patienten ab.

7.6 Resistenzbestimmung

Die **Resistenzbestimmung** (Empfindlichkeitsprüfung) von Keimen dient der Feststellung des Wirkungsgrades eines Chemotherapeutikums auf einen oder mehrere Erreger in vitro. Eine Sensibilitätsprüfung beinhaltet:

- Auswahlmöglichkeit zwischen Chemotherapeutika zur Aufstellung eines optimalen Therapieplanes
- epidemiologische Gesichtspunkte, beispielsweise zur Erfassung von Resistenzentwicklungen im Krankenhaus (Hospitalismus).

Indikationen zur Erstellung eines Antibiogramms sind:

- septische Erkrankungen, Meningitis, Endokarditis, Osteomyelitis u. a.
- alle primären oder sekundären Infektionen, die während eines Krankenhausaufenthaltes auftreten (Hospitalismus)
- alle chronischen bakteriellen Infektionen
- Versagen der antibakteriellen Therapie
- rezidivierende bakterielle Infekte (Resistenzsteigerung bzw. Erregerwechsel!).

Zur Bestimmung der Sensibilität eines Keimes auf eine antibakterielle Substanz benutzt man das Verdünnungsverfahren und / oder das Diffusionsverfahren.

Reihenverdünnungstest

Er wird sowohl in flüssigen (Nährbouillon) als auch in festen Nährmedien durchgeführt. Dabei werden in einer geometrischen Verdünnungsreihe Chemotherapeutika so gelöst, daß die Bereiche in vivo erreichbarer Blut-, Gewebe-, Harn- oder Gallenkonzentrationsspiegel mit erfaßt werden. Danach beimpft man die Nährmedien mit den auszutestenden Keimen.

Nach einer Brutzeit von 24 Stunden läßt sich sowohl die *minimale Hemmkonzentration (MHK)* als auch die *minimale bakterizide Konzentration (MBK)* ermitteln.

Zur Bestimmung der MBK muß man Material von nicht bewachsener, Antibiotika enthaltender Bouillon auf wirkstofffreie Medien subkultivieren. Die niedrigste Konzentration, bei der nach Subkultivierung kein Wachstum mehr auftritt, also eine vollständige Abtötung der Keime erfolgt, wird als MBK bezeichnet.

Die Reihenverdünnungstests sind sehr aufwendig und werden deshalb zur klinisch-bakteriologischen Routineuntersuchung kaum verwandt.

Hier bietet sich der Agardiffusionstest an.

Agardiffusionstest (Hemmhoftest)

Ein Agarnährboden wird vor der Bebrütung mit einem Testkeim so präpariert, daß von einem Stanzloch oder von einem chemotherapeutisch imprägnierten Filterpapierblättchen (Blättchentest) die Testsubstanz radial in den Nährboden diffundiert. Im Bereich der Diffusionszone bildet sich nach Bebrütung eine mehr oder minder große Aussparung im Kolonierasen aus (Hemmhöfe). Sie läßt einen Rückschluß auf die Empfindlichkeit des Erregers gegen die Testsubstanz zu.

Je nach Wirkungsstärke unterscheidet man „empfindlich" (meist mit zwei Plus (++) dargestellt), „mäßig empfindlich" (+) und „resistent" (–).

Fehler und dadurch bedingte Diskrepanzen zwischen in-vitro-Ergebnissen und klinischem Erfolg einer Therapie lassen sich einerseits durch Mängel bei der bakteriologischen Technik erklären (von der Entnahme über die Kultur bis zur Resistenzbestimmung); andererseits können bereits 10% resistente Keime zu einem Mißerfolg der antibiotischen Behandlung führen, kann eine reduzierte Abwehrlage des Patienten eine bakteriostatische Therapie scheitern lassen und sind gelegentlich bestimmte Erreger einer Mischinfektion gegen das angewandte Chemotherapeutikum resistent. Darüber hinaus entwickelt sich in schlecht durchbluteten Geweben nicht immer die notwendige Wirkstoffkonzentration.

Diskrepanzen zwischen In-vitro-Befunden und klinischem Ergebnis können ferner durch den Einfluß pathologischer Stoffwechselfunktionen auf die Kinetik bedingt sein. So können verschiedene Phasen betroffen sein, wie Resorption (z. B. bei Störung der gastrointestinalen Durchblutung), Verteilung (z. B. bei Störung der Eiweißbindung), Metabolisierung (z. B. bei Lebererkrankungen) und Ausscheidung (z. B. bei Niereninsuffizienz).

Als Besonderheit bedarf die Resistenzprüfung der Mykobakterien eines erheblichen Zeitaufwandes. Nachdem bereits die Kultur 6–8 Wochen in Anspruch nimmt, benötigt man für das Antibiogramm weitere 6 Wochen. Das bedeutet, daß das In-vitro-Ergebnis der aktuellen Resistenzlage nicht unbedingt entsprechen muß.

7.7 Therapieprinzipien

Die Unterscheidung in *Initialphase* und *Stabilisierungsphase* ist typisch für die Tuberkulosetherapie. Man beginnt mit einer Kombination von 3–4 Antituberkulotika und reduziert nach 3–4 Monaten auf zwei Wirkstoffe.

Bei antibiotischen Therapien empfiehlt sich ein vorheriger Erregernachweis, der eine gezielte Auswahl des geeigneten Medikamentes ermöglicht. Noch günstiger ist eine zusätzliche Resistenzbestimmung, um u. a. sekundär erworbene Resistenzen der Erreger nachzuweisen.

7.8 Antibiotikaprophylaxe

Erforderlich ist die Chemoprophylaxe u. a. in folgenden Fällen: Reisen in Malariagebiete, nach Kontakt mit Scharlacherkrankten, nach Meningokokkenexposition, bei Säuglingen zur Keuchhustenprophylaxe, als Rezidivprophylaxe bei akutem rheumatischem Fieber, bei Operationen in einem infizierten Gebiet. Abgesehen von den üblichen Nebenwirkungen der Chemotherapeutika besteht die Gefahr einer Verschleierung der Krankheitssymptome oder einer Sensibilisierung gegenüber der angewandten Substanz. Auch muß mit einer Resistenzentwicklung der Erreger gerechnet werden.

8 Antibakterielle Substanzen

8.1 β-Lactam-Antibiotika

Zu den β-Lactam-Antibiotika zählen **Penicilline, Cephalosporine, Carbapeneme** und **Monobactame.** Ihnen gemeinsam ist als Grundstruktur ein β-Lactamring.

In Tierversuchen konnte eine Teratogenität der Penicilline nachgewiesen werden, was sich bisher beim Menschen **nicht** bestätigt hat. Daher wird diese Substanzgruppe auch Schwangeren verabreicht.

8.1.1 Wirkungsmechanismus

β-Lactam-Antibiotika wirken *bakterizid* auf proliferierende Keime. Durch Hemmung der D-Alanin-Transpeptidase stören sie die Mureinsynthese. Die Glykanstränge der Zellwand werden nicht vernetzt, was deren Stabilität erniedrigt und die Permeabilität erhöht. Dadurch verliert die Zelle Inhibitoren autolytischer Enzyme, gleichzeitig nimmt die osmotische Labilität zu, was schließlich zum Zelltod führt.
Als Penicillin-bindende Proteine (PBP) bezeichnet man diejenigen Enzyme, die sich bei der Peptidoglykansynthese an β-Lactam-Antibiotika binden und auf diese Weise ihre Enzymaktivität verlieren.
Wichtigster Resistenzmechanismus ist die Bildung von β-*Lactamasen,* die durch Chromosomen oder Resistenz-Plasmide gesteuert werden kann. β-Lactamasen werden nach Spezifität in Penicillinasen und Cephalosporinasen unterteilt. Daneben kennt man Breitspektrum-β-Lactamasen, die sowohl Penicilline als auch Cephalosphorine hydrolysieren. Durch Spaltung des β-Lactamringes verliert das Antibiotikum seine antibakterielle Wirkung.

8.1.2 Unerwünschte Wirkungen

Penicilline und Cephalosporine haben eine geringe Toxizität. Allergische Reaktionen stehen bei den Nebenwirkungen im Vordergrund. Durch Bindung an körpereigene Eiweißkörper wird aus dem *Halbantigen (Hapten)* ein Vollantigen, das allergische Reaktionen provozieren kann. Um eine unnötige Sensibilisierung zu vermeiden, muß auf lokale Anwendung verzichtet werden. Reagiert ein Patient auf eine Substanz der β-

Lactamgruppe mit einer Allergie, muß dies auch für andere Antibiotika dieser Gruppe angenommen werden. Man spricht von Kreuzallergie.
Bei Penicillingaben in hohen Dosen und geschädigter Blut-Liquor-Schranke treten in manchen Fällen epileptiforme Krämpfe und Halluzinationen auf. Auch konnten Leukopenien und Thrombopenien (überwiegend reversibel) beobachtet werden.
Carbapeneme sind potentiell nephrotoxisch. Durch Beeinflussung des Vitamin-K-Stoffwechsels entstehen Blutgerinnungsstörungen, die bei schwerkranken und mit Cephalosporinen behandelten Patienten auftreten. Prophylaktische Vitamin-K-Gaben können diese Nebenwirkungen verhindern.
Gleichzeitige Einnahme von Alkohol und Cephalosporinen führt in einigen Fällen zum sogenannten *Antabus-Effekt* (benannt nach einer Substanz zur Alkoholentwöhnung) mit Schwindel, Kopfschmerzen, Brechreiz, Angstgefühl und Blutdruckabfall.

8.1.3 Penicilline

Man unterscheidet nach den chemischen Strukturen verschiedene Penicillingruppen, die hier auch gesondert behandelt werden.
Penicillin G, das zuerst entdeckte, natürliche Penicillin, hat auch noch heute dank seiner guten Wirksamkeit und geringen Toxizität eine wichtige Stellung in der Antibiotikatherapie. Es muß parenteral gegeben werden. Die ursprünglich kurze Halbwertszeit (30–60 Minuten) konnte durch Salzbindung verlängert werden. **Penicillin V** ist in vielen Eigenschaften mit Penicillin G vergleichbar. Es wird aber nach oraler Gabe gut resorbiert.
Das Wirkungsspektrum der beiden Substanzen umfaßt grampositive und gramnegative Kokken (Penicillinase-negative Staphylokokken, Streptokokken, Pneumokokken, Gonokokken, Meningokokken), grampositive Stäbchen (Diphtheriebakterien, Milzbranderreger, Clostridien) und Spirochäten. Aufgrund der geringen Nebenwirkungsrate können diese Penicilline in hohen Dosen gegeben werden. Penicillin G, das i. m. oder i. v. appliziert wird, eignet sich bei Patienten mit schlechter Compliance.
Die Weiterentwicklung der Penicilline hat zu den Penicillinase-festen Substanzen **Oxacillin, Dicloxacillin** und **Flucloxacillin** geführt. Diese inaktivieren die β-Lactamasen, indem sie sich an sie binden. Sie sollten ausschließlich bei der Therapie von Infektionen mit Penicillinase-bildenden Staphylokokken eingesetzt werden, denn besonders diese Penicilline können die Penicillinase-Produktion in Bakterien induzieren.
Methicillin als zuerst in die Therapie eingeführte Penicillinase-feste Substanz wird traditionell noch bei der Resistenzprüfung eingesetzt. Methicillin-resistente Staphylococcus aureus-Stämme (übliches Kürzel: **MRSA**) stellen ein zunehmendes Problem bei nosokomialen Infektionen dar.
Charakteristisch für **Aminopenicilline** (wichtigste Vertreter: Ampicillin, Amoxycillin) ist ihre Wirksamkeit gegenüber zahlreichen – auch gramnegativen – Erregern. Man spricht daher von Breitsprektrumpenicillinen. So sind Escherichia coli und Proteus mirabilis empfindliche Keime, während andere Enterobakterien (z. B. Pseudomonas, Klebsiella, Serratia, Citrobacter) Resistenzen zeigen. Ampicillin und Amoxycillin werden nach oraler Gabe resorbiert (Halbwertszeit 1–2 Stunden). Wie bei den anderen bisher aufgeführten Penicillinen erfolgt die Ausscheidung überwiegend renal. Aminopenicilline sind u. a. bei Infektionen der Atem-, Harn- und Gallenwege und bei Otitis media indiziert.
Die **Ureidopenicilline** (Azlo-, Mezlo- und Piperacillin) haben ein ähnliches Wirkungsspektrum wie Aminopenicilline. Darüber hinaus sind sie wirksam gegen Pseudomonas, Klebsiellen und Enterobacter. Die nicht Penicillinase-festen Ureidopenicilline können nur parenteral appliziert werden. Die Halbwertszeit beträgt ca. eine Stunde. Wichtigste Indikationen für diese Gruppe der Penicilline sind Infektionen der Harn- und Gallenwege und des Genitaltraktes. In Kombination mit Aminoglykosiden eignen sie sich zur Behandlung schwerer Allgemeininfektionen (Septikämie, Meningitis).

8.1.4 Cephalosporine

Der Ursprung der Cephalosporine ist die 7-Amino-Cephalosporansäure, die aus Kulturfiltraten von Cephalosporium acremonium gewonnen wird. Aus dieser Basissubstanz wurden durch chemische Veränderungen weitere Cephalosporine entwickelt. Man hat die einzelnen Gruppen in sogenannte Generationen eingeteilt:

1. Generation – Cefalotin
Cefazolin
Cefazedon

2. Generation – Cefamandol
Cefuroxim
Cefotiam
Cefoxitin

3. Generation – Cefotaxim
Ceftriaxon
Ceftazidim
Cefumenoxim

Cephalosporine der ersten Generation sind in ihrem Wirkungsspektrum mit den Breitspektrumpenicillinen vergleichbar. Zusätzlich wirken sie gegen Penicillinase-bildende Staphylokokken, wohingegen sie durch die β-Lactamase gramnegativer Erreger inaktiviert werden.
Die verstärkte Wirkung gegen gramnegative Stäbchen, hier besonders Haemophilus influenzae, zeichnet die Cephalosporine der zweiten Generation aus. Pseudomonas aeruginosa ist resistent. Cefoxitin weist eine Unempfindlichkeit gegenüber β-Lactamasen (auch der Anaerobier) auf. Damit wirkt es u. a. bei Infektionen mit Bacteroides-Arten.
Cephalosporine der dritten Generation sind Breitspektrumantibiotika mit guter Wirksamkeit gegen grampositive und gramnegative Bakterien. Allerdings wirken sie nur schwach gegen Staphylokokken. Deutliche Aktivität zeigen sie gegenüber Klebsiella pneumoniae und Proteus vulgaris. Von allen Cephalosporinen zeichnet sich Ceftazidim durch die beste Wirksamkeit gegen Pseudomonas aus. Breitspektrumcephalosporine können am ehesten bei Penicillinallergie gegeben werden, weil hier Kreuzallergien selten sind. Da die meisten Cephalosporine nach oraler Gabe nur schlecht resorbiert werden, ist die parenterale Applikation erforderlich. Die Plasmaeiweißbindung variiert zwischen 10% und 95%. Mit ca. 8 Stunden weist Ceftriaxon eine hohe Halbwertszeit auf, die bei den übrigen Cephalosporinen im Bereich von ein bis drei Stunden liegt. Die Ausscheidung erfolgt überwiegend über die Nieren (tubuläre Sekretion). Im Urin werden noch therapeutische Konzentrationen erreicht, so daß diese zur Behandlung von Infektionen der Nieren und Harnwege ausreichen. Die Cephalosporine, die zu einem großen Teil biliär ausgeschieden werden (Ceftriaxon, Cefoperazon), können die Darmflora beeinträchtigen und zu entsprechenden Nebenwirkungen führen.
Aufgrund ihrer guten Wirkung gegen Staphylokokken werden Cephalosporine der ersten Generation zur Therapie leichter Atemwegs- und Wundinfektionen und zur perioperativen Prophylaxe eingesetzt.
Cephalosporine der zweiten Generation sind indiziert bei Infektionen, deren Erreger sowohl Staphylokokken als auch gramnegative Bakterien sein können. Außerdem eignen sie sich zur Therapie von Haemophilus- und mit Einschränkung auch von Anaerobierinfektionen.
Breitspektrumcephalosporine (dritte Generation) sind hochwirksame Chemotherapeutika, die bei der Therapie schwerer Infektionen, insbesondere bei abwehrschwachen Patienten Anwendung finden. Sie eignen sich auch, wenn als Erreger multiresistente gramnegative Stäbchen vermutet werden. Zur gezielten Therapie schwerer Allgemein- und Organinfektionen sind sie ebenfalls indiziert.
Allen Cephalosporinen gemeinsam ist die Eigenschaft, daß sie die Blut-Liquor-Schranke nur schlecht passieren. Damit sind sie bei Meningitiden nicht wirksam.

8.1.5 Sonstige β-Lactam-Antibiotika

Monobactame, Peneme und **β-Lactamase-Inhibitoren** ergänzen die Gruppe der β-Lactam-Antibiotika. Ihnen gemeinsam ist eine unterschiedlich ausgeprägte Resistenz gegen β-Lactamasen.
Monobactame zeigen eine gute Wirksamkeit gegen fast alle gramnegativen Stäbchen einschließlich Serratia und Pseudomonas, allerdings nicht gegen Anaerobier und grampositive Bakterien.
Da Imipenem durch eine renale Dipeptidase rasch inaktiviert wird, kombiniert man es mit **Cilastatin,** um auf diese Weise das Enzym zu hemmen. Imipenem wirkt gegen grampositive und gramnegative Erreger sowie Anaerobier, einschließlich Staphylococcus aureus und Pseudomonas. Schwere bakterielle Infektionen gelten als Indikation für dieses Kombinationspräparat.
Clavulansäure verfügt über eine nur schwache antibakterielle Aktivität, hemmt aber zahlreiche β-Lactamasen. Es wird daher mit nicht-β-Lactamase-stabilen Substanzen wie Amoxycillin kombiniert. In dieser Verbindung sind die Antibiotika wirksam gegen Staphylococcus aureus, Haemophilus influenzae, Gonokokken, Escherichia coli, Klebsiella, Proteus und Bacteroides. Nicht empfindlich sind Pseudomonas, Serratia, Enterobacter. Als Indikationen gelten Infektionen der Atemwege und Harnwege.

8.2 Aminoglykoside

8.2.1 Typische Wirkstoffe

Vertreter der Aminoglykosid-Gruppe sind u. a. *Streptomycin, Kanamycin, Gentamicin, Netilmicin, Tobramycin und Amikacin.* Das Wirkungsspektrum umfaßt gramnegative Stäbchen, Staphylokokken und zum Teil Pseudomonas, wohingegen Streptokokken, Anaerobier und Haemophilus influenzae häufig resistent sind. Streptomycin wirkt gegen Mycobacterium tuberculosis und Francisella tularensis (Tularämie) und ist nur bei Infektionen mit diesen Erregern indiziert. Bei der Behandlung der Tuberkulose wird es wegen rascher Resistenzentwicklung immer mit anderen Antituberkulotika kombiniert. Im übrigen setzt man Aminoglykoside bei der Behandlung schwerer bakterieller Infektionen (insbesondere mit gramnegativen Erregern) ein, oft auch im Rahmen einer Kombinationstherapie.

8.2.2 Wirkungsmechanismus

Aminoglykoside binden sich in der Bakterienzelle irreversibel an die 30S-Untereinheit der Ribosomen, wodurch die Proteinsynthese gestört wird. Daneben kommt es auch zur Bildung sogenannter *„Nonsens"-Proteine.* Es resultieren schwere Zellschäden bis zum Zelluntergang. Aminoglykoside wirken also bakterizid.

Es sind verschiedene Resistenzmechanismen bekannt. Durch Resistenzplasmide vermittelt, produzieren manche Bakterien Enzyme, die Aminoglykoside inaktivieren. Daneben beobachtet man Chromosomenmutationen, die eine verminderte Affinität der ribosomalen Bindungsstelle bzw. eine Änderung der Membranpermeabilität zur Folge haben.

8.2.3 Pharmakokinetik

Da Aminoglykoside nach oraler Gabe kaum resorbiert werden und nur lokal wirken, bedarf es einer parenteralen Applikation (Streptomycin nur intramuskulär). Sie wirken ausschließlich gegen extrazellulär gelegene Keime und weisen eine geringe Liquorgängigkeit auf. Aminoglykoside werden überwiegend renal ausgeschieden und müssen daher bei niereninsuffizienten Patienten individuell dosiert werden. Wegen der geringen therapeutischen Breite sollten in solchen Fällen die Serumspiegel kontrolliert werden.

8.2.4 Unerwünschte Wirkungen

Aminoglykoside können irreversible *Störungen des Hör- und Gleichgewichtsorganes* hervorrufen. Längerfristige Therapien machen daher regelmäßige Hörtests erforderlich. Auch sind diese Substanzen bei Schwangeren kontraindiziert, da fetale Schädigungen des VIII. Hirnnervs auftreten. Die Nephrotoxizität der Aminoglykoside manifestiert sich besonders bei Wirkstoffkumulation.

8.3 Chinolone

8.3.1 Typische Wirkstoffe

Chinolone – auch *Gyrasehemmer* genannt – der zweiten Generation werden durch Norfloxacin, Ciprofloxacin, Ofloxacin und Enoxacin vertreten. Sie wirken gegen grampositive und gramnegative Bakterien, darunter auch gegen Pseudomonas und Salmonella, sowie gegen Mykoplasmen, Chlamydien und Legionellen. Indiziert sind Gyrasehemmer u. a. bei Infektionen der Harnwege, Atemwege und des Bauchraumes. Aufgrund ihrer Wirksamkeit gegen Helicobacter pylori sind sie auch bei chronischer Gastritis und Ulcus duodeni angezeigt.

8.3.2 Wirkungsmechanismus

Chinolone hemmen die bakteriellen Topoisomerasen, die für Replikation, Transkription, Rekombination und Reparatur der DNA von Bedeutung sind. Dadurch wird die Nukleinsäuresynthese verhindert; Gyrasehemmer wirken bakterizid. Resistenzen basieren auf chromosomalen Mutationen. Die Organismen haben entweder eine DNA-Gyrase mit geringer Empfindlichkeit oder die Zellmembran weist eine verminderte Permeabilität für Chinolone auf.

8.3.3 Pharmakokinetik

Die Resorptionsquote der Chinolone variiert zwischen 40% und 95%. Besonders gut wird Ofloxacin nach oraler Gabe resorbiert. Die Ausscheidung erfolgt überwiegend über die Niere. Die durchschnittliche Halbwertszeit beträgt 5 Stunden.

8.3.4 Unerwünschte Wirkungen

Neben allergischen Reaktionen sind gastrointestinale Beschwerden die häufigsten Nebenwirkungen. Ferner können zentralnervöse Störungen auftreten, die sich als Kopfschmerzen, Schwindel, Schlafstörungen, Erregungszustände, Depressionen etc. äußern. Auch kann das Reaktionsvermögen gemindert sein (Straßenverkehr). Kontraindikationen sind Schwangerschaft, Stillzeit, Epilepsie. Kinder und Jugendliche sollten ebenfalls nicht mit Chinolonen behandelt werden, da in Tierversuchen Knorpelschäden im Bereich der Epiphysenfugen und Gelenkschäden dokumentiert wurden.

8.4 Tetracycline

8.4.1 Wichtigste Wirkstoffe

Tetracyclin, Oxytetracyclin, Demeclocyclin, Doxycyclin, Minocyclin und Rolitetracyclin sind die Vertreter der Tetracyclingruppe. Es handelt sich um bakteriostatisch wirkende Breitbandantibiotika. Sie besitzen Aktivität gegen alle Penicillin-sensiblen Erreger, einige gramnegative Bakterien (nicht gegen Pseudomonas, Proteus, Serratia), Mykoplasmen, Leptospiren, Rickettsien und Chlamydien. Doxycyclin wirkt gegen Plasmodium falciparum. Innerhalb der Tetracyclin-Gruppe besteht eine Kreuzresistenz.

Tetracycline sind indiziert bei chronischer Bronchitis, interstitieller Pneumonie, Hauterkrankungen wie Akne, nicht-gonorrhoischer Urethritis etc. Da Tetracycline mit Kalzium nicht-resorbierbare Komplexe bilden, sollten diese Antibiotika nicht gleichzeitig mit Kalzium-haltigen Nahrungsmitteln eingenommen werden.

8.4.2 Wirkungsmechanismen

Tetracycline hemmen die ribosomale Proteinsynthese, indem sie die Bindung von Aminoacyl-t-RNA an die Rezeptorstellen der Ribosomen verhindern. Dadurch wird die Bildung von Peptidketten gestört. Resistenzplasmide codieren die genetische Information für eine Änderung der Permeabilität der bakteriellen Zellmembran. Dies führt zu einer nicht ausreichenden Konzentration der Tetracycline in der Bakterienzelle.

8.4.3 Pharmakokinetik

Nach oraler Gabe werden Tetracycline schnell, aber unvollständig resorbiert. Eine Ausnahme bilden die lipophilen Substanzen Doxycyclin und Minocyclin. Tetracycline verteilen sich im gesamten Organismus (außer Fettgewebe). Die Liquorgängigkeit ist gering. Im Knochen werden sie als Kalziumkomplexe gespeichert. Etwa 30% der Tetracycline werden vor der Ausscheidung über Harn und Galle inaktiviert. Die Halbwertszeit beträgt 5–10 Stunden, bei Doxycyclin und Minocyclin 12–24 Stunden.

8.4.4 Unerwünschte Wirkungen

Zu den Nebenwirkungen der Tetracycline gehören gastrointestinale Beschwerden durch Störung der physiologischen Darmflora und Leberschäden bei hochdosierter Therapie. Allergische Reaktionen wurden selten beobachtet. Leber- und Nierenfunktionsstörungen gelten als Kontraindikationen. Wegen irreversibler Veränderungen der Zähne und eventueller Wachstumsstörungen sollen Tetracycline während der Schwangerschaft und bei Kindern bis acht Jahren nicht verabreicht werden.

8.5 Makrolide und Lincosamide

8.5.1 Wichtigste Wirkstoffe

Hauptvertreter der Makrolide und Lincosamide sind **Erythromycin** und **Clindamycin**. Sie wirken bakteriostatisch gegen grampositive Bakterien. Zu dem Wirkungsspektrum von Erythromycin gehören auch Bordetella pertussis, Legionellen, Campylobacter jejuni und Propionibacterium acnes. Clindamycin besitzt Aktivität gegen Staphylokokken, Anaerobier, Enterokokken, Haemophilus und Mykoplasmen.

Erythromycin ist indiziert bei akuten Infektionen der Atemwege durch grampositive Erreger, wenn die Bakterien Penicillin-resistent sind bzw. der Patient eine Penicillinallergie hat. Weitere Indikationen sind Erythrasma, Akne vulgaris, Legionellose, Trachom und Keuchhusten.

Da bei Clindamycin die Gefahr einer Enterokolitis besteht, ist die Anwendung auf Anaerobier- und Staphylokokkeninfektionen (bei Penicillinallergie) beschränkt.

8.5.2 Wirkungsmechanismus

Makrolide und Lincosamide binden reversibel an die 50S-Untereinheit der Ribosomen. Sie beeinflussen so die Translokation und hemmen die bakterielle Proteinsynthese. Resistenzen treten rasch auf. Zwischen den beiden Substanzgruppen bestehen partielle Kreuzresistenzen.

8.5.3 Pharmakokinetik

Erythromycin wird nach oraler Gabe nur unvollständig, Clindamycin deutlich besser resorbiert. Beide Substanzen weisen eine gute Gewebepenetration auf. Sie werden im Körper weitgehend metabolisiert und überwiegend renal ausgeschieden.

8.5.4 Unerwünschte Wirkungen

Als Nebenwirkungen einer Makrolidtherapie treten gastrointestinale Störungen, allergische Reaktionen, eine intrahepatische Cholestase und bei hochdosierten Gaben auch ein reversibler Hörverlust auf. Für Lincosamide sind ebenfalls gastrointestinale Störungen bis hin zu einer pseudomembranösen Kolitis, die einen sofortigen Therapieabbruch erforderlich macht, typisch. Seltener werden Leukopenien und Leberschäden beobachtet.

8.6 Glykopeptid-Antibiotika

8.6.1 Wichtigste Wirkstoffe

Hauptvertreter der Glykopeptid-Antibiotika sind **Vancomycin** und **Teicoplanin,** die bakterizid auf aerobe und anaerobe grampositive Erreger wirken, besonders Staphylokokken und Clostridium difficile. Sie haben ihre Bedeutung als Reservetherapeutika bei schweren Staphylokokken- und Enterokokkeninfektionen. Vancomycin wird darüber hinaus bei *pseudomembranöser Kolitis* gegeben.

8.6.2 Wirkungsmechanismus

Glykopeptid-Antibiotika hemmen die Zellwandsynthese (Mureinsynthese). Die Elongation der Peptidoglykanketten und ihre Quervernetzung wird behindert. Kreuzresistenzen gegen Vancomycin und Teicoplanin sind bekannt.

8.6.3 Pharmakokinetik

Glykopeptid-Antibiotika werden nach oraler Aufnahme nicht resorbiert und müssen daher parenteral appliziert werden. Nur bei pseudomembranöser Kolitis gibt man Vancomycin oral. Die Ausscheidung erfolgt überwiegend renal, so daß bei niereninsuffizienten Patienten eine Dosisanpassung erforderlich ist. Die Halbwertszeit von Vancomycin beträgt 7 Stunden, von Teicoplanin 70 Stunden.

8.6.4 Unerwünschte Wirkungen

Als wichtigste Nebenwirkung der Glykopeptid-Antibiotika ist die Ototoxizität zu sehen. Ferner können allergische Reaktionen und Entzündungen am Injektionsort auftreten.

8.7 Chloramphenicol

8.7.1 Einsatz

Chloramphenicol wirkt bakteriostatisch auf grampositive und gramnegative Erreger (einschließlich Salmonellen, Rickettsien, Chlamydien, Mykoplasmen und Leptospiren). Wegen der Gefahr der *Knochenmarksschädigung* ist Chloramphenicol nur noch bei Rickettsiosen Mittel der ersten Wahl und muß im übrigen als Reservetherapeutikum betrachtet werden.

8.7.2 Wirkungsmechanismus

Chloramphenicol hemmt die Peptidyl-Transferase, wodurch die Elongation und damit die Proteinsynthese behindert werden. Bakterielle Chloramphenicol-Resistenz ist Plasmid-codiert und basiert meist auf einer Induktion der Acetyltransferasen, gelegentlich auch auf einer Permeabilitätsänderung der Zytoplasmamembran.

8.7.3 Unerwünschte Wirkungen

In seltenen Fällen kann es zu den gefürchteten Knochenmarksschädigungen kommen, wobei man zwischen einer dosisunabhängigen, meist irreversiblen *Panmyelopathie* und einer dosisabhängigen Störung der Erythropoese und der Leukopoese unterscheidet. Das bei Neugeborenen auftretende *Gray-Syndrom* (Atemstörung, Erbrechen, blasse Zyanose, Kreislaufkollaps) beruht darauf, daß die unreife Leber Chloramphenicol nicht in ausreichendem Maße an Glukuronsäure koppeln kann. Es resultiert eine Kumulation des Antibiotikums.

8.8 Sulfonamide

8.8.1 Wichtigste Wirkstoffe

Sulfonamide lassen sich in Kurzzeit- (Sulfacarbamid, Sulfisomidin), Mittelzeit- (Sulfadiazin, Sulfamethoxazol) und Ultralangzeitpräparate (Sulfalen) unterteilen. Sie werden häufig mit anderen Antibiotika kombiniert (z.B. Sulfamethoxazol und Trimethoprim). Eine Monotherapie mit Sulfonamiden ist beim Trachom indiziert. Kombinationspräparate kommen bei Harnwegs- und Atemwegsinfektionen, Toxoplasmose, Pneumocystis-Pneumonie, Nocardiose und Chloroquin-resistenter Malaria zur Anwendung.

8.8.2 Wirkungsmechanismus

Auf proliferierende Keime wirken Sulfonamide bakteriostatisch. Sie verdrängen kompetitiv die p-Aminobenzoesäure, die für den Aufbau der Dehydrofolsäure erforderlich ist. Resistenzen treten häufig auf, gelegentlich auch Multiresistenzen.

8.8.3 Unerwünschte Wirkungen

Im Vordergrund stehen gastrointestinale Störungen. Selten sind schwerwiegende Überempfindlichkeitsreaktionen wie das Stevens-Johnson- und das Lyell-Syndrom. Ferner können hämolytische Anämien, hämorrhagische Diathesen und cholestatische Hepatosen auftreten. Kontraindiziert sind Sulfonamide bei schweren Leber- und Nierenfunktionsstörungen und akuter Porphyrie. Auch während der Schwangerschaft und Stillperiode und Neugeborenen sollten sie nicht verordnet werden.

8.9 Nitroimidazole

Wichtigster Vertreter ist **Metronidazol,** das bakterizid gegen obligat anaerobe Keime und Protozoen wie Entamoeba histolytica, Trichomonas vaginalis und Giardia lamblia wirkt. Zerstörung der DNA und Blockade der DNA-Synthese sind die zentralen Wirkmechanismen dieser Substanz. Der Indikationsbereich für Metronidazol umfaßt Infektionen mit den aufgeführten Erregern und die perioperative Prophylaxe bei bestimmten gynäkologischen Eingriffen und Darmoperationen. An Nebenwirkungen wurden gastrointestinale Beschwerden, periphere Neuropathien, zentralnervöse Störungen und reversible Leukopenien beobachtet. Nitroimidazole sind in der Schwangerschaft kontraindiziert.

8.10 Antituberkulotika

8.10.1 Wichtigste Wirkstoffe

Basissubstanzen der Tuberkulosetherapie sind Isoniazid, Ethambutol, Rifampicin, Streptomycin und Pyrazinamid. Sie wirken mit Ausnahme von Ethambutol bakterizid. Daneben gibt es noch verschiedene sogenannte Reservestoffe, die im Falle von Unverträglichkeiten gegen die Basistherapeutika oder bei Erregerresistenzen zur Anwendung kommen.

8.10.2 Anwendungsprinzipien

Die wichtigsten Grundsätze der Tuberkulosetherapie heißen *Kombinationstherapie* und *Langzeittherapie.* Wegen sich schnell entwickelnder Resistenzen beginnt man in der Initialphase mit 3–4 Antituberkulotika, die über 2–3 Monate gegeben werden. In der sich anschließenden Stabilisierungsphase wird die Therapie mit zwei Substanzen (meist Isoniazid und Rifampicin) fortgeführt. Die Gesamtdauer der Tuberkulosebehandlung beträgt 6–12 Monate, nur bei fortgeschrittenen Krankheitsstadien oder Unverträglichkeiten gegen die Basissubstanzen erhöht sich die Therapiedauer.

Isoniazid wird nach oraler Gabe rasch resorbiert. Wegen seiner guten Liquorgängigkeit eignet es sich zur Prophylaxe und Therapie der tuberkulösen Meningitis. Es wird überwiegend in der Leber metabolisiert, während die Ausscheidung der Abbauprodukte renal erfolgt.

Ethambutol wird nach oraler Gabe zu ca. 90% resorbiert. Die Plasmahalbwertszeit beträgt etwa 4 Stunden. Es wird zum größten Teil in unveränderter Form über die Nieren ausgeschieden.

Die Resorptionsquote von **Rifampicin** ist auch nach oraler Gabe ausreichend. In der Leber wird es desacetyliert. Der Metabolit ist ebenfalls gegen Mykobakterien wirksam. Die Plasmahalbwertszeit liegt zu Beginn der Therapie bei 2,5–5 Stunden, später – durch Enzyminduktion – bei 2–3 Stunden. Die Ausscheidung erfolgt biliär und renal.

Pyrazinamid wird ebenfalls nach oraler Gabe gut resorbiert. Es zeichnet sich wie Isoniazid durch Liquorgängigkeit aus. Die Plasmahalbwertszeit beträgt 6 Stunden. Pyrazinamid wird in erster Linie renal ausgeschieden.

Streptomycin: siehe Kapitel 8.2 Aminoglykoside.

8.10.3 Unerwünschte Wirkungen

Bei einer Therapie mit Isoniazid können Störungen des zentralen und peripheren Nervensystems auftreten wie Schwindel, Kopfschmerzen und Neuritiden. Gelegentlich kommt es zu gastrointestinalen Beschwerden, Leukopenien und schweren Leberschädigungen. Durch Gabe von Vitamin B_6 wird die Neurotoxizität gemindert.

Isoniazid ist kontraindiziert bei Epilepsie, Psychosen, Neuritiden und akuten Hepatitiden.

Ethambutol kann zu reversiblen (nach langer Therapie auch irreversiblen) Sehschäden führen. Ferner werden Hyperurikämie, gastrointestinale Störungen und allergische Reaktionen beobachtet.

Für Rifampicin typische Nebenwirkungen sind Leberfunktionsstörungen, gastrointestinale Beschwerden und allergische Reaktionen. Bei schweren Leberfunktionsstörungen und während der Schwangerschaft ist Rifampicin kontraindiziert.

Pyrazinamid kann gastrointestinale Störungen, Hyperurikämie, Leberschäden und Photosensibilisierung verursachen, gelegentlich auch eine Störung der Hämatopoese. Kontraindikationen sind Schwangerschaft, Gicht, schwere Leberfunktionsstörungen.

8.11 Antimykotika

8.11.1 Wichtigste Wirkstoffe

Antimykotika werden zur Behandlung von Pilzinfektionen eingesetzt. Wichtige Gruppen sind Polyen-Antimykotika (Amphotericin B, Nystatin), Azole (Clotrimazol, Miconazol, Ketoconazol u. a.), Flucytosin und Griseofulvin.

Amphotericin B wirkt gegen Mykosen, die durch Sproßpilze hervorgerufen werden wie Blastomykosen, Kryptokokkosen, Kandidosen und gegen Aspergillosen. Es kann systemisch (nur intravenös) und lokal angewandt werden.

Nystatin zeigt vor allem gegen Candida albicans und andere Candida-Arten gute Wirksamkeit. Auch wird es zur lokalen Therapie der Dermatomykosen der Haut eingesetzt.

Azole wirken gegen alle human-pathogenen Pilze. Während sich Clotrimazol nur zur lokalen Anwendung eignet, werden mit Miconazol und Ketoconazol Systemmykosen behandelt. Als einzige Substanz der Azolgruppe wird Ketoconazol nach oraler Gabe ausreichend resorbiert.

Auch **Flucytosin,** das sich durch eine gute Liquorgängigkeit auszeichnet, kann oral gegeben werden. Die Halbwertszeit beträgt 3–6 Stunden. Indikationen sind Systemmykosen (Kandidosen, Kryptokokkosen).

Griseofulvin wirkt gegen Trichophyton-, Microsporon- und Epidermophytonarten. Insbesondere Nagelmykosen sind eine Indikation. Die Halbwertszeit beträgt nach der üblichen oralen Gabe 20 Stunden.

8.11.2 Wirkungsmechanismus

8.11.3 Unerwünschte Wirkungen

Polyen-Antimykotika wie Amphotericin B und Nystatin bilden Komplexe mit Sterolbausteinen der Zellwand, wodurch deren Permeabilität gesteigert wird. Zelltod ist die Folge. Amphotericin B wirkt bei parenteraler Gabe nephrotoxisch. Auch kann es zu Fieber, Schüttelfrost und Thrombophlebitis an der Injektionsstelle kommen. Seltener treten neurotoxische und allergische Störungen oder Leberparenchymschäden auf.

Azol-Antimykotika haben eine fungostatische Wirkung. Sie hemmen die Biosynthese von Ergosterol, einem wichtigen Baustein der Zellmembran der Pilze. Clotrimazol und Miconazol wirken durch Strukturveränderung der Zytoplasmamembran auch fungizid. An Nebenwirkungen von Miconazol sind bei parenteraler Gabe lokale Thrombophlebitiden, gastrointestinale Störungen, Fieber und allergische Reaktionen bekannt. Ketoconazol kann bei systemischer Gabe zu Leberschädigungen, Gynäkomastie, gastrointestinalen Beschwerden, Pruritus und Kopfschmerzen führen.

Flucytosin behindert die RNA- und DNA-Synthese. Bei 10% der Candida-Arten besteht eine primäre Resistenz. Um die sich häufig während der Therapie entwickelnde sekundäre Resistenz zu verzögern, kombiniert man Flucytosin mit Amphotericin B. Nebenwirkungen sind gastrointestinale Beschwerden, Ekzeme sowie Leuko- und Thrombopenien.

Griseofulvin stört die Funktion der Mikrotubuli und hemmt damit die Mitose. Auch die Zellwandsynthese wird beeinträchtigt. Folgende Nebenwirkungen können auftreten: gastrointestinale und zentralnervöse Störungen, allergische Reaktionen, Leukopenie, selten Lupus erythematodes, Lyell- und Stevens-Johnson-Syndrom. Kontraindikationen sind Leberfunktionsstörungen, Porphyrie und Schwangerschaft.

9 Parasitologie

9.1 Protozoonosen (Flagellaten)

9.1.1 Trichomonas vaginalis

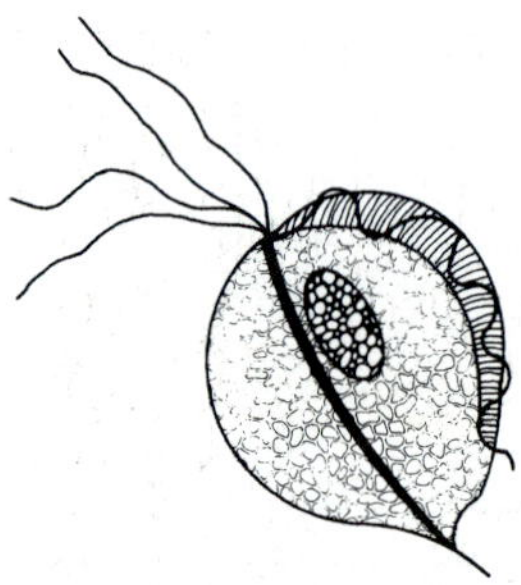

Abb. 9.1 Trichomonas vaginalis

Trichomonas vaginalis besiedelt die Schleimhaut der Vagina und ruft dort eine Entzündung (Kolpitis) hervor. In ca. 75% der Fälle befallen die Trichomonaden auch die Urethra, während Infektionen der Harnblase oder des Uterus seltener zu beobachten sind. Das klinische Bild ist durch eitrigen, schaumigen, gelblichen Ausfluß geprägt.

Beim Mann verläuft die Infektion meist symptomlos, nur gelegentlich tritt eine Urethritis auf.

Die Infektion erfolgt in erster Linie durch Geschlechtsverkehr, da Trichomonaden nur eine geringe Tenazität (= Umweltresistenz) besitzen. Eine Übertragung ist in geringem Maße auch auf anderen Wegen möglich (Badebekleidung, Schwimmbäder). Trichomonadeninfektionen treten auch bei Neugeborenen und Kindern auf.

Der mikroskopische Erregernachweis im frischen Vaginal- bzw. Urethralabstrich ist das wichtigste Diagnoseverfahren. Eine Kultivierung des Erregers ist möglich, hat jedoch diagnostisch weniger Bedeutung.

Therapie: Metronidazol, Tinidazol und Ornidazol. Eine Mitbehandlung des Geschlechtspartners ist immer erforderlich!

9.1.2 Giardia lamblia

Bei **Giardia lamblia** handelt es sich um einen *Dünndarmparasiten*. Die oft symptomlos verlaufende Infektion kann chronisch rezidivierende Durchfälle, Malbabsorption und Oberbauchschmerzen hervorrufen. In seltenen Fällen dehnt sich die Infektion auf die Gallenblase aus.

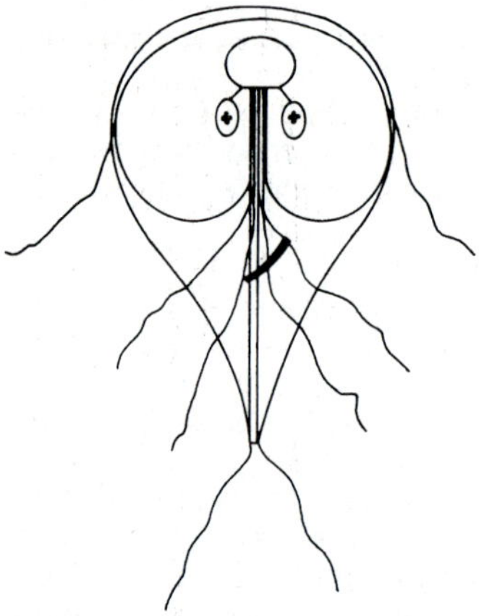

Abb. 9.2 Giardia lamblia

Die mit dem Stuhl ausgeschiedenen, *infektiösen Zysten* werden mit kontaminierter Nahrung bzw. Trinkwasser aufgenommen. Ein Nachweis der Trophozoiten (Proliferationsform) im Duodenalsaft bzw. der Trophozoiten und/oder Zysten im Stuhl ist möglich.

Therapie: Metronidazol, Tinidazol, Ornidazol und Mepacrin.

9.1.3 Trypanosomen

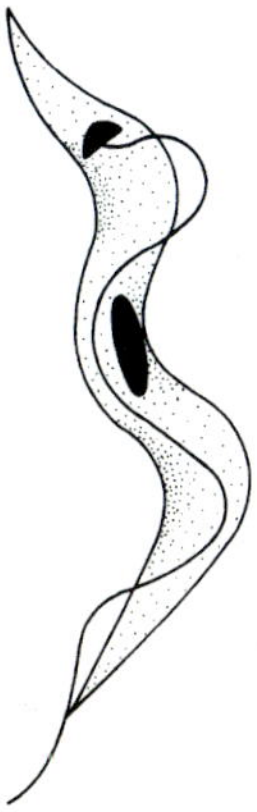

Abb. 9.3 Trypanosoma

Die Morphologie der Trypanosomen ist geprägt durch eine – je nach Entwicklungsstadium – spindelförmige oder runde Zellform mit einem Zellkern, einem Kinetoplasten und einer Geißel. Mikroskopisch kann die Geißel den Eindruck einer undulierenden Membran verursachen.

Trypanosoma brucei gambiense (Verbreitungsgebiet: West- und Zentralafrika) und **Trypanosoma brucei rhodesiense** (Verbreitungsgebiet: Ostafrika) sind Erreger der **Schlafkrankheit**. Die Übertragung erfolgt durch die blutsaugende Tsetse-Fliege (Glossinen), in der die Trypanosomen einen Entwicklungszyklus durchlaufen. Wildtiere wie Antilopen und verschiedene Haustiere stellen das Erregerreservoir dar.

Die Schlafkrankheit verläuft in zwei Stadien:

- Stadium I
  Hämolymphatische Phase mit Fieber, Kopfschmerzen, Schüttelfrost, Gelenk- und Muskelschmerzen, Exanthem, allgemeiner Lymphknotenschwellung, Anämie.
- Stadium II
  Meningoenzephalitische Phase mit Meningoenzephalitis, epileptiformen Krämpfen, Somnolenz, Apathie, Koma.

Bei T. brucei rhodesiense verlaufen die Krankheitsphasen meist akuter und in kürzeren Abständen. Unbehandelt endet die Infektion oft letal.

Therapie: Suramin, Pentamidin, Eflornithin.

Die von **Trypanosoma cruzi** hervorgerufene **Chagaskrankheit** wird vor allem in Mittel- und Südamerika beobachtet. Überträger ist die *Raubwanze*. Sie nimmt die Erreger mit der Blutmahlzeit auf. In der Raubwanze verändern die Trypanosomen ihre Form und vermehren sich im Enddarm. Nach ca. einer Woche werden sie mit dem Kot ausgeschieden. Gelangt der Kot auf die Haut des Menschen, so kann der Erreger über kleine Läsionen der Haut oder Schleimhaut in die Blutbahn eindringen.

Der Erreger vermehrt sich nicht im Blut, sondern in den Körperzellen, besonders in den Skelett- und Herzmuskelzellen. Das Krankheitsbild ist durch kontinuierliches bzw. remittierendes Fieber, Lymphknotenschwellungen, Ödeme, Hepato- und Splenomegalie und im Verlauf durch **Megabildung der Organe** (Megakor, Megakolon, Megaösophagus) gekennzeichnet.

Therapie: Nifurtimox, Benznidazol.

9.1.4 Leishmania

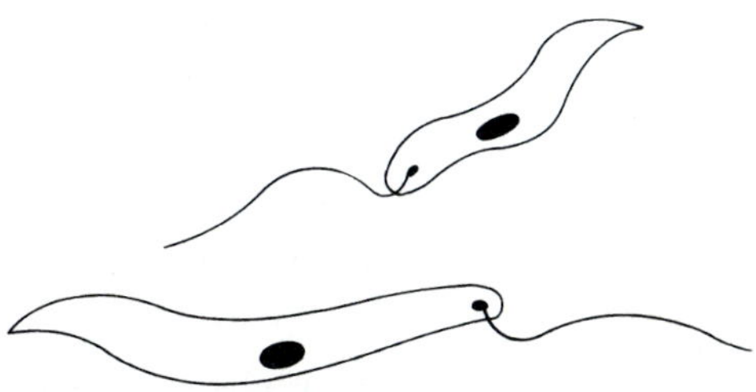

Abb. 9.4 Leishmania

Die Leishmanien werden durch die Weibchen der Sandmücke übertragen. Bei der viszeralen Leishmaniose **(Kala-Azar)** wird **Leishmania donovani** über den Blutweg in einzelne Organe verschleppt. Am häufigsten betroffen werden Zellen des retikulohistiozytären Systems (Milz, Leber, Knochenmark, Lymphknoten etc.).

Wichtige klinische Symptome: Splenomegalie, oft auch Hepatomegalie. Im Verlauf der Krankheit entwickelt sich eine trockene, blasse Haut mit dunkler Pigmentierung (Kala = schwarz, Azar = Krankheit).

Verbreitung: Mittelmeergebiet, Afrika, Vorderer Orient, südlicher Teil der Sowjetunion bis nach Zentralasien, Indien, Burma und einige Gebiete Mittel- und Südamerikas.

Die kutane Leishmaniose oder **Orientbeule** wird von **Leishmania tropica** hervorgerufen. Die Vermehrung der Erreger erfolgt im Infektionsbereich der Haut. Bei der „Tropicamajor"-Form entwickeln sich im Laufe der Erkrankung Ulzerationen. Bei der „Tropicaminor"-Form entstehen in der Regel trockene Läsionen.

Das Erregerreservoir bilden Nagetiere bzw. Hunde. Verbreitung: Asien, gelegentlich Mittelmeerraum und Nordafrika.
In Mittel- und Südamerika sind **Leishmania brazilienzis, mexicana** und **peruviana** verbreitet. Sie werden durch Schmetterlingsmücken (Lutzomyia-Arten) übertragen und verursachen Haut- und Schleimhautinfektionen mit z.T. ausgeprägter Gewebszerstörung.

9.2 Protozoonosen (Rhizopoden)

9.2.1 Entamoeba histolytica

Entamoeba histolytica ist Erreger der **Amöbenruhr,** einer ulzerierenden Darmerkrankung, bei der es auch zu hämatogenen Streuungen mit Abszeßbildungen in anderen Organen kommen kann.

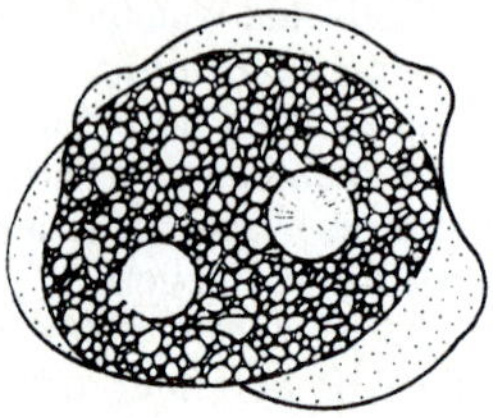

Abb. 9.**5** Entamoeba histolytica, Trophozoit

Man unterscheidet drei Formen der E. histolytica:
- *Magna-Form* (20–60 µm) oder auch Gewebsform, verursacht Nekrosen in der Darmschleimhaut
- *Minuta-Form* (10–20 µm), entwickelt sich aus der Zyste und umgekehrt und dringt in die Darmschleimhaut ein
- *Kugelförmige Zyste* (10–16 µm), sie besitzt eine hohe Tenazität.

Die Amöbenruhr wird durch *orale Aufnahme der Zysten* übertragen (kontaminierte Nahrungsmittel).
Aus den Zysten entwickeln sich im Darm die Minuta-Formen, die entweder im Darmlumen bleiben (latente Infektion, keine Ruhr) oder in die Schleimhaut eindringen. Dort wandeln sie sich in Magna-Formen um, die mittels proteolytischer Fermente das Gewebe schädigen und zu Nekrosen und Ulzerationen führen.
Klinisch manifestieren sich diese Prozesse in krampfartigen Leibschmerzen und Durchfällen, die mit Blut und Schleim vermischt sind.
Eine schwere Komplikation bei hämatogener Streuung der Erreger ist die *Leberamöbiasis.* Es bilden sich Leberabszesse, die in das Peritoneum einbrechen können. In seltenen Fällen entstehen Abszesse in Lunge oder Gehirn.
Für den Erregernachweis stehen verschiedene Methoden zur Verfügung:
- mikroskopische Stuhluntersuchung zum Nachweis von Magna-Formen
- kulturelle Stuhluntersuchung
- serologische Verfahren (vor allem bei extraintestinaler Amöbiasis) – indirekter Hämagglutinationstest, Ouchterlony-Doppeldiffusionstest, Latex-Agglutinationstest, Komplementbindungsreaktion.

Therapie: Nitroimidazole.

9.3 Protozoonosen (Sporozoen)

9.3.1 Toxoplasma gondii

Toxoplasma gondii, ein intrazellulärer Gewebsparasit, ist der Erreger der **Toxoplasmose.** Er gehört biologisch zu den Sporozoa und ist weltweit verbreitet. Hauptwirte (Endwirte) sind Katzen und katzenartige Tiere, Nebenwirte (Zwischenwirte) viele Vertebraten und Säugetiere sowie der Mensch.
Die verschiedenen **Entwicklungsstufen** der Toxoplasmen lassen sich gliedern in die
- *enteroepitheliale Phase* (in der Katze) – geschlechtliche Entwicklung mit Ausbildung von Oozysten, die mit den Fäzes ins Freie gelangen
- *exogene Phase* – durch Sporulation werden die Oozysten widerstandsfähig und infektionstüchtig
- *extraintestinale Phase* – nach oraler Aufnahme von Oozysten oder Zysten folgt die ungeschlechtliche Vermehrung in kernhaltigen Zellen des Zwischenwirts.

In der extraintestinalen Phase dringen die Erreger durch die Darmwand (des Zwischenwirts) und streuen hämatogen oder lymphogen – meist in das retikuloendotheliale System, in die Muskulatur und

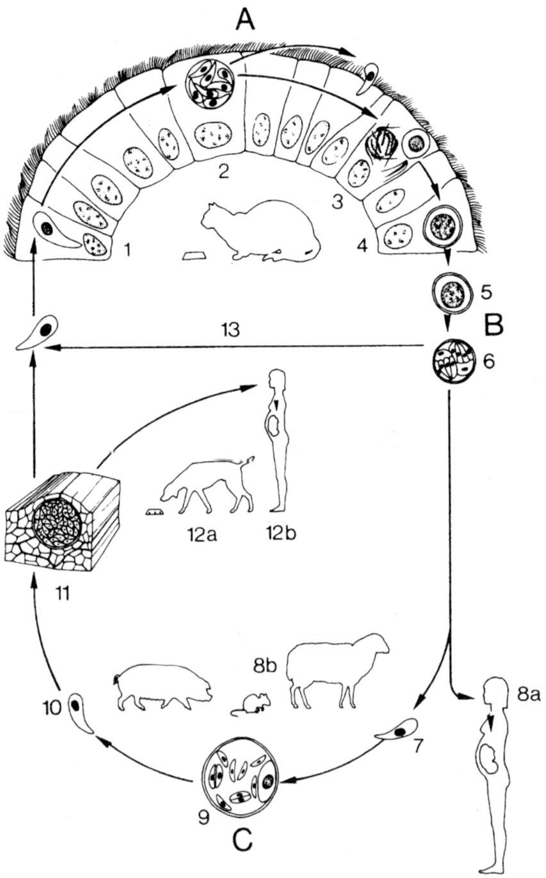

Abb. 9.**6** Entwicklungszyklus von Toxoplasma gondii

A Entwicklung im Endwirt (Katze): Enteroepitheliale Phase mit Ausbildung von Geschlechtsformen
- 1 in Epithelzelle des Dünndarms eingedrungenes *Toxoplasma*
- 2 ungeschlechtliches Vermehrungsstadium mit Endozoiten. Pfeil: Hinweis auf mehrere Generationen dieser Vermehrung
- 3 Ausbildung der Geschlechtsformen (Gametogonie) und Bildung der Zygote
- 4 Oozyste

B Exogene Phase: Sporogonie
- 5 im Kot der Katze ausgeschiedene, unsporulierte Oozyste
- 6 sporulierte Oozyste mit 2 Sporozysten und je 4 Sporozoiten

C Entwicklung im Zwischenwirt (Säugetiere, Vögel, Mensch):
Extraintestinale Phase, nur ungeschlechtliche Vermehrung des Parasiten
- 7 im Organismus freigewordener Sporozoit nach oraler Aufnahme von Oozysten
- 8a Infektion des Menschen
- 8b Infektion verschiedener Tierarten
- 9 ungeschlechtliche Vermehrungsstadien (Endozoiten) in einer Körperzelle
- 10 freier Endozoit
- 11 Zyste mit Zystozoiten in der Muskulatur
- 12a Infektion von Karnivoren mit Zysten im Fleisch von Tieren
- 12b Infektion des Menschen mit *Toxoplasmazysten* im Fleisch
- 13 Infektion der Katze mit Oozysten

aus: Wiesmann: Medizinische Mikrobiologie, Georg Thieme Verlag, Stuttgart, 1982.

in das ZNS. Die intrazelluläre Vermehrung der Toxoplasmen mit anschließender Zerstörung der Wirtszelle führt zu Nekrosen und Entzündungen. Außerdem bilden sich Zysten mit zahlreichen Zystozoiten (eventuell mehrere tausend).

Man unterscheidet **zwei Arten der Toxoplasmose:**

- *Pränatale Infektion* – bei Erst-Infektion einer Schwangeren können die Erreger entweder diaplazentar oder durch direktes Einwandern von der Uteruswand in den Fetus gelangen.
- *Postnatale Infektion* – durch Oozysten aus Katzenkot oder durch rohes, zystenhaltiges Fleisch; verläuft meist inapparent.

Die Schäden, die durch eine **pränatale Toxoplasmose** entstehen, hängen vor allem von dem *Zeitpunkt der Infektion* ab: Infektionen während des ersten Trimenon führen meist zum Abort, spätere haben Fetopathien zur Folge. **Symptome** der konnatalen Toxoplasmose sind beispielsweise Hepatosplenomegalie, interstitielle Pneumonie, Myokarditis, Hydrozephalus internus und intrazerebrale Verkalkungen. Zu klinisch manifesten, **postnatalen Infektionen** zählen u. a. folgende Symptome: Lymphknotenschwellungen, Exantheme, interstitielle Pneumonie, Myokarditis, abdominelle Erscheinungen, Meningoenzephalitis und Erkrankungen des Auges.

Erregernachweis: Mikroskopische Untersuchung von Lymphknoten, Biopsiematerial oder Liquorpunktat nach Giemsa-Färbung; Tierversuch mit der Maus (intraperitoneale Injektion); Anzüchtung der Erreger auf der Chorioallantoismembran des Hühnereis oder in Gewebekulturen. Vorwiegend werden serologische Verfahren angewandt: Sabin-Feldman-Test, Komplementbindungsreaktionen, indirekter Hämagglutinationstest, indirekte Fluoreszenz-Antikörper-Reaktion.

Therapie: Sulfonamide in Kombination mit Pyrimethamin.

Prophylaxe: Besonders Schwangere sollten auf rohes Fleisch verzichten und den Kontakt mit Katzen meiden.

9.3.2 Plasmodium falciparum, Plasmodium vivax, Plasmodium malariae

Die Plasmodien sind Malariaerreger. Man kennt verschiedene Arten:

- Plasmodium vivax und ovale
  - Malaria tertiana
- Plasmodium malariae
  - Malaria quartana
- Plasmodium falciparum
  - Malaria tropica (gefährlichste Form)

Die Anopheles-Mücke überträgt die *ungeschlechtlichen Formen (Sporozoiten)* bei der Blutmahlzeit. Es sind auch diaplazentare und artifizielle Übertragungen – z. B. durch Blutkonserven – möglich. Im Menschen findet nun eine ungeschlechtliche Vermehrung der Plasmodien statt *(Schizogenie).* Diese beginnt in den Parenchymzellen der Leber. Man spricht auch von einer **präerythrozytären Phase.** Freigesetzte *Merozoiten* dringen dann in die Erythrozyten ein, vermehren sich durch Schizogonie und gelangen beim Zerfall der Erythrozyten wieder ins Blut **(erythrozytäre Phase).** Der Befall der Erythrozyten kann sich mehrmals wiederholen. Dabei entwickeln sich auch Geschlechtsformen *(Gametozyten),* die einkernig sind. Werden Gametozyten von einer Anopheles-Mücke bei der Blutmahlzeit aufgenommen, folgt ein geschlechtlicher Vermehrungszyklus in der Mücke mit Bildung von Sporozoiten.

Der Zerfall der roten Blutkörperchen erfolgt rhythmisch und bedingt das Wechselfieber, welches für jede Plasmodienart typisch ist:

- Malaria tertiana
  - Fieberanfall alle 48 Stunden; Inkubationszeit 10–20 Tage
- Malaria quartana
  - Fieberanfall alle 72 Stunden; Inkubationszeit 21–40 Tage
- Malaria tropica
  - unregelmäßiger Fieberverlauf; Inkubationszeit 8–20 Tage.

Bei Plasmodium vivax und ovale entwickeln sich aus Sporozoiten neben den Gewebsschizonten auch **Hypnozoiten.** Diese können in Hepatozyten über Monate bis Jahre persistieren, sich dann zu Schizonten entwickeln und die für die Malaria tertiana typischen Spätrezidive verursachen.

Die Infektion mit **Plasmodium falciparum** endet zwar in der Regel nach einem Jahr, nimmt aber einen wesentlich schwereren Verlauf und weist die meisten Todesfälle auf. Zu den Symptomen zählen Bronchitis, Bronchopneumonie, Durchfälle, Kreislaufschwäche, Leberfunktionsstörungen und enzephalitische Erscheinungen. Ferner weisen mit P. falciparum befallene Erythrozyten ein Oberflächenantigen auf, das die Anheftung der Erythrozyten an Kapillarwänden und damit Gewebshypoxien zur Folge hat.

Eine gefürchtete Komplikation der **M. tropica** ist das *Schwarzwasserfieber,* das durch eine intravasale Hämolyse gekennzeichnet ist. Die Folgen sind ein hämolytischer Ikterus, Hämoglobinurie und degenerative Veränderungen von Nieren, Leber und Herz. Die Patienten scheiden dunkelroten bis schwarzbraunen Urin aus.

Die Ursache des häufig tödlich verlaufenden Schwarzwasserfiebers ist noch nicht geklärt. Es

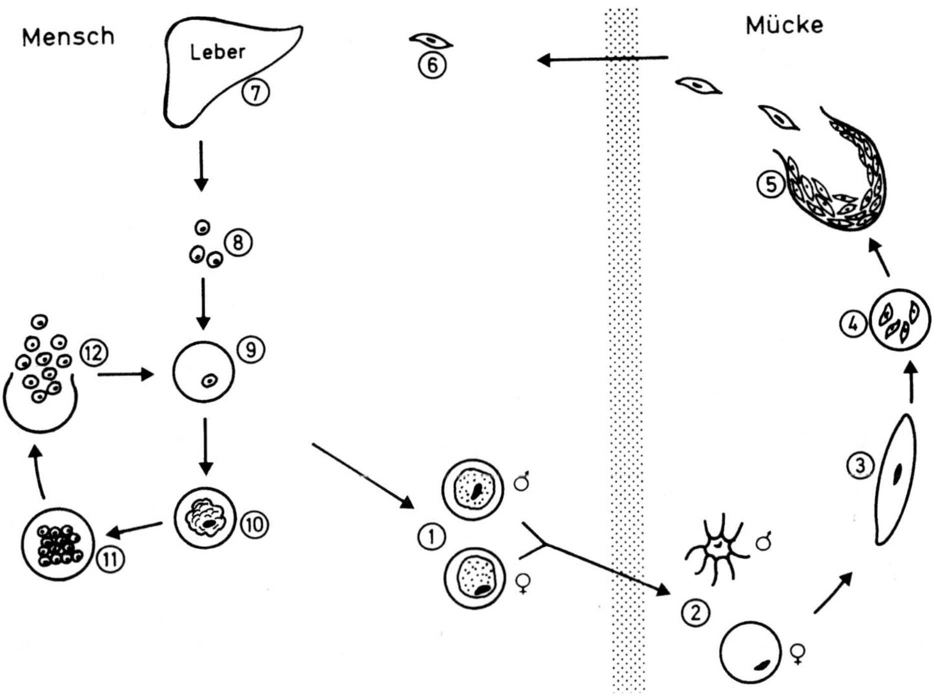

Abb. 9.**7** Plasmodienzyklus

Von der Mücke werden Mikrogametozyten und Makrogameten ① aufgenommen. Aus den Mikrogametozyten entwickeln sich Mikrogameten, die die Makrogameten befruchten ②, ③. In der Darmwand der Mücke reifen Ookineten ④ zu Oozysten, die zahlreiche Sporozoiten enthalten.
Beim Stich der Mücke gelangen infektionstüchtige Sporozoiten ⑥ in das Blut des Menschen. Eine erste Vermehrung der Erreger findet in der Leber ⑦ statt (präerythrozytäre Phase). Die dabei entstehenden Merozoiten ⑧ befallen Erythrozyten ⑨, in denen es ebenfalls zu einer Vermehrung ⑩, ⑪ kommt (erythrozytäre Phase). Freigesetzte Merozoiten ⑫ beginnen den Vermehrungszyklus in anderen Erythrozyten. Aus Merozoiten bilden sich auch die Geschlechtsformen ①.

wird u. a. eine Autoimmunreaktion diskutiert, die mit Chiningaben in Zusammenhang stehen soll.
Erregernachweis: Blut, das während eines Fieberanfalls entnommen wird, untersucht man mikroskopisch. Dazu verwendet man den sogenannten „Dicken Tropfen", der nach Giemsa gefärbt wird. Dies erlaubt den Nachweis der Plasmodien auch bei leichter Infektion. Ein anschließender Blutabstrich dient zur Identifizierung der Spezies.

9.3.3 Cryptosporidium

Protozoen der Gattung *Cryptosporidium* stehen den Toxoplasmen nahe. Nach oraler Aufnahme verläuft die Infektion bei immunkompetenten Personen meist latent bzw. es tritt ein kurzfristiger Durchfall auf. Bei Patienten mit geschwächtem Immunsystem (z. B. *AIDS-Patienten*) können diese Erreger langdauernde oder auch intermittierende Durchfälle hervorrufen.
Cryptosporidium läßt sich in Stuhlproben mikroskopisch nachweisen.

9.4 Helminthosen (Trematoden)

9.4.1 Schistosoma haematobium

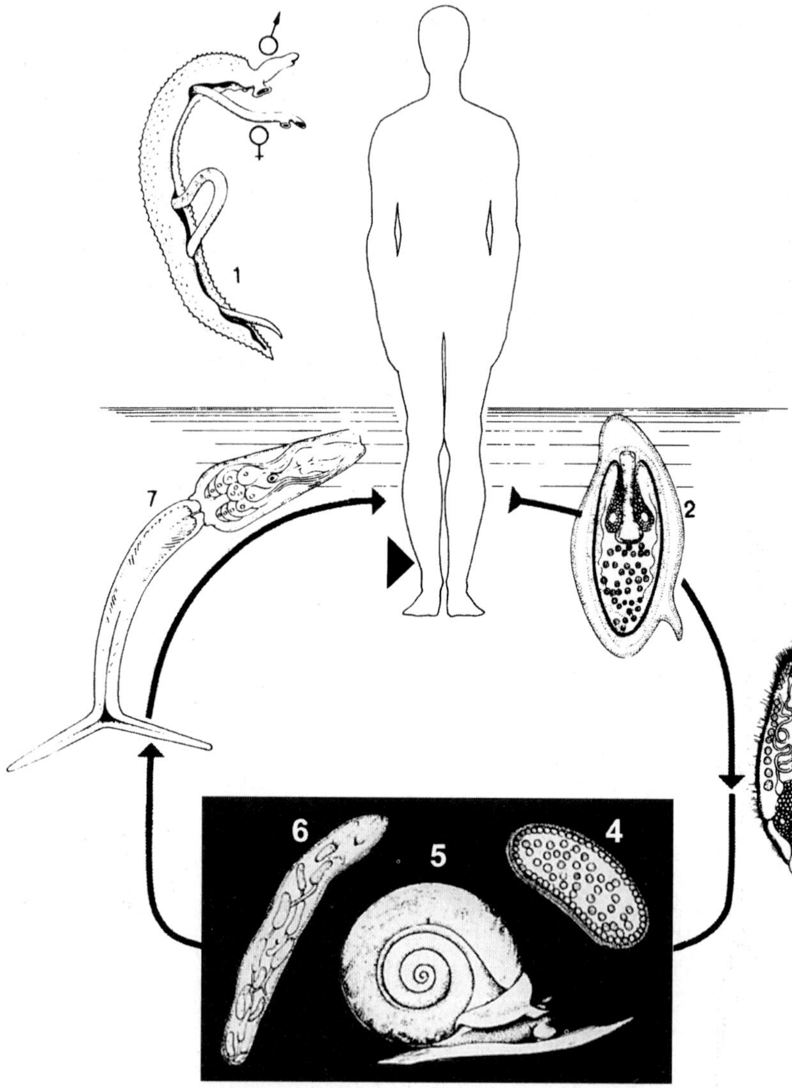

Abb. 9.**8** Entwicklungszyklus von Schistosoma mansoni

1 Männchen und Weibchen
2 frisch ausgeschiedenes Ei mit Mirazidium
3 freischwimmendes Mirazidium
4 Sporozyste im Zwischenwirt
5 Zwischenwirt (Biomphalaria glabrata)
6 Tochtersporozyste mit Zerkarien
7 freie Gabelschwanzzerkarie
(nach *Piekarski*, 1973)

aus: Wiesmann: Medizinische Mikrobiologie, Georg Thieme Verlag, Stuttgart 1982.

Die Schistosomen sind getrenntgeschlechtliche Pärchenegel, die im Venensystem des Menschen leben und die **Bilharziose** (auch: Schistosomiasis) verursachen.

Schistosoma haematobium befällt das Venengeflecht des kleinen Beckens. Die Eier werden in den Gefäßen der Harnblase und der Harnwege abgelegt, von wo aus sie in das Blaseninnere und mit dem Urin ins Freie gelangen. Im warmen Süßwasser schlüpfen Wimperlarven (Mirazidien) aus den Eiern. Die anschließende Entwicklung erfolgt in der *Wasserschnecke (Zwischenwirt)*. Es bilden sich Zerkarien, die in das Wasser ausschwärmen. Bei der Infektion des Menschen dringen die Zerkarien aktiv durch die Haut oder sie werden mit dem Trinkwasser aufgenommen.

Schistosoma mansoni legt die Eier in der Leber und in den kleinen Dickdarmvenen ab. Die Eier werden mit den Fäzes ausgeschieden.

Schistosoma japonicum setzt die Eier allgemein im Blutgefäßsystem ab. Sie dringen durch die Darmwand und gelangen mit den Fäzes ins Freie.

Das aktive Einwandern der Zerkarien durch die menschliche Haut ruft makulopapulöse Exantheme und Juckreiz hervor (Zerkariendermatitis).

Typische Symptome der **Blasenbilharziose** (S. haematobium) sind eine hämorrhagische Zystitis, eventuell mit papillomartigen Wucherungen, und Blasenfisteln. Verbreitung: Afrika, Mittlerer Osten.

Die **Darmbilharziose** (S. mansoni und japonicum) tritt mit einer Kolitis auf, die der Ruhr ähnelt. Weiterhin beobachtet man perirektale Abszesse, Polypen und Leberzirrhose. Verbreitung: S. mansoni – Afrika, Vorderer Orient, Südamerika, S. japonicum – Japan, Südostasien.

Diagnose: Es müssen Eier im Urin, Stuhl oder Rektalabstrich nachweisbar sein. Dabei ist zu beachten, daß die Zeitspanne zwischen Infektion und Eiausscheidung – je nach Erreger – 30–90 Tage betragen kann. Soll eine Diagnose vor Ablauf dieser Frist gestellt werden, bieten sich serologische Verfahren an: Komplementbindungsreaktion, indirekte Hämagglutination, Immunfluoreszenz und die Zerkarienhüllenreaktion. Letztere wird mit lebenden Schistosomenzerkarien und Patientenserum durchgeführt.

Therapie: Praziquantel; manche Komplikationen der Blasenbilharziose erfordern eine chirurgische Behandlung.

9.5 Helminthosen (Zestoden)

9.5.1 Taenia saginata, Taenia solium

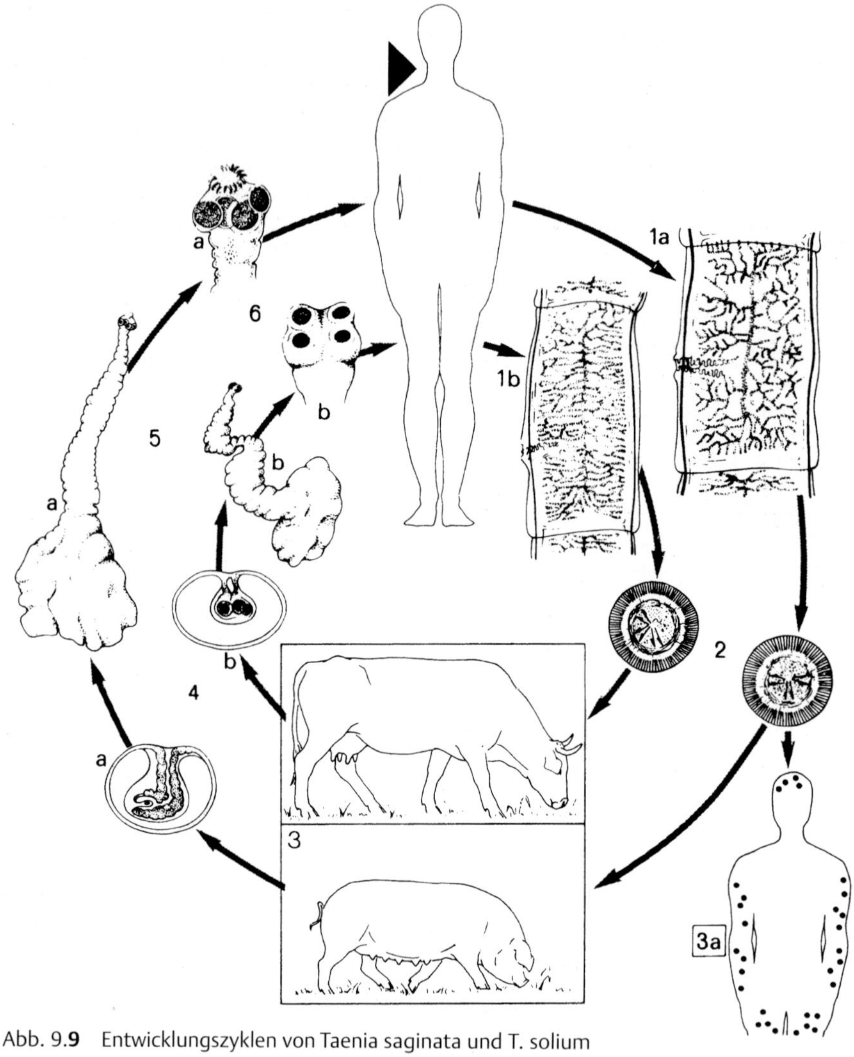

Abb. 9.**9** Entwicklungszyklen von Taenia saginata und T. solium

1a/b eihaltiges (gravides) Glied von T. solium (a) und T. saginata (b)
2 freie Taenia-Eier
3 natürliche Zwischenwirte für T. saginata (Rind) und T. solium (Schwein)
3a der Mensch als akzidenteller Zwischenwirt für T. solium
4a/b infektionstüchtige Finnen von T. solium (a) und T. saginata (b)
5a/b gleiche Finnen mit ausgestülpter Kopfanlage
6a/b „bewaffneter Kopf" von T. solium (a) und „unbewaffneter" von T. saginata (b) aus dem Dünndarm des Menschen (nach *Piekarski*, 1973)

aus: Wiesmann: Medizinische Mikrobiologie, Georg Thieme Verlag, Stuttgart, 1982.

Der **Rinderbandwurm** (Taenia saginata) ist ein 5 bis 10 m langer Dünndarmparasit. In seinen Endgliedern (Proglottiden) gelangen bis zu 100 000 Eier zur Reifung, die mit ihnen abgestoßen werden und dann im Darm oder der Außenwelt frei werden. Die Eier bleiben monatelang invasionsfähig. Sie werden vom *Rind (Zwischenwirt)* mit der Nahrung aufgenommen und entwickeln sich in dessen Dünndarm zu Onkosphären. Diese durchdringen die Darmwand und erreichen über den Blutstrom die quergestreifte Muskulatur (bevorzugt Zwerchfell- und Kaumuskulatur), in der sich die *Finnen* bilden. Der Mensch infiziert sich durch Genuß von rohem, finnenhaltigen Fleisch und wird Bandwurmträger (Endwirt).

Der **Schweinebandwurm** (Taenia solium) ist etwa 2–4 m lang. Außer durch seinen Zwischenwirt (Schwein) unterscheidet er sich in bezug auf Entwicklung und Übertragungsmodus kaum von Taenia saginata. Allerdings ist im Gegensatz zu Taenia saginata eine Infektion des Menschen – in diesem Fall Zwischenwirt – mit Eiern von Taenia solium möglich (z. B. durch Verzehr von fäkaliengedüngtem Gemüse). Es bilden sich Finnen, die häufig im Auge oder im Gehirn siedeln. Diese als **Zystizerkose** bezeichnete Erkrankung kann zu chronischer Meningitis, Krämpfen oder auch plötzlichem Tod durch Ventrikelverschluß führen.

Die Taeniose läßt sich relativ leicht durch Nachweis der abgehenden Proglottiden im Stuhl diagnostizieren. Taenia saginata und solium unterscheidet man an der Zahl der Uterusäste in den Endgliedern.

Die Zystizerkose weist man mit serologischen Methoden (Komplementbindungsreaktion) nach.

Therapie: Niclosamid, Cestodin. Die Zystizerkose bedarf chirurgischer Maßnahmen.

9.5.2 Echinococcus granulosus (Echinococcus multilocularis)

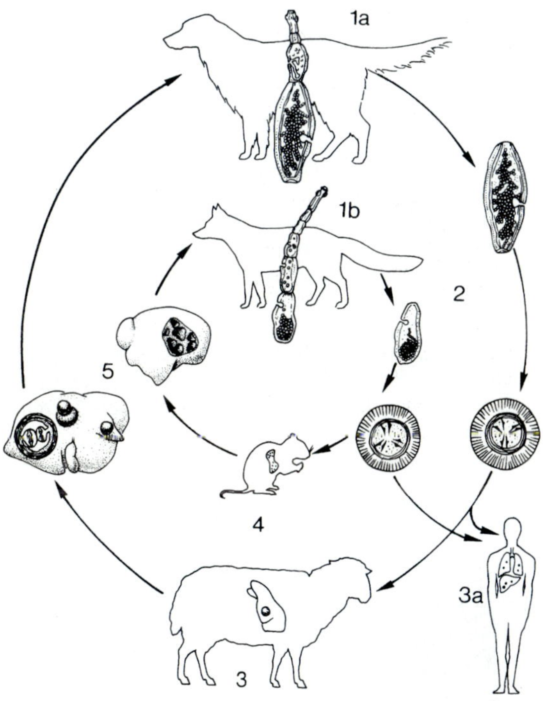

Abb. 9.**10** Entwicklungszyklen von Echinococcus granulosus und Echinococcus multilocularis

1a/b adulte Parasiten in Endwirten: E. granulosus im Hund, E. multilocularis im Rotfuchs (selten in Hund und Katze)
2 eihaltige, gravide Glieder
3 Echinococcus-Eier, Infektion natürlicher Zwischenwirte bzw. des Menschen (3a)
4 natürliche Zwischenwirte, für E. granulosus: Schaf, Rind, Pferd u. a. Ungulaten, für E. multilocularis: Nagetiere
5 Finnen (Metazestoden) in der Leber der Zwischenwirte

aus: Wiesmann: Medizinische Mikrobiologie, Georg Thieme Verlag, Stuttgart, 1982.

Hauptwirt der **Echinokokken (Hundebandwurm)** ist der Hund bzw. der Fuchs, der Proglottiden und damit die Eier ausscheidet. Diese können vom Menschen oral aufgenommen werden.
Im Dünndarm des Menschen (oder anderer, tierischer Zwischenwirte) entwickeln sich die Onkosphären, die die Darmwand durchdringen und auf dem Blutweg in die *Leber* oder auch andere Organe – beispielsweise die *Lunge* – gelangen. Aus den Onkosphären entstehen dort Finnen. Die Finne des **Echinococcus granulosus** bezeichnet man als **Hydatide** (hydatis = Wasserblase), in der es zur Bildung von Tochter- und Enkelzysten kommen kann. Die Größe der Hydatide schwankt zwischen wenigen Millimetern und 30 cm. Die primäre Echinokokkose kann durch Ruptur der Hydatide zu einer Metastasierung (sekundäre Echinokokkose) führen. Außerdem besteht die Gefahr, daß ein allergischer Schock auftritt.
Echinococcus multilocularis unterscheidet sich von E. granulosus vor allem durch den anderen Aufbau der Hydatide. Diese setzt sich aus zahlreichen, kleinen Bläschen zusammen, die maximal haselnußgroß sind. Für die Medizin ist das infiltrative, tumorartige Wachstum dieser Hydatiden von besonderer Bedeutung.
Zur Diagnose werden einerseits Verfahren wie Röntgen, Szintigraphie, Sonographie und Computertomographie, andererseits serologische Methoden (z. B. Komplementbindungsreaktion) angewendet.
Die **Therapie** sollte nach Möglichkeit in *operativen Maßnahmen* liegen. Inoperable Fälle behandelt man mit Mebendazol.

9.6 Helminthosen (Nematoden)

9.6.1 Enterobius vermicularis

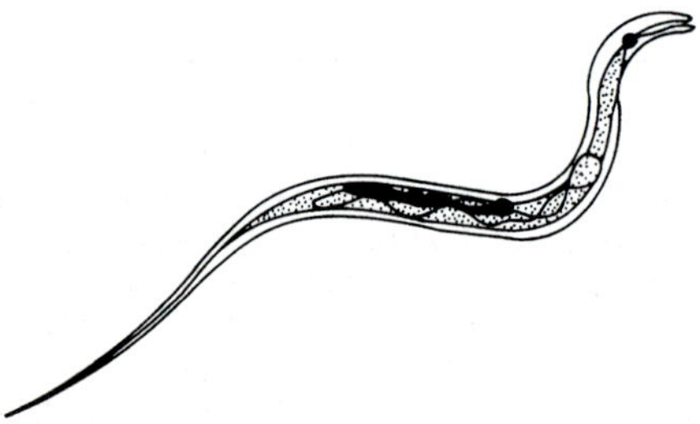

Abb. 9.**11** Enterobius vermicularis

Der **Madenwurm,** Enterobius vermicularis, ist ein Dickdarmparasit und der Erreger der *Oxyuriasis*, einer häufig Kinder befallenden Erkrankung. Der Erreger lebt in der Mukosa des Dickdarms. Vor allem nachts wandern die Weibchen zur Eiablage aus dem Anus. Der dabei entstehende Juckreiz führt leicht zur *digitalen Reinfektion* – oft als indirekte Schmierinfektion über Gegenstände.
Aus den Eiern entwickeln sich nach oraler Aufnahme ohne Zwischenstadien die adulten Würmer. Bei massivem Befall treten viele lebende Würmer im Stuhl auf. Komplikationen können durch das Einwandern der Weibchen in die Vagina entstehen (Fluor); eine Endometritis oder Salpingitis beobachtet man jedoch selten.
Die Diagnose wird durch mikroskopischen Nachweis der Eier auf der Analhaut gestellt (Klebestreifenmethode). Die sonst übliche Stuhluntersuchung genügt hier nicht.

9.6.2 Ascaris lumbricoides

Der **Spulwurm,** Ascaris lumbricoides, ist der *häufigste Dünndarmparasit* unter den Würmern. Seine Eier werden mit dem Stuhl ausgeschieden und besitzen eine hohe Tenazität. Bei günstigen Bedingungen entwickeln sich im Boden innerhalb von 3–6 Wochen infektionsfähige Larven, die auf oralem Wege in den Dünndarm gelangen. Es beginnt eine Wanderung vom Dünndarm über die Venen zunächst in die Leber und nach 1–7 Tagen über das Herz in die Lunge. Dort verlassen die Larven das Kapillarnetz und dringen in die Alveolen ein. Nach einer Häutung erreichen sie über die Trachea und den Pharynx den Verdauungskanal, wo sie sich zum adulten Wurm weiterentwickeln (trachealer Wanderweg).

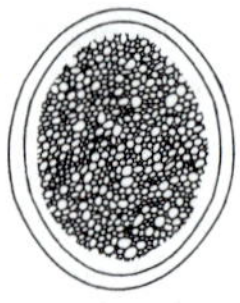

Abb. 9.**12** Ascaris-Ei

Bei der Wanderung durch die Lunge kommt es zu einem flüchtigen eosinophilen Lungeninfiltrat und zur Pneumoniesymptomatik. Im übrigen sind uncharakteristische Abdominalbeschwerden vorherrschend. Die Eier der Askariden lassen sich im Stuhl nachweisen.

9.6.3 Trichinella spiralis

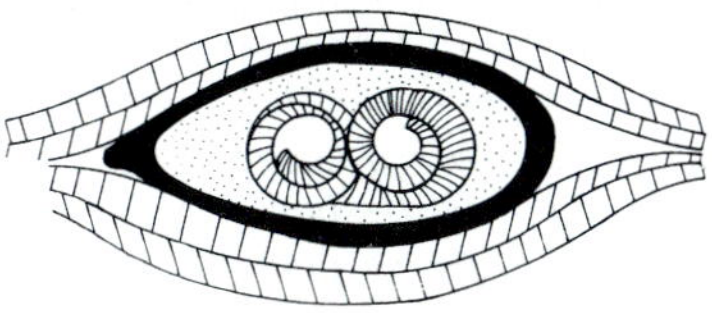

Abb. 9.**13** Trichinella spiralis, larvenhaltige Kapsel in der Muskulatur

Die Entwicklung der **Trichinen** läuft in zwei Phasen ab: geschlechtsreife Tiere im Dünndarm und Larven in der Muskulatur. Eine Außenphase fehlt. Wirt der Trichinen ist normalerweise die Ratte, an der sich das Schwein infiziert. Durch Genuß von rohem, larvenhaltigen Schweinefleisch kommt es beim Menschen zur Infektion.
Im Darm entstehen aus den Larven geschlechtsreife Würmer. Die Weibchen setzen in der Darmschleimhaut lebende Larven ab, die sich in Lymph- und Blutgefäße einbohren und so Muskulatur, Myokard etc. erreichen. Dort wachsen die Larven heran und kapseln sich ab. Auch bei anschließender Verkalkung der Kapsel bleibt die Larve ca. 10–20 Jahre lebensfähig. Dieses Stadium der Larven in der Muskulatur ist mit starken Schmerzen verbunden.
Für die **Diagnose** ist eine massive Eosinophilie ein wichtiger Hinweis (Maximum 3.–5. Krankheitswoche). Ein Antikörpernachweis ist mit der Komplementbindungsreaktion möglich. Probeexzisionen lassen sich erst spät durchführen.
Die **Therapie** der Muskeltrichinosen beschränkt sich in der Regel auf symptomatische Behandlungen. Thiabendazol ist das Mittel der Wahl bei Darmtrichinen.
Die *Prophylaxe* besteht in der Fleischbeschau, der Rattenbekämpfung und dem Verzicht auf rohes Schweinefleisch.

9.6.4 Ancylostoma duodenale

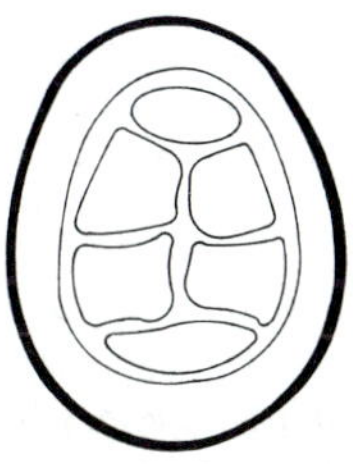

Abb. 9.**14** Ancylostoma-Ei

Der **Hakenwurm** ist ein Dünndarmparasit, dessen Eier mit den Fäzes ausgeschieden werden. Es entwickeln sich Larven, die im Wasser oder in feuchter Umgebung wochenlang lebensfähig bleiben. Die Larven dringen aktiv *perkutan* in den Menschen ein. Über die Lymph- und Gefäßbahnen erreichen sie die Lunge (Herz-Lungenpassage) und anschließend über die Trachea den Verdauungskanal. Im Dünndarm entwickeln sie sich zum adulten Wurm. Hakenwürmer setzen sich in der Darmschleimhaut fest und ernähren sich vom Blut des Wirts (häufig: Bergarbeiter).
Zu den *Symptomen* eines Befalls mit Ancylostoma zählt neben Hauterscheinungen die Eisenmangelanämie. Zur Diagnose eignet sich eine Stuhluntersuchung, die auf den Nachweis von Wurmeiern abzielt.

9.6.5 Filarien (Wuchereria bancrofti, Loa loa, Onchocerca volvulus)

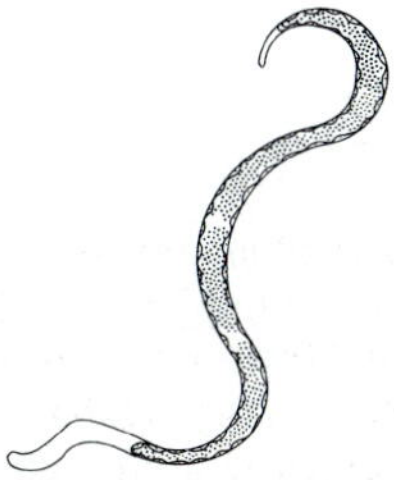

Abb. 9.**15** Mikrofilarie (Wuchereria bancrofti)

Filarien sind fadenförmige Nematoden. Die Weibchen setzen embryonierte Eier oder lebende Larven (Mikrofilarien) ab, die dann im Blut oder in der Haut auftreten. Dabei unterscheidet man *nichtperiodische* Filarienarten, deren Mikrofilarien dauernd im Blut nachweisbar sind, und *periodische*, deren Mikrofilarien in tageszeitabhängigen Konzentrationen vorhanden sind. Diese werden von blutsaugenden Insekten aufgenommen und übertragen.
Wuchereria bancrofti ist in tropischen und subtropischen Gebieten verbreitet. Die Infektion des Men-

schen erfolgt durch Stechmücken (Zwischenwirt). Die Mikrofilarien siedeln in Lymphgefäßen und Lymphknoten, wo sie geschlechtsreif werden.
Für das akute Stadium der Erkrankung sind allergisch-entzündliche Reaktionen typisch (Lymphangitis, Lymphadenitis). Im chronischen Stadium entwickelt sich das Bild der **Elephantiasis,** bei der auf Grund von Lymphabflußstörungen ödematöse Schwellungen auftreten.
Die Diagnose wird sowohl nach den klinischen Symptomen als auch durch Nachweis der Mikrofilarien im Blut gestellt. Entsprechend der Periodizität von Wuchereria bancrofti sollte die Blutprobe nachts entnommen werden.
Loa loa ist ein in den tropischen Waldgebieten Afrikas verbreiteter Parasit, der durch Stechfliegen übertragen wird. Die reifen Würmer wandern in der Subkutis, während die Mikrofilarien tagsüber im Blut erscheinen.
Zum klinischen Bild der Loiasis gehören vor allem Schwellungen und Juckreiz. Für die Diagnose ist der Nachweis von Mikrofilarien im tagsüber entnommenen Blut wichtig.
Onchocerca volvulus ist Erreger der *Onchozerkose,* für die u. a. Hautveränderungen, Lymphadenopathie und Augenschäden (eventuell Erblindung) charakteristisch sind. Er kommt in den Flußgebieten Afrikas, Arabiens und Mittel- und Südamerikas vor, da nur in diesen Zonen die Kriebelmücke (Zwischenwirt) existieren kann. Man bezeichnet daher auch die Erblindung durch Befall von Onchocerca volvulus als **Flußblindheit.**
Die adulten Filarien leben meist knäuelartig aufgewunden in der Subkutis, in der die Mikrofilarien wandern. Auf diese Weise erreichen sie das Auge. Mikrofilarien von Onchocerca volvulus treten nicht periodisch auf.
Die **Diagnose** beruht auf operativer Entfernung und Untersuchung von Hautknoten, auf dem Parasitennachweis in Hautstücken (Skin-Snip-Methode) und auf der Spaltlampenuntersuchung eines befallenen Auges.

10 Antiprotozoenmittel und Anthelminthika

10.1 Antiflagellaten- und Antirhizopodenmittel

10.1.1 Wichtige Wirkstoffe

Als Antiprotozoenmittel stehen u. a. **Nitroimidazole** (siehe Kapitel 8.9), **Pentamidin, Suramin** und **Antimonverbindungen** zur Verfügung. Zu den Nitroimidazolen zählen Metronidazol, Nimorazol und Tinidazol. Sie zerstören die DNA und blockieren bei Mikroorganismen die DNA-Synthese. Die Substanzen eignen sich zur Therapie von Infektionen mit anaeroben Bakterien, Trichomonaden, Giardia lamblia und Entamoeba histolytica. Bei der Amöbiasis können sie in jedem Krankheitsstadium eingesetzt werden.
Das Wirkungsspektrum von Pentamidin, einem aromatischem Diamidin, umfaßt Pneumocystis carinii, Trypanosomen, Leishmanien und vereinzelt auch Pilze. Als Wirkungsmechanismus nimmt man die Hemmung der oxidativen Phosphorylierung an. Pentamidin wird i. v. gegeben. Bei Trypanosomenerkrankung ist es – ebenso wie Suramin – zur Prophylaxe und Therapie des ersten Stadiums indiziert, bei Leishmaniosen gilt es als Reservetherapeutikum.
Mit Stibogluconat, einem fünfwertigen Antimon, behandelt man Leishmaniosen. Um eine Reizung der Darmschleimhaut zu vermeiden, ist eine parenterale Applikation erforderlich.

10.1.2 Unerwünschte Wirkungen

Zu den wichtigsten Nebenwirkungen der Nitroimidazole gehören gastrointestinale Störungen, Kopfschmerzen, Schwindel und Parästhesien. Nach parenteraler Gabe von Pentamidin können Hypo- und Hyperglykämien, Nierenschäden und Leukopenien auftreten. Typische Nebenwirkungen von Suramin sind Beeinträchtigungen des Gastrointestinaltraktes, des Zentralnervensystems und der Nieren. Stibogluconat stört das Herzkreislaufsystem.

10.2 Antisporozoenmittel

10.2.1 Wichtige Wirkstoffe

Wichtige Antisporozoenmittel sind Sulfonamide, das mit Trimethoprim verwandte Pyrimethamin und Spiramycin. Sie dienen der Toxoplasmosebehandlung, wobei meist Sulfonamide und Pyrimethamin in Kombination gegeben werden. Spiramycin wird hauptsächlich dann eingesetzt, wenn bei bestehender Schwangerschaft Sulfonamide kontraindiziert sind.

10.2.2 Unerwünschte Wirkungen

Zu den bekannten Nebenwirkungen der Sulfonamide gehören gastrointestinale Beschwerden, Überempfindlichkeitsreaktionen wie das Lyell-Syndrom und hämolytische Anämien. Bei Pyrimethamin ist mit gastrointestinalen Störungen und Neuropathien zu rechnen. Spiramycin, ein Makrolid-Antibiotikum, kann gastrointestinale Störungen, Überempfindlichkeitsreaktionen und einen reversiblen Hörverlust verursachen.

10.3 Antimalariamittel

10.3.1 Wichtige Wirkstoffe

Wichtige Elemente der Malariaprophylaxe und -therapie sind Chinin, Chloroquin, Doxycyclin, Mefloquin, Primaquin, Proguanil, Pyrimethamin-Sulfadoxin und Halofantrin.

- Chinin, Chloroquin, Halofantrin, Mefloquin und Pyrimethamin-Sulfadoxin hemmen die Vermehrung der Plasmodien in den Erythrozyten.
- Primaquin wirkt gegen Gewebsschizonten, Hypnozoiten und Sporozoiten.
- Doxycyclin und Proguanil sind wirksam gegen Sporozoiten, Merozoiten und Gewebsschizonten.

10.3.2 Anwendung

Malariaprophylaxe: Neben allgemeinen Schutzmaßnahmen (Kleidung, Repellents) muß die Malaria-Situation in dem bereisten Gebiet berücksichtigt werden. Eine wirkungsvolle Prophylaxe mit **Chloroquin** ist in Gebieten ohne Chloroquin-resistente Plasmodium falciparum-Stämme möglich. Liegen solche Resistenzen vor, kann Chloroquin in Kombination mit **Proguanil** genommen werden. In Ländern mit multiresistenten Plasmodium falciparum-Stämmen bietet nach wie vor **Mefloquin** den besten Schutz, wenngleich es hinsichtlich der Nebenwirkungen nicht als unproblematisch gilt. Pyrimethamin-Sulfadoxin hat man wegen seiner zum Teil schweren Nebenwirkungen (u. a. Lyell-Syndrom) aus der Prophylaxe weitgehend herausgenommen. Auch das ebenfalls prophylaktisch wirksame Doxycyclin kann wegen seiner photosensibilisierenden Wirkung kaum eingesetzt werden. Alternativen bietet noch die sogenannte **Stand-by-Therapie** mit **Halofantrin** oder auch **Mefloquin** bei zumeist gleichzeitiger Prophylaxe mit Chloroquin, die im Falle eines Fieberschubes durch die jeweilige Substanz ergänzt wird.

Malariatherapie: Auch hier hängt die erforderliche Therapie von der Art des Erregers und den Resistenzen ab. Unkomplizierte Erkrankungen können allein mit **Chloroquin**, unkomplizierte Plasmodium falciparum-Infektionen mit **Halofantrin** oder **Chinin** mit **Pyrimethamin** oder **Mefloquin** behandelt werden. Schwere Krankheitsverläufe machen eine i. v.-Gabe von Chinin (Gefahr der intravasalen Hämolyse), evt. in Kombination mit **Doxycyclin**, erforderlich.

Die wichtigsten Nebenwirkungen und Kontraindikationen der Antimalariamittel sind im folgenden aufgeführt:

Chinin	Gastrointestinale Störungen Seh- und Hörstörungen Blutdruckabfall Allergische Reaktionen (selten mit intravasaler Hämolyse) Kontraindikationen: Leberfunktionsstörungen Epilepsie Nierenfunktionsstörungen
Chloroquin	Gastrointestinale Störungen Kopfschmerzen Hautreaktionen
Halofantrine	Leberstörungen Gastrointestinale Störungen Husten Unruhezustände
Mefloquin	Gastrointestinale Störungen Zentralnervöse Störungen Psychosen
Primaquin	Appetitlosigkeit Methämoglobinbildung Hämolye bei Glucose-6-phosphat-Dehydrogenase-Mangel
Proguanil	Gastrointestinale Störungen Schleimhautulzerationen im Mund Alopezie Anämie bei Nierenkranken

10.4 Anthelminthika

10.4.1 Wichtige Wirkstoffe

Den weltweit sehr häufigen Wurminfektionen steht eine inzwischen breite Palette von wirksamen Anthelminthika gegenüber. Als Beispiele seien Praziquantel, Mebendazol, Piperazin und Pyrantel aufgeführt. Prinzipiell unterscheidet man Bandwurm-, Nematoden- und Trematodenmittel, wobei es auch mehrfach wirksame Substanzen gibt.

10.4.2 Anwendung

Praziquantel führt nach oraler Gabe zu einer spastischen Lähmung der Bandwurmmuskulatur. Die Würmer werden dann mit dem Stuhl ausgeschieden. Darüber hinaus wirkt Praziquantel auch gegen alle Schistosoma-Arten. Nebenwirkungen: Gastrointestinale Beschwerden, Kopfschmerzen, Urtikaria.
Mebendazol, Mittel der Wahl bei Infektionen mit Peitschenwürmern, ist auch gegen andere Nematoden wirksam. Es behindert die Glucoseaufnahme der Parasiten. Nebenwirkungen: Gastrointestinale Störungen, Blutbildveränderungen.
Piperazin verursacht wie Praziquantel eine Lähmung der Wurmmuskulatur. Wichtige Indikationen sind Befall mit Askariden oder Oxyuren. Nebenwirkungen: Gastrointestinale Beschwerden, Beeinträchtigungen des ZNS und Ataxien bei zerebral geschädigten Patienten. Daher wird heute das vergleichbar wirkende Alternativpräparat Pyrantel bevorzugt.

11 Allgemeine Virologie

11.1 Virusstruktur

Als „kleinste infektiöse Einheiten" (ca. 20–300 nm Durchmesser), wie Viren häufig bezeichnet werden, müssen diese den Erfordernissen der Mikrobiologie entsprechend klassifiziert und gegenüber anderen Mikroorganismen abgegrenzt werden (z. B. Chlamydien, Rickettsien). Folgende Charakteristika sind von Bedeutung:

- Viren besitzen jeweils nur einen Nukleinsäuretyp – entweder DNA oder RNA.
- Viren verfügen nicht über Zellorganellen wie beispielsweise Ribosomen und sind nicht zu Stoffwechselleistungen fähig.
- Viren können sich nicht selbständig vermehren, sondern benötigen hierzu die Syntheseleistung

der Wirtszelle, die die einzelnen „Virusbausteine" produziert. Diese Bausteine fügen sich dann zum Virusteilchen **(Virion)** zusammen.

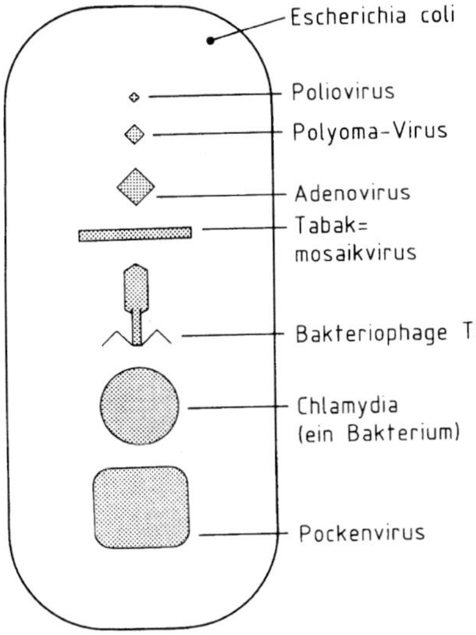

Abb. 11.**1** Viren und Bakterien im Größenvergleich

Während mit dem Begriff „Virion" die Morphologie des Kleinstorganismus in seiner Gesamtheit gemeint ist, muß der Ausdruck „Virus" als Oberbegriff verstanden werden, mit dem nicht nur die morphologischen Besonderheiten, sondern auch das infektiöse Prinzip bezeichnet werden.

Strukturprinzipien

Viren bestehen aus wenigen Grundeinheiten, die sich z. T. vielfach wiederholen und zu einem Ganzen fügen. Als **Nukleoid** bezeichnet man die virale Nukleinsäure – entweder DNA oder RNA, die ein- oder doppelsträngig vorliegen kann.

Ein Proteinmantel, das **Kapsid,** dient als Umhüllung und Schutz. Es setzt sich aus zahlreichen identischen Untereinheiten, den **Kapsomeren,** zusammen. Typisch ist eine symmetrische Anordnung, die zu geometrischen Formen (Ikosaeder, helikale Struktur etc.) führt.

Nukleoid und Kapsid bilden gemeinsam das **Nukleokapsid**. Dieses liegt je nach Virusart nackt oder von einer **Hülle** (Envelope) umgeben vor, die Proteine, Lipide und Kohlenhydrate in variabler Zusammensetzung enthält. Der teilweise hohe Lipidgehalt (bis 40%) der Außenhülle macht diese Viren empfindlich gegenüber Substanzen wie Äther.

Auf den meisten Envelopes findet man Glykoproteinfortsätze, bei denen es sich um sog. *Spikes* oder *Peplomere* handelt. Sie haben verschiedene Funktionen: Adsorption an und Penetration des Genoms in die Wirtszelle, Verursachung von Hämagglutination und Hämolyse u. a. Manche Viren besitzen auch Glykoproteine mit enzymatischer Aktivität wie beispielsweise Neuraminidase.

Defekte Viren treten gehäuft nach mehreren Zellpassagen auf. In der Regel enthalten sie die normalen viralen Proteine, haben allerdings ein kürzeres Genom. Daher können sie nicht selbständig einen Vermehrungszyklus induzieren, sondern benötigen sog. *Helfer-Viren,* mit denen sie gemeinsam eine Wirtszelle infizieren. Man spricht auch von defekten interferierenden Viruspartikeln **(DI-Partikel)**.

Bestimmend für die Antigenität der Viren sind die viralen Proteine des Kapsids und – falls vorhanden – der Außenhülle. Spezifische Antigen-Antikörper-Reaktionen erlauben in der Immundiagnostik über die Identifizierung des Virus hinaus eine Einteilung in Serotypen.

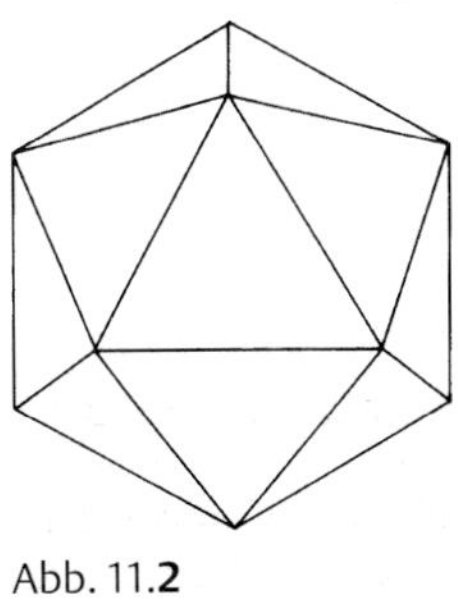

Abb. 11.**2**

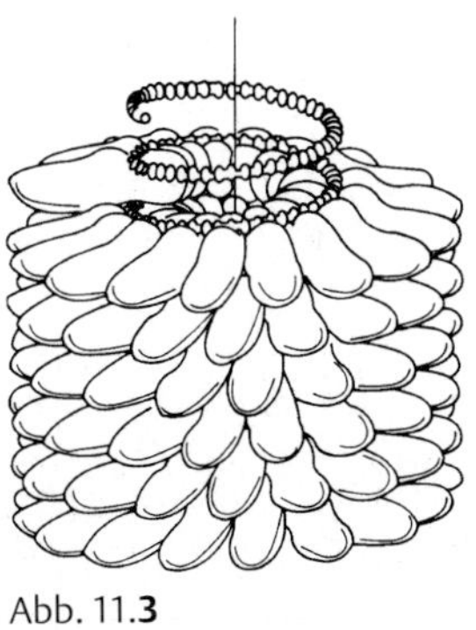

Abb. 11.**3**

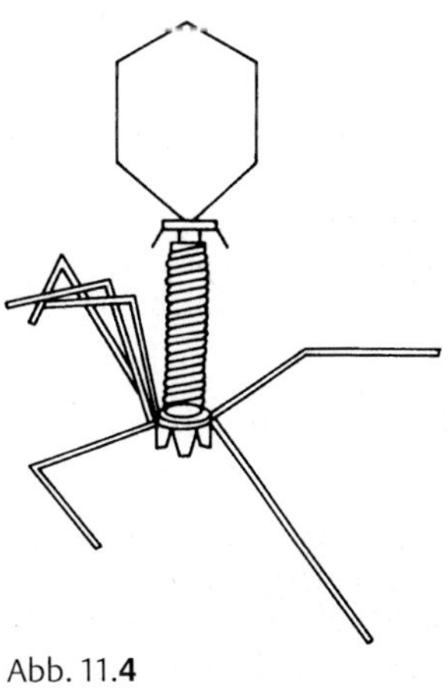

Abb. 11.**4**

Abb. 11.**2** Kubisches Virus in schematischer Darstellung
Abb. 11.**3** Helikale Struktur des Tabakmosaikvirus
Abb. 11.**4** T_2-Bakteriophage

11.2 Klassifikationsmerkmale

11.3 Überblick über die Virusfamilien

Die heute aktuelle Einteilung der animalen Viren beruht auf folgenden morphologischen Charakteristika:

- Nukleinsäure – DNA oder RNA
- Einzelstrang- oder Doppelstrang-Nukleinsäure
- Virus mit oder ohne Außenhülle.

Während DNA zumeist doppelsträngig vorliegt, ist virale RNA in der Regel einsträngig. Ein weiteres Unterscheidungsmerkmal bei einsträngiger Nukleinsäure ist die Polarität, d. h. im Falle von RNA, ob diese *Messenger- oder Anti-Messenger-Qualität* besitzt. Im letzteren Fall wird eine virale oder in der Wirtszelle vorhandene Transkriptase zur Umwandlung in mRNA benötigt.
Die folgende Tabelle gibt einen Überblick über die wichtigen animalen Viren.

Tab. 11.**1** Übersicht über die animalen Virusfamilien

Nukleinsäure	Einzel- oder Doppelstrang	Virion nackt (N) oder umhüllt (H)	Durchmesser (nm)	Symmetrieform	Virusfamilie
RNA	Einzelstrang	N	21–30	kubisch	Picornaviridae
RNA	Einzelstrang	H	45	kubisch	Togaviridae
RNA	Einzelstrang	H	80–120	helikal	Orthomyxoviridae
RNA	Einzelstrang	H	125–300	helikal	Paramyxoviridae
RNA	Einzelstrang	H	70×130–300	helikal	Rhabdoviridae
RNA	Einzelstrang	H	80–160	helikal	Coronaviridae
RNA	Einzelstrang	H	110–130	helikal	Arenaviridae
RNA	Einzelstrang	H	90–100	helikal	Bunyaviridae
RNA	Einzelstrang	H	100	helikal	Retroviridae
RNA	Einzelstrang	H	45	unbekannt	Flaviviridae
RNA	Doppelstrang	N	75–80	kubisch	Reoviridae
DNA	Doppelstrang	N	70–90	kubisch	Adenoviridae
DNA	Doppelstrang	N	45–55	kubisch	Papovaviridae
DNA	Doppelstrang	H	120–200	kubisch	Herpesviridae
DNA	Doppelstrang	H	200–250	komplex	Poxviridae
DNA	Doppelstrang	H	45	komplex	Hepadnaviridae
DNA	Einzelstrang	N	18–22	kubisch	Parvoviridae

11.4 Molekularbiologische Mechanismen der Vermehrung von Viren

Als **obligate Zellparasiten** sind Viren von der Syntheseleistung einer Wirtszelle abhängig. Das Eindringen und die Vermehrung in einer solchen Zelle skizziert in Grundzügen folgende Zeichnung:

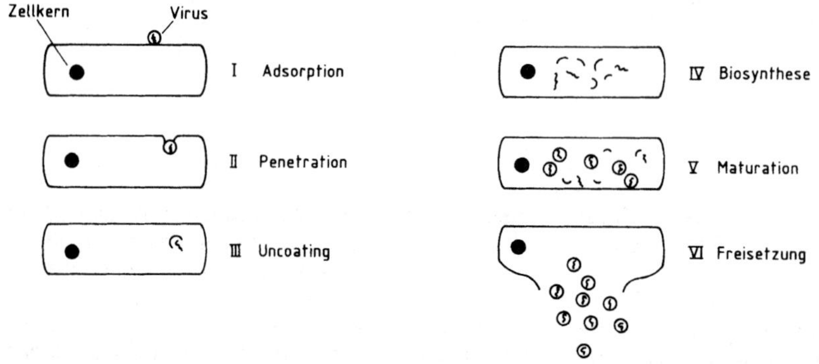

Abb. 11.**5** Vermehrungszyklus animaler RNS-Viren ohne Hülle (Punkte I–V gelten für alle animalen Viren)

Am Beispiel des Poliovirus, des Influenza-A-Virus, des AIDS-Virus (HIV) und des Hepatitis-B-Virus sollen Besonderheiten der verschiedenen Virusgruppen verdeutlicht werden.

1. Poliovirus

Polioviren gelangen typischerweise durch Rezeptorvermittelte *Endozytose* in die Wirtszelle. Da es sich bei dem freigesetzten Genom um Messenger-RNA handelt, ist die direkte Produktion eines riesigen viralen Proteins möglich, das dann in die einzelnen Abschnitte des Virusproteins unterteilt wird, ausgeführt von spezifischen viralen Enzymen. Gleichzeitig ist die *zelluläre Makromolekülsynthese abgeschaltet.*

Bei der Synthese des Genoms wird erst RNA mit Anti-Messenger-Qualität und anschließend ein komplementärer Strang gebildet. Die Entstehung der Kapside und ihre Verbindung mit dem Genom verlaufen parallel. Die Art der Freisetzung der Viren hängt nicht nur vom Virustyp, sondern auch von der Art der infizierten Zelle ab. In der Regel werden Polioviren sehr rasch freigesetzt (in vitro $^1/_2$ Stunde für 100 neugebildete Viren); damit verbunden ist der Untergang der betroffenen Zelle.

2. Influenza-A-Virus

Influenzaviren heften sich mittels *Spikes* an die Wirtszelle, und die virale Hülle fusioniert mit der Zellmembran. Ohne den Umweg über die Endozytose wird auf diese Weise das Genom direkt freigesetzt (Uncoating). Dieses Genom besteht aus 8 oder mehr RNA-Teilen von Anti-Messenger-Qualität, die durch eine virale Polymerase in RNA-Stücke transkribiert werden. Teile dieses Vorgangs laufen im Zellkern ab. Es schließt sich die Produktion viraler Proteine an und der Aufbau von Nukleokapsiden. Die Membranglykoproteine werden im endoplasmatischen Retikulum produziert, gelangen dann in den Golgi-Apparat, wo sie glykosyliert werden. Mittels Transport-Vesikel erreichen sie die Zellmembran. Matrixproteine (M-Proteine) verbinden die membranständige Hülle mit dem Nukleokapsid und lösen die Ausstülpung der virusspezifisch veränderten Membran aus. Dieser Vorgang, der als Knospung oder **„budding"** bezeichnet wird, führt zur Freisetzung des Virions. Die Zelloberfläche „gewinnt" hierbei Eigenschaften der Virushülle. Dadurch kann es zu Phänomenen wie **Hämadsorption** oder auch Bindung der Wirtszelle an die Rezeptoren einer nichtinfizierten Nachbarzelle kommen.

3. HIV

HIV *(Human Immunodeficiency Virus)* gehört zur Familie der **Retroviren**, die hinsichtlich der Replikation des Virusgenoms eine Sonderstellung einnehmen. Eine im Virion enthaltene **reverse Transkriptase** transkribiert das RNA-Genom des Erregers in DNA, die im weiteren zur Doppelstrang-DNA vervollständigt wird. Die auch als **Provirus** bezeichnete Doppelstrang-DNA wird anschließend in das Wirtsgenom integriert. Unter Beteiligung der zellulären Transkriptase erfolgt dann die Produktion viraler RNA und erst danach die der viralen Bauelemente. Durch **Knospung** (budding) werden die Viren freigesetzt. Während dieses Prozesses läuft parallel der Zusammenbau der Nukleokapside.

4. Hepatitis-B-Viren

Hepatitis-B-Viren (HBV) besitzen eine zirkuläre Doppelstrang-DNA mit zwei offenen Strängen unterschiedlicher Größe, wobei der äußere Strang länger ist. Nach Penetration und Uncoating in der Wirtszelle gelangt das Virion in den Zellkern, wo es unter Verwendung einer viralen DNA-Polymerase eine komplette Doppelstrang-DNA mit zwei gleich langen Teilen bildet. Diese liegt dann spiralförmig vor. Von der Wirtszell-DNA abhängige RNA-Polymerase transkribiert die virale DNA in zahlreiche komplette „RNA-Kopien" und in kürzere RNA-Abschnitte. Die RNA wird dann aus dem Zellkern heraus in das Zytoplasma transportiert. Dort wird sie von den rasch synthetisierten Kapsiden umhüllt. Mittels einer reversen Transkriptase entsteht der negative DNA-Strang wie ein Abdruck der RNA, von der ein kürzeres Segment bleibt. Dieses initiiert die Bildung des kürzeren DNA-Stranges.

Bei gleichzeitiger Infektion der Wirtszelle mit einem **Hepatitis-Delta-Virus** wird die Genom-Produktion des HBV eher unterdrückt. Die neu gebildete RNA des Delta-Virus wird vom HBs-Antigen umhüllt und auf diese Weise geschützt. Das HBs-Antigen verleiht dem Delta-Virus auch die Fähigkeit zur Adsorption an und Penetration in die Wirtszelle.

11.5 Genetik von Viren

Ebenso wie bei anderen Organismen treten auch bei Viren **Mutationen** auf als vererbbare Veränderungen des Genoms. Es gibt Punktmutationen und Mutationen größerer Genomteile. Man unterscheidet spontane und physikalisch oder chemisch induzierte Mutationen. Bedingen solche Vorgänge eine Herabsetzung der viralen Virulenz spricht man von **Attenuierung.** Attenuierte Viren bilden die Grundlage der Lebendimpfstoffe. Im Falle von Polioviren führen mehrfache Infektionspassagen in Affennierenzellen zu einem Virulenzverlust für neurales Gewebe.

Unter **Rekombination** versteht man den Austausch von genetischem Material zwischen zwei – meist verwandten – Viren, die dieselbe Zelle infiziert haben. Dabei entstehen neue, *genotypisch* und *phänotypisch veränderte* Viren. Die Häufigkeit solcher Rekombinationen ist nicht bei allen Virusarten gleich. Primär kann dieser Vorgang bei Viren mit Doppelstrang-DNA beobachtet werden. Er wird dadurch begünstigt, daß ein **Genom in segmentierter Form** vorliegt (beliebte Frage!!), und kann dann eine Rekombinationsrate von 20% erreichen. Der Austausch segmentierter Genome wird auch als **Reassortment** bezeichnet, das u. a. bei Influenzaviren Typ A auftritt. Es führt zu erheblichen Änderungen der Viren mit immunologischen Auswirkungen – man spricht von **Antigenshift** – und resultiert oft aus Rekombinationen von humanen und animalen Influenzaviren. Der Antigenshift ist die Ursache der immer wieder auftretenden Pandemien.

Im Gegensatz zum Antigenshift handelt es sich bei **Antigendrift** nur um kleinere Genomveränderungen im Sinne einer **Punktmutation.**

Für die Erforschung der Virusgenetik ist eine neue Klasse sogenannter bedingt letaler Mutanten, den *Temperatur-sensitiven (ts) Mutanten,* von Bedeutung gewesen. Von dieser Mutation können verschiedene Elemente des Virions betroffen sein. Sie führt zu einer Temperaturempfindlichkeit, das heißt, ab einer bestimmten Temperatur werden Viren nicht mehr oder nur noch in geringem Maße produziert. Einige solcher Influenzamutanten dienen als Impfviren, weil sie weniger virulent, das heißt attenuiert sind.

Eine **Komplementation,** also eine Ergänzung, kann stattfinden, wenn beispielsweise 2 Temperatur-sensitive Mutanten eine Zelle infizieren. Werden sie dann einer höheren Temperatur ausgesetzt, kommt es zu mehr „erfolgreichen" Infektionen. Es ist auch eine sogenannte *asymmetrische Komplementation* des Poliovirus bekannt, wobei ein Mutant erst die Vermehrung des anderen ermöglicht, jedoch nicht umgekehrt.

Onkogene Viren

Bei der Erforschung onkogener Viren konnte gezeigt werden, daß die *meisten DNA-Viren* potentiell dazugehören. Als einzige der RNA-Gruppe wiesen auch *Retroviren* onkogene Aktivität auf. Eine Erklärung gab der Nachweis, daß die RNA der Retroviren über eine DNA-Polymerase zuerst in DNA und als sogenannter Provirus in das Wirtszellgenom integriert wird. Danach hatte man Grund zur Annahme, daß die Onkogenese in engem Verbund mit der viralen DNA stand. Inzwischen ist auch der Nachweis erbracht, daß alle onkogenen Viren Krebs und Zelltransformationen mittels Onkogenen induzieren, die sie selber transportieren oder aktivieren. Es ist also zu unterscheiden zwischen einem onkogenen Potential, das durch das virale Genom codiert wird und zellulären DNA-Sequenzen, die als **c-onc-Gene** (Provirus) bezeichnet werden und in Anwesenheit viraler DNA aktiviert werden können.

Aus der Familie der **Retroviren** gehört das *Rous-Sarkom-Virus* zu den Onkogene-enthaltenden Viren, da nach Beimpfung eines geeigneten Wirtstieres nach wenigen Monaten Tumorbildung zu beobachten ist. Die meisten Vertreter dieser Virusgruppe verfügen über ein oder zwei Onkogene an Stelle normaler Virus-DNA. Dieser Defekt ist die Ursache dafür, daß solche Viren sich nicht mehr selbständig vermehren können, sondern sogenannte Hilfsviren benötigen. Die Gruppe der Retroviren enthält sowohl Viren, die *endogene* c-onc-Gene aktivieren können, als auch solche (wie das oben genannte Rous-Sarkom-Virus) mit *exogener* onkogener Aktivität.

11.6 Pathogenese

Bakteriophagen sind Viren, die sich auf Bakterien als Wirtszellen spezialisiert haben. Nach Infektion eines Bakteriums können 2 verschiedene Abläufe beobachtet werden:

- **Phagenvermehrung** durch Freisetzung mit anschließender Lysis der Zelle
- Das Phagengenom integriert in die Wirtszell-DNA. Man spricht von einem **Prophagen.** Bakteriophagen, die als Prophagen in einem Bakterium existieren können, werden als temperente Phagen bezeichnet und der Vorgang als Lysogenisation.

Manche lysogene Bakterienstämme – z. B. Diphtheriebakterien, A-Streptokokken – bilden Toxine, deren Produktion allein von den Prophagen kodiert wird.

Die Hemmung der zellulären Proteinsynthese ist Voraussetzung für die Produktion viraler Elemente. Dies geschieht je nach Virustyp auf unterschiedliche Weise. Polioviren spalten mittels einer *Protease* das Protein, das für die Einleitung der Translation zellulärer Messenger benötigt wird. Virale Messenger werden dadurch nicht behindert.

Bei der Pathogenese einiger Virusinfektionen kommt dem Immunsystem eine entscheidende Bedeutung zu. Im Fall des **LCM-Virus** aus der Gruppe der Arena-Viren wurde dies in Versuchen mit Mäusen gezeigt. Das normalerweise nach intracerebraler Inokulation auftretende, schwere Krankheitsbild blieb aus, wenn das Immunsystem auf irgendeine Weise supprimiert wurde, obgleich eine deutliche Virusvermehrung zu beobachten war. *Gewebsveränderung* trat erst *nach Übertragung von Milzzellen* oder größeren Mengen Immunserums auf.

Während Antigen-Antikörper-Komplexe bei der renalen Ausscheidung eine *Glomerulonephritis* provo-

zieren konnten, wurde der Zelluntergang im Bereich verschiedener Organe von T-Lymphozyten hervorgerufen. Im Kontrast dazu stand die Beobachtung, daß ohne immunologische Reaktion trotz intensiver Virusvermehrung in der Regel nur harmlose inapparente Infektionen abliefen.
Ähnlich der Infektion mit dem LCM-Virus werden auch die Leberzellen bei der Hepatitis-B-Infektion weniger durch die Virusvermehrung zerstört, als insbesondere durch die zellgebundene Immunreaktion. Auslöser hierfür ist die Änderung der Oberflächenantigene der Zellen.
Die **onkogene Transformation** von mit Tumorviren infizierten Zellen läßt sich in vitro und in vivo beobachten. Typisch für solche Zellen ist die *rasche Vermehrung* und das *Fehlen einer Kontaktinhibition.* Außerdem gehört eine *gesteigerte DNA-Synthese-Rate* zu den Charakteristika (zu onkogenen Viren siehe auch Kapitel 11.5).

Die meisten Viren sind auf wenige Wirtszellen spezialisiert, an die sie sich mittels spezifischer **Rezeptoren der Zelloberfläche** anlagern. Bakteriophagen, also Viren, die Bakterien infizieren, sind häufig hochspezialisiert auf einen bestimmten Subtypus, so daß sich mit diesen Erregern bakterielle Untergruppen genauer differenzieren lassen als mit anderen serologischen Verfahren. Für Poliomyelitisviren sind Menschen das einzige natürliche Erregerreservoir. Im Labor konnten ebenfalls Affen und nach mehreren Passagen auch Mäuse, Baby-Hamster und Hühnerembryos infiziert werden. Der für Polioviren notwendige Rezeptor besteht aus *Lipiden* und *Glykoproteinen.* Darüber hinaus benötigt der Erreger für die Adsorption auch eine bestimmte Elektrolytkonzentration. Untersuchungen konnten zeigen, daß Polioviren nicht rein neurotrop sind, wie ursprünglich vermutet, sondern auch Schleimhautgewebe des Intestinaltraktes, lymphatisches Gewebe und andere Gewebe infizieren.

11.7 Diagnostik

In der Virusdiagnostik ist ein wichtiges Verfahren die Anzüchtung der Erreger auf Zellkulturen. Hierbei muß zwischen 3 Arten unterschieden werden:

1. **Primäre Zellkulturen:** Es handelt sich um eine Kultur, die unmittelbar von einem Organ (menschlichen oder tierischen Ursprungs, häufig Affennierenzellen, menschliche Amnionzellen) gewonnen wurde. Diese Zellen werden durch ein proteolytisches Enzym (Trypsin) aus dem Gewebsverband gelöst. Nach intensiver Weiterbehandlung wird eine Zellsuspension in ein geeignetes Gefäß gegeben. Dort wachsen die Zellen an und bilden durch Vermehrung schließlich eine bodenbedeckende Zellage *(Monolayer).*
2. **Diploide Zellstämme:** Dafür benötigt man Zellen eines einheitlichen Typs (menschliche embryonale Fibroblasten etc.). Diese bieten den Vorteil, daß sie *häufiger subkultiviert* werden können. Auch behalten sie ihre *Spezifität für bestimmte Virusarten.*
3. **Permanente Zellinien:** Sie stammen aus *Tumorgewebe* oder durch Onkoviren *transformierten Zellkulturen.* Bekannt geworden ist die sogenannte HeLa-Linie, die aus einem menschlichen Zervixkarzinom gewonnen wird.

Die Zellkulturen werden mit je nach Infektionsart geeignetem Untersuchungsmaterial beimpft. Durch virale Vermehrung kommt es zur typischen Veränderung der Kulturen.
An erster Stelle ist der sogenannte **zytopathische Effekt** zu nennen, der auf dem Absterben infizierter Zellen basiert. Hierbei treten unterschiedliche Veränderungen im Zellrasen auf, die sowohl durch die Zellart als auch durch die Viren bedingt sein können, und oft zur Identifizierung der Erreger ausreichen.
In einer Zellkultur sich vermehrende Viren können ferner mit dem **Immunfluoreszenzverfahren** dargestellt werden. Bei dieser serologischen Methode werden markierte Antikörper gegen die vermuteten Viren (Antigen) zu der Kultur gegeben. Nach einer Inkubationszeit wird die Kultur „gewaschen", so daß nur Antigen (Virus)-Antikörperkomplexe im Fluoreszenzmikroskop zu sehen sind.
Andere Verfahren in Zellkulturen in Stichworten:

- **Autoradiographie**
  Bausteine der Nukleinsäuresynthese werden radioaktiv markiert und zu einer infizierten Zellkultur gegeben. Ort und Umfang der Biosynthese können aufgrund der Verteilung der Radioaktivität bestimmt werden (eher für Forschungszwekke).
- **Nukleinsäure-Hybridisierung**
  Zur getrennten Doppelstrang-DNA wird radioaktiv markierte und spezifische Einzelstrang-DNA gegeben. Es folgt die Messung der nach Auswaschung noch bestehenden Radioaktivität, die Rückschlüsse auf die Identität der Viren zuläßt.

Eine wichtige diagnostische Methode – besonders bei Orthomyxoviren, Paramyxoviren und Togaviren – ist die **Hämadsorption.** Diese beruht darauf, daß beim Ausschleusen der Viruspartikel aus der Zelle einige virale Elemente wie Hämagglutinine in die Zellmembran mit eingebaut werden. Dies verleiht diesen Zellen die Fähigkeit, rote Blutkörperchen an der Oberfläche zu adsorbieren.

Neben den qualitativen Verfahren existieren auch quantitative, zum Beispiel die **quantitative Plaque-Methode,** bei der nach Spezialbehandlung der infizierten Zellkulturen die Plaques ausgezählt werden. Außer der Erregerbestimmung ist auch die Diagnostik auf der Basis *spezifischer Antikörper* von großer Bedeutung. Hier gilt, daß in der Regel eine zweimalige Bestimmung erforderlich ist, um den Titerverlauf beobachten zu können.

Eventuell kann das Vorliegen einer *frischen Infektion* durch den Nachweis virusspezifischer **IgM-Antikörper** gesichert werden. Folgende Testmethoden finden Anwendung: Komplementbindungsreaktion, Immunadhärenz, Hämagglutinationshemmtest, Neutralisationstest, indirekte Immunfluoreszenz, ELISA (Enzyme linked immuno sorbent assay), RIA (radioimmuno assay).

11.8 Infektionsverlauf

Die Kenntnis des Verlaufes einer viralen Infektion ist Voraussetzung dafür, daß die mikrobiologische Diagnostik gezielt vorbereitet werden kann, ob also Blut-, Urin- oder Gewebsproben genommen werden müssen. Von zentraler Bedeutung ist neben der direkten Erregerbestimmung der Antikörpernachweis.

11.9 Antivirale Chemotherapie

Die Problematik der antiviralen Chemotherapie beruht darauf, daß die Virusvermehrung in den Wirtszellen abläuft, die Erreger also inhibiert werden müssen, ohne die Wirtszelle zu schädigen und auch darauf, daß zum Zeitpunkt der ersten klinischen Symptome die Infektion meist schon den Zenit überschritten hat.

Im folgenden werden einige Substanzen kurz in ihrer Wirkungsweise beschrieben:

Aciclovir wirkt gegen Herpes- und Varizella-Zoster-Viren. Es ist ein Guanosin-Analogon, das als Triphosphat die virale DNA-Polymerase behindert und in die DNA integriert wird.

Vidarabin wird von zellulären Enzymen phosphoryliert und blockiert ebenfalls die DNA-Polymerase. Empfindliche Viren: alle menschlichen Herpesviren und Vacciniavirus.

Ganciclovir hemmt die Nukleinsäurensynthese in virusinfizierten Zellen. Es wirkt insbesondere gegen Zytomegalieviren, in geringerem Maße gegen Epstein-Barr- und Herpes-simplex-Viren.

Amantadin hat eine antivirale Potenz in erster Linie gegenüber Influenzaviren der Gruppe A, abgeschwächt auch gegenüber Röteln- und Parainfluenzaviren. Es verhindert die Freisetzung des viralen Genoms in das Zytoplasma. Resistente Viren weisen eine Veränderung des Matrixproteins auf.

Amantadin wirkt vor allem bei *prophylaktischer Gabe,* während der Einsatz als Therapeutikum von geringem Effekt ist. Nebenwirkungen wie Ängste und Benommenheit verschwinden rasch nach Absetzen des Medikamentes.

Ein neu entwickeltes Derivat – **Rimantadin** – ist von vergleichbarer Wirksamkeit und dabei weniger toxisch.

Azidothymidin gehört mit einigen anderen Wirkstoffen zu den Chemotherapeutika, die die reverse Transkription (zum Beispiel der Retroviren und Hepadnaviren) behindern. Da die reverse Transkription keine Rolle für die Vermehrung oder Funktion der Wirtszellen spielt, wird mit Azidothymidin eine *hohe Selektivität* erreicht. Die Substanz wird in die transkribierte DNA des Virus eingebaut und blokkiert die Verlängerung der Kette.

Derivate der **Deoxyuridine** beeinflussen als Nukleosidanaloga nach Einbau in die DNA die Proteinsynthese. Es werden veränderte Proteine produziert. Das Wirkungsspektrum umfaßt Herpes- und Vacciniaviren.

Der Wirkungsmechanismus der **Trifluridine** läßt sich mit dem der Deoxyuridine vergleichen. Es handelt sich um eine Analogsubstanz, für die es allerdings nur eine Indikation gibt, und zwar *Herpes-simplex-Keratitiden.*

Interferone, bei denen es sich um vom Körper produzierte Proteine handelt, werden in α, β und γ-Interferone unterteilt. Während β-Interferon von prinzipiell allen Zellen produziert werden kann, entsteht α-Interferon hauptsächlich in Zellen des Knochenmarks, der Milz und in Makrophagen. Interferone besitzen *antivirale Aktivität, behindern die Zellproliferation* und beeinflussen das Immunsystem, besonders durch Aktivierung von natural-killer-Zellen (NK). γ-Interferon hat deutliche Wirkung auf Makrophagen. Die Interferone sind *häufig wirtsspezifisch* (Huhninterferon zeigt weniger als 0,1% seiner normalen Wirksamkeit in Mäusezellen). Allerdings findet man in der Aktivität von Interferonen aus Affennierenzellen nach Übertragung auf menschliche Zellen keinen Unterschied. Auch können Interferone des Menschen problemlos auf zahlreiche Säugetiere übertragen werden. **Spezifität gegenüber Viren besteht nicht.** Als unspezifisches Agens des Immunsystems, das rasch produziert wird, ist Interferon ein wichtiges Element des *frühen Abwehrsystems*, das die Phase bis zur Entwicklung einer wirkungsvollen spezifischen Reaktion überbrückt. Interferon wird von virusinfizierten Zellen gebildet – sobald die Virusreifung beginnt – und sezerniert. Die Menge des produzierten Interferons hängt vom Virustyp ab. Günstige Bedingungen liegen vor, wenn die Proteinsynthese durch das Virus nicht frühzeitig blockiert wird und/oder die Schädigung der Zelle nicht zu ausgeprägt ist. Die Bildung von Interferon kann ebenfalls von Bakterien, Rikkettsien, bakteriellem Endotoxin u. a. induziert werden. Freigesetztes Interferon bindet sich mittels Rezeptoren an Zellen, regt diese zur Produktion eines antiviralen Proteins an und schützt sie auf diese Weise zwar nicht vor dem Eindringen des Virus, jedoch vor der intrazellulären Vermehrung.

Als *Therapeutikum* könnten die Interferone sehr wertvoll sein, wäre ihre Wirksamkeit nicht in verschiedener Hinsicht begrenzt: Die Effektivität der Interferone ist nur von kurzer Dauer, nicht zuletzt weil in bereits infizierten Zellen die Synthese viraler Proteine noch nicht begonnen haben darf. Ferner sind bei Verabreichung hoher Dosen *schwere Nebenwirkungen* zu beobachten.

12 Spezielle Virologie

12.1 Poxviridae

12.1.1 Vacciniavirus

Bei einer Größe von etwa 230 × 300 nm ist das **Pokkenvirus** gerade noch *lichtmikroskopisch* erkennbar. Es handelt sich um ein quaderförmiges DNA-Virus mit einer lipoproteinhaltigen Hülle. Mit diesem weist das **Vacciniavirus,** dessen Ursprung nicht mehr nachzuverfolgen ist, eine weitgehende morphologische Übereinstimmung auf. Gemeinsam gehören sie zur Gruppe der Orthopoxviren. Beide vermehren sich vorzugsweise in epidermalen Zellen, und zwar im Zytoplasma. Hier bilden sie eosinophile Einschlußkörperchen *(Guarnieri-Körperchen).* Genetische Rekombinationen treten auf, allerdings nur zwischen Vertretern derselben immunologischen Gruppe.

Bis zur Abschaffung der Impfpflicht gegen Pocken im Jahre 1976 diente das Vacciniavirus als Impfvirus. 1980 wurde von der WHO die Ausrottung der Pocken bekanntgegeben.

Der Familie der Poxviridae gehört auch das **Molluscum-contagiosum-Virus** an. Es wird durch direkten Kontakt von Mensch zu Mensch – auch Sexualkontakt – übertragen und verursacht gutartige Hauttumore (Dellwarzen), die nach einigen Monaten spontan abheilen.

12.2 Herpetoviridae

Die Gruppe der Herpesviren umfaßt zahlreiche Arten, denen die doppelsträngige DNA, ein kubisches Kapsid, ein Durchmesser von 150–160 nm und eine ätherempfindliche Hülle gemeinsam sind.

12.2.1 Herpes-simplex-Virus

Man unterscheidet:

- **Herpes-simplex-Virus Typ 1** (Herpes labialis)
- **Herpes-simplex-Virus Typ 2** (Herpes progenitalis).

Es treten Primär- und Sekundärinfektionen auf. Die *Primärinfektion* verläuft meist *inapparent,* anschließend persistieren die Viren in den sensorischen Ganglien. Durch unspezifische Stimuli (Erkältung, Fieber, Menstruation, UV-Strahlen u. a.) können *Sekundärinfektionen* (rekurrierende Infektionen) ausgelöst werden. Diese werden von Serumantikörpern nicht verhindert, da sich die Viren von Zelle zu Zelle ausbreiten:

Infektionen mit **Herpes-simplex-Virus Typ 1:**

- *Gingivostomatitis* – häufig bei apparent verlaufender Primärinfektion besonders der Kleinkinder
- *Keratokonjunktivitis* – als Primär- und Sekundärinfektion, letztere auch in Form einer Keratitis dendritica, als Ulcus corneae oder als Bläschen am Augenlid
- *Eczema herpeticum* – Primärinfektion bei Patienten mit chronischem Ekzem; teilweise ausgedehnte Bläschenbildung mit hohem Fieber, selten letaler Ausgang
- *Meningoenzephalitis* – schwere Primärinfektion mit hoher Letalität, Überlebende weisen oft Dauerschäden auf
- *Herpes labialis, faciei* – typische Sekundärinfektion mit rasch ulzerierenden Bläschen im Mund- oder Gesichtsbereich, keine Narbenbildung.

Infektionen mit **Herpes-simplex-Virus Typ 2:**

- *Herpes genitalis* – Bläschen und Ulzera in der Vagina, an der Zervix, der Vulva, dem Penis und dem Analbereich; Primär- und Sekundärinfektion
- *Herpes neonatalis* – durch Kontakt mit Herpesbläschen im Geburtskanal kann es bei den Neugeborenen zu einer Sepsis mit häufig letalem Ausgang kommen; Prophylaxe: Kaiserschnitt. Im Gegensatz zum GK, in dem auch pränatale Infektionen erwähnt werden, wird ein solcher Infektionsweg von Autoren mikrobiologischer Literatur abgelehnt.

Infektionen, die von **Herpes-simplex-Virus Typ 1 und 2** hervorgerufen werden:

- *Traumatischer Herpes* – Kontamination einer Wunde; oft bei Pflegepersonal und Zahnärzten
- *Akute herpetische Rhinitis* – primäre oder sekundäre Infektion der Nase.

Die Primärinfektion mit Herpes-simplex-Virus Typ 1 findet meist im Kindesalter statt. Die Übertragung erfolgt durch Speichel, aber auch durch kontaminierte Gegenstände. 70–90% der Erwachsenen besitzen Antikörper gegen Herpesvirus Typ 1.

Herpesvirus Typ 2 erwirbt man entweder bei der Geburt oder durch Geschlechtsverkehr.

Therapie: Es eignen sich Chemotherapeutika wie Desoxyuridin, Trifluorthymidin, Vidarabin und **Aciclovir.** In der Regel werden die Substanzen lokal aufgetragen. Generalisierte Infektionen behandelt man systemisch. Die Chemotherapie bietet leider nur einen eingeschränkten Erfolg. Gute Wirksamkeit zeigt hingegen die Prophylaxe mit Aciclovir. Nach Absetzen des Medikaments treten die Rezidive in unverminderter Intensität auf.

12.2.2 Varizella-Zoster-Virus

Das morphologisch mit dem Herpes-simplex-Virus identische Varizella-Zoster-Virus ist sowohl Erreger der Varizellen (Windpocken) als auch des Zosters (Gürtelrose).

Varizellen (Windpocken)

Das Virus gelangt über die Schleimhäute des Nasen-Rachen-Raums in das Blut und von dort in die Haut. Hier bilden sich rötliche Papeln, die dann zu linsengroßen Bläschen werden. Die Inkubationszeit beträgt 14–21 Tage. Die Erkrankung hinterläßt eine lang andauernde *Immunität.*

Varizellen haben einen hohen Kontagionsindex, so daß viele Kinder sie bis zum Ablauf des 6. Lebensjahres durchgemacht haben. Die Übertragung erfolgt durch Tröpfchen.

Aufgrund des hohen Durchseuchungsgrades treten nur selten Varizellen während einer Schwangerschaft auf. Auch im Falle einer Erstinfektion scheinen die rasch gebildeten Antikörper dem Embryo bzw. Föten ausreichend Schutz zu gewähren, so daß nur *selten pränatale Infektionen* beobachtet werden. Hingegen ist die passive, von der Mutter erworbene Immunität nicht genügend, wenn eine Varizellen-Infektion der Mutter in die *perinatale Phase* (fünf Tage vor bis zwei Tage nach der Geburt) fällt. Dann droht eine schwere, unter Umständen lebensbedrohliche Erkrankung des Kindes, die nur durch Gabe von Immunglobulinen positiv beeinflußt werden kann. Erkrankt die Schwangere an einem Herpes zoster, besteht keine Gefahr, da es sich hier um ein endogenes Rezidiv handelt (siehe auch Abschnitt Zoster), und auf jeden Fall spezifische Antikörper vorhanden sind.

Zoster (Gürtelrose)

Es handelt sich um eine entzündliche Reaktion der dorsalen Nervenwurzeln und Ganglien. Die Verteilung der Hautläsionen – sie ähneln morphologisch den Windpocken – folgt streng dem Innervationsgebiet der betroffenen Nervenwurzeln. Sonderfälle: Zoster ophthalmicus und Zoster opticus. Ursache des Zosters sind nach einer Varizelleninfektion in Spinalganglien persistierende Viren; man spricht von einem *endogenen Rezidiv.* Diese Zostererkrankung betrifft hauptsächlich Erwachsene. Kinder können sich bei einem erkrankten Erwachsenen anstecken und Windpocken bekommen.

Therapie: In schweren Fällen einer Varizellen-Infektion kann **Aciclovir** gegeben werden. Der Herpes zoster läßt sich bei frühzeitiger Gabe dieser Substanz in seinem Verlauf mildern. Abwehrschwache Patienten können mit spezifischen Immunglobulinen geschützt werden.

12.2.3 Zytomegalievirus

Auch das Zytomegalievirus ist morphologisch nicht vom Herpes-simplex-Virus zu unterscheiden.
Folgende Infektionen sind bekannt:

- *Pränatale Infektion* – die Erreger gelangen diaplazentar von der infizierten Mutter auf das Kind. Geschieht dies in den ersten 6 Monaten der Schwangerschaft, können schwere Schäden des Feten die Folge sein. Dazu gehören häufig Frühgeburten, Vergrößerung von Leber und Milz, Ikterus gravis, intrakranielle Verkalkungen (meist periventrikulär), Mikrozephalie, Skelettveränderungen, Hydrozephalus etc. Hohe Letalität!
- *Perinatale Infektion* – Ursache hierfür kann die Passage des Kindes durch einen infizierten Geburtskanal, erregerhaltige Muttermilch oder eine Austauschtransfusion sein. Neben in der Regel asymptomatischen Verläufen beobachtet man besonders bei Frühgeburten nach Austauschtransfusion schwere Krankheitsbilder.
- *Postnatale Infektion* – sie ähnelt in den ersten Lebensjahren der pränatalen Form. Im Jugendlichen- und Erwachsenenalter beobachtet man das Zytomegalievirus häufig bei abwehrschwachen Personen. Bevorzugte Manifestationsorte sind die Leber (Hepatitis, Ikterus) und der Respirationstrakt (interstitielle Pneumonie). Spontan oder nach Infusion von infiziertem Frischblut treten oft mononukleoseähnliche Symptome auf.

Als wesentliches Charakteristikum haben Zytomegalieviren mit anderen Herpesviren die **Viruspersistenz** im einmal befallenen Wirtsorganismus gemein. Vermutlich persistieren sie in Leukozyten oder Lymphozyten. Der Durchseuchungsgrad der Bevölkerung liegt zwischen 50 und 100%. Die Viren werden über den Nasen-Rachen-Raum und den Urogenitaltrakt ausgeschieden. Häufigste Übertragungsweisen: diaplazentar, perinatal (Geburtskanal, Muttermilch, Austauschtransfusion), sexueller Kontakt und Bluttransfusion.
Für die virostatische Therapie von Zytomegalieinfektionen eignen sich Vidarabin und Ganciclovir.

12.2.4 Epstein-Barr-Virus

Morphologisch nicht von anderen Herpesviren zu unterscheiden, besitzt das Epstein-Barr-Virus jedoch eine andere Antigenität. Das Virus ist Erreger der **infektiösen Mononukleose** (Pfeiffer-Drüsenfieber), einer Erkrankung, die vor allem bei Kindern und jugendlichen Erwachsenen auftritt.
Die Inkubationszeit beträgt 5–12 Tage. Zum Krankheitsbild gehören ein fieberhafter Infekt (mit Angina oder katarrhalischer Pharyngitis), Lymphadenitis, Milzvergrößerung, Hepatitis und Blutbildveränderungen. Exanthem sowie Beteiligung der Lunge, des Herzens und des ZNS sind möglich.
Das Epstein-Barr-Virus kann nach abgelaufener Krankheit über viele Jahre in den Leukozyten persistieren.
Zum *Erregernachweis* verwendet man die **Paul-Bunnell-Reaktion.** Hierbei handelt es sich um eine sogenannte Kreuzreaktion, die darauf beruht, daß zwei Antigene verschiedener Arten gemeinsame Determinanten besitzen. Im Fall der Paul-Bunnell-Reaktion sind es das Epstein-Barr-Virus und Schafserythrozyten. Gibt man also zu Patientenserum, das Antikörper enthält, Schafserythrozyten, so kommt es zu einer Agglutination.
Das Pfeiffer-Drüsenfieber wird durch Tröpfchen oder Speichel übertragen („kissing disease"). Meist verläuft die Infektion inapparent. Die abgelaufene Erkrankung hinterläßt eine dauerhafte Immunität.
Epstein-Barr-Viren nutzen zunächst eine Struktur auf der Zellmembran von B-Lymphozyten als Rezeptor, um anschließend in die Lymphozyten einzudringen. Die Viren können eine **onkogene Transformation der B-Lymphozyten** induzieren. Sie übernehmen hierbei die Rolle des Katalysators. Folgende Krankheitsbilder können resultieren:

- Burkitt-Lymphom
- B-lymphoproliferatives Syndrom immunschwacher Patienten
- Lymphoepitheliales Nasopharynxkarzinom.

12.2.5 HHV-6

Das HHV-6 (Humanes Herpes-Virus-6) wurde 1986 als Erreger des **Exanthema subitum** oder Roseola infantum (schlicht: Drei-Tage-Fieber) entdeckt. Die Infektion ist in erster Linie bei Kleinkindern verbreitet und beginnt mit 3–4 Tage anhaltendem Fieber, das bei Auftreten des Exanthems abklingt. Gelegentlich findet man gleichzeitig leichte katarrhalische Erscheinungen. Die Erkrankung bildet sich ohne Dauerschäden wieder zurück. Wie für die Familie der Herpesviren typisch, persistiert auch HHV-6 lebenslang im Wirtsorganismus.

12.3 Hepadnaviridae

12.3.1 Hepatitis-B-Virus (einschließlich Delta-Virus)

Das Hepatitis-B-Virus kann keiner Kategorie zugeordnet werden. Man hat jedoch in den letzten Jahren ähnliche Viren in verschiedenen Tierarten nachgewiesen, die ebenfalls Hepatitiden hervorrufen. Unter der Bezeichnung Hepadna **(Hepatitis-assoziierte DNA-Viren)** werden diese Viren nun zusammengefaßt.

Das Hepatitis-B-Virus enthält als Nukleinsäure DNA, sein Durchmesser beträgt 42–45 nm. Die äußere Hülle (surface) des kugeligen Partikels, das nach seinem Entdecker **Dane-Partikel** genannt wird, enthält das Hepatitis-B-surface-Antigen = HB_sAg (früher auch Australia-Antigen). Im Innenkörper (core) ist das Kernantigen = HB_cAg lokalisiert. Eine Komponente davon bildet das HB_eAg.

Hepatitis-B-Infektionen entstehen in erster Linie durch **parenterale Übertragung** von Blut und Blutprodukten. Auch andere Körperflüssigkeiten (Speichel, Tränen, Samenflüssigkeit) müssen als potentiell infektiös angesehen werden. Typisch ist die lange Inkubationszeit, die ca. 60–160 Tage beträgt. Das klinische Bild wird durch ein *längeres Prodromalstadium* geprägt, zu dem gastrointestinale Symptome und Allgemeinerscheinungen zählen, woran sich die *ikterische Phase* mit Dunkelfärbung des Urins und Entfärbung des Stuhls anschließt. Es tritt eine Gelbfärbung der Skleren auf. Der Ikterus kann 30 Tage und länger dauern.

In 0,5–1% der Fälle findet man fulminante Verläufe mit letalem Ausgang *(Leberzerfallskoma)*. Bei etwa 10% aller Hepatitis-B-Infektionen treten *chronisch persistierende* oder *chronisch aggressive Hepatitiden* mit Viruspersistenz auf. Letztere können in eine **Leberzirrhose** übergehen. Alle Patienten mit chronischen Verlaufsformen sind ferner durch ein **primäres Leberzellkarzinom** gefährdet, wobei vermutlich die Hepatitis nicht alleinige Ursache ist, sondern das Zusammentreffen mehrerer Kofaktoren eine solche Entwicklung begünstigt.

Pränatale Hepatitis-B-Infektionen führen nicht zu Embryopathien. Erkrankt die Schwangere in den letzten Wochen vor der Entbindung an Hepatitis B, nimmt man heute die Möglichkeit einer intrauterinen Infektion an; diese ist jedoch nicht eindeutig bewiesen. Ungünstiger sind **perinatale Infektionen,** die immer zu Infektionen des Neugeborenen führen, wenngleich sie gelegentlich auch blande verlaufen. Die Säuglinge werden in jedem Fall nach der Geburt geimpft (Simultanimpfung). Unabhängig vom Verlauf muß nach der Neugeborenen-Hepatitis in höherem Maße als bei Erwachsenen mit der Entwicklung einer Zirrhose oder eines Leberzellkarzinoms gerechnet werden.

Diagnostik: Hepatitis-B-Viren können nicht in vitro gezüchtet werden, so daß sich die Labordiagnostik auf den Nachweis der Virusantigene bzw. der korrespondierenden Antikörper stützt. Um die verwirrenden Konstellationsmöglichkeiten nachweisbarer Antigene und Antikörper je nach Krankheitsphase überschaubar zu machen, folgt eine kurze Übersicht der Hepatitis-B-Infektion im serologischen Bild:

- akute Infektion – HBsAg, Anti-HBc, Anti-HBc-IgM, HBeAg, HBV-DNA
- abgelaufene Infektion – Anti-HBs, Anti-HBc
- chronisch persistierende Infektion – HBsAg, Anti-HBc, evtl. HBeAg + Anti-HBe
- chronisch aggressive Infektion – HBsAg, Anti-HBc, HBeAg, Anti-HBe, HBV-DNA
- Z. n. Impfung – Anti-HBs.

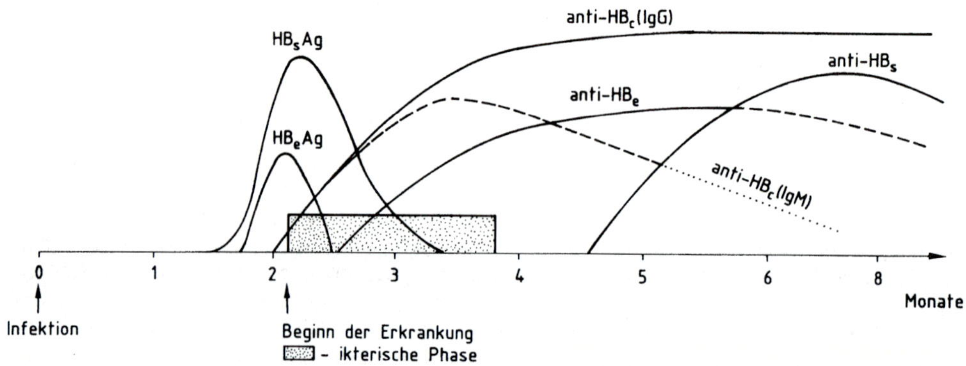

Abb. 12.1 Relative Konzentration von Antigenen und Antikörpern bei einer Hepatitis-B-Infektion

Folgende Laborverfahren sind von Bedeutung: **RIA, ELISA, Immunfluoreszenz** bei Leberbiopsieproben und **Hybridisierung.** Seitdem alle Blutspender routinemäßig auf HB_sAg untersucht werden, ist das Hepatitis-B-Virus nur noch selten Ursache einer Posttransfusionshepatitis (unter 10%). Gefährdet sind Dialyse-Patienten und solche, die häufig Blutprodukte erhalten ebenso wie medizinisches Personal, das regelmäßig Blutkontakt hat. Ferner sind Drogensüchtige und Angehörige von HB_sAg-positiven Personen einem erhöhten Infektionsrisiko ausgesetzt. Übertragungen bei Akupunktur, Maniküre, Tätowierung etc. können beobachtet werden, wobei die Ursache hierfür in einer unzureichenden Desinfektion der jeweiligen Instrumente liegt.

Da eine spezifische Therapie bisher nicht möglich ist, steht die **Prophylaxe** im Vordergrund. Als wichtigste Maßnahme muß die Beachtung hygienischer Prinzipien gelten – besonders im Krankenhausbereich. Vorsicht beim Umgang mit Blut und anderen Körpersekreten von Patienten! Blut mit Einmalhandschuhen abnehmen!

Bei Verdacht auf eine Infektion kann eine **passive Immunisierung** mit Hepatitis-B-Immunglobulin durchgeführt werden, die spätestens 6 Stunden nach der Infektion erfolgen sollte.

Für infektionsgefährdete Personen (Ärzte, medizinisches Personal etc.) hat sich die **aktive Immunisierung** mit einem gentechnisch hergestellten Impfstoff, der HBsAg enthält, durchgesetzt. Eine erfolgreiche Grundimmunisierung gewährleistet einen nahezu 100% Schutz.

Hepatitis Delta

Es handelt sich um ein RNA-Virus mit einem Kern aus RNA und Delta-Antigen sowie einer Außenhülle, die aus HB_sAg gebildet wird. Die Ursache für diese Konstellation liegt darin, daß das Hepatitis-Delta-Virus **replikationsdefekt** ist und sich nur in Anwesenheit von Hepatitis-B-Viren oder anderen Hepadnaviren vermehren kann. Während die gleichzeitige Infektion mit Hepatitis-B-Virus und Hepatitis Delta bei normalem Verlauf keinen Einfluß auf die Entstehung einer chronischen Hepatitis hat, kann die Superinfektion eines HB_sAg-Trägers mit Hepatitis Delta schwere, zum Teil tödliche Erkrankungen provozieren.

12.4 Adenoviridae

Adenoviren (Größe 70–90 nm) besitzen eine doppelsträngige DNA. Das kubische Kapsid besteht aus 252 Kapsomeren. Eine Lipoidhülle fehlt. 40 Serotypen der humanen Adenoviren sind bekannt, davon werden die Typen 1–8, 11, 14 und 21 am häufigsten bei Erkrankten isoliert.

Infektionen mit Adenoviren manifestieren sich hauptsächlich an folgenden Organen/Organsystemen:

- Im Bereich des **Respirationstrakts** (Typ 1–5, 7, 21) verursachen Adenoviren häufig Rhinitis und Pharyngitis. Je nach Virustyp beobachtet man influenzaähnliche Infektionen oder auch Pneumonien – besonders bei Kleinkindern und Säuglingen.
- **Augeninfektionen** imponieren als einfache Konjunktivitis (Typ 3, 4, 7) bis hin zur hochinfektiösen epidemischen Keratokonjunktivitis (Typ 8, 19, 37).
- Die durch Adenoviren (Typ 40, 41) verursachte **Gastroenteritis** steht bei Kleinkindern in der Häufigkeit an zweiter Stelle nach den Rotaviren.

Die meisten Infektionen mit Adenoviren verlaufen so leicht, daß Impfungen nicht notwendig sind. Im militärischen Bereich führt man sie allerdings gelegentlich durch. Die Therapie erfolgt symptomatisch, wobei immer an eine mögliche bakterielle Superinfektion zu denken ist.

12.5 Papovaviridae

Der Begriff Papovaviren ergibt sich aus der Aneinanderreihung der Anfangssilben der drei Hauptvertreter dieser Gruppe: Papilloma-, Polyoma- und Vacuolating-Virus. Die typische Form dieser *DNA-Viren* ist der Ikosaeder (Zwanzigflächner). Eine Hülle besitzen sie nicht.

Alle Papovaviren induzieren **benigne oder maligne Tumoren.**

Das SV 40-Virus, das natürlicherweise in Rhesusaffen vorkommt und bei diesen keine Krankheitserscheinungen hervorruft, führt nach Inokulation bei neugeborenen Hamstern zu Sarkomen und bei jugendlichen Hamstern zu Lymphomen. In Kulturen animaler und menschlicher Zellen zeigen sich nach Beimpfung mit dem SV 40-Virus Transformationen.

12.5.1 Papillomavirus

Es handelt sich um ein Spezies-spezifisches Virus, das bei Tieren und Menschen **Warzen** hervorruft (Verruca vulgaris, plana, plantare, genitale = Kondylome und Papillome). Diese benignen Epitheltumoren sind meist monoklonal (von einer Zelle ausgehend) mit Ausnahme der polyklonalen genitalen Warzen. Man findet Warzen des Papillomavirus überwiegend bei Kindern und Jugendlichen.
Das Papillomavirus kann auch in verschiedenen **malignen Tumoren** nachgewiesen werden:

- Plattenepithelkarzinom der Haut – vorwiegend Typ 5 und 8
- Zervix-, Vulva-, Vagina-, Penis- und Analkarzinome – vorwiegend Typ 16 und 18
- Larynxkarzinom – Typ 16, 18 und 30
- Zungenkarzinom – Typ 2 und 16
- Ösophaguskarzinom – Typ 16 und 18.

Wie für dieses Virus typisch, findet man es nicht in die zelluläre DNA integriert, sondern es zeigen sich multiple zirkuläre Moleküle viraler DNA.

12.6 Parvoviridae

12.6.1 Parvovirus des Menschen

Parvoviren sind kleine Viren mit einem Durchmesser zwischen 18 und 28 nm, in denen die DNA als Einzelstrang vorliegt. Die **Parvoviren Typ B19** des Menschen sind zwar nicht defekt, kommen also ohne Helferviren aus, benötigen aber sich teilende Zellen zur Vermehrung. Sie verursachen das besonders bei Kindern verbreitete **Erythema infectiosum** (Ringelröteln), ein vorwiegend auf das Gesicht und die Extremitäten ausgedehntes makulopapulöses Exanthem. Bei Personen mit Hämoglobinopathien kann es **aplastische Krisen** auslösen. Primärinfektionen in der frühen Schwangerschaft führen wahrscheinlich zu Aborten, im letzten Trimenon zu einem Hydrops fetalis.

12.7 Reoviridae

12.7.1 Rotavirus

Aus der Familie der Reoviren sind Rotaviren die für den Menschen wichtigsten Vertreter. Die Partikelgröße beträgt ca. 65 nm. Ein doppelschaliges Kapsid von der Form eines Ikosaeders enthält doppelsträngige RNA. Vier serologische Typen sind bekannt.
Die Übertragung der Rotaviren erfolgt *fäkal-oral.* Im **Dünndarmepithel** vermehren sich die Erreger. Klinische Erscheinungen treten nach einer Inkubationszeit von 2–4 Tagen auf. Dabei stehen Erbrechen, Durchfall und Fieber im Vordergrund. Da der Patient durch die Exsikkose gefährdet ist, wie bei anderen Gastroenteritiden auch, muß die Flüssigkeits- und Elektrolytsubstitution gewährleistet sein.
Die Infektion hinterläßt keine sichere Immunität, was einerseits durch die Mehrzahl der Serotypen bedingt ist, andererseits wahrscheinlich durch das Nachlassen der Schleimhautimmunität.
Von Rotavirusinfektionen sind vor allem **Säuglinge** und **Kleinkinder** betroffen. Als Ansteckungsquelle dienen neben akut erkrankten Personen auch Keimträger ohne Krankheitssymptome. Eine jahreszeitliche Häufung der Erkrankung findet man in den **Wintermonaten.**

12.8 Togaviridae

Die Familie der Togaviren beinhaltet drei Gruppen: **Alphaviren, Rubiviren und Pestviren.** Die ursprünglich auch zu dieser Familie zählenden Flaviviren werden inzwischen als selbständige Gattung betrachtet. Im Gegenstandskatalog wird nur das Rubellavirus verlangt.

12.8.1 Rubellavirus (Rötelnvirus)

Das Rubellavirus besitzt ein helikales Nukleokapsid, umgeben von einer Hülle mit Spikes (Durchmesser ca. 50–70 nm). Es enthält eine einsträngige RNA. Es existiert nur ein Serotyp des Rubellavirus.
Bei einer Infektion gelangen die Viren in den Nasen-Rachen-Raum (Tröpfcheninfektion). Dort und in den zervikalen Lymphknoten vermehren sie sich. Die sich anschließende Virämie erlaubt eine weite Verbreitung der Viren im Organismus mit Vermehrung in verschiedenen Organen. Dadurch treten gelegentlich Komplikationen auf. Am Ende der Inkubationszeit (14–25 Tage) kommt es zum Ausbruch eines Exanthems.
Folgende **Komplikationen** sind bekannt:

- Arthralgie und Arthritis bei Frauen
- Leukopenie auf Grund der Virusvermehrung in Lymphozyten
- Thrombozytopenie
- Enzephalitis (selten).

Während eine postnatale Rötelninfektion zu den harmlosen Erkrankungen zählt, können **pränatale Infektionen** zu schweren **Embryopathien** führen. Die Gefahr, daß solche Schäden entstehen, ist vor allem dann gegeben, wenn eine nicht immune Frau sich in den ersten 16 Schwangerschaftswochen mit Röteln infiziert. Das Neugeborene kann u. a. folgende Schäden aufweisen:

- Taubheit
- Katarakt
- Mißbildungen des Herzens
- Mikrozephalie
- Hepatosplenomegalie
- Thrombozytopenie mit Purpura
- Anämie
- Niedriges Geburtsgewicht.

Zum **Erregernachweis** kann man Viren, die sich in den ersten Tagen nach Ausbruch des Exanthems im Sekret des Nasen-Rachen-Raumes oder im Blut befinden, auf Zellkulturen züchten. Ein Antikörpernachweis läßt sich mit dem Neutralisationstest, der Komplementbindungsreaktion oder dem Hämagglutinationshemmungstest durchführen. Bei letzterer Methode verwendet man Küken- oder Gänseerythrozyten. Bei der pränatalen Infektion untersucht man das Blut des Neugeborenen auf IgM-Antikörper hin. Es besteht auch hier die Möglichkeit, Viren aus dem Rachensekret bzw. aus dem Urin zu isolieren.
50% der postnatalen Rötelninfektionen verlaufen inapparent. Die *Immunität* ist in der Regel *lebenslang.* Für seronegative Mädchen und Frauen empfiehlt sich eine Schutzimpfung.
Die Antikörperbestimmung ist sehr wichtig im Rahmen der *Schwangerschaftsvorsorge.* Bei Gefahr der Rötelninfektion einer Schwangeren in den ersten Monaten sollte Humanglobulin gegeben werden. Eine aktive *Impfung während der Schwangerschaft ist kontraindiziert.* Ist es zu einer Infektion in den ersten Monaten der Gravidität gekommen, so gilt dies als Indikation für einen Schwangerschaftsabbruch.

12.9 Flaviviridae

Zur Gruppe der Flaviviren zählt man durch **Arthropoden** übertragene Viren wie das Gelbfiebervirus, die z. T. schwere Krankheitsbilder verursachen, und die nicht durch Vektoren übertragenen Hepatitis-C- und Hepatitis-G-Viren. Die Mitglieder dieser Virusfamilie besitzen einheitlich ein ikosaedrisches Kapsid mit Hülle und einem Gesamtdurchmesser von ca. 45 nm. Das virale Genom wird von Einzelstrang-DNA gebildet.

12.9.1 Dengue-Virus

Dengue-Viren werden durch **Stechmücken** (Aëdes aegypti) übertragen. Nach einer Inkubationszeit von 5–8 Tagen treten Schüttelfrost, Kopfschmerzen, Gelenkschmerzen und ein Gesichtserythem auf. Man beobachtet nach wenigen Tagen Fieberschwankungen und im Anschluß daran ein Erythem des ganzen Körpers mit Ausnahme des Gesichts.
Bei unkompliziertem Dengue-Fieber kommt es nur selten zu tödlichen Verläufen. Biopsien aus den typischen Hautveränderungen zeigten ein Anschwellen des Endothels, perivaskuläres Ödem und mononukleäre Infiltration in und um kleine Blutgefäße. **Hämorrhagisches Dengue-Fieber,** charakterisiert durch hohes Fieber, hämorrhagische Manifestationen und Schock, findet sich häufig bei Kindern, die mehrfach innerhalb eines bestimmten Zeitraumes mit verschiedenen immunologischen Typen des Virus infiziert wurden. Man nimmt eine *Überempfindlichkeitsreaktion,* möglicherweise auch vom Immunkomplextyp an. Diese Hypothese wird durch den niedrigen Gehalt an Komplement unterstützt. Andererseits sind auch

schwere Verläufe nach Erstinfektion berichtet worden. Die Letalität von hämorrhagischem Dengue-Fieber liegt bei 15%.
Dengue-Viren sind verbreitet in Europa (Mittelmeerraum), Nordafrika, Ostasien und Westindien. Ein Impfstoff konnte bisher noch nicht entwickelt werden.

12.9.2 Gelbfiebervirus

Auch hier sind **Stechmücken** (Aëdes aegypti) Vektoren der Infektion. Die Inkubationszeit beträgt 5–6 Tage. Das Krankheitsbild wird durch Symptome wie Glieder- und Kopfschmerzen, Hepatitis, gastrointestinale Störungen, Nephritis und hämorrhagische Diathesen geprägt. Die Letalität liegt bei 10%. Zur Prophylaxe steht ein Impfstoff mit *attenuierten Viren* zur Verfügung. Verbreitungsgebiet des Gelbfiebervirus: Afrika, Südamerika.

12.9.3 FSME-Virus

Das FSME-Virus ist Erreger der **Frühsommermeningoenzephalomyelitis,** die von **Zecken** (Ixodes ricinus) übertragen wird. An die Inkubationszeit von ca. 7–14 Tagen schließt sich die erste Erkrankungsphase mit Fieber, Kopf- und Gliederschmerzen, katarrhalischen Erscheinungen der oberen Luftwege und eventuell auch Magen-Darm-Beschwerden an. Es folgt ein fieberfreies Intervall von bis zu 20 Tagen. Danach kommt es zur zweiten Phase, die durch Organmanifestation und entsprechende Symptome gekennzeichnet ist. Im Vordergrund stehen zentralnervöse Erscheinungen im Sinne von *Meningitis, Menigoenzephalitis* oder *Meningoenzephalomyelitis.* Gelegentlich treten auch *Paresen* auf. Die Letalitätsrate beträgt ca. 1–2%. Das FSME-Virus ist in Rußland, Balkan und Nordeuropa verbreitet. In endemischen Gebieten steht zur Prophylaxe eine *Totvakzine* zur Verfügung.

12.9.4 Hepatitis-C-Virus, Hepatitis-G-Virus

Das **Hepatitis-C-Virus**, ein RNA-Virus, wird wie das erst vor wenigen Jahren identifizierte Hepatitis-G-Virus durch Blut, Blutprodukte, ungenügend sterilisierte medizinische Geräte, i. v.-Drogenkonsum, möglicherweise durch Sexualverkehr und perinatal übertragen. Derzeit kann bei der überwiegenden Zahl der **Transfusionshepatitiden** Hepatitis-C-Virus identifiziert werden.
Die Infektion verläuft in über 50 % der Fälle inapparent, bei den übrigen tritt nach einer Inkubationszeit von 2 bis 10 Wochen eine meist eher leichte Hepatitis auf. Auch fulminante Verläufe wurden beobachtet. Häufig schleichend und bei bis zu 70% der Infizierten entwickelt sich eine **chronische Hepatitis,** aus der zunächst eine **Leberzirrhose** und später ein **hepatozelluläres Karzinom** resultieren kann. **Hepatitis-G-Infektionen** nehmen wahrscheinlich nur selten einen chronischen Verlauf.
Diagnose der Hepatitis C: Antikörpernachweis mittels EIA, Bestätigung durch Western-Blot. Mit der PCR kann zwischen abgelaufener und persistierender Infektion differenziert werden.
Noch existiert keine Routinediagnostik für Hepatitis G.
Eine Impfung steht bisher nicht zur Verfügung, somit rücken allgemeine Maßnahmen wie das Screening von Risikogruppen und Blutspendern in den Vordergrund.

12.10 Paramyxoviridae

Paramyxoviren ähneln morphologisch den Orthomyxoviren. Sie besitzen ein helixförmiges Nukleokapsid und eine lipidhaltige Hülle mit „Spikes“. Die Größe der Viren variiert je nach Typ. Alle Paramyxoviren enthalten RNA.

12.10.1 Parainfluenzaviren

Im Jahre 1957 erkannte man die Parainfluenzaviren als Ursache *akuter Infektionen des Respirationstrakts.* Inzwischen kennt man 4 immunologische Typen.
Die Übertragung der Viren erfolgt durch Tröpfchen. Eintrittspforte und Ort der Vermehrung sind der obere Respirationstrakt. Bei Säuglingen und kleinen Kindern können allerdings auch Bronchien und Bronchioli und gelegentlich die Lungen beteiligt sein.
Die Parainfluenzaviren Typ 1 und 2 rufen bei Säuglingen und kleinen Kindern eine akute Laryngotracheobronchitis hervor; Typ 3 kann die Ursache einer *Bronchiolitis* oder einer *Pneumonie* sein. Bei Erwachsenen beobachtet man eher *inapparente Verläufe* und in manchen Fällen *milde Erkältungskrankheiten.* Parainfluenzavirus Typ 4 führt zwar nur selten zu klinisch manifesten Infektionen, aber 70–80% der zehnjährigen Kinder weisen Antikörper gegen diesen Virustyp auf.
Die Immunität nach Infektionen mit Parainfluenzaviren ist recht schwach. Dies liegt wahrscheinlich daran, daß die spezifischen IgA-Antikörper, die sich in den Sekreten der Nase befinden, spätestens 6 Monate nach der Parainfluenzainfektion sehr vermindert sind. Die spezifischen IgG-Antikörper im Serum bleiben hingegen auf einem relativ hohen Niveau. Da der Nasen-Rachen-Raum die Eintrittspforte für die Viren darstellt, ist die geringe Anzahl an IgA-Antikörpern der entscheidende Faktor.

12.10.2 Mumpsvirus

Mumps (Parotitis epidemica) zählt zu den häufigen Krankheiten von Kindern und jungen Erwachsenen. Komplikationen findet man eher bei älteren Patienten als bei jungen.
Über Tröpfcheninfektion gelangt das Virus in den oberen Respirationstrakt oder auf die Konjunktiven. Nach der ersten Virusvermehrung in der Schleimhaut des Respirationstrakts und in den zervikalen Lymphknoten kommt es zu einer Virämie mit Ansiedlung der Erreger in der Parotis. Die gelegentlich auftretenden Komplikationen lassen eine weitreichende Verbreitung der Viren im Organismus vermuten.
Auf eine Inkubationszeit von 16–18 Tagen und ein kurzes Prodromalstadium folgt die typische Schwellung der Parotis, die ein- oder beidseitig sein kann. Ein Übergreifen auf die anderen Speicheldrüsen ist möglich.
Die Viren lassen sich im Blut und im Speichel bis zu 5 Tage und im Urin bis ca. 10 Tage nach Beginn der Erkrankung nachweisen.
Pränatale Infektionen, die im ersten Trimester der Schwangerschaft auftreten, können zum *Abort* führen.
Eine recht *häufige Komplikation* bei Patienten nach der Pubertät ist die meist einseitige Orchitis mit sekundärer Atrophie. Seltenere Komplikationen sind:

- Meningitis oder Meningoenzephalitis
- Pankreatitis
- Oophoritis
- Nephritis
- Einseitige Ertaubung.

Nach der Infektion bleibt eine *dauerhafte Immunität.* **Impfungen** werden mit **attenuierten Lebendimpfstoffen** durchgeführt.

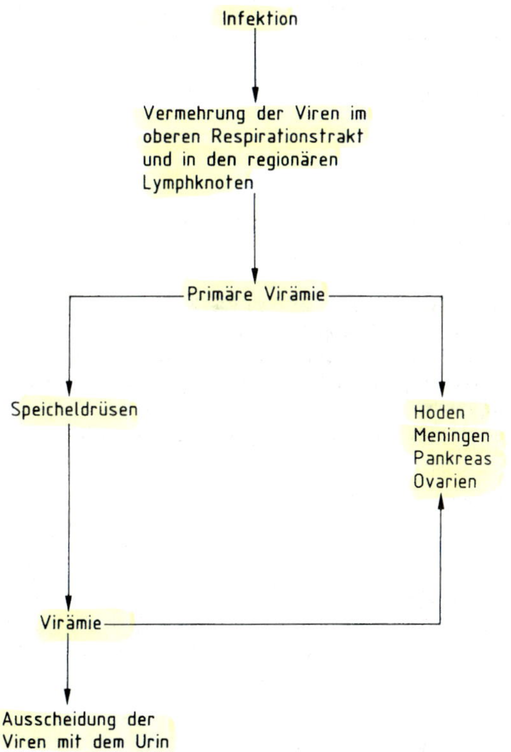

Abb. 12.**2** Schematische Darstellung der Pathogenese der Mumpsinfektion

12.10.3 Masernvirus

Der Durchmesser des Masernvirus – ein Einzelstrang-RNA-Virus – beträgt ca. 140 nm. Die umgebende Hüllmembran enthält Hämagglutinin und Hämolysin, jedoch keine Neuraminidase (wie die Parainfluenzaviren). **Natürlicher Wirt des Masernvirus ist nur der Mensch.**

Masern werden durch **Tröpfchen** übertragen, wobei meist der obere Respirationstrakt – seltener die Schleimhaut der Konjunktiven – als Einrittspforten dienen. In den ersten beiden Tagen vermehren sich die Viren in den regionalen Lymphknoten, erreichen dann durch eine erste Virämie das retikuloendotheliale System und vermehren sich dort, wobei **vielkernige Riesenzellen** entstehen. Am 5. bis 7. Tag folgt die zweite Virämie.

Das klinische Bild zeigt sich nach einer Inkubationszeit von 9 bis 12 Tagen mit unspezifischen katarrhalischen Erscheinungen, Fieber und **Koplik-Flekken** (kleine, kalkspritzerartige Exantheme) auf der Wangenschleimhaut im Prodromalstadium. Anschließend tritt das charakteristische makulopapulöse Exanthem auf, das sich von kranial nach kaudal ausdehnt.

Nicht selten kommt es bei Masern zu **Komplikationen.** Dazu gehören:

- Masernpneumonie
- Pseudokrupp
- Enzephalitis (Letalität 30–40%)
- Bakterielle Superinfektionen (Otitis u. a.)
- Aktivierung einer Lungentuberkulose
- Subakute, sklerosierende Panenzephalitis (sehr selten, tritt meist Jahre später auf, Prognose infaust).

Diagnostik: Abgesehen vom typischen klinischen Bild ist im Prodromalstadium ein Erregernachweis im Nasen-Rachensekret oder der Konjunktivalflüssigkeit möglich. Ferner können u. a. mittels KBR oder Hämagglutinationstest Antikörper nachgewiesen werden.

Die Masernerkrankung hat einen **sehr hohen Manifestationsindex**, der bei über 95% liegt (sehr beliebte IMPP-Frage!). Nach abgelaufener Infektion bleibt eine lebenslange Immunität. Insbesondere in Hinblick auf die verschiedenen Komplikationen der Maserninfektion werden **Impfungen** (Lebendimpfstoff) durchgeführt. Immunschwache Patienten erhalten eine passive Immunisierung nach Masernexposition.

12.10.4 Respiratory-Syncytial-Virus

Das Respiratory-Syncytial-Virus gilt als Hauptursache von *Infektionen des unteren Respirationstrakts,* die im Säuglingsalter auftreten. Die Bezeichnung „syncytial" weist auf die Fähigkeit des Virus hin, in Zellkulturen Riesenzellbildung zu induzieren. Nach aerogener Infektion vermehren sich die Viren im Nasen-Rachen-Raum. Bei Erwachsenen und Kindern ist in der Regel die Infektion damit beendet. Bei Säuglingen unter 8 Monaten breiten sich die Viren in 50% der Fälle bis in die unteren Abschnitte des Respirationstrakts aus. So kann es bei diesen Kindern zu folgenden Erkrankungen kommen: Bronchitis, Bronchiolitis, Bronchopneumonie und Krupp.

12.11 Orthomyxoviridae

12.11.1 Influenzavirus A und B

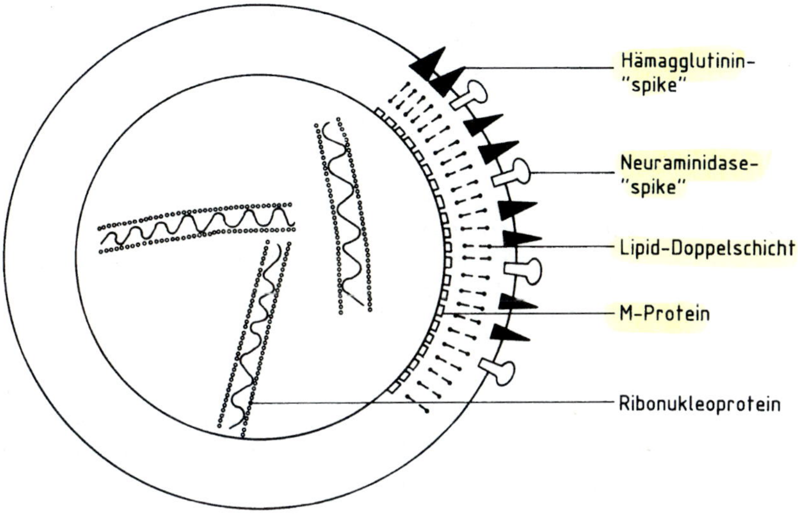

Abb. 12.3 Schematische Darstellung eines Influenzavirus

Das typische **Influenzavirus** (RNA) hat eine sphärische Form mit einem Durchmesser von 80–120 nm. Es ist von einer mit „Spikes" besetzten Hülle umgeben. Diese Spikes werden u. a. von *Hämagglutinin* und *Neuraminidase* gebildet.

Immunologisch teilt man das Influenzavirus in drei Typen (A, B und C) ein. Innerhalb der Gruppen A und B sind noch Subtypen bekannt.

Das Influenzavirus – *Erreger der Grippe* – wird durch Tröpfcheninfektion übertragen. Die Inkubationszeit beträgt 2–3 Tage. Als Eintrittspforte dient der obere Respirationstrakt, wo die Virusinfektion zu einer Schleimhautschwellung führt. Von dort breitet sich die Infektion auf die Bronchien aus. Entstandene Epithelnekrosen sind oft Basis für *bakterielle Superinfektionen.*

Häufige Komplikationen: Pneumonien (viral oder bakteriell), hämorrhagische Pneunomie, Bronchitis, Laryngo-Tracheo-Bronchitis, Pleuritis, Tonsillitis, Sinusitis, Otitis, Myoperikarditis, orthostatische Hypotonie.

Seltenere Komplikationen: Enzephalitis, Meningitis, Embryo- oder Fetopathien. Vor allem bei schweren Komplikationen sind Todesfälle nicht selten.

In den ersten Krankheitstagen gelingt der **Erregernachweis** aus Nasen- und Rachensekret durch Beimpfung empfindlicher Kulturen. Auch eine Schnelldiagnose durch Untersuchung infizierter Zellen aus dem Nasen- und Rachensekret ist möglich. Zur Anwendung kommt dabei die direkte oder indirekte Immunfluoreszenz. Antikörper gegen Influenzaviren werden mittels der Komplementbindungsreaktion oder dem Hämagglutinationshemmtest nachgewiesen.

Bei Influenzaviren der Gruppe A beobachtet man radikale Veränderungen der Antigenität. Dieses Verhalten nennt man Antigenshift. Es ist die Ursache von großen Pandemien, die alle 10–15 Jahre auftreten.

Geringere Antigenänderungen bezeichnet man als Antigendrift. Dieses Phänomen ist typisch für das Influenza-B-Virus.

Chemoprophylaxe: Antivirale Substanzen haben nur einen geringen therapeutischen Wert bei Influenzainfektionen. Amantadin hat sich jedoch als Prophylaxe bei infektionsgefährdeten Patienten bewährt. Die Impfung gegen Influenza ist in ihrer Wirksamkeit begrenzt, was an den häufigen Veränderungen des genetischen Materials dieser Viren liegt. Sie stellt aber einen guten Schutz gegen bereits bekannte Influenzaviren dar. Geimpft werden *inaktivierte Viren.*

12.12 Rhabdoviridae

12.12.1 Rabiesvirus

Tollwutviren besitzen als Genom RNA. Sie haben eine Stäbchenform mit einem Durchmesser von 70 nm und einer Länge von 210 nm. Das helikale Ribonukleokapsid ist von einer ätherempfindlichen Hülle umgeben.
Die Tollwut wird durch infektiösen Speichel übertragen. Die darin enthaltenen Viren dringen durch Hautläsionen (Bißwunde u. a.) oder durch die Schleimhaut ins Gewebe ein, um von dort entlang der Nervenbahnen bis zum Gehirn zu wandern. Es entwickelt sich eine Enzephalitis.
Die *Inkubationszeit* liegt durchschnittlich *zwischen 20 und 60 Tagen.* Dabei hängt die Dauer von der Lokalisation der Wunde (= Eintrittspforte der Viren) ab. Die lange Inkubationszeit wirkt sich günstig auf die Prognose aus, da so die Möglichkeit einer aktiven Immunisierung nach erfolgter Infektion besteht.
Zu den *Prodromalerscheinungen der Tollwut* gehören Kopfschmerzen, Fieber, Depressionen und Nervosität sowie zunehmende Empfindlichkeit der Bißstelle. In der folgenden Erregungsphase treten auf: starker Speichelfluß, Tremor, hochgradige Erregung, Atemstörungen und Krämpfe in der Schluckmuskulatur, besonders beim Anblick von Flüssigkeit oder sogar beim Gedanken daran (Hydrophobie). Die mangelnde Flüssigkeitsaufnahme hat eine Exsikkose des Patienten zur Folge. Ungefähr 3–4 Tage nach Krankheitsbeginn tritt der Tod ein.
Wenn der Kranke die Erregungsphase überlebt, entstehen nach kurzer Zeit fortschreitende Lähmungen. Bei vollem Bewußtsein stirbt er an Atemlähmung.
Ein Tier, das einen Menschen gebissen hat und bei dem Verdacht auf Tollwut besteht, sollte nach Möglichkeit isoliert und beobachtet werden. Leidet es tatsächlich an Tollwut, so wird es innerhalb von 5 Tagen verenden. Erhärtet sich der Tollwutverdacht, sollte man im Hirngewebe des Tieres – besonders im Bereich des Ammonshorns – nach *Negri-Körperchen* (intrazytoplasmatische Einschlußkörperchen) suchen. Damit ist die Diagnose gesichert. Mit der Immunfluoreszenzmethode lassen sich virale Antigene im Gehirn, im Rückenmark und in der Haut nachweisen. Eine Isolierung des Virus aus Hirngewebe oder Speichel ist ein etwas unsicheres Verfahren.
Tierversuch: Nach intrazerebraler Inokulation von Hirngewebe oder Speichel bei jungen Mäusen zeigen die Tiere Krämpfe und Paresen (Inkubationszeit 6–21 Tage).
Die einzig aussichtsreiche Maßnahme bei Tollwutverdacht ist die sofortige Impfung. Befinden sich die Bißwunden im Gesichts- und Halsbereich, sollte passiv immunisiert werden. Sonst ist eine aktive Immunisierung angezeigt.
Das *Wirtsspektrum* des Tollwutvirus umfaßt alle Warmblütler, besonders Füchse, Hunde, Katzen, Wölfe und Nagetiere sind betroffen. Wichtigste Prophylaxe ist daher die Bekämpfung der Tollwut bei diesen Tieren. Dazu gehört auch die Impfung von Hunden und Katzen. Seit einiger Zeit werden Füchse mit impfvirushaltigen Ködern peroral immunisiert.

12.13 Bunyaviridae

12.13.1 Hantaan-Virus

Es sind ca. 150 Serotypen der Bunyaviren bekannt, von denen jedoch nur einige klinische Bedeutung haben. Das Viruspartikel hat einen Durchmesser von 80–120 nm und enthält RNA. Das Nukleokapsid wird von einer Hülle umgeben.
Die Erreger werden von Moskitos oder anderen Vektoren übertragen. Infektionen mit dem Hantaan-Virus rufen *hämorrhagische* und *renale Symptome* hervor.

12.14 Arenaviridae

Arenaviren sind kugelig oder pleomorph und ihre Größe liegt zwischen 60 und 280 nm. Sie enthalten RNA als Einzelstrang und sind von einer Lipidhülle umgeben.

12.14.1 Lymphozytäre Choriomeningitis (LCM)

Der klinische Verlauf einer LCM variiert von asymptomatisch über grippeähnliche Erscheinungen bis zur *Meningitis* oder *Meningoenzephalitis*. Pränatale Infektionen können zu Fruchtschäden führen. Das LCM-Virus (natürliches Erregerreservoir: Hausmaus) ist in Europa und in Amerika verbreitet. Infizierte Tiere scheiden Viren mit dem Speichel, Urin und Fäzes aus. Durch Kontakt mit infektiösem Material kann sich der Mensch infizieren.
(Zur Immunpathogenese siehe auch Kapitel 11.6)

12.15 Retroviridae

Die Familie der Retroviren enthält zahlreiche Gruppen, denen allen eine **onkogene Wirkung** gemeinsam ist. Als Wirt dienen verschiedene Warmblütler, darunter auch der Mensch. Man kennt zwei prinzipielle Mechanismen der viralen Krebserzeugung, wie bereits in Kapitel 11.5 beschrieben wurde. Aus der Familie der Retroviren werden im GK nur Kenntnisse über das AIDS-Virus verlangt.

12.15.1 HIV-1 und HIV-2

HIV *(Human Immunodeficiency Virus)* ist ein kugeliges *RNA-Virus* (Durchmesser ca. 100–140 nm). Es besitzt eine lipidhaltige Hülle. HIV infiziert vorzugsweise **T-Helferzellen,** aber auch B-Lymphozyten, Makrophagen, Megakaryozyten, Nervenzellen, Gliazellen, Endothelzellen der Gefäßwände, retikuläre dentritische Zellen der Lymphknoten und vermutlich noch andere Zelltypen.
HIV-1 tritt hauptsächlich in Afrika, USA und Europa auf, während HIV-2 überwiegend in Westafrika verbreitet ist. Vermutlich als Folge des Massentourismus verlieren allerdings diese regionalen Zuordnungen mehr und mehr an Bedeutung, die Erreger lassen sich überall in der Welt nachweisen.
Wesentlich für den Verlauf der Erkrankung sind der Befall und die Zerstörung der T-Helferzellen. Hier ist teilweise eine virusinduzierte Zellfusion zu beobachten. Daneben können Viren in den genannten T-Lymphozyten *persistieren,* ohne diese zu zerstören. Die Reduzierung der T-Helferzellen und anderer immunkompetenter Zellen hat eine ausgeprägte Schwächung des Immunsystems sowohl im *zellulären* als auch im *humoralen* (Antikörper) Bereich zur Folge. Dies begünstigt die Vermehrung des HIV ebenso wie das Auftreten opportunistischer Infektionskrankheiten.
Die Dauer der **Inkubationszeit** variiert außerordentlich (6 Monate bis 10 Jahre). Unabhängig davon ist der Infizierte schon nach kurzer Zeit kontagiös. Spezifische Antikörper sind ca. 4 Wochen nach der Infektion nachweisbar.
Klinisch unterscheidet man neben der **Latenzzeit** das **Lymphadenopathiesyndrom** (LAS) und das **acquired immune deficiency syndrom** (AIDS). Zum LAS gehört als Leitsymptom die Lymphknotenschwellung an mindestens zwei verschiedenen Körperstellen, die länger als drei Monate andauert und durch andere Erkrankungen (Infektionskrankheiten, maligne Lymphome etc.) nicht zu erklären ist. Daneben bestehen Allgemeinsymptome wie Nachtschweiß, gastrointestinale Beschwerden, Fieberschübe, Gewichtsverlust, Hauterscheinungen, Haarausfall und intraoraler Soor.
Der Übergang von LAS zu AIDS ist definiert durch das **Auftreten opportunistischer Infektionen** und/oder dem **Kaposi-Sarkom** beziehungsweise anderer Tumoren. Folgende Krankheitsbilder gehören zu den AIDS-definierenden Erkrankungen: Pneumocystis-carinii-Pneumonie, ZNS-Toxoplasmose, Kryptosporidiose, Soor-Erkrankungen durch Candida albicans, Kryptokokkenmeningitis, Histoplasmose, Kokzidioidomykose, Tuberkulose, Histiozytose durch atypische Mykobakterien, Salmonellensepsis, chronische Ulzera und bronchopulmonale Infektionen mit Herpes-simplex-Viren, Zytomegalie (besonders Retinitis).
Über 95% der HIV-Infizierten sterben innerhalb von 3 Jahren nach Auftreten opportunistischer Infektionen oder des Kaposi-Sarkoms. HIV-Infektionen haben pandemische Ausmaße angenommen. Asymptomatische Virusträger sind offensichtlich infektiöser als AIDS-Patienten. Übertragung durch Blut wird vor allem bei Drogenabhängigen, die dieselbe Injektionsnadel benutzen, Hämophiliepatienten, die Blutkonzentrate erhalten, und nach Bluttransfusionen im Verlauf von Operationen beobachtet. Erregerübertragung durch sexuellen Kontakt, in der Anfangsphase vorwiegend bei männlichen Homosexuellen aufgetreten, findet man nun auch bei heterosexuellem Geschlechtsverkehr. Die Infektion kann dabei sowohl vom Mann auf die Frau als auch umgekehrt übertragen werden. Ferner ist Ansteckung bei Prostituierten und Personen mit ausgeprägter Promiskuität besonders zu befürchten.

HIV-positive Schwangere können ihr Kind entweder **diaplazentar** oder **perinatal** durch Kontakt mit mütterlichem Blut und durch Stillen infizieren.
Chemotherapeutische Interventionen zeigten bisher nur mäßigen Erfolg. In klinischer Erprobung sind Azidothymidin, Phosphonoformat und Dideoxycytidin. Ein geeigneter Impfstoff konnte bisher nicht gefunden werden.

Der Schwerpunkt aller Aktivitäten liegt daher auf der Verhinderung einer Infektion. Zu den wichtigsten **prophylaktischen Maßnahmen** zählen der Gebrauch von Kondomen, die HIV-Testung von Spenderblut und Blutkonzentraten und die Aufklärung von Drogenabhängigen. Im medizinischen Bereich kommt die Einhaltung hygienischer Prinzipien – besonders im Umgang mit Patientenblut – hinzu.

12.15.2 HTLV-1

Das Human-T-Zell-Leukämie-Virus 1 (HTLV-1) zählt wie HIV zu den *Retroviren*. Die Inkubationszeit nach Infektion mit HTLV-1 liegt zwischen 10 und 20 Jahren. Das Virus verursacht folgende Erkrankungen: **T-Zell-Leukämie** des Erwachsenen, **Lymphosarkom** mit begleitender T-Zell-Leukämie und kutane Formen der T-Zell-Lymphome. Ein Zusammenhang zwischen HTLV-1 und der Mycosis fungoides und dem Sezary-Syndrom wird angenommen. Übertragen werden die Erreger durch Geschlechtsverkehr, Muttermilch, Bluttransfusionen und möglicherweise Vektoren.

12.16 Picornaviridae

Der Name Picornaviren leitet sich von pico = klein und von RNA ab. Die Größe dieser Viren beträgt 20–30 nm. Als medizinisch relevante Vertreter sind neben der Gruppe der Enteroviren (Poliomyelitis-, Coxsackie- und ECHO-Viren), die Rhinoviren und Hepatitis-A-Viren zu nennen. Enteroviren und Hepatitis-A-Viren werden fäkal-oral, Rhinoviren durch Tröpfchen übertragen.

12.16.1 Polioviren

Das Nukleokapsid des Poliomyelitisvirus besteht aus 32 Kapsomeren. Es existieren drei Serotypen: Typ 1 („Brunhilde"), Typ 2 („Lansing") und Typ 3 („Leon"). Die verschiedenen Typen erzeugen keine Kreuzimmunität, d. h., eine Immunität gegen Typ 1 bedeutet nicht automatisch eine Immunität gegen Typ 2 oder Typ 3.
Die Viren vermehren sich nach oraler Infektion im Rachen und im Dünndarm. Durch die sich anschließende Virämie kann es zum Befall des Rückenmarks, des Gehirns, der Meningen, des Herzens und der Haut kommen. Eine Ausbreitung auf neurogenem Weg ist auch möglich. Unterschiedliche Schäden des ZNS können auftreten: beispielsweise an den motorischen Zellen der Vorder- und Seitenhörner, der Lenden- und Halsmarkschwellungen sowie der Medulla oblongata, ferner an den spinalen Ganglien, der motorischen Hirnrinde und den Hirnstammkernen. Die Folgen dieses Befalls sind u. a. irreversible schlaffe Lähmungen.
In 90–95% der Fälle verläuft die Infektion *inapparent* (stille Feiung). Daneben unterscheidet man noch drei andere Verlaufsformen:

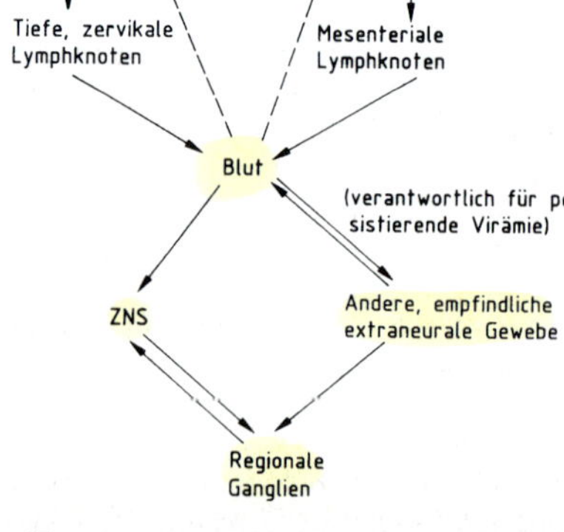

Abb. 12.4 Pathogenese der Poliomyelitits in schematischer Darstellung

- **Abortive Poliomyelitis** (minor illness) – Fieber, allgemeines Krankheitsgefühl, Kopfschmerzen, Schwindel, Erbrechen und Obstipation
- **Nicht-paralytische Poliomyelitis** (abakterielle Meningitis) – zusätzlich zu den oben genannten Symptomen treten Nackensteifigkeit und in seltenen Fällen Lähmungen hinzu
- **Paralytische Poliomyelitis** (major illness) – zu den Symptomen der minor illness kommen noch schlaffe Lähmungen, Koordinationsstörungen, Krämpfe, Symptome je nach Lokalisation der Schädigungen (spinal, bulbär oder zerebral) hinzu (zum Teil hohe Letalität).

Als *Erregerreservoir* dient nur *der Mensch.* Infizierte Personen scheiden auch bei inapparentem Verlauf die Erreger mit den Fäzes aus. Zur Übertragung kommt es durch Schmutz- und Schmierinfektionen. Auf Grund der hohen Kontagiosität des Virus liegt der Durchseuchungsgrad der Bevölkerung im oberen Bereich. Seit der Einführung der Lebendimpfung ging die Zahl der Erkrankungsfälle stark zurück. Da auch die Impfung eine Erregerausscheidung bewirkt, werden virulenzabgeschwächte Viren verbreitet. Dies ist durchaus positiv zu bewerten. Die Immunität ist dauerhaft, allerdings typenspezifisch.

12.16.2 ECHO-Viren, Coxsackie-Viren

ECHO-Viren

Der Begriff „ECHO" ist eine Abkürzung für *„Enteric Cytopathogenic Human Orphan"*. Von den ubiquitär verbreiteten ECHO-Viren kennt man über 34 Serotypen.

Die Übertragung der Viren erfolgt durch Tröpfchen- oder Schmierinfektion. Meist verlaufen die Infektionen inapparent. ECHO-Viren verursachen recht unterschiedliche Krankheitsbilder:

- Lymphozytäre Meningitis
- Exantheme
- Sommerdiarrhoe
- Infektionen des oberen Respirationstrakts
- Lähmungen
- Enteritis.

Coxsackie-Viren

Bekannt sind zwei Gruppen:
Coxsackie-A-Virus – 24 Serotypen
Coxsackie-B-Virus – 6 Serotypen.
Wie bei der Poliomyelitis erfolgen Infektionen peroral. Folgende typische Erkrankungen treten auf:

Coxsackie-A-Virus

- *Herpangina* – akute Erkrankung mit plötzlich auftretendem Fieber, Halsschmerzen, Dysphagie und Appetitlosigkeit; in der Rachenschleimhaut sind kleine Papeln zu sehen, die sich zu Bläschen entwickeln.

Coxsackie-B-Virus

- *Pleurodynie* (Myalgia epidemica, Bornholm-Erkrankung) – Fieber, allgemeines Unwohlsein, Thoraxschmerzen
- *Myokarditis der Neugeborenen* – gelegentlich mit diffuser Meningoenzephalitis
- *Interstitielle Myokarditis und Valvulitis bei Kindern*
- *Perikarditis*
- *Diabetes Typ I.*

Es wird vermutet, daß bei intrauterinen Infektionen Coxsackie-B-Viren auch kongenitale Herzfehler verursachen können.

Coxsackie-A- und -B-Viren

- *Abakterielle Meningitis* – eventuell passagere Lähmungen
- *akute Infektionen der oberen Luftwege*
- *undifferenzierte fieberhafte Erkrankungen.*

12.16.3 Rhinoviren

Das ebenfalls zu den Picornaviren zählende Rhinovirus gilt als der **häufigste Schnupfenerreger.** Es sind 113 Serotypen bekannt.

Auf eine Übertragung durch Tröpfchen folgt eine sehr kurze Inkubationszeit (oft weniger als 24 Stunden). Typische Symptome einer Infektion mit Rhinoviren sind: Schnupfen, Halsschmerzen, Husten, Kopfschmerzen, eventuell Fieber. Bakterielle Superinfektionen treten gelegentlich auf.

Die postinfektiöse Immunität ist typenspezifisch. Wie lange diese Immunität anhält, ist noch nicht bekannt.

12.16.4 Hepatitis-A-Virus

Das Hepatitis-A-Virus hat eine kubische Form, bei einer Größe von 25–30 nm. Es ist Erreger der **epidemischen Hepatitis,** die fäkaloral übertragen wird. Die Inkubationszeit beträgt 15–40 Tage im Durchschnitt. Meist verläuft die Hepatitis A mild, von seltenen fulminanten Krankheitsverlaufsformen mit tödlichem Ausgang abgesehen. Längst nicht alle infizierten Personen zeigen das Bild eines Ikterus. Auch die protrahierte Hepatitis A wird nur gelegentlich beobachtet, Übergänge in ein chronisches Stadium wie bei der Hepatitis B kommen nicht vor. Die Hepatitis A ist daher auch als „Leberschnupfen" bezeichnet worden. Sie hinterläßt in der Regel eine *lebenslange Immunität.*

Diagnostik

Hepatitis-A-Viren werden ca. 1–2 Wochen vor Krankheitsbeginn (auch bei anikterischer Verlaufsform) bis maximal zur 3. Krankheitswoche mit dem Stuhl ausgeschieden. Mittels immunelektronenmikroskopischer Untersuchung oder Radioimmunassay ist eine Identifizierung dieser Erreger möglich. Als Alternative können die Antikörper (IgM) im Serum bestimmt werden, die schon bei Beginn der akuten Erkrankung nachweisbar sind. Und last not least spielen Enzymwerte bei der Diagnose eine große Rolle.
Die Hepatitis A ist eine Schmierinfektion und wird hauptsächlich durch kontaminiertes Trinkwasser oder Lebensmittel übertragen. Epidemiologisch von Bedeutung ist, daß infizierte Personen die Erreger schon in der Inkubationszeit ausscheiden (siehe Grafik) und daß 40–60% der Infektionen subklinisch verlaufen.

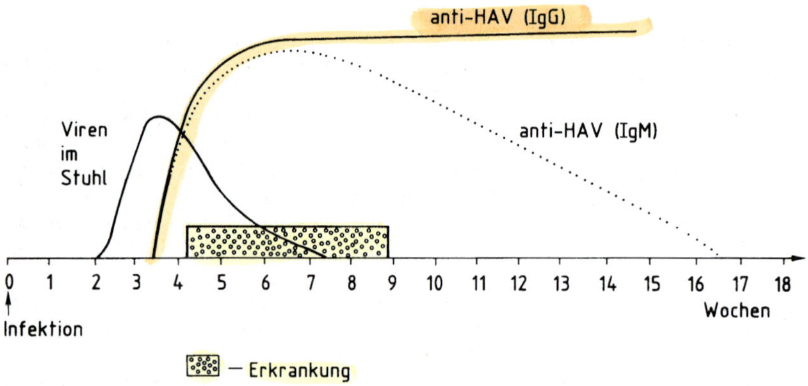

Abb. 12.**5** Schema einer Infektion mit Hepatitis-A-Viren (HAV)

Tab. 12.**1** Wichtige Charakteristika der Hepatitis-A- und Hepatitis-B-Viren und der von ihnen hervorgerufenen Erkrankungen

	Hepatitis-A-Virus	Hepatitis-B-Virus
Morphologie	kubische Form	Kern mit Außenhülle
Größe	25–30 nm	42–45 nm
Nukleinsäure	einzelsträngige RNA	doppelsträngige DNA
Hauptübertragungsmodus	fäkal-oral	parenteral
Typische Inkubationszeit	15–40 Tage	60–160 Tage
Viren im Stuhl	Inkubationszeit und akute Phase der Erkrankung	–
Viren im Blut	Inkubationszeit und akute Phase der Erkrankung	Inkubationszeit und akute Phase der Erkrankung; kann über Jahre persistieren

12.17 Calciviridae

12.17.1 Hepatitis-E-Virus

Das Hepatitis-E-Virus (HEV), ein RNA-Virus, wird *enteral übertragen*. Nach einer Inkubationszeit, die 18–64 Tage beträgt, treten Symptome wie Gelbsucht, Fieber, Erbrechen u. a. auf. Chronische Verläufe sind bisher nicht bekannt. Der Erreger ist in Asien, Afrika und Südamerika verbreitet.

12.18 Infektionen unklarer Ätiologie

12.18.1 Creutzfeldt-Jakob-Erkrankung

Bei Menschen und Tieren können **subakute Enzephalopathien ungeklärter Ätiologie** beobachtet werden. Dabei handelt es sich um **Kuru, Creutzfeldt-Jakob-Erkrankung (auch Jakob-Creutzfeldt), Gerstmann-Sträußler-Syndrom** und bei den Tieren um Scrapie (Schafe), bovine spongiforme Enzephalopathie (BSE) und die Nerzenzephalopathie. Die Übertragbarkeit dieser Erkrankung konnte zwar durch Versuche gesichert werden, doch wurde das infektiöse Agens – man spricht auch von unkonventionellen Viren – bisher nicht identifiziert. Aus Gewebe infizierter Tiere und Menschen isolierte man ein Protein, das als **Prion** bezeichnet wird und nur bei Infizierten nachweisbar ist. Es enthält wahrscheinlich keine Nukleinsäure.

Die aufgeführten Erkrankungen haben Gemeinsamkeiten mit den als **Slow-Virus-Infektion** bezeichneten Enzephalomyelitiden, die durch konventionelle Viren hervorgerufen werden. Beim Menschen handelt es sich um die **subakute sklerosierende Panenzephalitis (SSPE)**, die **progressive Rötelnpanenzephalitis (PRP)**, die **progressive multifokale Leukoenzephalopathie (PML)** und die **AIDS-Enzephalopathie**. Ihnen allen sind eine lange Inkubationszeit (Monate bis mehrere Jahre), ein langsam progredienter, immer letaler Verlauf und die Beschränkung auf ein Organsystem gemeinsam.

Vom Gegenstandskatalog ist als Beispiel die Creutzfeldt-Jakob-Erkrankung gewünscht. Es handelt sich um eine weltweit verbreitete, sehr seltene, degenerative Erkrankung des Zentralnervensystems.

Eine progrediente, präsenile Demenz mit motorischen und sensorischen Störungen prägen das klinische Bild. Als Frühsymptome beobachtet man Verhaltensauffälligkeiten und Sehstörungen, später begleiten Aphasie, Apraxie, Dyslexie, Dysgraphie und Agnosie die progrediente Demenz.

Iatrogene Übertragungen durch Hornhauttransplantationen, stereotaktische Eingriffe und Gabe von humanen Wachstumshormonen gelten als gesichert. In den letzten Jahren geriet die Creutzfeldt-Jakob-Erkrankung in Zusammenhang mit BSE in die Schlagzeilen. Ob die Erkrankung nach Verzehr von infiziertem Rindfleisch auftritt, hat sich noch nicht abschließend klären lassen.

Autoklavieren bei 120 °C und einem Druck von 1 kg/cm^2 gilt als einzige Methode, unkonventionelle Viren vollständig zu inaktivieren.

13 Schutzimpfungen

13.1 Passive Immunisierung

Überträgt man spezifische, gegen einen bestimmten Erreger gerichtete Antikörper auf einen Organismus gleicher oder anderer Art, so erwirbt dieser eine relative Immunität gegen den Erreger.

Die Antikörper werden dabei nicht vom Empfänger selbst produziert, sondern von einem Spenderorganismus gebildet; man spricht von **passiver Immunisierung.**

Die Übertragung der Antikörper erfolgt durch Immunseren, Immunglobulinfraktionen oder aber auch durch Vollblut.

Die passiv übertragenen Antikörpermoleküle werden vom Wirtsorganismus nach und nach eliminiert, ohne daß er gleichzeitig neue Antikörper nachbildet. Daraus resultiert eine kurze Wirkung, die in der Regel ca. 2–4 Wochen beträgt. Der Vorteil der passiven Immunisierung ist in dem sofortigen Eintreten der Wirkung zu sehen, es entsteht keine Latenzzeit. Dieser Vorteil wird besonders bei Infektionen mit Toxinbildnern ausgenutzt (z. B. Diphtherie, Botulismus und Tetanus).

Durch die Gabe von Antikörpern gegen das Toxin (Antitoxin) kann sofort eine große Menge des Toxins neutralisiert werden.

Bei bestimmten Viruserkrankungen (z. B. Varizellen) kann die Gabe von spezifischen Antikörpern (meist in Form von γ-Globulinen) in der Inkubationszeit den Krankheitsverlauf abschwächen oder sogar verhindern.

Als passive Immunisierung ist auch die diaplazentare Übertragung von Antikörpern auf den Feten zu werten. Die von der Mutter aktiv gebildeten Antikörper schützen das Neugeborene in den ersten Lebensmonaten vor einigen häufiger vorkommenden Infektionen („Nestschutz"). Mit der Muttermilch aufgenommene Antikörper verstärken diesen Effekt.

Die zur passiven Immunisierung verabreichten Antikörper können entweder *speziesheterolog* (z. B. vom Pferd) oder *spezieshomolog* sein. Letztere bieten im allgemeinen den Vorteil einer geringeren Sensibilisierungsgefahr und der längeren Verweildauer im Organismus.

Gebräuchliche spezieshomologe oder besser **humane Immunglobuline** sind

- *polyvalente Immunglobulinpräparate* (Gamma-Globuline), die fast ausschließlich IgG enthalten (oder auch IgA bzw. IgM)
- spezielle Immunglobuline (*Hyperimmunglobulinpräparate*), die den im gegebenen Fall erforderlichen Antikörper in stark angereicherter Konzentration enthalten.

Ausgangsmaterial für die Gewinnung **polyvalenter Immunglobulinpräparate** ist ein aus vielen Blutspenden (mindestens 1000!) gepooltes Blutplasma, die Präparate enthalten dadurch eine Vielzahl von antibakteriellen und antiviralen Antikörpern. Anwendung finden die polyvalenten Immunglobuline z. B. in der Hepatitis-A-Prophylaxe sowie in der Therapie und Prophylaxe von bakteriellen und viralen Erkrankungen bei Patienten mit abgeschwächtem Immunsystem.

Die **speziellen Immunglobuline** (Hyperimmunglobuline) werden aus Plasmen von rekonvaleszenten oder aktiv geimpften Blutspendern gewonnen und enthalten den jeweilig gewünschten Antikörper in stark angereicherter Konzentration.

Ihre Anwendung ist normalerweise auf durch die entsprechende Krankheit besonders gefährdete Personengruppen beschränkt. Gebräuchliche Hyperimmunglobulinpräparate sind das Anti-Varizella-Zoster-Immunglobulin, das Hepatitis B-, das Röteln-, das Tetanus- und das Tollwut-Immunglobulin.

Nebenwirkungen der passiven Impfung mit speziesheterologen Seren

Wie bei jedem artfremden Stoff besteht bei speziesheterologen Impfseren die Gefahr einer allergischen Reaktion von der leichtesten lokalen bis zur schwersten, systemischen Form.

Es bestehen deshalb Bestrebungen, die tierischen Sera (die bisher im allgemeinen vom Pferd oder vom Rind gewonnen werden) durch homologes Immunglobulin zu ersetzen.

Vor der Verabreichung eines speziesheterologen Serums muß der Patient ausdrücklich in bezug auf eine allergische Vorgeschichte (Zeitpunkt und Art früherer Seruminjektionen, Allergiker oder Allergikerfamilie) befragt werden.

Weiterhin ist darauf zu achten, daß die Applikation dieser Seren in der Regel **intramuskulär** und **nicht intravenös** zu erfolgen hat, da es bei intravenöser Applikation besonders bei Patienten mit Antikörpermangelsyndrom zu schockartigen Symptomen auf intravasale Gabe kommen kann.

Nebenwirkungen der passiven Impfung mit homologen Seren

Bei den i. m. Präparaten ist zu beachten:

- verzögerter Wirkungseintritt (Resorptionszeit)
- nicht beliebig hoch dosierbar
- gelegentlich Schmerzen an der Injektionsstelle
- seltenst lokale oder systemische Reaktionen.

Bei den i. v. Präparaten (z. B. passive Immunisierung gegen Hepatitis B) ist zu beachten:
- schnelle Wirksamkeit
- höher dosierbar
- höhere Gefahr einer allergischen (Sofort-)Reaktion.

Anwendungsbereiche der passiven Immunisierung

Wie bereits oben angeführt, kann die passive Impfung mit **polyvalenten Immunglobulinpräparaten** oder mit speziellen **Hyperimmunglobulinpräparaten** erfolgen.
Die jeweils gebräuchliche Art der passiven Impfung wird bei den jeweiligen Krankheiten beschrieben. Tabelle 13.1 gibt einen schematischen Überblick.

Hepatitis A

Die Impfung gegen die Hepatitis A war bis vor kurzem noch eine Domäne der passiven Immunisierung.
Da seit Ende 1992 aber auch in der Bundesrepublik Deutschland ein aktiver Impfstoff zugelassen ist (Beschreibung der aktiven Immunisierung in Kapitel 13.2.5), wird die passive Impfung an Bedeutung verlieren und vorwiegend für „last minute“ Impfungen bei nicht aktiv geimpften Personen z. B. vor Auslandsreisen in Frage kommen.
Die passive Immunisierung wird mit normalem menschlichen Immunglobulin in Form einer einmaligen Gabe von 5 ml Standard-Gammaglobulin bzw. von 0,05 ml/kg KG i. m. durchgeführt. Der Schutz hält für ca. 3–4 Monate an. Personen mit positivem anti-HAV-Titer benötigen keine Immunglobulingabe.

Hepatitis B

Die passive Impfung wird mit **Hepatitis-B-Immunglobulin (HBIG)** in einer Dosierung von 0,05 (–0,1) ml/kg KG i. m. oder 0,2 ml/kg KG i. v. durchgeführt.
Die aktive Impfung wird in Kapitel 13.2.5 beschrieben.

Indikation zur Impfung mit HBIG

- Personen, die parenteral, über Schleimhäute oder oral Kontakt mit infektiösem Material hatten. Gabe des HBIG spätestens nach 12 Stunden, Wiederholung nach 4–6 und 8–12 Wochen.
- Neugeborene HB-Ag-positiver Mütter, wenn die Mutter im letzten Schwangerschaftsdrittel eine Virus-B-Hepatitis durchgemacht hat oder eine chronische Hepatitis bekannt ist.

> **!** Merke: Eine postexpositionelle Hepatitis-B-Impfung sollte immer als Simultanimpfung durchgeführt werden. Dabei wird neben dem Hepatitis-B-Immunglobulin auch gleich die erste Dosis von Hepatitis-B-Impfstoff verabreicht.

Varizellen

Die passive Impfung wird mit homologem Varizellen-Hyperimmunglobulin durchgeführt.
Die Dosierung für das Hyperimmunglobulin beträgt 25 IE/kg KG und sollte so rasch wie möglich – spätestens aber nach 72 h – zum Einsatz kommen. Für die Verabreichung sind sowohl Präparate für die i. m.-Gabe als auch für die parenterale Gabe vorhanden. Die Dosierungen für die jeweiligen Präparate sind unterschiedlich und dem jeweiligen Beipackzettel zu entnehmen.
Die aktive Impfung wird in Kapitel 13.2.5 beschrieben.

Indikation

- Prophylaxe bei Risikokindern bzw. Risikopatienten (z. B. Patienten mit Leukämie, Lymphomen, Immundefekten, unter immunsuppressiver Therapie etc.)
- Neugeborene mit konnataler Varizelleninfektion (Auftreten einer Varizelleninfektion bei der Mutter im Zeitraum 5 Tage vor bis 3 Tage nach der Entbindung), exponierte Schwangere ohne vorherige Infektion.

Röteln

Die passive Impfung kann mit einem Röteln-Hyperimmunglobulin (0,3 ml/kg KG, mindestens aber 15 ml!) durchgeführt werden.
Die Impfung sollte vor oder unmittelbar nach Röteln-Exposition erfolgen, liegt der Kontakt länger als 4 Tage zurück, so sollte Röteln-Hyperimmunglobulin (i. m.) mit einem i. v. anwendbaren Gammaglobulinpräparat kombiniert werden.
Bei Rötelnexposition einer seronegativen Schwangeren ist folgendes Vorgehen angezeigt:

- 1.–4. Tag postexpositionell: 0,3 ml/kg KG (mindestens 15 ml) humanes Röteln-Hyperimmunglobulin (3000 IE/ml) i. m. auf mehrere (3) Injektionsstellen verteilen.
- 5.–6. Tag postexpositionell: zusätzlich zur o. g. Hyperimmunglobulingabe 50 ml einer intravenös applizierbaren Immunglobulin-Präparation i. v.

Vor der Immunglobulingabe sollte eine Blutentnahme zur Röteln-Antikörpertiterkontrolle durchgeführt werden. Zur Erfolgskontrolle der Maßnahme sind bis zur 8. Woche nach Immunglobulingabe regelmäßige (z. B. alle 2 Wochen) Röteln-Antikörperbestimmungen erforderlich. Bei Schwangeren mit Rötelnexposition und unbekanntem Immunstatus kann die Immunglobulingabe von einer vorherigen Antikörperbestimmung abhängig gemacht werden, wenn das Ergebnis der Antikörperbestimmung am Tag der Blutentnahme vorliegt und eine passive Immunisierung am gleichen Tag ermöglicht (eine aktive Immunisierung soll unbedingt im Wochenbett nachgeholt werden!).
Die aktive Impfung wird in Kapitel 13.2.5 beschrieben.

Indikation

seronegative Schwangere im 1. Trimenon.

FSME (Frühsommer-Meningo-Enzephalitis)

Die passive Impfung wird bei exponierten erwachsenen Personen prophylaktisch in einer Dosierung von 0,05 ml/kg KG mit FSME-Immunglobulin durchgeführt. Bei Kindern sollte nach neuestem Wissensstand keine passive Immunisierung durchgeführt werden. Die Dosierung nach Zeckenbiß ist vom Zeitpunkt der Impfung abhängig:

- bis 48 Stunden nach Biß 0,1 ml/kg KG
- 2–4 Tage nach Biß 0,2 ml/kg KG
- eine passive Immunisierung nach dem 4. postexpositionellen Tag sollte nicht mehr durchgeführt werden (Gefahr schwerer FSME-Verläufe).

Die aktive Impfung wird in Kapitel 13.2.5 beschrieben.

Mumps

Die passive Impfung bei Mumps ist insgesamt unzuverlässig.
Sie wird mit Gammaglobulin (0,2–0,4 ml/kg KG) oder mit Mumps-Hyperimmunglobulin (0,3 ml/kg KG) versucht.
Die aktive Impfung wird in Kapitel 13.2.5 beschrieben.

Indikation

Die passive Impfung bei Mumps wird zur Orchitisprophylaxe oder zur Krankheitsabschwächung bei abwehrschwachen Patienten durchgeführt.

Masern

Die passive Impfung kann mit Gammaglobulin in folgender Dosierung erfolgen:

- 1.–7. Inkubationstag 0,2–0,4 ml/kg KG
- später 0,5–1,0 ml/kg KG.

Damit kann eine Masernerkrankung verhindert oder im Verlauf deutlich abgeschwächt werden.
Die aktive Impfung wird in Kapitel 13.2.5 beschrieben.

Indikation

- Kinder mit Immundefekt oder mit schweren fieberhaften Erkrankungen, besonders wenn eine zerebrale Beteiligung vorliegt
- exponierte Personen unter Immunsuppressiva.

Rabies (Tollwut)

Die passive Impfung erfolgt nur in der Kombination mit der aktiven Impfung. Es erfolgt die Gabe von Tollwut-Hyperimmunglobulin in einer Dosierung von 20 IE/kg KG, wobei die eine Hälfte der Dosis i. m., die andere Hälfte um die Wunde herum gespritzt wird.
Die aktive Impfung wird in Kapitel 13.2.5 beschrieben.

Indikation

- bei allen Verletzungen durch tollwutkranke Tiere
- Berührungen von infektiösem Material durch offene Wunden.

Diphtherie

Die passive Immunisierung wird bei ungeschützten Personen mit engem Kontakt zu Diphtheriekranken durch die Gabe von **Diphtherie-Antitoxin** vom Pferd in einer Dosierung von 500–1000 IE/kg KG i. m. durchgeführt. Bei spätem Therapiebeginn (> 3 Tage nach Symptombeginn) kann die Dosis verdoppelt werden.
Die aktive Impfung wird in Kapitel 13.2.4 beschrieben.

Botulismus

Die passive Immunisierung erfolgt durch die sofortige Gabe von **Botulismus-Antitoxin mit einer Initialdosis von 500 ml i. v.**
Eine aktive Impfung gegen Botulismus ist nicht möglich.

Indikation

Verdacht auf Botulismus (Toxinnachweis im Patientenmaterial).

Keuchhusten

Die passive Impfung durch die Gabe von Pertussis-Hyperimmunglobulin in einer Dosierung von 0,2 ml/kg KG ist gelegentlich empfohlen worden, ein sicherer Schutz ist jedoch kaum gewährleistet. Besser bewährt hat sich die Chemoprophylaxe durch gleichzeitige Gabe von Erythromycin oder Amoxicillin.
Die aktive Impfung wird in Kapitel 13.2.4 beschrieben.

Eine Übersicht über das Vorgehen bei der passiven Immunisierung soll die folgende Tabelle noch einmal geben:

Tab. 13.**1** Passive Immunisierung

Impfung gegen	Standard-Gammaglobulin (ml/kg KG)	Hyperimmunglobulin (ml/kg KG)
Masern	0,2–0,4	∅
Varizellen	∅	25 IE/kg KG
Röteln	∅	bis zum 5. Tag post exp. 0,3 ml/kg KG, mindestens 15 ml
Hepatitis A	0,05	∅
Hepatitis B	∅	0,5–10 IE/kg KG (i. v. Präparat!)
Tollwut	∅	20 IE/kg KG
Tetanus	∅	250–500 IE insgesamt
Pertussis	∅	0,2 ml/kg KG (kaum mehr empfohlen)

13.2 Aktive Immunisierung

13.2.1 Impfstoffe

Die Resistenz eines Wirtsorganismus, die nach einem wirksamen Kontakt mit Fremdantigen (z. B. Krankheitserreger) entsteht, wird durch die aktive Produktion von Antikörpern bzw. durch die Auslösung einer zellvermittelten Immunantwort des betroffenen Organismus erzeugt. Es resultiert eine **aktive Immunität**.

Als Fremdantigen wirksam sind Mikroorganismen bzw. ihre Produkte und Zerfallsprodukte wie:

- Exotoxine
- Proteinhülle der Viren
- Zellwandbestandteile
- Proteine, Polysaccharide, Polypeptide.

Kontaminiert man einen Organismus mit unschädlich gemachtem Antigen, so daß dieser mit der Bildung von spezifischen Antikörpern reagiert, spricht man von aktiver Immunisierung (wird meist mit Schutzimpfung gleichgesetzt).
Die aktive Bildung von Antikörpern beansprucht ca. 10–14 Tage, so daß eine Reaktion nicht sofort eintritt; sie bleibt aber dafür eine wesentlich längere Zeit erhalten als die passive Immunisierung. Die aktive Immunisierung dient der Prophylaxe vor Infektionen, und ihr Ziel ist die Ausrottung der Krankheit. Dieses Ziel kann nur dann erreicht werden, wenn sich das Erregerreservoir möglichst auf eine Zielgruppe beschränkt (z. B. Mensch) und mutagene Virulenzsteigerungen selten sind. Dies ist bisher nur bei den Pocken gelungen.

Zur aktiven Immunisierung können grundsätzlich zwei Gruppen von antigen wirksamen Substanzen verwendet werden:

- Lebendimpfstoffe
- Totimpfstoffe.

Bei den **Lebendimpfstoffen** kann es sich handeln um

- vermehrungsfähige apathogene Mutanten von krankmachenden Erregern (**attenuierter Lebendimpfstoff**)
- vermehrungsfähige, nicht abgewandelte Erreger (z. B. Erreger, bei denen die Erkrankung normalerweise keine Schäden hinterläßt, die aber in bestimmten Phasen wie z. B. der Schwangerschaft erhebliche Risiken in sich bergen (z. B. Zytomegalievirus)) **(nicht attenuierter Lebendimpfstoff)**
- **tierische Virusvarianten,** die beim Menschen zwar zur Immunität, nicht aber zur Erkrankung führen (z. B. wird ein vom Rhesusaffen stammender Rota-Impfvirus getestet)
- **rekombinante Erreger,** z. B. gentechnisch verändertes Vakzinavirus (d. h., daß in ein vermehrungsfähiges „Trägervirus" an geeigneter Stelle Gene für immunologisch relevante Proteine bestimmter Erreger „eingebaut" werden; im Körper des Geimpften vermehren sich dann diese rekombinanten Impfviren, antigen wirksam sind aber nicht die „Trägerviren" sondern die „eingebauten" Proteine) **(Subunitvakzine).**

Innerhalb der Totimpfstoffe sind eine Vielzahl von Varianten möglich wie z. B.

- **vollständige, inaktivierte Erreger** (z. B. Hepatitis-A-Impfstoff) **(Vollkeimimpfstoff)**
- **Spaltimpfstoffe,** d. h., der Impfstoff enthält nur die Proteinanteile eines Erregers, die immunologisch relevant sind, wobei die Anteile entweder
  - durch Spaltung und Reinigung (z. B. Influenza-Impfstoff) **(Extraktimpfstoffe)** oder
  - gentechnisch (z. B. Hepatitis-B-Impfstoff) gewonnen werden
  - denaturierte, entgiftete Toxine **(Toxoidimpfstoff),** z. B. Tetanus-Impfstoff.

Die weitaus beste Immunisierung erzielt man mit den avirulenten Mutanten von Bakterien oder Viren in Form der abgeschwächten Lebendimpfstoffe. Dabei sind die Erreger noch in der Lage, sich zu vermehren und die Wirtszelle zu infizieren, eine manifeste schwere Erkrankung können sie jedoch nicht mehr hervorrufen. Als Impfstoffe dienen durch Mutation und Selektion in geeigneten Wirtstieren abgeschwächte Virusstämme. Im Gegensatz zum inaktivierten Impfstoff müssen die Lebendimpfstoffe im allgemeinen nur einmal verabreicht werden.
Bakterienbestandteile, abgetötete Bakterien oder Viren und denaturierte Toxine kommen als *inaktive Impfstoffe* zur Anwendung, ihre Immunisierungskraft, aber auch ihre Nebenwirkungsrate ist insgesamt geringer als die der Lebendimpfstoffe.
Die *denaturierten, entgifteten Toxine* (Anatoxine, Toxoide) werden zur aktiven Immunisierung gegenüber denjenigen Infektionskrankheiten verwandt, bei denen das vom Erreger gebildete Stoffwechselprodukt (Exotoxin) den pathogenetisch entscheidenden Faktor darstellt (z. B. bei Tetanus, Botulismus, Diphtherie, Scharlach etc.). Da diese Exotoxine gute Immunogene sind und eine langdauernde Immunität hinterlassen, besteht der entsprechende Impfstoff aus dem Exotoxin, das – im allgemeinen durch Formaldehyd – inaktiviert wurde.

Erregerbestandteile

Zunehmende Erkenntnisse in der Immunologie lassen Analysen zu, welche Bestandteile eines Erregers für die Auslösung der Antigen-Antikörper-Reaktion relevant sind. Im Rahmen der Entwicklung neuer Impfstoffe wird deshalb nicht mehr der gesamte Erreger mit seiner Vielzahl von Proteinen und anderen potentiell toxischen oder ungewünschte Immunantworten hervorrufenden Substanzen, sondern nur noch der oder die Bestandteile isoliert bzw. gentechnisch hergestellt, die eine Immunantwort entsprechend der gewünschten Impfreaktion hervorrufen.

Bestes Beispiel für ein derartiges Verfahren ist die Hepatitis-B-Impfung, bei der der Impfstoff nicht aus dem kompletten Hepatitis-B-Virus, sondern nur aus einem Oberflächenantigen HB_sAg besteht, wobei dieses Antigen für die Immunreaktion gegen das gesamte Virus verantwortlich ist.

Selektion avirulenter Mutanten

Zur Herstellung von attenuierten Lebendimpfstoffen werden gut immunogene, genetisch stabile Stämme von Bakterien oder Viren verwendet, die bei erhaltener Infektiosität und Vermehrungsfähigkeit ihre ursprüngliche Virulenz beim Menschen verloren haben. Sie dürfen bei Weiterübertragung auf empfängliche Kontaktpersonen keine erneute Virulenzsteigerung erfahren.

Im Rahmen der Impfung induzieren die Lebendimpfstoffe symptomlos oder nur unter dem Bild einer leichten, natürlichen Infektion entsprechenden Krankheitssymptomen eine langanhaltende humorale und/oder zelluläre Immunität.

Die virulenzabgeschwächten Impfstämme können durch Tier- oder Gewebekulturpassagen, durch spontane oder induzierte Mutationen, durch Auswahl immunologisch verwandter, für den Menschen nicht oder kaum pathogener Stämme oder durch die Hybridisierung avirulenter Labor- mit virulenten Epidemiestämmen gewonnen werden.

War diese Auswahl früher eher dem Zufall überlassen, so werden heute mit Hilfe der Gentechniken bereits gezielte Mutationen zur Entwicklung neuer Impfstoffe verwendet.

Gentechnisch hergestellter Impfstoff

Mit Hilfe der Gentechnik gelingt auch die Herstellung von Impfstoffen. Als Paradebeispiel dafür kann der Hepatitis-B-Impfstoff gelten. Hierbei wird durch Hefezellen das Hepatitis-B-Oberflächen-Antigen (HB_sAg) produziert.

Die Schritte einer gentechnischen Herstellung sollen untenstehend anhand des Beispiels der Hepatitis-B-Impfstoff Herstellung dargestellt werden:

1. Ausgangspunkt ist die Erbinformation des Hepatitis-B-Virus für die Bildung des Oberflächen-Antigens, das die Immunantwort auslöst.
2. Der entsprechende „Code", d.h. das einzelne Gen, wird aus dem DNA-Strang des Virus durch spezielle Enzyme herausgelöst.
3. Zum Einbau in die Erbinformation der Hefezelle wird das HB_sAg-Gen in ein Vektor-DNA-Stück rekombiniert.
4. Das rekombinierte Vektor-DNA-Stück enthält jetzt die Erbinformation zur HB_sAG-Bildung.
5. Das rekombinierte Vektor-DNA-Stück wird in die Hefezelle eingebaut.
6. Die Hefezelle ist „umprogrammiert" – ihre neue Erbinformation veranlaßt sie ihrerseits zur Produktion von HB_sAg.
7. Bei der Vermehrung der Hefezellen wird die neue gentechnische Information exakt weitergegeben und von den Zellen HB_sAg gebildet.
8. Die Hefezellen werden aufgebrochen und das HB_sAg extrahiert.
9. In mehreren Reinigungsverfahren werden restliche Hefezellbestandteile eliminiert, so daß als Endprodukt reines HB_sAg verbleibt.

13.2.2 Wirksamkeitssteigerung

Ziel einer Impfung ist es, eine belastungsfähige Immunität im Organismus aufzubauen.

Am besten geschieht dies durch die aktive Impfung mit den avirulenten Mutanten von Bakterien oder Viren, wobei im allgemeinen eine einmalige Impfung ausreichend ist (z. B. Masern, Mumps).

Wiederholte Applikation

Gelingt es durch eine einmalige Impfung nicht, ausreichend hohe Antikörpertiter aufzubauen, so hat sich die wiederholte Applikation zur Erhöhung der Antikörperzahl bewährt.

Die Höhe der erforderlichen Antikörpertiter ist ein Erfahrungswert, ebenso die daraus sich ergebenden Impfabstände.

Die entsprechenden Werte sind bei den jeweiligen Impfungen vermerkt und lassen sich (z. B. bei der Hepatitis-B-Impfung) individuell durch Titerbestimmungen variieren und kontrollieren.

Adjuvantien

Adjuvantien sind Substanzen, die Impfstoffen hinzugefügt werden, um die immunogene (sensibilisierende) Wirkung zu verstärken.

Insbesondere bei den Toxoidimpfstoffen (z. B. gegen Tetanus oder Diphtherie) aber auch bei Impfungen mit inaktivierten Erregern (z. B. gegen Hepatitis A) oder Erregerbestandteilen kann die Immunogenität durch die Adsorption des Impfstoffes z. B. an Aluminiumhydroxid erheblich gesteigert werden.
Neben den Adjuvantien enthalten die Impfstoffe in der Regel noch weitere *Hilfsstoffe*, die zur Konservierung, zur Erhaltung der Löslichkeit, zur Verhinderung der Vermehrung unerwünschter Bakterien u. a. dienen. Dabei kommen ihrer Aufgabe entsprechend echte Konservierungsmittel wie z. B. Formaldehyd oder Antibiotika wie z. B. Neomycin u. a. zur Verwendung.

Virusinterferenz

Wirtszellen, die mit einem Virus infiziert sind, können gegenüber der Infektion mit einem anderen zweiten Virus resistent werden. Diesen Vorgang nennt man **Interferenz.**
Die Interferenz wird zum einen mit der **Produktion von Interferon** durch die Wirtszelle, zum anderen mit einer **direkten Beeinflussung durch die Aktivität des ersten Virus** erklärt (die Vermehrung des Virus verändert die Zelloberfläche der Wirtsfläche so, daß das zweite Virus nicht daran haften kann). Das Phänomen der Interferenz ist nicht bei allen Viruskombinationen zu beobachten.
Die Interferenz kann in bezug auf die Impfung in zweierlei Hinsicht von Bedeutung sein:

1. *Sie kann den Impferfolg gefährden.*
   Beispiel:
   Liegt bei einer Person, bei der eine Schluckimpfung mit dem Poliomyelitis-Lebendimpfstoff durchgeführt werden soll, zum Zeitpunkt der Impfung eine virale gastrointestinale Infektion vor, insbesondere z. B. mit Enteroviren (ECHO-Viren, Coxsackie-Viren), so kann es sein, daß über die Interferenz zu diesem Zeitpunkt eine Immunität gegenüber dem Impfvirus besteht und die Impfung „nicht angeht".
2. *Sie kann dazu beitragen, daß Wildviren bestimmter Erkrankungen nicht zur Infektion führen.*
   Beispiel:
   Mit Hilfe der Schluckimpfung gegen Poliomyelitis werden gezielt die Impfstämme mit den drei Typen I, II und III verbreitet und eine Immunität gegen sie bewirkt. Durch die Interferenz entsteht nun aber auch gleichzeitig eine Immunität gegenüber den ebenfalls vorkommenden und pathogenen Wildvirusformen der Poliomyelitis.
   Dieses Phänomen macht man sich z. B. beim Auftreten von Wildvirusepidemien von Polio zu nutzen, indem man „in die Epidemie" hereinimpft (Verdrängungsimpfung, Abriegelungsimpfung).

In bezug auf Krankheitsverläufe und Epidemiologie bei der Poliomyelitis ist die Interferenz insofern von Bedeutung, daß z. B. eine gleichzeitige Infektion mit den drei Poliostämmen I, II und III nicht stattfinden kann, und daß es durch die Interferenz mit anderen Enteroviren zu jahreszeitlichen Schwankungen in der Empfänglichkeit für die Poliomyelitis kommt.

Non-responder

Non-responder sind Impflinge, bei denen trotz einer korrekt ausgeführten Impfung keine Antikörperbildung gegen das zugeführte Antigen (d. h. gegen den Erreger) nachweisbar wird.
Der genaue Mechanismus dieser fehlenden Immunantwort bei ansonsten gesunden Menschen ist noch nicht bekannt, eine genetische Disposition wird vermutet.
Mit einer erhöhten Zahl von Non-respondern muß bei allen Personengruppen mit einem gestörten Immunsystem (z. B. HIV-Infizierte, bei denen die Erkrankung bereits zum Ausbruch gekommen ist; Patienten, die immunsuppressive Medikamente erhalten; Dialysepatienten) gerechnet werden.
Bei Non-respondern kann ggfs. versucht werden, durch wiederholte Impfungen (z. B. in monatlichem Abstand) doch eine Serokonversion herbeizuführen.

13.2.3 Applikation

Darreichungsart

Die Art der Impfstoffapplikation (intrakutan, subkutan, intramuskulär, oral) ist für die einzelnen Impfverfahren unterschiedlich und wird für jeden Impfstoff im Beipackzettel genau angegeben.

Geeigneter Zeitpunkt

Der geeignete Zeitpunkt für eine Impfung hängt ab

- von der Art der Infektion, gegen die ein aktiver Schutz erzielt werden soll
- von allgemeinen und speziellen Kontraindikationen
- von der Notwendigkeit anderer, im gleichen Zeitraum erforderlicher Impfungen.

Die fehlende Durchseuchung im mitteleuropäischen Raum macht eine Impfprophylaxe gegen eine Reihe von Erkrankungen (***Poliomyelitis, Tetanus, Diphtherie, Masern, Mumps, Röteln, Pertussis, Hämophilus B und Tuberkulose*** (bei erhöhtem Infektionsrisiko)) bereits im Säuglings- oder Kleinkindesalter notwendig.
Der Zeitplan für diese Impfungen wird möglichst optimal auf die Art der Erkrankungen und der Impftechnik abgestimmt und in den Impfempfehlungen

der Ständigen Impfkommission des Bundesgesundheitsamtes (STIKO) ständig aktualisiert.
Eine Übersicht in Form des aktuellen Impfkalenders findet sich in Kapitel 13.2.6.

Für Impfungen im Erwachsenenalter gelten ebenfalls bestimmte Richtlinien, die in erster Linie vom bestehenden Impfstatus und von der Exposition gegenüber bestimmten Erregern abhängig gemacht werden.
Eine tabellarische Übersicht nach den Empfehlungen der STIKO findet sich ebenfalls in Kapitel 13.2.6.

Allgemeine und spezielle Kontraindikationen gegen Impfungen

Eine Schutzimpfung ist keineswegs immer ungefährlich und unterliegt einer strengen Indikationsstellung.
Besondere Aufmerksamkeit benötigen dabei die Lebendimpfstoffe, da diese vermehrungsfähigen Antigene zur Initiierung eines nicht beherrschbaren Infektionsprozesses führen können.
Einige generelle **Kontraindikationen** für aktive Impfung sind im folgenden aufgeführt:

Immunsuppression

Patienten mit angeborenem Immundefekt, mit immunsupprimierenden Krankheitsgeschehen (Tumoren, hämatopoetische Systemerkrankungen), unter immunsupprimierender Therapie (Zytostatika, Strahlentherapie, Kortisontherapie, nach Organtransplantationen) sollten, wenn immer möglich, nicht während der bestehenden Immunsuppression geimpft werden.
Zum einen besteht nämlich die Gefahr einer Ineffektivität der Impfung durch eine verminderte Antikörperproduktion, zum anderen besteht bei **Lebendimpfstoffen** die Gefahr einer Impfinfektion.

Die Empfehlungen für Impfungen bei HIV-Infektion sind in Tab. 13.2 dargestellt.

Schwangerschaft

Die Indikation zur Impfung in der Schwangerschaft ist mit besonderer Sorgfalt zu stellen. Eine Sonderstellung nimmt dabei noch einmal das erste Trimenon ein (Organogenese). Auch in der letzten Phase der Schwangerschaft (Mens IX und X) muß mit Impfungen sehr zurückhaltend umgegangen werden.

Grundsätzlich sind **Impfungen mit Lebendimpfstoffen** kontraindiziert. Die Ausnahmen sind: Polio oral. Gelbfieberimpfung bei unaufschiebbaren Reisen in Endemiegebiete.
Impfungen mit nicht vermehrungsfähigen Erregern oder Toxoiden sind bei bestehender Indikation im allgemeinen möglich.
Für die Tetanusimpfung, die Hepatitis-B-Impfung und die Tollwutimpfung mit HDC-Vaccine bedeutet die Schwangerschaft bei entsprechender Gefährdung durch die Krankheit keine Kontraindikation.
Zur Erinnerung sind in der folgenden Tabelle die Impfungen, die mit **Lebendimpfstoff** durchgeführt werden, aufgelistet:

Tab. 13.**3** Lebendimpfstoffe

Gelbfieberimpfung
Masernimpfung
Mumpsimpfung
Polioimpfung nach Sabin
Rötelnimpfung
Tuberkulose-(BCG)-Impfung
Varizellenimpfung

Behinderte Kinder

Bei behinderten Kindern muß der Impfplan nach Umfang und Zeitplan individuell festgelegt werden. In der Regel sind ein späterer Beginn der ersten Impfung und größere Impfintervalle erforderlich. Bestimmend ist die Art und das Ausmaß von **Zerebralleiden** (Krampfleiden, zentralen Paresen, Zustände nach Meningitiden, Enzephalitiden).

Tab. 13.**2** Impfung bei HIV-Infektion

	HIV-Infektion	
Impfstoff	**asymptomatisch**	**symptomatisch**
Inaktivierte Impfstoffe / Toxoide	empfohlen	empfohlen
BCG	nicht empfohlen	nicht empfohlen
Polio-Lebendimpfstoff (DPV)	nicht empfohlen*	nicht empfohlen*
Polio-Impfstoff, inaktiviert (IPV)	empfohlen	empfohlen
Masern-, MMR-Impfstoff	empfohlen	nicht empfohlen**
Mumps-, Röteln- und andere Lebendimpfstoffe	empfohlen	nicht empfohlen

* Anstelle von Polio-Lebendimpfstoff wird reaktivierter Impfstoff empfohlen. Dies gilt auch für die Polio-Schutzimpfung von nicht mit HIV Infizierten in der gleichen Wohngemeinschaft.

** Masern können bei HIV-Kranken einen besonders schweren Verlauf nehmen. Bei erhöhter Masern-Gefährdung ist deshalb eine Masern- oder MMR-Impfung indiziert. Eine gleichzeitig durchgeführte IgG-Substitution kann den Impferfolg in Frage stellen. Eine Kontrolle des Impferfolges ist in diesen Fällen angeraten. Bei Nichtgeimpften ist im Falle einer Masern-Exposition eine IgG-Gabe zu erwägen.
(aus: Epidemiologisches Bulletin, Aktuelle Daten und Informationen zu Infektionskrankheiten, Ausgabe 15/97, S. 107).

Prinzipiell sind bei diesen Kindern folgende Impfungen zu vermeiden:

- Typhus (parenteral)
- Cholera
- Gelbfieber
- Pertussis.

Ein Schutz gegen Tetanus, Diphtherie, Influenza, Polio ist ohne Probleme durchführbar. Angestrebt werden sollte bei diesen Kindern auch eine Impfung gegen Masern, Mumps und Röteln, da sie durch Wildvirusinfektionen stärker als durch die Impfviren gefährdet sind. In der Regel sind die zu beachtenden Kontraindikationen bei den jeweiligen Impfstoffen aufgeführt.

Auffrischimpfungen

Zum Erhalt der Grundimmunität (bzw. einer längeranhaltenden Immunität bei anderen Impfungen) sind bestimmte Nachimpfungen erforderlich:

- Tetanus:
  spätestens 10 Jahre nach der letzten Impfung
- Diphtherie:
  alle 10 Jahre nach der letzten Impfung, bei Gefährdung sofort
- Poliomyelitis:
  5–10 Jahre nach der letzten Impfung
- Virusgrippe:
  jährlich.

Tab. 13.**4** Impfmöglichkeiten bei verschiedenen Grundkrankheiten

	BCG	Diphtherie	Pertussis	Tetanus	Masern, Mumps, Röteln	Varizellen	Polio-oral	Polio-Salk	Influenza	FSME	Tollwut	Pneumokokken	Gelbfieber	Typhus oral	Cholera	Hepatitis B	Hepatitis-A-Prophylaxe
nur körperlich Behinderte	+	+	+	+	+	+	+	+	+	+	+	+	+	+	+	+	+
zerebral Geschädigte	!	+	–	+	+	+	+	+	+	+	+	+	+	+	–	+	+
Epileptiker	+	+	–	+	+	+	+	+	+	+	+	+	+	+	+	+	+
Down-Syndrom	!	+	–	+	!	+	!	+	+	+	+	+	!	!	+	+	+
Immundefekt	!	+	+	+	!	+	!	+	+	+	+	+	!	!	+	+	+
eingestellter Diabetes	+	+	+	+	+	+	+	+	+	+	+	+	+	+	+	+	+
Mukoviszidose	+	+	+	+	+	+	+	+	+	+	+	+	+	+	+	+	+
Nephrose	+	!	+	+	+	+	+	+	+	+	+	+	+	+	+	+	+
Hämolytisch-urämisches Syndrom	–	–	–	–	–	–	–	–	–	–	!	–	–	–	–	–	+
Herz- u. Gefäßanomalien	+	+	+	+	+	+	+	+	+	+	+	+	+	+	+	+	+
Ekzeme, Neurodermitis, Psoriasis	+	+	+	+	+	+	+	+	+	+	+	+	+	+	+	+	+
Allergien	+	+	+	+	+	+	+	+	+	+	+	+	+	+	+	+	+
Hämophilie	+	+	+	+	+	+	+	+	+	+	+	+	+	+	+	+	+
HIV-Infizierte mit Symptomen	–	+	+	+	–	–	–	+	+	+	+	+	–	–	+	+	+

+ = empfohlen; – = kontraindiziert;
! = Indikation muß im Einzelfall abgewogen werden

Simultanimpfung

Die aktive Immunisierung beinhaltet eine sogenannte „Schutzlose Phase“, die durch die Zeit bis zur aktiven Bildung körpereigener Antikörper entsteht.

Zur Überbrückung dieser schutzlosen Phase nach aktiver Erstimpfung kann eine passive Serumtherapie (passive Immunisierung) mit einer aktiven Schutzimpfung kombiniert werden. Dieses Vorgehen bezeichnet man als „Simultanimpfung“. Dabei ist unbedingt darauf zu achten, daß Serum und Aktivimpfstoff lokal getrennt appliziert werden, um eine gegenseitige Beeinflussung zu vermeiden.

Impfung nach erfolgter Infektion

Normalerweise stellt die aktive Impfung eine **prophylaktische Maßnahme** dar. Nur in Ausnahmefällen, d.h. bei sehr langer Inkubationszeit des Erregers ist eine aktive Impfung auch nach erfolgter Infektion sinnvoll.

Beispiele sind die Tollwutimpfung oder die Tetanusimpfung, wobei die erste Phase des Immunschutzes durch Hyperimmunglobulinserum, die zweite Phase durch die aktive Immunprophylaxe übernommen wird.

Ein Überblick über die Impfmöglichkeit bei den verschiedenen Grundkrankheiten wird in Tabelle 13.4 gegeben.

Die **Indikationen für Impfungen, die nicht zur Grundimmunisierung gehören,** sind primär von dem beabsichtigten Zweck der Impfung (z.B. Reiseimpfung, besondere Exposition in bestimmten Berufen etc.) abhängig und genauer bei der jeweiligen Erkrankung aufgeführt.

Zeitliche Abstände zwischen Impfungen

Zwischen Impfungen mit Totimpfstoffen sind keine Zeitabstände erforderlich.

Zwischen einzelnen Lebendimpfungen hingegen sind in der Regel Zeiträume von 3–4 Wochen erforderlich.

Die Einzelheiten für jeden Impfstoff sind dem entsprechenden Beipackzettel zu entnehmen, die folgende Tabelle (Tab. 13.5) soll einen Überblick ermöglichen.

Tab. 13.**5** Zeitabstände (Mindestabstände) zwischen Lebendimpfungen

Erste Impfung	Folgeimpfung	Mindestabstand
Gelbfieber	Polio Typhus Masern BCG	2 Wochen kein Abstand 2 Wochen 2 Wochen
Polio	Gelbfieber Typhus Masern BCG	4 Wochen 2 Wochen 4 Wochen oder gleichzeitig 4 Wochen
Typhus	Gelbfieber Polio BCG Malariaprophylaxe	kein Abstand 3 Tage nach letzter Kapsel kein Abstand 3 Tage nach letzter Kapsel
Masern	Gelbfieber Polio Typhus BCG	4 Wochen 4 Wochen oder gleichzeitig kein Abstand 4 Wochen
BCG	Gelbfieber Polio Typhus Masern	4 Wochen 4 Wochen kein Abstand 4 Wochen

13.2.4 Aktive Schutzimpfungen gegen bakterielle Infektionen

Cholera

Die Cholera ist besonders in südlichen Ländern Asiens und Afrikas endemisch. Epidemien treten vor allem im Zusammenhang mit der Wasserhygiene und dem Ernährungszustand in den gefährdeten Ländern auf. Die Ausscheidung der Erreger erfolgt ausschließlich fäkal durch den Menschen, weshalb eine Infektion durch kontaminierte Lebensmittel sowie Trinkwasser erfolgt.

Die Indikation zur Impfung betrifft deshalb besonders gefährdete Personen (Laborpersonal, Ärzte, Pflegepersonal etc.). Im internationalen Reiseverkehr wird die Immunprophylaxe durch die jeweiligen Einreisebestimmungen der einzelnen Länder geregelt.

Aktiv immunisiert wird durch zweimalige Injektion von 0,5 und 1,0 ml Suspension von abgetöteten Vibrionen der häufigsten Antigentypen, subkutan im Abstand von 1–4 Wochen. Es existiert auch ein Oralimpfstoff, bei dem jedoch wesentlich größere Dosen erforderlich sind. Der Impfschutz gilt für 6 Monate. Danach soll mit 0,5 ml aufgefrischt werden. Der Impfschutz wird nach 6 Tagen post injectionem erreicht.

Gegenanzeigen

Akut fiebrige Erkrankungen, aktive Tuberkulose, Hepatopathie, Nephropathie, entzündliche Nervenkrankheiten, nicht kompensiertes Herzleiden sowie die ersten drei Monate der Schwangerschaft

Impfreaktionen

Lokale Infiltrate an der Impfstelle für 1–2 Tage, Fieber, Abgeschlagenheit, Kopfschmerzen, Schüttelfrost.

Die aktive Choleraimmunisierung ist nicht befriedigend, weil sie keinen vollwertigen Schutz bietet (Schutzwirkung 40–80%). So werden z. B. keine Antikörper gegen die Enterotoxine gebildet, und auch eine Infektion ist trotz Impfung nicht auszuschließen. Im Krankheitsfalle wird jedoch der Krankheitsverlauf gemildert. Aus diesen Gründen sollte man sich bei Auslandsreisen auch durch andere Maßnahmen vor einer Infektion zu schützen suchen (Expositionsprophylaxe).

Zur Zeit wird die Gabe eines attenuierten, oralen Cholera-Lebendimpfstoffes zur Immunisierung erprobt.

Diphtherie

Die Diphtherie ist besonders eine Erkrankung des Kindesalters (vor allem Kleinkinder), betrifft jedoch auch andere Altersgruppen. Deshalb sollten Kinder im ersten Lebensjahr, meist gemeinsam mit Bordetella pertussis- und Tetanusimpfstoff (Dreifachimpfstoff) sowie zusätzlich evtl. Haemophilus-Impfstoff (Vierfachimpfung), erstimmunisiert werden und dann im 6. und im 11.–15. Lebensjahr eine Auffrischung (booster) erhalten.

Auffrischimpfungen danach etwa alle 10 Jahre mit Erwachsenenimpfstoff, am besten als Kombinationsimpfung mit Tetanus.

Die Schutzdauer bei frühkindlicher Grundimmunisierung wird mit 5–10 Jahren angenommen, spätere Auffrischungen verleihen einen noch länger anhaltenden Schutz. Die Bestimmung des individuellen Antitoxinspiegels ist möglich und wird in IE Antitoxin/ml Serum angegeben:

- < 0,01 = kein Schutz
- 0,01–0,09 = Basisimmunität mit relativer Schutzwirkung
- > 0,1 = sicher schützender Antikörpertiter.

Der pathogenetische Faktor der Diphtherie besteht in der Bildung eines Toxins, weshalb bei der aktiven Immunisierung ein Anatoxin (Toxoid) verwandt wird.

Verwendet wird in aller Regel ein Formoltoxoid-Adsorbatimpfstoff, die Impfstoffpräparationen enthalten zusätzlich Aluminiumhydroxid und geringe Mengen von Konservierungsstoffen.

Der Toxoidgehalt verschiedener Impfstoffpräparationen ist dabei unterschiedlich:

- monovalente Impfstoffe für Kinder (3 Monate bis 6 Jahre): 75 IE Toxoid
- Kombinationsimpfstoffe mit Tetanustoxoid für Kinder: 50 bzw. 30 IE Toxoid
- monovalente und Kombinationsimpfstoffe für Erwachsene und Kinder älter als 6 Jahre: 5 IE Toxoid.

Eine durchgemachte Diphtherie stellt keine Kontraindikation für eine „Auffrischimpfung“ nach 10 Jahren dar. Vielmehr ist diese sinnvoll, da gezeigt werden konnte, daß auch nach Diphtherie-Erkrankung die meßbaren Antitoxintiter unter die schützende Grenze abfallen. Asymptomatische und symptomatische HIV-Infizierte können geimpft werden.

Gegenanzeigen: Akute Erkrankungen, aktive Tuberkulose, nicht kompensierte Anfallsleiden, (progrediente) neurologische Erkrankungen (Risikoabwägung!).

Eine **Übersicht über die Diphtherie-Impfung** im Kindesalter ist in Tabelle 13.9 dargestellt.

Haemophilus influenza b

Haemophilus-influenza-Bakterien des Kapsel-Serotyps B sind für mehr als 90% der Haemophilus-influenza-Erkrankungen verantwortlich.

Die Infektionen betreffen in erster Linie Kinder, wobei die gefürchtetsten Krankheitsbilder eine Meningitis sowie eine Epiglottitis sind.

Diese Meningitis, die bevorzugt bei Kleinkindern zwischen 3 Monaten und 2 Jahren auftritt, war der Anlaß, die Schutzimpfung gegen Haemophilus influenza b in die Impfempfehlungen aufzunehmen.

Impfstoff

In der Bundesrepublik ist derzeit nur ein aktiver Totimpfstoff gegen Haemophilus influenza zugelassen, dieser enthält 25 µg gereinigtes Kapselpolysaccharid, 18 µg gereinigtes Diphtherietoxoid und 0,05 mg Thiomseral als Konservierungsstoff.

Impfindikation

Die Impfung ist für alle Kinder ab dem 3. Lebensmonat empfohlen. Eine Erstimpfung nach dem 5. Lebensjahr ist nicht mehr sinnvoll und erforderlich.

Durchführung der Impfung

Die Grundimmunisierung wird durch dreimalige i. m. Injektion von 0,5 ml Impfstoff durchgeführt, wobei die 1. und 2. Impfdosis im Abstand von 6–8 Wochen und die 3. Impfdosis zu Beginn des 2. Lebensjahres gegeben wird.
Noch nicht gegen HIB geimpfte Kinder, die älter als 18 Monate sind, benötigen für den vollständigen Impfschutz nur eine einzige Dosis von 0,5 ml Impfstoff.

Impfschutz

Nach den zur Zeit vorliegenden Untersuchungen kann mit Hilfe der Impfung in ca. 90% der Fälle eine gute Schutzwirkung aufgebaut werden.
Erste Statistiken zeigen in Korrelation zu der Einführung der Schutzimpfung einen deutlichen Abfall der Erkrankungshäufigkeit an Meningitiden bei Kleinkindern.

Nebenwirkungen

Die Impfung wird allgemein sehr gut vertragen. Milde örtliche Reaktionen und selten grippeähnliche Allgemeinerscheinungen wurden gelegentlich beobachtet.

Keuchhusten (Pertussis)

Erreger

Bordetella pertussis und Bordetella parapertussis (selten). Die Erreger bilden mehrere Toxine.

Übertragungsmodus

Der Erreger ist ubiquitär vorhanden, die Übertragung geschieht durch Tröpfcheninfektion.

Impfstoff

Die aktive Impfung wird mit Vollkeimimpfstoff (d. h. mit vollständigen, inaktivierten Erregern) oder besser mit azellulärem Impfstoff (dieser weist eine deutlich geringere Nebenwirkungsrate auf!) durchgeführt.

Impfindikation

Der Keuchhusten stellt eine typische Erkrankung des Kindesalters dar, ca. 50% aller Keuchhustenkranker sind weniger als 4 Jahre alt.
Da der Keuchhusten insbesondere bei Säuglingen und Kleinkinder zu Komplikationen führen kann (Sterblichkeitsrate beim Auftreten von Pertussis im Säuglingsalter 25%!), ist es sinnvoll, die Immunisierung möglichst früh, d. h. innerhalb des 1. Lebensjahres durchzuführen (Beginn der Grundimmunisierung aber nicht vor dem 3. Lebensmonat!).
Die aktuellen Empfehlungen der Impfkommission haben aufgrund des dramatischen Anstiegs der Erkrankungen in den Ländern, in denen die Impfung ausgesetzt worden war, die Pertussis-Schutzimpfung wieder in die öffentlich empfohlenen Impfungen aufgenommen.

Durchführung der Impfung

Grundimmunisierung:
Die Impfung wird in aller Regel als KombinationsImpfung (Impfstoff gegen Diphtherie, Tetanus und Pertussis: DTP-Impfstoff, DTPa-Impfstoff (Pa = azellulärer Impfstoff); evtl. zusätzlich kombiniert mit Impfstoff gegen Haemophilus: DTP-Hib- bzw. DTPa-Hib-Impfstoff) durchgeführt. Beginn der Impfung nicht vor dem 3. Lebensmonat und nicht nach dem 1. Lebensjahr.

3 × 0,5 ml Impfstoff i. m., Abstand 4–6 Wochen
1 × 0,5 ml Impfstoff i. m. nach 1 Jahr

Impfschutz

Ein Impfschutz beginnt nach der 2. Injektion, erreicht einen Höhepunkt nach der 3. Injektion und fällt ohne Auffrischimpfung langsam wieder ab.
Die Schutzraten werden je nach Studie mit ca. 65–95% angegeben.
Zweitinfektionen im Kindesalter sind selten und verlaufen relativ harmlos, treten sie jedoch im Alter auf, so können sie zu schweren Komplikationen führen.

Nebenwirkungen

Vollkeimimpfstoff: Lokale Nebenwirkungen und Fieber sind relativ häufig (40–50%).
Zentralnervöse Komplikationen (z. B. Krampfanfälle) im Sinne einer Enzephalopathie werden in einer Häufigkeit von 1:25 000 bis 1:100 000 beschrieben. Mit bleibenden Schäden oder sogar Todesfällen ist mit einer Rate von 1:300 000 zu rechnen (d. h. 1–3 Fälle auf 1 Millionen Impfungen).
Die Rate dieser Komplikationen liegt damit aber deutlich niedriger, als die Rate der Todesfälle und Komplikationen, die durch die Erkrankung hervorgerufen werden!

Azellulärer Impfstoff: Insgesamt liegt die Rate der Nebenwirkungen und der Komplikationen deutlich niedriger als beim Vollkeimimpfstoff, dieser Impfstoff sollte deshalb bevorzugt zur Anwendung kommen.

Kontraindikationen

Jede akute Erkrankung, auch bei banalen Infekten oder Durchfallerkrankungen.
Alle Zustände, die mit einer allgemeinen Resistenzminderung einhergehen können (Unfälle, Operationen, immunsuppressive Behandlung).
Kinder mit angeborenen Hirnschäden, mit Erkrankungen des ZNS, Kinder nach Risikoschwangerschaften oder nach Risikogeburten sowie Frühgeburten sollten nur nach sorgfältiger Nutzen-Risikoabwägung und mit dem nebenwirkungsärmeren azellulären Impfstoff geimpft werden.

Meningokokken A und C

Erreger

Neisseria meningitidis (gramnegative Diplokokken). Weltweit kommen 11 Serotypen vor.

Krankheitsbilder

Die Meningokokkenmeningitis ist die einzige bakterielle Meningitisform, die epidemisch auftreten kann.

Übertragungsmodus

Tröpfcheninfektion, wobei es viele gesunde Keimträger gibt.

Impfstoff

Die Impfstoffe enthalten gereinigte Polysaccharidantigene der Serotypen A und C bzw. auch noch der Serotypen W und Y.
Da in der Bundesrepublik aber die Serotypen A, B und C relevant sind, und insbesondere der Serotyp B für epidemisches Auftreten von Meningitiden verantwortlich gemacht wird, ist der Impfstoff „unvollständig". Ein Impfstoff gegen den Serotyp B ist derzeit aber noch nicht vorhanden.

Impfindikation

Eine generelle Indikation ist z. Zt. angesichts der noch unbefriedigenden Impfstoffsituation nicht gegeben.
Geimpft werden sollte aber zur Ergänzung einer Chemoprophylaxe in Epidemiegebieten sowie bei Reisen in ein Epidemiegebiet.

Durchführung der Impfung

1 × 0,5 ml s. c.
Eine Impfung sollte nicht vor dem 18. Lebensmonat erfolgen.

Impfschutz

Der Impfschutz ist aufgrund der o. g. Umstände unbefriedigend, er soll gegen die erreichten Serotypen beim Erwachsenen für ca. 3–5 Jahre, bei Kleinkindern für ca. 2 Jahre anhalten.

Nebenwirkungen

Insgesamt gut verträgliche Impfstoffe, Lokalreaktionen sowie selten Allgemeinsymptome möglich.

Kontraindikationen

Bei der insgesamt eingeschränkten Indikation gibt es kaum weitere Kontraindikationen.

Pneumokokken

Erreger

Streptococcus pneumoniae (grampositive Kokken), eine Erregerart, von der weltweit mehr als 80 Typen bekannt sind. Ob ein bestimmter Subtyp obligat pathogen ist, kann nicht vorhergesagt werden, da sich das Erregerspektrum in Abhängigkeit von Alter, Region, Jahreszeit etc. ebenso wie die Pathogenität verändern kann.

Krankheitsbilder

Respiratorische Infektionen entweder als primäre Pneumokokken-Pneumonien oder als komplizierende sekundäre Pneumokokkeninfektionen z. B. bei primären Virusinfektionen der Atemwege.
Die Komplikationen betreffen meist ältere oder immungeschwächte Menschen, die Letalität von Patienten mit Pneumokokken-Bakteriämie kann bis zu 30% betragen.

Übertragungsmodus

Tröpfcheninfektion von erkrankten Menschen oder von gesunden Keimträgern.

Impfstoff

Um möglichst viele Subtypen des Streptococcus pneumoniae zu erfassen, enthält der derzeit gängige Impfstoff gereinigte Kapselpolysaccharide von den 23 häufigsten Kapseltypen (polyvalenter Pneumokokken-Polysaccharid-Impfstoff).
Als Konservierungsmittel wird Phenol hinzugesetzt.

Impfindikation

Die derzeitigen Empfehlungen gehen dahin, alle Kinder, alle Erwachsene mit einer erhöhten Krankheitsanfälligkeit (z. B. Dialysepatienten, Organtransplantierte, Z. n. Splenektomie, Pat. mit Sichelzellanämie, Pat. mit chron. Organerkrankungen, Heimbewohner etc.) sowie alle älteren Menschen (> 60 Jahre) zu impfen.

Durchführung der Impfung

1 × 0,5 ml i. m. oder s. c.
Intradermale Injektion kann schwere Lokalreaktionen hervorrufen!
Grundsätzlich sollten Kinder erst ab dem 2. Lebensjahr geimpft werden, da die Immunantwort früher nicht befriedigend ist.

Trotzdem können besonders gefährdete Kinder ab dem 7. Lebensmonat eine zweimalige Impfung mit jeweils 0,25 ml im Abstand von 6 Monaten erhalten. Auffrischimpfungen erfolgen normalerweise frühestens nach 5 Jahren, ausgenommen Patienten mit Immundefizit oder einer immunsuppressiven Therapie; sie benötigen bereits nach 2–3 Jahren eine Auffrischimpfung.

Impfschutz

Die im Impfstoff repräsentierten Pneumokokkenstämme sind für ca. 80–90% der schweren Pneumokokkeninfektionen verantwortlich.
Die Schutzrate der Impfung soll bei ca. 60% liegen, die Schutzdauer etwa 3–5 Jahre.

Nebenwirkungen

Der Impfstoff ist insgesamt gut verträglich, harmlose Lokalreaktionen kommen jedoch bei ca. 30% der Geimpften vor. Allgemeinreaktionen sind selten.

Kontraindikationen

Kinder unter 6 Monaten. Personen, die innerhalb der letzten 5 Jahre eine Pneumokokkeninfektion oder eine Pneumokokkenimpfung hatten; Schwangere.

Tetanus

Erreger

Clostridium tetani, ein anaerober Exotoxinbildner, der ubiquitär vorkommt.

Krankheitsbilder

Nach einer Inkubationszeit von 3 Tagen bis zu 4 Wochen wird durch die vom Erreger produzierten Exotoxine das Krankheitsbild des Wundstarrkrampfes mit zunehmenden tonisch-klonischen Krämpfen bis hin zur Atemlähmung hervorgerufen.
Die Letalität liegt bei älteren Menschen mit nahezu 50% immer noch sehr hoch.

Übertragungsmodus

Parenterale Übertragung des Erregers, besonders gefährlich sind tiefe, verschmutzte Wunden, Wunden mit Fremdkörpern, Verbrennungen und in den Entwicklungsländern Nabelschnurinfektionen.

Impfstoff

Monovalenter Adsorbatimpfstoff bestehend aus 40–75 IE Toxoid (Kombinationsimpfstoffe 30–50 IE Toxoid), das durch Formaldehyd inaktiviert wurde. Darüber hinaus enthält der Impfstoff geringe Mengen an Aluminiumhydroxid und Konservierungsstoffen.

Impfindikationen

Nach Möglichkeit sollten alle Menschen bereits in der frühen Kindheit eine Tetanus-Grundimmunisierung erhalten. Eine Grundimmunisierung ist aber auch in jedem anderen Alter möglich.

Durchführung der Impfung

Grundimmunisierung als Kombinationsimpfung:
Die Impfung wird in aller Regel in der frühen Kindheit in Kombination mit der Diphtherie- und Pertussis-Impfung bzw. auch mit zusätzlicher Haemophilus-Impfstoff-Komponente und zusätzlicher Polio-Komponente als Dreifach- bzw. Vierfach- bzw. Fünffachimpfung durchgeführt. Beginn der Kombinationsimpfung nicht vor dem 3. Lebensmonat und nicht nach dem 1. Lebensjahr.
3 × 0,5 ml DTP-Impfstoff bzw. DTP-Hib-Impfstoff bzw. DTP-Hib-IPV-Impfstoff i. m., Abstand 4–6 Wochen
1 × 0,5 ml DTP-Impfstoff bzw. DTP-Hib-Impfstoff bzw. DTP-Hib-IPV-Impfstoff i. m. nach 1 Jahr.
Grundimmunisierung unabhängig von anderen Impfungen:
2 × 0,5 ml Tetanus-Toxoid-Impfstoff i. m., Abstand 4–6 Wochen
1 × 0,5 ml Tetanus-Toxoid-Impfstoff i. m. nach 1 Jahr.
Auffrischimpfungen:
Sollten spätestens alle 10 Jahre durchgeführt werden.
Um bei nicht ausreichend immunisierten Personen mit offenen Verletzungen den Tetanus sicher zu vermeiden, wird im allgemeinen die **Tetanussimultanimpfung** durchgeführt. Sie besteht aus der gleichzeitigen Verabreichung von 250 IE Tetanus-Immunglobulin (passive Immunisierung) i. m. und 0,5 ml Tetanus-Adsorbat-Impfstoff (aktive Immunisierung) i. m. an getrennten Körperstellen.
Durch die ca. 30 Tage anhaltende Schutzwirkung des Tetanus-Immunglobulins wird somit ein nahtloser Schutz bis zum Wirken der aktiven Immunisierung (nach ca. 14 Tagen) erreicht.
Das Vorgehen im Verletzungsfall wird in Tabelle 13.6 dargestellt.

Impfschutz

Die Grundimmunisierung führt bei über 90% der Geimpften zu einem Impfschutz, der 10–20 Jahre anhalten kann. Durch Bestimmung des Antitoxintiters und die Durchführung von ggfs. weiteren Impfungen bzw. früheren Auffrischimpfungen kann in 100% ein Impfschutz erzielt werden.

Nebenwirkungen

Lokale Rötung, Schwellung, Induration, Anschwellen regionaler Lymphknoten (Impfreaktion insbesondere bei hyperimmunisierten Personen!).
Sehr selten grippeähnliche Allgemeinreaktionen, noch seltener Mono- oder Polyneuritiden.

Kontraindikationen

Akute Erkrankungen, im Verletzungsfall jedoch praktisch keine Kontraindikationen.

Tab. 13.**6** Impfschema Wundstarrkrampf

Vorhergehende aktive Impfungen in regelrechten Abständen	Abstand zur letzten Injektion	am Verletzungstag simultan i. m. (kontralateral)		Abstände zu weiteren Injektionen zur Vervollständigung des Schutzes (Tetanus-Toxoid)	
		passive Immunisierung (z. B. Tetagam 250 IE)	aktive Immunisierung (z. B. Tetanol 75 IE)	2–4 Wochen	6–12 Monate
keine	–	●	●	●	●
1	**bis 2 Wo.**	●		●	●
1	**2–8 Wochen**	●	●		●
1	**> 8 Wochen**	●	●	●	●
2	**bis 2 Wo.**	●			●
2	**2 Wochen – 6 Monate**				●
2	**6–12 Monate**		●		
2	**> 12 Monate**	●	●		
3	**bis 5 Jahre**				
3	**5–10 Jahre**		●		
3	**> 10 Jahre**	●	●		

Grundsätzlich ist die Auffrischimpfung nach zehn Jahren indiziert!

Typhus und Paratyphus

Erreger

Salmonella typhi und Salmonella paratyphi (Typ A, B oder C).

Krankheitsbild

Nach einer Inkubationszeit von 3–60 Tagen (Mittel 10 Tage) Durchfallserkrankungen, die mit einer hohen Rate an Komplikationen (Darmblutungen, Darmperforationen, toxisches Kreislaufversagen) einhergehen.

Übertragungsmodus

Fäkal-oral oder über infizierte Nahrungsmittel oder Trinkwasser. Hauptreservoir für den weltweit vorkommenden Erreger sind (klinisch oft unauffällige) Dauerausscheider.

Impfstoff

- Attenuierter Lebendimpfstoff – bestehend aus nicht mehr pathogenen Keimen von Salmonella typhi (Ty 21a Berna). Die Erreger sind in magensaftresistenten Kapseln zur oralen Einnahme verpackt.
- Totimpfstoff – aus gereinigtem Kapselpolysaccharid von Salmonella typhi (Stamm Ty 2).

Impfindikationen

Reisen in Endemiegebiete, beruflicher Umgang mit Infizierten.

Durchführung der Impfung

- Orale Impfung (Lebendimpfstoff) Einnahme dreier Impfstoffkapseln an den Tagen 1, 3 und 5. Impfung ab dem 4. Lebensmonat möglich.
  Die Kapseln sollen 1 Stunde vor der Mahlzeit (am besten vor dem Frühstück) mit reichlich Wasser eingenommen werden.
  Die Impfung sollte 1 Woche vor Einreise in das Endemiegebiet abgeschlossen sein.
  Der Abstand zu einer vorangehenden Polioimpfung sollte mindestens 2 Wochen betragen, umgekehrt soll eine Schluckimpfung gegen Polio erst 3 Tage nach Beendigung der Schutzimpfung gegen Typhus erfolgen.
- Parenterale Impfung (Totimpfstoff) – einmalig 0,5 ml Lösung tief s. c. oder i. m. Ein Abstand zu anderen Impfungen ist nicht erforderlich.

Impfschutz

Die Schutzrate der Impfung wird mit 70–90% angegeben, sie betrifft aber nicht die Paratyphusinfektionen. Die Schutzdauer beträgt 1–3 Jahre, bei Reexposition ist eine jährliche Auffrischimpfung empfohlen.

Nebenwirkungen

Insgesamt sehr gut verträglicher Impfstoff, sehr selten gastrointestinale Begleiterscheinungen beim oralen Impfstoff, selten lokale oder systemische Reaktionen beim parenteralen Impfstoff.

Kontraindikationen

Darminfektionen oder Antibiotikaeinnahme zum Zeitpunkt der Impfung, akute Infekte.

Tuberkulose

(siehe auch Kurzlehrbuch zu Mycobacterium tuberculosis)
Die Impfung gegen die Tuberkulose dient der Senkung der Morbiditätsrate. Hierzu benutzt man eine avirulente Mutante eines einst voll wirksamen bovinen Tuberkelstammes, des **BCG**-Stammes (**B**acille-**C**allmette-**G**uêrien).
Der noch vermehrungsfähige Lebendimpfstoff enthält pro ml 100 000–300 000 vermehrungsfähige Einheiten.
Durch die BCG-Impfung wird kein vollständiger Schutz vor der Erkrankung erreicht. Es wird vielmehr eine Art Allergie erzeugt, die die Wahrscheinlichkeit einer generalisierten hämatogenen Tuberkulose und einer schweren Manifestation einer Meningitis tuberculosa auf ein Zwanzigstel von Nichtgeimpften reduziert. Vor jeder Impfung (Ausnahme: Neugeborene vom 2. Lebenstag bis zur 6. Lebenswoche) sollte mittels der *Tuberkulinprobe* (siehe dort) eine vorhandene Immunität ausgeschlossen werden. Im allgemeinen werden besonders exponierte Personen (Labor- und Krankenhauspersonal) sowie Kleinkinder im ersten Lebensjahr immunisiert. Die Erfolgskontrolle wird ebenfalls durch die Tuberkulinprobe erbracht. Sie sollte frühestens drei Wochen nach der Impfung durchgeführt werden. Ist sie negativ, muß nachgeimpft werden.

Gegenanzeigen

Akut Erkrankte und als inkubiert geltende Personen, Immunschwäche und Resistenzminderung, immunsuppressive Therapie sowie entzündliche Hautreaktionen.

Nebenwirkungen

An der Applikationsstelle entsteht innerhalb eines Monats ein etwa erbsengroßes livides Knötchen mit oder ohne zentrale Einschmelzung und Sekretion (normale Impfreaktion!).
Auch bei adäquater Impftechnik sind Ulzerationen nicht auszuschließen, sollten jedoch nach ca. 4 Monaten abgeheilt sein. Bei Defekten mit mehr als 10 mm im Durchmesser ist eine lokale tuberkulostatische Therapie empfehlenswert.
Bei Säuglingen wird häufig nach ein bis mehreren Monaten eine vorübergehende Schwellung der regionalen Lymphknoten beobachtet, die bei etwa 1% auch zur Einschmelzung führen kann.
Bei Lymphknotenschwellungen über Mandelgröße wird eine tuberkulostatische Allgemeinbehandlung empfohlen. Bei Abszedierung sollte eine chirurgische Sanierung durchgeführt werden. Mehrtägiges Fieber kann drei bis vier Wochen nach Applikation auftreten. Osteomyelitiden, Hauttuberkulide, Augenaffektionen sowie Generalisation sind nach BCG-Impfungen beschrieben worden.
Bei tuberkulostatischer Therapie – cave Corticosteroide.

Nach den Empfehlungen des Bundesgesundheitsamtes ist nach BCG-Impfung ein Mindestabstand von einem Monat zu Schutzimpfungen, die mit vermehrungsfähigen, abgeschwächten Erregern durchgeführt werden (Pocken, Poliomyelitis, Gelbfieber, Masern, Röteln, Mumps und solche Kombinationsimpfstoffe), einzuhalten. Zudem sollte die Impfreaktion vollständig abgeklungen und Komplikationen nicht beobachtet worden sein.

13.2.5 Aktive Schutzimpfung gegen Infektionen durch Viren

Hepatitis A

(Die aktive Impfung gegen Hepatitis A wird im Gegenstandskatalog noch nicht aufgeführt, da sie zum Zeitpunkt der Festlegung der Inhalte in Deutschland noch nicht zugelassen war.)

Erreger

Hepatitis-A-Virus (HAV), ein RNA-Virus vom Typ der Picornaviren.

Krankheitsbild

Nach einer Inkubationszeit von ca. 30 Tagen Hepatitis unterschiedlichster Schweregrade (vom latenten Verlauf bis hin zu fulminanten Schüben). Prognose im allgemeinen gut (Letalitätsrate 0,15 bis 2%), eine Chronifizierung ist (im Gegensatz zu den anderen Hepatitisformen) nicht möglich.
Die natürliche Durchseuchungsrate korreliert in Deutschland stark mit dem Alter und ist bei jüngeren Menschen deutlich rückläufig (50–60% der über 50jährigen, dagegen nur ca. 10% der unter 30jährigen weisen protektive Antikörpertiter gegen Hepatitis A auf).

Übertragungsmodus

Oral-fäkal (Verseuchung von Wasser und Nahrungsmitteln, enger zwischenmenschlicher Kontakt, oralanaler Sexualkontakt), oropharyngeal/parenteral (z.B. Zahnarztpraxis, HAV-verseuchte Blutkonserven).

Impfstoff

Inaktivierter Adsorbatimpfstoff bestehend aus gentechnisch hergestelltem Hepatitis-A-Virusprotein.

Impfindikation

Reise in Endemiegebiete. Kontaktpersonen von Hepatitis-A-Erkrankten, anderen Personengruppen mit erhöhter Gefährdung (Mitarbeiter der Abwasserentsorgung, medizinisches Personal, Mitarbeiter in Heimen etc., Militärpersonen, Entwicklungshelfer).

Durchführung der Impfung

Zwei Impfungen (jeweils 1 ml i.m.) im Abstand von 1 Monat, dritte Impfung (1 ml i.m.) nach 6–12 Monaten. Bei dringender Impfindikation kann die zweite Impfung bereits nach 14 Tagen erfolgen.
Alternativ ist bei Erwachsenen die Verwendung eines höherdosierten Impfstoffes, der nur zweimal im Abstand von 6–12 Monaten appliziert werden muß, möglich.

Impfschutz

Die Serokonversionsrate wird mit 95–99% angegeben.
Die Dauer des Impfschutzes ist noch nicht genau bekannt, wahrscheinlich ist ein Schutz von 5–10 Jahren gewährleistet.

Nebenwirkungen

Lokale Reaktionen, selten Allgemeinreaktionen leichter Art.

Kontraindikationen

Schwere Infekte, in der Schwangerschaft und Stillzeit nur bei eindeutiger Indikation.

Hepatitis B

Erreger

Hepatitis-B-Virus (HBV, Dane-Partikel).

Krankheitsbild

Nach einer Inkubationszeit von 6 Wochen bis 6 Monaten Hepatitis unterschiedlichster Verlaufsform; von einer asymptomatischen Infektion bis hin zur fulminaten, letal endenden Erkrankung.
Ca. 10% aller Infizierten werden zu chronischen Keimträgern, sie haben das Risiko einer chronischen Hepatitis, einer Leberzirrhose und der Entwicklung eines primären hepatozellulären Karzinoms (PHC).

Übertragungsmodus

Parenterale, sexuelle und perinatale Übertragungswege.

Impfstoff

Gentechnisch hergestellte Adsorbatimpfstoffe, die zwischen 5 und 40 µg Hepatitis-B-Oberflächen-Antigen (HB_s-Antigen) enthalten.

Impfindikation

Seit Oktober 1995 hat die STIKO die allgemeine Hepatitis-B-Impfung für Säuglinge und Jugendliche in den Impfkalender als generell empfohlene Regelimpfung aufgenommen.
Für Erwachsene gelten diese allgemeinen Empfehlungen (noch) nicht, hier wird die Indikation noch nach Risiko gestellt:

- Medizinisches Personal
- Dialysepatienten
- Patienten mit häufiger Übertragung von Blut oder Blutbestandteilen
- Familienmitglieder und Sexualpartner von HB_s-Ag-positiven Personen
- Drogenabhängige, länger einsitzende Strafgefangene
- Homosexuelle
- Tumorpatienten mit geschwächter Immunabwehr
- Reisende in Hepatitis-B-Endemiegebiete, bei denen ein enger Kontakt zur einheimischen Bevölkerung zu erwarten ist.

Durchführung der Impfung

Die Impfschemata umfassen 3–4 Impfungen, die jeweils in den M. deltoideus i.m. oder s.c. appliziert werden.

Standardschema:

- 1. Dosis zu Beginn der Impfung
- 2. Dosis 1 Monat nach der ersten Impfung
- 3. Dosis 6 Monate nach der ersten Injektion
- Auffrischimpfung nach 12 Monaten (nach vorheriger Bestimmung des Anti-HB_s-Titers).

Der Impferfolg sollte durch die Bestimmung von Anti-HB_s 4 Wochen nach der letzten Impfung kontrolliert werden.
Bei gesunden Kindern (< 9 Jahre) wird ein Impfstoff mit geringerem HB_sAg-Gehalt (5 µg), bei Dialysepatienten ein Impfstoff mit besonders hohem HB_s-Ag-Gehalt (40 µg) verwendet.

Postexpositionelle Impfung
Nach Kontamination mit infektiösem Material, bei einem Neugeborenen einer HB_s-Ag-positiven Mutter oder anderen plötzlichen Expositionsrisiken muß simultan mit der aktiven Impfung eine passive Impfung mit Hyperimmunglobulin eingeleitet werden.

Impfschutz

Eine Standardimmunisierung führt bei über 90% gesunder Impflinge zur Serokonversion mit definitionsgemäß schützendem Antikörpertiter (> 10 IE/l Serum-Anti-HB_s).

Bei Immunsupprimierten und Dialysepatienten sind die Serokonversionsraten deutlich niedriger.
Die Dauer des Impfschutzes ist individuell unterschiedlich und kann daher nicht vorhergesagt werden.
Mit Hilfe einer Bestimmung des Anti-HB_S-Titers kann aber recht genau festgelegt werden, wann eine erneute Impfung oder eine erneute Titerbestimmung erforderlich ist.
Dabei gelten die folgenden Empfehlungen:

Tab. 13.**7** Impfschema Hepatitis B

Anti-HB_S (IE/l Serum)	Wiederimpfung / Nachtestung erforderlich
< 10	sofortige Impfung
11–100	nach 3–6 Monaten
101–1000	nach 1 Jahr
1001–10 000	nach 3,5 Jahren
> 10 000	nach 7 Jahren

Nebenwirkungen

Der Impfstoff ist insgesamt gut verträglich.
Lokale Reaktionen und Allgemeinreaktionen leichterer Art sind möglich.

Kontraindikationen

Keine.

Frühsommermeningoenzephalitis (FSME)

Die FSME wird durch das FSME-Virus hervorgerufen. Hauptwirte dieses Virus sind Wildtiere, vor allem Nager, und als **Überträger** fungieren in der Regel **Zecken.**
Während es in der Bundesrepublik, vor allem in Bayern und Baden-Württemberg, nur kleinere, überschaubare Zonen mit infizierten Zecken gibt, sind große Teile Österreichs und anderer osteuropäischer Länder als **Endemiegebiete** zu betrachten. Auch in der Schweiz, Frankreich, Schweden und Finnland kommt FSME häufiger vor.
Die aktive Impfung erfolgt durch die Applikation von formalin-inaktivierter Vakzine zu je 1 ml im Abstand von 4–12 Wochen sowie durch eine 3. Impfung nach 9–12 Monaten.
Eine Auffrischimpfung sollte alle 3 Jahre erfolgen.
Mit einem neueren Impfstoff besteht die Möglichkeit, auch noch 3 Wochen vor der Abreise in ein Endemiegebiet eine vollständige Grundimmunisierung durchzuführen. Dazu wird an den Tagen 0–7–21 die Vakzine injiziert.
Der Impfschutz hält bei dieser Schnellimmunisierung allerdings nur etwa 1 Jahr an.

Indikation

- Land- und Forstarbeiter
- Bewohner und Touristen in Endemiegebieten.

Gelbfieber

Verwandt wird ein Lebendimpfstoff, der aus dem 17-D-Stamm gewonnen wird und als einziger von der WHO anerkannt ist. Er wird einmal subkutan injiziert (0,5 ml). Eine Impfindikation besteht für die Einreise in endemische Gelbfiebergebiete.
Der Impfschutz setzt nach 10 Tagen ein und ist für 10 Jahre gültig.
Die Verträglichkeit des Impfstoffs ist im allgemeinen gut. Gelegentlich werden zwischen dem fünften und achten Tag post injectionem Störungen wie leichtes Fieber, Mattigkeit, Kopfschmerzen oder grippeartige Beschwerden beobachtet.
Neben den allgemeinen Kontraindikationen für Lebendimpfstoffe sollten Kinder unter einem Jahr (Gefahr einer Impfenzephalitis) sowie Schwangere besonders während der ersten drei Monate (Embryopathie) nicht mit 17-D-Impfstoff immunisiert werden. Weitere Gegenindikationen sind Leber- und Nierenerkrankungen.

Influenza epidemica

Die Influenza ist die letzte der weltweiten Seuchenerkrankungen. Einer Epidemie fallen in der BRD durchschnittlich 20 000–50 000 Menschen zum Opfer. Die großen Epidemien und Pandemien werden vor allem durch den *Influenzatyp A* verursacht (häufiger Antigenwechsel). *Typ B* bleibt meist lokalisiert und betrifft nur bestimmte Bevölkerungsgruppen. *Typ C* ist selten und hat einen gutartigen Verlauf.
Pandemien ereignen sich ca. alle 10 bis 15 Jahre, Epidemien ca. alle 2–3 Jahre.
Das Durchstehen einer Influenzaerkrankung hinterläßt aus bisher ungeklärten Gründen nur eine relativ kurzfristige Immunität.

Eine Impfung ist in Anbetracht der Komplikationsraten sowie der Mortalitätszahlen empfehlenswert. Besonders vordringlich ist die Schutzimpfung für folgende Personengruppen:

- Herz- und Kreislaufkranke
- Patienten mit chronischen Erkrankungen des Respirationstrakts
- Chronisch Nierenkranke.

Personen jenseits des 60. Lebensjahres, Personen mit starker Infektionsgefährdung (z. B. Ärzte, Pflegepersonal, Lehrer etc.) und Diabetikern ist eine Schutzimpfung ebenfalls anzuraten.
Da Epidemien unerwartet und schnell auftreten, kommt die Impfung im Epidemiegebiet fast immer zu spät. Der Höhepunkt der Influenzawellen liegt in Mitteleuropa in den Monaten Dezember bis März / April. Deshalb sollte die Immunisierung vor Beginn der kalten Jahreszeit durchgeführt werden. Die Impfung soll im Abstand von einem Jahr wiederholt werden.

Der Impfschutz ist unvollständig, kann aber den Krankheitsverlauf positiv beeinflussen.
Geimpft wird am besten zweimal subkutan im Abstand von vier Wochen mit einem meist polyvalenten Impfstoff, in dem der Influenza-Subtyp quantitativ stark vertreten ist. Idealerweise sollte der akute Epidemietyp mit einbezogen sein, was aber oft wegen der großen Zeitspanne zur Reproduzierbarkeit frisch isolierter Virusstämme nicht mehr möglich ist. Der Impfstoff wird meist durch Inaktivierung der Viren mit Formaldehyd gewonnen.
Die Impfung mit einem solchen Totimpfstoff führt nicht selten zu lokalen Nebenreaktionen und bei Kleinkindern häufig zum Fieber.
Als Kontraindikation gilt jede Form der Eiweißallergie, besonders gegen Hühnereiweiß, da der Erreger oft in embryonalen Zellkulturen von Hühnern gezüchtet wird.
Die **nasale** oder inhalative Gabe von vermehrungsfähigen, abgeschwächten Viren (Lebendimpfstoff) oder inaktivierten Viren ist mit gutem Erfolg erprobt worden. In der BRD sind Impfstoffe dieser Art noch nicht zugelassen.
Die prophylaktische, **passive** Immunisierung mittels γ-Globulin oder Hyperimmunseren ist wegen mangelnder Wirkungen nicht empfehlenswert.

Masern (Morbilli)

Die Maserninfektion hinterläßt eine lebenslängliche Immunität. Sie ist eine schwere Erkrankung meist des Kindesalters und beinhaltet viele Komplikationen, welche eine Immunprophylaxe indizieren.
Die gefürchtetste Masernkomplikation ist die *Masern-Enzephalitis* mit einer Letalität von ca. 30% und Defektheilungen von ca. 20%. Sie tritt bei ca. 0,1% der Erkrankten auf. Häufiger sind inapparente Vorgänge mit EEG-Veränderungen bei ca. 50% der Patienten (!) mit „normalem" Masernverlauf. Psychische Störungen in der weiteren Entwicklung können sich anschließen und sind mit 1% Betroffener sehr ernstzunehmen. Sie werden als „mental retardation" zusammengefaßt. Beziehungen zur genuinen Epilepsie werden vermutet.
Die Masern führen zur Resistenzminderung gegenüber vielen Infektionskrankheiten (z. B. Tuberkulose), alte Infekte können wieder aktiviert werden.
Ein direkter Zusammenhang der *sklerosierenden Panenzephalitis* (SSPE) mit den Masern gilt als sicher, weiterhin wird ein Zusammenhang zur Multiplen Sklerose im Modell der „slow virus infection" diskutiert. Aus den genannten Gründen sollte eine Immunisierung möglichst früh vorgenommen werden, jedoch nicht innerhalb der ersten sechs Lebensmonate, weil die Säuglinge dann noch über eine diaplazentare Immunität verfügen.
In der BRD steht ein Masern-Lebendimpfstoff zur Verfügung, der meist in Kombination mit Rötelnimpfstoff und/oder Mumpsimpfstoff appliziert wird.
Grundimmunisiert wird ab dem 13., besser 15. Lebensmonat mit 1 × Lebendimpfstoff (in aller Regel als Dreifachimpfstoff gegen Masern, Mumps und Röteln (MMR)). Der Schutz hält wahrscheinlich lebenslang an. Dennoch wird – zur Schließung von Immunitätslücken – eine Auffrischimpfung ab dem 6. Lebensjahr empfohlen.

Nebenwirkungen

Nach 5–12 Tagen kann sich ein flüchtiges Exanthem ausbilden, das von Fieber begleitet sein kann (sogenannte Impfmasern, nicht ansteckend!).
Nach Impfungen mit Masern-Lebendimpfstoff wurde äußerst selten von Enzephalitis-Fällen berichtet; ein kausaler Zusammenhang konnte jedoch bisher nicht erwiesen werden.

Kontraindikationen

Allergie gegen Hühnereiweiß, fiebrige Erkrankungen, Steroidtherapie, Leukämie sowie Schwangerschaft.

Nach Masernexposition oder bei schwächlichen sowie konstitutionell gefährdeten Kleinkindern kann auch **passiv** immunisiert werden. Nach Gabe von Immunglobulin sowie Blut oder Plasma muß man mindestens 6 Wochen mit der Masern-Lebendimpfung warten.
Bei zeitlich genau feststellbarer Masernexposition ist eine sogenannte Inkubationsimpfung mit Lebendimpfstoff am ersten Inkubationstag möglich.

Mumps (Parotitis epidemica)

Erreger

Mumpsvirus (Paramyxovirus).

Krankheitsbild

Neben dem an sich harmlosen Verlauf der Mumpserkrankung mit einer Schwellung der Parotiden kann es in bis zu 10% der Fälle zu schwerwiegenden Komplikationen wie der Mumps-Meningitis (10–15%), Mumps-Enzephalitis (ca. 3%), Orchitis und Pankreatitis kommen. Als bleibende Folgeerkrankung im Zusammenhang mit Mumps wurden juveniler Diabetes, Arthritiden, männliche Unfruchtbarkeit und Gehörschäden beschrieben.

Übertragungsmodus

Tröpfcheninfektion, nur selten indirekt durch kontaminierte Gegenstände.

Impfstoff

Lebende, attenuierte Impfviren. In der Bundesrepublik ist als Impfvirus der praktisch apathogene Mumps-Stamm „Jeryl-Lynn", der auf Hühnerfibroblasten vermehrt wird, zugelassen.

Der Impfstoff ist als Monovakzine erhältlich, in der Regel erfolgt jedoch eine Kombinationsimpfung mit einem Masern-Mumps- bzw. Masern-Mumps-Röteln-Kombinationsimpfstoff.

Impfindikation

Kinder ab dem 15. Lebensmonat, seronegative Jugendliche und Erwachsene.

Durchführung der Impfung

Einmalige Applikation von 0,5 ml Impfserum i. m. oder s. c. Abstand zu anderen Lebendimpfungen, sofern nicht gleichzeitig durchgeführt, 4 Wochen. Auffrischimpfungen sind nicht erforderlich.

Impfschutz

Die Impfung führt in ca. 90% zu einer Serokonversion, der Impfstoff hält lebenslang an.

Nebenwirkungen

Insgesamt sehr selten. Vereinzelt ist über zentralnervöse Komplikationen und über das Auftreten eines juvenilen Diabetes im zeitlichen Zusammenhang mit der Mumps-Impfung berichtet worden.

Poliomyelitis (Kinderlähmung, HEINE-MEDIN-Krankheit)

Es existieren drei Typen von Polioviren mit so verschiedener Antigenität, daß keine Kreuzimmunität besteht. Die Entwicklung eines leistungsfähigen Impfstoffes wurde dadurch erheblich erschwert.
Der erste für eine Massenimpfung geeignete Impfstoff wurde von **SALK** durch Formaldehydinaktivierung der Viren entwickelt. Er verhindert die Lähmungserscheinungen bei Erkrankungen mit Polio in bis zu 90% der Fälle.
Die bis vor kurzem noch in Deutschland übliche und im europäischen Ausland und den meisten anderen Staaten auch heute noch weitgehend empfohlene **Schluckimpfung** wird mit abgeschwächten vermehrungsfähigen Viren der drei Serotypen nach **Sabin** durchgeführt. Dieser Impfstoff besitzt gegenüber dem Salk-(Tot)Impfstoff den Vorteil, auch gegenüber zahlreichen Polio-Wildviren eine Immunität zu erzielen.
Durch die europaweite umfangreiche Impfprophylaxe der letzten Jahrzehnte besteht in Deutschland bzw. Mitteleuropa derzeit aber nur noch eine sehr geringe Erkrankungsgefährdung durch Poliomyelitis.
Dies hat zu einer neuen Abwägung von Impfrisiken und Impfnutzen geführt, mit dem Ergebnis, daß in Deutschland seit 1998 durch die STIKO nicht mehr die Schluckimpfung mit den lebenden attenuierten Viren nach Sabin, sondern nur noch die i. m. oder s. c. Impfung mit dem trivalenten inaktivierten (Salk)-Totimpfstoff **IPV** durchgeführt werden soll.

IPV-Impfung

Impfstoff

Trivalenter, inaktivierter Poliomyelitis-Impfstoff.

Impfindikation

- Säuglinge, Kinder und Jugendliche zur Grundimmunisierung
- alle Erwachsenen zur Vervollständigung der Grundimmunisierung
- Reisende in Risikogebiete (alle 10 Jahre)
- Medizinisches Personal (alle 10 Jahre)
- Aussiedler, Flüchtlinge und Asylbewerber aus Endemiegebieten.

Durchführung der Impfung

Grundimmunisierung mit 2 Impfungen IPV ab dem 3. Lebensmonat i. m. oder s. c.

- 1. Impfung: Zeitpunkt 0
- 2. Impfung nach mindestens 2, besser nach 6 Monaten.

Auffrischimpfungen alle 10 Jahre.

Es gibt keine obere Altersgrenze. Abstände zu anderen Impfungen sind nicht erforderlich. Schwangere und Stillende dürfen geimpft werden. Die Impfung kann auch als Kombinationsimpfung mit anderen Impfungen z. B. im Rahmen der Grundimmunisierung etwa als Kombination von Tetanus/Diphtherie/Pertussis/Hämophilus influenza und Poliomyelitis in einem entsprechenden 5fach Impfstoff (z. B. Infanrix-IPV+Hib Fa. SmithKline Beechem Pharma) durchgeführt werden.

Eine mit oralem Impfstoff (OPV) begonnene Grundimmunisierung kann mit IPV vervollständigt werden z. B.

- OPV + OPV + IPV
- OPV + IPV + IPV.

Nebenwirkungen

Selten lokale Reaktionen (Rötung, Schwellung); leichtes Fieber und Kopfschmerzen sehr selten, über schwere Allgemeinreaktionen wurde bisher nicht berichtet.

Kontraindikationen

Personen mit akuten, behandlungsbedürftigen Erkrankungen sollten frühestens 2 Wochen nach Genesung geimpft werden.

Schluckimpfung

Die Schluckimpfung wird in einigen Bundesländern noch vorübergehend empfohlen, ebenso wird sie in vielen europäischen Staaten und insbesondere in den Entwicklungsländern aufgrund der deutlich niedrigeren Kosten und der besseren Praktikabilität (Massenimpfungen mit oralem Impfstoff sind logischerweise viel einfacher durchzuführen als i. m./s. c. Einzelimpfungen) sicherlich noch lange ihren Stellenwert behalten.

Impfstoff

Trivalenter Poliomyelitis-Impfstoff mit lebenden, abgeschwächten Viren.
Zur *Grundimmunisierung* wird der Impfstoff zweimal im Abstand von 6–8 Wochen und erneut nach ca. einem Jahr verabreicht.
Weitere *Auffrischimpfungen* sollten der persönlichen Exposition sowie der epidemiologischen Situation angepaßt sein. Sie sind im Abstand von 5–10 Jahren empfehlenswert.
Nach oraler Applikation vermehren sich die attenuierten Viren im Darmtrakt, ohne jedoch Krankheitserscheinungen zu erzeugen. Nach 7–10 Tagen setzt die Bildung von Antikörpern gegen alle drei Serotypen ein. Zusätzlich wird durch die kontrollierte Nachahmung des natürlichen Infektionsmodus eine lokale Immunität in der Darmschleimhaut erreicht, die auch die Infektion mit Polio-Wildviren erfaßt (wesentlichster Vorteil zur Impfung nach SALK)!

Nebenwirkungen

Kurzdauernde Allgemeinreaktionen wie Fieber, Kopfschmerzen, Abgeschlagenheit, Gliederschmerzen und Durchfälle können vorkommen. Spezifische Schädigungen in Form von Paresen bei Impflingen und Kontaktpersonen sind nach der Sabin-Impfung sehr selten.
Der Impfling kann mehrere Wochen lang Impfviren ausscheiden. Personen ohne Polio-Antikörper, die nicht an einer Schluckimpfung teilnehmen, sowie Personen mit Immundefekten sollten eine Grundimmunisierung mit inaktivierter Poliomyelitisvaccine nach Salk erhalten, bevor sie Kontakt zu Impfviren-Ausscheidern haben.

Gegenanzeigen

Fieber, Durchfälle, akute Infektionen, operative Eingriffe innerhalb von zwei Wochen vor und nach der Impfung sowie bei immunsuppressiver Therapie und Immundefekten. Eine Schwangerschaft stellt keine Kontraindikation dar, obwohl es sich um Lebendimpfstoff handelt, weil die Viren normalerweise nur in den Magendarmtrakt gelangen. Auch bereits infizierte Personen scheinen durch die Polio-Schluckimpfung nicht zusätzlich gefährdet.
Beim Bestehen von Kontraindikationen kann eine passive Immunisierung mit γ-Globulin versucht werden. Für diesen Zweck ist auch ein Gamma-A-Konzentrat indiziert (Schleimhautabwehr).

Tollwut

Die Tollwut wird meist durch Bißverletzungen vom Tier auf den Mensch übertragen.
Über eine Resistenz beim Menschen ist bisher nichts bekannt, jedoch ist er für eine Infektion nicht sehr empfänglich. Nur ca. 10–20% der Bisse von infizierten Tieren führen beim Menschen zur Infektion, die jedoch fast ausnahmslos tödlich verläuft.
Deshalb ist bei jedem Verdacht auf eine Infektion eine *passive Immunisierung* (20 IE Tollwut Immunglobulin/kg KG) in Kombination mit einer *aktiven Immunisierung* indiziert. Die postexpositionelle, aktive Immunisierung nach tollwutverdächtiger Verletzung ist möglich, weil die Inkubationszeit normalerweise ungewöhnlich lang ist (ca. 30–90 Tage). Die Wirkung der Impfung kommt damit, sofern sie

Tab. 13.**8** Postexpositionelle Tollwut-Immunprophylaxe

	Art der Exposition		
Grad der Exposition	**durch ein tollwutverdächtiges oder tollwütiges Wild- oder Haustier**	**durch einen Tollwutimpfstoffköder**	**Immunprophylaxe*** **(Beipackzettel beachten)**
I	Berühren / Füttern von Tieren, Belecken der intakten Haut	Berühren von Impfstoffködern bei intakter Haut	keine Impfung
II	Knabbern an der unbedeckten Haut, oberflächliche, nicht blutende Kratzer durch ein Tier, Belecken der nichtintakten Haut	Kontakt mit der Impfflüssigkeit eines beschädigten Impfstoffköders mit nichtintakter Haut	Impfung
III	jegliche Bißverletzung oder Kratzwunden, Kontamination von Schleimhäuten mit Speichel (z. B. durch Lecken, Spritzer)	Kontamination von Schleimhäuten und frischen Hautverletzungen mit der Impfflüssigkeit eines beschädigten Impfstoffköders	Impfung und simultan mit der ersten Impfung passive Immunisierung mit Tollwut-Immunglobulin (20 IE/kg Körpergewicht)

* Die einzelnen Impfungen und die Gabe von Tollwut-Immunglobulin sind sorgfältig zu dokumentieren.
(Aus: Epidemiologisches Bulletin. Aktuelle Daten und Informationen zu Infektionskrankheiten, Ausgabe 19/97, S. 106)

in der frühen Inkubationszeit durchgeführt wird, noch frühzeitig genug, um den Ausbruch der Erkrankung zu verhindern. Besonders exponierten Personen wie Forstpersonal, Tierärzten etc. ist eine Schutzimpfung gegen die Tollwut ebenfalls anzuraten.
Verschiedene Tollwut-Impfstoffe wurden erprobt, dabei handelt es sich ausnahmslos um inaktivierte Erregersuspensionen.
In der Bundesrepublik werden heute nur die neueren Impfstoffe empfohlen, die ein Impfvirus enthalten, das entweder auf humanen Diploid-Zellkulturen **(HDC-Tollwut-Impfstoff)** oder auf Hühnerfibroblasten **(PCEC-Impfstoff)** gezüchtet und dann inaktiviert wird.
Der von menschlichen Zellkulturen gewonnene Impfstoff zeichnet sich durch eine besonders gute Verträglichkeit aus, der von Hühnerfibroblasten gewonnene Impfstoff scheint dafür eine noch bessere Interferoninduktion zu bewirken und damit einen Vorteil bei der postexpositionellen Impfung zu haben.

Durchführung der Impfung

Präexpositionelle Prophylaxe:
Dreimalige Injektion an den Tagen 0, 28 und 56 oder (wenn eine noch raschere Immunisierung erforderlich ist) viermalige Injektion an den Tagen 0, 7, 21, 56.

Postexpositionelle Prophylaxe:
Sechsmalige Injektion an den Tagen 0, 3, 7, 14, 28 und 90 (bzw. nach den neuesten Empfehlungen der WHO jeweils 2 Impfstoffdosen an den Tagen 0, 7 und 21), ggfs. verbunden mit einer simultanen passiven Immunisierung.
Das Impfschema bei der postexpositionellen Prophylaxe ist von der Art der Exposition und von dem vorhandenen Impfschutz abhängig.

Impfschutz

Die Grundimmunisierung führt in praktisch 100% zu einer Serokonversion, der Impfschutz scheint nach 3 Injektionen ausreichend aufgebaut zu sein.
Die Dauer des Impfschutzes nach einer Grundimmunisierung wird mit 2–5 Jahren angegeben, nach diesem Zeitraum ist eine Auffrischimpfung indiziert.

Röteln (Rubeola)

Die Röteln sind eine typische Erkrankung der Kinder und Jugendlichen. Die wichtigste Komplikation betrifft jedoch Schwangere, weil es zur diaplazentaren Übertragung der Erreger kommen kann, was zum Krankheitsbild der **Embryopathia rubeolosa** führen kann. Bei serologisch bestätigten frischen Rötelninfektionen innerhalb der ersten 3–4 Schwangerschaftsmonate wurden 90% plazentare und in 25–90% fetale Infektionen nachgewiesen. Die Gesamtmißbildungsrate wird für das erste Trimenon mit 25–35% angegeben.
Am häufigsten sind die Augenlinsen betroffen, deren Schädigung meist zu einem beiderseitigen subtotalen Katarakt führt. Weiterhin werden kongenitale Herz- und Gefäßmißbildungen, kongenitale Taubheit, Schmelzdefekte und Hypoplasien der Milchzähne, Mikrozephalie, Retardierung der psychischen Entwicklung, Spina bifida und Kryptorchismus beschrieben.

Erreger

Rötelvirus (Togavirus).

Übertragungsmodus

Aerogen von Infizierten, ca. 2–3 Wochen lang mit einem Maximum während des Exanthems.

Impfstoff

Attenuierter Lebendimpfstoff (Impfstamm RA 27/3), wobei der Impfvirus auf menschlichen Fibroblasten gezüchtet wird.

Impfindikation

- Die aktive Schutzimpfung gegen Röteln soll bevorzugt als Kombinationsimpfung Masern-Mumps-Röteln bei allen Kindern ab dem 15. Lebensmonat durchgeführt werden (0,5 ml Impfserum i. m. oder s. c.). Da nach neueren Erkenntnissen der Impfschutz nicht sicher lebenslang anhält, wird von der STIKO eine Auffrischimpfung im 6. Lebensjahr empfohlen.
- Nach den derzeitigen Impfempfehlungen sollten ebenso alle Mädchen vor der Pubertät, auch wenn sie als Kleinkinder geimpft worden sind und unabhängig vom Serostatus, geimpft werden.
- Antikörpernegative Frauen im gebärfähigen Alter, wobei eine sichere Kontrazeption für weitere 2 Zyklen nach der Impfung gewährleistet sein muß.
- Seronegative, auch stillende Frauen im Wochenbett.

Durchführung der Impfung

Eine Impfung mit 0,5 ml Impfserum i. m. oder s. c. Mindestabstand zu anderen Impfungen mit Lebendimpfstoff 4 Wochen.

Impfschutz

Die Serokonversionsrate wird mit 95% angegeben. Die Impfimmunität hält nicht sicher lebenslang, in einzelnen Fällen konnte bereits 6 Jahre nach erfolgreicher Erstimpfung ein fehlender Antikörpertiter nachgewiesen werden. Deshalb werden eine Auffrischimpfung im 6. Lebensjahr sowie Antikörpertiterbestimmungen vor Schwangerschaften empfohlen.

Nebenwirkungen

Gelegentlich leichtes Fieber, Lymphknotenschwellungen, flüchtiges Exanthem, Arthralgien (Gelenk-

affektionen nehmen mit zunehmendem Alter des Impflings zu).
Der Impfvirus wird von Geimpften 1–3 Tage lang in geringer Qualität aus dem Rachen ausgeschieden, wobei eine Kontaktinfektion nicht zu befürchten ist.

Kontraindikationen

Die Impfung einer Schwangeren ist kontraindiziert, da der Impfvirus auf das Kind übergehen kann. Auch wenn in den bisher beobachteten Fällen akzidenteller Impfungen in der Schwangerschaft noch keine kindlichen Schäden gesehen wurden, so gilt der Grundsatz, daß bei Frauen im gebärfähigen Alter nach einer Rötelnimpfung für mindestens zwei der Impfung nachfolgenden Zyklen eine sichere Kontrazeption bestehen sollte.

Varizellen

Erreger

Varicella-Zoster-Virus (VZV, humanes Herpesvirus). Der Erreger ist in der Lage, nach einer Primärinfektion eine persistierende Infektion im Organismus des Infizierten zu etablieren. Die Reaktivierung dieser latenten Infektion führt als Zweitmanifestation zum Zoster.

Übertragungsmodus

Das Varicella-Zoster-Virus ist hochkontagiös, die Übertragung erfolgt von Mensch zu Mensch, im wesentlichen durch Tröpfcheninfektion. Etwa 95% aller Menschen machen in Deutschland die Varizellen durch und sind damit als Erwachsene immun.

Impfstoff

Die *aktive* Impfung gegen Varizellen erfolgt durch die Applikation einer **Lebendvakzine mit abgeschwächten Impfviren.** Sie wird nur für solche Menschen empfohlen, für die eine Varizelleninfektion ein hohes Risiko darstellen würde (s. u.).
Die Vakzine wird einmalig subkutan (0,5 ml) gegeben, die Serokonversionsrate liegt bei > 90%. Die Dauer des **Impfschutzes** ist nicht genau bekannt, man geht aber von einer Immunität von mindestens *2 Jahren* aus.

Nebenwirkungen

- lokale Impfreaktion
- leichte Allgemeinsymptome
- bei 25% der Risikopatienten: Varizellen-ähnliches Exanthem.

Indikationen

- seronegative Frauen im gebärfähigen Alter (3 Monate Konzeptionsschutz!)
- seronegative Personen (vorwiegend Kinder) vor einer geplanten Immunsuppression, aber auch bei bestehender Immunsuppression, wenn die Lymphozyten nicht unter 1 200/µl liegen.

Kontraindikationen

Exzessive Immunsuppression (Impfung ggfs. in ein chemotherapiefreies Intervall legen!).
Zwischen einer passiven Hyperimmunglobulingabe und einer aktiven Varizellen-Schutzimpfung sollten mindestens 3 Monate liegen.

13.2.6 Impfkalender

Die **Impfprophylaxe im Säuglings- und Kleinkindalter** ist durch die fehlende natürliche Durchseuchung in mitteleuropäischen Ländern besonders notwendig.
Selbstverständlich muß dabei auch die Dauer der zum Teil vorhandenen intrauterin erworbenen Immunität berücksichtigt werden.
Auf dem Boden bisheriger Erfahrungen wurde deshalb ein Impfplan zur **Grundimmunisierung** erstellt.

Grundimmunisierung im Kindesalter, Impfkalender

Gegen folgende Infektionskrankheiten wird im Kindesalter normalerweise eine Grundimmunisierung durchgeführt: Poliomyelitis, Tetanus, Diphtherie, Masern, Mumps, Röteln, Pertussis, Haemophilus B, Hepatitis B und Tuberkulose (bei erhöhtem Infektionsrisiko).

Der **Impfkalender** für Kinder und Jugendliche sollte nach den aktuellen Impfempfehlungen der ständigen Impfkomission des Bundesgesundheitsamtes (STIKO) – Stand Januar 1999 – folgendermaßen aussehen:

Tab. 13.**9** Impfkalender

Empfohlenes Impfalter*	**Impfung gegen**	
ab Beginn 3. Monat		1. Diphtherie-Pertussis-Tetanus-Haemophilus influenzae Typ b (DTP-Hib/DTPa-Hib)
(ab Beginn 9. Lebenswoche)	und	1. Hepatitis B (HB)**
	und	1. Polio-Impfung (IPV)* (evtl. auch als 5fach Impfstoff DTP-Hib-IPV)
	oder	
		1. Diphtherie-Pertussis-Tetanus (DTP/DTPa)
	und	1. Haemophilus influenzae Typ b (Hib)
	und	1. Hepatitis B (HB)
	und	1. Polio-Impfung (IPV)
ab Beginn 4. Monat (ab Beginn 13. Lebenswoche)		2. Diphtherie-Pertussis-Tetanus-Haemophilus influenzae Typ b (DTP-Hib/DTPa-Hib)
	oder	
		2. Diphtherie-Pertussis-Tetanus (DTP/DTPa)
	und	2. Haemophilus influenzae Typ B (Hib)***
ab Beginn 5. Monat (ab Beginn 17. Lebenswoche)		3. Diphtherie-Pertussis-Tetanus-Haemophilus influenzae Typ b (DTP-Hib/DTPa-Hib)
	und	2. Hepatitis B (HB)
	und	2. Polio-Impfung (IPV), evtl. auch als 5fach Impfstoff DTP-Hib-IPV
	oder	
		3. Diphtherie-Pertussis-Tetanus (DTP/DTPa)
	und	3. Haemophilus influenzae Typ b (Hib)
	und	2. Hepatitis B (HB)
	und	2. Polio-Impfung (IPV)
ab Beginn 12. – 15. Monat		4. Diphtherie-Pertussis-Tetanus-Haemophilus influenzae Typ b (DTP-Hib/DTPa-Hib)
	und	3. Hepatitis B (HB)
	und	1. Masern, Mumps, Röteln (MMR)
	oder	
		4. Diphtherie-Pertussis-Tetanus (DTP/DTPa)
	und	4. Haemophilus influenzae Typ b (Hib)
	und	3. Hepatitis B (HB)
	und	1. Masern, Mumps, Röteln (MMR)
ab Beginn 6. Jahr		Tetanus-Diphtherie (Td-Impfstoff: mit reduziertem Diphtherietoxoid-Gehalt)
		2. Masern, Mumps, Röteln (MMR)
11.–15. Jahr		Polio-Impfung (IPV)
		Tetanus-Diphtherie (Td)
		Röteln (alle Mädchen, auch wenn bereits gegen Röteln geimpft)****
		Hepatitis B für ungeimpfte Jugendliche

* Abweichungen von den vorgeschlagenen Terminen sind möglich und unter Umständen notwendig. Ziel muß es sein, unter Beachtung der Mindestabstände zwischen den Impfungen **möglichst frühzeitig** zum angegebenen Termin einen vollständigen Impfschutz zu erreichen. Dabei sollten auch die Möglichkeiten des Öffentlichen Gesundheitsdienstes genutzt werden. Die Beipackzettel sind zu beachten.

** Die Hepatitis-B-Impfung ist bereits ab Geburt des Kindes möglich. Neugeborene von Müttern, bei denen das Ergebnis der Hepatitis-B-Serologie nicht vorliegt, sollten in jedem Fall unmittelbar post partum geimpft werden.

*** Bei Verwendung eines Impfstoffs mit an OMP gekoppelten Hib-Polysacchariden kann dieser Termin entfallen; die Grundimmunisierung wird dann ab Beginn 5. Monat fortgesetzt und ab Beginn 12. Monat vervollständigt.

**** MMR-Impfung für **alle** Kinder, die die 2. MMR-Impfung nicht erhalten haben.

Um die Zahl der Injektionen möglichst gering zu halten, sollten vorzugsweise Kombinationsimpfstoffe benutzt werden. Nicht alle verfügbaren Kombinationsimpfstoffe sind in der Tabelle 1 aufgeführt; weitere Kombinationsimpfstoffe sind in der Erprobung.

Die Impfempfehlungen (Indikations- und Auffrischimpfungen gemäß aktuellen Empfehlungen (Januar 1999) der STIKO) sind in der folgenden Übersicht dargestellt:

Tab. 13.**10** Indikations- und Auffrischimpfungen

Impfung gegen	**Indikation bzw. Reiseziel**	**Anwendungshinweise (Beipackzettel beachten)**
Cholera	Auf Verlangen des Ziel- oder Transitlandes (nur noch im Ausnahmefall, da keine WHO-Empfehlung mehr besteht).	1. Injektion 0,5 ml, 2. Injektion 1,0 ml im Abstand von 1–4 Wochen; Kinder im Alter von 1–10 Jahren erhalten die halbe Dosis.
Diphtherie		Die Impfung gegen Diphtherie sollte in der Regel in Kombination mit der Impfung gegen Tetanus durchgeführt werden.
	Alle Personen 10 Jahre nach der letzten Diphtherie-Impfung zur Auffrischung des Impfschutzes.	Einmalige Auffrischimpfung (in der Regel mit Td-Impfstoff), wenn die letzte Diphtherie-Impfung länger als 10 Jahre zurückliegt.
	Besonders notwendig ist der Diphtherie-Impfschutz für ● medizinisches Personal, das ersten Kontakt mit Erkrankten haben kann ● Beschäftigte mit umfangreichem Publikumsverkehr ● Aussiedler, Flüchtlinge und Asylbewerber aus Gebieten mit Diphtherie-Risiko, die in Gemeinschaftsunterkünften leben sowie für das Personal dieser Einrichtungen ● Bedienstete des Bundesgrenzschutzes und der Zollverwaltung. Bei Reisen in Länder mit Diphtherie-Risiko.	Nichtgeimpfte oder Personen mit fehlendem Impfnachweis sollten 2 Impfungen (in der Regel mit Td-Impfstoff) im Abstand von 4–6 Wochen und eine 3. Impfung 6–12 Monate nach der 2. Impfung erhalten; die Reise sollte frühestens nach der 2. Impfung begonnen werden. Bei bestehender Diphtherie-Impfindikation und ausreichendem Tetanus-Impfschutz sollte monovalent gegen Diphtherie geimpft werden.
	Bei Epidemien oder regional erhöhter Morbidität.	Entsprechend den Empfehlungen der Gesundheitsbehörden.
FSME (Frühsommer-meningoenzephalitis)	Gefährdete Personen (mögliche Zeckenexposition, z. B. Forstarbeiter) in Risikogebieten: in Deutschland zur Zeit insbesondere südlicher Bayerischer Wald, Auen der Donauseitentäler, südlicher Schwarzwald, in Baden-Württemberg zusätzlich Waldgebiete entlang des Rheins und des Neckars bis Heidelberg, die Stuttgarter Umgebung, in Hessen der Odenwald. Aufenthalte mit möglicher Zeckenexposition in Risikogebieten Deutschlands, Österreichs, Polens, der Schweiz, der Slowakei, Südschwedens, Tschechiens, Ungarns, der baltischen Staaten, Südeuropas (Saisonalität beachten, in Deutschland April – November).	Grundimmunisierung: 2 Injektionen im Abstand von 1–3 Monaten, 3. Injektion 9–12 Monate nach der 2. Impfung; Auffrischimpfung nach 3, spätestens nach 5 Jahren. Zur evtl. kurzfristig notwendigen Immunisierung werden je nach verwendetem Impfstoff verkürzte Impfschemata angegeben.
Gelbfieber	Entsprechend den Impfanforderungen der Ziel- oder Transitländer (tropisches Afrika und Südamerika mit endemischem Gelbfieber), ferner Hinweise der WHO zu Gelbfieber-Infektionsgebieten beachten.	Einmalige Impfung in den von den Gesundheitsbehörden benannten Gelbfieber-Impfstellen. Auffrischimpfung in 10jährigem Abstand.

Tab 13.**10** Fortsetzung

Impfung gegen	Indikation bzw. Reiseziel	Anwendungshinweise (Beipackzettel beachten)
Hepatitis A (HA)	1. HA-gefährdetes Personal* medizinischer Einrichtungen, z. B. Pädiatrie und Infektionsmedizin 2. HA-gefährdetes Personal* von Laboratorien, z. B. für Stuhluntersuchungen 3. Personal* in Kindertagestätten, Kinderheimen 4. Personal* in Einrichtungen für geistig Behinderte 5. Kanalisations- und Klärwerksarbeiter 6. homosexuell aktive Männer 7. an Hämophilie leidende Personen 8. Kontaktpersonen zu an Hepatitis A Erkrankten (Riegelungsimpfung) 9. Die HA-Impfung wird empfohlen für Personen, • die in Heimen für Behinderte leben • die an einer chronischen Lebererkrankung leiden und keine HAV-Antikörper besitzen, • die in Deutschland geboren sind, vor ihrer ersten Reise in ein Land mit hoher Hepatitis-A-Gefährdung. * Unter „Personal" sind hier medizinisches und anderes Fach- und Pflegepersonal sowie Küchen- und Reinigungskräfte zu verstehen. Reisende (einschließlich beruflich Tätige und Angehörige von Entwicklungsdiensten) in Regionen mit hoher Hepatitis-A-Prävalenz, z. B. südlicher und östlicher Mittelmeerraum einschließlich der Türkei, einige osteuropäische Länder (Albanien, Bulgarien, Rumänien, Nachfolgestaaten der UdSSR), Naher Osten, Indien, Südostasien, alle Gebiete Afrikas, Lateinamerikas und des Fernen Ostens mit risikoreichen Hygiene-Bedingungen.	Grundimmunisierung je nach Präparat. Eine Vortestung auf HA-Antikörper ist bei vor 1950 Geborenen sinnvoll und bei Personen, die in der Anamnese eine mögliche HA aufweisen bzw. längere Zeit in Endemiegebieten gelebt haben. Weitere Auffrischung nach jeweils 5–10 Jahren. Bei Exposition kann in seltenen Fällen, z. B. bei HBsAg- und HCV-Trägern, zeitgleich mit der ersten Impfung ein Immunglobulin-Präparat gegeben werden.

Tab 13.**10** Fortsetzung

Impfung gegen	**Indikation bzw. Reiseziel**	**Anwendungshinweise (Beipackzettel beachten)**
Hepatitis B (HB)	Präexpositionell:	
	1. HB-gefährdetes medizinisches und zahnmedizinisches Personal; Personal in psychiatrischen Einrichtungen; andere Personen mit Infektionsrisiko durch Blutkontakte mit möglicherweise infizierten Personen wie z. B. Ersthelfer, Polizisten 2. Dialysepatienten, Patienten mit häufiger Übertragung von Blut oder Blutbestandteilen (z. B. Hämophile), vor ausgedehnten chirurgischen Eingriffen (z. B. Operationen unter Verwendung der Herz-Lungen-Maschine) 3. Patienten mit chronischen Lebererkrankungen, die HBsAg-negativ sind 4. Durch Kontakt mit HBsAg-Trägern in Familie und Gemeinschaft (Kindergärten, Kinderheime, Pflegestätten, Schulklassen, Spielgemeinschaften) expositionell gefährdete Personen	Hepatitis-B-Impfung nach den Vorschriften der Hersteller, im allgemeinen nach serologischer Vortestung; Kontrolle des Impferfolges ist für die Indikationen unter 1. bis 4. erforderlich. Auffrischimpfung entsprechend dem nach Abschluß der Grundimmunisierung erreichten Antikörpertiter (Kontrolle 1–2 Monate nach 3. Dosis): • bei anti-HBs-Werten < 10 IE/L erneute Impfung (eine Dosis) und Kontrolle • bei anti-HBs-Werten 10–100 IE/L regelmäßige Kontrollen etwa alle 3–6 Monate • bei anti-HBs-Werten > 100 IE/L Auffrischimpfung (eine Dosis) nach 10 Jahren. (Bei Immundefizienz regelmäßige Kontrollen etwa alle 3–6 Monate.)
	5. Patienten in psychiatrischen Anstalten oder vergleichbaren Fürsorgeeinrichtungen für Zerebralgeschädigte oder Verhaltensgestörte 6. Besondere Risikogruppen wie z. B. homosexuell aktive Männer, Drogenabhängige, Prostituierte, länger einsitzende Strafgefangene 7. Reisende in Regionen mit hoher Hepatitis-B-Prävalenz bei längerfristigem Aufenthalt oder bei zu erwartenden engen Kontakten zur einheimischen Bevölkerung	Bei Fortbestehen eines Infektionsrisikos sind auch für die Indikationen 5. bis 7. Auffrischimpfungen im Abstand von 10 Jahren empfohlen.
	Postexpositionell: 8. medizinisches Personal bei Verletzungen mit möglicherweise erregerhaltigen Gegenständen, z. B. Nadelstichexposition	Siehe Tabelle 13.11.
	9. Neugeborene HBsAg-positiver Mütter. Entsprechend den Mutterschafts-Richtlinien ist bei allen Schwangeren nach der 32. Schwangerschaftswoche, möglichst nahe am Geburtstermin, das Serum auf HBsAg zu untersuchen. Ist das Ergebnis positiv, soll bei dem Neugeborenen unmittelbar post partum mit der Immunisierung gegen Hepatitis B begonnen werden.	Unmittelbar post partum, d. h. innerhalb von 12 Stunden nach der Geburt, simultane Verabreichung von Hepatitis-B-Immunglobulin und erster Dosis von Hepatitis-B-Impfstoff (pro infantibus bzw. halbe Erwachsenendosis). Der Impfschutz wird 1 Monat nach der 1. Impfung durch eine 2. und 6 Monate nach der 1. Impfung durch eine 3. Impfung mit Hepatitis-B-Impfstoff vervollständigt.

Tab 13.10 Fortsetzung

Impfung gegen	Indikation bzw. Reiseziel	Anwendungshinweise (Beipackzettel beachten)
Influenza	1. Personen über 60 Jahre 2. Kinder, Jugendliche und Erwachsene mit erhöhter gesundheitlicher Gefährdung infolge eines Grundleidens (chronische Lungen-, Herz-, Kreislauf-, Stoffwechselkrankheiten) 3. Personen mit erhöhter Gefährdung (z. B. medizinisches Personal, Personal in Einrichtungen mit hohem Publikumsverkehr)	Jährliche Impfung, vorzugsweise im Herbst (September – November) mit einem Impfstoff mit aktueller, von der WHO empfohlener Antigenkombination.
	4. Wenn Epidemien auftreten oder auf Grund epidemiologischer Beobachtungen befürchtet werden.	Abhängig von der epidemischen Situation, entsprechend den Empfehlungen der Gesundheitsbehörden.
Meningokokken-Infektionen	Exponierte Personen, z. B. Entwicklungshelfer, vor Aufenthalten im Meningitisgürtel Afrikas oder in anderen aktuellen Epidemiegebieten.	Impfung nach Angaben des Herstellers.
Masern	Impfung nichtimmuner Personen innerhalb von 72 Stunden nach Masern-Kontakt ist zu erwägen.	
Pneumokokken-Infektionen	Risikopatienten, z. B. bei chronischen Lungen- und Herz-Kreislauf-Krankheiten, Diabetes mellitus, Leberzirrhose, Krankheiten der Nieren, der blutbildenden Organe, Aspleniesyndrom, Immunsuppression einschl. HIV-Infektion.	1 Injektion bei Kindern nach vollendetem 2. Lebensjahr und bei Erwachsenen; bei weiterbestehendem Risiko ist die Impfung nach 5 Jahren zu wiederholen.
Poliomyelitis	1. Medizinisches Personal und Personal in Laboratorien mit Poliomyelitis-Risiko 2. Nichtgeimpfte Pflegepersonen von OPV geimpften Säuglingen und Kleinkindern (siehe Aufklärungspflicht vor Schutzimpfungen und Impfkalender) 3. Reisende in Länder mit Infektionsrisiko (derzeit in Europa: Albanien, Türkei, Jugoslawien, Kroatien, Bosnien-Herzegowina, Nachfolgestaaten der UdSSR; Afrika mit Ausnahme der meisten arabischen Staaten; im östlichen Mittelmeerraum Ägypten, Irak, Iran, Syrien, Jemen; in Asien Indien, Pakistan, Bangladesh, China, Vietnam, Kambodscha, Laos, Papua-Neuguinea, Indonesien). Die aktuelle epidemische Situation ist zu beachten, insbesondere sind die Meldungen der WHO zu berücksichtigen.	Medizinisches Personal sollte grundsätzlich mit IPV geimpft werden. **Auf keinen Fall dürfen Personen mit Immundefizienz oder enge Kontaktpersonen solcher Patienten mit OPV geimpft werden.**
Röteln	1. Beschäftigte im Gesundheitsdienst, insbesondere der Geburtshilfe sowie der Kinder- und Säuglingspflege 2. Seronegative Frauen mit Kinderwunsch.	Einmalige Impfung mit Röteln-Impfstoff mit nachfolgender Kontrolle des Impferfolges. Eine Konzeptionsverhütung ist für drei Monate nach der Impfung zu empfehlen.

Tab 13.**10** Fortsetzung

Impfung gegen	**Indikation bzw. Reiseziel**	**Anwendungshinweise (Beipackzettel beachten)**
Tetanus	Alle Personen 10 Jahre nach der letzten Tetanus-Impfung zur Auffrischung des Impfschutzes.	Die Impfung gegen Tetanus sollte in der Regel in Kombination mit der Impfung gegen Diphtherie durchgeführt werden. Einmalige Auffrischimpfung (in der Regel mit Td-Impfstoff), wenn die letzte Tetanus-Impfung länger als 10 Jahre zurückliegt. Nichtgeimpfte oder Personen mit fehlendem Impfnachweis sollten 2 Impfungen (in der Regel mit Td-Impfstoff) im Abstand von 4–6 Wochen und eine 3. Impfung 6–12 Monate nach der 2. Impfung erhalten.
	Bei Exposition (Verletzung).	Siehe Kapitel 13.2.4.
Tollwut	Präexpositionell: 1. Tierärzte, Jäger, Forstpersonal, Personen bei Umgang mit Wildtieren und ähnlichen Risikogruppen	Dosierungsschema nach Angaben des Herstellers; intramuskuläre Impfung (M. deltoideus, bei jungen Kindern anterolaterale Zone des Oberschenkels, nicht intragluteal) an den Tagen 0, 7, 21; Personen mit weiterbestehendem Expositionsrisiko sollten jährlich eine Auffrischimpfung erhalten.
	2. Personal in Laboratorien mit Tollwutrisiko	Mit Tollwutvirus arbeitendes Laborpersonal sollte halbjährlich auf neutralisierende Antikörper untersucht werden. Eine Auffrischimpfung ist bei < 0,5 IE/ml Serum indiziert.
	3. Reisende in Gefährdungsgebiete.	
	Postexpositionell: 4. Bei Exposition durch ein tollwütiges oder tollwutverdächtiges Tier; ggf. nach Exposition mit einem Impfstoffköder (Tollwutlebendimpfstoff für Füchse).	Siehe Kapitel 13.2.5.
Tuberkulose	Säuglinge und Kinder mit fehlender Tuberkulinreaktion, die • aus Regionen mit hoher Tuberkuloseprävalenz stammen bzw. deren Eltern aus solchen Regionen kommen; Neugeborene und Säuglinge bis zu einem Alter von 6 Wochen können ohne vorherigen Tuberkulintest geimpft werden. Bei Impflingen, die älter als 6 Wochen sind, ist ein vorheriger Tuberkulintest mit 10 TE nach Mendel-Mantoux durchzuführen, ist der Test negativ, kann die Impfung erfolgen. Bei Verdacht auf ein angeborenes oder erworbenes Immunmangelsyndrom ist die Impfung kontraindiziert und bis zum diagnostischen Ausschluß des Verdachts auszusetzen	Streng intrakutane Impfung.
	• für längere Zeit in Regionen mit hoher Tuberkuloseprävalenz übersiedeln und in engem Kontakt mit der Bevölkerung leben	Bei Exponierten ist eine Chemoprophylaxe entsprechend den Empfehlungen des Deutschen Zentralkomitees zur Bekämpfung der Tuberkulose durchzuführen.

Tab 13.**10** Fortsetzung

Impfung gegen	**Indikation bzw. Reiseziel**	**Anwendungshinweise (Beipackzettel beachten)**
	• in engem Kontakt zu Bevölkerungsgruppen mit bekannt hoher Tuberkuloseinfektionsrate leben • in Wohngemeinschaft mit an aktiver Tuberkulose Erkrankten leben.	
Typhus	Bei Reisen in Endemiegebiete.	Nach Angaben des Herstellers.
Varizellen	Seronegative • Kinder mit Leukämie* • Kinder mit soliden malignen Tumoren • Kinder bei geplanter Immunsuppression wegen schwerer Autoimmunerkrankung, vor Organtransplantationen, bei schwerer Niereninsuffizienz • Kinder mit schwerer Neurodermitis • Geschwister und Eltern der vorstehend Genannten • Personal im Gesundheitsdienst, insbesondere der Bereiche Pädiatrie, pädiatrische Onkologie; in der Betreuung von Schwangeren und Immundefizienten • Personal in Kinder betreuenden Einrichtungen • Frauen mit Kinderwunsch (z. B. in der Sterilitätssprechstunde). * unter folgenden Voraussetzungen: • klinische Remission > 12 Monate • > 1 200/mm³ Lymphozyten • Unterbrechung zytostatischer Erhaltungstherapie eine Woche vor und nach der Impfung.	Einmalige Impfung. Bei akuter Exposition passive Immunprophylaxe mit Varizella-Zoster-Immunglobulin (z. B. Neugeborene von Müttern, die im Zeitraum von 4 bis 7 Tagen vor oder bis zu 2 Tagen nach der Geburt an Varizellen erkrankt sind).

(Aus: Epidemiologisches Bulletin. Aktuelle Daten und Informationen zu Infektionskrankheiten, Ausgabe 15/97, S. 103–105.)

Tab. 13.**11** Hepatitis-B-Immunprophylaxe bei Exposition

Anzahl der bisherigen HB-Impfungen	**anti-HBsAg-Wert***	**erforderlich ist die Gabe von** **HB-Impfstoff**	**HB-Immunglobulin**
unbekannt, keine, 1 oder 2 (keine oder unvollst. Grundimmunisierung)	–	ja	ja**
3 oder mehr	mehr als 100 IE/L	nein	nein
3 oder mehr	weniger als 100 IE/L	ja	nein***

* Kann der anti-HBs-Wert nicht innerhalb von 24 Stunden bestimmt werden, ist die gleichzeitige Gabe von Impfstoff und Immunglobulin erforderlich.

** Nein, bei einem anti-HBsAg-Wert von mehr als 100 IE/L.

*** Ja, bei einem anti-HBsAg-Wert weniger als 10 IE/L.
Non-Responder (kein meßbares anti-HBsAg nach mindestens 6 Impfungen) erhalten unverzüglich HB-Impfstoff und HB-Immunglobulin. Fehlende Impfungen der Grundimmunisierung sind entsprechend den für die Grundimmunisierung gegebenen Empfehlungen nachzuholen.

(Aus: Epidemiologisches Bulletin. Aktuelle Daten und Informationen zu Infektionskrankheiten. Ausgabe 15/97, S. 106.)

Tabellarische Lernhilfen

Tabelle 1. Einteilung und Übersicht der wichtigsten Bakterien

Gramnegativ	Grampositiv	Spezialfärbungen
Kokken	**Kokken**	
Gonokokken	Staphylokokken	Mykobakterien (Ziehl-Neelsen)
Meningokokken	Streptokokken	Spirochäten (Giemsa)
	Pneumokokken	Mykoplasmen (Dienes)
Stäbchen	**Stäbchen**	
Salmonellen	Corynebakterium	Rickettsien (Giemsa, Macchiavelli)
Shigellen	Listerien	
Enterobakterien	Bacillus anthracis	Chlamydien (Giemsa, Macchiavelli)
– Escherichia coli	Aktinomyzeten	
– Klebsiella		
– Proteus		
– Serratia		
Pseudomonas		
Brucellen		
Yersinia		
Hämophilus-Gruppe		
Vibrionen		
Bacteroides-Gruppe		
Fusobakterien		
Legionella		
Bordetella		
Campylobacter		
Heliobacter		

Tabelle 2. Systematik der Bakterien (nach Bergey's Manual, 8. Auflage 1974)

Familie	Gattung	Artvertreter
Spriochäten		
Spirochaetaceae	Treponema	Tr. pallidum
	Borrelia	B. recurrentis
		B. duttonii
	Leptospira	L. interrogans
Gramnegative aerobe Stäbchen		
Pseudomonadaceae	Pseudomonas	Ps. aeruginosa
		Ps. fluorescens
	Brucella	B. melitensis
		B. abortus
	Bordetella	B. pertussis
		B. parapertussis
	Francisella	F. tularensis
Gramnegative fakultativ anaerobe Stäbchen		
Enterobacteriaceae	Escherichia	E. coli
	Citrobacter	C. freundii
	Salmonella	S. typhi
		S. paratyphi-A
		S. schottmuelleri
		S. typhimurium
		S. enteritidis
	Shigella	Sh. dysenteriae
		Sh. flexneri
		Sh. sonnei

(Fortsetzung Tabelle 2)

Familie	Gattung	Artvertreter
	Klebsiella	K. pneumoniae
	Enterobacter	E. cloacae
		E. aerogenes
	Serratia	S. marcescens
	Proteus	P. vulgaris
		P. mirabilis
		P. morganii
		P. rettgeri
	Yersinia	Y. pestis
		Y. pseudotuberculosis
Vibrionaceae	Vibrio	V. cholerae
	Aeromonas	A. hydrophila
	Haemophilus	H. influenzae
		H. parainfluenzae
		H. vaginalis
	Streptobacillus	S. moniliformis
Gramnegative anaerobe Bakterien		
Bacteroidaceae	Bacteroides	B. fragilis
		B. thetaiotaomicron
		B. vulgatus
		B. distasonis
		B. splanchnicus
		B. melaninogenicus
		B. asaccharolyticus
		B. oralis
	Fusobacterium	F. fusiforme
	Sphaerophorus	Sph. necrophorus
Gramnegative Kokken und kokkoide Stäbchen		
Neisseriaceae	Neisseria	N. gonorrhoeae
		N. meningitidis
	Moraxella	M. lacunata, M. catarrhalis
Grampositive Kokken		
Micrococcaceae	Staphylococcus	S. aureus
		S. epidermidis
Streptococcaceae	Streptococcus	S. pyogenes
		S. pneumoniae
		S. agalactiae
		S. salivarius
		S. faecalis
Peptococcaceae	Peptococcus	P. variabilis
		P. asaccharolyticus
		P. prevotii
	Peptostreptococc.	P. anaerobius
Sporenbildende Stäbchen und Kokken		
Bacillaceae	Bacillus	B. anthracis
	Clostridium	Cl. botulinum
		Cl. histolyticum
		Cl. novyi
		Cl. perfringens
		Cl. tetani

(Fortsetzung Tabelle 2)

Familie	Gattung	Artvertreter
Grampositive nichtsporenbildende stäbchenähnliche Bakterien		
Lactobacillaceae	Lactobacillus	L. acidophilus
		L. salivarius
	Listeria	L. monocytogenes
	Erysipelothrix	E. rhusiopathiae
Aktinomyzeten und verwandte Organismen		
Corynebacteriaceae	Corynebacterium	C. diphtheriae
		C. pseudotuberculosis
		C. xerosis
Actinomycetaceae	Bifidobacterium	B. bifidum
Mycobacteriaceae	Mycobacterium	M. tuberculosis
		M. bovis
		M. leprae
Nocardiaceae	Nocardia	N. asteroides
Streptomycetaceae	Streptomyces	S. species
Rickettsien		
Rickettsiaceae	Rickettsia	R. prowazekii
	Coxiella	C. burnetii
Chlamydiaceae	Chlamydia	Chl. psittaci
Mykoplasmen		
Mycoplasmataceae	Mycoplasma	M. pneumoniae
		M. hominis
		M. fermentans
	Ureaplasma	U. urealyticum

Tabelle 3. Die normale Bakterienflora des Menschen

Haut:	Staphylococcus epidermidis Staphylococcus saprophyticus Micrococcus luteus Enterokokken Streptokokken diphtheroide Bakterien Pneumokokken
Mundhöhle:	Streptokokken (besonders Strep. viridans) Laktobazillen Staphylokokken apathogene Neisserien diphtheroide Stäbchen anaerobe Spirochäten Bacteroides Fusobakterien Aktinomyzeten Pilze (Candida-Arten)
Intestinaltrakt:	Laktobazillus im oberen Dünndarm Enterokokken Anaerobier (Bacteroides, Laktobazillusarten, Clostridien) Aerobier (E. coli, Proteus, Klebsiella, Enterokokken u. a.)
Urethra:	Staphylokokken Enterokokken
Vagina:	aerobe Laktobazillen (Döderlein-Stäbchen) Clostridien Streptokokken Listerien Bacteroides

Tabelle 4. Die häufigsten Erreger in der Gram-Färbung

Material*	Grampositive		Gramnegative	
	Kokken	Stäbchen	Kokken	Stäbchen
Liquor	Str. pneumoniae	Listerien	N. meningitis	Haemophilus influenzae
Sputum	Str. pneumoniae		Moraxella catarrhalis	Haemophilus influenzae Klebsiella pneumoniae
Pleuraerguß	Str. pneumoniae Staph. aureus Anaerobe Streptokokken			Haemophilus influenzae Enterobacteriaceae
Aszites	Str. pneumoniae			E. coli
Leberabszeß	Streptokokken			E. coli Klebsiella pneumoniae Bacteroides
Intraabdomineller Abszeß	Anaerobe Streptokokken Enterokokken			Enterobacteriaceae Bacteroides

***Merke:** In Punktaten die physiologischerweise steril sind (z. B. Liquor) ist jeder Keimnachweis pathologisch. Im Sputum dagegen ist der Keimnachweis im Gram-Präparat nur relevant, wenn reichlich Keime **und** Leukozyten nachgewiesen werden. Bei Verdacht auf Tbc ist eine Ziehl-Neelsen-Färbung nötig.

Tabelle 5. Erkrankungen und deren **häufigste** bakterielle Erreger (in alphabetischer Reihenfolge)

Erkrankung	häufigste bakterielle Erreger
Angina	A-Streptokokken
Angina Plaut-Vincent	Fusobakt. fusiforme + Borrelia vincentii
Arthritis	Staph. aureus (bei septischer Streuung können die meisten Erreger eine Arthritis hervorrufen)
Botulismus	Clostridium botulinum
Bronchitis, akute	(meist Viren)
–, chronische	Pneumokokken, Streptokokken, Haem. influenzae
Cholangitis	E. coli, Salmonellen, Brucellen, Klebsiellen
Cholera	Vibrio cholerae
Cholezystitis	Enterokokken, Pseudomonas, Salmonellen, Clostr. perfringens, Brucellen
Diphtherie	Corynebacterium diphtheriae
Endokarditis	Staph. aureus, Staph. epidermidis, Pneumokokken, Strept. viridans, A-Streptokokken, Enterokokken
Epididymitis	Gonokokken, Chlamydien, Mycobacterium tuberculosis
Fleckfieber	Rickettsien
Furunkel	Staphylokokken
Gasbrand	Clostr. perfringens
Gastroenteritis	Salmonellen, Shigellen, E. coli, Staph. aureus, (Viren, Lamblien)
Gonorrhö	Gonokokken
Harnwegsinfektionen	E. coli, Enterokokken, Proteus, Klebsiella, Serratia, Enterobacter
Keuchhusten	Bordetella pertussis
Konjunktivitis, eitrige	Staph. aureus, Strept. viridans, Pneumokokken, Haem. influenzae, Chlamydien
Lepra	Mycobacterium leprae
Lymphogranuloma venerum	Chlamydien
Maltafieber	Brucella melitensis
Mastitis	Staph. aureus
Mastoiditis, akute	Pneumokokken, A-Streptokokken, Haem. influenzae, gramneg. Keime,
–, chronische	Pseudomonas aeruginosa
Meningitis	*Neugeb.:* Streptokokken Gr. B, E. coli, Listeria monocytogenes; *Kind:* H. influenza, Str. pneumoniae, N. meningitidis; *Erwachsene:* Str. pneumoniae, N. meningitidis
Milzbrand	Bazillus anthracis
Ornithose	Chlamydia psittaci
Osteomyelitis	Staph. aureus, A-Streptokokken, Pseudomonas
Otitis media, akute	Haem. influenzae, Streptokokken, Staph. aureus, Pneumokokken
–, chronische	Pseudomonas
Peritonitis	E. coli, Enterokokken, Proteus, Bacteroides
Pest	Yersinia pestis
Pneumonie	Pneumokokken, Mykoplasmen, A-Streptokokken, Chlamydien, Pseudomonas, Klebsiella, Staph. aureus, Haem. influenzae
Pyelonephritis, akute	E. coli
–, chronische	E. coli, Proteus, Klebsiella, Staph. epidermidis, Enterokokken
Ruhr	Shigellen
Scharlach	Streptokokken
Sepsis (mit unbek. Primärherd)	Staph. azreus, Streptococcus pneumoniae, E. coli, Klebsiella pneumoniae, koagulosenegative Staphylokokken
Sinusitis, akute	Pneumokokken, A-Streptokokken, Staph. aureus, Haem. influenzae
–, chronische	Bacteroides, Peptostreptok., Fusobakt., Staph. aureus, Haem. influenzae
Syphilis	Treponema pallidum
Tetanus	Clostridium tetani
Tonsillitis	Streptokokken, Staphylokokken, Pseudomonas, Chlamydien
Trachom	Chlamydien
Tuberkulose	Mycobacterium tuberculosis
Typhus	Salmonellen

(Fortsetzung Tabelle 5)

Erkrankung	häufigste bakterielle Erreger
Ulcus molle	Haemophilus ducreyi
Urethritis	Chlamydien, Mycoplasmen
Vaginitis	(Trichomonaden, Candida albicans), Haemophilus, Streptokokken, Neisseria gonorrhoe, Chlamydien

Tabelle 6. Übersicht über die charakteristischen Merkmale der verschiedenen Bakterienarten

Mikroorganismus	Gramverhalten Sporen +/– Geißeln +/– aerob/anaerob	Enzyme Toxine	Typische Erkrankungen	Nachweis Differenzierung	Therapie
5.1.1 **Staphylokokken** Staph. epidermidis Staph. aureus	grampositiv sporenlos unbegeißelt	α-, β-, γ-Hämolysine (Exotoxin) Leukozidin Hyaluronidase Enterotoxin Staphylokinase Koagulase u. a.	normale Haut- und Rachenflora; Furunkel, Karbunkel, Follikulitis, Mastitis, Enteritis, Impetigo, Pemphigus, Panaritium, Osteomyelitis, Urogenitalinfekte, Endokarditis	Kultur Mikroskop Bunte Reihe: Laktose + Mannit + Lysotypie	Penicilline Resistenzprüfung! (2. Wahl: Cephalosporine, Clindamycin, Erythromycin)
5.1.2 **Streptokokken** (s. auch Tab. 7) 16 serolog. Einzelgruppen A–Q, diese werden weiter unterteilt, z. B. Gruppe A in 52 Einzeltypen	grampositiv sporenlos unbegeißelt fakult. anaerob	α-Hämolyse (Strep. viridans) β-Hämolyse (z. B. Strep. pyogenes) γ-Hämolyse (es findet keine Hämolyse statt) Hyaluronidase Streptokinase Streptolysine S / O	**Strep. pyogenes (Gr. A):** Erysipel, Phlegmone, Puerperalfieber, Angina, Scharlach, Otitis, Sepsis, Impetigo **Strep. agalactiae (Gr. B):** normale Flora; Meningitis, Sepsis beim Säugling **Strep. faecalis (Gr. D):** normale Darmflora; Harnwegsinfekte, Cholangitis, Sepsis, Appendizitis, Endokarditis lenta	Kultur Mikroskop serolog. Tests Hämolyseverhalten	Penicillin G/V Erythromycin Cephalosporine **Folgekrankheiten:** rheumatisches Fieber Herzklappenfehler Glomerulonephritis
5.1.2 **Streptokokken**			**Strep. viridans** normale Rachenflora Endokarditis lenta		

Mikroorganismus	Gramverhalten Sporen +/– Geißeln +/– aerob/anaerob	Enzyme Toxine	Typische Erkrankungen	Nachweis Differenzierung	Therapie
5.1.3 **Pneumokokken** ca. 90 Typen	grampositiv sporenlos unbegeißelt bekapselt fakultat. aerob	Kapselantigen	normale Atemwegsflora; Lobärpneumonie, akute, chron. Bronchitis, Sinusitis, Peritonitis, Meningitis, Otitis media	Kultur Mikroskop Bunte Reihe: Laktose + Mannit +	Penicillin Sulfonamide (2. Wahl: Erythromycin, Cephalosporine)
5.2.1 **Gonokokken** (Neisseria gonorrhoeae)	gramnegativ sporenlos unbegeißelt unbekapselt aerob intrazelluläres Wachstum		Gonorrhoe und Folgeerkrankungen Salpingitis Peritonitis Vaginitis Konjunktivitis Iritis	Kultur Mikroskop Bunte Reihe: Laktose + Mannit –	Penicillin, Cephalosporine 3. Gen, Tetracyclin, Gyrasehemmer beim Neugeborenen Crede-Prophylaxe (Silbernitrattropfen in den Konjunktivalsack)
5.2.2 **Meningokokken** (Neisseria meningitidis) serolog. 9 Typen	gramnegativ sporenlos unbegeißelt bekapselt teilweise intrazelluläres Wachstum	Endotoxin	normale Nasen-, Rachenflora; Pharyngitis, Meningitis epidemica, Sepsis, Waterhouse- Friderichsen-Syndrom	Kultur Mikroskop serolog. Tests	Penicillin Cefotaxim Chloramphenicol

Mikroorganismus	Gramverhalten Sporen +/– Geißeln +/– aerob/anaerob	Enzyme Toxine	Typische Erkrankungen	Nachweis Differenzierung	Therapie
5.3.1 **Salmonellen** S. typhi S. paratyphi S. typhimurium S. enteritidis	gramnegativ sporenlos zum Teil begeißelt	Lipopolysaccharide der Zellwände = Endotoxine	Typhus (S. typhi, S. paratyphi B); Gastroenteritis (S. typhimurium, S. enteritidis u. a.)	im Blut, Stuhl, Urin **Kauffmann-White-Schema:** 3 Hauptantigene H = Geißelantigen O = Zellwandantig Vi-Antigene = Kapselantigene; Kultur Bunte Reihe: Laktose – Glukose + Mannit + Harnstoff – Indol – Widal-Reaktion Agglutinationstest	Trimethoprim-Sulfamethoxazol, Amoxicillin, Ampicillin, Chloramphenicol, Gyrasehemmer, symptomatisch Salmonellendiagnostik: Erreger | 1. | 2. | 3. Woche im Blut | + | + | (+) im Stuhl, Urin | – | + | +
5.3.2 **Shigellen** Sh. dysenteriae (10 Typen) Sh. flexneri (6) Sh. boydii (15) Sh. sonnei (1)	gramnegativ sporenlos unbeweglich fakult. anaerob	Endotoxine Exotoxin (Sh. dysenteriae) Enterotoxin (Sh. dysenteriae)	Bakterienruhr	Stuhlkultur (vom 1. Tag an möglich); Bunte Reihe: Laktose – Glukose + Mannit + Harnstoff – Indol –	Ciprofloxacin, Ampicillin, Trimethoprim-Sulfamethoxazol, Doxycyclin
5.3.3 **E. coli**	gramnegativ beweglich fakult. anaerob	Enterotoxine	normale Darmflora; Urogenitalinfekte, Peritonitis, Säuglingsenteritis, Meningitis, Pneumonie, Reisediarrhoe	Kultur, Kauffmann-White-Schema, Bunte Reihe: Laktose + Glukose + Mannit + Harnstoff – Indol +	Sulfonamide, Ampicillin, Cephalosporine, Tetracyclin, Aminoglykoside

Mikroorganismus	Gramverhalten Sporen +/– Geißeln +/– aerob/anaerob	Enzyme Toxine	Typische Erkrankungen	Nachweis Differenzierung	Therapie
5.3.4 **Yersinia** Y. pestis Y. pseudotuberculosis Y. enterocolitica	gramnegativ sporenlos Y. pestis: unbegeißelt, Y. pseudotub.: 2 Geißeln, Y. enterocol.: je nach Temp. beweglich	Hüllenantigene = Endotoxine	Pest (Y. pestis) = Zoonose, durch Mäuse, Ratten, Zecken etc. übertragen; Pseudotuberkulose (Y. pseudotub.) bes. bei Katzen, Vögeln, Nagern; Enteritis (Y. enteroc.)	Y. pestis: Punktat, Sputum, Blut-Kultur, Mikroskop, Tierversuch: hochpathogen für Maus und Kaninchen; Y. pseudotuberc.: Kultur, Serologie	Y. pestis: Streptomycin Chloramphenicol Tetracyclin; Y. pseudotuberculosis: Ampicillin Tetracyclin
5.3.5 **Sonstige Enterobacteriaceen**					
Klebsiella K. pneumoniae K. ozaenae K. rhinoscleromatis	gramnegativ bekapselt fakult. anaerob		normale Darmflora Hospitalkeim Pneumonie Meningitis Mastoiditis Wundinfekte Atemwegsinfekte Gallen-, Harnwegsinf. Sepsis	Kultur, hochpathogen für Mäuse, Bunte Reihe: Laktose + Glukose + Mannit + Harnstoff + Indol – KCN-Medium +	Cephalosporine Ampicillin Aminoglykoside Gyrasehemmer Trimethoprim- Sulfamethoxazol
Enterobacter	gramnegativ sporenlos begeißelt		Hospitalkeim Harnwegsinfekte	Kultur, Bunte Reihe: Laktose +	Aminoglykoside Chloramphenicol Carbenicillin
Proteus P. vulgaris P. mirabilis P. morganii P. rettgeri	gramnegativ sporenlos begeißelt fakult. anaerob		normale Darmflora Harnwegsinfekte Meningitis Otitis media Atemwegsinfekte	Kultur, Bunte Reihe: Laktose – Glukose + Mannit – Harnstoff + Indol (+) KCN-Medium +	Ampicillin Cephalosporine Nalidixinsäure Trimethoprim- Sulfamethoxazol

Mikroorganismus	Gramverhalten Sporen +/– Geißeln +/– aerob/anaerob	Enzyme Toxine	Typische Erkrankungen	Nachweis Differenzierung	Therapie
Serratia	gramnegativ sporenlos begeißelt fakult. anaerob		Hospitalkeim		Aminoglykoside Cephalosporine
5.3.6 **Pseudomonas** (ca. 150 Arten) Ps. aeruginosa Ps. pseudomallei	gramnegativ sporenlos begeißelt aerob	hitzelabiles Exotoxin Farbstoffe: Pyocyanin, Fluorescin	z. Teil normale Darm-Hautflora; Hospitalkeim, Meningitis, Otitis media, -externa, Atemwegs-, Gastroenteral-, Harnwegsinfekte, Infektionen von Verbrennungswunden	Kultur Farbstoffbildner Widal-Reaktion	Azlocillin Aminoglykoside Carbenicillin Ureidopenicilline Polymyxine
5.3.7 **Brucella** B. abortus B. melitensis B. suris B. ovis	gramnegativ sporenlos unbegeißelt aerob		Morbus Bang (B. abortus); Maltafieber (B. melitensis); Schweinebrucellose (B. suis); Schafbrucellose: (B. ovis); ausschließlich durch Tiere übertragen (Anthropozoonose)	Kultur (erhöhte CO_2-Spannung), Widal-Reaktion, Coombs-Test	Tetracyclin + Streptomycin, Trimethoprim-Sulfamethoxazol
5.3.8 **Legionella** L. pneumophila	gramnegativ aerob polare Begeißelung		Legionärskrankheit (atypische Pneumonie)	Blutkultur Antigennachweis	Erythromycin
5.3.12 **Campylobacter** C. fetus ssp. fetus C. jejuni	gramnegativ uni-/ bipolar begeißelt	Enterotoxin Zytotoxin	Allgemeininfektion (bei immunschwachen Pat.), Enteritiden, Enterokolitiden	selektive Nährmedien AK-Nachweis Blut-/Eiterkultur	Erythromycin Aminoglykoside Ampicillin
5.3.13 **Helicobacter**	gramnegativ mikroaerophil	Urease	Wegbereiter für Gastritiden, Ulcera	Biopsiematerial Ureaseaktivität	Ampicillin Metronidazol Wismutpräparate

Mikroorganismus	Gramverhalten Sporen +/– Geißeln +/– aerob/anaerob	Enzyme Toxine	Typische Erkrankungen	Nachweis Differenzierung	Therapie
Francisella tularensis	gramnegativ sporenlos unbegeißelt		Tularämie (pneumonieähnliche Erkrankung), Granulombildung, menschen- und tierpathogen	schwer kultivierbar (Spezialnährböden)	Streptomycin Tetracyclin Chloramphenicol
5.3.9 **Haemophilus influenzae**	gramnegativ sporenlos unbegeißelt fakult. anaerob z. T. bekapselt	Körper-, Kapselantigene	normale Respirationsflora; chron. Infekte der Atemwege, Sinusitis, Pharyngitis, Bronchitis, Otitis, Meningitis, Epiglottitis	Kultur mit Wuchsstoffen aus Vollblut: X-Faktor (Hämin) V-Faktor (Coenzym I) Ammenphänomen: wächst in der Umgebung von Staphylokokken schneller	Ampicillin Tetracyclin
Haemophilus ducreyi	s. o.		Ulcus molle		Sulfonamide Tetracyclin
5.3.10 **Bordetella pertussis** (Haemophilus pertussis)	gramnegativ sporenlos unbegeißelt bekapselt	hitzestabiles Endotoxin	Keuchhusten Pneumonie Otitis media Enzephalitis	Kultur auf Spezialnährböden	Erythromycin Ampicillin Tetracyclin Impfung möglich!
5.3.11 **Vibrio cholerae Vibrio eltor**	gramnegativ sporenlos 1 polare Geißel aerob	Endotoxine = O-Antigene, Exotoxine = Choleraenterotoxin	Cholera asiatica	Kultur aus Stuhl, Erbrochenem; Bunte Reihe: Vibrio chol. / eltor Lakt. – / + Mannit + / + Indol + / +	symptomatisch Tetracyclin Erythromycin Impfung möglich!
5.3.14 **Bacteroides-Gruppe**	gramnegativ sporenlos obligat anaerob		normale Haut- u. Schleimhautflora; Peritonitis, Abszesse, Adnexitis	Mikroskop Kultur	Clindamycin Chloramphenicol Penicillin G

Mikroorganismus	Gramverhalten Sporen +/– Geißeln +/– aerob/anaerob	Enzyme Toxine	Typische Erkrankungen	Nachweis Differenzierung	Therapie
Fusobakterien F. fusiforme	gramnegativ sporenlos anaerob		normale Mundflora F. fusiforme + Borrelia vincentii: Angina Plaut-Vincent		β-Lactam-Antibiotika Chloramphenicol Clindamycin
5.4.1 **Corynebakterien** C. diphtheriae C. pyogenes C. diphtheroides nicht pathogen: C. pseudodipht. C. xerosis C. acnes	grampositiv sporenlos unbeweglich fakult. anaerob	Exotoxin	Diphtherie Organschäden	Abstriche, Kultur (Blutagar + Zystein, Löfflerserum, Telluritmedium), Neisserfärbung, Elek-Test	Antitoxin, Penicillin, Erythromycin, Tetracyclin, aktive Immunisierung möglich!
5.4.2 **Listerien** L. monocytogenes 14 serol. Typen	grampositiv sporenlos peritrich begeißelt aerob/anaerob		Zoonose; akute und chron. septische Erkrank., Meningitis, Enzephalitis, Konjunktivitis, Granulombildung, Schwangerschafts-listeriose, Neugeborenenlister.	Mikroskop: bei 20 ° beweglich bei 37 ° unbewegl., Kultur, Serologie, Gruber-Widal-Reaktion	Penicillin Tetracyclin Erythromycin
5.5.1 **Bacillus anthracis**	grampositiv sporenbildend unbeweglich aerob/ fakult. anaerob bekapselt	Körper-, Kapselantigene	Zoonose; Milzbrand (Haut-, Lungen-, Darmmilzbrand), Lymphangitis	Mikroskop Tierversuch	Penicillin Tetracyclin
5.6 **Clostridien**	grampositiv, sporenbildend, peritrich begeißelt (außer C. perfringens), anaerob	Exotoxine: speziesspezif. Typ A–E, Hämolysine	Gasbrand Tetanus Botulismus	Mikroskop Kultur Tierversuch Klinik	Penillin G (2. Wahl: Metronidazol, Tetrazyclin)

Mikroorganismus	Gramverhalten Sporen +/– Geißeln +/– aerob/anaerob	Enzyme Toxine	Typische Erkrankungen	Nachweis Differenzierung	Therapie
5.6.1 Clostr. tetani	s. o.	Exotoxin (Tetanospasmin)	Wundstarrkrampf (4–60 Tage Inkubat.)	s. o. Tierversuch mit Mäusen	Antitoxin Penicillin symptomatisch aktive Immunisierung!
5.6.2 Clostr. botulinum Typ A–G (A, B, E pathogen)	s. o.	Exotoxin (hitzelabil)	Botulismus (4–18 Stunden Inkub.)	s. o. Toxinnachweis Tierversuch Mäuse	polyvalentes Antitoxin, Prophylaxe: Kochen der Speisen
5.6.3 Clostr. perfringens Clostr. novyi Clostr. septicum	s. o. unbeweglich	Exotoxine (Proteinase, Kollagenase, Lecithinase, DNA-Nuklease)	Gasbrand (4–72 Stunden Inkub.)	s. o. Tiervers. Meerschwein	polyvalentes Antitoxin, chirurg. Sanierung, Penicilline, Tetracyclin
5.6.4 Clostr. difficile	s. o.	Enterotoxin (Toxin A) Zytotoxin (Toxin B)	pseudomembranöse Kolitis (unter Antibiotikatherapie)		Vancomycin
5.7 **Mykobakterien und Aktinomyzeten**					
5.7.1 Mycob. tuberculosis Mycob. bovis	grampositiv sporenlos unbeweglich aerob		Tuberkulose (Lungen-, Urogenital-, Haut-, Meningen-TBC)	Ziehl-Neelsen-Färbung (säurefest), Tuberkulintest, Kultur (4–6 Wochen), Tierversuch mit Meerschwein	Kombinationstherapie! Isoniazid Rifampicin Ethambutol Streptomycin aktive Schutzimpfung (BCG-Impfung)
5.7.3 Mycob. leprae	s. o.		Lepra (3–5 Jahre Inkubationszeit!)	Ziehl-Neelsen-Färbung, Kultur nicht möglich! evtl. Tierversuch mit Maus	Diaminodiphenylsulfon
5.7.4 Actinomyces israelii	grampositiv anaerob		normale Mundflora Aktinomykose (Mischinfektion)	Mikroskop (Drusen) Kultur (myzeliales Wachstum)	Penicillin chirurgische Sanierung
5.8 **Spirochäten**	gramnegativ sporenlos aktiv beweglich schraubenförmig				

Mikroorganismus	Gramverhalten Sporen +/– Geißeln +/– aerob/anaerob	Enzyme Toxine	Typische Erkrankungen	Nachweis Differenzierung	Therapie
5.8.1 Leptospiren	s. o. aerob		Leptospirose (Anthropozoonose), Fieber, Organschäden (Leber, Nieren, ZNS); Morbus Weil (Leptospirose icterohaemorrhagicae)	Dunkelfeldmikroskop Kultur Tierversuch serolog. Tests	Penicillin Tetracyclin
5.8.2 Treponemen	s. o.		Syphilis (T. pallidum)	Kultur nicht möglich Dunkelfeldmikroskop Immunfluoreszenz **Antikörpernachweis:** Komplementbindungsreaktion, (Wassermann-Reaktion), Treponema pallidum Immobilisationstest (TPI), FTA-Abs-Test, TPHA	Penicillin Tetracyclin Erythromycin
5.8.3 Borrelien	s. o.		Rückfallfieber	Dunkelfeldmikroskop	
5.9 **Mykoplasmen**	aufgrund fehlender Zellwand nur schwer anfärbbar		physiolog. Mund-, Genitalflora		
5.9.1 Mycopl. pneumoniae	aerob/anaerob	Hämolysine	atypische Pneumonie, Infekte, Komplikationen an ZNS, Herz	Dunkelfeldmikroskopie, Kultur, Wachstumshemmungstest	Tetracyclin Erythromycin
5.9.2 Ureaplasma urealyticum	s. o.		Urethritis, Prostatitis, Salpingitis	Agarböden mit Hefeextraktzusatz	Tetracyclin

Mikroorganismus	Gramverhalten Sporen +/– Geißeln +/– aerob/anaerob	Enzyme Toxine	Typische Erkrankungen	Nachweis Differenzierung	Therapie
5.10.1 **Rickettsien**	Giemsafärbung	Exotoxine	Fleckfieber Q-Fieber Zeckenbißfieber	Kultur (nur intrazelluläres Wachstum), Anzüchtung im Dottersack, Tierversuch, Weil-Felix-Reakt.	Tetracyclin Chloramphenicol Chinolone
5.10.2 **Chlamydien**	gramnegativ Giemsafärbung			Kultur (nur intrazelluläres Wachstum), Mikroskop (Einschlußkörper)	
Chlamydia psittaci			Ornithose (Papageienkrankheit, pneumonieähnlich)	Kultur, Antikörper, Komplement-bindungsreaktion (KBR)	Tetracyclin Chinolone (bei Kindern: Erythromycin)
Chlamydia trachomatis			Trachom (chron. Keratokonjunktivitis)	Immunfluoreszenz	Sulfonamide Tetracyclin
Chl. lymphogranulo-matosis Chl. oculogenitalis			Lymphogranuloma inguinale Schwimmbad- oder Einschlußkonjunktivis		Tetracyclin Erythromycin
Chl. pneumoniae			Pneumonien	s. o.	Tetracyclin Erythromycin

Tabelle 7. Erkrankungen durch Streptokokken

Serogruppe	Spezies	Klinische Krankheitsbilder
A	St. pyogenes	Angina, Scharlach, Erysipel, Phlegmone, Impetigo contagiosa, Wundinfektionen. Hyperergische Nachkrankheiten: Rheumatisches Fieber, Glomerulonephritis
B	St. agalactiae	Endometritis puerperalis, Neugeborenensepsis, -meningitis
C, G	z. B. St. equisimilis	Eitrige Infektionen (ähnlich St. pyogenes, jedoch keine Nachkrankheiten)
D	Enterococcus (E.) faecalis, E. faecium St. bovis	Cholecystitis, Cholangitis, Endokarditis, Harnwegsinfekte Endokarditis
unterschiedliche Gruppenantigene, oder kein Gruppenantigen	„orale" Streptokokken, z. B. St. sanguis, St. mutans, St. mitior	Endokarditis lenta
kein Gruppenantigen	Pneumokokken (St. pneumoniae)	Pneumonie, Meningitis, Sepsis, Infektionen des oberen Respirationstrakts

(Nach: Therapiehandbuch. Hrsg. v. Krück, F./Bünte, H./Gladtke, E./Tölle, R./Wilmans, W. 4. Aufl. München, 1992. Urban & Schwarzenberg)

Tabelle 8. Schema zur Differenzierung einiger gramnegativer Stäbchen, insbesondere einiger Enterobakterien, mittels der „Bunten Reihe“

Gattung + Art	Beweglichkeit	Laktosespaltung	Glukosespaltung Säure/Gas		Indolbildung	Harnstoffspaltung	Schrägfl.	Kligler Stich	Gas	H_2S
Salmonella typhi	+	–	+	–	±	–	rot	gelb	–	(+)
Salmonella spp.	+	–	+	+	–	–	rot	gelb	+	+
Shigella spp.	–	–	+	–	±	–	rot	gelb	–	–
Escherichia coli	+	+	+	+	+	–	gelb	gelb	+	–
Klebsiella pneumoniae	–	+	+	+	–	+	gelb	gelb	+	–
Proteus vulgaris	+	–	+	(+)	+	+	rot	gelb	(+)	+
Pseudomonas aeruginosa	+	–	–* f	–	–	+	rot	rot	–	–

* nur oxidativ abgebaut

Tabelle 9. Bakterien und ihre zur Kultivierung verwandten Nährmedien

Erreger	**Nährmedium**
Staphylokokken	fast alle gebräuchlichen Nährmedien
Streptokokken	verbesserte Nährmedien (Blut-, Serum- oder Glucosezusatz) vorteilhaft
Pneumokokken	verbesserte Nährmedien (Blut-, Serum-, Aszitesflüssigkeit) erforderlich
Neisserien	Nährmedien, die mit menschlichem Eiweiß angereichert sind, 10% CO_2 begünstigt Wachstum
Corynebact. diphtheriae	spezielle Nährmedien erforderlich: **Löffler-Serum:** Rinderserum + 2% Glucose **Telluritmedium:** Tellurit, Zystein, Glukose, Serum (Selektivmedium!)
Mykobakterien	spezielle Nährmedien erforderlich: Eiernährböden nach Löwenstein, Hohn, Petragnani synthetische Medien
Enterobakterien	gebräuchliche Nährmedien, leicht kultivierbar, Differenzierung erfolgt durch die Bunte Reihe
Pseudomonas aeruginosa	gebräuchliche Nährmedien
Vibrio cholerae, V. eltor	gebräuchliche Nährmedien, besonders gut im alkalischen Milieu (pH 8,5–9,0)
Yersinia pestis	gebräuchliche Nährmedien
Francisella tularensis	Spezialnährböden, die Blut, Zystein, Glukose enthalten
Brucella	gebräuchliche Nährmedien, bei erhöhter CO_2-Spannung
Haemophilus influenz.	vollbluthaltige Nährmedien mit den Wuchsstoffen X und V
Bordetella pertussis	Spezialnährböden: **Bordet-Gengou-Medium** (15–20% Vollblut, Stärke, Glyzerin)
Bacillus anthracis	übliche Nährmedien
Listerien	übliche Nährmedien
Clostridien	übliche Nährböden möglich, verbessertes Wachstum auf Medien, die Glukose, Organbestandteile oder Blut enthalten. Strikt anaerob!
Bacteroides	verbesserte Nährmedien (+ tierisches Eiweiß), strikt anaerob!
Fusobakterium	verbesserte Nährmedien, erhöhte CO_2-Spannung, strikt anaerob!
Aktinomyces	gewöhnliche Nährmedien, strikt anaerob!
Rickettsien	Züchtung im Dottersack des Hühnerembryos
Chlamydien	Züchtung im Dottersack des Hühnerembryos
Mykoplasmen	Nährmedien mit viel Eiweiß (ca. 30%), pH-Optimum 7,8–8,0
Spirochäten	Treponemen bisher nicht kultivierbar, Borrelien nur sehr schwer auf eiweißhaltigen Medien kultivierbar, Leptospiren auf Spezialmedien gut kultivierbar

Tabelle 10. Einige Bakterien und die zu ihrem Nachweis bevorzugten Tierversuche

Erreger	im Tierversuch bevorzugt verwandte Tiere
Pneumokokken	Mäuse (intraperitoneale Injektion, in 18–48 h letal)
Klebsiellen	Mäuse (hochpathogen)
Yersinia pestis	Mäuse, Kaninchen (für beide Tiere hochpathogen)
Corynebact. diphtheriae	Meerschweinchen (intraperitoneale Injektion, nach 4 Tagen letal)
Clostridium tetani	Mäuse
Clostridium botulinum	Mäuse
Clostridium perfringens	Meerschweinchen
Mycobact. tuberculosis	Meerschweinchen, Kaninchen (nur empfindlich gegen Typ Bovinus)
Rickettsien	Meerschweinchen, Läuse, Zecken
Brucellen	Meerschweinchen
Leptospiren	Meerschweinchen
Bacillus anthracis	Mäuse

In der bakteriologischen Diagnostik wird der Tierversuch nur noch wenig verwandt, wichtiger ist er in der Virusdiagnostik, wobei die am häufigsten gebrauchten Versuchstiere der Hühnerembryo und die weiße Maus sind.

Tabelle 11. Infektionen und ihr Erregerreservoir

Krankheit	Erreger	Erregerreservoir (außer Mensch)
Bakterien		
Listeriose	L. monocytogenes	zahlreiche Wild- und Haustiere
Leptospirose	Leptospiren	Ratten und andere Tiere
Psittakose	Chlamydia psittaci	Vögel
Tularämie	Francisella tularensis	Nagetiere
Brucellose	B. melitensis, B. abortus	Rind, Ziege, Schwein, Schaf
Pest	Yersinia pestis	Nagetiere
Fleckfieber	Rickettsien	Läuse, Flöhe, Zecken, Milben
Q-Fieber	Rickettsien	Rind, Ziege, Schaf, Nager
Salmonellose	Salmonellen	Vögel, Fische, Muscheln, Schweine, Rinder, Schafe
Milzbrand	Bacillus anthracis	Schafe, Rinder, Pferde u. a.
Parasiten		
Toxoplasmose	Toxoplasma gondii	Katzen, zahlreiche Säugetiere (Rind)
Malaria	Plasmodien	Anophelesmücke (Zwischenwirt und Überträger)
Schlafkrankheit (Überträger: Tsetsefliege)	Trypanosomen	Antilopen, Rind
Leishmaniose (Überträger: Sandmücke)	L. donovani	Nagetiere, Katze, Hund u. a.
Chagas-Krankheit	Trypanosomen	Haustiere, Gürteltiere
Trichinellose	Trichinella	Ratte, Schwein, Haustiere
Viren		
Tollwut	Rabiesvirus	Fuchs, Dachs, Hund, Katze
Gelbfieber	Gelbfiebervirus	Affen

Tabelle 12. Malaria

Erreger	Plasmodium vivax	Pl. ovale	Pl. malariae	Pl. falciparum
Krankheit	Malaria tertiana		Malaria quartana	Malaria tropica
Inkubationszeit (Tage)	14 bis mehrere Monate	15 (10–28)	27 (18–45) bis Monate	11 (6–25)
Fiebertyp	alle 48 h Fieber, 1 Tag fieberfrei 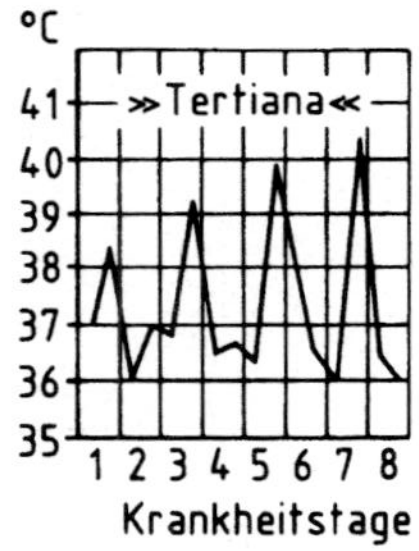		alle 72 h Fieber, 2 Tage fieberfrei 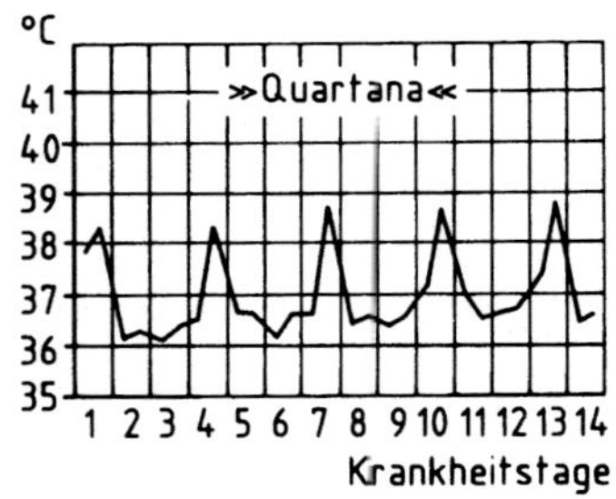	arrhythmisch 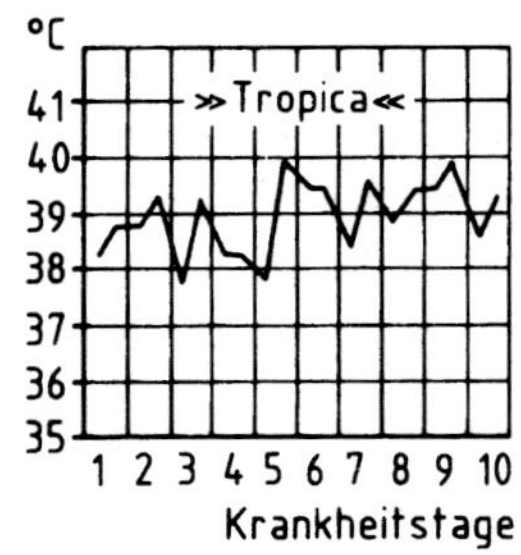
Beginn	Fieber, Schüttelfrost, Gliederschmerzen	Fieber	Fieber, Schüttelfrost	uncharakteristisch: grippaler Infekt
Verlauf	gutartig	milde	milde	meist schwer
Rezidive Häufigkeit bis zu	ausgeprägt 2 Jahren	weniger ausgeprägt 2 Jahren	ausgeprägt jahrelange Intervalle 4 Jahren u. länger	ausgeprägt ½ Jahr, selten länger
Komplikationen	selten	sehr selten	selten	häufig
Letalität	niedrig	niedrig fast nur bei Kleinkindern und Säuglingen	niedrig	hoch bei Nichtimmunen bis 50%

Tabelle 13. Afrikanische und amerikanische Trypanosomiasen

Krankheitsbezeichnung	Schlafkrankheit (westafrikanisch)	Schlafkrankheit (ostafrikanisch)	Chagas-Krankheit
Erreger	Trypanosoma brucei gambiense nos. gambiense	Trypanosoma brucei rhodesiense nos. rhodesiense	Trypanosoma cruzi
Natürl. Reservoir	Mensch (Kaltblüter?)	Mensch, Antilopen, Rind?	Mensch, Haustier, Wild, Opossum, Gürteltier
Geographische Verbreitung	West- und Zentralafrika, Kongo, Ostafrika (Uganda), Südsudan, Südwestäthiopien	Ost- und Südostafrika (Uganda, Kenia, Tansania, Ruanda, Burundi, Malawi, Sambia, Rhodesien)	Süd- und Mittelamerika
Überträger	Tsetsefliege (Glossinen): G.-palpalis-Gruppe, G. p. fuscipes	Tsetsefliege (Glossinen): G.-morsitans-Gruppe	Raubwanzen (Reduviiden)
Herd- und Nistgebiet	Fluß-, Seeufer (kurze Flugdistanz)	Savanne (lange Flugstrecken)	Haus, Stallungen, unter unhygienischen Wohnverhältnissen
Pathologie	Reaktion des Wirtsorganismus auf den Parasiten führt zu schubweiser Freisetzung von Toxinen aus abgetöteten Parasiten: perivaskuläre Infiltrate, Polyadenitis, Meningoenzephalitis, Myokarditis		„Megabildung"
Erreger im Menschen	in Blut und Liquor (trypomastigote Form)		intrazellulär (amastigote Form), glatte Muskelzellen, nur vorübergehend im Blut (tryptomastigote Form)
Inkubation	2–3 Wochen	2–3 Wochen	1–2 Wochen
Klin. Bild	schwache Primärläsion, schleichende Meningoenzephalitis, Kachexie, Sekundärinfektionen, Parasiten anfangs spärlich im Blut, in Lymphknoten, sehr spät im Liquor	kräftige Primärläsion, akuter Beginn, Fieber, Myokarditis, Parasiten im Blut	akute Phase: Primärläsion (Chagom), lokale Schwellung und regionale Lymphknotenschwellung, Myokarditis, Enzephalitis, Meningitis; chronische Phase: Myopathie (Megaösophagus, -kolon, -sigma, Herzdilatation), Enzephalo-Myelopathie
Verlauf	schleichender Beginn, chron. Verlauf (Dauer $^3/_4$–3 Jahre)	akuter Beginn, kurze Dauer (3–9 Monate)	chronischer Verlauf (Jahre)
Diagnose	klinisch, Lymphknoten- und Liquorpunktion, Erregernachweis, Anstieg des IgM	klinisch, Erreger in Primärschanker und Blut, erst spät im Liquor, Anstieg des IgM	klinisch, Romaña-Zeichen, KBR, Chagom-Punktat, Erregernachweis durch Xenodiagnose
Chemotherapie	1. Frühstadium (Parasitämie): (Germanin, Suramin, Antrypol) Pentamidin (Lomidine); 2. Spätstadium (ZNS-Beteiligung, pos. Liquor): Bayer 205, gefolgt von Tryparsamide, Mel B (Mel W) Friedheim (Melarsenoxyd B.A.L.)		Lampit, nur in der akuten Phase, andere Chemotherapeutika wirkungslos
Chemoprophylaxe	Pentamidin: alle 6 Mon. (Suppression), problematisch		

Tabelle 14. Leishmaniasen

	viszerale Leishmaniase	kutane Leishmaniase	mukokutane u. kutane Leishmaniase
Krankheitsbezeichnung und Synonyma	Kala-Azar	„Orientbeule" a) rurale Form b) urbane Form	Lateinamerikanische L. a) Espundia – mukokutane L. b) Uta-kutane L. c) Chiclero's disease-kutane L.
Erreger	Leishmania-donovani-Komplex	Leishmania-tropica-Komplex	Leishmania-iliensis-Komplex
Natürl. Reservoir	Mensch, Hund, Fuchs, Katze, Nagetiere (regional unterschiedlich)	Mensch, Nagetiere, Hunde, Katzen, Affen	Mensch, Katze, Hund, Nagetiere
Vorkommen, geogr. Verbreitung	Indien, Pakistan, China, Sudan, Äthiopien, West- und Ostafrika, Vorderer Orient, Mittelmeerbecken, Süd- und Zentralafrika (feucht-heiße Zone)	Nordafrika, Vorderer Orient, Arabische Halbinsel, Asien, Äthiopien, Südeuropa (trocken-heiße Zone)	Süd- und Mittelamerika a), c) feucht-heiße Zonen b) trockene Höhenzonen
Überträger	Phlebotomen	Phlebotomen (Sandmücken)	Phlebotomen
Sitz des Erregers intrazellulär	RES der Milz, Leber, Knochenmark	Makrophagen an der Hautläsion	Makrophagen an der Hautläsion
Inkubationszeit	4 Wochen bis 1 Jahr	2–6 Monate bis 2–6 Jahre	10–25 Tage
Pathologie Klinik	Hepatosplenomegalie, remittierendes Fieber, Anämie, Kachexie	meist solitäres Hautulkus, a) trockene, b) feuchte Läsion vorwiegend an Gesicht, Hals, Armen, Händen; Spontanheilung, Dauerimmunität	papulös-ulzerierende Läsionen a) Haut-Schleimhautgrenze des Gesichts b) Haut des Gesichts c) Ohrläppchen
Diagnose	Klinisch u. Erregernachweis in Milz- und Knochenmarkpunktat; serologisch: KBR, IIFT, PHA	Erregernachweis: Punktat der Läsion an der Grenze zum gesunden Gewebe (Geschwürsrand), Quetschpräparat	
Therapie	Pentostam (= Solustibosan)	Spontanheilung, wenn keine Sekundärinfektionen; Pentostam, Pentamidin	Pentostam, Pentamidin, jedoch wenig wirksam
Prophylaxe	Impfung wird entwickelt	von alters her Inokulation an verdeckter Stelle bei Mädchen	∅

Tabelle 15. Übersicht über die wichtigsten Viren und die von ihnen verursachten Erkrankungen

Virus	**Erkrankung**
Adenoviren (über 40 Serotypen)	Infektionen der oberen Luftwege, gastrointest. Infektionen, epidem. Keratokonjunktivitis
Herpesviren	(s. Tab. 16)
Pockenviren	
Variola-Virus	klassische Pocken (Variola major), atypische Pocken (Variolosis), Variola minor
Molluscum contagiosum-Virus	Infektionen der Haut
Papovaviren	
humanes Papillom Virus (HPV) (ca. 70 Arten), SV40-Virus	plane, vulgäre Warzen, Dornwarzen, onkogene Potenz
Arboviren (ca. 300)	
Dengue-Virus Gelbfieber-Virus	hämorrhagisches Fieber (Gelbfieber, Dengue-Fieber), allgem. fieberhafte Erkrankungen, Enzephalitiden (europäische Zeckenenzephalitis)
Myxoviren	
Influenza-Virus Typ A, B, C	Atemwegsinfekte, Krupp, Meningoenzephalitis
Paramyxovirus, Röteln-Virus	
Masernvirus	Masern + Komplikationen (Pneumonie, Otitis media, Enzephalitis)
Mumpsvirus	Mumps + Komplikationen (Pankreatitis, Orchitis, Mastitis, Arthritis, ZNS-Befall)
Parainfluenza-Virus 4 Typen	Atemwegsinfekte, bei Säuglingen akute Laryngo-Tracheo-Bronchitis
Respiratory-Syncytial-Virus	bei Kleinkindern schwere Atemwegsinfekte
Röteln-Virus	Embryopathie, Röteln
Picornaviren	
Poliomyelitis-Virus Typ 1–3	Poliomyelitis, aparalytisch oder paralytisch
Coxsackie-Viren	
Gruppe A (23 Typen)	Herpangina, Bornholm-Krankheit, Meningitis
Gruppe B (6 Typen)	Myokarditis, Sommergrippe
Echo-Viren (31 Typen)	hauptsächlich inapparente Infektionen, Meningitis, Exantheme
Rhinoviren	
über 100 Typen	Schnupfen, Sinusitis, Bronchitis
Rhabdoviren	
Tollwut-Virus	Tollwut
Hepatitis-Viren	(s. Tab. 17)
Retroviren	
HIV 1-, HIV 2-Virus	AIDS
Human T-lymphotropic Virus Typ I u. Typ II	T-Zell-Leukämie (Typ I) Haarzell-Leukämie (Typ II)
Slow-Viren	Creutzfeldt-Jakob-Erkrankung

Tabelle 16. Medizinisch wichtige Herpesviren

Virus	Erkrankungen
Herpes-simplex-Virus Typ 1 (HSV 1)	überwiegend orofaziale Läsionen: Primärinfektion meist inapparent, selten Gingivo-Stomatitis (Mundfäule), Pharyngitis, endogene Rezidive als **Herpes labialis, Herpes-Keratitis** (Keratitis dendritica), **Herpes-Enzephalitis**
Herpes-simplex-Virus Typ 2 (HSV 2)	überwiegend genitale Läsionen: **Herpes genitalis** als Primär- und Sekundärinfektion, Herpes neonatorum, neonatale Herpes-Enzephalitis, Herpes-Meningitis beim Erwachsenen, endogene Rezidive am Genitale und am unteren Stamm
Varizella-Zoster-Virus (VZV)	Varizellen (**Windpocken,** Wasserpocken, chickenpox), **Zoster** (Gürtelrose, Herpes zoster), zumeist endogenes Rezidiv einer früheren Infektion mit VZV
Zytomegalie-virus (CMV)	postnatal erworbene Infektionen: meist symptomlos, aber auch Fieber, mononukleoseartige Erkrankung, interstitielle Pneumonie, Hepatitis (Immunsupprimierte!), intrauterine Infektionen (primäre Infektion der Mutter!): Hepatosplenomegalie, Ikterus, Thrombozytopenie, Purpura, zerebrale Verkalkungen, Mikrozephalie, Chorioretinitis
Epstein-Barr-Virus (EBV)	meist subklinische Infektion, infektiöse Mononukleose **(Pfeiffer-Drüsenfieber),** chronisch-aktive Epstein-Barr-Virus-Infektionen, B-Zell-lymphoproliferatives Syndrom, Burkitt-Lymphom (?), Nasopharynx-Karzinom (?)
Herpes-Virus-6 (HHV6)	**Exanthema subitum** (Roseola infantum, Dreitagefieber, 6. Krankheit), chronische mononukleoseartige Erkrankung (?), für Immunsupprimierte u. U. pathogen (interstitielle Pneumonie)

Tabelle 17. Übersicht über die Hepatitistypen und ihre wichtigsten Merkmale

Hepatitistyp Synonyme	A Infektiöse „Short-incubation-Hepatitis“	B „Long-incubation-Hepatitis“	C „NANB“-Posttransfusionshepatitis	D „Delta“-Hepatitis, nur mit HBV-assoziiert	E „Enterale NAND“
Abkürzung	HAV	HBV	HCV	HDV	HEV
Inkubationszeit	15–45 Tage	90–180 Tage	6–12 Wo.	3–15 Wo.	≈ 6 Wo.
Virus	RNA-, Picornavirus	Hepadna-Virus DNA-Virus	RNA-, C-Virus	defektes RNA-Virus, Delta-Virus	E-Virus, RNA-Virus
Übertragungsweg	fäkal-oral	parenteral sexuell perinatal	parenteral	parenteral sexuell perinatal	fäkal-oral
Serologie	Anti-HAV-IgM Anti-HAV-IgG	HBs-Ag/AK Hbc-Ag/AK HBe-Ag/AK HBV-DNA HBV-DNA-Polymerase	Anti-HCV HCV-RNA	Anti-HDV-IgM HBs-Ag/AK HD-Ag HDV-RNA	Anti-HEV in Entwicklung
Verlauf	Ausheilung	HBV-Träger	HCV-Träger		
fulminant	0,1–0,2%	1–3%	2%	HBV + HDV >2%	Schwangere ↑
Chronizität	nein	ja, ~6%	ja, ~50%	ja	nein

Tabelle 18. Einige virale Erkrankungen und deren Merkmale

	Masern	**Röteln**
Erreger	Masernvirus (Paramyxovirus)	Rötelnvirus
Inkubationszeit	9–12 Tage	2–3 Wochen
bevorzugt befallene Altersgruppen	Kleinkinder	Schulkinder
Klinischer Verlauf	katarrhalisches Vorstadium, Koplicksche Flecken, 3., 4. Tag Exanthem, hohes Fieber, nach 4–6 Tagen Exanthem weg	leichtes Fieber, Lymphknotenschwellung bes. retroaurikulär, makulopapulöses Exanthem, für ca. 3 Tage
Komplikationen	Otitis media Pneumonie Enzephalitis Masernkrupp Tuberkuloseaktivierung	Enzephalitis Arthritis Embryopathie
Labor	Leukozytopenie Lymphozytose	Leukozytopenie Lymphozytose Plasmazellenvermehrung
Impfungen	aktive Immunisierung: Ende 1. Lebensjahr mit abgeschwächter Lebendvakzine i. m., Schutz für ca. 10 Jahre	aktive Immunisierung: bei Mädchen vor der Pubertät, mit abgeschwächter Lebendvakzine

Tabelle 19. Einige virale Erkrankungen und deren Merkmale

	Windpocken	**Mumps**
Erreger	Varizella-Zoster-Virus (Herpesvirus)	Mumps-Virus (Paramyxovirus)
Inkubationszeit	2–3 Wochen	2–4 Wochen
bevorzugt befallene Altersgruppen	2.–8. Lebensjahr	4.–10. Lebensjahr
Klinischer Verlauf	Exanthem: Makula-Papula-Vesicula-Kruste („Sternenkarte"), auch behaarter Kopf und Schleimhaut befallen	Parotisschwellung, in 75% nach 2 Tagen beidseitig
Komplikationen	Impetigo Enzephalitis Pneumonie Purpura fulminans Otitis Nephritis	blande, seröse Meningitis Enzephalitis Orchitis Epididymitis Pankreatitis
Labor		(Amylasenanstieg)
Impfungen	aktive Immunisierung mit abgeschwächtem Lebendimpfstoff, strenge Indikationsstellung	aktive Immunisierung: ab 1. Lebensjahr Lebendvakzine

Tabelle 20. Einige virale Erkrankungen und deren Merkmale

	Pfeiffersches Drüsenfieber	Poliomyelitis
Erreger	Epstein-Barr-Virus	Poliovirus (Typ 1–3)
Inkubationszeit	1–2 Wochen	1–2 Wochen
bevorzugt befallene Altersgruppen	Kinder, Adoleszente	Kindesalter, Säuglinge
Klinischer Verlauf	Fieber möglich, pseudomembranöse Tonsillitis, generalisierte Lymphknoten-schwellung, Milz, Leber oft vergrößert, in ca. 15% Exanthem	Initialstadium: Fieber, grippale Symptome; Präparalytisches Stadium: meningitische Zeichen, Reflex-differenzen u. a.; Paralytisches Stadium: Lähmungen, Fieber
Komplikationen	Milzruptur Enzephalitis	periphere oder zentrale Atem-lähmung, tödlicher Verlauf
Labor	Leukozytose Monozytose Paul-Bunnell-Reaktion + Mononukleose-Test +	im Liquor: Pleozytose Eiweißvermehrung
Impfungen	keine aktive Immunisierung möglich	aktive Immunisierung: Lebendimpfstoff nach Sabin inaktiver Impfstoff nach Salk

Tabelle 21. Übersicht über Hepatitis A und B

	Hepatitis A	Hepatitis B
Erreger	Hepatitis-A-Virus (HAV)	Hepatitis-B-Virus (HBV)
Inkubationszeit	10–45 Tage	30–180 Tage und mehr
Infektionsmodus	fäkal-oral (Nahrungsmittel, Wasser), parenteral	im allgemeinen parenteral, selten enteral oder durch Geschlechtsverkehr
Virusidentifizierung	HAV = Hepatitis-A-Virus anti-HAV = Antikörper gegen HAV (bei 80% aller Menschen über 40 Jahre positiv, nur ein deutlicher Titeranstieg oder der Nachweis von anti-HAV vom Typ IgM spricht für eine frische Infektion)	HBV = Hepatitis-B-Virus (Dane Partikel) HBsAg = Hepatitis B Oberflächenantigen, Australia Antigen HBcAg = Hepatitis-B-Kernantigen (Core) HBeAg = e-Antigen (steht in Beziehung zum Kern des Dane-Partikels) Anti-HBs = Antikörper gegen das Hepatitis-B-Oberflächenantigen Anti-HBc = Antikörper gegen das Hepatitis-B-Kernantigen Anti-HBe = Antikörper gegen das „e“-Antigen

Tabelle 21. Fortsetzung

	Hepatitis A	**Hepatitis B**
Schematischer Verlauf	Infektion 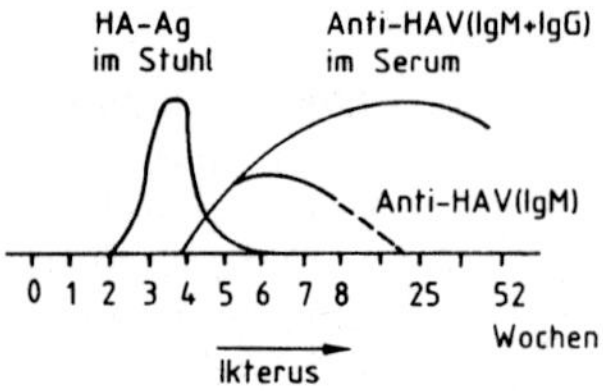	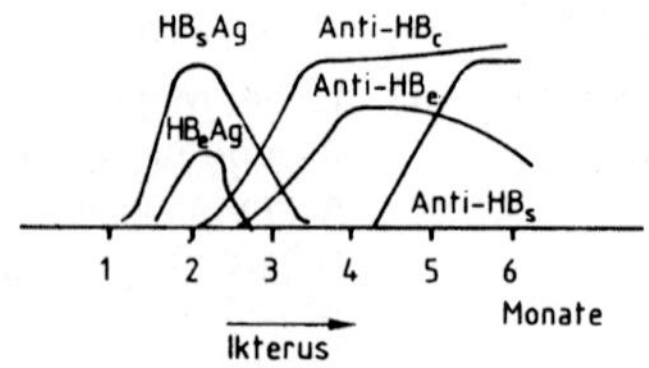
Immunität	lebenslang, Rezidive sehr selten, kein Übergang in eine chronische Hepatitis	lebenslang, ca. 5–10% Übergang in chronische Hepatitis

Die Non-A-Non-B-Hepatitis macht ca. 50% aller Hepatitiden aus, die Erreger sind noch nicht identifiziert. Inkubationszeit ca. 2–24 Wochen, Übertragung vorwiegend parenteral, Übergang in chronische Hepatitis möglich.

Tabelle 22. Schematischer Verlauf der serologischen Marker bei Hepatitis D (HDV) und Hepatitis C (HCV)

HDV

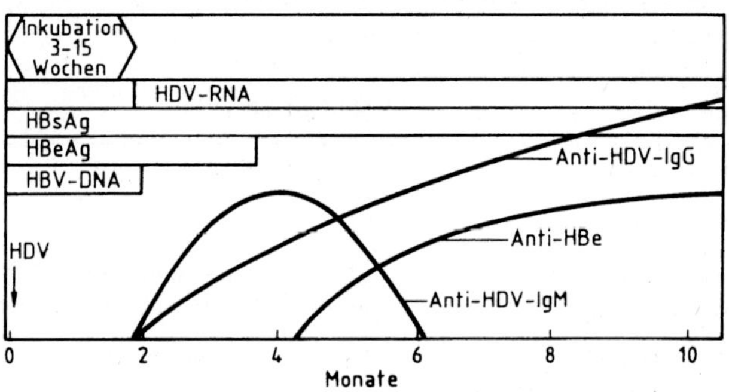

HCV

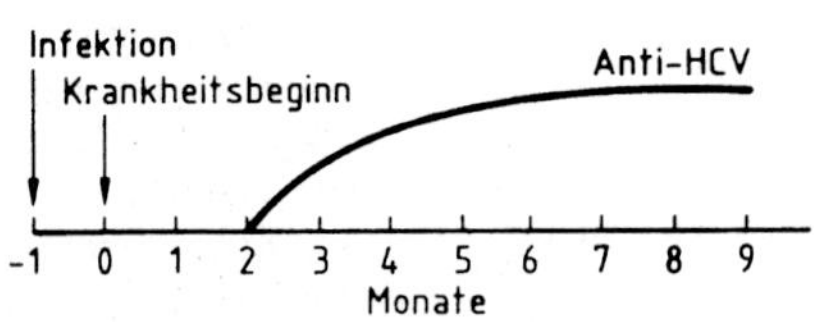

Tabelle 23. Vereinfachte Zusammenstellung der wichtigsten Nebenwirkungen von Chemotherapeutika

Chemotherapeutikum	**Nebenwirkungen**
Penicilline	Allergie, anaphylaktischer Schock, neurotoxische Reaktionen besonders bei Höchstdosierung (cave bei Säuglingen und Kleinkindern!)
Cephalosporine	wie Penicillin, Cephaloridin zusätzlich Nephrotoxizität
Aminoglykoside	Nephrotoxizität, Neurotoxizität besonders Hirnnerv VIII.
Tetracycline	gastrointestinale Störungen, Ablagerung in wachsenden Knochen und Zähnen (Gelbfärbung und Fluoreszenz der Zähne)
Chloramphenicol	irreversible Knochenmarkaplasie, Grey-Syndrom bei Früh- und Neugeborenen
Sulfonamide	allergische Reaktionen, Hautreaktionen, Nephrotoxizität durch Auskristallisierung, Hyperbilirubinämie bei Früh- und Neugeborenen
Cotrimoxazol	reversible Granulozytopenie und Thrombozytopenie, gastrointestinale Störungen, allergische Reaktionen
Nalidixinsäure	gastrointestinale Störungen, allergische Reaktionen, reversible Leukopenien
Nitrofurane	gastrointestinale Störungen, periphere Polyneuropathien, pleuropulmonale Reaktionen
Vancomycin	Thrombophlebitis, allergische Reaktionen, Nephrotoxizität, Ototoxizität
Polymyxin B, Colistin	Nephrotoxizität, Neurotoxizität
Lincomycine	gastrointestinale Störungen, allergische Reaktionen, pseudomembranöse Enterocolitis
Makrolide	leichte gastrointestinale Störungen, cholestatischer Ikterus, allergische Reaktionen
Fusidinsäure	gastrointestinale Störungen

Tabelle 24. Allg. Pharmakologie von Antibiotika

Substanz	Wirkungsmechanismus	Indikationen	Nebenwirkungen	Kontraindikationen	Bemerkungen
Chemotherapeutika **Penicilline**	– Hemmung der bakterienspezifischen Zellwandsynthese durch Blockierung der Mureintranspeptidase – Wirktyp: bakterizid	bakterielle Infektionen	– Allergie (bis 10%), bes. bei lokaler Applikation – bei hoher Dosis: epileptische Krämpfe, Halluzinationen – selten: interstitielle Nephritis	– Epilepsie – Allergie	– schlecht liquorgängig – schlecht in Knochen – Elimination: unverändert durch die Niere – Probenecid verlängert die Verweildauer – Kreuzallergie mit Cephalosporinen
– Penicillin G	– keine Säurestabilität – keine Penicillinaseresistenz	Grampositive Kokken u. Stäbchen, gramneg. Kokken, Spirochäten	s. o.	s. o.	– Appl.: i. v., i. m. – Wirkdauer: 4–6 h
– Procain-Pen. G – Chemizol-Pen. G – Benzathin-Pen. G	– wie Penicillin G – Depotformen	s. o.	s. o.	s. o.	Appl.: i. m.
– Penicillin V (Isocillin, Ospen)	– säurefest, oral anwendbar – keine Penicillinaseresistenz	s. o.	s. o.	s. o.	– Appl.: oral – Wd.: 6–8 h
– Propicillin (Baycillin)	– säurefest, oral anwendbar – bedingt Penicillinaseresistent	s. o.	s. o.	s. o.	– Appl.: oral, i. v. – Wd.: 6–8 h
– Azidocillin (Syncillin)	– säurefest, oral anwendbar – keine Penicillinaseresistenz	s. o.	s. o.	s. o.	– Appl.: oral – Wd.: 6–8 h
– Oxacillin (Stapenor) – Dicloxacillin (Dichlor-Stapenor) – Flucloxacillin (Staphylex)	– säurefest – penicillinaseresistent	s. o. + β-lactamasebildende Staphylokokken	s. o.	s. o.	– Appl.: oral, i. v. – Wd.: 4–6 h

Substanz	Wirkungsmechanismus	Indikationen	Nebenwirkungen	Kontraindikationen	Bemerkungen
– Ampicillin (Binotal)	– säurefest – keine Pen.-resist.	Grampositive + gramnegative Bakterien, bes. Enterokokken, Hämophilus infl., E. coli, Initialbehandlung bei Meningitis u. a.	– gastroint. Störungen – s. o. – allerg. Reaktion in Form eines makulösen Exanthems	s. o.	– Appl.: oral, besser i. v. – Wd.: 6–8 h
– Amoxicillin (Amoxypen, Clamoxyl)	s. Ampicillin	s. Ampicillin	s. Ampicillin	s. o.	– Appl.: oral – Wd.: 4–6 h
– Amoxicillin + Clavulansäure (Augmentan)	s. Ampicillin + zusätzlich gegen β-Lactamase-positive Stämme	s. Ampicillin + β-Lactamase Bildner (Klebsiellen etc.)	s. Ampicillin	s. o.	– Appl.: oral, i. v. – Wd.: 6–8 h
– Azlocillin (Securopen) – Mezlocillin (Baypen) – Piperacillin (Pipril)	– keine Säurestabilität – keine Pen.-resist.	– Azlocillin: Pseudomonas aeruginosa – Mezlocillin u. Piperacillin: gramneg. Bakt. (E. coli, Proteus, Klebsiella, Serratia, Providentia)	– allerg. Reaktion – Hemmung der Thrombozyten-Aggregation – Granulozytopenie – Thrombozytopenie	s. o	– Appl.: i. v. – Wd.: 4–6 h – Konzentration in der Galle hoch
– Ticarcillin		Ticarcillin: Pseudomonas aeruginosa, Proteus			

Substanz	Wirkungsmechanismus	Indikationen	Nebenwirkungen	Kontraindikationen	Bemerkungen
Cephalosporine	Cephalosporine sind ebenfalls β-Lactam-Antibiotika (Wirkungsmechanismus siehe Penicilline) und ebenfalls prinzipiell empfindlich gegen β-Lactamasen verschiedener Bakterien (= Resistenz). Cephalosporine sind unwirksam gegen Enterokokken („Enterokokkenlücke“).				
	C. der 1. Generation: (Cefazolin, Cefalexin u. a.)	aktiv gegen grampositive Kokken, inklusive S. aureus und Streptokokken (Ausnahme: Oxacillin-resistente Staphylokokken und Penicillin-resistente Pneumokokken). Mittlere Aktivität gegen E. coli, K. pneumoniae, Proteus sp. Anwendung: Alternativen zu Penicillin bei einigen grampositiven Infektionen			
	C. der 2. Generation: (Cefuroxim, Cefaclor, Cefoxitin u. a.)	bessere Aktivität gegen E. coli, Klebsiellen und Proteus sp., z. T. auch gegen H. influenzae, Anaerobier u. a. Keine Anti-Pseudomonas-Aktivität.			
	C. der 3. Generation: (Cefotaxim, Celixim, Ceftazidin u. a.)	breites Spektrum besonders gegen gramnegative Bakterien; resistent gegen viele β-Lactamasen gramnegativer Bakterien; kein Vorteil im grampositiven Bereich gegenüber C. der 1. und 2. Generation; z. T. aktiv gegen Anaerobier, einige Substanzen sind gegen Pseudomonas aeruginosa wirksam. Einige Substanzen sind liquorabhängig und damit auch zur Meningitisbehandlung geeignet (Ceftriaxon, Cefotaxim, Ceftizoxime, Ceftazidime). Anwendung: Aerobe gramnegative nosokomiale Infektionen, i. d. R. **nicht** für ambulant erworbene Infektionen (Ausnahme: immunsupprimierte Patienten)			
	NW (allgemein):	– im allgemeinen relativ sichere Medikamente – Allergien (Kreuzallergie mit Penicillinen in 10% der Fälle) – Nierentoxizität (bes. bei Kombination mit Aminoglykosiden oder Furosemid) – Thrombophlebitis bei i. v. Applikation – gastrointestinale Beschwerden (Erbrechen, Diarrhö) – reversible Leuko- und Thrombopenie (selten) – einige C. können Blutgerinnungsstörungen hervorrufen durch eine Hypothrombinämie (bes. Latamoxef) oder Alkoholunverträglichkeitsreaktionen (Antabus-Syndrom) bewirken (s. u.).			
	KI (allgemein):	– Allergie			
	Kinetik:	– unterschiedliche Bioverfügbarkeit (z. T. nicht magensäurestabil) – Liquorgängigkeit: unterschiedliche (s. u.) – Elimination: renal (Ausnahme: Ceftriaxon, Cefoperozon)			

Substanz	Wirkungsmechanismus	Indikationen	Nebenwirkungen	Kontraindikationen	Bemerkungen
Tetrazykline – Tetrazyklin (Supramycin) – Rolitetrazyklin (Reverin) – Doxyzyklin (Vibramycin) – Minocyclin (Klinomycin)	– Hemmung der Proteinbiosynthese (30 S-Ribosomeneinheit) – Wirktyp: bakteriostatisch – Proteinkatabolismus	Breitspektrum-antibiotikum, wirksam auch gegen Mykoplasmen, Chlamydien	– Komplexbildung mit Ca^{2+}: Einlagerung in Knochen und Zähne – gastrointestinale Störungen – allergische Reaktionen – Photosensibilisierung – Leberschädigung – neg. Stickstoffbilanz – Potenzierung der Wirkung von Antikoagulanzien	– Gravidität – Säuglinge und Kleinkinder – Niereninsuffizienz (Kumulationsgefahr)	– Appl.: oral, i. v., i. m. – Resorption wird durch Ca^{2+}, z. B. in Milch, gehemmt – Elimination über Niere und Galle (30fache Konz.) – Enterohepatischer Kreislauf – Ent. Resorption und PEB bei Doxyzyklin am höchsten
Chloramphenicol – Leukomycin	– Hemmung d. Proteinbiosynthese (50 S-Ribosomeneinheit) – Wirktyp: bakteriostatisch	– Typhus abdominalis – andere schwere Infektionen, bei denen andere Mittel versagen, z. B. Meningitis	– Panmyelopathie (dosisunabhängig) – reversible Agranulozytose, Thrombozytopenie, Leukopenie, Erythropenie – Herxheimer-Reaktion: Endotoxinschock bei Beginn der Typhustherapie (→ Einschleichen) – gastroint. Störungen – Fieber – Exanthem – Grey-Syndrom	– Neugeborene (Grey-Syndrom) – Gravidität – Knochenmarks-erkrankungen – Leberinsuffizienz – Niereninsuffizienz	– Appl.: oral – gut liquor- u. plazentagängig – Glukuronidierung in der Leber – Elim. über Niere und Galle – Interferenzen: Wirkungsverstärkung von Cumarinen, Sulfonylharnstoffen, Phenytoin, Phenobarbital u. a.

Substanz	Wirkungsmechanismus	Indikationen	Nebenwirkungen	Kontraindikationen	Bemerkungen
Aminoglykoside – Gentamicin (Refobacin) – Neomycin (Nebacetin) – Streptomycin (Streptomycin) – Tobramycin (Gernebcin) – Amikacin (Biklin) – Kanamycin	– Hemmung der Proteinbiosynthese (30 S-Ribosomeneinheit) – Wirktyp: bakterizid (in niedriger Dosierung bakteriostatisch)	– bes. gramnegative Bakterien: Enterobacter, Pseudomonas – Streptomycin bei Tuberkulose – Neomycin lokal (in Komb. mit Bacitracin) – Tobramycin bes. bei Pseudomonas wirksam	– irreversible Ototoxizität – Nephrotoxizität – neuromuskuläre Blockade – Allergien – lokale Reizerscheinungen	– Schwangerschaft – während der Stillzeit – Schädigung der 8. Hirnnerven – Niereninsuffizienz	– Appl.: i. m., i. v. – geringe Liquorgängigkeit – Elimination unverändert renal – schnelle Resistenzentwicklung bes. bei Streptomycin – Interferenzen: Schleifendiuretika verstärken Oto- und Nephrotoxizität, Cephalosporine verstärken Nephrotoxizität
Sulfonamide – Sulfisomidin, kurz (Aristamid) – Sulfamethoxazol, mittellang (Bactrim) – Sulfamethoxydiazin, lang (Durenat)	– Hemmung der Folsäuresynthese (komp. Antagonist der p-Aminobenzoesäure) – Wirktyp: bakteriostatisch	– wenn Penicillin unwirksam, bzw. eine Allergie vorliegt – bes. bei Harnwegsinfektionen (E. coli), bakteriellen Darminfektionen, chron. Emphysembronchitis	– Ausfällung von Kristallen in den Nierentubuli – allergische Reaktion – gastrointestinale Störungen – Hyperbilirubinämie bei Neugeborenen (→ Kernikterus) – selten: Agranulozytose, hämolytische Anämie (bei genetisch disponierten Patienten) – Kreuzallergie mit Benzothiadiazindiuretika und Sulfonylharnstoffen	– Schwangerschaft (plazentagängig) – Niereninsuffizienz	– Appl: oral mit viel Flüssigkeit – Acetylierung i. d. Leber – Kombination **Trimethoprim** + Sulfamethoxazol → Cotrimoxazol (Bactrim) Ind.: E. coli, Hämophilus, Klebsiellen, Salmonellosen (Typhus)

Substanz	Wirkungsmechanismus	Indikationen	Nebenwirkungen	Kontraindikationen	Bemerkungen
Peptidantibiotika – Polymyxin B	– Erhöhung der Membran-permeabilität – Wirktyp: bakterizid	– gramnegative Bakterien: Pseudomonas, wenn Carbenicillin unwirksam – kein Mittel der 1. Wahl	hohe Toxizität: Neurotoxizität, Nephrotoxizität	Niereninsuffizienz	Appl.: i. m., lokal, oral bei Darminfektionen
Makrolide – Erythromycin (Erycinum) – Roxithromycin (Rulid) – Clarithromycin (Klacid)	– Hemmung der Proteinbiosynthese – Wirktyp: bakteriostatisch – Zerstörung durch die Magensäure	– penicillin- und tetrazyklinresistente Infektionen, bes. Pneumonie, Sepsis, Meningitis u. a. – bei Penicillinallergie, bei Scharlach, Erysipel	– Ikterus – Übelkeit, Erbrechen – Exantheme	– Stillzeit – Leberschäden	– Appl.: **oral** in Kapseln, die sich erst im Dünndarm auflösen – Eli.: Galle, Faeces – rasche Resistenz
Chinolone (Gyrasehemmer)	– Hemmung der Gyrase best. Bakterienspezies – bakterizid	– Infektionen mit gramnegativen Bakt. (Enterobacteriaceae, Pseudomonas, H. influenza, Gonokokken) – Brucellen, Yersinien, Mykoplasmen, Rickettsien, Chlamydien	– zentrale und periphere neurolog. Ausfälle – Leukopenie – Transaminasenanstieg – Photodermatose – Vaskulitis – Nephrotoxizität		– kontraindiziert bei Kindern und Jugendlichen – Appl.: oral, i. v.
– Norfloxacin (Barazan)					nur für Harnwegsinfekte zugelassen
– Ofloxacin (Tarivid)					– Appl.: oral, i. v. – Wd.: 12 h
– Ciprofloxacin (Ciprobay)					wie Ofloxacin

Substanz	Wirkungsmechanismus	Indikationen	Nebenwirkungen	Kontraindikationen	Bemerkungen
Antituberkulotika	Aufgrund der schnellen Resistenzentwicklung der Tuberkelbakterien benutzt man heute eine Kombinationstherapie aus Isoniazid, Rifampicin und Ethambutol. Weiterer Vorteil: Dosisreduzierung der einzelnen Präparate und damit Reduzierung der Nebenwirkungen				
– Isoniazid (INH) (Isocid)	– Wirktyp: bakterizid – Resistenzentwicklung: schnell	Tuberkulose	– periphere Polyneuritiden (Vit. B_6-Stoffwechselstörung) – ZNS: Schwindel, Krämpfe, psychotische Symptome – allergische Reaktionen – selten: Agranulozytose, Leberschäden	Leberschäden	– Appl.: oral – Met.: Acetylierung – gut liquorgängig
– Rifampicin (Rifa)	– Wirktyp: bakterizid – Resistenzentwicklung: schnell	Tuberkulose	– Magen-Darm-Störung – Leberfunktionsstörung – Allergie – ZNS-Symptome – orange-rote Farbe der Körperflüssigkeiten	Schwangerschaft	– Appl.: oral – gut liquorgängig – Anreicherung in der Galle – schneller Abbau von Kontrazeptiva, Antikoagulanzien, Herzglykosiden u. a.
– Ethambutol (Myambutol)	– Wirktyp: bakteriostatisch – Resistenzentwicklung: langsam	Tuberkulose	– Neuritis optica – Periphere Neuritis – Allergie – Magen-Darm-Störungen		– Appl.: oral – schlecht liquorgängig – hohe Konzentration in der Lunge
– Streptomycin	– Aminoglykosid – Wirktyp: bakterizid – Resistenzentwicklung: besonders schnell	Tuberkulose Mittel 2. Wahl	– Ototoxizität – Nephrotoxizität – Allergie – neuromuskuläre Blockade	– Niereninsuffizienz – Schwangerschaft – während der Stillzeit	Appl.: i. m.

Substanz	Wirkungsmechanismus	Indikationen	Nebenwirkungen	Kontraindikationen	Bemerkungen
p-Aminosalicylsäure (PAS-Heyl)	– Wirktyp: bakteriostatisch – Resistenzentwicklung sehr langsam	Tuberkulose, zur Resistenzverzögerung (Reservemittel)	– Allergie – Senkung der Proteinbiosynthese – Thrombozytenaggregationshemmung – Nierenfunktionsstörung – Magen-Darm-Störung – selten: Hemmung der Schilddrüsenfunktion	– Niereninsuffizienz – Leberschäden	– Appl.: oral – Interferenzen: Rifampicin vermindert die enterale Resorption, Antikoagulanzien hemmen den Abbau
Antimykotika – Amphotericin B	– Schädigung der Zellmembran – Wirktyp: in vivo fungistatisch	– Candida albicans – Schimmelpilze (Aspergillus) – biphasische Pilze	– Nephrotoxizität – gastrointestinale Störungen – Fieber, Schüttelfrost – RR-Abfall – Schmerzen – Hypokaliämie	Schwere Leber- oder Nierenfunktionsschäden	– Appl.: systemisch + lokal – Interferenzen: Cumarin-Wirkung ↓
– Griseofulvin (Likuden)	– Zellwandsynthesehemmung – RNA-Synthese-Hemmung – Wirktyp: fungistatisch	Dermatophyten	– neurologische Symptome – gastrointestinale Störungen – Allergie – Hämatopathie (selten) – Leberschäden	– Leberschäden – Frühschwangerschaft	Appl.: systemisch
– Clotrimazol (Canesten)	– Schädigung der Zytoplasmamembran – Wirktyp: fungizid	– Sproßpilze – Dermatophyten – Schimmelpilze – dimorphe Pilze	– gastrointestinale Störungen – Transaminasenanstieg		Appl.: systemisch + lokal
– Flucytosin (Ancotil)	– Wirktyp: fungizid	– generalisierte Hefemykosen	– gastrointestinale Störungen – Leuko-, Thrombopenie – Allergie – Transaminasenanstieg	– Schwangerschaft – Niereninsuffizienz	– Appl.: systemisch – gute ent. Res.
– Nystatin (Moronal)	– Zellmembranschädigung – Wirktyp: fungizid	Sproßpilze (Candida albicans)	– gastrointestinale Störungen – Allergie		– Appl.: lokal – NW sind selten

Substanz	Wirkungsmechanismus	Indikationen	Nebenwirkungen	Kontraindikationen	Bemerkungen
– Miconazol (Daktar)	– primär fungistatisch, in höherer Dosis fungizid	– Sproßpilze – Dermatophyten – Schimmelpilze – dimorphe Pilze	gut verträglich		Appl.: systemisch (oral, i. v.) + lokal
Anthelmintika – Niclosamid (Yomesan)	– Wirktyp: vermizid – Wirkungsmechanismus: 1. Entkopplung der oxidativen Phosphorylierung 2. ATPase-Aktivität ↑	Cestoden (Bandwürmer)	gastrointestinale Störungen (selten)		keine Resorption aus dem Magen-Darm-Trakt
– Piperazin (Vermicompren)	– Wirktyp: keine vermizide Wirkung. Würmer werden lebend ausgeschieden – Wirkungsmechanismus: Lähmung der Wurmmuskulatur durch Stabilisierung des Membranpotentials	– Ascariden – Oxyuren	– gastrointestinale Störungen – neurotoxische Erscheinungen: Kopfschmerzen, Schwindel etc. – urtikarielle Hauterscheinungen	– Epilepsie – Vorsicht in der Schwangerschaft	
– Pyrivinium-Pomoat (Molevac)	– Wirktyp: vermizid – Wirkungsmechanismus: Enzymhemmung im Kohlenhydratstoffwechsel	– Oxyuren – Zwergfadenwurm	– gastrointestinale Störungen – Rotfärbung des Stuhls		
– Thiabendazol (Minzolum)	– Wirktyp: vermizid	– Trichiuren – Hakenwürmer	– gastrointestinale Störungen – ZNS-Symptomatik: Kopfschmerzen, Schwindel u. a. – Hautreaktionen – Hyperglykämie – Hypotonie (alle häufig, leicht, reversibel)	– schwere Leber- und Niereninsuffizienz	– schnelle enterale Resorption – weitgehende Metabolisierung – Elimination: renal

Substanz	Wirkungsmechanismus	Indikationen	Nebenwirkungen	Kontraindikationen	Bemerkungen
– Pyrantel (Helmex)	– neuromuskuläre Blockade ⇒ spastische Paralyse des Wurmes – Inhibition der Cholinesterase	Spulwürmer (Ascariden)	– GI-Störungen – Kopfschmerzen – Benommenheit – Fieber	– Schwangerschaft – Kombination mit Piperazin	– Appl.: oral – schlechte Resorption – Elimination: fäkal und renal (15%), z. T. als Metabolite
– Praziquantel (Biltricide, Cesol)	Aufnahme in die Parasiten; dort keine Metabolisierung; tetanische Kontraktionen und Paralyse der Parasiten und Phagozytose in der Leber	– Trematoden-infektionen, z. B. Schistosomiasis – Cestoden-(Bandwurm)Infektionen	– abdominelle Beschwerden – ZNS-Beschwerden (Kopfschmerzen, Benommenheit u. a.) – Transaminasenanstieg – Fieber (selten) – Urticaria (selten) – Pruritis (selten)	– Allergie – in der Stillzeit: 72 h Stillpause	– Appl.: oral – HWZ: 1,5 h – Elimination: Metabolisierung, anschließend renal – First-pass-effect
– Mebendazol (Vermox)	– Wirktyp: vermizid – Wirkungs-mechanismus: Hemmung der Glucoseaufnahme durch den Parasiten	Nematoden: Askariden, Oxyuren, Hakenwürmer, Trichiuren	gastrintestinale Störungen (selten)		– Appl.: oral – kaum Resorption aus Magen-Darm-Trakt – sehr wirksam und gut verträglich – HWZ: 12 h
Antiprotozoenmittel (s. auch Tab. 26) – Chloroquin (Resochin)	– Wirktyp: schizontozid – Wirkungs-mechanismus: Hemmung der NS-Synthese durch Komplexbildung mit DNA – Wirkungsspektrum: Blutschizonten aller vier Malariaerreger	Therapie und Prophylaxe der Malaria (soweit keine Resistenz vorliegt)	– gastrointestinale Störungen – Sehstörungen – Kopfschmerzen – Polyneuritiden – Hörstörungen – Leuko- und Thrombo-zytopenie – EKG-Veränderungen (alle NW selten)		HWZ: 1 Woche und mehr

Substanz	Wirkungsmechanismus	Indikationen	Nebenwirkungen	Kontraindikationen	Bemerkungen
– Primaquin (Plasmochin)	– Wirktyp: schizontozid, gametozid – Wirkungsmechanismus: Schädigung der Mitochondrien – Wirkungsspektrum: Gewebsschizonten und Gametozyten aller vier Malariaerreger	in Kombination mit Chloroquin	– Hämolytische Anämie (bei genetisch disponierten Patienten) – Methämoglobinbildung – gastrointestinale Störungen – Kopfschmerzen u. a. (alle NW selten)		schnelle renale Elimination (24 h)
– Pyrimethamin (Daraprim)	– Wirktyp: schizontozid – Wirkungsmechanismus: Hemmung der Dihydrofolsäure-Reduktase – Wirkungsspektrum: primäre Gewebsschizonten, Blutschizonten (schwach), Gametozyten	– Prophylaxe der Malaria, auch in chloroquinresistenten Gebieten – Therapie der akuten Malaria tropica, verursacht durch chloroquinresistente Erreger – oft in Kombination mit Langzeitsulfonamiden (Fansidar)	– gastrointestinale Störungen – Megaloblastenanämie (alle NW selten)		HWZ: 4 und mehr Tage
– Mefloquin (Lariam)	– Mechanismus nicht bekannt – wirksam gegen chloroquinresistente P. falciparum und P. vivax	Prophylaxe und Therapie der chloroquinresistenten Malaria	gut toleriert: GI-Beschwerden, ZNS-Störungen (selten)	Schwangerschaft	– App.: oral HWZ: 2–3 Wochen – Elimination: Metabolisierung, fäkal

Substanz	Wirkungsmechanismus	Indikationen	Nebenwirkungen	Kontraindikationen	Bemerkungen
– Metronidazol (Clont. Flagyl)	– Hemmung der Nucleinsäuresynthese bei obligat anaeroben Erregern – Wirktyp: bakterizid	– Amöbenruhr – Infektionen mit Lamblien, Trichomonaden – Anaerobier-Infektionen – antibiotikainduzierte Colitis (Clostridium difficile)	alle NW leicht und selten: – gastrointestinale Störungen – metallischer Geschmack – rotbrauner Urin – Schwindel, Kopfschmerz, Müdigkeit – Parästhesie – reversible Leukopenie – Disulfram-ähnliche Alkohol-unverträglichkeit – Gynäkomastie	– 1. Trimenon der Schwangerschaft – Stillzeit – ZNS-Erkrankungen – Leuko-, Thrombopenien	– Appl.: oral, i. v. – HWZ: 7 h – gute Penetration in die Gewebe – Elimination: 70% renal
– Pentamidin (Lomidine)	– WM nicht eindeutig erklärt – wirksam gegen Pneumocystis carinii, Trypanosomen, Leishmanien	– Prophylaxe und Therapie der Pneumocystis carinii Pneumonie (Prophylaxe als Aerosol) – Trypanosomiasis – Leishmaniose	– Neutropenie – Hypo- und Hyperglykämie – RR-Abfall – Thrombozytopenie – GI-Symptome – Nephrotoxizität – Pankreatitis		– Appl.: i. v., i. m., Aerosol – HWZ: 6 h – Anreicherung in Geweben – Elimination: renal

Tabelle 25. Impfungen

Impfungen, die mit Lebendimpfstoff durchgeführt werden
Gelbfieberimpfung
Masernimpfung
Mumpsimpfung
Polioimpfung nach Sabin
Rötelnimpfung
Tuberkulose-(BCG-)Impfung
Typhusimpfung
Varizellenimpfung
Impfungen, die mit inaktivem Impfstoff (Totimpfstoff) durchgeführt werden
Choleraimpfung
Grippeimpfung
Keuchhustenimpfung
Polioimpfung nach Salk
FSME-Impfung
Hepatitis-A-Impfung
Hepatitis-B-Impfung
Meningokokkenimpfung
Haemophilus influenza b
Pneumokokkenimpfung
Tollwutimpfung
Impfungen, die mit Toxoid durchgeführt werden
Diphtherieimpfung
Tetanusimpfung

Tabelle 26. Übersicht über Medikamente, die zur Prophylaxe und Therapie der Malaria verwendet werden.

Wirksubstanzen	Handelsname	Zubereitung in Tabletten	Prophylaxe	Therapie	Bemerkungen
			für Erwachsene		
Chloroquin	Resochin® Weimerquin®	150 mg Base 150 mg Base	2 Tabl./Woche	4 Tabletten, weiter 2 Tabl. nach 6 Stunden, je 2 Tabl. am 2. und 3. Tag	Höchstdosis 1.800 mg = 12 Tabl. Resistenz bei P. falciparum möglich, jeweils am selben Wochentag einzunehmen
Proguanil	Paludrine®	100 mg	2 Tabl. tägl.		Resistenz bei P. falciparum möglich, nicht zur Therapie geeignet
Pyrimethamin und Sulfadoxin	Fansidar®	50 mg und 500 mg	1 Tabl./Woche	einmalig 3 Tabl.	Resistenz bei P. falciparum möglich, wegen starker Nebenreaktionen vorwiegend zur Therapie geeignet
Mefloquin	Lariam®	250 mg	1 Tabl./Woche	3 Tabl., nach 6–8 Std. 2 Tabl., nach 6–8 Std. 1 Tabl., unter 60 kg: 2+1 Tabl.	Resistenz bei P. falciparum möglich, Prophylaxe höchstens bis zu 4 Wochen
Chininsulfat	Chinin	200 mg		3 Tabl. alle 8 Std., 7 Tage lang	nicht geeignet zur Prophylaxe
Doxycyclin	Doxycyclin®	100 mg	1 Tabl. tägl.		Prophylaxe höchstens 8 Wochen lang
Halofantrin	Halfan®	250 mg		2 Tabl., 2 Tabl. n. 6 Std., 2 Tabl. n. weiteren 6 Std.	nicht geeignet zur Prophylaxe

Tabelle 27. Meldepflicht für Infektionskrankheiten nach dem Bundesseuchengesetz

Krankheit (Erreger)				**Krankheit (Erreger)**			
Abdominaltyphus	V	E	T	Lymphogranuloma inguinale			
AIDS		E	T	Malaria		E	T
Botulismus	V	E	T	Masern			T
Brucellose		E	T	Meningitis/Sepsis (Haemophilus infl.)		E	T
Campylobacter jejuni	V	E	T	Meningokokkenmeningitis		E	T
Cholera	V	E	T	Milzbrand (Anthrax)	V	E	T
Creutzfeldt-Jakob-Erkrankung				Mumps			
Diphtherie		E	T	Ornithose	V	E	T
Echinococcus sp.				Paratyphus	V	E	T
Enteroviren (ohne Polioviren)				Pest	V	E	T
Enzephalitiden		E	T	Pocken	V	E	T
Epstein-Barr-Virus				Poliomyelitis	V	E	T
Erythema chronicum migrans				Q-Fieber		E	T
(Lyme-Krankheit)				Rickettsiosen	V	E	T
Fleckfieber	V	E	T	Rotaviren			
Gasbrand		E	T	Röteln	Kongenital		
Gastrointest. Infektionen und				Rückfallfieber	V	E	T
bakt. Lebensmittelvergiftungen	V	E	T	Salmonellosen (andere)	V	E	T
Gelbfieber		E	T	Shigellosen	V	E	T
Gonorrhö				Streptokokken Gr. A (inkl. Scharlach)			T
Granuloma venereum (Donovanosis)				Syphilis	Kongenital		
Grippeartige Erkrankungen			T	Tetanus			
Hämorrhagische Fieber (viral)	V	E	T	Tollwut	V	E	T
Hepatitiden (viral)		E	T	Toxoplasmose	Kongenital		
HIV		E	T	Trachom		E	T
Impfkomplikationen				Trichinose		E	T
Influenza			T	Tuberkulose		E	T
Keuchhusten			T	Tularämie	V	E	T
Legionellose				Ulcus molle			
Lepra	V	E	T	Yersinia sp.			
Leptospirose		E	T	Zeckenenzephalitis		E	T
Listeriose	Kongenital			Zytomegalie	Kongenital		

Abkürzungen: V Verdacht, E Erkrankung, Erregernachweis, Ausscheider, T Todesfall

AIDS: freiwillige Meldung
HIV: laborberichtspflichtig bei positivem HIV-Antikörpertest

Fragen

Anmerkung der Redaktion

Zur besseren Übersicht über die Schwerpunkte des umfangreichen Prüfungswissens wurden Fragen und Kommentare mit Ausrufezeichen gekennzeichnet. Sie gehören Stoffgebieten an, zu denen wiederholt in verschiedener Form Fragen gestellt werden.

! = wiederholt geprüfter Stoff

!! = sehr wichtiger, häufig geprüfter Stoff

1 Allgemeine Infektionslehre und Epidemiologie der Infektionskrankheiten

1.1 Allgemeine Infektionslehre

1.2 Allgemeine Epidemiologie der Infektionskrankheiten

H98 H96 !

1.1 Welche Struktur bzw. welche Substanz der Bakterienzellen wird durch Lysozym angegriffen?

(A) Polysaccharidkapsel
(B) Murein
(C) Polypeptidkapsel
(D) Lipid A
(E) Plasmamembran

H93

1.2 Klinisch inapparente Verlaufsformen einer Infektion spielen für die Weiterverbreitung von Infektionserregern keine Rolle,

weil

bei klinisch inapparenter Verlaufsform einer Infektion nicht für eine Infektion ausreichende Mengen von virulenten Erregern ausgeschieden werden.

F00 F98 !

Die Henle-Koch-Postulate enthalten die in Liste 1 genannten Verfahrensprinzipien. Diese lassen sich jeweils mit einem Test aus der Liste 2 in Verbindung bringen.

Ordnen Sie die Tests (Liste 2) den Verfahrensprinzipien (Liste 1) zu!

Liste 1

1.3 mikroskopischer Erregernachweis

1.4 Züchtung des Erregers (Kultur)

Liste 2

(A) Untersuchung von Reizserum des Primäreffektes bei Lues-Verdacht
(B) Untersuchung von Patientenserum zur Diagnose der infektiösen Mononukleose
(C) Untersuchung von Stuhl bei Verdacht auf Salmonellen
(D) Untersuchung von Patientenserum bei Verdacht auf Botulismus
(E) Untersuchung von Patientenserum bei Verdacht auf rheumatisches Fieber

2 Allgemeine Bakteriologie

2.1 Aufbau und Morphologie der Bakterienzelle

2.2 Diagnostisch wichtige Eigenschaften von Bakterien

F00 H98 H96 !!

2.1 An welcher Struktur der Bakterienzelle greift Lysozym an?

(A) Polysaccharidkapsel
(B) Murein
(C) Plasmamembran
(D) Mesosom
(E) Chromosom

H97

2.2 Welche Aussage trifft **nicht** zu?

Faktoren der unspezifischen antimikrobiellen Resistenz sind:

(A) Normalflora
(B) Fettsäuremantel der Haut
(C) niedriger pH-Wert (Magen, Vagina)
(D) sekretorisches IgA
(E) Lysozym

1.1 (B) 1.2 (E) 1.3 (A) 1.4 (C) 2.1 (B) 2.2 (D)

F95 !

2.3 Welche der folgenden Aussagen über Endotoxine treffen zu?

(1) Sie sind Bestandteile der Zellwand von gramnegativen Bakterien.
(2) Sie sind Pyrogene.
(3) Wenn sie in eine Blutbahn gelangen, kann es zu einem Schock kommen.
(4) Ihre Antigenspezifität beruht auf der Proteinstruktur.

(A) nur 1 und 4 sind richtig
(B) nur 2 und 3 sind richtig
(C) nur 1, 2 und 3 sind richtig
(D) nur 1, 3 und 4 sind richtig
(E) 1–4 = alle sind richtig

F96 !

2.4 Die Zellwand gramnegativer Bakterien enthält

(1) Lipopolysaccharide
(2) das O-Antigen
(3) Phospholipide (Lipid A)

(A) nur 1 ist richtig
(B) nur 1 und 2 sind richtig
(C) nur 1 und 3 sind richtig
(D) nur 2 und 3 sind richtig
(E) 1–3 = alle sind richtig

H97 !!

2.5 Welche Funktion haben die Pili der Bakterien?

(1) aktive Bewegung
(2) Anheftung an animale Zellen
(3) Konjugation
(4) Transduktion
(5) Lysogenie

(A) nur 1 und 2 sind richtig
(B) nur 1 und 5 sind richtig
(C) nur 2 und 3 sind richtig
(D) nur 3 und 4 sind richtig
(E) nur 4 und 5 sind richtig

F93 !

2.6 Faktoren der Virulenz bei Bakterien können sein:

(1) Adhäsion durch Fimbrien
(2) Kapselbildung
(3) Serumresistenz
(4) Antigenvariabilität

(A) nur 1 und 2 sind richtig
(B) nur 1, 2 und 3 sind richtig
(C) nur 1, 3 und 4 sind richtig
(D) nur 2, 3 und 4 sind richtig
(E) 1–4 = alle sind richtig

F98 H94 !!

2.7 Pili (Fimbrien) der Bakterien können bei folgenden Vorgängen bzw. Merkmalen eine wesentliche Rolle spielen:

(1) Beweglichkeit
(2) Zelladhärenz
(3) Träger von Endotoxin
(4) konjugativer DNA-Transfer

(A) nur 2 ist richtig
(B) nur 4 ist richtig
(C) nur 2 und 4 sind richtig
(D) nur 1, 2 und 4 sind richtig
(E) nur 2, 3 und 4 sind richtig

2.3 Bakteriengenetik

H96

2.8 Lysotypie ist

(A) eine Methode zur Aufklärung von Infektionswegen
(B) ein immunologisches Verfahren zur Identifizierung von Bakterienstämmen
(C) die Veränderung von Bakterieneigenschaften durch Phagen
(D) die Übertragung genetischen Materials durch Phagen
(E) ein Abwehrmechanismus mancher Bakterienarten gegen andere Mikroorganismen

2.3 (C) 2.4 (E) 2.5 (C) 2.6 (E) 2.7 (C) 2.8 (A)

F00 !!

2.9 Welche Aussage über Plasmide trifft **nicht** zu?

(A) Sie sind extrachromosomale DNA-Moleküle.
(B) Sie können sich autonom replizieren.
(C) Sie können Resistenz- und Virulenz-kodierende Sequenzen enthalten.
(D) Sie können durch Konjugation übertragen werden.
(E) Sie können nur zwischen Bakterien der gleichen Spezies übertragen werden.

F99 !!

2.10 Welche Aussage zur Vererbung von Eigenschaften bei Bakterien trifft **nicht** zu?

(A) Die Übertragung von Genen von Zelle zu Zelle kann mit Hilfe von Plasmiden erfolgen.
(B) Der Austausch eines Gens zwischen bakteriellem Chromosom und Plasmid erfolgt mit Hilfe eines Transposons.
(C) Multiple Antibiotikaresistenz kann durch Plasmide übertragen werden.
(D) Die häufigste bei Bakterien beobachtete Übertragung antibiotischer Resistenz erfolgt durch Transformation.
(E) Bei der Transduktion wird u. a. Antibiotika-Resistenz mit Hilfe von Bakteriophagen übertragen.

H98

2.11 Welche Aussage über Bakterien trifft **nicht** zu?

(A) Das Peptido-Glykanskelett enthält glycosidisch mit N-Acetylmuraminsäure verknüpftes N-Acetylglucosamin.
(B) Zytoplasmatische Membran und Bakterienzellwand sind Synonyme.
(C) Unter einem Plasmid versteht man eine extrachromosomale DNA.
(D) Das Bakteriumchromosom ist ringförmig.
(E) Die Spore eines Bakteriums enthält das gesamte Genom.

F98 !

2.12 Faktoren der spezifischen antimikrobiellen Resistenz sind:

(1) T-Lymphozyten
(2) B-Zellen
(3) sekretorisches IgA
(4) Lysozym
(5) das Komplementsystem

(A) nur 1, 2 und 3 sind richtig
(B) nur 1, 2 und 5 sind richtig
(C) nur 2, 3 und 4 sind richtig
(D) nur 3, 4 und 5 sind richtig
(E) nur 1, 2, 3 und 5 sind richtig

H95 !!

2.13 Plasmide

(1) sind extrachromosomale DNA-Moleküle
(2) kommen in doppelsträngiger Form vor
(3) werden nur in gramnegativen Bakterien gefunden
(4) können Antibiotikaresistenzen enthalten
(5) können durch Konjugation von einem Bakterium an ein anderes weitergegeben werden

(A) nur 1, 2 und 3 sind richtig
(B) nur 1, 4 und 5 sind richtig
(C) nur 3, 4 und 5 sind richtig
(D) nur 1, 2, 4 und 5 sind richtig
(E) 1–5 = alle sind richtig

F94 !!

2.14 Pili spielen eine wichtige Rolle

(1) beim DNA-Transfer durch Konjugation
(2) für die Zelladhärenz
(3) als Träger von Endotoxin
(4) für die Beweglichkeit
(5) bei der Transformation

(A) nur 1 und 2 sind richtig
(B) nur 1 und 4 sind richtig
(C) nur 1 und 5 sind richtig
(D) nur 2 und 3 sind richtig
(E) nur 2 und 5 sind richtig

2.9 (E) 2.10 (D) 2.11 (B) 2.12 (A) 2.13 (B) 2.14 (A)

F96 !!

2.15 Gentransfer zwischen Bakterien kann durch folgende Mechanismen erfolgen:

(1) Transformation
(2) Konjugation
(3) Transduktion
(4) Translation
(5) Transposition

(A) nur 1 ist richtig
(B) nur 1 und 2 sind richtig
(C) nur 1, 2 und 3 sind richtig
(D) nur 1, 3 und 4 sind richtig
(E) nur 2, 3 und 5 sind richtig

H93 !

2.16 Bakteriophagen

(1) sind Viren, die ausschließlich Bakterien als Wirtszellen benutzen
(2) induzieren immer eine Lyse der Wirtszelle
(3) werden zur Typisierung von Bakterienstämmen verwendet
(4) können ihre DNA in das Bakteriengenom integrieren
(5) werden als Standard-Therapie bakterieller Infektionen eingesetzt

(A) nur 1 und 4 sind richtig
(B) nur 3 und 4 sind richtig
(C) nur 1, 2 und 3 sind richtig
(D) nur 1, 3 und 4 sind richtig
(E) nur 1, 3 und 5 sind richtig

2.4 Fragen aus Examen Herbst 2000

H00

2.17 **Keine** Pathogenitätsfaktoren von Bakterien sind:

(A) Sporen
(B) Kapseln
(C) Adhäsine
(D) Endotoxine
(E) Exotoxine

3 Diagnose bakterieller Infektionen

H99 !!

3.1 Bei der Einsendung von Urin zur bakteriologischen Untersuchung ist zu beachten, daß

(A) nur Blasenpunktionsurin eingesandt wird
(B) das Material warm aufbewahrt und transportiert wird
(C) bei längerem Stehen (12–24 Stunden) die Keime absterben
(D) sich die Keimzahl bei Zimmertemperatur spätestens nach 4 Stunden erhöht
(E) zur Ermittlung eines repräsentativen Ergebnisses ein aus mehreren Urinproben hergestellter Urinpool eingesandt wird

H99 !

3.2 Was trifft **nicht** zu?

Positive Blutkulturen sind bei zeitgerechter Entnahme zu erwarten bei

(A) Lobärpneumonie
(B) Endocarditis lenta
(C) Typhus
(D) Tetanus
(E) Waterhouse-Friderichsen-Syndrom

F98

3.3 Welche Aussage trifft **nicht** zu?

Bakterielle Infektionen können in der Regel bei Beginn der Erkrankung mit folgenden Labormethoden erkannt werden:

(A) Direktpräparat
(B) Kultur
(C) Antigenschnelltest
(D) IgG-Nachweis im Serum
(E) PCR

2.15 (C) 2.16 (D) 2.17 (A) 3.1 (D) 3.2 (D) 3.3 (D)

F00 !

3.4 Das Anlegen einer Blutkultur zum Nachweis von Infektionserregern ist **am wenigsten** sinnvoll bei

(A) Verdacht auf Brucellose
(B) Verdacht auf Endokarditis
(C) Verdacht auf Typhus
(D) akuter Gonorrhö
(E) Pneumonie

F94 !!

3.5 Urin zur Bakterienkultur sollte in der Regel vor der Verarbeitung bei 37°C aufbewahrt werden,

weil

die als Erreger einer Harnwegsinfektion in Frage kommenden Bakterien bei Kühlschranktemperatur schnell absterben.

H95

3.6 In bestimmten Untersuchungsmaterialien muß jedem nachgewiesenen Keim ein Krankheitswert zugesprochen werden.

Für welche der folgenden Untersuchungsmaterialien gilt das?

(1) Katheterurin
(2) Venenblut
(3) Magenspülwasser
(4) Liquor
(5) Blasenpunktat

(A) nur 1 und 5 sind richtig
(B) nur 2 und 4 sind richtig
(C) nur 2, 4 und 5 sind richtig
(D) nur 1, 2, 4 und 5 sind richtig
(E) nur 2, 3, 4 und 5 sind richtig

H99 H93

3.7 Die Anzucht einiger bakterieller Erreger gelingt nur unter der Voraussetzung, daß das Untersuchungsmaterial in geeigneten Transportmedien versandt wird.

Bei welchen Erregern muß unbedingt ein solches Transportmedium benutzt werden?

(1) Neisseria gonorrhoeae
(2) Bacteroides fragilis
(3) Staphylococcus aureus
(4) Mycobacterium tuberculosis
(5) Streptococcus pneumoniae

(A) nur 1 und 2 sind richtig
(B) nur 1 und 4 sind richtig
(C) nur 2 und 3 sind richtig
(D) nur 2 und 5 sind richtig
(E) nur 4 und 5 sind richtig

3.7 Fragen aus Examen Herbst 2000

S. 255

H00

3.8 Welche beiden Untersuchungsmaterialien sollen während des Transports zum bakteriologischen Labor **nicht** gekühlt werden?

(1) Blutkulturflaschen
(2) Urin
(3) Sputum
(4) Liquor

(A) nur 1 und 2 sind richtig
(B) nur 1 und 3 sind richtig
(C) nur 1 und 4 sind richtig
(D) nur 2 und 3 sind richtig
(E) nur 2 und 4 sind richtig

3.4 (D) 3.5 (E) 3.6 (C) 3.7 (A) 3.8 (C)

4 Normale Bakterienflora des Menschen (Standortflora)

4.1 Allgemeines

4.2 Normalflora

F96

4.1 Wo haben Bifidobakterien ihren typischen Standort?

(A) im Bronchialbaum
(B) auf der Haut
(C) im Tränensack
(D) im Darm muttermilchernährter Säuglinge
(E) in der Vagina

H98 *!*

4.2 Welche Aussage zur normalen Bakterienflora trifft **nicht** zu?

(A) Nosokomiale bakterielle Pneumonien werden in der Regel durch Bakterien der normalen Flora des Rachens oder des Darms hervorgehoben.
(B) Zur normalen Flora der Magenschleimhaut gehört Helicobacter pylori.
(C) Keime der normalen Mundflora können Karies und Endokarditis verursachen.
(D) Zur normalen Flora der Haut gehören Corynebakterien.
(E) Ein antibiotischer Eingriff in die bakterielle Flora des Dickdarms kann zu einer Überwucherung mit Clostridium difficile führen.

H93

4.3 Außer Lactobacillus-Arten kann man in der Vagina gesunder geschlechtsreifer Frauen finden:

(1) Streptococcus-Arten
(2) Gardnerella-Arten
(3) Bacteroides-Arten

(A) nur 1 ist richtig
(B) nur 1 und 2 sind richtig
(C) nur 1 und 3 sind richtig
(D) nur 2 und 3 sind richtig
(E) 1–3 = alle sind richtig

H96 *!*

4.4 Als Bestandteil der physiologischen Mundflora findet man:

(1) Neisserien
(2) Streptokokken
(3) koagulasenegative Staphylokokken
(4) Korynebakterien
(5) Anaerobier

(A) nur 1 und 2 sind richtig
(B) nur 1 und 5 sind richtig
(C) nur 1, 2 und 3 sind richtig
(D) nur 2, 3, 4 und 5 sind richtig
(E) 1–5 = alle sind richtig

F98 H95 *!*

4.5 Bei nicht einwandfreier Entnahme von Blut für Blutkulturen kann es zur Kontamination mit Keimen der Standortflora kommen.

Welche der beiden folgenden Bakterien können am ehesten derartige Kontaminationen verursachen?

(1) Escherichia coli
(2) Staphylococcus epidermis
(3) Streptococcus agalactiae
(4) Corynebakterien
(5) Pseudomonas aeruginosa

(A) nur 1 und 2 sind richtig
(B) nur 1 und 5 sind richtig
(C) nur 2 und 3 sind richtig
(D) nur 2 und 4 sind richtig
(E) nur 4 und 5 sind richtig

4.1 (D) 4.2 (B) 4.3 (E) 4.4 (E) 4.5 (D)

H99 !

4.6 Antibiotika zur Therapie einer Peritonitis als Komplikation einer Appendizitis sollten in ihrem Wirkungsspektrum folgende Erregerspezies erfassen:

(1) Escherichia coli
(2) Bacteroides fragilis
(3) Entamoeba coli
(4) Enterococcus faecalis

(A) nur 1 und 4 sind richtig
(B) nur 1, 2 und 3 sind richtig
(C) nur 1, 2 und 4 sind richtig
(D) nur 1, 3 und 4 sind richtig
(E) nur 2, 3 und 4 sind richtig

5 Spezielle Bakteriologie

5.1 Grampositive Kokken

F00 F92 !

5.1 Der Nachweis von Enterococcus faecalis aus dem Stuhl ist von diagnostischer Bedeutung bei

(A) einer Sepsis
(B) Verdacht auf eine Harnwegsinfektion
(C) einer Cholezystitis
(D) einer Gastroenteritis
(E) keiner der unter (A)–(D) genannten Erkrankungen

H96 F94 !

5.2 Mit welchem Antibiotikum werden Streptococcus faecalis-Infektionen am besten behandelt?

(A) Cephalosporin der dritten Generation
(B) Aminoglykoside
(C) Penicillin G
(D) Polymyxin B
(E) Ampicillin

F94 F93 !!

5.3 Unter welchen Umständen können Viridans-Streptokokken (orale Streptokokken) am ehesten Krankheiten verursachen?

(A) bei Neugeborenen
(B) nach Zahnextraktion
(C) nach chirurgischen Eingriffen am Dickdarm
(D) nach antibakterieller Antibiotikatherapie
(E) nach Verabfolgung von Reduktionskost

F94

5.4 Koagulase-negative Staphylokokken findet man beim Gesunden typischerweise

(A) im Colon
(B) im Bronchialbaum
(C) in der Mundhöhle
(D) in der Urethra
(E) auf der Haut

F97 !

5.5 Welche Erkrankung wird durch Streptococcus pyogenes typischerweise verursacht?

(A) Neugeborenen-Meningitis
(B) Tonsillitis
(C) Karies
(D) Endokarditis
(E) Erwachsenen-Meningitis

H94 !

5.6 Streptokokken der Gruppe B sind besonders gefürchtet als Erreger

(A) einer akuten Lobärpneumonie
(B) einer Neugeborenenmeningitis
(C) nosokomialer Infektionen
(D) therapieresistenter Harnwegsinfektionen
(E) des rheumatischen Fiebers

4.6 (C) 5.1 (E) 5.2 (E) 5.3 (B) 5.4 (E) 5.5 (B) 5.6 (B)

F95

5.7 Bei einem ambulanten Patienten mit leicht gerötetem Rachen werden aus einem Rachenabstrich die folgenden Keime nachgewiesen:
massenhaft vergrünende Streptokokken
vereinzelt Staphylococcus aureus
massenhaft anaerobe Kokken

Wie lautet die Befundinterpretation bzw. welche Maßnahme ist erforderlich?

(A) Keime der physiologischen Rachenflora: kein pathologischer Befund
(B) Verdacht auf Streptokokken-Angina
(C) Kontrolle des Antistreptolysin-Titers erforderlich
(D) erhöhtes Risiko für Streptokokken-Endokarditis gegeben
(E) prophylaktische Therapie mit Penicillin G indiziert

F99

5.8 Ein 5jähriges Kind hat eine Streptokokken-bedingte bakterielle Entzündung der Haut mit gelblichen Krusten.

Die häufigste nicht-eitrige Spätfolge dieser Erkrankung ist

(A) Sepsis
(B) Glomerulonephritis
(C) Meningitis
(D) Polyneuritis
(E) scaled-skin-syndrome

F99

5.9 Eine wichtige taxonomische und pathogenetische Eigenschaft von Staphylococcus aureus ist die

(A) traubenförmige Lagerung
(B) Sporenbildung
(C) Pigmentbildung
(D) Plasmakoagulasebildung
(E) Hämolyse auf Blutagar

F99 **!!**

5.10 Welche Aussage zu Staphylokokken trifft **nicht** zu?

(A) Staphylococcus aureus verursacht Abszesse, nosokomiale Pneumonie und Osteomyelitiden.
(B) Bestimmte Stämme von Staphylococcus aureus können das Toxic-shock-Syndrom verursachen.
(C) Staphylococcus epidermidis ist ein wichtiger Erreger nosokomialer Infektionen.
(D) Staphylococcus epidermidis mit starker Schleimkapselbildung ist ein wichtiger Pneumonieerreger bei immunsupprimierten Patienten.
(E) Staphylococcus saprophyticus ist ein Erreger von Harnwegsinfektionen.

H99 **!!**

5.11 Was trifft nicht zu?

Streptococcus pyogenes ist

(A) Erreger einer Pharyngitis
(B) Erreger der Impetigo contagiosa
(C) häufiger Erreger von Endokarditiden
(D) Erreger des Scharlachs
(E) Erreger von Infektionskrankheiten, die eine Glomeruloneohritis im Gefolge haben können.

H93 **!!**

5.12 Welche Aussage trifft **nicht** zu?

Durch Streptokokken der Gruppe A werden folgende Erkrankungen verursacht:

(A) Phlegmone
(B) Tonsillitis
(C) Scharlach
(D) Furunkel
(E) Erysipel

F93

5.13 Streptokokken führen häufig zu einer phlegmonösen Entzündung,

weil

Streptokokken sich mit Hilfe der von ihnen gebildeten Enzyme rasch in Geweben ausbreiten können.

5.7 (A) 5.8 (B) 5.9 (D) 5.10 (D) 5.11 (C) 5.12 (D) 5.13 (A)

F93 !

5.14 Der zur physiologischen Hautflora gehörende Staphylococcus epidermidis verursacht gelegentlich Septikämien.

Diese gehen typischerweise aus von :

(1) Furunkeln
(2) Venenkathetern
(3) künstlichen Herzklappen
(4) Hautulzera
(5) Pneumonien

(A) nur 2 und 3 sind richtig
(B) nur 2 und 5 sind richtig
(C) nur 3 und 4 sind richtig
(D) nur 1, 2 und 3 sind richtig
(E) nur 2, 3 und 4 sind richtig

F98 !

5.15 Welche Eigenschaft trifft für Staphylococcus aureus **nicht** zu?

(A) Einige Stämme bilden das Toxic-Shock-Syndrom-Toxin 1 (TSST-1).
(B) Einige Stämme bilden Enterotoxine.
(C) Das Protein A wirkt antiphagozytär.
(D) Die Bildung von β-Lactamase verleiht Resistenz gegen Cephalosporine der 1. Generation.
(E) Resistenz gegen Oxacilline (Methicillinresistenz) umfaßt in der Regel eine Resistenz gegen alle Beta-Lactam-Antibiotika.

F00 !!

5.16 Welch Aussage über Staphylokokken trifft **nicht** zu?

(A) S. aureus bildet Enterotoxine.
(B) S. aureus-Infektionen können ein toxisches Schocksyndrom hervorrufen.
(C) Bei Infektionen mit Oxacillin-resistenten S. aureus sind Glykopeptide (z. B. Vancomycin) Mittel der Wahl.
(D) S. aureus ist ein häufiger Besiedler von Kunststoffimplantaten (z. B. künstliche Herzklappen).
(E) S. saprophyticus ist Erreger von Harnwegsinfektionen.

H98 !!

5.17 Welche beiden der folgenden Streptokokkenspezies führen nach Verschleppung aus der Mundhöhle am häufigsten zu einer subakuten Endokarditis?

(1) S. agalactiae
(2) S. mutans
(3) S. (Enterococcus) faecalis
(4) S. sanguis
(5) S. pyogenes

(A) nur 1 und 2 sind richtig
(B) nur 2 und 4 sind richtig
(C) nur 2 und 5 sind richtig
(D) nur 3 und 4 sind richtig
(E) nur 3 und 5 sind richtig

H95 !!

5.18 Typische Erkrankungen durch Staphylococcus aureus sind:

(1) Abszeß
(2) Enteritis
(3) Furunkel
(4) Phlegmone
(5) Toxic shock syndrome

(A) nur 2 und 3 sind richtig
(B) nur 1, 2 und 5 sind richtig
(C) nur 1, 2, 3 und 5 sind richtig
(D) nur 1, 3, 4 und 5 sind richtig
(E) 1–5 = alle sind richtig

F95 !

5.19 Streptokokken der B-Gruppe (S. agalactiae)

(1) produzieren das erythrogene Toxin
(2) können bei Neugeborenen eine schwere septische Allgemeinerkrankung hervorrufen
(3) können durch Freisetzung von Endotoxinen einen septischen Schock auslösen
(4) sind die häufigste Ursache einer Meningitis im Erwachsenenalter

(A) nur 2 ist richtig
(B) nur 3 ist richtig
(C) nur 2 und 4 sind richtig
(D) nur 1, 2 und 3 sind richtig
(E) nur 2, 3 und 4 sind richtig

5.14 (A) 5.15 (D) 5.16 (D) 5.17 (B) 5.18 (C) 5.19 (A)

H96 !!

5.20 Folge einer Infektion bzw. Intoxikation durch Staphylococcus aureus können sein:

(1) das Toxic-Shock-Syndrom
(2) eine hochakute Durchfallerkrankung
(3) eine pseudomembranöse Kolitis

(A) nur 1 ist richtig
(B) nur 2 ist richtig
(C) nur 1 und 2 sind richtig
(D) nur 2 und 3 sind richtig
(E) 1–3 = alle sind richtig

5.2 Gramnegative Kokken

F93

5.21 Das Waterhouse-Friderichsen-Syndrom ist eine schwere Komplikation nach einer Infektion mit:

(A) Staphylococcus aureus
(B) Neisseria gonorrhoeae
(C) Neisseria meningitidis
(D) Chlamydia trachomatis
(E) Haemophilus influenzae

F94

5.22 Welche Aussage über Neisseria gonorrhoeae trifft **nicht** zu?

(A) Pili fördern die Bindung an Wirtszellen.
(B) Die grampositiven Diplokokken sind in Ausstrichpräparaten leicht nachweisbar.
(C) Pathogene Wirkungen entfalten die Erreger in erster Linie in den Schleimhäuten des Urogenitaltraktes und des Auges.
(D) Eine Bakteriämie kann zu einer eitrigen Arthritis führen.
(E) Resistenz gegen Penicillin kann durch Aufnahme von Plasmiden erworben werden.

5.3 Gramnegative Stäbchen

F95 !

5.23 Welche Aussage zu Infektionen mit Shigellen trifft zu?

(A) Sie werden nur in tropischen Ländern beobachtet.
(B) Die Pathogenität und Virulenz verschiedener Shigella-Spezies zeigen nur geringe, für die Klinik wenig relevante Unterschiede.
(C) Die toxische Wirkung beruht vorwiegend auf Endotoxinen.
(D) Stuhlproben zur kulturellen Diagnose sollten unmittelbar nach der Gewinnung verarbeitet werden.
(E) Die Diagnose wird wegen der Schwierigkeit der Anzüchtung der Erreger in der Regel durch Nachweis von Antikörpern gegen Polysaccharide gestellt.

F97

5.24 Eine Infektion durch Bacteroides muß stets in Betracht gezogen werden bei

(A) Appendizitis mit Darmperforation
(B) Furunkel
(C) Lobärpneumonie
(D) Harnwegsinfekt
(E) Meningitis

F97

5.25 Welcher Virulenzfaktor ist typisch für uropathogene Escherichia coli?

(A) Protein A
(B) Shiga-like Toxin
(C) hitzestabiles Toxin (ST)
(D) P-Fimbrien
(E) Lipoteichonsäure

5.20 (C) 5.21 (C) 5.22 (B) 5.23 (D) 5.24 (A) 5.25 (D)

H95

5.26 Als Erreger einer bakteriellen Meningitis ist (sind) atypisch?

(A) Streptokokken der Gruppe B
(B) Enterococcus faecalis
(C) Streptococcus pneumoniae
(D) Haemophilus influenzae Typ B
(E) Neisseria meningitidis

F96 !!

5.27 Welcher der folgenden Erreger wird vom tierischen Erregerreservoir auf den Menschen übertragen?

(A) Bordetella pertussis
(B) Brucella abortus
(C) Salmonella typhi
(D) Vibrio cholerae
(E) Shigella dysenteriae

F94

5.28 Ein zuvor gesundes 3–4jähriges Mädchen erkrankt unter den Zeichen einer schweren Meningitis. Die Lumbalpunktion ergibt einen trüben Liquor. Im Gram-Präparat werden neben Leukozyten kurze, schlanke gramnegative Stäbchen gesehen.

Es handelt sich dabei am wahrscheinlichsten um:

(A) Escherichia coli
(B) Klebsiella pneumoniae
(C) Streptococcus pneumoniae
(D) Neisseria meningitidis
(E) Haemophilus influenzae

F93 !!

5.29 Welche Aussage trifft **nicht** zu?

Gastro-Enteritis kann durch folgende Erreger oder deren Toxine hervorgerufen werden:

(A) Staphylococcus aureus
(B) Salmonella typhimurium
(C) Streptococcus agalactiae
(D) Shigella sonnei
(E) Escherichia coli

H99 !

5.30 Welche Aussage über Helicobacter pylori trifft **nicht** zu?

(A) Er siedelt in der Muskosa des Magens.
(B) Er gilt als Ursache für die Entstehung einer Gastritis.
(C) Er schützt sich gegen die Magensäure durch Produktion von Ammoniumionen.
(D) Er kann durch die Stuhlkultur am sichersten nachgewiesen werden.
(E) Eine antibiotische Kombinationsbehandlung ist indiziert.

H99 !

5.31 Was trifft **nicht** zu?

Durch Haemophilus influenzae verursachte Krankheitsbilder sind:

(A) Epiglottitis
(B) Infektionen der unteren Atemwege
(C) Meningitis
(D) Otitis media
(E) Ulcus molle

H99 !

5.32 Welche Aussage über Pseudomonas aeruginosa trifft **nicht** zu?

(A) Sie bildet Exotoxin
(B) Sie ist Erreger von Harnwegsinfektionen, vor allem nach ärztlichen Eingriffen.
(C) Sie ist häufiger Erreger von Pneumonien bei zystischer Fibrose.
(D) Eine antibiotische Resistenzbestimmung nach Isolation des Keimes erübrigt sich.
(E) Ein in der Regel wirksames Mittel ist Ceftazidim.

5.26 (B) 5.27 (B) 5.28 (E) 5.29 (C) 5.30 (D) 5.31 (E) 5.32 (D)

F00 !

5.33 Welche Aussage über Haemophilus trifft **nicht** zu?

(A) Er kann bronchopulmonale Infektionen verursachen.
(B) Meninigitis wird meistens im ersten und zweiten Lebensjahr durch Typ-b-Stämme hervorgerufen.
(C) Auch unbekapselte Stämme können Erkrankungen (z. B. Otitis media) hervorgerufen.
(D) Zur Therapie der Meningitis ist Penicillin in der Regel das Mittel der ersten Wahl.
(E) Der für aktive Schutzimpfungen verwendete Impfstoff enthält das Kapselpolysaccharid des Typs b.

H94 !

5.34 Welche Aussage trifft **nicht** zu?

Helicobacter pylori (Campylobacter pylori)

(A) wird häufig bei Patienten mit Duodenalulkus isoliert
(B) verursacht Durchfallerkrankungen
(C) läßt sich über die starke Ureaseproduktion nachweisen
(D) läßt sich durch kulturelle Anzüchtung aus Schleimhautbiopsien nachweisen
(E) kann mit Antibiotika therapiert werden

H94

5.35 Welche der folgenden Aussagen über die Bakterien-Ruhr trifft **nicht** zu?

(A) Die Übertragung erfolgt auf dem ano-oralen Weg.
(B) Es handelt sich um eine Allgemeininfektion mit septikämischer Ausbreitung des Erregers.
(C) Der Erreger vermehrt sich in den Zellen des Kolonepithels und verursacht eine Nekrose der Kolonschleimhaut.
(D) Es kann zu lebensbedrohlichen Komplikationen durch Wasser- und Elektrolytmangel kommen.
(E) Der Erreger wird biochemisch und serologisch differenziert.

F95

5.36 Welche Aussage zur Sepsis – verursacht durch gramnegative Bakterien – trifft **nicht** zu?

(A) Häufig wird sie durch Escherichia coli oder Klebsiella pneumoniae verursacht.
(B) Erreger des septischen Schocks sind nur anaerobe Bakterien.
(C) Urosepsis und cholangitische Sepsis sind typische Beispiele.
(D) Pathogene Bedeutung haben die Endotoxine.
(E) Die wichtigste diagnostische Maßnahme ist die Blutkultur.

F96

5.37 Bei einer typischen Sepsis breiten sich Bakterien meist von einem Herd ausgehend hämatogen aus und führen zu Absiedlungen, u. a. zu Abszessen. Die Spezies der Erreger ist dabei meist von der Art des Herdes abhängig.

In welchem Fall ist die Zuordnung des Herdes einer Sepsis zu einem Erreger **nicht** richtig?

(A)	Knochen	– Staphylococcus aureus
(B)	Venenkatheter	– Staphylococcus saprophyticus
(C)	Darm	– Bacteroides fragilis
(D)	Nierenparenchym	– Escherichia coli
(E)	Verbrennungswunde	– Pseudomonas aeruginosa

F97 !

5.38 Welche Aussage über die Pest trifft **nicht** zu?

(A) Die Pest tritt auch heute noch in Asien, Afrika, Nord- und Südamerika auf.
(B) Die Pest manifestiert sich beim Menschen am häufigsten als Beulenpest.
(C) Die Lungenpest wird durch Tröpfcheninfektion direkt von Mensch zu Mensch übertragen.
(D) Durch Impfung kann eine dauerhafte Immunität erreicht werden.
(E) Zur Therapie werden Streptomycin, Tetrazyklin und Chloramphenicol eingesetzt.

5.33 (D) 5.34 (B) 5.35 (B) 5.36 (B) 5.37 (B) 5.38 (D)

F97 !

5.39 Welche Aussage trifft **nicht** zu?

Eine Blutkultur zum Nachweis von Infektionserregern sollte angelegt werden bei Verdacht auf

(A) Brucellose
(B) Endokarditis
(C) Gonorrhö
(D) Pneumonie
(E) Typhus

F98 !

5.40 Als Erreger eines Harnwegsinfekts kommt (kommen) **am wenigsten** in Betracht:

(A) Enterococcus faecalis
(B) vergrünende Streptokokken
(C) Proteus mirabilis
(D) Pseudomonas aeruginosa
(E) Escherichia coli

H96 !

5.41 Welche Aussage über die Pest beim Menschen trifft **nicht** zu?

(A) Die Pest tritt nur noch in Indien und Vietnam auf.
(B) Die Erreger der Beulenpest werden durch den Stich des Rattenflohs übertragen.
(C) Die Lungenpest kann aerogen direkt von Mensch zu Mensch übertragen werden.
(D) Durch Impfung kann nur ein kurzzeitiger Schutz erreicht werden.
(E) Zur Therapie sind Streptomycin, Tetrazyklin und Chloramphenicol geeignet.

H98 !

5.42 Welche Aussage trifft **nicht** zu?

Die folgenden Bakterien sind typische Erreger einer Meningitis bei Neugeborenen und Säuglingen oder bei Kindern bis zum 8. Lebensjahr.

(A) A-Streptokokken
(B) B-Streptokokken
(C) Streptococcus pneumoniae
(D) E. coli und andere Enterobacteriaceae
(E) Haemophilus influenzae B

H98 !!

5.43 Welche Aussage trifft für Vibrio cholerae **nicht** zu?

(A) Es ist säureempfindlich.
(B) Das Enterotoxin verursacht eine Aktivierung der intrazellulären Adenylatcyclase.
(C) Die Wasser- und Elektrolytverluste im Darm sind Folge einer entzündlichen Schädigung der Darmschleimhaut.
(D) Wichtigste Sofortmaßnahmen zur Therapie der Erkrankung sind Flüssigkeits- und Elektrolytsubstitution.
(E) Eine aktive Immunisierung gegen Cholera ist möglich.

H95

5.44 Welche Zuordnungen eines Erregers (gramnegatives Stäbchen) zu einer Krankheit trifft **nicht** zu?

(A) Klebsiella pneumoniae – Harnwegsinfekte
(B) Vibrio cholerae – Kolitis
(C) Yersinia pestis – Lungenerkrankung
(D) Haemophilus influenzae – Meningitis
(E) Bacteroides-Spezies – Sepsis

H94

5.45 Durch Salmonellen bedingte Enteritiden werden hauptsächlich durch Nahrungsmittel verursacht, in denen eine starke Vermehrung der Erreger stattgefunden hat,

weil

durch Salmonellen bedingte Enteritiden nur nach Aufnahme einer hohen Infektionsdosis auftreten.

F99

5.46 Welche der folgenden Keime sind die häufigsten Erreger einer eitrigen Sinusitis?

(1) Streptococcus pneumoniae
(2) Neisseria meningitidis
(3) Enterobacter aerogenes
(4) Haemophilus influenzae

(A) nur 1 und 2 sind richtig
(B) nur 1 und 4 sind richtig
(C) nur 2 und 3 sind richtig
(D) nur 2 und 4 sind richtig
(E) nur 3 und 4 sind richtig

5.39 (C) 5.40 (B) 5.41 (A) 5.42 (A) 5.43 (C) 5.44 (B) 5.45 (A) 5.46 (B)

H97 H96 !

5.47 Welche Aussagen über Helicobacter pylori treffen zu?

(1) Er ist ein strikt anaerob wachsendes grampositives Bakterium.
(2) Er zeichnet sich durch eine starke Ureaseaktivität aus, die eine Diagnose durch Nachweis von Urease aus Magenbiopsat ermöglicht.
(3) Bei immungeschwächten Patienten kann er heftige Durchfälle hervorrufen.
(4) Die Infektion ruft eine chronische Gastritis hervor.
(5) Die Infektion heilt nach 4–6 Monaten spontan und folgenlos aus.

(A) nur 2 ist richtig
(B) nur 1 und 4 sind richtig
(C) nur 2 und 3 sind richtig
(D) nur 2 und 4 sind richtig
(E) nur 2, 3 und 5 sind richtig

H97

5.48 Welche der folgenden Keime, die auch beim Gesunden im Nasen-Rachen-Raum vorkommen, sind Erreger einer eitrigen Meningitis?

(1) Haemophilus influenzae
(2) Streptococcus pneumoniae
(3) Neisseria meningitidis

(A) nur 1 ist richtig
(B) nur 1 und 2 sind richtig
(C) nur 1 und 3 sind richtig
(D) nur 2 und 3 sind richtig
(E) 1–3 = alle sind richtig

H95

5.49 Welche Aussagen über Escherichia coli treffen zu?

(1) Enteropathogene Stämme sind Ursache der Säuglingsdiarrhö.
(2) Enterotoxische Stämme können die Reisediarrhö verursachen.
(3) Enteroinvasive Stämme können ein ruhrartiges Krankheitsbild verursachen.
(4) Enterohämorrhagische Stämme sind Ursache einer hämorrhagischen Kolitis.

(A) nur 1 und 2 sind richtig
(B) nur 1, 2 und 3 sind richtig
(C) nur 1, 3 und 4 sind richtig
(D) nur 2, 3 und 4 sind richtig
(E) 1–4 = alle sind richtig

F93 !

5.50 Diarrhöen werden hervorgerufen durch:

(1) Staphylococcus aureus
(2) Campylobacter jejuni
(3) Yersinia enterocolitica
(4) Salmonella-Spezies

(A) nur 1 und 2 sind richtig
(B) nur 1 und 4 sind richtig
(C) nur 1, 3 und 4 sind richtig
(D) nur 2, 3 und 4 sind richtig
(E) 1–4 = alle sind richtig

F97

5.51 Die physiologische Bakterien-Flora des Menschen ist das Erregerreservoir für folgende Infektionen:

(1) Endokarditis
(2) Cholezystitis
(3) Scharlach
(4) Gastroenteritis (durch ETEC)
(5) Appendizitis

(A) nur 1, 2 und 5 sind richtig
(B) nur 1, 3 und 5 sind richtig
(C) nur 1, 4 und 5 sind richtig
(D) nur 2, 3 und 4 sind richtig
(E) nur 2, 4 und 5 sind richtig

5.47 (D) 5.48 (E) 5.49 (E) 5.50 (E) 5.51 (A)

F95

5.52 Durch Haemophilus influenzae verursachte typische Krankheitsbilder sind:

(1) Bronchitis
(2) Keuchhusten
(3) Epiglottitis
(4) Enteritis
(5) Meningitis

(A) nur 1, 2 und 3 sind richtig
(B) nur 1, 3 und 5 sind richtig
(C) nur 1, 4 und 5 sind richtig
(D) nur 2, 3 und 4 sind richtig
(E) nur 2, 4 und 5 sind richtig

F97 !

5.53 Welche der aufgeführten Bakterien kommen als Erreger von Harnwegsinfektionen in Betracht?

(1) Proteus vulgaris
(2) Escherichia coli
(3) Klebsiella pneumoniae
(4) Enterococcus faecalis
(5) Pseudomonas aeruginosa

(A) nur 1 und 5 sind richtig
(B) nur 2 und 4 sind richtig
(C) nur 2, 4 und 5 sind richtig
(D) nur 1, 2, 3 und 4 sind richtig
(E) 1–5 = alle sind richtig

5.4 Sporenlose grampositive Stäbchen

H99

5.54 Welche Aussage über die Cholera trifft **nicht** zu?

(A) Derzeit häufigster Erreger ist der Vibrio-cholerae-Biotyp El Tor.
(B) Sie trat in den Jahren zwischen 1980 und 1998 nur in Indien, Bangladesch und Indonesien auf.
(C) Die Krankheitserscheinungen werden durch ein Enterotoxin verursacht.
(D) Das klinische Bild wird durch Symptome der Exsikkose und des Elektrolytverlustes beherrscht.
(E) Eine oral Flüssigkeitssubstitution ist bei leichten und mittelschweren Verläufen möglich.

F00 !

5.55 Welche Aussage über die Diphterie trifft **nicht** zu?

(A) Der Erreger gehört zu den Corynebakterien.
(B) Das Toxin wirkt hemmend auf die Proteinsynthese parenchymatöser Zellen.
(C) Alle Stämme des Erregers bilden das Diphtherietoxin.
(D) Zur mikrobiologischen Diagnose muß die Toxinbildung eines Erreger-Isolates nachgewiesen werden.
(E) Die Schutzimpfung induziert antitoxische Antikörper.

H96

5.56 Welcher Keim kommt als Erreger einer Meningitis **am wenigsten** in Betracht?

(A) Escherichia coli
(B) Listeria monocytogenes
(C) Streptococcus pneumoniae
(D) Staphylococcus saprophyticus
(E) Streptokokken der Gruppe B

H97

5.57 Welche Aussage trifft **nicht** zu?

Diphtherietoxin

(A) ist ein Exotoxin
(B) hemmt den Elongationsfaktor 2 bei der Proteinbiosynthese
(C) ist ein typisches A/B-Toxin
(D) wird von phageninfizierten Stämmen des Corynebacterium diphtheriae gebildet
(E) wirkt nur am Vermehrungsort der Bakterien

5.52 (B) 5.53 (E) 5.54 (B) 5.55 (C) 5.56 (D) 5.57 (E)

F98

5.58 Welche Aussage trifft **nicht** zu?

Listeria monocytogenes

(A) ist ein fakultativ intrazelluläres Bakterium
(B) wird mit kontaminierter Nahrung aufgenommen
(C) kann intrauterin auf den Feten übertragen werden
(D) kann bei infizierten Neugeborenen direkt mikroskopisch in Liquor, Blut oder Mekonium nachgewiesen werden
(E) verursacht bei Immunsupprimierten typischerweise Durchfallerkrankungen

F95 *!*

5.59 Welche Aussagen zur Diphtherie treffen zu?

(1) Der Krankheitsverlauf wird durch die freiwerdenden Endotoxine bestimmt.
(2) Zur Diagnose werden Rachenabstriche entnommen.
(3) Die Neisserfärbung dient der Polkörperchendarstellung bei Diphtheriebakterien.
(4) Eine Therapie ist erst nach Vorliegen des Antibiogramms einzuleiten.
(5) Die Immunität ist eine antitoxische Immunität.

(A) nur 1, 2 und 3 sind richtig
(B) nur 1, 2 und 5 sind richtig
(C) nur 1, 3 und 4 sind richtig
(D) nur 2, 3 und 5 sind richtig
(E) nur 2, 4 und 5 sind richtig

F97

5.60 Welche Aussagen über Korynebakterien treffen zu?

(1) Sie sind Bestandteil der physiologischen Hautflora.
(2) Sie gehören zu den sporenbildenden grampositiven Stäbchen.
(3) Corynebacterium diphtheriae kann schwere Wundinfektionen hervorrufen.
(4) Nur lysogene Stämme von Corynebacterium diphtheriae rufen das Krankheitsbild der Diphtherie hervor.
(5) Die aktive Immunisierung gegen Diphtherie wird mit abgetöteten Erregern vorgenommen.

(A) nur 1, 2 und 4 sind richtig
(B) nur 1, 3 und 4 sind richtig
(C) nur 1, 3 und 5 sind richtig
(D) nur 2, 3 und 4 sind richtig
(E) nur 3, 4 und 5 sind richtig

5.5 Aerobe Sporenbildner

5.6 Anaerobe Sporenbildner

H99 F95 *!!*

5.61 Was trifft nicht zu?

Bei den folgenden Erkrankungen spielen bakterielle Exotoxine eine entscheidende Rolle:

(A) Waterhouse-Friderichsen-Syndrom
(B) Diphtherie
(C) Cholera
(D) Botulismus
(E) Toxic-Shock-Syndrom

5.58 (E) 5.59 (D) 5.60 (B) 5.61 (A)

H99

5.62 Welche Aussage über Bacillus anthracis trifft **nicht** zu?

(A) Er ist ein Aerobier.
(B) Seine Sporen können im Boden für Jahrzehnte überlebensfähig und infektiös bleiben.
(C) Er besitzt eine Polyglutaminsäure-Kapsel, die gegen Phyagozytose schützt und ein Virulenzfaktor ist.
(D) Je nach Eintrittspforte kann sich beim Menschen ein Haut-, Lungen- oder Darmmilzbrand entwickeln.
(E) Bei Verdacht auf Lungenmilzbrand sollte eine antibiotische Therapie erst nach Anzucht und Identifizierung des Erregers begonnen werden.

F96

5.63 Welche Aussage trifft **nicht** zu?

Typischerweise auf die Darmschleimhaut einwirkende Toxine werden von folgenden Bakterien gebildet:

(A) Clostridium botulinum
(B) Escherichia coli
(C) Clostridium perfringens (Typ A)
(D) Staphylococcus aureus
(E) Vibrio cholerae

H96 !

5.64 Welche Aussage trifft **nicht** zu?

Die Endotoxine folgender Bakterien haben im Organismus eine Fernwirkung:

(A) Corynebacterium diphtheriae
(B) Clostridium tetani
(C) Vibrio cholerae
(D) Streptokokken der Gruppe A (erythrogenes Toxin)
(E) Clostridium botulinum

H93 !

5.65 Welche Aussage trifft **nicht** zu?

Sporenbildner sind:

(A) Clostridium tetani
(B) Bacteroides fragilis
(C) Bacillus anthracis
(D) Clostridium difficile
(E) Clostridium perfringens

F99 F93 !

5.66 Welche Aussage trifft **nicht** zu?

Die folgenden Bakterien sind durch Bildung von Exotoxinen charakterisiert:

(A) Corynebacterium diphtheriae
(B) Staphylococcus aureus
(C) Clostridium tetani
(D) Streptococcus pyogenes
(E) Bacteroides fragilis

F99

5.67 Welcher der folgenden Erreger gehört **nicht** zur normalen Darmflora des gesunden Erwachsenen?

(A) Klebsiella pneumoniae
(B) Clostridium perfringens
(C) Campylobacter jejuni
(D) Bacteroides sp.
(E) Candida sp.

F98 !

5.68 Die Besiedlung des Darmes durch Clostridium botulinum ist Voraussetzung für die Erkrankung an Botulismus,

weil

das Botulinustoxin außerhalb des Organismus innerhalb von Minuten seine Wirksamkeit verliert.

5.62 (E) 5.63 (A) 5.64 (C) 5.65 (B) 5.66 (E) 5.67 (C) 5.68 (E)

F00

5.69 Superantigene sind:

(1) Staphylococcus-aureus-Enterotoxine
(2) Toxic-shock-syndrome-Toxine
(3) Staphylococcus-aureus-α-Toxin
(4) erythrogene Toxine des Streptococcus pyogenes
(5) Clostridium-perfringens-α-Toxin

(A) nur 1, 2 und 3 sind richtig
(B) nur 1, 2 und 4 sind richtig
(C) nur 1, 4 und 5 sind richtig
(D) nur 2, 3 und 5 sind richtig
(E) nur 3, 4 und 5 sind richtig

H97 H93 **!!**

5.70 Für welche der folgenden Erreger ist nur der Mensch Erregerreservoir?

(1) Salmonella typhimurium
(2) Proteus vulgaris
(3) Clostridium tetani
(4) Salmonella typhi
(5) Bordetella pertussis

(A) nur 3 und 5 sind richtig
(B) nur 4 und 5 sind richtig
(C) nur 1, 4 und 5 sind richtig
(D) nur 2, 3 und 4 sind richtig
(E) nur 2, 4 und 5 sind richtig

H94 **!**

5.71 Lebensmittelvergiftungen bzw. -infektionen können hervorgerufen werden durch:

(1) Clostridium botulinum
(2) Staphylococcus aureus
(3) Streptococcus faecalis
(4) Salmonella enteritidis
(5) Haemophilus influenzae

(A) nur 1 und 2 sind richtig
(B) nur 1, 2 und 4 sind richtig
(C) nur 1, 2 und 5 sind richtig
(D) nur 2, 3 und 4 sind richtig
(E) nur 3, 4 und 5 sind richtig

F96

5.72 Welche Zuordnungen von Pathogenitätsfaktoren zu Wirkmechanismen sind zutreffend?

(1) Choleratoxin – Aktivierung der Adenylatzyklase
(2) Botulinustoxin – Hemmung der Acetylcholinfreisetzung
(3) Protein A von Staphylococcus aureus – gerinnungsinduzierende Aktivität

(A) nur 1 ist richtig
(B) nur 1 und 2 sind richtig
(C) nur 1 und 3 sind richtig
(D) nur 2 und 3 sind richtig
(E) 1–3 = alle sind richtig

F97 **!!**

5.73 Exotoxine folgender Erreger können Ursache von Lebensmittelvergiftungen sein:

(1) Staphylococcus aureus
(2) Streptococcus pneumoniae
(3) Clostridium perfringens
(4) Clostridium botulinum
(5) Brucella abortus

(A) nur 1 und 4 sind richtig
(B) nur 1, 3 und 4 sind richtig
(C) nur 2, 3 und 5 sind richtig
(D) nur 1, 2, 3 und 4 sind richtig
(E) nur 1, 3, 4 und 5 sind richtig

H94 **!**

5.74 Welche der folgenden Krankheiten werden durch Bakterien verursacht und vom Tier auf den Menschen übertragen?

(1) Milzbrand
(2) Brucellose
(3) Tollwut
(4) Pest
(5) Typhus

(A) nur 1, 2 und 3 sind richtig
(B) nur 1, 2 und 4 sind richtig
(C) nur 1, 4 und 5 sind richtig
(D) nur 2, 3 und 4 sind richtig
(E) nur 2, 3 und 5 sind richtig

5.69 (B) 5.70 (B) 5.71 (B) 5.72 (B) 5.73 (B) 5.74 (B)

H98 !!

5.75 Welche Angaben über Clostridien treffen zu?

(1) Erreger der Diphtherie
(2) Erreger des toxischen Schocksyndroms
(3) Bildung hochgiftiger Exotoxine
(4) säurefest
(5) streng aerob
(6) Sporenbildung

(A) nur 1 und 3 sind richtig
(B) nur 3 und 6 sind richtig
(C) nur 4 und 5 sind richtig
(D) nur 2, 3 und 5 sind richtig
(E) nur 2, 3 und 6 sind richtig

F99 !

5.76 Ein Patient kommt mit den klinischen Zeichen des Botulismus zur stationären Aufnahme.

Welche mikroskopischen Untersuchungen sind erfolgversprechend, um die Diagnose zu erhärten?

(1) Toxinnachweis aus Erbrochenem
(2) Toxinnachweis aus dem Serum
(3) Toxinnachweis aus verdächtigen Speiseresten
(4) Antikörpernachweis

(A) nur 1 ist richtig
(B) nur 3 ist richtig
(C) nur 1 und 3 sind richtig
(D) nur 1, 2 und 3 sind richtig
(E) nur 2, 3 und 4 sind richtig

5.7 Mykobakterien und Aktinomyzeten

H99 F97

5.77 Welche der folgenden Bakterien sind obligate Anaerobier?

(A) Vibrio cholerae
(B) Peptostreptokokken
(C) Mycobacterium tuberculosis
(D) Corynebacterium diphtheriae
(E) Neisseria meningitidis

F94

5.78 Actinomyces israelii ist

(A) ein Pilz
(B) regelmäßig auf Gräsern nachzuweisen
(C) meist erst in Symbiose mit anderen Bakterien pathogen
(D) Erreger von Mykosen der Haut
(E) in der Regel penicillinresistent

F96 !!

5.79 Welche Aussage über die Tuberkulose trifft **nicht** zu?

(A) Die Inzidenz der Tuberkulose geht weltweit zurück.
(B) Außer M. tuberculosis sind auch andere Spezies der Gattung Mycobacterium für den Menschen pathogen.
(C) Die Tuberkulinhautreaktion ist auch bei nichtmanifester Infektion positiv.
(D) Die modernen Kulturverfahren ersetzen den Tierversuch weitgehend.
(E) Die BCG-Schutzimpfung wird mit Lebendimpfstoff durchgeführt.

H97

5.80 Eine Infektion mit Mycobacterium avium/intracellulare ist typisch für einen Mangel an bzw. Defekt der

(A) B-Zellen
(B) CD4-positiven T-Lymphozyten
(C) CD8-positiven Lymphozyten
(D) Granulozyten
(E) Komplementkomponente C3

F95 !!

5.81 Welche Aussage trifft **nicht** zu?

Die folgenden Bakterien wachsen obligat anaerob:

(A) Mycobacterium tuberculosis
(B) Actinomyces israelii
(C) Clostridium perfringens
(D) Bacteroides-Gruppe
(E) Clostridium tetani

5.75 (B) 5.76 (D) 5.77 (B) 5.78 (C) 5.79 (A) 5.80 (B) 5.81 (A)

H98 !

5.82 Welche Aussage zur Lepra trifft **nicht** zu?

(A) Mycobacterium leprae kann auf Glyzerin-Eiernährmedium kultiviert werden.
(B) In Abhängigkeit vom Zustand der zellulären Immunität manifestiert sich die Lepra als benigne tuberkuloide Form oder als lepromatöse Form mit schlechter Prognose.
(C) Die Verstümmelungen der Extremitäten entstehen meist sekundär durch Infektionen nach Verletzungen infolge von Sensibilitätsverlust.
(D) Die Erreger können als säurefeste Stäbchen in Abstrichen oder Biopsaten nachgewiesen werden.
(E) Eine Chemotherapie ist heute mit gutem Erfolg möglich.

H98 !!

5.83 Welche Aussage über Mykobakterien bzw. über die Tuberkulose trifft **nicht** zu?

(A) Mykobakterien haben wachsartige Substanzen in der Zellwand, die verminderte Empfindlichkeit gegen äußere Einflüsse und Säurefestigkeit in der Ziehl-Neelsen-Färbung bewirken.
(B) Die Übertragung von Mycobacterium tuberculosis auf den Menschen erfolgt in der Regel aerogen durch Tröpfcheninfektion.
(C) Der Kontakt mit Mykobakterien kann immunologisch mit der Tuberkulinreaktion nachgewiesen werden.
(D) Die Impfung gegen Tuberkulose erfolgt mit abgetöteten Tuberkulosebakterien.
(E) Mittel der Wahl zur Tuberkulosebehandlung sind Kombinationen (meist dreier Antituberkulotika) von Rifampicin, Isoniazid (INH), Ethambutol und Pyrazinamid.

H97 !

5.84 Welche Aussage trifft **nicht** zu?

Typische endogene Infektionen sind:

(A) Aktinomykose der Mundhöhle
(B) Zystitis durch Escherichia coli
(C) Peritonitis durch Bacteroides fragilis
(D) Wundinfektion durch Pseudomonas aeruginosa
(E) Endocarditis lenta durch orale Streptokokken

H94

5.85 Zur Therapie der Tuberkulose empfiehlt man die Kombination von mehreren Chemotherapeutika,

weil

man bei der Therapie der Tuberkulose eine Potenzierung der bakteriellen Wirkung erzielen will.

F97

5.86 Atypische Mykobakteriosen werden gehäuft bei AIDS-Kranken beobachtet,

weil

die Übertragung atypischer Mykobakterien, durch Promiskuität begünstigt, sexuell erfolgt.

F99 !!

5.87 Charakteristische Eigenschaften von Mycobacterium tuberculosis sind:

(1) säurefestes Färbeverhalten
(2) Beweglichkeit
(3) Sporenbildung
(4) lange Generationszeit

(A) nur 1 und 2 sind richtig
(B) nur 1 und 3 sind richtig
(C) nur 1 und 4 sind richtig
(D) nur 2 und 3 sind richtig
(E) nur 3 und 4 sind richtig

H96 H94 !

5.88 Welche Aussagen zur Mykobakteriendiagnostik treffen zu?

(1) Die Ziehl-Neelsen-Färbung nutzt die Säurefestigkeit der Mykobakterien.
(2) Eine Unterscheidung zwischen pathogenen und saprophytären Mykobakterien ist im mikroskopischen Präparat nicht möglich.
(3) Ein negatives Kulturergebnis bei Anzucht auf festen Medien ist erst nach 6–8 Wochen zu erwarten.
(4) Durch radiometrische Verfahren mit flüssigen Medien konnte die Nachweiszeit erheblich verkürzt werden.

(A) nur 1 und 2 sind richtig
(B) nur 1, 2 und 3 sind richtig
(C) nur 1, 3 und 4 sind richtig
(D) nur 2, 3 und 4 sind richtig
(E) 1–4 = alle sind richtig

5.82 (A) 5.83 (D) 5.84 (D) 5.85 (C) 5.86 (C) 5.87 (C) 5.88 (E)

H96 !

5.89 Welche der folgenden Bakterien sind obligate Anaerobier?

(1) Salmonella typhimurium
(2) Clostridium difficile
(3) Bacteroides fragilis
(4) Pseudomonas aeruginosa
(5) Mycobacterium tuberculosis

(A) nur 2 ist richtig
(B) nur 2 und 3 sind richtig
(C) nur 1, 3 und 4 sind richtig
(D) nur 2, 3 und 5 sind richtig
(E) nur 1, 2, 3 und 5 sind richtig

H95

5.90 Infektionserreger, die in erster Linie durch Lebensmittel (incl. Trinkwasser) übertragen werden können, sind:

(1) Salmonella typhi
(2) Brucella abortus
(3) Mycobacterium bovis
(4) Vibrio cholerae

(A) nur 1 und 4 sind richtig
(B) nur 1, 2 und 3 sind richtig
(C) nur 1, 2 und 4 sind richtig
(D) nur 2, 3 und 4 sind richtig
(E) 1–4 = alle sind richtig

H95 !!

5.91 Welche Aussagen über Mykobakterieninfektionen treffen zu?

(1) Die sog. atypischen Mykobakterien können auf künstlichem Nährboden angezüchtet werden.
(2) Mycobacterium leprae kann auf künstlichem Nährboden angezüchtet werden.
(3) Die akute Infektion mit Mycobacterium tuberculosis wird durch Nachweis von IgM-Antikörpern im Serum diagnostiziert.
(4) Bei Patienten mit erworbenem Immundefektsyndrom (AIDS) treten Infektionen durch Mycobacterium avium intracellulare und M. tuberculosis typischerweise auf.
(5) Eine Therapie der Tuberkulose sollte erst dann begonnen werden, wenn die Diagnose durch kulturellen Nachweis des Erregers gesichert ist.

(A) nur 1 und 3 sind richtig
(B) nur 1 und 4 sind richtig
(C) nur 2 und 4 sind richtig
(D) nur 3 und 4 sind richtig
(E) nur 1, 4 und 5 sind richtig

5.8 Spirochäten

H98 !

5.92 Welche Untersuchung wird als Suchtest zum Ausschluß einer Lues eingesetzt?

(A) Blutkultur zum Erregernachweis
(B) KBR (Komplementbindungsreaktion) mit Kardilipin
(C) FTA-Abs (Fluorescans-Treponema-Antikörpertest)
(D) TPHA (Treponema-Pallidum-Hämagglutinationstest)
(E) Blutausstrich und Giemsa-Färbung

F93

5.93 Welche der folgenden Erreger wird durch Zecken übertragen?

(A) Bacillus anthracis
(B) Leptospira ictero-haemorrhagiae
(C) Mycobacterium bovis
(D) Borrelia burgdorferi
(E) Brucella abortus

F96 **!**

5.94 Der direkte Nachweis des Treponema pallidum beim Syphiliskranken erfolgt

(A) durch den Nelsontest
(B) im Blut durch die Cardiolipinreaktion
(C) in Zellkulturen
(D) durch Nachweis der Eigenfluoreszenz von Treponema pallidum
(E) durch Dunkelfeldmikroskopie

H98

5.95 Durch Leptospiren wird folgende Krankheit verursacht:

(A) Morbus Bang
(B) Morbus Weil
(C) Angina Plaut-Vincenti
(D) Lues connata
(E) Schlafkrankheit

H98 **!**

5.96 Welche Aussage zu Borrelia burgdorferi bzw. Borreliose trifft **nicht** zu?

(A) Das Hauptsymptom des ersten Stadiums der Erkrankung ist das Erythema chronicum migrans.
(B) Im zweiten Stadium der Erkrankung können sich neurologische Erkrankungen entwickeln (z. B. Meningitis, Fazialisparese).
(C) Oft ist die Enzephalitis einziges Symptom der Erkrankung.
(D) Im dritten Stadium der Erkrankung kann sich eine Polyarthritis (Lyme-Arthritis) ausprägen.
(E) Zur Diagnose sind IgG- und IgM-Nachweis möglich.

F99 **!!**

5.97 Welche Aussage über Borrelia burgdorferi trifft **nicht** zu?

(A) B. burgdorferi wird durch Zecken übertragen.
(B) Einziger Wirt ist der Mensch.
(C) B. burgdorferi ist der Erreger der Erythema chronicum migrans.
(D) Wochen bis Monate nach der Infektion können neurologische Krankheitserscheinungen auftreten.
(E) Eine akute Infektion kann durch Bestimmung spezifischer IgM-Antikörper erkannt werden.

H99 **!!**

5.98 Welche Aussage über Borrelia burgdorferi trifft **nicht** zu?

(A) B. burgdorferi ist der Erreger der Lyme-Krankheit.
(B) Der Erreger wird durch Zecken übertragen.
(C) Folger der Infektion kann eine Arthritis sein.
(D) Die Diagnose einer akuten Infektion beruht auf der Blutkultur.
(E) Tetracyline werden im 1. Stadium der Krankheit mit Erfolg eingesetzt.

F93

5.99 Vor Beginn der Antibiotikatherapie einer Syphilis ist stets eine Resistenzbestimmung durchzuführen,

weil

etwa 15 % der Stämme von Treponema pallidum penicillinresistent sind.

F94

5.100 Welche der folgenden Erkrankungen können durch Spirochäten hervorgerufen werden?

(1) Hepatitis
(2) Arthritis
(3) Meningitis
(4) Papulo-makulöse Exantheme
(5) Tabes dorsalis

(A) nur 1, 2 und 5 sind richtig
(B) nur 1, 3 und 4 sind richtig
(C) nur 1, 2, 3 und 4 sind richtig
(D) nur 2, 3, 4 und 5 sind richtig
(E) 1–5 = alle sind richtig

5.93 (D) 5.94 (E) 5.95 (B) 5.96 (C) 5.97 (B) 5.98 (D) 5.99 (E) 5.100 (E)

F94 !

5.101 Bestimmte Krankheitserreger bleiben an der Eintrittspforte lokalisiert. Eine Fernwirkung auf andere Organsysteme erfolgt durch Exotoxine.

Für welche der folgenden Erreger gilt diese Aussage?

(1) Streptococcus pyogenes
(2) Neisseria gonorrhoeae
(3) Treponema pallidum
(4) Corynebacterium diphtheriae
(5) Clostridium tetani

(A) nur 5 ist richtig
(B) nur 4 und 5 sind richtig
(C) nur 1, 4 und 5 sind richtig
(D) nur 1, 2, 3 und 4 sind richtig
(E) nur 1, 2, 4 und 5 sind richtig

5.9 Mykoplasmen

5.10 Obligate Zellparasiten

F00 !!

5.102 Welches Bakterium stammt im Regelfall aus einem tierischen Reservoir und wird durch einen Vektor (tierischer Überträger) auf den Menschen übertragen?

(A) Coxiella burnetii
(B) Borrelia burgdorferi
(C) Leptospira icterohaemorrhagiae
(D) Listeria monocytogenes
(E) Brucella abortus

F00 !

5.103 Welche Kombination eines Erregers mit der durch ihn verursachten Erkrankung ist richtig?

(A) Actinomyces israelii– Soor
(B) Borrelia burgdorferi – Rückfallfieber
(C) Chlamydia psittaci – Trachom
(D) Coxiella burnetii – Q-Fieber
(E) Helicobacter pylori – Säuglingsenteritis

H97 !

5.104 Welcher der folgenden Keime kommt am häufigsten als Erreger einer außerhalb des Krankenhauses erworbenen Harnwegsinfektion (Zystitis) vor?

(A) Staphylococcus saprophyticus
(B) Escherichia coli
(C) Streptococcus faecalis (Enterokokken)
(D) Pseudomonas aeruginosa
(E) Ureaplasma urealyticum

H93

5.105 Sowohl Chlamydien als auch Mykoplasmen

(A) sind zellwandlose Bakterien
(B) sind obligat zellparasitär
(C) haben einen besonderen Entwicklungszyklus in einem Zwischenwirt
(D) können genitale und pulmonale Infektionen verursachen
(E) sind Penicillin-G-sensibel

F00 !

5.106 Was trifft für Chlamydien **nicht** zu?

(A) Die Zellwand reagiert gramnegativ.
(B) Infektiös sind die Retikularkörperchen.
(C) Chlamydia psittaci ist Erreger einer atypischen Pneumonie.
(D) Chlamydia trachomatis ruft Erkrankungen des Auges und des Genitaltraktes hervor.
(E) Tetracycline haben eine gute Wirksamkeit gegen Chlamydien.

F99

5.107 Erreger des weichen Schankers (Ulcus molle) ist:

(A) Yersinia pseudotuberculosis
(B) Ureaplasma urealyticum
(C) Haemophilus ducreyi
(D) Treponema pallidum
(E) Bordetella pertussis

5.101 (C) 5.102 (B) 5.103 (D) 5.104 (B) 5.105 (D) 5.106 (B) 5.107 (C)

F97

5.108 Welche der Zuordnungen eines obligat intrazellulären Bakteriums zu einer Erkrankung trifft **nicht** zu?

(A) Rickettsia prowazekii – epidemisches Fleckfieber
(B) Coxiella burnetii – atypische (intersti tielle) Pneumonie
(C) Chlamydia pneumoniae – Ornithose
(D) Chlamydia trachomatis – Genitalinfekte
(E) Chlamydia trachomatis – Schwimmbadkonjunktivitis

F94 !

5.109 Welche Aussage trifft **nicht** zu?

Bei folgenden Erregern besteht die Möglichkeit des kulturellen Nachweises:

(A) Mycoplasma pneumoniae
(B) Chlamydia trachomatis
(C) Mycobacterium bovis
(D) Legionella pneumophila
(E) Treponema pallidum

F99 !

5.110 Welche Aussage trifft **nicht** zu?

Zu den von Erregern des Genus Chlamydia hervorgerufenen Infektionen zählen:

(A) Trachom
(B) Urethritis beim Mann
(C) Lymphogranuloma venereum
(D) epidemisches Fleckfieber
(E) Ornithose

F96

5.111 Welche Aussagen zum Krankheitsbild einer bakteriell bedingten Pneumonie treffen zu?

(1) Nicht-nosokomiale Lobärpneumonien werden am häufigsten durch Infektionen mit Streptococcus pneumoniae verursacht.
(2) Nosokomiale Pneumonien werden in erster Linie durch Enterobakterien und Pseudomonasarten hervorgerufen.
(3) Bakteriell bedingte interstitielle Pneumonien werden häufig durch Mycoplasma pneumoniae und Chlamydia pneumoniae verursacht.

(A) nur 1 ist richtig
(B) nur 1 und 2 sind richtig
(C) nur 1 und 3 sind richtig
(D) nur 2 und 3 sind richtig
(E) 1–3 = alle sind richtig

H94 !

5.112 Bei welchen der folgenden Erreger besteht die Möglichkeit des Nachweises durch Kultur?

(1) Mycoplasma hominis
(2) Mycobacterium leprae
(3) Legionella pneumophila
(4) Treponema pallidum
(5) Brucella abortus

(A) nur 1, 2 und 5 sind richtig
(B) nur 1, 3 und 4 sind richtig
(C) nur 1, 3 und 5 sind richtig
(D) nur 2, 3 und 4 sind richtig
(E) nur 2, 4 und 5 sind richtig

H93 !

5.113 Eine Sepsis kann ihren Ausgang nehmen von

(1) Harnwegsinfektionen
(2) Pneumonien
(3) postoperativen Wundinfektionen
(4) einer Cholezystitis
(5) länger liegenden Venenkathetern

(A) nur 1 und 2 sind richtig
(B) nur 1, 3 und 5 sind richtig
(C) nur 2, 3 und 4 sind richtig
(D) nur 1, 2, 3 und 4 sind richtig
(E) 1–5 = alle sind richtig

5.108 (C) 5.109 (E) 5.110 (D) 5.111 (E) 5.112 (C) 5.113 (E)

F00 !

5.114 Welche beiden Erreger sind typischerweise Ursache einer Pneumonie durch Infektion außerhalb des Krankenhauses?

(1) Escherichia coli
(2) Mycoplasma pneumoniae
(3) Streptococcus pneumoniae
(4) Pseudomonas aeruginosa
(5) Klebsiella pneumoniae

(A) nur 1 und 2 sind richtig
(B) nur 1 und 5 sind richtig
(C) nur 2 und 3 sind richtig
(D) nur 3 und 4 sind richtig
(E) nur 4 und 5 sind richtig

H93

5.115 Welche Erreger kommen typischerweise als Ursachen einer nicht gonorrhoischen Urethritis bei nicht vorgeschädigten Patienten in Betracht?

(1) Chlamydia trachomatis
(2) Ureaplasma urealyticum
(3) Pseudomonas aeruginosa

(A) nur 1 ist richtig
(B) nur 2 ist richtig
(C) nur 1 und 2 sind richtig
(D) nur 2 und 3 sind richtig
(E) 1–3 = alle sind richtig

F99 !

5.116 Eine vor der mikrobiologischen Keimbestimmung eingeleitete Chemotherapie der bakteriellen Meningitis im Kindesalter (bis zum 8. Lebensjahr) sollte folgende Erregerarten erfassen:

(1) Streptococcus pneumoniae
(2) Klebsiella pneumoniae
(3) Mycoplasma pneumoniae
(4) Haemophilus influenzae Typ B
(5) Neisseria meningitidis

(A) nur 1, 2 und 3 sind richtig
(B) nur 1, 2 und 5 sind richtig
(C) nur 1, 4 und 5 sind richtig
(D) nur 2, 3 und 5 sind richtig
(E) nur 3, 4 und 5 sind richtig

H99

5.117 Welche beiden der folgenden Erreger gelten in der medizinischen Mikrobiologie als typische Erreger einer nosokomialen Pneumonie bei Erwachsenen?

(1) Mycoplasma pneumonia
(2) Escherichia coli
(3) Klebsiella pneumoniae
(4) Staphylococcus epidermidis
(5) Haemophilus influenzae

(A) nur 1 und 2 sind richtig
(B) nur 2 und 3 sind richtig
(C) nur 2 und 4 sind richtig
(D) nur 3 und 4 sind richtig
(E) nur 4 und 5 sind richtig

5.11 Fragen aus Examen Herbst 2000

H00 !

5.118 Die Diagnose stützt sich vorwiegend auf den serologischen Nachweis bei einer Erkrankung durch

(A) Salmonella typhimurium
(B) Staphylococcus saprophyticus
(C) Coxiella burnetii
(D) Bacteroides sp.
(E) Trichomonas vaginalis

H00 !!

5.119 Im Sputum eines 60 Jahre alten Patienten mit Lobärpneumonie finden Sie Leukozyten und grampositive, in Diploform gelagerte Kokken.

Hierbei handelt es sich am wahrscheinlichsten um

(A) Staphylococcus aureus
(B) Streptococcus pneumoniae
(C) Mycoplasma pneumoniae
(D) Chlamydia pneumoniae
(E) Klebsiella pneumoniae

5.114 (C) 5.115 (C) 5.116 (C) 5.117 (B) 5.118 (C) 5.119 (B)

H00

5.120 Welche der folgenden Bakterienspezies führt (führen) bei Mukoviszidose häufig und typischerweise zu pulmonalen Infektionen?

(A) Actinomyces-Arten
(B) Bacteroides-Arten
(C) Haemophilus influenzae
(D) Klebsiella pneumoniae
(E) Pseudomonas aeruginosa

H00 **!**

5.121 Welche Aussage zur Tuberkulose trifft **nicht** zu?

(A) Die Übertragung erfolgt in der Regel durch respiratorisches Sekret (Tröpfcheninfektion).
(B) Mycobacterium tuberculosis verursacht eine opportunistische Infektion bei AIDS.
(C) Die Diagnostik beruht auf dem Nachweis von Antikörpern mittels des Tuberkulin-Tests.
(D) Zur Vermeidung von Resistenzentwicklung werden zur Therapie Kombinationen von Antituberkulotika eingesetzt.
(E) Zur Therapie werden Isoniazid, Rifampicin, Ethambutol, Streptomycin und Pyrazinamid eingesetzt.

H00 **!!**

5.122 Was trifft für das Botulinustoxin **nicht** zu?

Das Botulinustoxin

(A) wird mit Nahrungsmitteln aufgenommen
(B) verhindert die Freisetzung von Neurotransmittern
(C) aktiviert die Adenylatcyclase
(D) ist hitzelabil
(E) ist neurotoxisch

H00 **!**

5.123 Welche Aussage über Harnwegsinfektionen trifft **nicht** zu?

(A) Harnwegsinfektionen aszendieren in der Regel von der normalen Flora der Schleimhaut der unteren Harnwege.
(B) Die Besiedlung der oberen Harnwege durch Escherichia coli wird durch bakterielle Adhäsine begünstigt.
(C) Der Nachweis von Escherichia coli im Urin erfolgt durch Kultur.
(D) Bei ambulanten Patienten werden akute Harnwegsinfektionen zu etwa 25 % durch Escherichia coli verursacht.
(E) Cotrimoxazol eignet sich zur kalkulierten Therapie von unkomplizierten Harnwegsinfektionen.

H00

5.124 Welche Eigenschaft weist Helicobacter pylori **nicht** auf?

(A) spiralige Krümmung
(B) Beweglichkeit
(C) Ureaseproduktion
(D) Produktion von Zytotoxinen
(E) Säureresistenz aufgrund von Sporenbildung

H00 **!**

5.125 Welche Aussage trifft für den Gasbrand zu?

(A) Er wird durch Clostridium difficile verursacht.
(B) Es kommt zu Muskelnekrosen.
(C) Es entstehen Pseudomembranen auf der Kolonschleimhaut.
(D) Es bilden sich Hautulzerationen mit blauschwärzlichem Schorf.
(E) Im Frühstadium treten Augenmuskellähmungen (mit Doppelbildern) auf.

5.120 (E) 5.121 (C) 5.122 (C) 5.123 (***) 5.124 (E) 5.125 (B)

H00 !

5.126 Welche Aussage über Borrelia burgdorferi trifft **nicht** zu?

(A) Sie verursacht die Lyme-Krankheit.
(B) Sie wird durch Zecken übertragen.
(C) Die isolierte Fazialisparese ist im Kindesalter Folge einer Infektion.
(D) Der routinemäßige Nachweis des Erregers erfolgt bei der akuten Infektion durch Kultur aus Biopsiematerial.
(E) Doxycyclin ist zur Therapie der Erkrankung im 1. Stadium geeignet.

H00

5.127 Welche der folgenden Erkrankungen wird **nicht** durch Chlamydien verursacht?

(A) Adnexitis
(B) Pyelonephritis
(C) Pneumonie
(D) Konjunktivitis
(E) Reiter-Syndrom

H00 !

5.128 Ein Patient auf der Intensivstation erhält über 10 Tage eine Therapie mit einem Cephalosporin und einem Aminoglykosid. Danach entwickeln sich schwere, blutige Diarrhöen.

Welche kalkulierte (orale) Therapie wäre am sinnvollsten?

(A) Kohletabletten
(B) Chinolon (Gyrase-Hemmer)
(C) Erythromycin
(D) Amphotericin B
(E) Vancomycin oder Metronidazol

6 Pilze

F00 !

6.1 Der Mensch ist das einzige Erregerreservoir für

(A) B-Streptokokken
(B) Neisseria meningitidis
(C) Salmonella enteritidis
(D) Yersinia enterocolitica
(E) Cryptococcus neoformans

H98

6.2 Im Tuschepräparat eines Liquors finden Sie bekapselte Hefen.

Welches ist die am wahrscheinlichsten Verdachtsdiagnose?

(A) Aspergillus spec.
(B) Microsporum audouinii
(C) Candida albicans
(D) Cryptococcus neoformans
(E) Pneumocystis carinii

H99 !!

6.3 Die Diagnose einer Lungeninfektion mit Pneumocystis carinii erfolgt mikrobiologisch durch

(A) den mikroskopischen Erregernachweis nach Spezialfärbung im Sediment einer Bronchiallavage
(B) Anzucht in der Blutkultur
(C) Anzucht auf Spezialmedien aus dem Sediment einer Bronchiallavage
(D) Antigennachweis im Enzym-Immunassay
(E) Antikörpernachweis im Enzym-Immunassay

H95 !!

6.4 Erreger einer außerordentlich kontagiösen Kopfhaar-Mykose ist:

(A) Cryptococcus neoformans
(B) Candida albicans
(C) Microsporum audouinii
(D) Epidermophyton floccosum
(E) Aspergillus flavus

5.126 (D) 5.127 (B) 5.128 (E) 6.1 (B) 6.2 (D) 6.3 (A) 6.4 (C)

F95 **!**

6.5 Eine Besiedlung von künstlichen Herzklappen kann am ehesten erfolgen durch:

(A) B-Streptokokken
(B) Actinomyces israelii
(C) Salmonella paratyphi B
(D) koagulase-negative Staphylokokken
(E) Aspergillus niger

H94 **!**

6.6 Pneumocystis carinii

(A) wird im Direktpräparat nachgewiesen
(B) wird in der Regel durch Katzen auf den Menschen übertragen
(C) verursacht bei immungeschwächten Patienten eine Enzephalitis, die mit Hydrozephalusbildung einhergeht
(D) wird bei einer akuten Infektion durch Bestimmung von IgM-anti-P.c. nachgewiesen
(E) verursacht Erkrankungen, die mit Penicillinen behandelt werden

F00 **!!**

6.7 Welche Kombination eines Erregers mit der durch ihn verursachten Erkrankung trifft nicht zu?

(A) Haemophilus influenzae – Epiglottitis
(B) Clostridium difficile – Kolitis
(C) Straphylococcus saprophyticus – Zystitis
(D) Streptococcus pneumoniae – Meningitis
(E) Trichophyton rubrum – Lungenmykose

F00 **!**

6.8 Welche Aussage über pathogene Erreger trifft **nicht** zu?

(A) Pneumocystis carinii wird durch Anzüchtung in Zellkulturen nachgewiesen.
(B) Bei Verdacht auf eine systemische Candidiasis sollte u. a. versucht werden, Candida albicans-assoziierte Antigene im Blut oder in anderen Körperflüssigkeiten nachzuweisen.
(C) Die Cryptococcose wird meist durch exogene Infektion erworben.
(D) Histoplasma- Mykosen treten in den USA als Erkrankungen der Lunge in Erscheinung.
(E) Aspergillus fumigatus kann röntgenologisch erkennbare typische Mycetome in der Lunge hervorrufen.

F00 **!**

6.9 Welche der folgenden Pilzarten verursacht **keine** typische Mykose der Haut oder derSchleimhaut?

(A) Aspergillus fumigatus
(B) Trichophyton mentagrophytes
(C) Microsporon audouinii
(D) Epidermophyton floccosum
(E) Candida albicans

F99 **!!**

6.10 Welche Aussage trifft **nicht** zu?

Pilze der Gattungen Trichophyton und Epidermophyton

(A) können in Haut, Haaren und Nägeln wachsen
(B) können im KOH-Präparat mikroskopisch dargestellt werden
(C) können auf Nährboden (Sabouraud-Agar) kultiviert werden
(D) sind typische Erreger einer Mykose der Lunge bei Immunsupprimierten
(E) verursachen Mykosen, die mit lokal wirksamen Mitteln (z. B. Imidazolen) therapiert werden können

H94 **!**

6.11 Welche Aussage trifft **nicht** zu?

Eine systemische Candida-albicans-Mykose

(A) ist Folge einer endogenen Infektion
(B) kann in der Lunge und in der Niere auftreten
(C) läßt sich durch Nachweis von Pilzantigenen oder -antikörpern im Serum erkennen
(D) läßt sich u. a. mit Amphotericin B und Imidazolabkömmlingen behandeln
(E) heilt in der Regel spontan aus

H96 **!!**

6.12 Welche Zuordnung von humanpathogenen Pilzen zu den von ihnen typischerweise befallenen Organen bzw. Geweben trifft **nicht** zu?

(A) Candida albicans – Schleimhäute
(B) Microsporum audouinii – Schleimhäute
(C) Trichophyton-Arten – Haut
(D) Aspergillus fumigatus – Lunge
(E) Cryptococcus neoformans – Lunge

6.5 (D) 6.6 (A) 6.7 (E) 6.8 (A) 6.9 (A) 6.10 (D) 6.11 (E) 6.12 (B)

H97 !

6.13 Welche Feststellung zu einer Infektion mit Pneumocystis carinii trifft **nicht** zu?

(A) Erkrankungen kommen weltweit vor.
(B) Vornehmlich erkranken Personen mit resistenzmindernden Leiden.
(C) Die Infektion kann sich in Form einer Pneumonie manifestieren.
(D) Die Diagnose wird durch Erregernachweis in Bronchial-Lavage-Material gestellt.
(E) Tetrazykline sind wirksame Chemotherapeutika.

F97 !

6.14 Welche Aussage trifft **nicht** zu?

Humanpathogene Dermatophyten

(A) sind Pilze der Gattungen Trichophyton, Epidermophyton und Microsporum
(B) erscheinen im mikroskopischen Präparat als Sproßzellen
(C) können auf Agar nach Sabouraud kultiviert werden
(D) werden vor allem in Feuchträumen (Dusche) von Mensch zu Mensch übertragen
(E) verursachen Mykosen, die mit lokal wirksamen Imidazol-Verbindungen therapiert werden können

F99 !

6.15 Welche Aussage trifft **nicht** zu?

Candida albicans

(A) gehört zu den Dermatophyten
(B) bildet Pseudomycel
(C) findet sich auf den Schleimhäuten Gesunder
(D) kann bei AIDS eine Ösophagitis verursachen
(E) verursacht die mukokutane Candidosis

F93

6.16 Welche Aussage trifft **nicht** zu?

Cryptococcus neoformans

(A) bildet eine Kapsel, die die diagnostische Identifizierung erleichtert
(B) infiziert primär die Lunge
(C) ist Erreger von Meningitiden
(D) wird in erster Linie in Schwimmbädern übertragen
(E) ist häufig mit AIDS assoziiert

F00 F98

6.17 Welche der genannten Erkrankungen ist am wenigsten wahrscheinlich eine endogene Infektion?

(A) Zystitis durch Escherichia coli
(B) Enteritis durch Campylobacter jejuni
(C) Candida-Ösophagitis
(D) Endokarditis durch Viridans-Streptokokken
(E) Cholezystitis durch Enterococcus faecalis

F99 !!

6.18 Welche Zuordnung eines Erregers zu einer Erkrankung trifft **nicht** zu?

(A) Aspergillus fumigatus – Pneumonie
(B) Candida albicans – Soor
(C) Cryptococcus neoformans – Meningitis
(D) Microsporum audouinii – Enterokolitis bei AIDS
(E) Pneumocystis carinii – Pneumonie bei AIDS

F95

6.19 Schimmelpilze

(1) können allergische Erkrankungen auslösen
(2) können Toxine (z. B. Aflatoxin) bilden
(3) sind gelegentlich Erreger von Lungenmykosen
(4) sind typische Erreger von Harnwegsinfektionen
(5) werden mit Griseofulvin therapiert

(A) nur 1, 2 und 3 sind richtig
(B) nur 1, 2 und 4 sind richtig
(C) nur 1, 2 und 5 sind richtig
(D) nur 2, 3 und 4 sind richtig
(E) nur 3, 4 und 5 sind richtig

6.13 (E) 6.14 (B) 6.15 (A) 6.16 (D) 6.17 (B) 6.18 (D) 6.19 (A)

H95 **!**

6.20 Welche Aussagen über Pneumocystis carinii treffen zu?

(1) Prädisposition für die Erkrankung ist die Schwächung der zellvermittelten Immunabwehr.
(2) Der Erreger verursacht bei AIDS-Kranken eine Pneumonie.
(3) Die Diagnose einer akuten Infektion wird durch mikroskopischen Erregernachweis in Lungensekreten oder -punktaten geführt.

(A) nur 2 ist richtig
(B) nur 1 und 2 sind richtig
(C) nur 1 und 3 sind richtig
(D) nur 2 und 3 sind richtig
(E) 1–3 = alle sind richtig

F95

6.21 Bei einer Pneumocystis-carinii-Pneumonie sind für die Chemotherapie geeignet:

(1) Cotrimoxazol
(2) Amphotericin B
(3) Pentamidin
(4) Cefazolin
(5) Fluochinolone

(A) nur 1 und 2 sind richtig
(B) nur 1 und 3 sind richtig
(C) nur 2 und 4 sind richtig
(D) nur 3 und 4 sind richtig
(E) nur 1, 3 und 4 sind richtig

H97 **!**

6.22 Welche drei der genannten Pilze kommen als Erreger von Pneumonien in Frage?

(1) Candida albicans
(2) Cryptococcus neoformans
(3) Aspergillus fumigatus
(4) Trichophyton rubrum
(5) Microsporum audouinii

(A) nur 1, 2 und 3 sind richtig
(B) nur 1, 4 und 5 sind richtig
(C) nur 2, 3 und 4 sind richtig
(D) nur 2, 3 und 5 sind richtig
(E) nur 3, 4 und 5 sind richtig

H95 **!**

6.23 Candida albicans

(1) gehört bei vielen Menschen zur Mundflora
(2) bildet im Gewebe Sproßzellen und Pseudomyzel
(3) wird in der Regel durch das klinische Bild, den mikroskopischen Nachweis und die Kultur diagnostiziert
(4) ist empfindlich für Azole, Flucytosin und Amphotericin B

(A) nur 1 und 4 sind richtig
(B) nur 2 und 3 sind richtig
(C) nur 1, 2 und 3 sind richtig
(D) nur 2, 3 und 4 sind richtig
(E) 1–4 = alle sind richtig

H98 F96 **!!**

6.24 Dermatomykosen werden in Mitteleuropa im Regelfall von folgenden Erregern hervorgerufen:

(1) Trichophyton-Arten
(2) Epidermophyton floccosum
(3) Candida albicans
(4) Histoplasma capsulatum
(5) Cryptococcus neoformans

(A) nur 1 und 3 sind richtig
(B) nur 2 und 3 sind richtig
(C) nur 1, 2 und 3 sind richtig
(D) nur 1, 2 und 4 sind richtig
(E) nur 1, 2, 3 und 5 sind richtig

F98 **!!**

6.25 Welche der folgenden Pilze sind Hefen (Sproßpilze)?

(1) Cryptococcus neoformans
(2) Aspergillus fumigatus
(3) Candida albicans
(4) Trichophyton rubrum
(5) Microsporum audouinii

(A) nur 3 ist richtig
(B) nur 1 und 3 sind richtig
(C) nur 3 und 4 sind richtig
(D) nur 2, 4 und 5 sind richtig
(E) nur 1, 3, 4 und 5 sind richtig

6.20 (E) 6.21 (B) 6.22 (A) 6.23 (E) 6.24 (C) 6.25 (B)

F93

6.26 Nach einer antibakteriellen Chemotherapie können durch Verschiebung des ökologischen Gleichgewichts der Normalflora bestimmte opportunistische Keime Krankheiten auslösen.

Hierzu gehören:

(1) Candida albicans im Bereich der Mundschleimhaut
(2) Escherichia coli in der Blase
(3) Clostridium difficile im Darm
(4) Staphylokokken auf der Haut
(5) B-Streptokokken in der Vagina

(A) nur 1 und 3 sind richtig
(B) nur 1 und 4 sind richtig
(C) nur 2 und 5 sind richtig
(D) nur 1, 2 und 3 sind richtig
(E) nur 1, 3 und 5 sind richtig

H93 *!*

6.27 Welche der folgenden Erreger infizieren – besonders bei Abwehrschwäche – typischerweise die Lunge?

(1) Pneumocystis carinii
(2) Cryptococcus neoformans
(3) Microsporum audouinii
(4) Trichophyton rubrum
(5) Epidermophyton floccosum

(A) nur 1 und 2 sind richtig
(B) nur 1 und 3 sind richtig
(C) nur 1 und 4 sind richtig
(D) nur 1 und 5 sind richtig
(E) nur 2 und 3 sind richtig

6.2 Fragen aus Examen Herbst 2000

H00 *!!*

6.28 Welcher Pilz ist ein Dermatophyt und typischer Erreger kutaner Mykosen (Tinea)?

(A) Aspergillus fumigatus
(B) Candida albicans
(C) Cryptococcus neoformans
(D) Histoplasma capsulatum
(E) Trichophyton rubrum

H00 *!!*

6.29 Bei einem 10-jährigen Jungen, der häufig mit seinem Hund spielt, befinden sich auf der Kopfhaut runde Stellen, die haarlos sind oder abgebrochene Haare aufweisen.

Welcher Pilz ist am wahrscheinlichsten Ursache dieser Erkrankung?

(A) Aspergillus flavus
(B) Candida albicans
(C) Epidermophyton floccosum
(D) Microsporum audouinii
(E) Trichophyton rubrum

7 Grundlagen der antimikrobiellen Therapie

F98 H97 *!*

7.1 Welche Aussage trifft **nicht** zu?

Zur antibakteriellen Therapie werden Antibiotika eingesetzt, deren Wirkung auf folgenden Eingriffen in den Stoffwechsel der Mikroorganismen beruht:

Hemmung der

(A) Transkription
(B) Translation
(C) Zellwandsynthese
(D) enzymatischen Folsäuresynthese
(E) Atmungskette der Mitochondrien

F96

7.2 Welche Aussage trifft **nicht** zu?

Die Wirkung der Antibiotika zur Bekämpfung einer bakteriellen Erkrankung

(A) muß bakterizid sein, damit ein Heilerfolg erzielt wird
(B) ist abhängig vom Absolutwert der minimalen Hemmkonzentration (MHK) des Krankheitserregers
(C) wird durch das Dosierungsintervall beeinflußt
(D) ist abhängig von der Antibiotikakonzentration am Ort der Entzündung
(E) kann durch Kombinationstherapie (Synergismus) gesteigert werden

6.26 (A) 6.27 (A) 6.28 (E) 6.29 (D) 7.1 (E) 7.2 (A)

F97

7.3 Eine antibiotische Therapie muß bei allen bakteriell bedingten Infektionen mindestens über 10 Tage durchgeführt werden,

weil

bei einer antibiotischen Therapie eine Dauer von weniger als 10 Tagen zur Resistenzentstehung führt.

H96 !

7.4 Nach einer antibakteriellen Chemotherapie können durch Verschiebung des ökologischen Gleichgewichts der Normalflora bestimmte opportunistische Erreger Krankheiten auslösen.

Hierzu gehören:

(1) Candida albicans im Bereich der Mundschleimhaut
(2) Escherichia coli in der Blase
(3) Clostridium difficile im Darm
(4) Staphylokokken auf der Haut
(5) B-Streptokokken in der Vagina

(A) nur 1 und 3 sind richtig
(B) nur 1 und 4 sind richtig
(C) nur 2 und 5 sind richtig
(D) nur 1, 2 und 3 sind richtig
(E) nur 1, 3 und 5 sind richtig

8 Antibakterielle Substanzen

H99

8.1 Methicillinresistente Staphylokokken (MRSA) sind als Erreger nosokomialer Infektionen wegen ihrer Multiresistenz gefürchtet

Mittel der Wahl sind:

(A) Isoxazolyl-Penicilline
(B) Cephalosporine der 3. Generation
(C) Glykopeptide
(D) Gyrasehemmer
(E) Tetracycline

H98

8.2 Bei gegebener Indikation zu einer perioperativen Antibiotika-Prophylaxe und bei einer 2–3 stündigen Operation ist folgendermaßen zu verfahren:

(A) Bereithalten eines geeigneten Antibiotikums
(B) eine Applikation nur bei Fieberanstieg
(C) einmalige Gabe eines geeigneten Antibiotikums vor der Operation
(D) eine 4tägige Applikation vor und nach der Operation
(E) eine 7tägige Applikation nach der Operation

H98 !

8.3 Direkt hemmend auf die Nukleinsäuresynthese von Bakterien wirkt/wirken:

(A) Cephalosporine
(B) Gentamicin
(C) Rifampicin
(D) Tetracyclin
(E) Chloramphenicol

F93

8.4 Das Therapeutikum der Wahl zur Behandlung einer Infektion mit Legionella pneumophila ist/sind

(A) Penicillin G
(B) Erythromycin
(C) Aminoglykoside
(D) Acylureidopenicilline
(E) Cephalosporine

F97

8.5 Die Resistenz von Mykoplasmen gegen Beta-Laktam-Antibiotika erklärt sich aus

(A) dem Besitz eines Plasmids
(B) der hohen Konjugationsrate
(C) der Lysogenie
(D) dem Fehlen der Zellwand
(E) der Ausstattung mit Beta-Laktamasen

7.3 (E) 7.4 (A) 8.1 (C) 8.2 (C) 8.3 (C) 8.4 (B) 8.5 (D)

F94

8.6 Penicillin ist bereits seit über 40 Jahren im klinischen Einsatz, trotzdem gibt es immer noch Infektionserreger, bei denen es Mittel der 1. Wahl ist.

Zu diesen gehört:

(A) Neisseria meningitidis
(B) Streptococcus faecalis
(C) Klebsiella pneumoniae
(D) Staphylococcus epidermidis
(E) Haemophilus influenzae

F95 **!!**

8.7 Als Komplikation einer Antibiotikatherapie kann eine schwere Kolitis auftreten.

Welchem Erreger kommt dabei eine besondere Bedeutung zu?

(A) Clostridium difficile
(B) Salmonella typhi
(C) Entamoeba histolytica
(D) Staphylococcus epidermidis
(E) Enterococcus faecalis

H93

8.8 Welche Aussage trifft **nicht** zu?

Pseudomonas aeruginosa liegt im Wirkungsspektrum folgender Antibiotika:

(A) Piperacillin
(B) Ceftazidim
(C) Tobramycin
(D) Erythromycin
(E) Ciprofloxacin

H97

8.9 Welche Eigenschaft trifft für Aminoglycoside **nicht** zu?

(A) Sie wirken bakerizid.
(B) Sie hemmen die Proteinsynthese der Bakterien.
(C) Sie sind in der Regel wirksam gegen Enterobacteriaceae und Pseudomonas aeruginosa.
(D) Sie sind gut wirksam gegen Anaerobier.
(E) Es besteht eine Toxizität gegen das Gehör- und Gleichgewichtsorgan.

F99

8.10 Welche Aussage trifft **nicht** zu?

Typische Indikationen für die Behandlung mit Tetracyclin sind:

(A) Lyme-Borreliose
(B) Harnwegsinfektion durch Pseudomonas aeruginosa
(C) Pneumonie durch Mycoplasma pneumoniae
(D) Ornithose durch Chlamydia psittaci
(E) Urethritis durch Chlamydia trachomatis

F95

8.11 Welche der Zuordnungen von Antibiotika zu Nebenwirkungen trifft **nicht** zu?

(A) Penicilline – Allergie
(B) Tetrazykline – Ototoxizität
(C) Chloramphenicol – Knochenmarksdepression
(D) Rifampicin – Leberschäden
(E) Aminoglykoside – Ototoxizität

H97 H94 **!**

8.12 Die Bildung einer Staphylokokken-Penicillinase ist der häufigste Resistenzmechanismus von Bakterien gegen β-Lactamantibiotika.

Sie wirkt **nicht** gegen

(A) Aminopenicilline
(B) Carboxypenicilline
(C) Isoxazolylpenicilline
(D) Acylaminopenicilline
(E) Penicillin V

H95

8.13 Welche Aussage trifft **nicht** zu?

Die folgenden Antibiotika können zur Behandlung einer anaeroben Infektion in Betracht gezogen werden:

(A) Clindamycin
(B) Mezlocillin
(C) Cefoxitin
(D) Gentamicin
(E) Metronidazol

8.6 (A) 8.7 (A) 8.8 (D) 8.9 (D) 8.10 (B) 8.11 (B) 8.12 (C) 8.13 (D)

F94

8.14 Die Kombination von β-Lactamantibiotika mit β-Lactamaseinhibitoren ist ein therapeutisch wirksames Prinzip,

weil

β-Lactamaseinhibitoren die Produktion von β-Lactamasen durch Bakterien inhibieren.

H96

8.15 Methicillin-resistente Staphylococcus-aureus-Stämme (MRSA) gehören zu den gefürchtetsten Erregern nosokomialer Infektionen,

weil

Methicillinresistenz bei Staphylococcus-aureus-Stämmen die therapeutischen Möglichkeiten drastisch einschränkt.

H96

8.16 Welche Aussagen zur kausalen Behandlung von Infektionen treffen zu?

(1) Die antimikrobielle Therapie bei Infektion mit Mycobacterium tuberculosis ist in der Bundesrepublik Deutschland eine Kombinationstherapie.
(2) Eine antimikrobielle Therapie von Durchfallerkrankungen durch Enteritis-Salmonellen ist nur bei Säuglingen, Kleinkindern, alten Menschen, Abwehrgeschwächten und septischen Verläufen erforderlich.
(3) Zur Behandlung der Syphilis ist Penicillin G das Mittel der Wahl.
(4) Die Behandlung von Infektionen durch Pseudomonas aeruginosa erfordert wegen der breiten natürlichen Resistenz dieses Keimes die Erstellung eines Antibiogramms.
(5) Da eine große Zahl von Staphylococcus-aureus-Stämmen Penicillinase bildet, sollte bis zum Vorliegen des Antibiogramms mit penicillinasefesten Penicillinen behandelt werden.

(A) nur 1 und 3 sind richtig
(B) nur 1, 3 und 5 sind richtig
(C) nur 2, 4 und 5 sind richtig
(D) nur 1, 2, 3 und 4 sind richtig
(E) 1–5 = alle sind richtig

F97

8.17 Welche der folgenden Antibiotika oder Antibiotika-Kombinationen sind für eine Initialtherapie bei Vorliegen einer lobären Pneumonie geeignet, wenn die Pneumonie bei einer vorher gesunden Person und außerhalb des Krankenhauses aufgetreten ist?

(1) Penicillin G
(2) Erythromycin
(3) Cephalosporine
(4) Trimethoprim + Sulfonamid
(5) Aminoglykoside

(A) nur 1, 2 und 3 sind richtig
(B) nur 1, 2 und 4 sind richtig
(C) nur 1, 4 und 5 sind richtig
(D) nur 2, 3 und 5 sind richtig
(E) nur 1, 3, 4 und 5 sind richtig

F93

8.18 Antibiotika zur Therapie einer Peritonitis nach perforierter Appendix sollten in ihrem Wirkungsspektrum folgende Erregerspezies erfassen:

(1) Escherichia coli
(2) Bacteroides fragilis
(3) Clostridium perfringens
(4) Entamoeba coli
(5) Streptococcus faecalis

(A) nur 1 ist richtig
(B) nur 1 und 5 sind richtig
(C) nur 2, 3 und 5 sind richtig
(D) nur 1, 2, 3 und 5 sind richtig
(E) 1–5 = alle sind richtig

F93

8.19 Bei einem Kind mit akuter Angina wird Streptococcus pyogenes (Gruppe A) nachgewiesen.

Welche Therapie ist angezeigt?

(1) Penicillin G
(2) Erythromycin
(3) Chinolone
(4) Chloramphenicol

(A) nur 1 und 2 sind richtig
(B) nur 1 und 3 sind richtig
(C) nur 2 und 3 sind richtig
(D) nur 2 und 4 sind richtig
(E) nur 1, 2 und 3 sind richtig

8.14 (C) 8.15 (A) 8.16 (E) 8.17 (A) 8.18 (D) 8.19 (A)

F96

8.20 Welche Antibiotika sind die Mittel der Wahl bei einer durch Mycoplasma pneumoniae verursachten interstitiellen Pneumonie?

(1) Tetrazykline
(2) Erythromycin
(3) Fluorchinolone
(4) Penicillin G
(5) Amoxicillin und Clavulansäure

(A) nur 1 und 2 sind richtig
(B) nur 1 und 4 sind richtig
(C) nur 1, 2 und 3 sind richtig
(D) nur 2, 3 und 5 sind richtig
(E) nur 3, 4 und 5 sind richtig

H93

8.21 Tetracycline

(1) hemmen die Folsäuresynthese
(2) sind bei Mykoplasmainfektionen wirksam
(3) haben eine stark bakterizide Wirkung
(4) werden bei Anwendung im Kindesalter in den Zähnen abgelagert

(A) nur 1 und 3 sind richtig
(B) nur 2 und 4 sind richtig
(C) nur 3 und 4 sind richtig
(D) nur 1, 2 und 4 sind richtig
(E) 1–4 = alle sind richtig

H93

8.22 Welche der folgenden Antibiotika werden bei Infektionen mit Bacteroides fragilis (Anaerobier) zur Therapie eingesetzt?

(1) Cefoxitin
(2) Gentamicin
(3) Metronidazol
(4) Tetracycline
(5) Clindamycin

(A) nur 1, 2 und 3 sind richtig
(B) nur 1, 3 und 5 sind richtig
(C) nur 1, 4 und 5 sind richtig
(D) nur 2, 3 und 4 sind richtig
(E) nur 2, 4 und 5 sind richtig

F96

8.23 Direkt hemmend auf die Nukleinsäuresynthese von Bakterien wirken:

(1) Cephalosporine
(2) Gentamicin
(3) Rifampicin
(4) Tetracyclin
(5) Chloramphenicol

(A) nur 3 ist richtig
(B) nur 4 und 5 sind richtig
(C) nur 1, 2 und 5 sind richtig
(D) nur 2, 3 und 5 sind richtig
(E) 1–5 = alle sind richtig

F96 **!**

8.24 Welche Aussagen über die antibiotikainduzierte pseudomembranöse Kolitis treffen zu?

(1) Der Erreger ist Clostridium histolyticum.
(2) Der Erreger ist Clostridium difficile.
(3) Der Erreger kann auch bei Gesunden aus dem Stuhl isoliert werden.
(4) Die antibiotikainduzierte Kolitis tritt nur nach Therapie mit Makrolidantibiotika auf.
(5) Therapie der Wahl ist Vancomycin.

(A) nur 2 ist richtig
(B) nur 2 und 3 sind richtig
(C) nur 1, 4 und 5 sind richtig
(D) nur 2, 3 und 5 sind richtig
(E) nur 2, 4 und 5 sind richtig

H95 **!**

8.25 Penicillin G ist nach wie vor Mittel der ersten Wahl bei Infektionen durch

(1) Streptokokken der Gruppe A
(2) Treponema pallidum
(3) Mycoplasma pneumoniae
(4) Streptococcus pneumoniae
(5) Haemophilus influenzae

(A) nur 1 ist richtig
(B) nur 1 und 2 sind richtig
(C) nur 1, 2 und 4 sind richtig
(D) nur 3, 4 und 5 sind richtig
(E) 1–5 = alle sind richtig

8.20 (A) 8.21 (B) 8.22 (B) 8.23 (A) 8.24 (D) 8.25 (C)

H94

8.26 Antibiotika bzw. antibakterielle Chemotherapeutika, deren Anwendung besonders in der Neugeborenenperiode wegen möglicher gravierender, unerwünschter Nebenwirkungen sorgfältig abgewogen werden muß, sind:

(1) Tetracyclin
(2) Chinolone
(3) Sulfonamide

(A) nur 1 ist richtig
(B) nur 2 ist richtig
(C) nur 3 ist richtig
(D) nur 1 und 3 sind richtig
(E) 1–3 = alle sind richtig

H97 H94 !

8.27 Indikationen für Vancomycin sind:

(1) Oxycillin-resistente schwere Staphylokokken-Infektion
(2) pseudomembranöse Enterokolitis
(3) Legionellose
(4) Borreliose
(5) Tuberkulose

(A) nur 1 ist richtig
(B) nur 2 ist richtig
(C) nur 1 und 2 sind richtig
(D) nur 1, 2 und 3 sind richtig
(E) nur 2, 3, 4 und 5 sind richtig

F95

8.28 Welche der genannten Antibiotika sind zur Initialtherapie einer bakteriellen Meningitis im Kindesalter angezeigt?

(1) Gentamicin
(2) Cephalosporine der 3. Generation
(3) Chinolone
(4) Erythromycin

(A) nur 2 ist richtig
(B) nur 3 ist richtig
(C) nur 1 und 3 sind richtig
(D) nur 1 und 4 sind richtig
(E) nur 2 und 4 sind richtig

8.11 Antimykotika

F97

8.29 Griseofulvin ist wirksam gegen

(1) Dermatophyten
(2) Hefen
(3) Schimmelpilze

(A) nur 1 ist richtig
(B) nur 2 ist richtig
(C) nur 3 ist richtig
(D) nur 1 und 2 sind richtig
(E) nur 1 und 3 sind richtig

8.12 Fragen aus Examen Herbst 2000

H00

8.30 **Keine** teratogenen Wirkungen beim Menschen sind bekannt von

(A) Alkohol
(B) Dicumarinen
(C) Penicillin
(D) Thalidomid
(E) Retinoiden

9 Parasitologie

9.1 Protozoonosen (Flagellaten)

9.2 Protozoonosen (Rhizopoden)

F00 !

9.1 Welche Formen der Entamoeba histolytica sind für den Menschen infektiös?

(A) Minutaformen
(B) Sporen
(C) Magnaformen
(D) Sporozoiten
(E) Zysten

8.26 (E) 8.27 (C) 8.28 (A) 8.29 (A) 8.30 (C) 9.1 (E)

H98 F96 !

9.2 Gegen welchen der folgenden Erreger muß die initiale Chemotherapie einer Sepsis, die von der Gallenblase ausgeht, wirksam sein?

(A) Escherichia coli
(B) Streptococcus agalactiae
(C) Helicobacter pylori
(D) Streptococcus pyogenes
(E) Entamoeba histolytica

F00 !

9.3 Welche der Zuordnungen von Protozoen zu Erkrankungen trifft **nicht** zu?

(A) Giardia lamblia – Durchfälle
(B) Trypanosoma cruzi – Herzmuskelerkrankungen
(C) Leishmania tropica – Hauterkrankungen
(D) Entamoeba histolytica– sog. Leberabszess
(E) Toxoplasma gondii – Nierenzysten

F98 !

9.4 Welche Feststellung zu den Leishmaniasen trifft **nicht** zu?

(A) Leishmaniasen werden durch blutsaugende Insekten (Phlebotomen) übertragen.
(B) Bei der Kala-Azar vermehren sich die Leishmanien in der Milz, der Leber, den Lymphknoten und im Knochenmark.
(C) Leishmaniasen treten nur im Orient auf.
(D) Die viszerale, generalisierte Infektion führt zu Erkrankungen, die man als Kala-Azar bezeichnet.
(E) Eine lokale Infektion mit kutaner Manifestation nennt man auch Orientbeule.

H98 !!

9.5 Welche Feststellung zur Chagas-Krankheit trifft **nicht** zu?

(A) Erreger ist Trypanosoma brucei gambiense.
(B) Die Infektion kommt in Süd- und Mittelamerika vor.
(C) Erregerreservoire sind unter den Haustieren Hund und Katze.
(D) Die Parasiten dringen aus der Blutbahn in Zellen des retikulohistiozytären Systems sowie in die Skelett- und Herzmuskulatur.
(E) In der chronischen Phase der Erkrankung können Kardiopathien mit Erweiterung des Herzens (Kardiomegalie) auftreten.

H96

9.6 Welche Feststellung zur Amoebiasis trifft **nicht** zu?

(A) Der Erreger ist Entamoeba histolytica.
(B) Alle Formen (Stadien) des Erregers sind pathogen.
(C) Pathologisch-anatomisches Substrat der akuten Amöbenruhr sind Dickdarmulzera.
(D) Zu den Komplikationen der Erkrankung gehören sog. Leberabszesse.
(E) Metronidazol ist das Mittel der Wahl zur Behandlung akuter oder rezidivierender dysenterischer und extraintestinaler Amoebiasis.

H96

9.7 Welche Feststellung zur Schlafkrankheit trifft **nicht** zu?

(A) Erreger ist Trypanosoma cruzi.
(B) Überträger ist die Tsetsefliege (eine Glossina-Art).
(C) Die Schlafkrankheit ist ausschließlich in Afrika endemisch.
(D) Im fortgeschrittenen Stadium der Erkrankung treten neurologische Störungen auf.
(E) Rezidive beruhen auf raschem Antigenwandel der Erreger.

9.2 (A) 9.3 (E) 9.4 (C) 9.5 (A) 9.6 (B) 9.7 (A)

F97 **!**

9.8 Welche Feststellung zu den Leishmaniasen trifft **nicht** zu?

(A) Neben der viszeralen und kutanen Form existiert eine mukokutane Leishmaniasis.
(B) Leishmaniasen der Alten Welt sind ausschließlich viszerale Formen, Leishmaniasen der Neuen Welt kutane Formen.
(C) Bei der viszeralen Leishmaniase kommen nicht nur der Mensch, sondern auch Hund und Schakal als Erregerreservoir in Betracht.
(D) Sie werden von Phlebotomen übertragen.
(E) Als Chemotherapeutika stehen Antimonpräparate zur Verfügung.

H96

9.9 Welche Feststellung zur Trichomonias trifft **nicht** zu?

(A) Die Erreger gehören zu den Flagellaten.
(B) Die Übertragung erfolgt durch Sexualverkehr.
(C) Auch der männliche Genitaltrakt kann befallen sein.
(D) Die spezifische Diagnose wird durch die Komplementbindungsreaktion gestellt.
(E) Mittel der Wahl zur Therapie ist Metronidazol.

F96

9.10 Bei einer Patientin mit blutigen Diarrhöen kommen als mikrobielle Ursachen in Frage:

(1) Enterotoxin-produzierende Escherichia coli (ETEC)
(2) Vibrio cholerae
(3) Campylobacter jejuni
(4) Shigella dysenteriae
(5) Giardia lamblia

(A) nur 2 ist richtig
(B) nur 3 und 4 sind richtig
(C) nur 1, 2 und 3 sind richtig
(D) nur 2, 3 und 4 sind richtig
(E) nur 3, 4 und 5 sind richtig

H98 **!**

9.11 Welche Aussagen zum Befall des Menschen mit Entamoeba histolytica treffen zu?

(1) Infektiös sind die im Stuhl ausgeschiedenen Zysten.
(2) Infektiös sind die im Stuhl ausgeschiedenen Trophozoiten.
(3) Zahlreiche Haustiere des Menschen können Zwischenwirt des Erregers sein.
(4) Die Diagnose einer extraintestinalen Amöbiasis kann in der Regel serologisch bestätigt werden.

(A) nur 1 und 2 sind richtig
(B) nur 1 und 3 sind richtig
(C) nur 1 und 4 sind richtig
(D) nur 2 und 3 sind richtig
(E) nur 2 und 4 sind richtig

F95

9.12 Bei welchen Durchfallerregern ist Invasivität ein besonderes Pathogenitätsmerkmal?

(1) Shigella-Arten
(2) Clostridium difficile
(3) gastroenteritische Salmonellen
(4) Campylobacter jejuni
(5) Entamoeba histolytica

(A) nur 1 und 5 sind richtig
(B) nur 2 und 5 sind richtig
(C) nur 1, 4 und 5 sind richtig
(D) nur 2, 3 und 4 sind richtig
(E) nur 1, 2, 4 und 5 sind richtig

9.3 Protozoonosen (Sporozoen)

H97

9.13 Welche Abbildung zeigt einen oder mehrere Trophozoiten von Toxoplasma gondii?

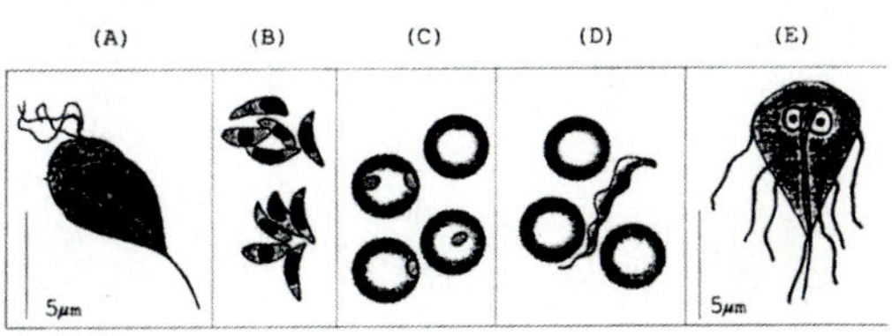

9.8 (B) 9.9 (D) 9.10 (B) 9.11 (C) 9.12 (C) 9.13 (B)

A trichomonas
C ery mit p. falciparum
D trypanosomen
E giardia lamblia

H98 H94 !

9.14 Der Endotoxinschock durch Lipopolysaccharide ist eine gefürchtete Komplikation im Verlaufe einer Infektion.

Er kann auftreten nach einer Infektion mit

(A) Staphylococcus aureus
(B) Streptococcus pneumoniae
(C) Neisseria meningitidis
(D) Corynebacterium diphtheriae
(E) Plasmodium malariae

F95

9.15 Welches Entwicklungsstadium des Erregers gelangt bei der Übertragung der Malaria auf den Menschen in den Blutkreislauf?

(A) Gameten
(B) Schizonten
(C) Sporozoiten
(D) Merozoiten
(E) Trophozoiten

F96

9.16 Welche mikrobiologische Untersuchung müssen sie bei Verdacht auf eine akute Toxoplasmainfektion beim immunkompetenten Patienten veranlassen?

(A) Anzucht des Erregers aus dem Stuhl
(B) Anzucht des Erregers aus dem Blut
(C) mikroskopische Darstellung des Parasiten im „dicken Tropfen" aus dem Blut
(D) Antikörpernachweis
(E) Nachweis der Oozysten im Stuhl

F99

9.17 Sofortige Antitoxingabe ist indiziert bei klinisch begründetem Verdacht auf

(A) Listerien-Meningitis
(B) Diphtherie
(C) Scharlach
(D) Typhus
(E) Malaria tropica

H99

9.18 Welche Aussage über Plasmodium falciparum trifft **nicht** zu?

(A) Die von der Anopheles-Mücke übertragene Form des Parasiten bezeichnet man als Sporozoiten.
(B) Der primäre Vermehrungsort der Parasiten im menschlichen Organismus ist die Leber.
(C) Durch Merozoiten infizierte Erythrozyten bilden an der Zelloberfläche Strukturen aus, die eine starke Adhäsion dieser Zellen an Kapillarendothelien herbeiführen.
(D) Der mikroskopische Nachweis der Plasmodien im Blut sichert die Diagnose einer Malaria.
(E) Gegen den Parasiten existiert eine sicher wirksame Impfung.

H99 !

9.19 Welche Aussage trifft **nicht** zu?

Cryptosporidien

(A) sind bei Mensch und Wirbeltieren weltweit verbreitet
(B) werden als Oozysten fäkal-oral auf den Menschen übertragen
(C) können langanhaltende, lebensbedrohliche Diarrhöen bei AIDS-Patienten verursachen
(D) verursachen bei Immunkompetenten kurzzeitig Diarhöen oder eine symptomlose Infektion
(E) sind in der Regel gegen Tetracyclin oder Gyrasehemmer sensibel

H97

9.20 Welche Aussage zur Malaria quartana trifft **nicht** zu?

(A) Die Malaria quartana ist – im Vergleich zu den anderen Malariaformen – häufig.
(B) Erreger ist Plasmodium malariae.
(C) Es gibt erythrozytäre Formen.
(D) Das Fieberintervall beträgt etwa 72 Stunden.
(E) Spätrezidive können noch nach sehr langer Zeit (10–20 Jahre) auftreten.

9.14 (C) 9.15 (C) 9.16 (D) 9.17 (B) 9.18 (E) 9.19 (E) 9.20 (A)

F96

9.21 Welche Aussage trifft **nicht** zu?

Für Malaria gelten folgende Feststellungen:

(A) Sie ist eine der bedeutendsten Infektionskrankheiten des Menschen.
(B) Die Infektion erfolgt durch Sporozoiten.
(C) Die Fieberanfälle werden durch die erythrozytäre Schizogonie verursacht.
(D) Der Zyklus entsteht nach Aufnahme von Gametozyten aus Menschenblut.
(E) Die Chemoprophylaxe der Malaria zielt auf die Inaktivierung der Sporozoiten.

F97

9.22 Welche der folgenden Krankheiten wird **nicht** vom Tier auf den Menschen übertragen?

(A) Toxoplasmose
(B) Typhus
(C) Psittakose
(D) Listeriose
(E) Brucellose

F97

9.23 Welche Feststellung zur Malaria tropica trifft **nicht** zu?

(A) In unbehandelten Fällen sind maximal 5 % der Erythrozyten befallen.
(B) In manchen Erythrozyten sieht man mehrere Ringformen der Parasiten.
(C) Vom Erreger infizierte Erythrozyten können sich zusammenballen und die Kapillaren verlegen.
(D) Die Diagnose erfolgt durch mikroskopische Untersuchung eines Blutausstriches und eines „dicken Tropfens".
(E) Differentialdiagnostisch ist der Nachweis von Gametozyten im Blut wichtig.

H95

9.24 Welche Aussage zur Toxoplasmose trifft **nicht** zu?

(A) Erreger: In der Darmwand des Menschen findet die geschlechtliche Vermehrung des Erregers statt.
(B) Epidemiologie: Die Infektion kann durch den Verzehr rohen Fleisches erfolgen.
(C) Klinik: Das Risiko für eine intrauterine Infektion eines Feten nimmt mit der Dauer der Schwangerschaft zu.
(D) Diagnostik: Sie beruht – bei Vorliegen einer frischen Infektion – auf dem Nachweis von Antikörpern der IgM-Klasse.
(E) Therapie: Pyrimethamin plus Sulfonamid.

H95

9.25 Welche Aussage zur Malaria trifft **nicht** zu?

(A) Die Infektion wird durch den Stich einer infizierten weiblichen Anophelesmücke übertragen.
(B) Malaria kommt in der Bundesrepublik Deutschland als Krankheitsfall auch heute noch vor.
(C) Man unterscheidet vier menschenpathogene Erreger: Plasmodium vivax, Plasmodium malariae, Plasmodium falciparum und Plasmodium ovale.
(D) Infektionen mit Plasmodium vivax führen im Vergleich mit anderen Plasmodiumarten zu einer besonders hohen Letalität.
(E) Die Parasiten schädigen die Erythrozyten.

H95

9.26 Welche Aussage zur viszeralen Leishmaniose trifft **nicht** zu?

(A) Erreger: Leishmania donovani
(B) Epidemiologie: Die Übertragung erfolgt durch Phlebotomen
(C) Klinik: Fieberschübe, Hepatosplenomegalie, Gammaglobulinfraktion vermehrt
(D) Diagnose: am sichersten direkter Parasitennachweis in Giemsa-gefärbten Knochenmarksausstrichen
(E) Therapie: Metronidazol

9.21 (E) 9.22 (B) 9.23 (A) 9.24 (A) 9.25 (D) 9.26 (E)

F98

9.27 Bei der Malaria tropica kann es zu letalen zerebralen Mikrozirkulationsstörungen kommen,

weil

bei der Malaria tropica die mit Parasiten besiedelten Erythrozyten die Hirnkapillaren verstopfen können.

H94 *!*

9.28 Welche der folgenden Erkrankungen beruhen in der Regel auf einer endogenen Infektion?

(1) Infektionen durch Staphylococcus epidermidis bei Patienten mit Venenkathetern
(2) Soor
(3) Endocarditis lenta
(4) Aktinomykose
(5) kutane Leishmaniase (Leishmaniose)

(A) nur 2 und 3 sind richtig
(B) nur 3 und 4 sind richtig
(C) nur 1, 2 und 4 sind richtig
(D) nur 1, 2, 3 und 4 sind richtig
(E) 1–5 = alle sind richtig

H97 *!*

9.29 Das Anlegen von Blutkulturen ist sinnvoll zur Diagnose von:

(1) Typhus abdominalis
(2) Endocarditis lenta
(3) Lungentuberkulose
(4) Toxoplasmose
(5) Kryptosporidiose

(A) nur 1 und 2 sind richtig
(B) nur 1 und 5 sind richtig
(C) nur 2 und 3 sind richtig
(D) nur 3 und 4 sind richtig
(E) nur 1, 3 und 5 sind richtig

F98 *!*

9.30 Welche Maßnahmen werden zur Zeit weltweit zur Infektionsprophylaxe der Malaria eingesetzt?

(1) Repellents (Insektenabwehrmittel)
(2) Moskitonetz
(3) Schutzimpfung
(4) Chemoprophylaxe
(5) Abkochen des Trinkwassers

(A) nur 1 und 4 sind richtig
(B) nur 2 und 3 sind richtig
(C) nur 1, 2 und 4 sind richtig
(D) nur 1, 2, 4 und 5 sind richtig
(E) 1–5 = alle sind richtig

H97

9.31 Ein Patient kommt von einem Kurztrip in die Tropen (Kenia) mit Fieber bis 40 °C und Oberbauchbeschwerden zurück.
Was könnte Ihnen die Differentialdiagnose zwischen Malaria und Typhus in der ersten Krankheitswoche erleichtern?

(1) Mikroskopie eines „dicken Tropfens"
(2) Blutkultur
(3) Stuhlkultur
(4) Liquorkultur

(A) nur 1 und 2 sind richtig
(B) nur 1 und 4 sind richtig
(C) nur 2 und 3 sind richtig
(D) nur 3 und 4 sind richtig
(E) nur 1, 2 und 3 sind richtig

H98 *!*

9.32 Bei Verdacht auf welche Krankheit ist es immer sinnvoll, eine Blutkultur anzulegen?

(1) Typhus
(2) Lobärpneumonie
(3) Lungentuberkulose
(4) Endokarditis
(5) Malaria

(A) nur 1, 2 und 3 sind richtig
(B) nur 1, 2 und 4 sind richtig
(C) nur 1, 4 und 5 sind richtig
(D) nur 2, 3 und 5 sind richtig
(E) nur 3, 4 und 5 sind richtig

9.27 (A) 9.28 (D) 9.29 (A) 9.30 (C) 9.31 (A) 9.32 (B)

9.4 Helminthosen (Trematoden)

9.5 Helminthosen (Zestoden)

9.6 Helminthosen (Nematoden)

H99 **!**

9.33 Die „tracheale Wanderung" ist charakteristisch für

(A) Ascaris lumbricoides
(B) Echinococcus multilocularis
(C) Schistosoma mansoni
(D) Schistosoma japonicum
(E) Wuchereria bancrofti

F00 **!!**

9.34 Welcher Parasit wird im Regelfall als Ei auf den Menschen übertragen?

(A) Toxoplasma gondii
(B) Schistosoma haematobium
(C) Taenia saginata
(D) Trichinella spiralis
(E) Enterobius vermicularis

F95 **!**

9.35 Wie wird Enterobius vermicularis typischerweise auf den Menschen übertragen?

(A) oral durch Eier
(B) oral durch verkapselte Larven
(C) durch perkutan eindringende Larven
(D) oral durch Finne
(E) durch Larven (Insektenstich)

H94

9.36 Wuchereria bancrofti wird auf den Menschen folgendermaßen übertragen:

(A) Infektion oral durch Eier
(B) Infektion oral durch verkapselte Larven
(C) Infektion durch Mikrofilarien (Insektenstich)
(D) Infektion oral durch Finnen
(E) Infektion durch perkutan eindringende Larven

F00

9.37 Welcher der folgenden Parasiten vermehrt sich **nicht** im Darm des Menschen?

(A) Ancylostoma duodenale
(B) Ascaris lumbricoides
(C) Echinococcus multilocularis
(D) Taenia saginata
(E) Taenia solium

H99 **!**

9.38 Was trifft **nicht** zu?

Während des Aufenthaltes in einem Epidemiegebiet ist die Vermeidung von Insektenstichen eine sinnvolle Prophylaxe zur Verhütung von Infektionen mit

(A) Trypanosoma brucei gambiense
(B) Onchocerca volvulus
(C) Leishmania trophica
(D) Wuchereria bancrofti
(E) Schistosoma haematobium

F96

9.39 Welche der Zuordnungen von pathogenen Würmern oder ihren Larven zu Erregerreservoiren oder Zwischenwirten trifft **nicht** zu?

(A) Schistosoma haematobium – Schnecken
(B) Onchocerca volvulus – Insekten
(C) Enterobius vermicularis – infizierter Mensch
(D) Ancylostoma duodenale – Schwein
(E) Echinococcus granulosus – Hund

H96

9.40 Welche Feststellung zur Onchocerciasis trifft **nicht** zu?

(A) Erreger ist Filaria bancrofti.
(B) Überträger sind Simulium-Arten (Kriebelmücken).
(C) Die Mikrofilarien verbreiten sich über die Lymphspalten der Haut.
(D) Die erwachsenen, geschlechtsreifen Filarien besiedeln zu mehreren in Knäueln aufgerollt das Unterhautbindegewebe.
(E) Der Befall der Augen kann zur Erblindung führen.

9.33 (A) 9.34 (E) 9.35 (A) 9.36 (C) 9.37 (C) 9.38 (E) 9.39 (D) 9.40 (A)

H94 **!!**

9.41 Welche der Zuordnungen von Würmern zu bestimmten Erkrankungen trifft **nicht** zu?

(A) Onchocerca volvulus – Flußblindheit
(B) Echinococcus granulosus – Leberzysten
(C) Taenia solium – Zystizerkose
(D) Ascaris lumbricoides – Leberabszeß
(E) Ancylostoma duodenale – Anämien

H94 **!**

9.42 Welche Zuordnung einer Harnwegsinfektion zu einem Erreger ist **nicht** richtig?

(A) Urethritis – Chlamydia trachomatis
(B) Urethritis – Neisseria gonorrhoeae
(C) akute hämorrhagische Zystitis – Schistosoma haematobium
(D) Zystitis – Campylobacter fetus subsp. fetus
(E) Zystitis – Escherichia coli

F99 **!**

9.43 Welche Aussage zum Rinderbandwurm trifft **nicht** zu?

(A) Die wissenschaftliche Bezeichnung ist Taenia saginata.
(B) Infektionsfähige Larven (Finnen) findet man in der Muskulatur der Rinder.
(C) Die Übertragung auf den Menschen erfolgt meist über rohes Rindfleisch.
(D) Die Eier werden zusammen mit abgestoßenen Bandwurmgliedern mit dem Stuhl ausgeschieden.
(E) Die Eier lassen sich lichtmikroskopisch mit ausreichender Sicherheit von denen des Schweinebandwurms unterscheiden.

F99 **!**

9.44 Welche Aussage über Echinococcus multilocularis trifft **nicht** zu?

(A) Er ist ein Darmparasit vor allem des Fuchses.
(B) Die Infektion erfolgt durch perorale Aufnahme der Eier.
(C) Vor allem die Leber des Menschen wird von der Larve befallen.
(D) Die Zeitspanne zwischen der Infektion des Menschen und dem Auftreten von Krankheitserscheinungen beträgt in der Regel 2–3 Wochen.
(E) Die Diagnose wird durch bildgebende Verfahren und serologisch gestellt.

H94

9.45 Welche Zuordnung von Erregern tropischer Infektionen zu ihren Überträgern trifft **nicht** zu?

(A) Onchocerca volvulus – Simulium-Arten
(B) Trypanosoma cruzi – Triatoma-Arten (Raubwanzen)
(C) Leishmania donovani – Phlebotomus-Arten
(D) Yersinia pestis – Aedes-Arten
(E) Plasmodium falciparum – Anopheles-Arten

F97

9.46 Welche Feststellung zur Bilharziose trifft **nicht** zu?

(A) Die über die Blase ausgeschiedenen Wurmeier entwickeln sich in Gewässern zu Larven (Miracidium), die einen Zwischenwirt (Schnecke) befallen.
(B) Die in den Schnecken gebildeten Zerkarien werden ausgeschieden und können den Menschen durch die Haut hindurch infizieren.
(C) Die adulten Schistosomen sind getrenntgeschlechtlich.
(D) Die Schistosomiasis ist eine auf das Urogenitalsystem beschränkte Infektion.
(E) Mittel der Wahl gegen Wurmformen ist Praziquantel.

F97

9.47 Welche Zuordnung eines Parasiten zu einem typischen Symptom der Infektion trifft **nicht** zu?

(A) Onchocerca volvulus – Erblindung
(B) Wuchereria bancrofti – Elephantiasis
(C) Ancylostoma duodenale – Eisenmangelanämie
(D) Trichinella spiralis – Muskelschmerzen
(E) Enterobius vermicularis – Leberzysten

9.41 (D) 9.42 (D) 9.43 (E) 9.44 (D) 9.45 (D) 9.46 (D) 9.47 (E)

H97 !

9.48 Welche Feststellung zur zystischen Echinokokkose trifft **nicht** zu?

(A) Der Mensch ist Endwirt.
(B) Die Infektion des Menschen erfolgt in der Regel durch orale Aufnahme der vom Hund ausgeschiedenen Eier.
(C) „Echinococcus cysticus" ist das Finnenstadium des Hundebandwurms.
(D) Der Inhalt der Echinokokkenblase (Hydatide) ist in der Regel infektiös.
(E) Pathologisch-anatomisches Substrat der Erkrankungen bei Infektionen mit E. granulosus sind Zystenbildungen meistens in der Leber.

H97

9.49 Welche Zuordnung von Parasitosen zu Überträgern bzw. zur Infektionsquelle trifft **nicht** zu?

(A) Kala Azar – Phlebotomus-Arten
(B) Chagas-Krankheit – Raubwanzen
(C) Toxoplasmose – rohes Schweinefleisch
(D) Malaria – Anopheles-Arten
(E) Onchozerkiasis – Aedes-Arten

H98 !!

9.50 Welche Aussage trifft **nicht** zu?

Folgende Krankheitserreger werden durch Arthropoden auf den Menschen übertragen:

(A) Leishmania donovani
(B) Trypanosoma gambiense
(C) Wuchereria bancrofti
(D) Toxoplasma gondii
(E) Rickettsia prowazekii

F98

9.51 Welche Feststellung zur Infektion mit Echinococcus multilocularis trifft **nicht** zu?

(A) Echinococcus multilocularis ist ein Parasit des Fuchses.
(B) Die Finne ist eine infektionsfähige Larve.
(C) Im Fuchskot können Eier ausgeschieden werden und durch Genuß verseuchter Waldbeeren und Pilze in den menschlichen Organismus gelangen.
(D) Pathologisch-anatomisches Substrat der Erkrankung ist eine große, gut abgegrenzte Zyste in der Leber.
(E) Eine Chemotherapie mit Mebendazol sollte versucht werden.

F94

9.52 Welche Parasiten infizieren im Larvenstadium den Menschen?

(1) Schistosoma haematobium
(2) Trichinella spiralis
(3) Ancylostoma duodenale
(4) Enterobius vermicularis
(5) Echinococcus granulosus

(A) nur 1 und 2 sind richtig
(B) nur 1, 2 und 3 sind richtig
(C) nur 2, 3 und 4 sind richtig
(D) nur 2, 4 und 5 sind richtig
(E) nur 3, 4 und 5 sind richtig

H94 !

9.53 Welche Aussagen über die Bilharziose sind richtig?

(1) Die Erreger sind Würmer.
(2) Die Larven der Erreger durchdringen in schneckenbesiedelten Gewässern die Haut des Menschen.
(3) Im Wirtsorganismus findet man die Erreger in den Venen des Darmes oder der Harnblase.
(4) Die Diagnose erfolgt durch mikroskopischen Nachweis der Eier der Erreger im Stuhl oder im Urin.
(5) Außerhalb Ägyptens tritt die Krankheit nicht auf.

(A) nur 1, 2 und 5 sind richtig
(B) nur 1, 3 und 4 sind richtig
(C) nur 1, 2, 3 und 4 sind richtig
(D) nur 2, 3, 4 und 5 sind richtig
(E) 1–5 = alle sind richtig

9.48 (A) 9.49 (E) 9.50 (D) 9.51 (D) 9.52 (B) 9.53 (C)

F94

9.54 Leberabszesse oder Leberzysten sind schwere Komplikationen einiger parasitärer Erkrankungen.

Verursachende Parasiten sind typischerweise:

(1) Taenia saginata
(2) Entamoeba histolytica
(3) Echinicoccus granulosus
(4) Cryptosporidium spec.
(5) Enterobius vermicularis

(A) nur 1 und 2 sind richtig
(B) nur 1 und 3 sind richtig
(C) nur 2 und 3 sind richtig
(D) nur 2 und 4 sind richtig
(E) nur 3 und 5 sind richtig

H98 !

9.55 Die Übertragung der Parasiten auf den Menschen erfolgt folgendermaßen:

(1) Taenia saginata – oral durch Finnen
(2) Schistosoma haematobium – Übertragung der Larven durch Insektenstich
(3) Echinococcus granulosus und Echinococcus multilocularis – oral durch Bandwurmeier

(A) nur 1 ist richtig
(B) nur 3 ist richtig
(C) nur 1 und 3 sind richtig
(D) nur 2 und 3 sind richtig
(E) 1–3 = alle sind richtig

9.7 Fragen aus Examen Herbst 2000

H00 !

9.56 Der Endotoxinschock durch Lipopolysaccharide ist eine gefürchtete Komplikation im Verlaufe einer Infektion mit

(A) Staphylococcus aureus
(B) Streptococcus pneumoniae
(C) Neisseria meningitidis
(D) Clostridium tetani
(E) Plasmodium malariae

H00 !

9.57 Welcher Erreger wird **nicht** ausschließlich oral übertragen?

(A) Ancylostoma duodenale
(B) Ascaris lumbricoides
(C) Echinococcus multilocularis
(D) Taenia saginata
(E) Trichinella spiralis

H00

9.58 Welcher der nachstehend angeführten Erreger ist Ursache einer bakteriellen intestinalen Infektion?

(A) Gardia lamblia (Lamblia intestinalis)
(B) Entamoeba histolytica
(C) Schistosoma mansoni
(D) Escherichia coli
(E) Histoplasma capsulatum

H00

9.59 Welchen Erreger umfasst das Wirkspektrum von Metronidazol **nicht**?

(A) Bacteroides fragilis
(B) Streptococcus pyogenes
(C) Entamoeba histolytica
(D) Giardia lamblia
(E) Trichomonas vaginalis

H00 !!

9.60 Leishmania donovani wird übertragen von

(A) Anopheles sp. (Mücke)
(B) Ixodes ricinus (Zecke)
(C) Pediculus humanus corporis (Laus)
(D) Phlebotomus sp. (Sandmücke)
(E) Sarcoptes scabiei (Milbe)

H00 !!

9.61 Erreger einer Zooanthroponose (Zoonose) ist:

(A) Treponema pallidum
(B) Toxoplasma gondii
(C) Entamoeba histolytica
(D) Trichomonas vaginalis
(E) Enterobius vermicularis

9.54 (C) 9.55 (C) 9.56 (C) 9.57 (A) 9.58 (D) 9.59 (B) 9.60 (D) 9.61 (B)

H00 !

9.62 Welche Maßnahme ist zur mikrobiologischen Diagnose einer schweren Malaria tropica indiziert?

(A) Giemsa-Färbung eines Blutausstriches
(B) Blutkultur
(C) Nachweis spezifischer Antikörper
(D) Tierversuch unter Verwendung von Meerschweinchen
(E) Intrakutan-Test mit abgetöteten Malaria-Plasmodien

10 Antiprotozoenmittel und Anthelminthika

F96

10.1 Welche Aussage trifft **nicht** zu?

Die folgenden Substanzen werden zur Therapie der Malaria tropica eingesetzt:

(A) Metronidazol
(B) Mefloquin
(C) Chinin
(D) Tetracyclin
(E) Pyrimethamin-Sulfonamid

F95

10.2 Bei der Malaria tertiana ist nach einer Therapie mit 4-Aminochinolinen (Chloroquin) die Gefahr eines Rezidivs gering,

weil

beim Erreger der Malaria tertiana keine Gewebsformen in der Leber existieren.

11 Allgemeine Virologie

F97

11.1 Das Medikament der Wahl bei einer Herpes-Virus-Enzephalitis ist:

(A) Ganciclovir
(B) Azidothymidin
(C) Aciclovir
(D) Amantadin
(E) Tetrazyklin

F96

11.2 Die Vorgänge der Virusvermehrung treten in fester zeitlicher Reihenfolge auf.

Welche Reihenfolge der durch Ziffern symbolisierten Begriffe ist richtig?

(1) Adsorption
(2) Maturation
(3) Penetration
(4) Replikation
(5) Uncoating

(A) 1–3–5–4–2
(B) 1–4–2–5–3
(C) 1–5–3–2–4
(D) 3–5–4–2–1
(E) 4–1–2–5–3

F99

11.3 Für den Ablauf der Replikation aller Viren ist charakteristisch:

(A) Viren behalten während des Replikationszyklus ihre Struktur.
(B) Viren werden durch Kapsidteilung vermehrt.
(C) Viren werden durch zelluläre Mechanismen synthetisiert.
(D) Eine Virus-DNA-Integration in das zelluläre Genom ist erforderlich.
(E) Die Envelope-Struktur der Viren ist Sitz der viralen Polymerase.

9.62 (A) 10.1 (A) 10.2 (E) 11.1 (C) 11.2 (A) 11.3 (C)

F99

11.4 Welche Aussage zu den aufgeführten serologischen Methoden trifft **nicht** zu?

(A) Die Immunodiffusion im Agargel erlaubt die Feststellung der Nichtidentität zweier Antigene.
(B) Beim Neutralisationstest zum Nachweis von Antikörpern gegen das Polio-Virus zerstören Antikörper das Virus.
(C) Die KBR beruht auf einer Eigenschaft des Fc-Stücks von Immunglobulinen.
(D) Enzymimmunteste eignen sich für den Nachweis von Antikörpern und Antigenen.
(E) Antikörper können durch Agglutination von Erythrozyten, die mit Antigenen beschichtet wurden, nachgewiesen werden.

F00 **!!**

11.5 Welche Aussage über genetische Rekombination bei Viren trifft **nicht** zu?

(A) Sie kann auftreten, wenn sich verwandte, genetisch unterschiedliche Viren in der gleichen Zelle vermehren.
(B) Sie führt zur Entstehung neuer Genotypen.
(C) Sie wird durch segmentierte Genome erleichtert.
(D) Sie ist von erheblicher epidemiologischer Bedeutung (Antigenshift).
(E) Sie verursacht erhebliche Probleme bei der Herstellung von Impfstoff zur Masernschutzimpfung.

H94 **!!**

11.6 Welche Aussage über die genetische Rekombination bei Viren trifft **nicht** zu?

(A) Genetische Rekombination ist der Austausch von genetischem Material zwischen zwei Virus-Genomen.
(B) Zur genetischen Rekombination kann es bei der Doppelinfektion einer Zelle durch zwei verwandte, jedoch genetisch unterschiedliche Viren kommen.
(C) Genetische Rekombination führt zum Auftreten von Viren mit verändertem Genotyp.
(D) Bei Viren mit segmentiertem Genom ist die genetische Rekombination erschwert.
(E) Bei Influenzaviren kann genetische Rekombination zwischen human- und tierpathogenen Stämmen stattfinden.

H95

11.7 Welche Aussage trifft **nicht** zu?

Das Viruskapsid

(A) besteht aus Polypeptiden
(B) umschließt das Genom
(C) dient aufgrund seines unterschiedlichen Aufbaues zur Klassifizierung der Viren
(D) dient bei hüllentragenden Viren der Adsorption an die Wirtszelle
(E) induziert die Bildung von spezifischen Antikörpern

H97 F95 **!**

11.8 Welche Aussage trifft **nicht** zu?

Die Virushülle

(A) umschließt direkt das Genom
(B) ist eine virusspezifisch veränderte Membran der Wirtszelle
(C) enthält Antigene
(D) kann durch organische Lösungsmittel entfernt werden
(E) dient der Klassifizierung der Viren

F98 **!!**

11.9 Welche Aussage trifft **nicht** zu?

Genetische Rekombination bei Viren

(A) kann auftreten, wenn sich Viren verschiedener Spezies oder Subtypen in der gleichen Zelle vermehren
(B) führt zur Entstehung neuer Virus-Genotypen
(C) wird durch segmentierte Virus-Genome erschwert
(D) kann bei Influenza-A-Viren erfolgen
(E) ist bei Viruserkrankungen von erheblicher epidemiologischer Bedeutung (Antigenshift)

11.4 (B) 11.5 (E) 11.6 (D) 11.7 (D) 11.8 (A) 11.9 (C)

H95

11.10 Welche Zuordnungen einer antiviral wirksamen Substanz zu einer Virusinfektion bzw. Viruserkrankung sind richtig?

(1) Aciclovir – Windpocken, Zoster
(2) Aciclovir – Herpes labialis
(3) Azidothymidin – HIV-Infektion
(4) Amantadin – Masern

(A) nur 1 und 2 sind richtig
(B) nur 1 und 3 sind richtig
(C) nur 1, 2 und 3 sind richtig
(D) nur 2, 3 und 4 sind richtig
(E) 1–4 = alle sind richtig

F95

11.11 Gamma-Interferon

(1) hemmt die Eklipse („uncoating") von Viren
(2) bewirkt die Hemmung der Synthese von Virusmaterial
(3) wird von Lymphozyten produziert
(4) wirkt in der Regel spezies-spezifisch
(5) wirkt virus-spezifisch

(A) nur 2 und 5 sind richtig
(B) nur 1, 3 und 4 sind richtig
(C) nur 2, 3 und 4 sind richtig
(D) nur 2, 3 und 5 sind richtig
(E) nur 3, 4 und 5 sind richtig

H96 **!**

11.12 Welche der folgenden Viren tragen eine Hüllenmembran (Hülle) und sind daher gegen Desinfektionsverfahren besonders empfindlich?

(1) HIV
(2) Röteln-Viren
(3) Polio-Viren
(4) Influenza-A-Virus
(5) Rota-Virus

(A) nur 1, 2 und 3 sind richtig
(B) nur 1, 2 und 4 sind richtig
(C) nur 1, 3 und 4 sind richtig
(D) nur 2, 4 und 5 sind richtig
(E) nur 3, 4 und 5 sind richtig

H97 **!**

11.13 Lipidhaltige (envelope) Viren sind gegen Umwelteinflüsse besonders empfindlich.

Folgende Viren gehören dazu:

(1) Herpes-Viren
(2) Coxsackie-B-Viren
(3) Hepatitis-A-Viren
(4) Influenza-Viren
(5) HIV

(A) nur 1, 2 und 3 sind richtig
(B) nur 1, 3 und 5 sind richtig
(C) nur 1, 4 und 5 sind richtig
(D) nur 2, 3 und 4 sind richtig
(E) nur 2, 4 und 5 sind richtig

11.10 Fragen aus Examen Herbst 2000

H00 **!**

11.14 Welche Aussage über Aciclovir trifft **nicht** zu?

(A) Der Einbau des Aciclovirtriphosphates in die wachsende Nukleinsäure führt zum Kettenabbruch.
(B) Die selektive Toxizität des Mittels beruht vor allem auf der höheren Affinität zu den viralen Thymidinkinasen.
(C) Der Triphosphat hat zu zellulären DNA-Polymerasen eine höhere Affinität als zu den viralen DNA-Polymerasen.
(D) Das Mittel ist bei Herpes zoster wirksam.
(E) Das Mittel ist bei Herpesenzephalitis wirksam.

11.10 (C) 11.11 (C) 11.12 (B) 11.13 (C) 11.14 (C)

12 Spezielle Virologie

12.1 Poxviridae

12.2 Herpetoviridae

F98 !

Die Henle-Koch-Postulate enthalten die in Liste 1 genannten Verfahrensprinzipien. Diese lassen sich jeweils mit einem Test aus der Liste 2 in Verbindung bringen.

Ordnen Sie die Tests (Liste 2) den Verfahrensprinzipien (Liste 1) zu!

Liste 1

12.1 mikroskopischer Erregernachweis

12.2 Züchtung des Erregers in Reinkultur

12.3 experimentelle Erzeugung der Krankheit

Liste 2

(A) Untersuchung von Reiz-Serum bei Lues-Verdacht
(B) Untersuchung von Patientenserum zur Diagnose der infektiösen Mononukleose
(C) Untersuchung von Stuhl bei Verdacht auf Salmonellen
(D) Untersuchung von Patientenserum bei Verdacht auf Botulismus
(E) Untersuchung von Patientenserum bei Verdacht auf rheumatisches Fieber

H99 F96 !

12.4 Welche Aussage trifft **nicht** zu?

Folgende Erreger werden diaplazentar übertragen:

(A) Neisseria gonorrhoeae
(B) Listeria monocytogenes
(C) Treponema pallidum
(D) Toxoplasma gondii
(E) Zytomegalie-Virus

F94 !

12.5 Welche Aussage trifft **nicht** zu?

Typische Erreger einer durch perinatale Infektion verursachten Erkrankung eines Neugeborenen sind:

(A) Herpes-simplex-Virus Typ 2
(B) Neisseria gonorrhoeae
(C) Lactobacillus acidophilus
(D) Streptokokken der Gruppe B
(E) Chlamydia trachomatis

H99 !

12.6 Welche Aussage über Herpesviridae trifft **nicht** zu?

(A) Herpes corneae wird in der Regel durch Herpes-simplex-Virus Typ 1 hervorgerufen.
(B) Schwerer Varizellenverlauf bei perinatal infizierten Neugeborenen wird nach Windpocken der Mutter in der letzten Schwangerschaftswoche beobachtet.
(C) Die Zytomegalie verläuft bei Kindern zwischen 5 und 15 Jahren meistens klinisch manifest.
(D) Eine Infektion mit dem Epstein-Barr-Virus (Pfeiffersches Drüsenfieber) kann protrahiert verlaufen.
(E) Das gegen Herpes-simplex-Viren und Varicella-Zoster-Virus wirksame Aciclovir ist ein Nucleosid-Analogon.

F97

12.7 Welche Zuordnung eines Virus zu einem Symptom der Erkrankung trifft **nicht** zu?

(A) Zytomegalie-Virus – Pneumonie (bei AIDS)
(B) Herpes-simplex-Virus – Parotitis
(C) Epstein-Barr-Virus – Hepatitis
(D) Varicella-Zoster-Virus – Exanthem
(E) humanes Herpes-Virus Nr. 6 – Exanthema subitum

12.1 (A) 12.2 (C) 12.3 (D) 12.4 (A) 12.5 (C) 12.6 (C) 12.7 (B)

H99 !

12.8 Was trifft **nicht** zu?

Typische perinatal übertragene Erkrankungen sind:

(A) Frühgeborenen-Sepsis durch Zytomegalievirus
(B) Konjunktvitis durch Neisseria gonorrhoeae
(C) Herpes neonatorum durch Herpessimplex-Virus Typ 2
(D) Konjunktivitis durch Chlamydia trachomatis
(E) Early onset-Sepsis durch Streptokokken der Gruppe B

H96

12.9 Welche der Aussagen über Varizellen trifft **nicht** zu?

(A) Das Varizellen-Virus gehört zur Gruppe der Herpes-Viren.
(B) Das Varizellen-Virus ist identisch mit dem Virus, das den Herpes zoster hervorruft.
(C) Eine frühere Varizellen-Infektion schützt vor späterer Herpes-zoster-Erkrankung.
(D) Der Herpes zoster ist Ausdruck der Aktivierung eines seit der Erstinfektion latent in den Spinalganglien angesiedelten Varizellen-Virus.
(E) Zur aktiven Immunisierung wird ein Impfstoff aus attenuierten Viren eingesetzt.

H96

12.10 Welche Aussage über das Herpes-simplex-Virus trifft **nicht** zu?

(A) Typ 1 des Virus ist Erreger der Gingivostomatitis.
(B) Typ 1 des Virus kann schwere Enzephalitis verursachen.
(C) Typ 2 des Virus verursacht vorwiegend Entzündungen im Genitalbereich.
(D) Es kann in Ganglien persistieren.
(E) Es kann Rezidive verursachen, da keine Antikörper gebildet werden.

H95 !

12.11 Welche Zuordnung von Herpes-Viren zur klinischen Symptomatik trifft **nicht** zu?

(A) Zytomegalievirus – Pneumonie bei Immunsupprimierten
(B) humanes Herpesvirus Nr. 6 (HHV-6) – Erythema chronicum migrans
(C) Epstein-Barr-Virus – Fieber, Halsschmerzen, Lymphknotenschwellung
(D) Varicella-Zoster-Virus – Gürtelrose
(E) Herpes-simplex-Virus Typ 1 – Gingivostomatitis

F97

12.12 Welche Aussage über das Zytomegalie-Virus trifft **nicht** zu?

(A) Es ist nach Riesenzellen bezeichnet worden, die man im Speichel nachweisen kann.
(B) Eine intrauterine Übertragung ist möglich.
(C) Eine Übertragung durch Bluttransfusion ist möglich.
(D) Es kann im Organismus persistieren und (z. B. bei AIDS-Kranken) nach Aktivierung Pneumonie verursachen.
(E) Therapeutikum der Wahl ist Aciclovir.

F96

12.13 Welche Aussage über die Varizellen bzw. den Herpes zoster trifft **nicht** zu?

(A) Die Infektion verläuft meist inapparent.
(B) Die Diagnostik kann durch elektronenoptischen Nachweis der Viruspartikel in den Effloreszenzen erfolgen.
(C) Gefährdet sind Neugeborene bei perinataler Infektion.
(D) Ein Herpes zoster kann nicht nur als Gürtelrose, sondern auch als „Zoster oticus“ oder „Zoster ophthalmicus“ in Erscheinung treten.
(E) Bei immunsupprimierten Kindern beschleunigt Aciclovir die Ausheilung und vermindert die Komplikationsrate.

12.8 (A) 12.9 (C) 12.10 (E) 12.11 (B) 12.12 (E) 12.13 (A)

ganciclovir

F99 !!

12.14 Welche Aussage trifft **nicht** zu?

Das Zytomegalie-Virus

(A) kann durch Bluttransfusion übertragen werden
(B) kann intrauterin übertragen werden und Fetopathien verursachen
(C) verursacht bei Gesunden (im späten Kindesalter und bei Erwachsenen) nach Erstinfektion in der Regel eine manifeste Erkrankung
(D) kann das Krankheitsbild einer infektiösen Mononukleose hervorrufen
(E) persistiert lange im Organismus und kann nach Aktivierung infolge immunsuppressiver Behandlung oder AIDS eine Pneumonie verursachen

12.3 Hepadnaviridae

H99 !!

12.15 Die immunologisch-mikrobiologische Diagnostik stützt sich auf Antigen- oder Antikörpernachweise.

Das gilt **nicht** für:

(A) Zytomegalievirus
(B) Hepatitis-B-Virus
(C) Treponema pallidium
(D) Mycobacterium tuberculosos
(E) Toxoplasma gondi

H97

12.16 Welche Art der Infektion ist **am wenigsten** wahrscheinlich?

(A) Salmonella typhimurium – Nahrungsmittelinfektion
(B) Herpes-simplex-Virus-Typ 1 – persistierende Infektion
(C) Pseudomonas aeruginosa – nosokomiale Infektion
(D) Staphylococcus saprophyticus – aerogene Infektion
(E) Hepatits-B-Virus – iatrogene Infektion

H98 !

12.17 Welche Aussage trifft **nicht** zu?

Sinnvolle Maßnahmen zur Diagnosesicherung sind:

(A) HBV – HBsAg-Nachweis
(B) Epstein-Barr-Virus – Antigennachweis im Blutausstrich
(C) Borrelia burgdorferi (Spätphase und chronische Form) – Antikörpernachweis
(D) Candida albicans – Kultur
(E) Cryptococcus neoformans – Antigennachweis

F95 !!

12.18 Welche der folgenden Aussagen zur Hepatitis B trifft **nicht** zu?

(A) Anti-HBs ist der schützende Antikörper.
(B) Der Nachweis von HBe-Antigen spricht für die Infektiosität des Probanden.
(C) Das HBs-Antigen kommt als sog. „Australia-Antigen“ frei im Serum vor.
(D) Gegen die Hepatitis B ist eine aktive Schutzimpfung mit lebenden, attenuierten Viren möglich.
(E) HBsAg-Träger werden vom Blutspenden grundsätzlich ausgeschlossen.

F95

12.19 Welche Aussage trifft **nicht** zu?

Das Delta-Virus

(A) ist ein defektes RNA-Virus
(B) benötigt zur Replikation ein Helfer-Virus
(C) besitzt eine Hülle aus HBs-Antigen
(D) führt bei Infektion HBs-Antigen-negativer Personen zu einer akuten Leberatrophie
(E) verursacht bei Infektionen von klinisch unauffälligen HBs-Antigen-Trägern schwere chronische Leberentzündungen

12.14 (C) 12.15 (D) 12.16 (D) 12.17 (B) 12.18 (D) 12.19 (D)

F99 **!**

12.20 Welche Aussage zur Virushepatitis B trifft **nicht** zu?

(A) Das HB-Virus ist ein DNA-Virus mit einer Hülle.
(B) Das HBe-Antigen ist ein Infektiositätsmarker.
(C) Die Zellschädigung erfolgt durch zytozide Virusreplikation.
(D) Die Infektion kann zu einem Leberzellkarzinom führen.
(E) Antikörper gegen das HBs-Ag sind neutralisierend.

F97

12.21 Welche der folgenden Befunde sind spezifischer Ausdruck einer aktiven Hepatitis-B-Infektion?

(1) Transaminasenerhöhung im Serum
(2) IgM-anti-HBc-Nachweis positiv
(3) anti-HBe-Nachweis positiv
(4) Erhöhung der Bilirubinkonzentration im Serum

(A) nur 2 ist richtig
(B) nur 1 und 2 sind richtig
(C) nur 1 und 3 sind richtig
(D) nur 1, 2 und 4 sind richtig
(E) 1–4 = alle sind richtig

12.4 Adenoviridae

12.5 Papovaviridae

12.6 Parvoviridae

12.7 Reoviridae

H94

12.22 Welche der folgenden Erkrankungen wird typischerweise durch Parvovirus B19 hervorgerufen?

(A) Pharyngitis
(B) Erythema infectiosum
(C) Meningitis
(D) Zystitis
(E) Erythema chronicum migrans

H98

12.23 Welche sind die häufigsten Erreger der „grippalen" Infekte?

(A) Adeno-Viren
(B) Parvo-Viren
(C) Rota-Viren
(D) Herpes-Viren
(E) Papova-Viren

F99

12.24 Als Erreger einer hämorrhagischen Kolitis beim Erwachsenen kommt am ehesten in Betracht:

(A) Rota-Virus
(B) Clostridium botulinum
(C) Enterococcus faecalis
(D) Enterobacter cloacae
(E) Entamoeba histolytica

F00 H95 **!!**

12.25 Welche Aussage über Infektionen mit dem Rotavirus trifft **nicht** zu?

(A) Es werden vor allem Säuglinge und Kleinkinder infiziert.
(B) Als Komplikation ist die Rotavirusnephritis gefürchtet.
(C) Die Infektion tritt in der Bundesrepublik Deutschland gehäuft in den Wintermonaten auf.
(D) Das Virus vermehrt sich in den Dünndarmzotten.
(E) Das Krankheitsbild ist durch Diarrhö, Erbrechen und Fieber gekennzeichnet.

F99 **!**

12.26 Im Fall von akuter Enteritis bei Säuglingen und Kleinkindern in den Wintermonaten muß man in erster Linie an eine Infektion durch welchen Erreger denken?

(A) Escherichia coli
(B) Rotaviren
(C) Salmonellen
(D) Shigellen
(E) Entamoeba histolytica

12.20 (C) 12.21 (A) 12.22 (B) 12.23 (A) 12.24 (E) 12.25 (B) 12.26 (B)

H97 H96 **!**

12.27 Welche Aussage über Infektionen mit dem Rota-Virus trifft **nicht** zu?

(A) Die Infektion tritt in den gemäßigten Zonen gehäuft in den Wintermonaten auf.
(B) Rota-Viren werden fäkal-oral übertragen.
(C) Säuglinge und Kleinkinder erkranken besonders häufig.
(D) Die Rota-Virus-Nephritis ist als Komplikation gefürchtet.
(E) Die Infektion führt zu Diarrhöen.

H97

12.28 Welche der folgenden Erreger verursachen Durchfallerkrankungen?

(1) Adeno-Viren
(2) Rota-Viren
(3) E. coli (ETEC)
(4) Shigellen
(5) Entamöben

(A) nur 3 und 4 sind richtig
(B) nur 1, 2 und 5 sind richtig
(C) nur 3, 4 und 5 sind richtig
(D) nur 1, 3, 4 und 5 sind richtig
(E) 1–5 = alle sind richtig

F98 **!**

12.29 Welche beiden Durchfallerreger sind bei Kleinkindern in den industrialisierten Ländern am häufigsten?

(1) Adenoviren
(2) Rotaviren
(3) Cryptosporidien
(4) Staphylococcus aureus
(5) Shigella dysenteriae

(A) nur 1 und 2 sind richtig
(B) nur 1 und 3 sind richtig
(C) nur 2 und 4 sind richtig
(D) nur 2 und 5 sind richtig
(E) nur 4 und 5 sind richtig

12.8 Togaviridae

F00 **!!**

12.30 Welche Aussage über das Röteln-Virus trifft **nicht** zu?

(A) Die Diagnose einer primären, akuten Infektion beruht auf dem Nachweis von spezifischem IgM-Anti-RV.
(B) Der Nachweis von Antikörpern im HHT korreliert mit dem Vorhandensein von neutralisierenden Antikörpern.
(C) Die Infektion im ersten Schwangerschaftsmonat führt in ca. 10 % der Fälle zur Embryopathie.
(D) Die Embryopathien sind Ausdruck einer virusbedingten Zellschädigung.
(E) Zum Schutz vor der Infektion ist eine aktive Impfung mit lebenden, avirulenten Viren möglich.

F99 **!!**

12.31 Welche Aussage zur Rötelninfektion trifft **nicht** zu?

(A) Das Virus gehört zur Gruppe der Togaviren.
(B) Die Ansteckungsfähigkeit (Infektiosität) beginnt bei Ausbruch des Exanthems.
(C) Rötelnbedingte Embryopathien sind u. a. Mißbildungen des Innenohrs, des Herzens und des Auges.
(D) Durch den Hämagglutinationstest kann festgestellt werden, ob Schutz gegen eine Rötelninfektion besteht.
(E) Die Diagnose einer akuten Infektion wird mit Hilfe der Bestimmung von IgM-anti-RV gestellt.

H94

12.32 Bei Neugeborenen berechtigt der Nachweis von Röteln-Antikörpern der Klasse IgG zur Diagnose „pränatal erworbene Rötelninfektion“,

weil

IgG-Antikörper plazentagängig sind.

12.27 (D) 12.28 (E) 12.29 (A) 12.30 (C) 12.31 (B) 12.32 (D)

F95 !

12.33 Bei welchen der folgenden Erregern ist die Diagnose durch Antikörpernachweis üblich?

(1) Hepatitis-B-Virus
(2) Mycobacterium tuberculosis
(3) Streptococcus pneumoniae
(4) Neisseria meningitidis
(5) Röteln-Virus

(A) nur 1 und 2 sind richtig
(B) nur 1 und 5 sind richtig
(C) nur 2 und 3 sind richtig
(D) nur 3 und 4 sind richtig
(E) nur 4 und 5 sind richtig

12.9 Flaviviridae

H98

12.34 Welche Aussage zu hämorrhagischen Fiebern trifft **nicht** zu?

(A) Dengue-Fieber – Übertragung durch Stechmücken
(B) Gelbfieber – Übertragung durch Stechmücken
(C) Gelbfieber – Vorkommen in den tropischen Zonen rund um den Erdball
(D) Ebola-Fieber – Übertragung durch Körperkontakt, Spritzen oder Blut
(E) Hantaan-Fieber – hämorrhagisches Fieber mit nephrotischem Syndrom

F94 !

12.35 Welche Aussage zur Europäischen Frühsommer-Meningoenzephalitis (FSME) trifft **nicht** zu?

(A) Das Virus wird durch Zecken auf den Menschen übertragen.
(B) In der 1. Phase der bei voller Ausbildung zweiphasigen Erkrankung herrscht ein uncharakteristisches, grippeartiges Krankheitsbild vor.
(C) Bei Kindern überwiegen meningitische Formen, bei Erwachsenen über 40 Jahre enzephalitische Formen.
(D) Eine aktive Immunisierung ist mit Lebendimpfstoff möglich.
(E) Nach Exposition ungeimpfter Personen sollte eine passive Immunprophylaxe mit FSME-Immunserum vorgenommen werden.

H94

12.36 Welche Aussage zur Europäischen Frühsommer-Meningoenzephalitis (FSME) trifft **nicht** zu?

(A) Das Virus wird durch Zecken auf den Menschen übertragen.
(B) In der 1. Phase der bei voller Ausbildung zweiphasigen Erkrankung herrscht eine grippeähnliche Symptomatik vor.
(C) In der 2. Phase der Erkrankung treten zentralnervöse Symptome (Meningitis, Enzephalitis) auf.
(D) Nach Exposition ungeimpfter Personen sollte eine passive Immunprophylaxe mit FSME-Immunserum vorgenommen werden.
(E) Eine aktive Immunisierung ist mit einem Impfstoff möglich, der attenuierte, lebende Viren als Antigen enthält.

F99 !

12.37 Welcher Erreger ist bei der Übertragung auf den Menschen **nicht** von Arthropoden als Vektor abhängig?

(A) FSME-Virus
(B) Bacillus anthracis
(C) Borrelia burgdorferi
(D) Trypanosoma cruzi
(E) Onchocerca volvulus

H99 !!

12.38 Welche Aussage über die Zeckenenzephalitis (FSME) trifft **nicht** zu?

(A) Der Erreger gehört zu den Flaviviridae.
(B) Der Erreger kommt in allen Gegenden Deutschlands vor.
(C) Der Erreger wird durch Zecken übertragen.
(D) Die Meningoenzephalitis-Symptomatik tritt in der zweiten Phase der Erkrankung auf.
(E) Bei der aktiven Schutzimpfung ist nur ein Serotyp des Erregers zu beachten.

12.33 (B) 12.34 (C) 12.35 (D) 12.36 (E) 12.37 (B) 12.38 (B)

E: totvakzine!

H96

12.39 Welche Aussagen über HCV treffen zu?

(1) Bei Infektionen ist oft mit der Ausbildung chronischer Komplikationen zu rechnen.
(2) Chronische Infektionen erhöhen das Risiko für ein Leberzellkarzinom signifikant.
(3) Die Hepatitis C ist zur Zeit die häufigste Ursache aller neuen transfusionsassoziierten Hepatitis-Fälle.
(4) Akute Infektionen verlaufen häufig asymptomatisch.
(5) Zur Immunprophylaxe wird ein attenuiertes Virus verwendet.

(A) nur 1, 2 und 3 sind richtig
(B) nur 1, 4 und 5 sind richtig
(C) nur 1, 2, 3 und 4 sind richtig
(D) nur 2, 3, 4 und 5 sind richtig
(E) 1–5 = alle sind richtig

F98 **!**

12.40 Bei welchen der folgenden Erkrankungen wird der Erreger in der Regel durch Zecken übertragen?

(1) Gelbfieber
(2) Lyme-Borreliose
(3) FSME (Frühsommer-Meningo-Enzephalitis)
(4) Dengue-Fieber
(5) Fleckfieber

(A) nur 2 und 3 sind richtig
(B) nur 1, 2 und 3 sind richtig
(C) nur 1, 2 und 5 sind richtig
(D) nur 1, 3 und 4 sind richtig
(E) nur 2, 3 und 5 sind richtig

H98 **!!**

12.41 Welche Aussagen gelten sowohl für die FSME als auch für die Lyme-Borreliose?

(1) werden von Bakterien verursacht
(2) treten in Mitteleuropa auf
(3) werden durch Zeckenbiß übertragen
(4) können mit Antibiotika therapiert werden
(5) können in der Bundesrepublik Deutschland durch aktive Immunisierung verhindert werden

(A) nur 1 und 2 sind richtig
(B) nur 1 und 5 sind richtig
(C) nur 2 und 3 sind richtig
(D) nur 3 und 4 sind richtig
(E) nur 4 und 5 sind richtig

H97 **!**

12.42 Welche der aufgeführten Viren kommen als Erreger eines hämorrhagischen Fiebers in Betracht?

(1) Gelbfieber-Virus
(2) Dengue-Virus
(3) Ebola-Virus

(A) nur 1 ist richtig
(B) nur 2 ist richtig
(C) nur 1 und 2 sind richtig
(D) nur 2 und 3 sind richtig
(E) 1–3 = alle sind richtig

12.10 Paramyxoviridae

F00

12.43 Ein Durchbrechen der Immunität des Wirtes (Immune-escape) durch Antigenvariation kommt vor bei:

(A) Masern-Virus
(B) Mycobacterium tuberculosis
(C) Streptococcus pneumoniae
(D) Leishmania donovani
(E) Trypanosoma brucei

12.39 (C) 12.40 (A) 12.41 (C) 12.42 (E) 12.43 (E)

F95 ***!***

12.44 Welches Virus wird parenteral übertragen?

(A) Hepatitis-A-Virus
(B) Hepatitis-C-Virus
(C) Mumps-Virus
(D) Röteln-Virus
(E) Rota-Virus

H95

12.45 Welche der folgenden Krankheiten hat die kürzeste Inkubationszeit?

(A) Typhus
(B) Diphtherie
(C) Masern
(D) Varizellen
(E) Hepatitis B

F00

12.46 Welche Aussage zu den Paramyxoviren trifft **nicht** zu?

(A) Ein Masern-Virus ist u. a. Erreger einer subakuten sklerosierenden Panenzephalitis.
(B) Die Letalität der Masern ist in manchen Gebieten Afrikas erheblich höher als in Europa.
(C) Die aktive Schutzimpfung gegen Masern sollte spätestens im dritten Lebensmonat durchgeführt werden.
(D) Das Mumps-Virus kann bei Adoleszenten eine Hodenentzündung hervorrufen.
(E) Parainfluenza-Viren rufen bei Kleinkindern Infektionen des tieferen Respirationstraktes hervor.

H94 ***!***

12.47 Welche der Zuordnungen von Erkrankungen der Atemwege zu Erregern trifft **nicht** zu?

(A) außerhalb des Krankenhauses erworbene Pneumonie – Pseudomonas aeruginosa
(B) nosokomiale Pneumonie – Enterobacteriaceae
(C) atypische Pneumonie – Mycoplasma pneumoniae
(D) Pneumonie bei AIDS – Zytomegalievirus
(E) Bronchitis – Respiratory-Syncytial(RS)-Virus

F98 ***!***

12.48 Unter (A)–(E) sind Begriffe aus der Virologie bestimmten Viren zugeordnet.

Welche Zuordnung ist **nicht** richtig?

(A) onkogene Transformation – Epstein-Barr-Virus
(B) Zoonose – Rotavirus
(C) enges Wirtsspektrum – Hepatitis-B-Virus
(D) Viruspersistenz – Varizella-Zoster-Virus
(E) hohe Manifestationsrate – Masernvirus

H98 ***!!***

12.49 Welche Aussage trifft **nicht** zu?

Übertragung von Mensch zu Mensch durch Tröpfcheninfektion ist typisch für

(A) Adeno-Viren
(B) Masern-Viren
(C) Legionella pneumophila
(D) Neisseria meningitidis
(E) Yersinia pestis (Pestpneumonie)

F99 ***!***

12.50 Welche Art der Übertragung von Krankheitserregern (Infektion) trifft **nicht** zu?

(A) Röteln-Virus – diaplazentare (intrauterine) Infektion
(B) Masern-Virus – endogene Infektion
(C) Corynebacterium diphtheriae – Tröpfcheninfektion
(D) Streptococcus agalactiae – intrapartale Infektion
(E) Treponema pallidum – diaplazentare Infektion

H99

12.51 Als Ursache einer Konjunktivitis kommt **am wenigsten** in Betracht:

(A) Adenovirus
(B) Masernvirus
(C) Streptococcus pneumoniae
(D) Streptococcus pyogenes
(E) Chlamydia trachomatis

12.44 (B) 12.45 (B) 12.46 (C) 12.47 (A) 12.48 (B) 12.49 (C) 12.50 (B) 12.51 (D)

H99 !!

12.52 Welche Aussage trifft für das Masernvirus **nicht** zu?

(A) Es ist hochkontagiös.
(B) Es hat einen hohen Manifestationsindex.
(C) Der Mensch ist das einzige Virusreservoir.
(D) Es treten häufig Dauerausscheider auf.
(E) Es existiert eine wirksame Schutzimpfung.

12.11 Orthomyxoviridae

F95 !

12.53 Welcher der folgenden Erreger gefährdet den Fetus besonders nach Infektion einer Schwangeren im 1. Trimenon der Schwangerschaft?

(A) Zytomegalie-Virus
(B) Hepatitis-B-Virus
(C) Rubella-Virus
(D) Herpes-simplex-Virus Typ 1
(E) Influenza-Typ A-Virus

H99 !!

12.54 Welche Aussage über die Influenza trifft **nicht** zu?

(A) Das Genom des Influenzavirus A liegt im Viruspartikel in Form von 8 Segmenten vor.
(B) Man unterscheidet H-(Hämagglutinin-) und N-(Neuraminidase)-Antigene, gegen die schützende Antikörper gebildet werden.
(C) das Auftreten neuer Virus-H-Antigene, gegen die noch keine Antikörper in der Weltbevölkerung vorhanden sind, nennt man „antigenic shift".
(D) Das Influenza-A-Virus läßt sich im bebrüteten Hühnerei züchten.
(E) Amatadin hat eine prophylaktische Wirkung gegen Influenza A und B.

H95 !!

12.55 Welche der folgenden Aussagen zur Influenza trifft **nicht** zu?

(A) Influenzaviren können leicht rekombinieren.
(B) Der Schutz nach aktiver Influenzaschutzimpfung ist von kurzer Dauer.
(C) Die schützenden Antikörper sind gegen die Kapsid-Antigene gerichtet.
(D) Die Influenzavirusinfektionen können zu sekundären bakteriellen Pneumonien führen.
(E) Beim Influenzavirus wird die Typenzugehörigkeit durch die Kapsidstruktur und die Subtypenzugehörigkeit durch die Struktur des Hämagglutinins und der Neuraminidase bestimmt.

F97 !!

12.56 Welche Aussage über Influenza-A-Viren trifft **nicht** zu?

(A) Sie sind Orthomyxo-Viren.
(B) Antigene des Nukleokapsids sind für die Ausbildung der Immunität maßgeblich.
(C) Der Antigenshift beim Virus ist Folge eines Genaustausches zwischen verschiedenen Virusgenomen.
(D) Der Antigenwandel des Virus beeinträchtigt die Wirksamkeit der Schutzimpfung.
(E) Amantadin besitzt eine prophylaktische Wirkung.

F99 !!

12.57 Welche Aussage trifft für Influenzaviren **nicht** zu?

(A) Man unterscheidet 3 serologische Typen.
(B) Der Virustyp wird beim Influenza-A-Virus durch die Antigen-Formel für Hämagglutinin und Neuraminidase bestimmt.
(C) Antigenshift tritt typischerweise beim Influenza-A-Virus auf.
(D) Neue Subtypen des Virus entstehen durch genetische Rekombination zwischen verschiedenen Virusstämmen.
(E) Für die Ausbildung der Immunität ist das Nukleokapsidantigen maßgeblich.

12.52 (D) 12.53 (C) 12.54 (E) 12.55 (C) 12.56 (B) 12.57 (E)

F98 !!

12.58 Welche Aussage zum Influenza-A-Virus bzw. zur Influenza A trifft **nicht** zu?

(A) Die Unterscheidung der Subtypen des Virus erfolgt aufgrund der Hüllmembranantigene Hämagglutinin und Neuraminidase.
(B) Das Zylinderepithel der Bronchien ist ein primärer Angriffspunkt des Virus.
(C) Die Infektion kann eine primär virusinduzierte Pneumonie hervorrufen.
(D) Die Erkrankung hat eine Resistenzminderung gegenüber bakteriellen Infektionen zur Folge.
(E) Aciclovir wird zur Prophylaxe eingesetzt.

H98 !!

12.59 Welche Aussage zur Influenza trifft **nicht** zu?

(A) Die Segmentierung des Virus-Genoms erleichtert Rekombinationen.
(B) Die Erkrankung kann durch eine bakterielle Superinfektion kompliziert werden.
(C) Der Verlauf einer Influenza wird durch körpereigenes Interferon beeinflußt.
(D) Die saisonal erhöhte Sterblichkeit von alten Menschen liefert Anhaltspunkte über die Mortalität der Influenza.
(E) Die aktive Schutzimpfung wird in der Bundesrepublik Deutschland mit lebenden attenuierten Viren durchgeführt.

F95 !

12.60 Beim sogenannten „antigenic shift“ ändert (ändern) sich beim Influenzavirus

(1) das Hämagglutinin-Antigen
(2) das Neuraminidase-Antigen
(3) das Kapsid-Antigen
(4) die Anzahl der Nukleoprotein-Segmente
(5) die Struktur der virusspezifischen RNA-Polymerase

(A) nur 1 ist richtig
(B) nur 1 und 2 sind richtig
(C) nur 1, 2 und 3 sind richtig
(D) nur 2, 3 und 4 sind richtig
(E) 1–5 = alle sind richtig

12.12 Rhabdoviridae

12.13 Bunyaviridae

12.14 Arenaviridae

H99 !

12.61 Welches der folgenden Viren ist ein wichtiger Diarrhö-Erreger?

(A) Adenovirus
(B) Hepatitis-C-Virus
(C) Herpes-simplex-Virus
(D) Mumpsvirus
(E) Rhabdovirus

F00

12.62 Bei welchem der folgenden Erreger ist die Übertragung auf den Menschen durch Geschlechtsverkehr **nicht** von Bedeutung?

(A) Hantaan- Virus
(B) Hepatitis- B-Virus
(C) Herpes- simplex-Virus Typ 2
(D) Chlamydia trachomatis
(E) Haemophilus ducreyi

H98 !

12.63 Welche Aussage trifft **nicht** zu?

Bei folgenden Infektionserregern sind Tiere die Reservoire:

(A) Hantaan-Virus
(B) Yersinia enterocolitica
(C) Listeria monocytogenes
(D) Neisseria meningitidis
(E) Salmonella enteritidis

12.58 (E) 12.59 (E) 12.60 (B) 12.61 (A) 12.62 (A) 12.63 (D)

H94

12.64 Ein Hund hat ein Kind gebissen und wird 10 Tage lang vom Tierarzt beobachtet. Der Hund zeigt keinerlei Anzeichen einer Krankheit.

Eine Tollwutinfektion des Kindes kann deshalb ausgeschlossen werden,

weil

bei einem mit Tollwut infizierten Hund die Symptome 7–10 Tage nach dem Übertritt des Virus in den Speichel ausbrechen.

F92

12.65 Das Hantaan-Virus

(1) wird durch Mücken übertragen
(2) ist Erreger der Nephropathia epidemica
(3) kann schweres hämorrhagisches Fieber hervorrufen

(A) nur 2 ist richtig
(B) nur 3 ist richtig
(C) nur 1 und 2 sind richtig
(D) nur 2 und 3 sind richtig
(E) 1–3 = alle sind richtig

H98 *!!*

12.66 Welche der folgenden Viruserkrankungen werden durch Tiere auf den Menschen übertragen?

(1) Tollwut
(2) Gelbfieber
(3) FSME (Frühsommer-Meningo-Enzephalitis)
(4) Hepatitis B

(A) nur 1 und 2 sind richtig
(B) nur 3 und 4 sind richtig
(C) nur 1, 2 und 3 sind richtig
(D) nur 2, 3 und 4 sind richtig
(E) 1–4 = alle sind richtig

12.15 Retroviridae

F00 *!!*

12.67 Welcher der folgenden Erreger wird **nicht** diaplazentar übertragen?

(A) HIV
(B) Röteln-Virus
(C) Listeria monocytogenes
(D) Neisseria gonorrhoeae
(E) Toxoplasma gondii

F94 *!*

12.68 Welcher Erreger ruft typischerweise bei HIV-Infizierten eine Infektion des ZNS hervor und läßt sich in der Regel leicht durch Mikroskopie des Liquors nachweisen?

(A) Cryptococcus neoformans
(B) Candida albicans
(C) Aspergillus fumigatus
(D) Pneumocystis carinii
(E) Mucor-Spezies

H94

12.69 Der durch HIV-Infektion bedingte Immundefekt ist entscheidend und typischerweise gekennzeichnet durch:

(A) allgemeinen Verlust der Antikörperproduktion nach Lyse peripherer B-Lymphozyten
(B) fortschreitenden Verlust von CD4-positiven T-Lymphozyten
(C) fortschreitenden Verlust von CD8-positiven T-Lymphozyten
(D) unspezifische Aggregation von CD4-positiven T-Lymphozyten
(E) massive Lyse von Makrophagen

12.64 (A) 12.65 (D) 12.66 (C) 12.67 (D) 12.68 (A) 12.69 (B)

F00

12.70 Bei HIV-1-positiven Patienten ist AIDS durch das Auftreten bestimmter Indikatorkrankheiten definiert.

Welche der nachstehend genannten Infektionskrankheiten gehört **nicht** dazu?

(A) Influenza, verursacht durch den Stamm H3N2
(B) Zytomegalie
(C) Kryptosporidiose
(D) Enzephalitis durch Toxoplasmose
(E) Candidiasis des Ösophagus

H99 **!!**

12.71 Welche Aussage über das HIV trifft **nicht** zu?

(A) Essentieller Schritt bei der Vermehrung des Virus ist die Integration des viralen Genoms – nach Transkription in genomische DNA – in das Wirtszellengenom
(B) Wichtige Zielzellen des Virus sind CD^{8+}-T-Lymphozyten.
(C) Der positive Nachweis von Anti-HIV im Serum eines Patienten bedeutet, daß eine persistierende HIV-Infektion vorliegt oder sich entwickeln wird.
(D) HIV kann in Zellkulturen vermehrt werden.
(E) Chemotherapeutika richten sich u. a. gegen die reverse Transkriptease und gegen Proteinasen des Virus.

H99 **!**

12.72 Was trifft **nicht** zu?

Folgende Erreger erzeugen typischerweise bei Patienten mit defektem Immunsystem Krankheiten:

(A) Pneumocystis carinii
(B) Candida albicans
(C) Mycobacterium avium-intracellulare
(D) A-Streptokokken
(E) Zytomegalievirus

F97

12.73 Unter (A)–(E) sind Begriffe aus der Virologie bestimmten Viren zugeordnet.

Welche Zuordnung ist **nicht** richtig?

(A) Organotropismus – Zytomegalie-Virus
(B) breites Wirtsspektrum – Rabies-Virus
(C) Zoonose – FSME-Virus
(D) Viruspersistenz – Varizella-Zoster-Virus
(E) onkogene Transformation – HTLV-1

H96 **!**

12.74 Welche Aussage trifft **nicht** zu?

Bei AIDS werden typischerweise folgende opportunistische Infektionen beobachtet:

(A) Toxoplasmose des Gehirns
(B) Candidiasis des Ösophagus
(C) extrapulmonale Kryptokokkose
(D) Kryptosporidien-Enteritis
(E) Pneumokokken-Pneumonie

F94 **!**

12.75 Welche Aussage trifft **nicht** zu?

Erreger opportunistischer Infektionen bei AIDS sind:

(A) Zytomegalie-Virus
(B) Mycobacterium tuberculosis
(C) Neisseria gonorrhoeae
(D) Cryptosporidium spec.
(E) Pneumocystis carinii

H95

12.76 Welche der Zuordnungen von Begriffen aus der Virologie zu bestimmten Viren trifft **nicht** zu?

(A) Organotropismus – Rabiesvirus
(B) enges Wirtsspektrum – Influenza-A-Virus
(C) Zoonose – FSME-Virus
(D) Viruspersistenz – Zytomegalievirus
(E) onkogene Transformation – HTLV-1

12.70 (A) 12.71 (B) 12.72 (D) 12.73 (A) 12.74 (E) 12.75 (C) 12.76 (B)

F98 **!**

12.77 Welche Aussage trifft **nicht** zu?

Die folgenden Erreger sind typischerweise Ursache einer zerebralen Symptomatik bei AIDS.

(A) Zytomegalie-Virus
(B) HIV
(C) Haemophilus influenzae
(D) Cryptococcus neoformans
(E) Toxoplasma gondii

F94

12.78 Erkrankung an AIDS birgt ein erheblich erhöhtes Risiko einer Mykobakteriose,

weil

humorale Abwehrmechanismen bei der Immunabwehr gegen Mykobakterien die entscheidende Rolle spielen.

F94

12.79 Welche der folgenden Erreger gelangen unter natürlichen Gegebenheiten durch Haut- und Schleimhautverletzungen in den menschlichen Körper?

(1) HIV 1
(2) Rotavirus
(3) Leptospira icterohaemorrhagiae
(4) Treponema pallidum
(5) Neisseria meningitidis

(A) nur 1, 2 und 4 sind richtig
(B) nur 1, 3 und 4 sind richtig
(C) nur 1, 3 und 5 sind richtig
(D) nur 2, 4 und 5 sind richtig
(E) nur 3, 4 und 5 sind richtig

F96

12.80 Welche der folgenden Zelltypen werden – außer den T-Lymphozyten – vom humanen Immunschwäche-Virus (HIV) infiziert?

(1) Langerhans-Zellen
(2) Epithelzellen
(3) Granulozyten
(4) Makrophagen

(A) nur 1 ist richtig
(B) nur 4 ist richtig
(C) nur 1 und 4 sind richtig
(D) nur 2, 3 und 4 sind richtig
(E) 1–4 = alle sind richtig

H96

12.81 Welche der folgenden Erreger können durch Geschlechtsverkehr übertragen werden?

(1) HIV
(2) Herpes-simplex-Virus Typ 2
(3) Treponema pallidum
(4) Chlamydia trachomatis
(5) Trichomonas vaginalis

(A) nur 1, 2 und 3 sind richtig
(B) nur 1, 4 und 5 sind richtig
(C) nur 1, 2, 3 und 4 sind richtig
(D) nur 2, 3, 4 und 5 sind richtig
(E) 1–5 = alle sind richtig

H96 **!**

12.82 Perinatal können folgende Erreger übertragen werden:

(1) Varicella-Zoster-Virus
(2) HIV
(3) B-Streptokokken
(4) Herpes-simplex-Virus Typ 2

(A) nur 1 und 2 sind richtig
(B) nur 1 und 3 sind richtig
(C) nur 1, 2 und 4 sind richtig
(D) nur 2, 3 und 4 sind richtig
(E) 1–4 = alle sind richtig

12.77 (C) 12.78 (C) 12.79 (B) 12.80 (C) 12.81 (E) 12.82 (E)

+ Epithelzellen
+ viele andere

H97

12.83 Welche infektiösen Viren werden in Blut und Blutprodukten nachgewiesen?

(1) Hepatitis-B-Viren
(2) Hepatitis-C-Viren
(3) Parvo-Viren
(4) HIV

(A) nur 4 ist richtig
(B) nur 1 und 4 sind richtig
(C) nur 1, 2 und 3 sind richtig
(D) nur 2, 3 und 4 sind richtig
(E) 1–4 = alle sind richtig

H97

12.84 Welche Aussagen zum HIV und HIV-bedingten Immunmangelsyndrom treffen zu?

(1) HIV kann Makrophagen infizieren.
(2) DNA-Kopien der genomischen RNA des Virus werden in das Wirtszellengenom integriert.
(3) In der Frühphase der Infektion können bis zu 3 Monate nach Ansteckung im Serum noch keine Antikörper nachgewiesen werden, wohl aber bestimmte virale Proteine.
(4) Azidothymidin und Dideoxyadenosin sind zugelassene, kausal wirkende Chemotherapeutika.

(A) nur 1 und 3 sind richtig
(B) nur 1 und 4 sind richtig
(C) nur 1, 2 und 3 sind richtig
(D) nur 2, 3 und 4 sind richtig
(E) 1–4 = alle sind richtig

12.16 Picornaviridae

12.17 Caliciviridae

12.18 Infektionen unklarer Ätiologie

H98 **!!**

12.85 Welcher der folgenden Erreger hat die höchste Manifestationsrate?

(A) Polio-Virus
(B) Masern-Virus
(C) Zytomegalie-Virus
(D) Herpes-simplex-Virus
(E) Neisseria meningitidis

H97

12.86 Welche Infektion ist am wahrscheinlichsten, wenn ein Kind im August mit isolierter Fazialisparese in Ihre Sprechstunde kommt?

Eine Infektion durch

(A) Zytomegalie-Virus
(B) Coxsackie-Viren
(C) Borrelia burgdorferi
(D) Haemophilus influenzae
(E) Neisseria meningitidis

F97

12.87 Bei welcher Erkrankung treten Prione auf?

(A) subakute sklerosierende Panenzephalitis (SSPE)
(B) Creutzfeldt-Jakob-Erkrankung (Jakob-Creutzfeldt-Erkrankung)
(C) Guillain-Barré-Syndrom
(D) progressive multifokale Leukoenzephalopathie
(E) Multiple Sklerose

F95

12.88 Welches Virus ist der häufigste Erreger einer Bronchiolitis im Säuglingsalter?

(A) Respiratory-syncytial-Virus
(B) Influenza-Virus
(C) Adeno-Virus
(D) Rhino-Virus
(E) Herpes-simplex-Virus

12.83 (E) 12.84 (E) 12.85 (B) 12.86 (C) 12.87 (B) 12.88 (A)

4: hemmen RT

H99 H95 !

12.89 Welches der folgenden Viren hat das breiteste Spektrum in Bezug auf die Schädigung verschiedener Organe bzw. Zelltypen des Wirtsorganismus?

(A) Rabiesvirus
(B) Poliovirus
(C) Zytomegalievirus
(D) Influenza-A-Virus
(E) Rhinovirus

F00 F96 !

12.90 Der B-Lymphozyt ist die Zielzelle des

(A) Coxsackievirus
(B) Epstein-Barr-Virus
(C) Hepatitis-E-Virus
(D) HTLV-1
(E) Parvovirus B19

F00

12.91 Welche Aussage über das Hepatitis- A-Virus bzw. über die Hepatitis A trifft zu?

(A) HAV gehört zu den Retroviren.
(B) Das Virus wird frühestens in der zweiten Krankheitswoche im Stuhl ausgeschieden.
(C) Die Durchseuchung der jüngeren einheimischen Bevölkerung liegt bei 80 %.
(D) Die Diagnose kann durch den Nachweis von IgM-anti-HAV geführt werden.
(E) Zur Prävention stehen nur Gammaglobulin-Präparate zur Verfügung.

F96

12.92 Für welches Virus treffen die folgenden Eigenschaften zu?

– direkte Übertragung von Mensch zu Mensch
– hohe Kontagiosität
– breites Wirtsspektrum
– Vorhandensein mehrerer Subtypen

(A) Hepatitis-A-Virus
(B) Influenza-A-Virus
(C) Masernvirus
(D) Poliovirus
(E) FSME-Virus

F99 !

12.93 Welche(s) der folgenden Viren können (kann) beim Immunkompetenten eine Myokarditis hervorrufen?

(A) Coxsackie-Viren
(B) Herpes-simplex-Virus Typ 1
(C) Polio-Viren
(D) Rabies-Virus
(E) Rota-Virus

F00 F97 !

12.94 Bei welcher der angegebenen Virusarten ist die Manifestationsrate (Kontagionsindex) nach Primärinfektion **am geringsten**?

(A) Hepatitis-B-Virus
(B) Influenza-Virus Typ A
(C) Masern-Virus
(D) Poliomyelitis-Virus
(E) Varicella-Zoster-Virus

H95

12.95 Welche Aussage trifft **nicht** zu?

Durch die folgenden Erreger werden Infektionen bei abwehrgeschwächten Patienten typischerweise verursacht:

(A) Hepatitis-A-Virus
(B) Cryptococcus neoformans
(C) Toxoplasma gondii
(D) Candida albicans
(E) Zytomegalievirus

H96

12.96 Welche der Zuordnungen von Begriffen aus der Virologie zu bestimmten Viren trifft **nicht** zu?

(A) hohe Manifestationsrate (Kontagionsindex) – Masern-Virus
(B) breites Wirtsspektrum – Rabies-Virus
(C) nur ein Typ bekannt (serologisch einheitlich) – Polio-Viren
(D) Zoonose – FSME-Virus
(E) Viruspersistenz im Wirtsorganismus – Varicella-Zoster-Virus

12.89 (C) 12.90 (B) 12.91 (D) 12.92 (B) 12.93 (A) 12.94 (D) 12.95 (A) 12.96 (C)

H98 !

12.97 Welche Aussage zu den Virushepatitiden trifft **nicht** zu?

(A) Fäkal-oral übertragen wird HEV.
(B) Infektionen mit HEV sind gefährlich für Schwangere.
(C) Chronische Verläufe werden bei Hepatitis A beobachtet.
(D) HCV kann mittels PCR im Blut nachgewiesen werden.
(E) Schützender Antikörper bei der Hepatitis B ist das AntiHBs.

F97 !!

12.98 Bei welcher der angegebenen Virusarten ist die Manifestationsrate (Kontagionsindex) nach Primärinfektion am geringsten?

(A) Hepatitis-B-Virus
(B) Influenza-Virus
(C) Masern-Virus
(D) Poliomyelitis-Virus
(E) Varizellen-Virus

F98 H96 !

12.99 Welche Aussage zur Creutzfeldt-Jakob-Erkrankung trifft **nicht** zu?

(A) Es ist eine übertragbare progressive Demenz.
(B) Die Erkrankung äußert sich in motorischen und sensorischen Störungen.
(C) Die Erkrankung ist weltweit verbreitet.
(D) Der Erreger ist sehr hitzelabil.
(E) Iatrogene Übertragung ist schon mehrfach beobachtet worden.

H98 !!

12.100 Welche Aussage über die Coxsackie-Viren trifft **nicht** zu?

(A) Sie bilden wegen ihrer sehr charakteristischen morphologischen Struktur eine besondere Virusgruppe.
(B) Sie sind Erreger von Myokarditiden.
(C) Sie sind Erreger von Meningitiden.
(D) Sie rufen die sogenannte Bornholmer Erkrankung (Pleurodynie) hervor (Typ B).
(E) Sie lassen sich im Stuhl, Rachenspülwasser und Liqor nachweisen.

F99 !

12.101 Welche Aussage über Infektionen mit dem Hepatitis-A-Virus (HAV) trifft **nicht** zu?

(A) HAV gehört zu den Picornaviren.
(B) Die Durchseuchung ist bei der jüngeren einheimischen Bevölkerung niedrig.
(C) Ikterische Verläufe sind die Regel.
(D) Das Virus wird bereits vor Beginn der Erkrankung im Stuhl ausgeschieden.
(E) Die Diagnose der akuten Hepatitis A wird durch den Nachweis von IgM-anti-HAV geführt.

H97 F93 !

12.102 Welche Zuordnung trifft bei Virushepatitiden **nicht** zu?

(A) Hepatitis A – chronische Verlaufsform
(B) Hepatitis B – Leberkarzinom
(C) Hepatitis C – chronische Verlaufsform
(D) Hepatitis D – Superinfektion von HBs-Antigen-Trägern
(E) Hepatitis E – Gefährdung von Schwangeren

H98 !!

12.103 Welche Aussage trifft **nicht** zu?

Die nachfolgenden Viren werden auf den Menschen fäkal-oral übertragen:

(A) Hepatitis-A-Viren
(B) FSME-Viren
(C) Polio-Viren
(D) Coxsackie-Viren
(E) Rota-Viren

F94

12.104 Der Erreger der Hepatitis A

(1) ist zum Zeitpunkt der akuten Phase der Erkrankung im Blut des Patienten vorhanden
(2) tritt bereits vor Einsetzen der klinischen Erscheinungen im Stuhl des Patienten auf
(3) kann im menschlichen Organismus persistieren
(4) wird fäkal-oral übertragen

(A) nur 3 ist richtig
(B) nur 1 und 4 sind richtig
(C) nur 2 und 4 sind richtig
(D) nur 1, 3 und 4 sind richtig
(E) nur 2, 3 und 4 sind richtig

12.97 (C) 12.98 (D) 12.99 (D) 12.100 (A) 12.101 (C) 12.102 (A) 12.103 (B) 12.104 (C)

F94

12.105 Welche der folgenden Erreger rufen bei Kleinkindern häufig Durchfallerkrankungen hervor?

(1) Adenoviren
(2) Rotaviren
(3) Echoviren
(4) Streptococcus faecalis
(5) Mykoplasmen

(A) nur 1 und 2 sind richtig
(B) nur 1 und 3 sind richtig
(C) nur 2 und 4 sind richtig
(D) nur 1, 2 und 4 sind richtig
(E) nur 1, 2 und 5 sind richtig

F94

12.106 Welche Aussagen zum Poliovirus bzw. zur Poliomyelitis treffen zu?

(1) Das Poliovirus ist in seiner Struktur dem Hepatitis-A-Virus ähnlich.
(2) Zwischen den drei Typen des Poliovirus ist mit serologischen Methoden keine Unterscheidung möglich.
(3) Das Virus vermehrt sich primär in der Rachen- und Dünndarmschleimhaut.
(4) Abortive Formen ohne Lähmung sind klinisch nicht sicher als Poliomyelitis zu erkennen.
(5) Poliomyelitis tritt weltweit nur noch sporadisch auf.

(A) nur 1 und 4 sind richtig
(B) nur 1, 2 und 3 sind richtig
(C) nur 1, 3 und 4 sind richtig
(D) nur 2, 3 und 4 sind richtig
(E) nur 3, 4 und 5 sind richtig

H93

12.107 Welche Aussagen zur Gefährdung einer Schwangeren durch Infektionen sind richtig?

(1) Die Virusinfluenza unterscheidet sich im Verlauf bei Schwangeren nicht vom Verlauf bei Nichtschwangeren.
(2) Eine Erstinfektion mit dem Zytomegalie-Vius ruft meist eine schwere generalisierte Erkrankung mit ausgeprägter Pneumonie hervor.
(3) Die Infektion mit dem Hepatitis-E-Virus verläuft oft letal.

(A) nur 1 ist richtig
(B) nur 1 und 2 sind richtig
(C) nur 1 und 3 sind richtig
(D) nur 2 und 3 sind richtig
(E) 1–3 = alle sind richtig

H93

12.108 Welche der folgenden Erreger können Erkrankungen des ZNS hervorrufen?

(1) Masern-Virus
(2) Mumps-Virus
(3) Herpes-simplex-Virus
(4) Varicella-Zoster-Virus
(5) Coxsackie-Viren

(A) nur 1 und 2 sind richtig
(B) nur 1, 3 und 4 sind richtig
(C) nur 2, 3 und 4 sind richtig
(D) nur 2, 3, 4 und 5 sind richtig
(E) 1–5 = alle sind richtig

F93 **!!**

12.109 Lipidhaltige (envelope) Viren sind gegen Umwelteinflüsse besonders empfindlich.

Folgende Viren gehören dazu:

(1) Herpes-Viren
(2) Coxsackie-Viren
(3) Hepatitis-A-Viren
(4) Influenza-Viren
(5) HIV

(A) nur 1, 2 und 3 sind richtig
(B) nur 1, 3 und 5 sind richtig
(C) nur 1, 4 und 5 sind richtig
(D) nur 2, 3 und 4 sind richtig
(E) nur 2, 4 und 5 sind richtig

12.105 (A) 12.106 (C) 12.107 (C) 12.108 (E) 12.109 (C)

F95 **!**

12.110 Welche Aussagen über Polio-Viren sind richtig?

(1) Polioviren vermehren sich im Intestinaltrakt und werden mit dem Stuhl ausgeschieden.
(2) Bei Erstinfektion mit Typ 1 werden auch Antikörper gegen Typ 2 und Typ 3 gebildet.
(3) Die Impfung mit attenuierten Polio-Viren führt u. a. zur örtlichen Immunität im Intestinaltrakt.
(4) Eine gleichzeitig ablaufende andere Enterovirusinfektion unterdrückt die Vermehrung des Impfvirus.

(A) nur 1 ist richtig
(B) nur 1 und 3 sind richtig
(C) nur 1, 2 und 3 sind richtig
(D) nur 1, 3 und 4 sind richtig
(E) nur 2, 3 und 4 sind richtig

H95 **!**

12.111 Poliomyelitisviren

(1) gehören zu den Picorna-Viren
(2) kommen in 3 Serotypen vor
(3) werden durch den Darm ausgeschieden
(4) können eine uncharakteristische fieberhafte Erkrankung („Sommergrippe") verursachen

(A) nur 1 und 4 sind richtig
(B) nur 2 und 3 sind richtig
(C) nur 1, 2 und 3 sind richtig
(D) nur 2, 3 und 4 sind richtig
(E) 1–4 = alle sind richtig

F95

12.112 Zur Gruppe der Herpesviridae gehören:

(1) Zytomegalie-Virus
(2) Rabies-Virus
(3) Varicella-Zoster-Virus
(4) Epstein-Barr-Virus
(5) Rota-Virus

(A) nur 1 und 3 sind richtig
(B) nur 1, 2 und 5 sind richtig
(C) nur 1, 3 und 4 sind richtig
(D) nur 2, 3 und 4 sind richtig
(E) nur 3, 4 und 5 sind richtig

F95 **!!**

12.113 Erreger opportunistischer Infektionen, auf die besonders bei abwehrgeschwächten Patienten (z. B. AIDS-Patienten) zu achten ist, sind:

(1) Candida albicans
(2) Cryptococcus neoformans
(3) Hepatitis-A-Virus
(4) Toxoplasma gondii
(5) Trichomonas vaginalis
(6) Zytomegalie-Virus

(A) nur 1, 2 und 4 sind richtig
(B) nur 2, 4 und 6 sind richtig
(C) nur 1, 2, 4 und 6 sind richtig
(D) nur 1, 2, 5 und 6 sind richtig
(E) nur 1, 3, 4 und 6 sind richtig

H95

12.114 Welche der folgenden Erreger können durch Antikörpernachweis diagnostiziert werden?

(1) Hepatitis-A-Virus
(2) Hepatitis-B-Virus
(3) Hepatitis-C-Virus
(4) Hepatitis-D-Virus

(A) nur 1 und 2 sind richtig
(B) nur 3 und 4 sind richtig
(C) nur 1, 2 und 3 sind richtig
(D) nur 2, 3 und 4 sind richtig
(E) 1–4 = alle sind richtig

H94

12.115 Beweisend für eine frische Hepatitis-A-Infektion ist der Nachweis von:

(1) Hepatitis-A-Virus aus dem Stuhl
(2) Anti-HAV-gesamt
(3) Anti-HAV-IgM
(4) Australia-Antigen

(A) nur 1 ist richtig
(B) nur 1 und 3 sind richtig
(C) nur 1 und 4 sind richtig
(D) nur 2 und 3 sind richtig
(E) nur 2, 3 und 4 sind richtig

12.110 (D) 12.111 (E) 12.112 (C) 12.113 (C) 12.114 (E) 12.115 (B)

F96

12.116 Welche der Zuordnungen von Begriffen aus der Virologie zu bestimmten Viren treffen zu?

(1) hohe Manifestationsrate – Masernvirus
(2) niedrige Manifestationsrate – Poliovirus
(3) Zoonose – Rotavirus
(4) Übertragung von Mensch zu Mensch – Mumpsvirus
(5) breites Wirtsspektrum – Rabiesvirus
(6) enges Wirtsspektrum – Influenza-A-Virus

(A) nur 1, 2, 4 und 5 sind richtig
(B) nur 1, 2, 5 und 6 sind richtig
(C) nur 1, 3, 4 und 6 sind richtig
(D) nur 2, 3, 4 und 5 sind richtig
(E) nur 3, 4, 5 und 6 sind richtig

F96

12.117 Welche der folgenden Viren können eine chronische Hepatitis verursachen?

(1) Hepatitis-A-Virus
(2) Hepatitis-B-Virus
(3) Hepatitis-C-Virus
(4) Hepatitis-E-Virus

(A) nur 2 ist richtig
(B) nur 2 und 3 sind richtig
(C) nur 2 und 4 sind richtig
(D) nur 3 und 4 sind richtig
(E) nur 1, 2 und 4 sind richtig

F97 !

12.118 Typischerweise fäkal-oral auf den Menschen übertragen werden:

(1) Hepatitis A
(2) Hepatitis B
(3) Hepatitis C
(4) Hepatitis D
(5) Hepatitis E

(A) nur 1 und 3 sind richtig
(B) nur 1 und 5 sind richtig
(C) nur 2 und 3 sind richtig
(D) nur 2 und 4 sind richtig
(E) nur 4 und 5 sind richtig

H96 !

12.119 Welche der folgenden Hepatitiden werden typischerweise im Blut, Blutprodukte oder Geschlechtsverkehr auf den Menschen übertragen.

(1) Hepatitis A
(2) Hepatitis B
(3) Hepatitis C
(4) Hepatitis D
(5) Hepatitis E

(A) nur 2 ist richtig
(B) nur 3 und 4 sind richtig
(C) nur 1, 2 und 3 sind richtig
(D) nur 2, 3 und 4 sind richtig
(E) nur 3, 4 und 5 sind richtig

F98 H96 !

12.120 Welche der aufgeführten Erreger können eine akute Angina bzw. eine Entzündung der oberen Atemwege verursachen?

(1) Coxsackie-Viren
(2) Adenoviren
(3) Epstein-Barr-Viren
(4) Streptococcus pyogenes

(A) nur 4 ist richtig
(B) nur 1 und 2 sind richtig
(C) nur 2 und 4 sind richtig
(D) nur 2, 3 und 4 sind richtig
(E) 1–4 = alle sind richtig

F98 !!

12.121 Welche der folgenden Krankheitserreger sind serologisch einheitlich und kommen nur in einem einzigen Typ vor?

(1) Hepatitis-A-Virus
(2) Mumpsvirus
(3) Influenza-A-Virus
(4) Rötelnvirus
(5) Poliovirus

(A) nur 1, 2 und 3 sind richtig
(B) nur 1, 2 und 4 sind richtig
(C) nur 1, 2 und 5 sind richtig
(D) nur 2, 4 und 5 sind richtig
(E) nur 3, 4 und 5 sind richtig

12.116 (A) 12.117 (B) 12.118 (B) 12.119 (D) 12.120 (E) 12.121 (B)

H98 **!!**

12.122 Die Infektion eines Kindes während der Schwangerschaft oder während der Geburt kann schwere Schädigungen verursachen.

Für welche Viren trifft das zu?

(1) Hepatitis-A-Virus
(2) Varicella-Zoster-Virus
(3) Parvo-Virus-B-19
(4) Röteln-Virus
(5) Adeno-Virus

(A) nur 1, 2 und 3 sind richtig
(B) nur 1, 2 und 5 sind richtig
(C) nur 1, 4 und 5 sind richtig
(D) nur 2, 3 und 4 sind richtig
(E) nur 3, 4 und 5 sind richtig

H98 **!!**

12.123 Welche der folgenden Viren tragen eine Hüllmembran (Hülle) und sind daher gegen Desinfektionsverfahren besonders empfindlich?

(1) HIV
(2) Röteln-Virus
(3) Polio-Viren
(4) Influenza-A-Virus
(5) Rota-Virus

(A) nur 1, 2 und 3 sind richtig
(B) nur 1, 2 und 4 sind richtig
(C) nur 1, 3 und 4 sind richtig
(D) nur 2, 4 und 5 sind richtig
(E) nur 3, 4 und 5 sind richtig

F99 **!!**

12.124 Welche beiden der folgenden Viren werden typischerweise durch Lebensmittel (inkl. Trinkwasser) übertragen?

(1) Hepatitis-A-Virus
(2) Hepatitis-E-Virus
(3) Hepatitis-C-Virus
(4) Influenza-Virus
(5) Zytomegalie-Virus

(A) nur 1 und 2 sind richtig
(B) nur 1 und 3 sind richtig
(C) nur 2 und 5 sind richtig
(D) nur 3 und 4 sind richtig
(E) nur 4 und 5 sind richtig

12.19 Fragen aus Examen Herbst 2000

H00 **!**

12.125 Übertragung durch Staub-Inhalation findet typischerweise statt bei

(A) HBV
(B) Coxiella burnetii
(C) Legionellen
(D) Enterococcus faecalis
(E) Echinococcus granulosus

H00 **!!**

12.126 Lipidhaltige (envelope) Viren sind gegen Umwelteinflüsse besonders empfindlich.

Welche der folgenden Viren gehören **nicht** dazu?

(A) Hepatitis-A-Viren
(B) Masern-Viren
(C) Herpes-Viren
(D) Influenza-Viren
(E) HIV

H00 **!!**

12.127 Welche der folgenden Viren werden **nicht** durch Schmutz- und Schmierinfektion (fäkal-oral) übertragen?

(A) Polio-Viren
(B) Coxsackie-Viren
(C) Hepatitis-A-Viren
(D) Flavi-Viren
(E) Echo-Viren

H00 **!**

12.128 Welche Aussage über das Hepatitis-B-Virus trifft **nicht** zu?

(A) HBs-Ag ist nur in der akuten Phase der Hepatitis B nachweisbar.
(B) Anti-HBs ist ein schützender Antikörper.
(C) HBe-Ag im Serum eines HBs-Ag-Trägers weist auf hohe Infektiosität des Trägers hin.
(D) Die Vermehrung des Delta-Virus in der menschlichen Leber ist abhängig von einer gleichzeitig bestehenden Infektion mit dem Hepatitis-B-Virus.
(E) Die Infektion mit dem Hepatitis-B-Virus kann zu einer chronischen Erkrankung führen.

12.122 (D) 12.123 (B) 12.124 (A) 12.125 (B) 12.126 (A) 12.127 (D) 12.128 (A)

H00 !!

12.129 Bei welchem der folgenden Erreger ist eine diaplazentare Infektion **am wenigsten** wahrscheinlich?

(A) Hepatitis-B-Virus
(B) Zytomegalie-Virus
(C) Listeria monocytogenes
(D) Treponema pallidum
(E) Toxoplasma gondii

H00 !!

12.130 Was gilt **nicht** für die Hepatitis C?

(A) Sie kann durch Bluttransfusion übertragen werden.
(B) Sie kann durch mehrfach benutzte Spritzen (Drogenszene) übertragen werden.
(C) Zur Diagnose können HCV-Antikörper nachgewiesen werden.
(D) Sie zeigt sehr häufig chronische Verlaufsformen.
(E) Es kann aktiv immunisiert werden.

H00 !!

12.131 Welcher Erreger ist **kein** typischer Erreger einer opportunistischen Infektion bei AIDS?

(A) Zytomegalie-Virus
(B) Salmonella typhimurium
(C) Pneumocystis carinii
(D) Candida albicans
(E) Toxoplasma gondii

H00 !

12.132 Welche Aussage über die Coxsackie-Viren trifft **nicht** zu?

(A) Es sind Viren mit Hüllmembran (envelope).
(B) Sie sind Erreger von Myokarditiden.
(C) Sie sind Erreger von Meningitiden.
(D) Sie rufen die sogenannte Bornholmer Erkrankung (Pleurodynie) hervor (Coxsackie-Viren Typ B).
(E) Sie lassen sich im Stuhl, Rachenspülwasser und Liquor nachweisen.

13 Schutzimpfungen

13.1 Passive Immunisierung

F86

13.1 Eine passive Immunisierung ist bei richtiger Anwendung geeignet,

(A) einen langfristigen Schutz gegen Diphtherie zu vermitteln
(B) einen Allergiker zu desensibilisieren
(C) die Bildung von Gedächtniszellen anzuregen
(D) die immunisierende Wirkung von gleichzeitig gegebenem Tetanus-Toxoid zu potenzieren
(E) ein Masern-exponiertes Kind vor dem Ausbruch der Krankheit zu schützen

H93

13.2 Welche Aussage trifft **nicht** zu?

Die Verabfolgung von Immunserum kann bei Exponierten den Ausbruch der Erkrankung verhindern. Sie wird bei folgenden Erkrankungen praktiziert:

(A) Röteln
(B) Influenza
(C) Tetanus
(D) Hepatitis A
(E) Masern

H94

13.3 Welche Aussagen zur (künstlichen) passiven Immunisierung treffen zu?

(1) Der Empfänger benötigt hierbei B-Lymphozyten.
(2) Es wird ein längerer Schutz erreicht als bei der aktiven Immunisierung.
(3) Es wird ein früherer Schutz erreicht als bei der aktiven Immunisierung.

(A) nur 1 ist richtig
(B) nur 2 ist richtig
(C) nur 3 ist richtig
(D) nur 1 und 3 sind richtig
(E) nur 2 und 3 sind richtig

12.129 (A) 12.130 (E) 12.131 (B) 12.132 (A) 13.1 (E) 13.2 (B) 13.3 (C)

13.2 Aktive Immunisierung

13.2.1 Impfstoffe

F92 H86

13.4 Die Virulenzabschwächung eines Erregers bei der Herstellung von Lebendimpfstoff beruht auf der

(A) Transduktion durch Phagen
(B) direkten Beeinflussung des Erregergenoms durch massive Bestrahlung
(C) Selektion von geeigneten Spontanmutanten
(D) Einschleusung von geeigneten Plasmiden
(E) Behandlung mit Formaldehyd

F00

13.5 Bei welchen beiden Impfstoffen sind Kapsel-Antigene wichtige Komponenten?

Beim Impfstoff gegen

(1) Diphtherie
(2) Meningitis (H. influenzae B)
(3) Pneumokokken-Pneumonie
(4) Tetanus
(5) Cholera

(A) nur 1 und 2 sind richtig
(B) nur 1 und 5 sind richtig
(C) nur 2 und 3 sind richtig
(D) nur 3 und 4 sind richtig
(E) nur 4 und 5 sind richtig

H86

13.6 Gegen welche der folgenden Krankheiten wird eine aktive Impfung mit Toxoid durchgeführt?

(1) Diphtherie
(2) Röteln
(3) Poliomyelitis
(4) Tetanus
(5) Gelbfieber

(A) nur 1 ist richtig
(B) nur 4 ist richtig
(C) nur 1 und 4 sind richtig
(D) nur 1, 2 und 4 sind richtig
(E) nur 1, 3 und 5 sind richtig

F88

13.7 Welche Aussage trifft **nicht** zu?

Von folgenden Krankheiten muß man bei Schutzimpfungen nur einen Serotyp berücksichtigen:

(A) Masern
(B) Mumps
(C) Poliomyelitis
(D) Röteln
(E) Tollwut

F96

13.8 Bei welchen Viren müssen Subtypen bzw. verschiedene Serotypen bei der Herstellung des Impfstoffes bzw. bei der Durchführung der Schutzimpfung berücksichtigt werden?

(1) Influenza-A-Virus
(2) Poliovirus
(3) Rubellavirus
(4) Masernvirus
(5) Hepatitis-B-Virus

(A) nur 1 ist richtig
(B) nur 2 ist richtig
(C) nur 1 und 2 sind richtig
(D) nur 1, 2 und 5 sind richtig
(E) nur 2, 3 und 4 sind richtig

H94

13.9 Welche der folgenden Krankheiten kann nach erwiesener Exposition durch aktive Immunisierung verhindert werden?

(A) Tollwut
(B) Röteln
(C) Poliomyelitis
(D) Masern
(E) Hepatitis B

F97

13.10 Gegen welche Erkrankung ist eine aktive Impfung als Prophylaxe möglich?

(A) Gelbfieber
(B) Hepatitis C
(C) Hantaan-Virus-Nephropathie
(D) infektiöse Mononukleose
(E) Exanthema subitum

13.4 (C) 13.5 (C) 13.6 (C) 13.7 (C) 13.8 (C) 13.9 (A) 13.10 (A)

F99 !!

13.11 Welche Aussage trifft **nicht** zu?
Totimpfstoffe bzw. Toxoidimpfstoffe gibt es zur Prophylaxe folgender Infektionskrankheiten:

(A) Poliomyelitis
(B) Tollwut
(C) Diphtherie
(D) Keuchhusten
(E) Tuberkulose

F92

13.12 Bei welcher Lebendimpfung sind Kontaktinfektionen von ungeimpften Personen möglich?

Bei der Schutzimpfung gegen

(A) Röteln
(B) Tuberkulose (BCG)
(C) Poliomyelitis
(D) Masern
(E) Gelbfieber

F97

13.13 Bei welcher Lebendimpfung sind Kontaktinfektionen von ungeimpften Personen wahrscheinlich?

(A) Mumps-Impfung
(B) Gelbfieber-Impfung
(C) Polio-Impfung
(D) Röteln-Impfung
(E) Varizellen-Impfung

H93

13.14 Welche Zuordnung von Krankheit und dem in der Bundesrepublik Deutschland zugelassenen Impfstoff trifft **nicht** zu?

(A) Tollwut – Lebendimpfstoff
(B) Röteln – Lebendimpfstoff
(C) Poliomyelitis – Lebend- oder Totimpfstoff
(D) Hepatitis B – Totimpfstoff
(E) Masern – Lebendimpfstoff

H95

13.15 Welche der folgenden Zuordnungen von Impfung und Impfstoffart trifft **nicht** zu?

(A) Tuberkulose-Schutzimpfung – Lebendimpfung
(B) Hepatitis-B-Schutzimpfung – Totimpfung
(C) Influenza-Schutzimpfung – Totimpfung
(D) Masern-Schutzimpfung – Totimpfung
(E) Mumps-Schutzimpfung – Lebendimpfung

H96

13.16 Welche der folgenden Impfungen werden in der Bundesrepublik Deutschland mit Lebendimpfstoff durchgeführt?

(1) Hepatitis-A-Impfung
(2) Polio-Impfung nach Sabin
(3) Polio-Impfung nach Salk
(4) Gelbfieber-Impfung
(5) Masern-Impfung

(A) nur 2 und 4 sind richtig
(B) nur 2 und 5 sind richtig
(C) nur 2, 4 und 5 sind richtig
(D) nur 3, 4 und 5 sind richtig
(E) nur 1, 2, 4 und 5 sind richtig

F97

13.17 Welche der folgenden in der Bundesrepublik Deutschland zugelassenen Impfstoffe sind Lebendimpfstoffe?

(1) Hepatitis-B-Impfstoff
(2) trivalenter Polio-Impfstoff nach Sabin
(3) BCG-Impfstoff gegen Tuberkulose
(4) Keuchhusten-Impfstoff
(5) Haemophilus-influenzae-Impfstoff

(A) nur 1 und 5 sind richtig
(B) nur 2 und 3 sind richtig
(C) nur 2 und 4 sind richtig
(D) nur 1, 3 und 5 sind richtig
(E) nur 2, 3 und 4 sind richtig

13.11 (E) 13.12 (C) 13.13 (C) 13.14 (A) 13.15 (D) 13.16 (C) 13.17 (B)

13.2.4 Aktive Schutzimpfungen gegen bakterielle Infektionen

F92

13.18 Welche der folgenden Aussagen über die Cholera und die Choleraschutzimpfung trifft **nicht** zu?

(A) Der gebräuchliche Impfstoff enthält abgetötete Choleravibrionen.
(B) Das Choleraenterotoxoid hat sich als hochwirksames Antigen zur aktiven Prophylaxe der Cholera erwiesen.
(C) Die Choleraschutzimpfung führt lediglich zu einem parallelen Individualschutz.
(D) Der Schutz nach Choleraschutzimpfung hält nur wenige Monate an.
(E) Allgemeinhygienische Maßnahmen sind für die Bekämpfung der Cholera erfolgreicher als die Schutzimpfung mit den derzeit verfügbaren Impfstoffen.

F89

13.19 Für die Choleraschutzimpfung gilt:

(1) Allgemeinhygienische Maßnahmen sind für die Bekämpfung der Cholera erfolgreicher als die Schutzimpfung mit derzeit verfügbaren Impfstoffen.
(2) Der gebräuchliche Impfstoff enthält abgetötete Choleravibrionen.
(3) Der gebräuchliche Impfstoff wird oral appliziert.
(4) Die Choleraschutzimpfung führt zu einer lebenslangen Immunität.

(A) nur 1 ist richtig
(B) nur 1 und 2 sind richtig
(C) nur 2 und 4 sind richtig
(D) nur 1, 2 und 3 sind richtig
(E) nur 1, 2 und 4 sind richtig

H92

13.20 Welche der folgenden Feststellungen zum Diphtherietoxin und zur Diphtherieschutzimpfung trifft **nicht** zu?

(A) Die Bildung des Diphtherietoxins steht unter dem Einfluß eines lysogenen Phagen.
(B) Die Schutzimpfung bewirkt eine antitoxische Immunität.
(C) Das Antitoxin, das durch die Schutzimpfung induziert wird, verhindert die Infektion.
(D) Die Diphtherieschutzimpfung im Kindesalter wird in der Regel mit der Tetanusschutzimpfung kombiniert.
(E) Eine Auffrischimpfung im Erwachsenenalter mit der im Kindesalter üblichen Dosis würde zu starken lokalen und allgemeinen Reaktionen führen.

F95

13.21 Welche Aussage trifft **nicht** zu?

Für die aktive Diphtherieschutzimpfung bzw. für die Serotherapie gilt:

(A) Der Impfstoff für die aktive Diphtherieschutzimpfung enthält als wirksamen Bestandteil Toxoid.
(B) Für die aktive Immunisierung Erwachsener wird ein Impfstoff mit geringerer Dosierung als bei Kindern verwandt.
(C) Die aktive Diphtherieschutzimpfung kann mit der aktiven Tetanusschutzimpfung kombiniert werden.
(D) Die Serotherapie mit Diphtherie-Hyperimmunglobulin vom Pferd ist bei akuter Diphtherie so früh wie möglich zu beginnen.
(E) Die Immunität nach aktiver Diphtherieschutzimpfung ist in erster Linie gegen den Prophagen gerichtet, der für die Toxinproduktion von Corynebacterium diphtheriae verantwortlich ist.

F94

13.22 Die Diphtherieschutzimpfung sollte im frühen Kindesalter durchgeführt werden,

weil

die Diphtherieschutzimpfung für Erwachsene unverträglich ist.

13.18 (B) 13.19 (B) 13.20 (C) 13.21 (E) 13.22 (C)

H90

13.23 Die aktive Schutzimpfung gegen die epidemische Genickstarre, hervorgerufen durch Neisseria meningitidis, wird mit lebenden, avirulenten Erregern durchgeführt,

weil

Impfstoffe aus Polysacchariden von Neisseria meningitidis sich durchweg als wirkungslos erwiesen haben.

F88

13.24 Die aktive Immunisierung mit Tetanustoxoidimpfstoff

(A) verleiht dem Ungeimpften sofort Impfschutz
(B) schützt generell vor Intoxikationen, verursacht durch alle Erreger des Genus Clostridium
(C) stimuliert spezifische proteolytische Enzyme, die Tetanustoxin abbauen
(D) verhindert die septikämische Ausbreitung von Clostridium tetani
(E) schützt vor der Wirkung des Tetanustoxins

H88

13.25 Welche Aussage über die Tetanusschutzimpfung trifft **nicht** zu?

(A) Die Impfung ruft eine antibakterielle Immunität hervor, die die Vermehrung von Clostridium tetani und damit die Toxinbildung hemmt.
(B) Der Impfstoff enthält Toxoid.
(C) Die Grundimmunisierung wird durch dreifache Impfung (zweimal im Abstand von 4–6 Wochen und einmal ein Jahr später) erreicht.
(D) Die Schutzwirkung der Grundimmunisierung wird beim Erwachsenen durch Nachimpfung – nach spätestens 10 Jahren – erhalten.
(E) Im Verletzungsfalle sollte bei nicht ausreichender Grundimmunisierung menschliches Tetanushyperimmunglobulin gegeben werden.

H89

13.26 Die Simultanimpfung gegen Tetanus ist indiziert:

(A) als Grundimmunisierung
(B) als Wiederholungsimpfung nach etwa 7 Jahren
(C) bei Infektionsverdacht und fehlender Grundimmunisierung
(D) bei Infektionsverdacht in jedem Fall
(E) nach Einführung homologer Impfstoffe überhaupt nicht mehr

H94

13.27 Als wirksamen Bestandteil der Tetanusvakzine betrachtet man Zellwandbestandteile von Clostridium tetani,

weil

die Tetanusimmunität vorwiegend auf der Bildung von Antikörpern gegen Zellwandbestandteile von Clostridium tetani beruht.

F96

13.28 Für die Tuberkuloseschutzimpfung in der Bundesrepublik Deutschland gilt:

(1) Der Impfstoff enthält als wirksamen Bestandteil ein Toxoid.
(2) Die BCG-Impfung von Neugeborenen ist nur angezeigt, wenn ein erhöhtes Infektionsrisiko besteht.
(3) Die BCG-Impfung darf bei älteren Kindern, Jugendlichen und Erwachsenen nur nach negativer Tuberkulinreaktion durchgeführt werden.
(4) Der Impferfolg kann nach der Impfung durch eine positive Tuberkulinreaktion nachgewiesen werden.
(5) Bei der Impfung von Neugeborenen sollte stets gleichzeitig eine INH-Behandlung durchgeführt werden.

(A) nur 1 und 3 sind richtig
(B) nur 2 und 4 sind richtig
(C) nur 2, 3 und 4 sind richtig
(D) nur 2, 4 und 5 sind richtig
(E) nur 1, 2, 3 und 4 sind richtig

13.23 (E) 13.24 (E) 13.25 (A) 13.26 (C) 13.27 (E) 13.28 (C)

F85

13.29 Nach einer BCG-Schutzimpfung fällt die Tuberkulinprobe in der Regel negativ aus,

weil

der attenuierte BCG-Stamm im Gegensatz zu virulenten Mycobacterium tuberculosis-Stämmen die Fähigkeit zur spezifischen Induktion des T-Zell-Immunsystems nicht besitzt.

H92

13.30 Der Schutz nach einer BCG-Impfung hält lebenslang an,

weil

bei der BCG-Impfung mit lebenden attenuierten Bakterien geimpft wird.

H96

13.31 HIV-Infizierte dürfen mit der BCG-Vakzine geimpft werden,

weil

BCG-Vakzine ein Totimpfstoff ist.

H98

13.32 Für die aktive Schutzimpfung gegen das Gelbfieber gilt:

(A) Die Impfung ist bei Luftreisen ohne Zwischenlandung von Europa nach Indien erforderlich.
(B) Die Impfung wird mit einem Totimpfstoff durchgeführt.
(C) Die Impfung wirkt nur gegen das sog. „Städtegelbfieber“, nicht gegen das „Dschungelgelbfieber“.
(D) Die Impfung sollte während der ersten vier Lebensmonate nicht durchgeführt werden.
(E) Die Grundimmunisierung wird durch drei Impfungen im Abstand von 6 Wochen bzw. 6 Monaten erreicht.

13.2.5 Aktive Schutzimpfungen gegen Infektionen durch Viren

F90

13.33 Welche der folgenden Aussagen zur Hepatitis B trifft **nicht** zu?

(A) Anti-HBs ist der schützende Antikörper.
(B) Der Nachweis von HBe-Antigen spricht für die Infektiosität des Probanden.
(C) Das HBs-Antigen kommt als sog. „Australia-Antigen“ frei im Serum vor.
(D) Gegen die Hepatitis B ist eine aktive Schutzimpfung mit lebenden, attenuierten Viren möglich.
(E) HBsAg-Träger werden vom Blutspenden grundsätzlich ausgeschlossen.

F94

13.34 Der z. Z. verfügbare Impfstoff gegen die Hepatitis B enthält HBc-Antigen als wirksamen Bestandteil,

weil

die protektiven Antikörper gegen das HBc-Antigen gebildet werden.

F90

13.35 Für die aktive Schutzimpfung gegen die Hepatitis B gilt:

(1) Als Impfstoff sind auch gentechnisch in Hefezellen hergestellte Präparate wirksam.
(2) Immunsupprimierte Personen unterscheiden sich in der Antikörperbildung nach Impfung gegen Hepatitis B nicht von Normalpersonen.
(3) Bei Neugeborenen HBsAg-positiver Mütter wird eine aktiv-passive Impfung empfohlen.

(A) nur 1 ist richtig
(B) nur 3 ist richtig
(C) nur 1 und 3 sind richtig
(D) nur 2 und 3 sind richtig
(E) 1–3 = alle sind richtig

13.29 (E) 13.30 (D) 13.31 (E) 13.32 (D) 13.33 (D) 13.34 (E) 13.35 (C)

H90

13.36 Für die aktive Schutzimpfung gegen die Hepatitis B gilt:

(1) Die zugelassenen Impfstoffe sind nur gegen den Subtyp wirksam, der in den Impfstoffpräparaten enthalten ist.
(2) Der Impfstoff wird mehrfach appliziert.
(3) Die aktive Impfung hat auch dann noch eine gute prophylaktische Wirkung, wenn mit ihr – wie bei der Tollwutprophylaxe – unmittelbar nach einer Hepatitis-B-Infektion begonnen wird.

(A) nur 1 ist richtig
(B) nur 2 ist richtig
(C) nur 3 ist richtig
(D) nur 1 und 2 sind richtig
(E) nur 1 und 3 sind richtig

H95

13.37 Prophylaktisch sollte eine aktive Impfung gegen Hepatitis B durchgeführt werden bei

(1) medizinischem und zahnmedizinischem Personal
(2) Dialysepatienten
(3) Personen mit engem Kontakt zu HBs-Ag-positiven Personen (z. B. Wohngemeinschaft)
(4) besonderen Risikogruppen (z. B. Drogenabhängige, Prostituierte, Homosexuelle)
(5) Patienten in psychiatrischen Anstalten

(A) nur 1, 3 und 4 sind richtig
(B) nur 1, 3 und 5 sind richtig
(C) nur 1, 2, 4 und 5 sind richtig
(D) nur 2, 3, 4 und 5 sind richtig
(E) 1–5 = alle sind richtig

H92

13.38 Welche Aussage zur Europäischen Frühsommer-Meningoenzephalitis (FSME) trifft **nicht** zu?

(A) Das Virus wird durch Stechmücken auf den Menschen übertragen.
(B) In der 1. Phase der bei voller Ausbildung zweiphasigen Erkrankungen herrscht eine Grippesymptomatik vor.
(C) In der 2. Phase der Erkrankung überwiegen bei Kindern meningitische Formen, bei Erwachsenen über 40 Jahre enzephalitische Formen.
(D) Nach Exposition ungeimpfter Personen sollte eine passive Immunprophylaxe mit FSME-Immunserum vorgenommen werden.
(E) Eine aktive Immunisierung ist mit einem Impfstoff möglich, der inaktiviertes, gereinigtes Virus als Antigen enthält.

H94

13.39 Welche Aussage zur Europäischen Frühsommer-Meningoenzephalitis (FSME) trifft **nicht** zu?

(A) Das Virus wird durch Zecken auf den Menschen übertragen.
(B) In der 1. Phase der bei voller Ausbildung zweiphasigen Erkrankung herrscht eine grippeähnliche Symptomatik vor.
(C) In der 2. Phase der Erkrankung treten zentralnervöse Symptome (Meningitis, Enzephalitis) auf.
(D) Nach Exposition ungeimpfter Personen sollte eine passive Immunprophylaxe mit FSME-Immunserum vorgenommen werden.
(E) Eine aktive Immunisierung ist mit einem Impfstoff möglich, der attenuierte, lebende Viren als Antigen enthält.

13.36 (B) 13.37 (E) 13.38 (A) 13.39 (E)

F93

13.40 Welche Feststellung zur Influenzaschutzimpfung trifft **nicht** zu?

(A) Die Zusammensetzung des Impfstoffes berücksichtigt „antigenic shift“ und „antigenic drift“ der Wildviren.
(B) Der zur Zeit in der Bundesrepublik Deutschland verwendete Impfstoff enthält lebende, avirulente Influenzaviren.
(C) Der Impfstoff enthält in der Regel nur Komponenten der Typen A und B, da Influenza-C-Viren nur leichte Infekte der oberen Atemwege hervorrufen.
(D) Da der Impfstoff in Hühnereiern produziert wird, kann er bei Vorliegen einer entsprechenden Allergie bei Impfungen Reaktionen auslösen.
(E) Auch wenn man eine Identitat der Antigene bei Impfstoff und Wildviren voraussetzt, ist die Wirkungsdauer der Impfung immer nur kurz (in der Regel 1 Jahr).

H89

13.41 Für die aktive Schutzimpfung gegen Influenza gilt in der Bundesrepublik Deutschland:

(1) Der übliche Impfstoff enthält lebende, attenuierte Viren.
(2) Der übliche Impfstoff wird parenteral verabreicht.
(3) Der Impfstoff enthält verschiedene Subtypen des Virus.
(4) Die Schutzwirkung erstreckt sich wegen Antigengemeinschaft auch auf Infektionen mit Hämophilus influenzae.

(A) nur 2 ist richtig
(B) nur 1 und 2 sind richtig
(C) nur 2 und 3 sind richtig
(D) nur 2 und 4 sind richtig
(E) nur 1, 3 und 4 sind richtig

H93

13.42 Für die aktive Schutzimpfung gegen Influenza gilt:

(1) Die Schutzwirkung beruht auf Unterdrükkung der Virämie bei Wildvirusinfektionen.
(2) Gegen neu auftretende Wildviren („antigenic shift“) kann durch Rekombination mit Laborstämmen in ausreichender Menge Impfstoff produziert werden.
(3) Schutzwirkung ist nur vorhanden, wenn gegen die Proteine der 8 Nukleokapsidsegmente des Virus Antikörper gebildet werden.
(4) Eine virusneutralisierende Wirkung entfalten nur die durch die Impfung induzierten Antikörper der Immunglobulinklasse G, nicht die der Klasse A.

(A) nur 2 ist richtig
(B) nur 1 und 2 sind richtig
(C) nur 1 und 3 sind richtig
(D) nur 2 und 3 sind richtig
(E) nur 2, 3 und 4 sind richtig

F91

13.43 Bei der aktiven Schutzimpfung gegen die Masern mit lebenden, attenuierten Viren

(1) wird als Impfvirus ein Affenvirus verwendet, das mit den menschlichen Viren Kreuzverwandschaft zeigt
(2) sollte man die Erstimpfung nicht vor dem 5. Lebensmonat durchführen
(3) kommt es beim Impfling wie bei der Maserwildvirusinfektion zu typischen EEG-Veränderungen

(A) nur 2 ist richtig
(B) nur 3 ist richtig
(C) nur 1 und 2 sind richtig
(D) nur 2 und 3 sind richtig
(E) 1–3 = alle sind richtig

13.40 (B) 13.41 (C) 13.42 (A) 13.43 (A)

H94

13.44 Bei der aktiven Schutzimpfung gegen die Masern

(1) wird ein lebendes, attenuiertes Masernvirus verabreicht
(2) wird ein Impfstoff verwendet, der die beiden bekannten Masernvirusserotypen enthält
(3) sollte man erst nach dem Verschwinden der mütterlichen Antikörper impfen
(4) entwickelt sich eine langjährige Immunität

(A) nur 1 und 3 sind richtig
(B) nur 1 und 4 sind richtig
(C) nur 1, 3 und 4 sind richtig
(D) nur 2, 3 und 4 sind richtig
(E) 1–4 = alle sind richtig

F94

13.45 Für die Masernschutzimpfung wird ein abgetötetes Virus verwendet,

weil

nach Masernlebendimpfung schwere Lokalreaktionen beobachtet wurden.

F90

13.46 Welche Aussage über Mumps trifft **nicht** zu?

(A) Das Mumpsvirus gehört zu den Paramyxoviren.
(B) Als Erstinfektion bei männlichen Erwachsenen kann eine Orchitis hervorrufen.
(C) Die Mumpsmeningitis verläuft in der Regel benigne.
(D) Gegen Mumps steht eine aktive Schutzimpfung zur Verfügung.
(E) Die Impfung berücksichtigt die beiden Serotypen des Virus.

F89

13.47 Für die aktive Schutzimpfung gegen Mumps wird ein Totimpfstoff verwendet,

weil

bei Anwendung von Lebendimpfstoff gegen Mumps die Gefahr einer Komplikation (Orchitis) besteht.

H92

13.48 Die aktive Schutzimpfung gegen Mumps

(1) wird mit einem Impfstoff aus lebenden, attenuierten Viren durchgeführt
(2) wird meist mit der Masernschutzimpfung kombiniert
(3) wird 2mal im Abstand von jeweils 6 Wochen verabreicht und 1 Jahr später durch eine weitere Impfung ergänzt
(4) schützt bei Adoleszenten vor Orchitis auch dann, wenn mit ihr erst zu Beginn der Mumpserkrankung begonnen wird

(A) nur 1 ist richtig
(B) nur 1 und 2 sind richtig
(C) nur 2 und 4 sind richtig
(D) nur 1, 2 und 3 sind richtig
(E) nur 1, 2 und 4 sind richtig

F93

13.49 Welche der folgenden Feststellungen zur oralen Poliomyelitisschutzimpfung trifft **nicht** zu?

(A) Die drei Polioserotypen besitzen in bezug auf die Induktion neutralisierender Antikörper keine serologische Kreuzreaktivität.
(B) Der trivalente Impfstoff wird dreimal in bestimmten zeitlichen Abständen verabreicht, um durch „Boosterung" möglichst hohe und persistierende Antikörpertiter zu erreichen.
(C) Man gibt den Impfstoff vorzugsweise in den Wintermonaten, um Interferenzen mit Enteroviren zu vermeiden.
(D) Im Gegensatz zur Impfung mit abgetöteten Erregern (Salk) induziert die Schluckimpfung im Darm stark wirksame neutralisierende Antikörper der Klasse IgA.
(E) Die Poliomyelitis ist trotz breit angelegter Schutzimpfungskampagnen weiterhin von Bedeutung.

13.44 (C) 13.45 (E) 13.46 (E) 13.47 (E) 13.48 (B) 13.49 (B)

F97 F94

13.50 Welche Aussage trifft **nicht** zu?
Die im Schluckimpfstoff (SABIN) enthaltenen Polioviren

(A) sind infektiös
(B) stellen attenuierte Viren dar
(C) verursachen eine inapparente Infektion der Darmschleimhaut
(D) sind im Rachensekret und im Stuhl nachweisbar
(E) verursachen nach Applikation während der Schwangerschaft häufig Embryopathien

H89

13.51 Bei einmaliger, gleichzeitiger Verabreichung aller drei Poliovirustypen bei der Lebendimpfung gegen die Poliomyelitis werden von den Impflingen neutralisierende Antikörper häufig nur gegen einen oder zwei Serotypen gebildet,

weil

das Immunsystem des Menschen nicht gleichzeitig gegen drei verschiedene Antigene, die bei der trivalenten Impfung im Intestinaltrakt in großer Menge auftreten, Antikörper bilden kann.

H91

13.52 Eine einmalige Lebendimpfung gegen Poliomyelitis mit einer Kombination aller drei Impfvirus-Typen führt zu keinem sicheren Schutz,

weil

zwischen den drei Impfvirus-Typen des Poliomyelitis-Impfstoffes eine Interferenz eintreten kann.

F96

13.53 Bei der aktiven Schutzimpfung gegen die Poliomyelitis (Grundimmunisierung) mit lebenden, attenuierten Viren wird zwei- oder dreimal geimpft,

weil

die drei Typen des attenuierten Poliovirus sich gegenseitig durch Interferenz hemmen.

H95

13.54 Für die Poliomyelitis-Lebendimpfung wird in der Bundesrepublik Deutschland im ersten Lebensjahr (3.–12. Monat) nur die Salk-Impfung empfohlen,

weil

während der Gesamtdauer des ersten Lebensjahres passiv übertragene, mütterliche Antikörper die Vermehrung des Impfvirus (Sabin) hemmen.

F95

13.55 Welche Aussagen über Polio-Viren sind richtig?

(1) Polioviren vermehren sich im Intestinaltrakt und werden mit dem Stuhl ausgeschieden.
(2) Bei Erstinfektionen mit Typ 1 werden auch Antikörper gegen Typ 2 und Typ 3 gebildet.
(3) Die Impfung mit attenuierten Polio-Viren führt u. a. zur örtlichen Immunität im Intestinaltrakt.
(4) Eine gleichzeitig ablaufende andere Enterovirusinfektion unterdrückt die Vermehrung des Impfvirus.

(A) nur 1 ist richtig
(B) nur 1 und 3 sind richtig
(C) nur 1, 2 und 3 sind richtig
(D) nur 1, 3 und 4 sind richtig
(E) nur 2, 3 und 4 sind richtig

F89

13.56 Welche der folgenden Aussagen über Tollwut trifft **nicht** zu?

(A) In der Bundesrepublik Deutschland werden Menschen selten durch das Tollwutvirus infiziert.
(B) Das Tollwutvirus wird durch den Biß infizierter Tiere übertragen, die in der Regel selbst an der Infektion zugrunde gehen.
(C) Das Tollwutvirus zeigt einen Neurotropismus.
(D) Die Indikation einer Schutzimpfung mit der Zellkulturvakzine (HDC) muß wegen der Gefahr der Impfkomplikation sehr streng gestellt werden.
(E) Das derzeit für Schutzimpfungszwecke verwendete inaktivierte Virus aus humanen Zellkulturen kann auch für eine prophylaktische Impfung verwendet werden.

13.50 (E) 13.51 (C) 13.52 (A) 13.53 (A) 13.54 (E) 13.55 (D) 13.56 (D)

F92

13.57 Die modernen Tollwutvakzinen enthalten lebende avirulente Rabiesviren,

weil

die Tollwutvakzine (HDCS-Vakzine) aus abgetöteten Rabiesviren eine starke enzephalitogene Aktivität entfaltet.

H91

13.58 Für die aktive Schutzimpfung gegen Röteln gilt:

(1) Sie kann mit der Masern- und Mumpsschutzimpfung kombiniert werden.
(2) Die Impfung einer Schwangeren ist kontraindiziert.
(3) Sie wird bei Mädchen vor der Pubertät durchgeführt.
(4) Der Immunschutz nach einer Injektion des Impfstoffs hält lebenslang.

(A) nur 1 und 3 sind richtig
(B) nur 2 und 3 sind richtig
(C) nur 2 und 4 sind richtig
(D) nur 1, 2 und 3 sind richtig
(E) nur 1, 2 und 4 sind richtig

H95

13.59 Eine aktive Rötelnschutzimpfung ist indiziert bei

(1) Schwangeren im 2. Monat ohne Antikörper gegen Röteln
(2) Mädchen vor der Menarche ohne Antikörper gegen Röteln
(3) einer schwangeren Mutter (2. Monat) mit einem an Röteln erkrankten schulpflichtigen Kind
(4) einer Wöchnerin ohne Rötelnantikörper

(A) nur 2 ist richtig
(B) nur 4 ist richtig
(C) nur 2 und 4 sind richtig
(D) nur 1, 3 und 4 sind richtig
(E) nur 2, 3 und 4 sind richtig

H98

13.60 Effektive Vakzine stehen für folgende Erreger zur Verfügung:

(1) Staphylococcus aureus
(2) Streptococcus pyogenes
(3) Streptococcus agalactiae (Gruppe B)
(4) Streptococcus pneumoniae
(5) Haemophilus influenzae B

(A) nur 1 und 2 sind richtig
(B) nur 1 und 5 sind richtig
(C) nur 2 und 3 sind richtig
(D) nur 3 und 4 sind richtig
(E) nur 4 und 5 sind richtig

13.3 Fragen aus Examen Herbst 2000

H00

13.61 Ein Toxoid wird verwendet für die Impfung gegen

(A) Masern
(B) Röteln
(C) Diphtherie
(D) Keuchhusten
(E) Malaria

H00

13.62 Bei welchen beiden Impfstoffen werden in Deutschland nur bestimmte Antigene (Erregerbestandteile) verwendet?

Bei Impfstoffen gegen

(1) Hepatitis B
(2) Poliomyelitis (Sabin)
(3) Röteln
(4) Poliomyelitis (Salk)
(5) Meningitis durch Hib

(A) nur 1 und 2 sind richtig
(B) nur 1 und 5 sind richtig
(C) nur 2 und 3 sind richtig
(D) nur 3 und 4 sind richtig
(E) nur 4 und 5 sind richtig

13.57 (E) 13.58 (D) 13.59 (C) 13.60 (E) 13.61 (***) 13.62 (B)

Kommentare

1 Allgemeine Infektionslehre und Epidemiologie der Infektionskrankheiten

1.1 Allgemeine Infektionslehre

1.2 Allgemeine Epidemiologie der Infektionskrankheiten

H98 H96 !

Frage 1.1: Lösung B

Murein, ein Polysaccharid-Peptid-Komplex, ist Bestandteil der Zellhülle grampositiver und gramnegativer Bakterien. Diese Substanz kann durch Lysozym, das man in Körperflüssigkeiten und neutrophilen Granulozyten findet, „geknackt" werden, denn Lysozym spaltet Mukopolysaccharide und Mukopeptide.

H93

Frage 1.2: Lösung E

Epidemiologisch haben gerade die inapparenten Verlaufsformen einer Infektion, wie sie je nach Erreger in unterschiedlicher Zahl zu beobachten sind, einen hohen Stellenwert. Zwar ist für den Betroffenen diese Art der Infektion angenehmer, für die im Umkreis lebenden Personen aber fehlen die Krankheitserscheinungen, die sie veranlassen würden, sich um Infektionsschutz zu bemühen.

F00 F98 !

Frage 1.3: Lösung A

Bei **Lues-Verdacht** wird aus Primär- oder Sekundäraffekten sogenanntes Reizserum gepreßt, das man auf einen Objektträger tropfen läßt. Anschließend betrachtet man das mit etwas physiologischer Kochsalzlösung angereicherte Präparat im **Dunkelfeld- oder Phasenkontrastmikroskop.** Der direkte Immunfluoreszenz-Test (Zugabe fluoreszein-markierter Antikörper) gilt als verläßlicher. Da Treponema pallidum in vitro nicht gezüchtet werden kann, kommen als Alternative serologische Verfahren in Betracht.

F00 F98 !

Frage 1.4: Lösung C

Bei der **Salmonellengastroenteritis** steht diagnostisch die **Stuhluntersuchung** an erster Stelle. Entsprechende Proben gibt man auf Selektivmedien, um die begleitende Bakterienflora möglichst zu unterdrücken. Von verdächtigen Kolonien legt man Reinkulturen an und prüft dann deren biochemische Leistungen.

2 Allgemeine Bakteriologie

2.1 Aufbau und Morphologie der Bakterienzelle

2.2 Diagnostisch wichtige Eigenschaften von Bakterien

F00 H98 H96 !!

Frage 2.1: Lösung B

Murein, ein **Polysaccharid- Peptid- Komplex**, ist Bestandteil der Zellhülle grampositiver und gramnegativer Bakterien. Diese Substanz kann durch Lysozym, das man in Körperflüssigkeiten und neutrophilen Grenulozyten findet, „ geknackt" werden; denn **Lysozym spaltet Mukopolysaccharide und Mukopeptide**.

H97

Frage 2.2: Lösung D

Antikörper gleich welcher Art (IgA, IgG, IgD oder IgE) zählen immer zu der **spezifischen Immunabwehr,** d.h. sie richten sich **gegen bestimmte Antigene. Sekretorisches IgA** läßt sich in **externen Körperflüssigkeiten** (Tracheobronchial-, Intestinal- und Urogenitalschleim) nachweisen und ergänzt die unspezifische Abwehr. Die Normalflora der Haut und Schleimhäute, der Fettsäuremantel der Haut, der niedrige pH-Wert des Magens und der Vagina sowie das Lysozym stellen einen Schutz gegen ein infektiöses Agens dar. Trotz intakter unspezifischer Resistenz können Infektionen auftreten, die Gefahr nimmt jedoch bei Störung des Systems erheblich zu. Ein typisches Beispiel ist die Veränderung der Darmflora durch antibiotische

Therapie, was eine Candida-Infektion oder eine pseudomembranöse Kolitis, Erreger Clostridium difficile, zur Folge haben kann.

F95 !

Frage 2.3: Lösung C

Endotoxine sind *Lipopolysaccharide,* die bei Untersuchung *gramnegativer Bakterien* aus der Zellwand freigesetzt werden.

Als toxische Komponente gilt das **Lipoid A,** dessen hervorstechende Eigenschaft die Fähigkeit ist, als *Pyrogen* zu wirken. Daneben besitzt Lipoid A auch folgende biologische Aktivitäten/Wirkungen: Leukopenie, Leukozystose, Knochenmarksnekrose, Komplementaktivierung, Hagemann-Faktor-Aktivierung, Adjuvans-Aktivierung, Aktivierung von Zellmitosen etc. Wenn bei einem massenhaften Zerfall gramnegativer Bakterien größere Mengen Endotoxin in die Blutbahn gelangen, kann daraus eine Schockreaktion resultieren.

Zu **(4):** Antikörper werden vom menschlichen Organismus nur gegen den Polysaccharidanteil der Endotoxine gebildet.

F96 !

Frage 2.4: Lösung E

Den äußeren Teil der Zellwand gramnegativer Bakterien bilden Lipopolysaccharide. Hiervon besitzt das **Lipid A** toxische Eigenschaften (**Endotoxin**), während der **Polysaccharidanteil** Antigendeterminanten enthält (**O-Antigen**).

H97 !!

Frage 2.5: Lösung C

Zu **(1):** Bakterien mit **Geißeln** können sich **aktiv bewegen.** Geißeln bestehen wie Pili (= Fimbrien) aus Protein; sie sind allerdings länger als diese. Bei der Art der Begeißelung gibt es eine große Variationsbreite (von einer einzelnen Geißel bis ringsum begeißelt).

Zu **(2):** Einige Arten gramnegativer Bakterien können **Pili** (= Fimbrien) aufweisen. Diese bestehen aus Protein und dienen zur Anheftung der Erreger (beispielsweise an Schleimhäute).

Zu **(3):** Vor allem in der Gruppe der Enterobacteriaceae gibt es Bakterien mit sogenannten Sexual-Pili. Sie können als Plasmabrücke zwischen zwei Bakterien den Austausch von DNA ermöglichen. Dieser als **Konjugation** bezeichnete Vorgang wird von Fertilitätsfaktoren gesteuert.

Zu **(4):** Bei der **Transduktion** wird DNA einer Spenderzelle durch einen Bakteriophagen auf eine Empfängerzelle übertragen.

Zu **(5):** Manche Bakteriophagen vermehren sich nach der Infektion eines Bakteriums nicht, sondern integrieren ihre DNA in die der Wirtszelle. Die integrierte Phagen-DNA bezeichnet man als Prophagen, die Wirtszelle als **Lysogen.** Das Bakterium kann auf diese Weise neue Eigenschaften erwerben. So haben beispielsweise nur lysogene Diphteriebakterien die Fähigkeit, Toxin zu bilden.

F93 !

Frage 2.6: Lösung E

Zu **(1):** Einige gramnegative Bakterien besitzen **Fimbrien** oder **Pili**, mit deren Hilfe sie sich leichter an Oberflächen des Wirtsorganismus (z. B. den Schleimhäuten) anheften können.

Zu **(2):** Bei manchen Bakterien muß die **Kapsel** als **Pathogenitätsfaktor** bezeichnet werden. Beispielsweise werden bekapselte Pneumokokken nicht phagozytiert, während dies bei unbekapselten durchaus möglich ist.

Zu **(3):** Es gibt neben Bakterienkapseln weitere Substanzen (z. B. M-Substanz der A-Streptokokken, Protein A der Staphylokokken), die einen Phagozytoseschutz bedeuten.

Zu **(4):** Häufige Veränderungen der Antigenität sind für verschiedene Erreger typisch. Man findet dies u. a. bei Influenza-Viren als Ursache der regelmäßig auftretenden Pandemien. Auch für HIV ist der Antigenwandel charakteristisch. Dies macht u. a. die Entwicklung eines Impfstoffes problematisch.

F98 H94 !!

Frage 2.7: Lösung C

Zu **(2):** Einige Arten gramnegativer Bakterien können **Pili** (= Fimbrien) aufweisen. Diese bestehen aus Proteinen und dienen der Anheftung der Erreger (z. B. an Schleimhäute).

Zu **(4):** Vor allem in der Gruppe der Enterobacteriaceae gibt es Bakterien mit sogenannten **Sexualpili.** Sie können als Plasmabrücke zwischen zwei Bakterien den Austausch von DNA ermöglichen. Dieser Vorgang, den man als **Konjugation** bezeichnet, wird von Fertilitätsfaktoren gesteuert.

Zu **(1):** Aktiv bewegen können sich Bakterien, die **Geißeln** besitzen. Diese bestehen wie Pili aus Proteinen, sind allerdings länger. Bei der Art der Begeißelung gibt es eine große Variationsbreite.

Zu **(3):** **Endotoxine** sind Zellwandbestandteile (Lipopolysaccharide) gramnegativer Bakterien.

2.3 Bakteriengenetik

H96

Frage 2.8: Lösung A

Zu **(A):** Diese Frage hat vielen Examenskandidaten Probleme bereitet. Obwohl die Lysotypie eine immer wieder gern gefragte Methode ist, haben sich die meisten Prüflinge für Lösung (B) entschieden. Schade!
Die Lysotypie ist ein **Bakterienidentifizierungsverfahren,** bei dem man Bakteriophagen verwendet und sich deren hohe Spezifität für bestimmte Bakterienarten (-stämme) zunutze macht. Sie wird nicht routinemäßig in der Diagnostik bakterieller Erkrankungen eingesetzt, vielmehr liegt ihre Bedeutung in der **Aufklärung epidemiologischer Zusammenhänge** und zwar vorwiegend bei Infektionen mit Salmonellen, Staphylococcus aureus, Pseudomonas aeruginosa, Streptococcus pyogenes und Mycobacterium tuberculosis. Infektionsquellen lassen sich auf diese Weise sicher identifizieren.
Zu **(B): Immunologische Verfahren mit Antigen- oder Antikörpernachweis** haben auch bei bakteriellen Erkrankungen zunehmend Verbreitung gefunden. Der Antigennachweis kann sowohl nach Isolierung der Erreger mittels einer Kultur als auch direkt im Untersuchungsmaterial erfolgen. Beim Antikörpernachweis muß zwischen spezifischen IgG und IgM (Hinweis auf frische Infektion) unterschieden und zudem der Titerverlauf beachtet werden. Die genannten Methoden werden u. a. bei Infektionen mit Meningokokken, Haemophilus influenzae, Salmonellen, Chlamydien, Legionellen, Leptospiren eingesetzt.
Zu **(C):** Dringt ein Bakteriophage in ein Bakterium ein, so kann dies nach der Phagenvermehrung zur Lyse der Wirtszelle und damit zur Freisetzung der Phagennachkommenschaft führen. Man spricht vom lytischen Zyklus. Bei einem anderen Verlauf, der **lysogenen Konversion,** wird die DNA eines temperenten (= nicht lytischen) Phagen in die Wirts-DNA integriert, der dann als **Prophage** bezeichnet wird. Das Bakterium kann dadurch neue Eigenschaften erwerben. So haben nur Diphteriebakterien, die einen Prophagen besitzen, die Fähigkeit zur Toxinbildung.
Zu **(D):** Die Übertragung genetischen Materials durch Phagen bezeichnet man als **Transduktion.** Dabei wird ein DNA-Stück des Wirtsbakteriums (Spender) in Phagen-DNA eingebaut und diese bei Infektion eines weiteren Bakteriums (Empfänger) in dessen DNA integriert.
Zu **(E):** Bakterien werden nicht zufällig von Bakteriophagen unterschiedlichster Art befallen, sondern sie besitzen auf ihrer Außenhülle Phagenrezeptoren, die nur bestimmte Phagen als „Eintrittspforte“ benutzen können. Daraus resultiert auch die Spezifität der Lysotypie.

F00 !!

Frage 2.9: Lösung E

Bei **Plasmiden** handelt es sich um **extrachromosomale DNA-Moleküle,** die in zirkulär-doppelsträngiger Form vorliegen und sich unabhängig von der chromosomalen DNA replizieren können. Zwar haben Plasmide für das Überleben der Bakterien normalerweise keine Bedeutung, jedoch sind sie medizinisch von großem Interesse, da sie u. a. **Resistenzfaktoren gegen Antibiotika** sowie die **Fähigkeit zur Toxinproduktion** kodieren. Man findet Plasmide sowohl in gramnegativen als auch in grampositiven Bakterien. Sie werden entweder durch **Konjugation** (direkter Kontakt zweier Zellen) oder durch **Transduktion** mittels Bakteriophagen – auch zwischen Bakterien unterschiedlicher Spezies – übertragen.

F99 !!

Frage 2.10: Lösung D

Zu **(D):** Bei der **Transformation** nimmt eine Empfängerzelle **freie DNA aus dem Extrazellulärraum** auf, um sie in die eigene zu integrieren. Damit können unterschiedliche Eigenschaften von der Spenderzelle weitergegeben werden. Bei der Übertragung von Antibiotikaresistenzen steht dieser Mechanismus jedoch nicht an erster Stelle.
Zu **(A), (B)** und **(C):** Plasmide sind neben den Kernäquivalenten existierende, extrachromosomale DNA-Partikel, die sich unabhängig replizieren können. Sie liegen meist in 2 bis 100 Kopien pro Bakterium vor. Es handelt sich um Träger von Pathogenitäts- und Resistenzfaktoren, die durch Konjugation oder – meist bei grampositiven Kokken – durch Transduktion auf andere Bakterien übertragen werden. Auch Übertragungen über Speziesbarrieren hinweg sind bekannt (z. B. Shigella zu Escherichia).
Transposons (selbständige DNA-Abschnitte aus Plasmiden) besitzen die Fähigkeit, sich aus einem Plasmid in ein anderes zu integrieren. Dies wird als Ursache dafür angesehen, daß gelegentlich in einem Plasmid mehrere Antibiotikaresistenzen codiert sind und solche auch rasch gegen neue Antibiotika entstehen.

Zu **(E)**: **Transduktion** nennt man den Vorgang der Übertragung von DNA eines Spenderbakteriums auf ein Empfängerbakterium. Die Übertragung erfolgt durch einen temperenten Bakteriophagen. Während sich virulente Phagen in der Wirtszelle vermehren und diese schließlich lysieren, wird die DNA temperenter Phagen in das Genom des Bakteriums aufgenommen und bei der Teilung an die Tochterzellen weitergegeben. Die integrierten Phagen, die sich in dieser Phase nicht vermehren, nennt man **Prophagen.**

H98

Frage 2.11: Lösung B

Zu **(B)**: Die **Bakterienzelle** setzt sich (von innen nach außen) aus Zytoplasma, dem Kernäquivalent, der für Stoffwechselvorgänge wichtigen Zytoplasmamembran und einer im Aufbau variablen Zellwand zusammen.
Zu **(A)**: **Peptidoglykan** bildet das Skelett der Zellwand. Darin binden sich N-Acetylglucosamin und A-Acetylmuraminsäure alternierend über β-1,4-Bindungen zu langen Disaccharideinheiten, die durch das Peptid quervernetzt werden.
Zu **(C)**: Unter **Plasmiden** versteht man zirkuläre Moleküle aus Doppelstrang-DNA, die sich unabhängig von bakteriellen Chromosomen vermehren können. Plasmide kodieren verschiedene bakterielle Eigenschaften, darunter die Fähigkeit zur Toxinbildung und die Antibiotikaresistenz.
Zu **(D)**: Das **Nukleoid** enthält die Erbinformation der Bakterienzelle. Es besteht aus einem ringförmigen DNA-Molekül, das frei im Zytoplasma liegt.
Zu **(E)**: Einige Bakterien wie Clostridien oder Bazillen bilden Dauerformen, sogenannte **Sporen**. Diese enthalten ein komplettes Genom. Von einer mehrschichtigen Hülle umgeben und bei einem auf 15 % reduzierten Wassergehalt, zeichnet sich die Spore durch eine hohe Widerstandsfähigkeit gegen Umwelteinflüsse aus.

F98 *!*

Frage 2.12: Lösung A

Eine spezifische Wirkung gegen Antigene wie Bakterien oder Viren haben das B- und T-Zellsystem und Immunglobuline. Das bedeutet beispielsweise, daß ein Immunglobulin gegen ein bestimmtes Antigen (z. B. Bakterium) gerichtet ist.
Zum System der unspezifischen Abwehr gehören Granulozyten, Makrophagen, natürliche Killerzellen, das Komplementsystem, Lysozym u. a.

H95 *!!*

Frage 2.13: Lösung B

Bei **Plasmiden** handelt es sich um *extrachromosomale DNA-Moleküle,* die in zirkulär-doppelsträngiger Form vorliegen und sich unabhängig von der chromosomalen DNA replizieren können. Zwar haben Plasmide für das Überleben der Bakterien normalerweise keine Bedeutung, jedoch sind sie medizinisch von großem Interesse, da sie u. a. *Resistenzfaktoren* gegen Antibiotika sowie die Fähigkeit zur Toxinproduktion kodieren. Man findet Plasmide sowohl in gramnegativen als auch in grampositiven Bakterien. Sie werden entweder durch *Konjugation* (direkter Kontakt zweier Zellen) oder durch *Transduktion* mittels Bakteriophagen übertragen.

F94 *!!*

Frage 2.14: Lösung A

Zu **(1)**: Vor allem in der Gruppe der Enterobacteriaceae gibt es Bakterien mit sogenannten **Sexual-Pili.** Sie können als Plasmabrücke zwischen zwei Bakterien den Austausch von DNA ermöglichen. Dieser als **Konjugation** bezeichnete Vorgang wird von F(ertilitäts)-Faktoren gesteuert.
Zu **(2)**: Einige Arten gramnegativer Bakterien können **Pili** (= Fimbrien) aufweisen. Diese bestehen aus Protein und dienen zur Anheftung der Erreger (beispielsweise an Schleimhäute).
Zu **(3)**: **Endotoxine** sind Zellwandbestandteile gramnegativer Bakterien.
Zu **(4)**: Bakterien mit **Geißeln** können sich aktiv bewegen. Geißeln bestehen wie Pili aus Protein, sind allerdings länger als diese. Bei der Art der Begeißelung gibt es eine große Variationsbreite (von einer einzelnen Geißel bis ringsum begeißelt).
Zu **(5)**: Bei der **Transformation** nimmt eine Empfängerzelle DNA, die von einer Spenderzelle freigesetzt wurde, aus dem Extrazellulärraum auf. Dies ist eine Möglichkeit, Erbinformationen ohne Einsatz von Bakteriophagen auszutauschen.

F96 *!!*

Frage 2.15: Lösung C

Zu **(1)**: *Transformation* nennt man die Aufnahme von *extrazellulärer DNA* in ein Bakterium.
Zu **(2)**: Als *Konjugation* bezeichnet man den Austausch von Erbinformationen zwischen Bakterien über eine gemeinsame *Plasmabrücke (Sex-Pilus).*
Zu **(3)**: Bei einer *Transduktion* werden bakterielle DNA-Bruchstücke von einem *Bakteriophagen* übertragen.

Zu **(4):** *Translation* ist ein Begriff aus der Genetik. Es ist damit die *Übersetzung* der in der m-RNS codierten Information *in eine Aminosäuresequenz* gemeint.
Zu **(5):** Auch die *Transposition* ist u. a. ein genetischer Terminus. Es wird damit die *Ortsveränderung* von *Chromosomen- oder Chromatidstücken* innerhalb eines Chromosomenbestandes bezeichnet.

H93 **!**

Frage 2.16: Lösung D

Bakteriophagen sind Viren, die auf Bakterien (meist nur eine Spezies) spezialisiert sind. Nach dem Eindringen in die Wirtszelle können sie sich entweder vermehren und anschließend die Zelle lysieren oder sich zu *Prophagen* entwickeln, d. h. ihr Erbmaterial in das des Bakteriums integrieren.
Die Spezialisierung des Bakteriophagen auf bestimmte Wirtszellen erlaubt es, sie zur genauen Identifikation von Bakterienstämmen einzusetzen.
Die Therapie bakterieller Infektionen mit Bakteriophagen ist schon diskutiert worden. Der Vorteil liegt in der *hohen Wirtsspezifität,* der Nachteil u. a. darin, daß sich auch Prophagen entwickeln können.

2.4 Kommentare aus Examen Herbst 2000

H00

Frage 2.17: Lösung A

Zu **(A): Sporen** stellen keinen Pathogenitätsfaktor im Wirtsorganismus dar. Sie sind jedoch wegen ihrer hohen Umweltresistenz außerhalb des Wirtes lange überlebensfähig und aus dieser Sicht ungünstig.
Zu **(B)–(E):** Die **Eckpfeiler bakterieller Pathogenität und Virulenz** werden von fünf Gruppen gebildet:

1. **Adhäsine**: z. B. Haftpili, Haftproteine der äußeren Bakterienmembran
2. **Invasine**: z. B. Exoenzyme zum Eindringen in die Wirtszelle, parasit-determinierte Endozytose
3. **Impedine** (dienen dem Ausschalten der Infektabwehr): z. B. Kapseln, Phagozytentoxine
4. **Aggressine**: Exotoxine, Exoenzyme
5. **Moduline**: z. B. Endotoxine (induzieren vermehrte Bildung von Zytokinen).

3 Diagnose bakterieller Infektionen

H99 **!!**

Frage 3.1: Lösung D

Sowohl **Mittelstrahlurin** als auch **Blasenpunktionsurin** eignen sich für die bakteriologische Untersuchung. Wichtig sind die **kurzen Transportzeiten**, da bereits nach wenigen Stunden mit einer deutlichen Vermehrung der Erreger zu rechnen ist.

H99 **!**

Frage 3.2: Lösung D

Blutkulturen haben einen Stellenwert **bei systemischen bakteriellen Infektionen** (z. B. Typhus) bzw. **bakteriellen Infektionen mit hämatogener Streuung**, bei denen der Primärherd nicht gut erreichbar ist (z. B. Lobärpneumonie, Endocarditis lenta, Meningokokkensepsis, Waterhouse-Friderichsen-Syndrom). Da beim **Tetanus** pathogenetisch alleine die **Intoxikation** eine Rolle spielt, macht hier eine Blutkultur keinen Sinn.

F98

Frage 3.3: Lösung D

Ob bakterielle oder virale Infektion – Antikörper der Klasse **IgG** treten erst in der **Sekundärphase der humoralen Immunantwort** auf. Lediglich spezifische IgM-Antikörper sprechen für eine „frische" Infektion.
Daneben können bakterielle Infektionen durch Direktpräparate, Kulturen oder Antigenschnelltests nachgewiesen werden.
Mit der Polymerase-Kettenreaktion (PCR) werden spezifische Nukleinsäureabschnitte nachgewiesen und so Bakterien oder Viren identifiziert. Da es sich bei der PCR um ein sehr aufwendiges Verfahren handelt, wird sie in erster Linie dann eingesetzt, wenn ein konventioneller Erregernachweis nicht möglich, zu gefährlich oder zu langwierig ist.

F00 **!**

Frage 3.4: Lösung D

Blutkulturen haben einen Stellenwert bei systemischen bakteriellen Infektionen (z. B. Brucellose, Typhus) bzw. bakteriellen Infektionen mit hämatogener Streuung, bei denen der **Primärherd nicht gut erreichbar** ist (z. B. Endokarditis, Pneumonie). Da es sich bei der Gonorrhoe um eine lokale Infektion handelt, die der Labordiagnostik gut zugänglich ist, erübrigen sich Blutkulturen.

Für alle Blutkulturen gilt, daß die erste Entnahme **vor Einleiten einer Chemotherapie** erfolgen sollte. Ein günstiger Zeitpunkt ist der **Fieberanstieg**. In der Regel benötigt man mehrere Blutentnahmen, die in ein- bis mehrstündigen Intervallen – je nach Krankheitsbild – durchgeführt werden müssen.

F94 *!!*

Frage 3.5: Lösung E

Soll Urin im Labor untersucht werden, so ist die Probe bis zur Untersuchung kurzfristig in kühler Umgebung zu lagern. Andernfalls vermehren sich die Bakterien derart, daß es zu falsch positiven Ergebnissen der quantitativen Analysen kommt.

H95

Frage 3.6: Lösung C

Eine sorgfältige Hautdesinfektion vorausgesetzt, ist weder im Venenblut noch im Liquor oder Blasenpunktat gesunder Personen ein Keim zu erwarten. Hingegen können der Umgebungsbereich der Urethra oder die Rachen-Mund-Region niemals so desinfiziert werden, daß der Katheterurin oder das Magenspülwasser nicht kontaminiert wären.

H99 H93

Frage 3.7: Lösung A

Zu **(1)**: *Neisseria gonorrhoeae* ist sehr empfindlich gegen Umwelteinflüsse, was beim Transport von Untersuchungsmaterial berücksichigt werden muß. Insbesondere *Austrocknung* und *Auskühlung* stellen Probleme dar.
Zu **(2)**: *Bacteroides fragilis* hat als obligat anaerober Keim eine *niedrige Sauerstofftoleranz*, die bei Transport und Verarbeitung der Proben beachtet werden muß. Geeignete Transportmedien verfügen daher u. a. über reduzierende Eigenschaften.
Zu **(3)–(5)**: Staphylococcus aureus, Mycobacterium tuberculosis und Streptococcus pneumoniae sind recht unempfindliche Erreger mit z. T. hoher Tenazität (Umweltresistenz). Spezielle Transportmedien werden aus diesem Grund nicht benötigt.

3.7 Kommentare aus Examen Herbst 2000

H00

Frage 3.8: Lösung C

Blut und Liquor sind normalerweise keimfreie Substanzen, sodass eventuell in Proben enthaltene Keime „gepflegt" werden müssen, zumal einige Erreger wie z. B. Meningokokken sehr empfindlich sind, u. a. auch gegen Kälte.
Bei Urin und Sputum hingegen finden sich typischerweise Erreger durch Kontamination. Kühlung kann eine Verfälschung des Untersuchungsergebnisses durch übermäßiges Erregerwachstum verhindern.

4 Normale Bakterienflora des Menschen (Standortflora)

4.1 Allgemeines

4.2 Normalflora

F96

Frage 4.1: Lösung D

Zu **(D)**: **Bifidobakterien** sind grampositive, sporenlose Stäbchen. *Im Dickdarm gestillter Säuglinge* machen sie den Hauptteil der Darmflora aus. Neben ihnen finden sich nur noch wenige andere Keime. Dies ändert sich, wenn die Ernährung umgestellt wird.
Zu **(A)**: Im gesunden Respirationstrakt siedeln keine Bakterien oder andere Mikroorganismen. Dafür sorgt eine Abwehr, zu der u. a. immunglobulinhaltiger Schleim, Makrophagen, Enzyme sowie das Flimmerepithel zählen.
Zu **(B)**: Die menschliche Haut wird je nach Region von unterschiedlichen Bakterien besiedelt. Fast überall findet man Staphylokokken, Mikrokokken und Corynebakterien. Andere Mikroorganismen, die zur Flora der Haut gehören, sind beispielsweise Flavobakterien, Pseudomonas und Propionibakterien.
Zu **(C)**: Die *Tränenflüssigkeit* enthält *Lysozym* und ist damit für eine relative Keimarmut des Auges verantwortlich.
Zu **(E)**: In der Vagina der geschlechtsreifen Frau bilden *Döderlein-Laktobazillen* die Hauptflora. Sie verursachen ein *saures Milieu* und verhindern auf diese Weise die Ansiedlung von Streptokokken, Staphylokokken etc.

H98 **!**

Frage 4.2: Lösung B

Zu **(B): Helicobacter pylori** ist ein **obligat pathogener Keim,** der entzündliche Reaktionen der Magenschleimhaut – besonders ausgeprägt im Antrum – hervorruft. Im weiteren Verlauf können peptische Ulcera duodeni und ventriculi hinzukommen.
Zu **(A):** Nosokomiale – also im Krankenhaus erworbene – Pneumonien werden oft von Bakterien der Mundhöhle (z. B. Aspirationspneumonie) oder des Darms verursacht. Bei beatmeten Patienten können gramnegative Bakterien des Darms retrograd den Oropharynx besiedeln und über den Beatmungstubus in die Lunge gelangen.
Zu **(C):** Bakterien der Mundhöhle wie **Streptococcus mutans** und andere Streptokokken bilden Dextrane und Levane, die sich als **Plaques** an der Zahnoberfläche ablagern. Darin können säureproduzierende Bakterien siedeln, deren Säure den Zahnschmelz mineralisiert. **Viridansstreptokokken,** zu denen die o. g. gehören, sind daneben die häufigsten Erreger einer **subakuten Endokarditis.** Günstige Voraussetzungen bieten einerseits Zahnextraktion und hämatogene Streuung und andererseits eine Vorschädigung der Herzklappe.
Zu **(D):** Neben dem pathogenen Corynebacterium diphtheriae existieren apathogene Arten, die insbesondere die Haut besiedeln.
Zu **(E):** Eine Antibiotikatherapie kann zur Beeinträchtigung der normalen Darmflora führen, wodurch die Vermehrung von **Clostridium difficile** gefördert wird. Bei besonders günstigen Bedingungen entwickelt sich dadurch eine **pseudomembranöse Kolitis.** Diese tritt insbesondere nach Therapie mit Clindamycin, Ampicillin oder Tetracyclin auf. Für das Krankheitsbild sind u. a. schwere Durchfälle, Erbrechen und Kollaps charakteristisch. **Mittel der Wahl: Vancomycin.**

H93

Frage 4.3: Lösung E

Lactobacillen sind für den *sauren pH-Wert* der Vagina verantwortlich und stellen sozusagen die Grundbesiedelung dar. Daneben findet man koagulasenegative Staphylokokken, coryneforme Stäbchen und obligate Anaerobier wie Bacteroides-Arten.
Streptococcus- und Gardnerella-Arten zählen zu den fakultativ pathogenen Keimen.

H96 **!**

Frage 4.4: Lösung E

Mit der Normalflora stehen viele Examenskandidaten auf Kriegsfuß, was vielleicht daran liegt, daß sie ein bißchen schwammig ist, teilweise wird sie wohl auch mit dem Mut zur Lücke überlesen. In diesem Fall haben nur 45 % die richtige Lösung gewählt, 27 % haben Lösung (D) und 19 % Lösung (C) besser gefallen.
Die **Mundhöhle** bietet eine bunte **Mischflora** mit verschiedenen Streptokokkenarten (besonders Viridans-Streptokokken), Staphylokokken (Staph. epidermidis und saprophyticus), apathogenen Neisserien, diphtheroiden Stäbchen (Gattung Corynebacterium) u. a. Besonders im Sulcus gingivalis findet man Anaerobier wie Lactobazillen, Aktinomyzeten, Bacteroides und Fusobakterien.

F98 H95 **!**

Frage 4.5: Lösung D

Zu **(2)** und **(4):** Sowohl Staphylococcus epidermidis – neben anderen koagulase-negativen Staphylokokken – als auch Korynebakterien gehören der physiologischen Hautflora an.
Zu **(1)** und **(5):** Escherichia coli, ein typischer Vertreter der Dickdarmflora, und Pseudomonas aeruginosa, der zur transienten Darmflora zählt (transient = gelegentlicher Bestandteil der Flora), können sich auf die Haut und damit in die Blutkultur verirren, sind aber nicht als Vertreter der Standortflora zu bezeichnen.
Zu **(3): Streptococcus agalactiae** (B-Streptokokken) verursacht bei Neugeborenen, die sich in den mütterlichen Geburtswegen infizieren, eine Sepsis und/oder Meningitis. Diese Erreger zählen nicht zur typischen Standortflora.

H99 **!**

Frage 4.6: Lösung C

Bei jeder **Peritonitis**, die in der Folge einer Darmperforation entsteht, muß die antibiotische Therapie die physiologische Darmflora berücksichtigen und gegen diese Bakterien wirksam sein. An erster Stelle stehen die **Anaerobier**, zu denen Bacteroides-Arten und Clostridium difficile zählen. Aber auch **Escherichia coli** und **Streptococcus faecalis** sind typische Vertreter der Darmflora. Nur selten findet sich dort Entamoeba coli, die im Gegensatz zu Entamoeba histolytica keine Darminfektion (Amöbenruhr) hervorruft.

5 Spezielle Bakteriologie

5.1 Grampositive Kokken

F00 F92 !

Frage 5.1: Lösung E

Der Nachweis von **Streptococcus faecalis** im Stuhl hat in der Regel keine pathologische Bedeutung, da dieser Erreger zur Darmflora des Menschen gehört.
Die **Eubiose** kann sich jedoch in eine **Dysbiose** verwandeln, wenn die Keimzahl der Flora einen bestimmten Wert überschreitet. Man spricht dann von einem **Overgrowth-Syndrom**, das u. a. bei Magenanazidität, Erkrankungen der Leber, der Galle, des Pankreas oder nach Magenoperationen auftreten kann.
Die Symptome sind mit denen einer Gastroenteritis vergleichbar.
Diagnostisch hilft hier nicht die Bestimmung der Erregertypen weiter, sondern die der Erregerquantität.
In anderen Körperorganen kann Streptococcus faecalis durchaus Infektionen hervorrufen. Hier sind an erster Stelle die Harnwege zu nennen. Daneben findet man diese Erreger bei Gallenwegserkrankungen, Wundinfektionen, Endokarditis, Sepsis und Peritonitis.

H96 F94 !

Frage 5.2: Lösung E

Zu **(B)** und **(E)**: Infektionen mit Streptococcus faecalis können meist mit Ampicillin erfolgreich therapiert werden, bei Resistenzen ist eine Kombination mit Clavulansäure sinnvoll. Eine Streptococcus-faecalis-Endokarditis sollte von Beginn an mit einer Kombination aus Ampicillin und Aminoglykosiden behandelt werden.
Zu **(A)**: Gegen Cephalosporine sind die meisten Enterokokken resistent. Man spricht auch von einer Enterokokkenlücke.
Zu **(C)** und **(D)**: Penicillin G und Polymyxin B haben ein sehr eingeschränktes Wirkungsspektrum. Bei Penicillin G zählen Meningokokken und Treponema pallidum dazu, bei Polymyxin B die Gruppe der gramnegativen Bakterien.

F94 F93 !!

Frage 5.3: Lösung B

Zu **(B)**: Viridans-Streptokokken (vergrünende Streptokokken) sind Teil der physiologischen Mund- und Rachenflora. Bei einer Zahnextraktion kann es zu einer hämatogenen Streuung dieser Keime und in der Folge zu einer Endocarditis lenta kommen. Die Streptokokken siedeln vor allem auf vorgeschädigten Herzklappen. Ist ein Herzklappenfehler bekannt, sollte bei solchen Eingriffen immer eine Antibiotikatherapie erfolgen.
Zu **(A)**: Ein Beispiel für eine Infektion mit B-Streptokokken ist die intrapartale (im Geburtskanal) Übertragung der Erreger auf das Neugeborene. Besonders bei prädisponierenden Faktoren (z. B. Frühgeburt) treten Krankheitsbilder wie Sepsis und Meningitis auf.
Zu **(C)**: Sekundäre Peritonitiden sind gefürchtete Komplikationen nach Darmoperationen. Das Erregerspektrum beinhaltet die Keime, die zur physiologischen Darmflora zählen, also insbesondere Anaerobier wie Bacteroides-Arten, Clostridien und Peptostreptokokken, aber auch beispielsweise Escherichia coli.
Zu **(D)**: Peptostreptokokken sind opportunistische Keime, die sich je nach Antibiotikatherapie überproportional vermehren können und das ökologische Gleichgewicht der Darmflora stören.
Zu **(E)**: Bakterielle Darminfektionen im Rahmen einer Reduktionskost sind nicht bekannt, wenngleich ein Zusammenhang zwischen Ernährung und Darmflora besteht.

F94

Frage 5.4: Lösung E

Zu **(E)**: Ein typischer Vertreter der physiologischen Hautflora ist Staphylococcus epidermidis. Auch andere koagulase-negative Staphylokokken, coryneforme Bakterien und Propionibakterien zählen dazu.
Zu **(A)**: Zu 99 % findet man in der Dickdarmflora Anaerobier wie Bacteroides, Bifidobacterium etc. Daneben gehören u. a. Enterobakterien und Enterokokken zur physiologischen Flora.
Zu **(B)**: Der Bronchialbaum ist bei Gesunden keimfrei.
Zu **(C)**: Die Flora der Mundhöhle besteht aus einem dichten Rasen anaerober und aerober Bakterien, darunter alpha-hämolysierende Streptokokken, Neisserien, Vibrionen, Lactobazillen und Actinomyceten.
Zu **(D)**: Der distale Teil der Urethra bietet eine Bakterienflora, die der des Perineums entspricht.

F97 !

Frage 5.5: Lösung B

Zu **(B): Streptokokken der Gruppe A** (Streptococcus pyogenes) sind u. a. Erreger einer **akut eitrigen Pharyngitis** (Tonsillitis) und des **Scharlachs.** Letzterer wird nur von den Streptokokken-Stämmen hervorgerufen, die das erythrogene Toxin bilden.
Zu **(A):** Die **Neugeborenen-Meningitis** tritt nach Infektion mit **B-Streptokokken** im Geburtskanal auf.
Zu **(C)** und **(D): Vergrünende Streptokokken** sind Teil der **physiologischen Mundflora.** Einige Stämme haben Anteil an der **Kariesentstehung.** Ferner können die Erreger bei hämatogener Streuung (typisch: Zahnextraktion) eine **Endokarditis** hervorrufen.
Zu **(E):** Häufigste Erreger der bakteriellen **Meningitis** Erwachsener sind **Pneumokokken** und **Meningokokken,** bei Kindern steht **Haemophilus influenzae** im Vordergrund.

H94 !

Frage 5.6: Lösung B

Zu **(B):** Streptokokken der Gruppe B finden sich bei einigen Schwangeren in den Geburtswegen. Intra partum kann es zu einer Infektion des Kindes kommen, die sich meist als **Neugeborenensepsis** , manchmal verbunden mit einer Meningitis, darstellt. Therapie der Wahl: Penicillin G, ggf. Immunglobulingabe.
Zu **(A), (C), (D)** und **(E):** Infektionen und ihre häufigsten Erreger:

Lobärpneumonie	– Pneumokokken
nosokomiale Infektionen	– Staph. aureus, Klebsiella, Pseudomonas
therapieresistente Harnwegsinfektionen	– Proteus mirabilis
rheumatisches Fieber	– Streptokokken der Gruppe A.

F95

Frage 5.7: Lösung A

Zu **(A):** Die nachgewiesenen Keime gehören alle zur physiologischen Mundflora und sind nicht für die Racheninfektion verantwortlich.
Zu **(B)** und **(C):** Die **Angina tonsillaris** wird von **A-Streptokokken** hervorgerufen. Treten im Anschluß an eine Erkrankung Gelenkschwellungen auf, so gibt der Antistreptokokkentiter neben dem klinischen Bild Aufschluß darüber, ob es sich um eine nichteitrige Folgeerkrankung handelt.
Zu **(D)** und **(E):** Ein erhöhtes Risiko für eine **Streptokokken-Endokarditis** besteht prinzipiell bei Patienten mit vorgeschädigten Herzklappen. Häufig sind es vergrünende Streptokokken der Mundhöhle, die durch eine hämatogene Streuung – z. B. im Rahmen einer **Zahnextraktion** – die Endokarditis hervorrufen. Daher bedarf es bei solchen Eingriffen einer Antibiotikaprophylaxe (z. B. mit Penicillin G).

F99

Frage 5.8: Lösung B

Zu **(A)** und **(B):** Bei der beschriebenen Krankheit handelt es sich um eine **Impetigo,** die vorwiegend bei Kindern auftritt und mit Rötung der Haut sowie Blasen- und Krustenbildung einhergeht. Wie auch bei anderen **Streptokokkenerkrankungen** können als **Spätfolge** der Infektion eine **Glomerulonephrits** (Immunkomplexkrankheit) oder das **rheumatische Fieber** (Autoimmunkrankheit) auftreten. Grundsätzlich muß bei Streptokokken-Infektionen auch eine Sepsis befürchtet werden.
Zu **(C): B-Streptokokken** sind Erreger einer Meningitis und/oder Sepsis der Neugeborenen.
Zu **(D):** Eine **Polyneuritis** zählt zu den **Komplikationen der Diphtherie.** Sie bildet sich oft nach Wochen oder Monaten zurück.
Zu **(E):** Das **Scaled-Skin-Syndrom** (Schälblase) wird von **Staphylokokken** hervorgerufen und tritt primär bei Säuglingen auf. Pathogenetisch ist das Toxin Exfoliatin von Bedeutung.

F99

Frage 5.9: Lösung D

Unter dem Aspekt der klinischen Relevanz wurde die Einteilung der Staphylokokken in plasmakoagulasepositive und -negative Erreger vorgenommen. **Plasmakoagulasepositive Staphylokokken** wie Staph. aureus sind für den Menschen in der Regel problematischer als andere Staphylokokken. Beide Gruppen können mikroskopisch eine **traubenförmige Lagerung** zeigen – im Gegensatz zur Kettenbildung der Streptokokken. Da Staphylokokken über **Hämolysine** verfügen, erkennt man auf Blutagar einen hämolytischen Hof um die Kolonien.
Sporen findet man u. a. bei **Clostridien.** Vertreter der **Bacteroidesarten** bilden zum Teil **Pigmente.**

F99 !!

Frage 5.10: Lösung D

Zu **(D): Cryptococcus neoformans** ist von einer **Schleimkapsel** umgeben und führt vorwiegend bei immunsupprimierten Patienten zu Pneumoni-

en, gelegentlich auch zu einer Meningitis.
Zu **(A)** und **(B): Staphylococcus aureus** ist Erreger verschiedenartiger Krankheitsbilder:
eitriger Hautkrankheiten (z. B. Abszesse, Furunkel, Karbunkel),
Erkrankungen wie Sinusitis, Otitis media,
im Krankenhausbereich insbesondere Pneumonien, wobei multiresistente Erreger gefürchtet sind,
Ostitis, Osteomyelitis,
Toxin-vermittelte Erkrankungen wie Toxic-shock-Syndrom, Enteritis.
Zu **(C)** und **(E): Staph. epidermidis** kann auf implantierten Kunststoffteilen wie beispielsweise **Endoprothesen** oder **Herzklappen** siedeln und von dort aus zu Sepsis, Thrombophlebitis und Endokarditis führen. Sein Resistenzspektrum gegen Antibiotika ist nicht vorhersagbar, oft liegen Multiresistenzen vor. Cephalosporine der 2. Generation sind in der Regel wirksam.
Als **Erreger aszendierender Harnwegsinfektionen** meist junger Frauen findet sich häufig **Staphylococcus saprophyticus** („Honeymoon-Zystitis"), der wie Staphylococcus epidermidis grampositiv und koagulasenegativ ist.

H99 **!!**

Frage 5.11: Lösung C

Zu **(C):** Unter den **Streptokokken** sind die alphahämolysierenden Vertreter der Virianidgruppe häufig Erreger von **Endokarditiden**.
Zu **(A)**, **(B)**, **(D)** und **(E): Streptococcus pyogenes** kann Erkrankungen wie **Pharyngitis**, **Tonsillitis (Angina lacunaris), Scharlach** und verschiedene Hautkrankheiten wie Impetigo, **Erysipel** oder **Phlegmone** hervorrufen. Als Folgeerkrankung einer Streptococcus-pyogenes-Infektion tritt vereinzelt eine **Glomerulonephritis** auf, die durch Ablagerungen von Antigen-Antikörper-Komplexen entsteht.

H93 **!!**

Frage 5.12: Lösung D

Furunkel werden von Staphylokokken hervorgerufen, für die abszendierende Infektionen charakteristisch sind.

F93

Frage 5.13: Lösung A

Insbesondere A-Streptokokken produzieren verschiedene Enzyme, zu denen Hyaluronidasen, Streptodornasen und Streptokinasen zählen. Sie alle begünstigen eine Ausbreitung der Erreger im Gewebe und fördern so phlegmonöse Entzündungen.

F93 **!**

Frage 5.14: Lösung A

Staphylococcus epidermidis siedelt auf Venenkathetern, implantierten Kunststoffteilen wie Endoprothesen oder künstlichen Herzklappen und kann von dort aus zu Septikämie, Thrombophlebitis oder Endokarditis führen. Erreger von Furunkeln ist Staphylococcus aureus. Dieser kann – wie zahlreiche andere Erreger auch – eine Pneumonie hervorrufen. Hautulzerationen werden durch viele Erreger verursacht. Als Beispiel seien Treponema pallidum, Bacillus anthracis und Leishmanien genannt.

F98 **!**

Frage 5.15: Lösung D

Zu **(D):** Cephalosporine der 1. Generation (Cefazolin-Gruppe) wirken gut gegen Staphylococcus aureus, selbst wenn die Erreger β-Lactamase bilden.
Zu **(A):** Das **Toxic-Shock-Syndrom** wurde erstmals 1978 in den USA beschrieben. Betroffen waren junge Frauen, die bei der Menstruation besonders saugfähige Tampons aus Polyesterschaum oder Polyacrylfasern benutzten. Im Vaginalsekret konnten **Staphylococcus aureus-Stämme** nachgewiesen werden, die das **Toxic-Shock-Syndrom-Toxin** produzierten. Solche Stämme können auch in Furunkeln und Wunden auftreten. Ferner wurden inzwischen koagulasenegative Staphylokokkenstämme identifiziert, die dieses Toxin bilden. Zum klinischen Befund gehören hohes Fieber, ein diffuses makuläres Exanthem, ein systolischer Blutdruck unter 100 mmHg sowie eine Hautschuppung ca. ein bis zwei Wochen nach Krankheitsbeginn. Ferner müssen drei oder mehrere Organsysteme beteiligt sein: Gastrointestinaltrakt, Muskulatur, Schleimhäute, Nieren, Leber und ZNS.
Zu **(B):** Einige **Staphylococcus aureus-Stämme** produzieren ein **Enterotoxin.** Werden kontaminierte Nahrungsmittel, in denen sich der Erreger vermehrt und Toxin gebildet hat, von Menschen aufgenommen, entwickelt sich nach ca. 4–6 Stunden das klinische Bild mit **Übelkeit, Erbrechen, Bauchschmerzen und Diarrhoe.** Die Symptome bilden sich in der Regel innerhalb von 24 Stunden wieder zurück.
Zu **(C):** Das **Protein A** läßt sich auf der Oberfläche des Staph. aureus nachweisen. Es bietet einen antiphagozytären Schutz, indem es Fc-Stücke der

Immunoglobuline bindet und damit deren Opsonisierungseffekt blockiert; denn auch die Phagozyten machen am Fc-Stück fest.
Zu **(E)**: Mit Methicillin werden Staph. aureus-Stämme traditionell auf ihre Resistenz gegen penicillinasestabile Penicilline hin geprüft. Im positiven Fall kommen als Ausweichpräparate Vancomycin und Gyrasehemmer in Betracht.

F00 !!

Frage 5.16: Lösung D

Zu **(D)**: **Staphylococcus epidermidis** siedelt nicht nur als Opportunist gerne auf **der Haut**, sondern auch bevorzugt auf **implantierten Kunststoffen** – vom Venenkatheter bis zur künstlichen Herzklappe. Krankheitsbilder wie Thrombophlebitis, Endokarditis und Sepsis sind die Folge.
Staphylococcus aureus hingegen tritt seltener als Endokarditis-Erreger in Erscheinung – bevorzugt bei immunschwachen Patienten und ohne Vorliebe für Kunstklappen.
Zu **(A)** und **(B)**: Einige Stämme von **Staphylococcus aureus** bilden hochwirksame Toxine, darunter Enterotoxine und das Toxic-Shock-Syndrom-Toxin 1. Die **Enteritis** tritt nur wenige Stunden nach Aufnahme kontaminierter Nahrung auf und geht mit Übelkeit, Erbrechen, abdominellen Beschwerden und Diarrhö einher. Das **Toxic-Shock-Syndrom** trat Ende der 70er Jahre erstmals in den USA bei Frauen auf, die besonders saugfähige Tampons benutzten. Charakteristische Symptome dieser Erkrankung sind Fieber über 38,9 °C, hypotoner Blutdruck, diffuses makuläres Exanthem und Hautschuppung. Ferner müssen drei oder mehr Organsysteme betroffen sein: Gastrointestinaltrakt, Nieren, Leber, ZNS, Muskulatur, Schleimhäute.
Zu (C): Mit Methicillin werden Staph. aureus-Stämme traditionell auf ihre Resistenz gegen penicillinasestabile Penicilline hin geprüft. Im positiven Fall kommen als Ausweichpräparate Vancomycin und Gyrasehemmer in Betracht.
Zu (E): Als Erreger von **aszendierenden Harnwegsinfektionen** meist junger Frauen findet sich häufig der koagulase-negative **Staphylococcus saprophyticus** („Honeymoon- Zystitis").

H98 !!

Frage 5.17: Lösung B

Zu **(2)** und **(4)**: **Streptococcus mutans** und **sanguis** zählen zur physiologischen Mundflora und sind dort an der Entstehung von **Karies** beteiligt. Bei einer Bakteriämie können diese Erreger – besonders auf vorgeschädigten Herzklappen – eine **Endokarditis** hervorrufen.
Zu **(1)**: **Streptococcus agalactiae** gehört zu den B-Streptokokken, siedelt im weiblichen Genitaltrakt und ist Erreger der **Neugeborenensepsis und -meningitis.**
Zu **(3)**: **Streptococcus faecalis** ist ein Verteter der physiologischen Darmflora. Außerhalb dieser Region muß er als obligat pathogener Keim angesehen werden, der u. a. eine **Endokarditis** verursachen kann.
Zu **(5)**: **Streptococcus pyogenes** ist allenfalls als transienter Keim der menschlichen Haut- und Schleimhautflora zu bezeichnen. Er kann schwere Krankheitsbilder wie **Scharlach, akute eitrige Tonsillitis, Erysipel** u. a. hervorrufen.
Entwickelt sich als Spätfolge einer Tonsillitis ein **akutes rheumatisches Fieber,** beobachtet man neben den Gelenkschwellungen auch eine Karditis, z. T. als Endocarditis verrucosa.

H95 !!

Frage 5.18: Lösung C

Zu **(1)** und **(3)**: Das Enzym *Koagulase* ist ein Virulenzfaktor der **Staphylococcus aureus-Stämme,** das eine Fibrinbildung über Prothrombinaktivierung in Gang setzt. Dies begünstigt die Abkapselung der Staphylokokken-Eiterung und führt zu klinischen Bildern wie Abszeß und Furunkel. In späteren Stadien der Staphylokokken-Infektion aktiviert die *Staphylokinase* Plasminogen zu Plasmin, das die Fibrinkapsel wieder lysiert und wodurch die Erregerausbreitung im Gewebe verursacht wird.
Zu **(2)** und **(5)**: Einige Stämme von Staphylococcus aureus bilden hochwirksame Toxine, darunter *Enterotoxine* und das *Toxic-Shock-Syndrom-Toxin 1.* Die Enteritis tritt nur wenige Stunden nach Aufnahme kontaminierter Nahrung auf und geht mit Übelkeit, Erbrechen, abdominellen Beschwerden und Diarrhö einher. Das Toxic-Shock-Syndrom trat Ende der 70er Jahre erstmals in den USA bei Frauen auf, die besonders saugfähige Tampons benutzten. Charakteristische Symptome dieser Erkrankung sind Fieber über 38,9 °C, hypotoner Blutdruck, diffuses makuläres Exanthem und Hautschuppung. Ferner müssen drei oder mehr Organsysteme betroffen sein: Gastrointestinaltrakt, Nieren, Leber, ZNS, Muskulatur, Schleimhäute.
Zu **(4)**: Die Virulenz der **Streptokokken** gründet insbesondere auf der Produktion und Freisetzung von Ausbreitungsfaktoren, zu denen *Hyaluronidase, Streptodornase* und *Streptokinase* zählen. Somit sind

Hautinfektionen wie Erysipel und Phlegmone typisch für Streptokokken.

F95 !

Frage 5.19: Lösung A

Zu **(2): B-Streptokokken** können bei *Neugeborenen* u. a. Ursache einer *Meningitis* oder *Pneumonie* sein. Die Kinder infizieren sich im Geburtskanal. An weiteren Krankheitsbildern, wie sie von B-Streptokokken hervorgerufen werden, sind zu nennen: Endometritis, Puerperal-Sepsis und Chorioamnionitis.
Zu **(1):** Das **erythrogene Toxin,** das für das Scharlachexanthem verantwortlich ist, wird von Streptokokken der Gruppe A produziert, die einen bestimmten Prophagen besitzen.
Zu **(3):** Endotoxine werden von gramnegativen Erregern bei Zelluntergang freigesetzt. Streptokokken sind grampositiv.
Zu **(4):** B-Streptokokken treten bei Erwachsenen als Meningitiserreger nicht in Erscheinung. Die Liste der häufigsten Erreger in dieser Altersgruppe wird von Pneumokokken, Meningokokken und Haemophilus influenzae angeführt.

H96 !!

Frage 5.20: Lösung C

Zu **(1):** Das **Toxic-Shock-Syndrom** wurde erstmals 1978 in den USA beschrieben. Betroffen waren junge Frauen, die bei der Menstruation besonders saugfähige Tampons aus Polyesterschaum oder Polyacrylfasern benutzten. Im Vaginalsekret konnten **Staphylococcus-aureus-Stämme** nachgewiesen werden, die das **Toxic-Shock-Syndrom-Toxin** produzierten. Solche Stämme können aber auch in Furunkeln und Wunden auftreten. Ferner wurden inzwischen koagulasenegative Staphylokokkenstämme identifiziert, die dieses Toxin bilden. Zum klinischen Befund der Erkrankung gehören hohes Fieber, ein diffuses makuläres Exanthem, ein systolischer Blutdruck unter 100 mmHg sowie eine Hautschuppung ca. ein bis zwei Wochen nach Krankheitsbeginn. Ferner müssen drei oder mehr Organsysteme beteiligt sein: Gastrointestinaltrakt, Muskulatur, Schleimhäute, Nieren, Leber, ZNS.
Zu **(2):** Einige **Staphylococcus-aureus-Stämme** produzieren ein **Enterotoxin.** Werden kontaminierte Nahrungsmittel, in denen sich der Erreger vermehrt und Toxin gebildet hat, von Menschen aufgenommen, entwickelt sich nach ca. 4–6 Stunden das klinische Bild mit **Übelkeit, Erbrechen, Bauchschmerzen und Diarrhoe.** Die Symptome bilden sich in der Regel innerhalb von 24 Stunden wieder zurück.
Zu **(3):** Erreger der **pseudomembranösen Kolitis** ist **Clostridium difficile.** Begünstigt durch eine Antibiotikatherapie (insbesondere Clindamycin, Ampicillin und Tetracyclin) und in einer daraus resultierenden **Störung der normalen Darmflora** kann es zur Überwucherung mit Clostridium difficile kommen. Auch besteht die Möglichkeit nosokomialer Infektionen – z. B. durch kontaminierte Endoskope. Bei der pseudomembranösen Kolitis handelt es sich um eine schwere Erkrankung mit Durchfällen, Erbrechen, Kollaps und Kreislaufversagen. Mittel der Wahl ist **Vancomycin,** ergänzt durch symptomatische Maßnahmen wie Flüssigkeits- und Elektrolytersatz.

5.2 Gramnegative Kokken

F93

Frage 5.21: Lösung C

Das Waterhouse-Friderichsen-Symdrom ist die Komplikation einer Meningokokkeninfektion, die insbesondere bei Kindern auftritt. Zu den Symptomen zählen eine fulminante Sepsis, Hautpurpura, Blutungen in die Schleimhäute und inneren Organe sowie eine Verbrauchskoagulopathie. Charakteristisch sind auch Blutungen in beide Nebennierenrinden mit anschließender Nekrose. Die Letalität liegt bei 80 %.

F94

Frage 5.22: Lösung B

Zu **(B):** Neisserien sind gramnegative Kokken. Beim Nachweis von zum Teil intraleukozytär gelegenen Diplokokken und entsprechender Klinik besteht hohe Wahrscheinlichkeit, daß es sich um eine Gonorrhoe handelt. Letztendliche Sicherheit bietet die Kultur.
Zu **(A), (C), (D)** und **(E):** Die **Gonorrhoe** wird überwiegend durch Geschlechtsverkehr übertragen. Eine Ausnahme bildet die Neugeborenenkonjunktivitis, bei der sich das Kind im Geburtskanal der an Gonorrhoe erkrankten Mutter infiziert. Mit **Pili** heften sich die Gonokokken an die Epithelzellen der Urethra bzw. der Endozervix oder die Konjunktivalzellen. Typische Infektionen sind beim Mann die Urethritis, Epididymitis und Prostatitis, bei der Frau Urethritis, Bartholinitis, Zervizitis, En-

dometritis und Salpinigitis. Bei einem geringen Prozentsatz der Gonorrhoe-Patienten kommt es zu einer Bakteriämie, deren Folge eine **Arthritis** (meist des Kniegelenkes), Exantheme, Myokarditis, Meningitis oder Pneumonie sein können. Zunehmend mehr Gonokokken sind Penicillin-resistent, weil sie eine Penicillinase bilden. Hierfür sind **Plasmide** verantwortlich. Die Gonorrhoe als typische Lokalinfektion hinterläßt keine Immunität.

5.3 Gramnegative Stäbchen

F95 !

Frage 5.23: Lösung D

Zu **(B): Shigellen** als Erreger der bakteriellen Ruhr lassen sich serologisch in 4 Arten unterteilen, die sich hinsichtlich Pathogenität und Virulenz deutlich unterscheiden. Nach abnehmender Virulenz geordnet würde die Auflistung wie folgt lauten: Shigella dysenteriae, Shigella flexneri, Shigella boydii und Shigella sonnei.
Zu **(A):** Die Erreger sind weit verbreitet, keineswegs auf tropische Regionen beschränkt. Allerdings treten Epidemien eher in warmen Regionen auf. Voraussetzung sind ungünstige hygienische Verhältnisse.
Zu **(C):** Als wichtige Virulenzfaktoren sind Invasine und Adhäsine, also keine Endotoxine zu nennen, die die Kolonepithelzellen zur aktiven Aufnahme der Bakterien veranlassen.
Zu **(D):** Diagnostisch steht die **Erregerzüchtung aus Stuhlproben oder Rektalabstrichen** an erster Stelle. Dabei muß auf eine rasche Verarbeitung der Proben geachtet werden, da Shigellen eine Veränderung des pH-Wertes durch Vermehrung der Begleitflora nicht tolerieren.
Zu **(E):** Serologische Nachweise spielen keine Rolle. Auch sind die erwähnten Polysaccharide nicht auf einer Kapsel, sondern in der Bakterienmembran zu finden.

F97

Frage 5.24: Lösung A

Zu **(A):** Bakterien der Bacteroides-Gruppe gehören in der Regel zur normalen Haut- (und Darm-)Schleimhautflora. Sie treten daher am ehesten bei endogenen Infektionen (meist Mischinfektionen) auf. So können bei der Peritonitis, die sich an eine Appendixperforation anschließt, häufig Vertreter dieser Gruppe nachgewiesen werden.
Zu **(B)** bis **(E):** *Furunkel:* Staphylokokken
Lobärpneumonie: Pneumokokken, Streptokokken
Harnwegsinfekt: Escherichia coli, Proteus, Enterokokken u. a.
Meningitis: Meningokokken, Haemophilus influenzae, Pneumokokken u. a.

F97

Frage 5.25: Lösung D

Zu **(D):** Die Fähigkeit, **Fimbrien (Pili)** zu bilden, ist bei Escherichia coli plasmidcodiert und findet sich nur bei einigen Stämmen. Eben diese konnten als Erreger von Harnwegsinfektionen isoliert werden. Durch die Fimbrien wird ein **Anhaften der Mikroorganismen an der Schleimhaut** gewährleistet.
Zu **(A):** Das **Protein A** findet sich auf der Oberfläche der meisten Staphylococcus-aureus-Stämme. Es besitzt **antiphagozytäre Eigenschaften,** da es den Opsonierungseffekt der Antikörper blockiert, und gilt damit als Virulenzfaktor.
Zu **(B): Enterohämorrhagische Escherichia-coli-Stämme** bilden sogenannte **„Shiga-like" Toxine,** die dem Toxin von Shigella dysenteriae ähneln. Die von ihnen hervorgerufene Erkrankung ist u. a. durch eine **hämorrhagische Kolitis** charakterisiert.
Zu **(C): Enterotoxische Escherichia-coli-Stämme** produzieren ein hitzelabiles (LT) und ein hitzestabiles Toxin (ST). Beide stören zunächst den intestinalen Elektrolyttransport, wonach **massive Durchfälle** entstehen.
Zu **(E): Lipoteichonsäuren** sind **Zellwandbestandteile,** denen beispielsweise bei Streptokokken eine wichtige Aufgabe bei der Adhäsion an Epithelzellen zukommt.

H95

Frage 5.26: Lösung B

Zu **(B): Enterococcus faecalis** gehört zur *physiologischen Darmflora* des Menschen und zahlreicher Tierarten. *Infektionen* entstehen meist *endogen.* Es können vor allem Harnwegsinfektionen, Sepsis und Endokarditis beobachtet werden. Eine Meningitis wäre eher atypisch. (Bei Patienten mit Liquorshunt treten gelegentlich Enterokokken-bedingte Meningitiden auf.)
Zu **(A), (C), (D)** und **(E):** Die genannten Bakterien haben alle als **Meningitiserreger** Bedeutung. Die Häufigkeit ihres Auftretens korreliert mit dem Alter der Patienten. **B-Streptokokken** findet man bei Neugeborenen und Säuglingen als Erreger einer

Meningitis, und zwar in 10–25 % der Fälle. Der Anteil von **Streptococcus pneumoniae** an Meningitisfällen nimmt entsprechend dem Alter der Patienten zu: beginnend mit ca. 15 % bei Kindern bis 8 Jahren, über 35 % bei Jugendlichen und Erwachsenen bis 50 Jahre wächst der Anteil auf 57 % bei Erwachsenen über 50 Jahren.
Haemophilus influenzae Typ B hat einen großen Anteil bei Meningitisfällen der Kinder bis 8 Jahre, der bei 44 % liegt, und muß daher einen entscheidenden Einfluß auf die Wahl des Chemotherapeutikums haben. Der Prozentanteil sinkt bei Jugendlichen und Erwachsenen auf 9 bzw. 1–2 % herab.
Meningokokken können bei Kindern, Jugendlichen und Erwachsenen bis 50 Jahre jeweils in ca. 30 % der Fälle als Erreger einer Meningitis nachgewiesen werden. Bei Erwachsenen über 50 Jahren sinkt der Anteil auf 5 % herab.

F96 **!!**

Frage 5.27: Lösung B

Zu **(B):** Der *natürliche Wirt* von **Brucella abortus** (Erreger des Morbus Bang) ist das **Rind.** Auch andere Tiere und Menschen können infiziert werden. Dies geschieht entweder durch direkten Kontakt mit einem erkrankten Tier oder mit kontaminiertem Fleisch oder über rohe Milch und Milchprodukte.
Zu **(A):** Erreger für **Bordetella pertussis** (Keuchhusten) ist nur der Mensch.
Zu **(C):** Natürliches Erregerreservoir für **Salmonella typhi** ist nur der Mensch (besonders Dauerausscheider). Versuchstiere zeigen nach oraler Aufnahme der Erreger keine Reaktion. Nach intraperitonealer Injektion großer Bakterienmengen sterben sie am Endotoxinschock.
Zu **(D):** Der Mensch muß als das einzige natürliche Erregerreservoir der **Choleravibrionen** betrachtet werden. Jedoch gelten vorübergehende Infektionen von Haustieren neuerdings als wahrscheinlich.
Zu **(E): Shigellen** sind ausschließlich menschenpathogen. Wie bei Vibrio cholerae erfolgt die Verbreitung durch Schmutz- und Schmierinfektionen, die meist auf mangelnder Hygiene beruhen.

F94

Frage 5.28: Lösung E

Zu **(D)** und **(E):** Bei Kindern sind Haemophilus influenzae (gramnegative Stäbchen) und Neisseria meningitidis (gramnegative Kokken) die häufigsten Meningitiserreger. In beiden Fällen läuft die Erkrankung unter dem Bild einer **eitrigen Meningitis** ab. Sie kann im Rahmen einer Sepsis auftreten. Ein anderer Infektionsweg der Erreger verläuft vom Nasen-Rachen-Raum bzw. Mittelohrbereich in den Subarachnoidalraum.
Zu **(A)** bis **(C):** Escherichia coli findet sich bei Neugeborenen als Meningitiserreger an oberster Stelle, Streptococcus pneumoniae bei Jugendlichen und Erwachsenen. Klebsiella pneumoniae ist in allen Altersgruppen gleichmäßig vertreten.

F93 **!!**

Frage 5.29: Lösung C

Zu **(C):** Streptococcus agalactiae gehört zu den β-hämolysierenden Streptokokken der Serogruppe B. Sie besiedeln den Urogenitaltrakt und können zu intrapartalen Infektionen (Meningitis, Sepsis) des Neugeborenen führen.
Zu **(A):** Staphylococcus-aureus-Stämme, die ein bestimmtes Enterotoxin produzieren, verursachen eine akut einsetzende Enteritis mit extrem kurzer Inkubationszeit.
Zu **(B):** Salmonella typhimurium ist einer der wichtigsten Erreger der Salmonellenenteritis. Voraussetzung für eine Infektion ist die Aufnahme kontaminierter Nahrung (besonders Eier, Milchprodukte, Fleisch und Geflügel). Schwere Verläufe findet man bei Säuglingen, Kleinkindern, alten Menschen und abwehrgeschwächten Patienten.
Zu **(D):** Shigella sonnei ist der Vertreter der Shigellen mit der geringsten Virulenz. Für den Ablauf der Infektion sind Adhäsine und Invasine von Bedeutung, mit deren Hilfe sie sich an Kolonzellen heften und später in diese eindringen können.
Zu **(E):** Neben den Escherichia-coli-Stämmen, die zur normalen Darmflora zählen, gibt es auch einige Arten, die Toxine und/oder Enzyme produzieren und dadurch verschiedene Darmerkrankungen hervorrufen können: Säuglingsdyspepsie, Reisediarrhoe, ruhrähnliche Krankheitsbilder und hämorrhagische Kolitis.

H99 **!**

Frage 5.30: Lösung D

Der nur beim Menschen vorkommende **Helicobacter pylori** wird **fäkal-oral** übertragen. Der Erreger siedelt in der Muskosa des Magens, wobei ihm eine **Urease**, die aus Harnstoff Ammoniak freisetzt, das Überleben in dem sauren Milieu erst ermöglicht. Durch eine Infektion mit Helicobacter können eine akute, später auch chronische **Gastritis** und **Ulcera des Duodenums** entstehen. Aus der chronisch **atrophischen Gastritis** kann sich gelegentlich auch ein **Adenokarzinom** des Magens entwickeln. Für die Schnelldiagnostik wird ein **Magenbiopsat** in eine Indikatorenlösung zum Ureasenachweis gehalten. Ferner sind **kulturelle Nachweise** aus Magenbiopsaten, ein **nichtinvasiver Atemtest** und **serologische Verfahren** üblich. Eine Stuhlkultur eignet sich nicht zum Erregernachweis. Die sogenannte **Eradikationstherapie** wird mit einer Kombination verschiedener Antibiotika (Amoxycillin, Metronidazol) plus Omeprazol geführt. Die Therapieschemata haben z. T. eine kurze „Halbwertszeit".

H99 !

Frage 5.31: Lösung E

Zu (E): Erreger des **Ulcus molle**, einer Geschlechtskrankheit mit Ulzeration im Genital- und Perianalbereich, ist **Haemophilus ducreyi**.
Zu (A) bis (D): Man **unterscheidet invasive und nichtinvasive Infektionen von Haemophilus influenzae**, wobei die invasiven meist von dem virulenten H. influenzae Typ b verursacht werden. Wichtige Virulenzfaktoren hierbei sind eine vor Phagozytose schützende Kapsel und eine IgAse, die das Immunglobulin A spaltet und somit die lokale Immunität zerstört. Die Bedeutung eines Endotoxins wird diskutiert. Charakteristische invasive Infektionen sind Sepsis, Meningitis (insbesondere bei Kindern zwischen dem 1. und 10. Lebnsjahr) und Epiglottitis. Bronchitis, Otitis media und Sinusitis werden durch die unbekapselten und weniger virulenten Stämme von H. influenzae hervorgerufen.

H99 !

Frage 5.32: Lösung D

Bei **Pseudomonas aeruginosa** handelt es sich um ein gramnegatives Stäbchen, das vor allem als Erreger nosokomialer Infektionen gefürchtet wird. Die Stämme, die eine dicke extrazelluläre Schleimschicht produzieren, werden häufig als Pneumonieerreger bei zystischer Fibrose nachgewiesen. Pathogenetisch sind ein **Exotoxin A** (blockiert die Translation bei der Proteinsynthese), ein **Exotoxin S** (schädigt Zellen) und **verschieden Proteasen** von Bedeutung.
Infektionen mit Pseudomonas aeruginosa treten insbesondere bei **abwehrgeschwächten Patienten**, bei **großflächigen Hautdefekten** (Verbrennungen, nach Operationen) sowie als **Pneumonie oder Harnwegsinfektionen nach entsprechenden medizinischen Eingriffen** (z. B. Beatmung, Dauerkatheter) auf. Die Chemotherapie kann mit Aminoglykosiden, Azylureidopenizillinen und Cephalosporinen der dritten Generation (z. B. Ceftazidim) erfolgen. Aufgrund **häufiger Resistenzen** sollte regelmäßig eine Resistenzbestimmung durchgeführt werden.

F00 !

Frage 5.33: Lösung D

Zu **(B)** und **(D)**: Insbesondere **Säuglinge** und **Kleinkinder** erkranken an einer von **Haemophilus influenzae** hervorgerufenen **Meningitis**. Diese wird mit Ceftriaxon behandelt.
Zu **(A)** und **(C)**: Man unterscheidet invasive und nicht-invasive Infektionen von Haemophilus influenzae, wobei die invasiven meist von dem virulenten H. influenzae Typ b verursacht werden. Wichtige Virulenzfaktoren hierbei sind eine vor Phagozytose schützende Kapsel und eine IgAase, die das Immunglobulin A spaltet und somit die lokale Immunität zerstört. Die Bedeutung eines Endotoxins wird diskutiert. Charakteristische invasive Infektionen sind Sepsis, Meningitis (insbesondere bei Kindern zwischen dem 1. und 10. Lebensjahr) und Epiglottitis. Bronchitis, Otitis media und Sinusitis werden durch die unbekapselten und weniger virulenten Stämme von H. influenzae hervorgerufen.
Zu **(E)**: Der Impfstoff zur **Haemophilus-Prophylaxe** wird als **Konjugat-Vakzine** bezeichnet und enthält das Kapselpolysaccharid b, das an ein Protein gebunden ist.

H94 !

Frage 5.34: Lösung B

Im Gegensatz zu Campylobacter-Arten, deren Gruppe er ursprünglich zugerechnet wurde, verursacht **Helicobacter keine Diarrhöen** (B).
Zu **(A)**, **(C)**, **(D)** und **(E)**: **Helicobacter pylori** läßt sich bei ca. 80 % der Patienten mit chronisch-atrophischer Gastritis, Magen- oder Duodenalulzera nachweisen. Wichtiges Charakteristikum ist die starke **Ureaseaktivität,** die eine Schnelldiagnose durch Eintauchen eines Magenbiopsates in eine entsprechende Indikatorlösung ermöglicht. Die Biopsate sind darüber hinaus für die kulturelle Anzüchtung erforderlich (streng mikroaerophile Bedingungen!). Die sogenannte Eradikationstherapie wird mit einer Kombination verschiedener Antibiotika durchgeführt, zu denen Ampicillin, Clindamycin und Metronidazol zählen. Zusätzlich kann man Wismutsalze geben. Hohe Rezidivrate!

H94

Frage 5.35: Lösung B

Hervorgerufen wird die *Bakterienruhr* durch **Shigellen.** Charakteristisch ist die *fäkal-orale Infektion.* Die Ruhr tritt insbesondere dort auf, wo schlechte hygienische Bedingungen herrschen. Prinzipiell handelt es sich um eine Lokalinfektion, wenngleich es auch zu Bakteriämien kommen kann. Die Bakterien vermehren sich intrazellulär im Kolonepithel. Es folgen Zytolyse, weitere Ausbreitung, lokales und eitriges Infektionsgeschehen und pseudomembranöse Geschwüre. Durch die resultierenden Diarrhöen entstehen schwere Störungen des Wasser- und Elektrolythaushaltes. Shigellen als Gattung lassen sich durch die „Bunte Reihe" biochemisch nachweisen. Serologisch kann weiter in 4 Arten differenziert werden.

F95

Frage 5.36: Lösung B

Grundsätzlich können alle Bakterien, auch Pilze, eine Sepsis auslösen. Bei den Sepsiserregern halten sich grampositive und gramnegative ungefähr die Waage. Die **Sepsis** – definitionsgemäß eine **hämatogene Streuung der jeweiligen Erreger von einem Infektionsherd aus, teilweise mit metastatischen Absiedlungen** – kann demnach die verschiedensten Ausgangspunkte haben. Bei der Urosepsis und der cholangitischen Sepsis sind E. coli und andere Enterobakterien als häufige Erreger zu nennen. Weitere wichtige Ausgangsherde sind u. a. Endokarditis, otogene und tonsillogene Infektionen, Endoplastitis, enterogene Infektionen. Hinsichtlich der Häufigkeit steht E. coli bei den gramnegativen Erregern mit deutlichem Abstand und gefolgt von Klebsiella pneumoniae an erster Stelle. Aber auch alle anderen Erreger kommen prinzipiell in Betracht.

Häufiger als grampositive Bakterien lösen gramnegative einen septischen Schock aus. Hierbei werden durch Endotoxine humorale (z. B. Komplementsystem, Kininsystem) und zelluläre Systeme (z. B. Makrophagen, Thrombozyten) aktiviert. Als wichtigste diagnostische Methode gilt die Blutkultur, wobei sowohl aerobe als auch anaerobe Kulturen angelegt werden müssen. Die Phase des Fieberanstiegs ist dafür besonders geeignet. Chemotherapeutische Maßnahmen dürfen erst nach der Entnahme der Blutkultur eingeleitet werden.

F96

Frage 5.37: Lösung B

Zu **(B):** Diese Frage war für viele Prüfungskandidaten schwierig, und so haben sich nur 41 % für die Lösung (B) und 36 % für Lösung (A) entschieden.

Von den koagulasenegativen Staphylokokken siedelt **Staphylococcus epidermidis** gern auf implantiertem Material und auch **Venenkathetern.** Von dort aus kann sich eine Sepsis entwickeln. Staphylococcus saprophyticus verursacht besonders bei jungen Frauen ein Dysurie-Syndrom (Honeymoon-Zystitis).

Zu **(A):** Sowohl die primär hämatogene, meist im Kindesalter auftretende als auch die postoperative oder posttraumatische **Osteomyelitis** werden häufig von **Staphylococcus aureus** verursacht. **Clindamycin** ist das Mittel der ersten Wahl.

Zu **(C):** Wie andere Bacteroides-Arten zählt auch **Bacteroides fragilis** zur physiologischen Darmflora. Wegen seiner hohen Invasivität findet man ihn oft als Erreger von **Infektionen im abdominellen Bereich,** die z. B. nach Operationen oder Traumen auftreten, und insbesondere als **Sepsiserreger.**

Zu **(D):** Neben den Darminfektionen ist **Escherichia coli** vor allem als Erreger von **Harnwegsinfektionen** bis hin zur Pyelonephritis von Bedeutung. Hierbei können Abszesse auf der Oberfläche oder im Mark der Niere entstehen. Die **Urosepsis** wird als Komplikation gefürchtet.

Zu **(E):** Neben vielen unerfreulichen, häufig nosokomialen Infektionen hat für **Pseudomonas aeruginosa** die Infektion **großflächiger Hautdefekte** einen besonderen Stellenwert. Superinfektionen von **Verbrennungswunden** werden sehr gefürchtet, nicht zuletzt, weil auch davon ausgehende **Septikämien** beobachtet werden.

F97 **!**

Frage 5.38: Lösung D

Nager sind das natürliche Erregerreservoir von **Yersinia pestis,** dem Pesterreger, womit es sich um eine Zoonose handelt. Die Bakterien werden von **Ektoparasiten** wie Flöhen und Zecken übertragen. An der Bißstelle entwickelt sich ein **Primäraffekt,** ein Bläschen, in dem sich die Pestbakterien zunächst vermehren, um dann über Lymphbahnen die **Lymphknoten** zu erreichen. Hier entstehen die schmerzhaften **Pestbeulen** (auch Bubo, Bubonenpest). Bei weiterer Verbreitung kann es zu einer Sepsis mit Verbrauchskoagulopathie und hämatogener Streuung in Leber, Lunge, Milz und Meningen kommen.

Die sekundäre, durch hämatogene Streuung entstandene **Pneumonie** tritt häufig auf. Sie stellt epidemiologisch eine besondere Gefahr dar, weil eine direkte Übertragung (Tröpfcheninfektion) auf andere Menschen möglich ist, die dann an einer primären Pestpneumonie erkranken.
Bei der Pest ist **Streptomycin** Mittel der Wahl. Alternativ werden Tetracyclin und Chloramphenicol eingesetzt. Bei der Prävention steht die Bekämpfung der Ratten im Vordergrund. Schutzimpfungen (mit Tot- oder Lebendvakzinen) gewähren nur kurzen (ca. 6 Monate) und unvollständigen Schutz.
Die Pest tritt heute noch in *Brasilien, Burma, Kenia, Vietnam und den südwestlichen Staaten der USA auf.*

F97 **!**

Frage 5.39: Lösung C

Blutkulturen haben einen Stellenwert bei systemischen bakteriellen Infektionen bzw. bakteriellen Infektionen mit hämatogener Streuung, bei denen der **Primärherd nicht gut erreichbar** ist. Da es sich bei der Gonorrhoe um eine lokale Infektion handelt, die der Labordiagnostik gut zugänglich ist, erübrigen sich Blutkulturen.
Für alle Blutkulturen gilt, daß die erste Entnahme **vor Einleiten einer Chemotherapie** erfolgen sollte. Ein günstiger Zeitpunkt ist der **Fieberanstieg.** In der Regel benötigt man mehrere Blutentnahmen, die in ein- bis mehrstündigen Intervallen – je nach Krankheitsbild – durchgeführt werden müssen.

F98 **!**

Frage 5.40: Lösung B

Zu **(B)**: **Vergrünende Streptokokken** gelten als typische Vertreter der **normalen Mundflora.** Wunden im Mundraum (z. B. durch Zahnextraktion, Zahnsteinentfernung oder andere Verletzungen) begünstigen eine hämatogene Streuung und die Gefahr einer **Endokarditis.** Patienten mit vorgeschädigten Herzklappen bzw. Kunstklappe sollten bei zahnärztlichen Manipulationen eine antibiotische Therapie erhalten.
Zu **(A)**, **(C)**, **(D)** und **(E)**: Häufig rekrutieren sich die Erreger von **Harnwegsinfektionen** aus der physiologischen Darmflora und aszendieren von der Urethramündung aus. **Escherichia coli** steht hier an erster Stelle, aber auch **Enterococcus faecalis** wird bei diesen Infektionen oft nachgewiesen. Bei hospitalisierenden Patienten treten Bakterien wie **Proteus, Klebsiella, Enterobacter** und **Pseudomonas aeruginosa** in den Vordergrund. Die Infektionen entwickeln sich dann meist nach instrumentellen Eingriffen im Harnwegsbereich.

H96 **!**

Frage 5.41: Lösung A

Siehe Kommentar zu Frage 5.38.

H98 **!**

Frage 5.42: Lösung A

Das Erregerspektrum der **bakteriellen Meningitis** zeigt je nach Alter der Patienten erhebliche Variationen. Bei **Neugeborenen** und **Säuglingen** steht **Escherichia coli** mit 55–60 % an erster Stelle, gefolgt von den B-Streptokokken und Listerien.
Bei **Kindern bis zum 8. Lebensjahr** liegt **Haemophilus influenzae Typ B** mit 44 % vor Meningo- und Pneumokokken.
A-Streptokokken spielen eine untergeordnete Rolle und sind auch bei Erwachsenen – je nach Altersgruppe – lediglich mit 3–6 % vertreten.

H98 **!!**

Frage 5.43: Lösung C

Zu **(B)** und **(C)**: Nicht die entzündliche Schädigung der Darmschleimhaut, sondern die Aktivierung der **membrangebundenen Adenylatzyklase** führt bei der Infektion mit **Vibrio cholerae** zur massiven Sekretion von Anionen und zum passiven Ausstrom von Wasser.
Zu **(A)**: Im Gegensatz zu Mykobakterien sind Choleravibrionen – wie die meisten anderen Bakterien – **säureempfindlich.**
Zu **(D)**: Bei der Behandlung der Cholera stehen Flüssigkeits- und Elektrolytersatz an erster Stelle, um eine **Dehydration** und die daraus resultierenden Komplikationen wie **Nieren- und Kreislaufversagen** zu vermeiden. Ergänzend können Tetracycline und Chinolone gegeben werden.
Zu **(E)**: Allgemeine **hygienische Maßnahmen** haben bei der Prophylaxe der Cholera die größte Bedeutung. Die **Impfung** mit einem Totimpfstoff bietet in der Regel nur einen partiellen Schutz.

H95

Frage 5.44: Lösung B

Die von dem Erreger **Vibrio cholerae** hervorgerufene Cholera hat als Zielgewebe den *Dünndarm* und kann damit nicht als Kolitis bezeichnet werden (B). Durch dauerhafte Stimulation der Adenylatzyklase

der Dünndarmepithelzellen werden vermehrt Elektrolyte in das Darmlumen sezerniert und in der Folge auch Wasser. Auf diese Weise entstehen die für die Cholera typischen „reiswasserartigen" Durchfälle. Gelangen die Vibrionen in den Dickdarm, sterben sie wegen des sauren pH-Wertes rasch ab.
Zu **(A)**, **(C)** bis **(E)**: Die Erreger und für sie typische Krankheitsbilder:
Klebsiella pneumoniae – Sepsis, Harnwegsinfektionen, Pneumonien (besonders bei abwehrschwachen Patienten).
Yersinia pestis – Pest-Primäraffekt mit Befall der Lymphknoten oder auch der Lunge, danach Sepsis mit intravasaler Verbrauchskoagulopathie, Befall von Leber, Lunge, Milz und Meningen.
Haemophilus influenzae – Sepsis, Meningitis (bes. bei Kindern), Epiglottitis und eitrige Infektionen im HNO-Bereich.
Bacteroides-Spezies – meist polybakterielle Infektionen; Eitererreger, Peritonitis, Leberabszeß, Lungenabszeß, Hirnabszeß, Sepsis u. a.

H94

Frage 5.45: Lösung A

In der Regel bedarf es einer hohen Infektionsdosis, um eine Salmonelleninfektion zu bewirken. Normale Schmutz- und Schmierinfektionen sind daher höchstens bei Kleinkindern oder abwehrgeschwächten Personen ausreichend. Gefährlicher sind Speisen aus rohen Eiern, Puddingmasse oder andere kontaminierte Nahrungsmittel, insbesondere, wenn sie längere Zeit bei Zimmertemperatur aufbewahrt wurden.

F99

Frage 5.46: Lösung B

Zu **(1)**: **Streptococcus pneumoniae** ruft neben Lobärpneumonie und Bronchopneumonie auch eine Sinusitis, Meningitis und – vor allem bei Kindern – eine Otitis media hervor.
Zu **(4)**: **Haemophilus influenzae** verursacht ebenfalls unterschiedliche Krankheitsbilder. Darunter befinden sich Meningitis, Epiglottitis, Bronchitis, Pneumonie, Otitis media und Sinusitis.
Zu **(2)**: **Neisseria meningitidis** (Meningokokken) siedeln zwar bei 5–10 % der Bevölkerung im Nasopharynxbereich, sind jedoch nicht Erreger einer Sinusitis, sondern einer Meningitis und Sepsis.
Zu **(3)**: **Enterobacter aerogenes** findet sich fast ausschließlich bei immunsupprimierten Patienten und solchen mit liegenden Kunststoffen (z. B. Kathetern) als Erreger von Harnwegs- und Wundinfektionen, Pneumonie, Meningitis und Sepsis.

H97 H96 **!**

Frage 5.47: Lösung D

Zu **(1)**, **(2)**, **(4)** und **(5)**: **Helicobacter pylori** sind **gramnegative, streng mikroaerophil** wachsende Stäbchen, die **Gastriden,** in Einzelfällen auch **Ulcera ventriculi oder duodeni** hervorrufen können. Die Erregerdiagnose erfolgt durch den **Nachweis der Ureaseaktivität im Magenbiopsat,** zusätzlich werden **Kulturen** auf Spezialnährböden angelegt. Zwar kann die Infektion symptomlos ablaufen, spontane Ausheilungen sind jedoch nicht zu erwarten.
Zu **(3)**: **Kryptosporidien** können beispielsweise bei **AIDS-Patienten** schwere, langdauernde **Durchfälle** hervorrufen.

H97

Frage 5.48: Lösung E

Zu **(1)**: Insbeondere Kinder, in geringerer Zahl auch Erwachsene, **können symptomlose Keimträger von Haemophilus influenzae** sein, wobei die Erreger überwiegend *im Nasopharynx, seltener in der Mundhöhle und gelegentlich auf der Genitalschleimhaut* nachweisbar sind. Bei Kleinkindern bis 2 Jahren gilt Haemophilus influenzae als häufigster Erreger von eitrigen Meningitiden.
Zu **(2)**: **Streptococcus pneumoniae** läßt sich ebenfalls *im Nasen-Rachen-Raum gesunder Personen* nachweisen. Häufig begünstigen Grunderkrankungen (Leukosen, Malignome, nephrotisches Syndrom u. a.) die Entstehung einer *Pneumonie.* Daneben beobachtet man besonders *bei Kindern Sinusitis und Otitis media.* Als Erreger einer *eitrigen* Meningitis müssen ihn vor allem Menschen jenseits des 40. Lebensjahres fürchten.
Zu **(3)**: **Neisseria meningitidis** wird von **symptomlosen Keimträgern** im *Nasen-Rachen-Raum* gezüchtet. Nach septischer Ausbreitung des Erregers kann sich die **Meningokokken-Meningitis** entwickeln, die durch einen schlagartigen Beginn gekennzeichnet ist. Epidemische Meningitiden betreffen in erster Linie Kinder bis zum 5. Lebensjahr. Bei allen Altersgruppen besteht eine *relativ hohe Letalität* – im Durchschnitt 10 %.

H95

Frage 5.49: Lösung E

Die „normalen" Escherichia-coli-Stämme sind Bestandteil der physiologischen Darmflora und damit fakultativ pathogen, wenn sie in andere Organsysteme gelangen. Daneben existieren obligat pa-

thogene Escherichia-coli-Stämme, für die bestimmte Virulenzfaktoren charakteristisch sind und die überwiegend Darminfektionen hervorrufen.
Enteropathogene Escherichia-coli-Stämme (EPEC) produzieren wahrscheinlich Adhäsiv-Faktoren und Enterotoxine. Nach fäkal-oraler Übertragung verursachen sie bei Säuglingen und Kleinkindern ausgeprägte Enteritiden. Die *Säuglingsdyspepsie* hat unbehandelt eine Letalität von 50 %. Sie ist überwiegend in der Dritten Welt verbreitet und tritt bei uns auf Säuglingsstationen und Kindertagesstätten auf.
Auch bei **enterotoxischen Escherichia-coli-Stämmen (ETEC)** spielen Adhärenzfaktoren und Enterotoxine, die überwiegend im Dünndarm wirken, als Virulenzfaktoren eine Rolle. Die Erreger sind hauptsächlich in warmen Ländern verbreitet und führen nach fäkal-oraler Infektion zu Diarrhöen der Kleinkinder und *Reisediarrhoe* der Erwachsenen. Die Inkubationszeit beträgt ca. 4–24 Stunden.
Enteroinvasive Escherichia-coli-Stämme (EIEC) sind vorwiegend in Ländern der Dritten Welt verbreitet. Die Virulenzfaktoren Zellinvasivität und intrazelluläre Vermehrung werden von einem Plasmid gesteuert. Daneben produzieren diese Erreger ein Toxin, das dem Shiga-Toxin der Shigellen ähnlich ist. Nach dem üblichen Infektionsweg dringen EIEC in die Epithelzellen des Kolon ein. Klinisch imponiert eine *ruhrähnliche Enteritis* mit blutig-schleimigen Durchfällen und Fieber.
Das Erregerreservoir der **enterohämorrhagischen Escherichia-coli-Stämme (EHEC)** bilden in erster Linie Rinder und Kälber. Bedingt durch die von diesem Erreger produzierten Enterotoxine kommt es zu einer Schädigung des Kolonepithels. Daraus resultiert das Bild einer *wässrig-blutigen Kolitis*. Daneben wirken diese Toxine auch systemisch, schädigen Endothelzellen kleiner Gefäße und führen zu intravasaler Gerinnung und Thrombenbildung in verschiedenen Organen. Neben der Kolitis können Komplikationen wie das *hämolytisch-urämische Syndrom* mit Nierenversagen, hämolytischer Anämie und Thrombozytopenie, die *thrombotisch-thrombozytopenische Purpura* und *neurologische Symptome* auftreten.

F93 **!**

Frage 5.50: Lösung E

zu **(1):** Staphylococcus-aureus-Stämme, die ein bestimmtes Enterotoxin produzieren, verursachen eine akut einsetzende Enteritis mit extrem kurzer Inkubationszeit.
Zu **(2):** Campylobacter jejuni kann bereits nach Aufnahme nur geringer Keimmengen und einer Inkubationszeit bis zu einer Woche eine schwere Kolitis mit z. T. blutigen Durchfällen verursachen.
Zu **(3):** Yersinia enterocolitica und pseudotuberculosis gehören ebenfalls zu den Enteritiserregern, wobei die Krankheitsbilder je nach Alter des Patienten variieren.
Zu **(4):** Salmonella typhimurium ist einer der wichtigsten Erreger der Salmonellenenteritis. Voraussetzung für eine Infektion ist die Aufnahme kontaminierter Nahrung (besonders Eier, Milchprodukte, Fleisch und Geflügel). Schwere Verläufe findet man bei Säuglingen, Kleinkindern, alten Menschen und abwehrgeschwächten Patienten.

F97

Frage 5.51: Lösung A

Zu **(1): Endokarditiden** werden u. a. von vergrünenden **Streptokokken** verursacht, die auch Bestandteil der **physiologischen Mundflora** sind. Bei hämatogener Streuung der Erreger nach Zahnextraktion kann man Klappenbesiedelung und Endokarditis beobachten. Patienten mit morphologischen Veränderungen der Herzklappen oder Kunstklappen müssen daher vor solchen zahnärztlichen Ein- und Übergriffen mit einer **antibiotischen Prophylaxe** beginnen.
Zu **(2)** und **(5):** Die zur **physiologischen Darmflora** zählenden, nicht obligat pathogenen **Escherichia coli** rufen gelegentlich in Nachbarorganen wie Harnblase, Gallenwegen, Gallenblase oder dem Appendix **endogene Infektionen** hervor. Dies trifft auch für andere Standortkeime zu.
Zu **(3): A-Streptokokken** sind **obligat pathogene** Bakterien, die das erythrogene Toxin produzieren können. Dies ist für das Bild des **Scharlachs** verantwortlich. Es handelt sich um eine typische exogene Infektion.
Zu **(4): Enterotoxische Escherichia-coli-Stämme** (ETEC) rufen als **obligat pathogene** Erreger eine **Enteritis** hervor. Sie tritt vor allem in warmen Ländern mit mangelnder Hygiene als „Reisediarrhoe" auf.

F95

Frage 5.52: Lösung B

Zu **(1)**, **(3)** und **(5): Haemophilus influenzae** kann Erreger unterschiedlicher Erkrankungen sein. Zu den leichteren Infektionen gehören *Sinusitis, Bronchitis und Otitis*, zu den schwereren *Sepsis, Meningitis und Epiglottitis*. Die erste Gruppe bezeichnet man auch als nicht-invasive und die zweite als invasive Infektionen. Die Meningitis durch Haemo-

philus influenzae findet man vorwiegend bei Kindern bis zum 10. Lebensjahr. Sie ist durch eine hohe Letalität gekennzeichnet, wenn keine rasche Antibiotikatherapie erfolgt. Auch die Epiglottitis befällt eher jüngere Patienten (8–18 Jahre bevorzugt). Charakteristisch sind ein plötzlicher Beginn und z. T. fulminanter Verlauf, der ggf. auch eine Tracheotomie erforderlich macht.
Zu **(2)**: Bordetella pertussis ist Erreger des Keuchhustens.
Zu **(4)**: Zahlreiche Bakterien können Enteritiden hervorrufen. Dazu gehören u. a. Salmonellen, Staphylokokken, Escherichia coli, Yersinia enterocolitica sowie Vibrio cholerae.

F97 **!**

Frage 5.53: Lösung E

Bei **nicht-nosokomialen Harnwegsinfektionen** steht **Escherichia coli** mit großem Abstand an erster Stelle, während Enterokokken und koagulasenegative Staphylokokken eine untergeordnete Rolle spielen. Bei **Krankenhauspatienten,** die an Harnwegsinfektionen erkranken, kommen vor allem **Proteus, Klebsiella, Enterobacter, Serratia und Pseudomonas** in Betracht.

5.4 Sporenlose grampositive Stäbchen

H99

Frage 5.54: Lösung B

Die derzeit medizinisch relevanten Biovare von **Vibrio cholerae** sind das Biovar cholerae und das weniger virulente **Biovar El Tor**, das in den letzten Jahrzehnten zum häufigsten Choleraerreger geworden ist. Pathogenetisch spielt das **Enteroxtoxin** der Choleravibrionen eine führende Rolle, das im Dünndarm durch eine dauerhafte **Stimulation der Adenylatzyklase** eine vermehrte **Sezernation von Elektrolyten** und in der Folge auch von Wasser in das Darmlumen bewirkt. Dadurch entstehen die für die Cholera charakteristischen **„reiswasserartigen" Durchfälle**. Therapeutisch stehen Flüssigkeits- und Elektrolytsubstitution im Vordergrund; die kann bei leichteren Erkrankungsfällen auch oral mit NaCl-Glukose-Lösungen erfolgen. Chemotherapeutika wie Tetrazykline haben primär die Aufgabe, die Phase der Erregerausscheidung zu verkürzen.
Pandemien, die im 19. Jahrhundert auch wiederholt in Europa auftraten, konnten in diesem Jahrhundert zunächst nur in Afrika unsd Asien und 1991 erstmalig in Südamerika beobachtet werden. Kleinere Ausbrüche wurden aus Italien, Spanien und den USA berichtet.

F00 **!**

Frage 5.55: Lösung C

Zu **(C)**: Die Virulenz des Corynebacterium diphtheriae basiert auf dem von ihm gebildeten **Diphtherie-Toxin**. Dies kann nur gebildet werden, wenn ein in das Bakterium integrierter Bakteriophage dies kodiert. Zur Familie der Korynebakterien gehören außerdem grundsätzlich apathogene Spezies, die u. a. in der physiologischen Hautflora nachweisbar sind.
Zu **(A)**, **(B)**, **(D)** und **(E)**: **Corynebacterium diphtheriae** ist ein grampositives Stäbchenbakterium mit keulenförmiger Auftreibung. Dort findet man die sogenannten Polkörperchen, bei denen es sich um Calcium- und Phosphathaltige „Volutinkörnchen" handelt. Einziger Wirt des Corynebacterium diphtheriae ist der Mensch. Das Diphtherie- Toxin blockiert die Proteinsynthese und führt zum Zelltod.
Die Infektion manifestiert sich meist zunächst im **Nasen-Rachen-Raum**, wo man die charakteristische **Pseudomembran** findet. Regionäre Lymphknotenschwellung, ein süßlicher Foetor ex ore und Fieber gehören zum typischen Krankheitsbild. Daneben kann es zum stenosierenden **Krupp, Myokarditis** und – meist passageren – **Lähmungen** kommen. Die Diagnose wird primär klinisch gestellt und durch Erregernachweis im Nasen-Rachen-Abstrich (Ausstrichpräparate und Kulturen) gesichert. Wichtig ist der **Toxinnachweis**, der mit einem **Immunodiffusionsverfahren** (Elekt-Test) oder im Tierversuch geführt werden kann.

H96

Frage 5.56: Lösung D

Zu **(D)**: **Staphylococcus saprophyticus** zählt zu den koagulasenegativen Staphylokokken und gehört – wie bereits der Name sagt – zur physiologischen Haut- und Schleimhautflora. Man findet ihn als Erreger von **Harnwegsinfektionen, Peritonitis** (bei Peritoneal-Dialyse-Patienten), **Endoplastitis** (beim Siedeln auf implantierten Kunststoffmaterialien), **Endokarditis** oder **Sepsis.** Meningitiden spielen keine Rolle.
Zu **(A)**, **(B)**, **(C)** und **(E)**: Für die **eitrige Meningitis** läßt sich je nach Alter und Grunderkrankung bzw. prädisponierenden Faktoren des Patienten eine Art

Erreger-Hitliste erstellen. Auf dieser führt **Escherichia coli** mit deutlichem Abstand (bis 60 %) in der Gruppe der Neugeborenen und Säuglinge, gefolgt von **Streptokokken der Gruppe B** und **Listeria monocytogenes.**
Bei Kindern findet man vorwiegend **Haemophilus influenzae, Meningokokken** und **Pneumokokken;** bei Jugendlichen und Erwachsenen bis zum 50. Lebensjahr Pneumokokken, Meningokokken und Haemophilus influenzae und bei Erwachsenen über 50 Jahre Pneumokokken, **Staphylococcus aureus** und gramnegative Stäbchen.
Liegt ein Liquorshunt vor, muß vor allem mit Staphylococcus epidermidis und Staphylococcus aureus als Meningitiserreger gerechnet werden, nach neurochirurgischen Eingriffen mit Enterobakterien und bei abwehrgeschwächten Patienten mit Listeria monocytogenes und Enterobakterien.

H97

Frage 5.57: Lösung E

Nur phageninfizierte Stämme von **Corynebacterium diphtheriae** bilden das für das Bild der Diphtherie pathognomische **Exotoxin.** Die zytotoxische Wirkung des Toxins beruht darauf, daß es den Elongationsfaktor 2 hemmt, der für die Peptid-Synthese am Ribosom wichtig ist. Auf diese Weise wird die **Proteinsynthese gehemmt,** was letztendlich zum Zelltod führt. Das Prinzip des A/B-Toxins bedeutet, daß sich Teil B an spezifische Rezeptoren der Zelloberfläche bindet und dem Teil A den Weg durch die Zellmembran ebnet.
Das Krankheitsbild der Diphtherie prägen zum einen die **lokalen Infektionen** (pseudomembranöse Angina, „Krupp", Lymphknotenschwellung), zum anderen die **systemische Intoxikation** (Myokarditis, Nephropathie, Lähmung motorischer Nerven).

F98

Frage 5.58: Lösung E

Aufgrund ihrer hohen Widerstandsfähigkeit sind **Listerien** nicht nur bei Mensch und Tier, sondern auch allgemein in der Natur weit verbreitet. Es handelt sich um grampositive, sporenlose Stäbchen, die im Wirtsorganismus fakultativ intrazellulär zu finden sind (A).
Postnatale Infektionen von Personen mit normaler Abwehrlage verlaufen **meist inapparent.** Bei Tumorpatienten oder Patienten mit immunsuppressiver Therapie manifestieren sich die Infektionen häufig als Sepsis und Hepatosplenomegalie. Meningitis und/oder Enzephalitis können hinzukommen. Wenngleich die Erreger überwiegend mit kontaminierter Nahrung aufgenommen werden, treten Durchfallerkrankungen nicht auf (E).
Von größerer Bedeutung ist die **Schwangerschaftslisteriose.** Überwiegend in der zweiten Hälfte der Gravidität können intrauterine Infektionen des Fetus mit Fehl- und Frühgeburten in der Folge auftreten (C). Auch ein Krankheitsausbruch beim Neugeborenen als **Sepsis** oder **eitrige Meningitis** ist möglich. Bei der unbedingt frühzeitigen Diagnostik werden Erreger in Blut, Liquor, Fruchtwasser oder Mekonium nachgewiesen (D).

F95 **!**

Frage 5.59: Lösung D

Das klinische Bild der **Diphtherie** ist meist derart eindrucksvoll, daß danach zumindest ein hochgradiger Verdacht geäußert werden kann. Neben dem fad-süßlichen Geruch treten anfangs weiße, später bräunliche Beläge – *Pseudomembranen* – von den Tonsillen auf den Rachen übergreifend auf. Bei diesen klinischen Zeichen sollte unverzüglich eine Therapie mit **Antitoxin** eingeleitet werden; gleichzeitig behandelt man antibiotisch (z. B. mit Penicillin). Für die Laboruntersuchung entnimmt man einen Nasen- oder Rachenabstrich und legt Kulturen an. Verdächtige Kulturen werden dann nach Neisser und Gram gefärbt, womit die charakteristischen *Polkörnchen* dargestellt werden. Diese dienen als Energiereserve.
Diphtheriebakterien bilden in Anwesenheit eines bestimmten Prophagen ein **Exotoxin.** Dies hemmt die Proteinsynthese und verursacht *Myokarditiden* und *Neuritiden* mit passagerer Lähmung. Damit ist es bestimmend für den Krankheitsverlauf. Die Immunität ist antitoxischer Art. Dementsprechend wird mit einem Toxoid geimpft.

F97

Frage 5.60: Lösung B

Die grampositiven, sporenlosen **Corynebakterien** kommen vielfältig in Tier- und Pflanzenwelt vor. Die **apathogenen Arten** gehören zur **physiologischen Hautflora.** Die Pathogenität des **Corynebacterium diphtheriae** beruht auf dem Diphtherietoxin, das nur lysogene Stämme, also solche mit integrierten Bakteriophagen, produzieren. Das zytotoxische Toxin ist für das Bild der Diphtherie von pathogenetischer Bedeutung.
Die lokalisierte Diphtherie imponiert im **Nasen-Rachen-Raum** und in den **Augen.** In warmen Ländern ist ferner eine **Wunddiphtherie** (Nabelwunde

des Säuglings, Superinfektion von Tropengeschwüren etc.) verbreitet.
Die aktive Schutzimpfung wird mit **Diphtherie-Toxoid,** einem formalinbehandelten Toxin durchgeführt.

5.5 Aerobe Sporenbildner

5.6 Anaerobe Sporenbildner

H99 F95 !!

Frage 5.61: Lösung A

Zu **(A)**: Endotoxine der Meningkokken können zu einem septischen Schock bzw. dem Waterhouse-Friderichsen-Syndrom führen, einer fulminant verlaufenden Sepsis mit Verbrauchskoagulation.
Zu **(B)**: Corynebakterien bilden nur in Anwesenheit eines bestimmten Prophagen ein Exotoxin, das das Krankheitsbild der Diphtherie bestimmt.
Zu **(C)**: Das Exotoxin der Choleravibrionen führt an der Darmschleimhaut zu massiver Sekretion von Anionen und Wasser. Damit ist es für die Hauptsymptome der Cholera verantwortlich.
Zu **(D)**: Clostridium botulinum bildet unter günstigen Umgebungsvoraussetzungen (Anaerobier!) ein Exotoxin mit neurotoxischer Wirkung. Nach Aufnahme des Toxins treten Störungen wie Doppeltsehen, Schluck- und Sprechbeschwerden bis hin zur Lähmung der Atemmuskulatur und des Herzens auf.
Zu **(E)**: Das in den 70er Jahren erstmals in Amerika beschriebene Toxic-Shock-Syndrom wird von einem Exotixin hervorgerufen, das von Staphylococcus-aureus-Stämmen produziert wird.

H99

Frage 5.62: Lösung E

Bacillus anthracis, ein grampositiver, aerober Sporenbilder, ist von einer Kapsel aus einem Glutaminsäure-Polypeptid umgeben, die die Phagozyten hemmt und damit die Erregervermehrung im Gewebe begünstigt. Die Infektion kann als **Hautmilzbrand, Lungenmilzbrand** oder in seltenen Fällen auch als **Darmmilzbrand** auftreten. Da insbesondere die beiden letzten fast regelmäßig in kurzer Zeit zum Tod führen, bedarf es einer raschen chemotherapeutischen Intervention (Penicillin G). **Eine Erregerkultur darf daher nicht abgewartet werden**, jedoch kann eine mikroskopische Sputumuntersuchung (bei Lungenmilzbrand) dank der charakteristischen Morphologie von Bacillus anthracis hilfreich sein.

F96

Frage 5.63: Lösung A

Zu **(A): Clostridium botulinum** bildet unter „günstigen Voraussetzungen" – z. B. in proteinhaltigen Lebensmitteln – ein **hitzelabiles Neurotoxin.** Nach Aufnahme kontaminierter Nahrung wirkt das Toxin auf das periphere Nervensystem und verursacht **Lähmungen,** die bei schwerer Infektion bis hin zur Atemlähmung führen.
Zu **(B):** Man unterscheidet enteropathogene (**EPEC**), enterotoxische (**ETEC**), enteroinvasive (**EIEC**) und enterohämorrhagische (**EHEC**) Escherichia-coli-Stämme. Sie alle bilden als Virulenzfaktoren **Enterotoxine,** die auf unterschiedliche Weise die Darmschleimhaut attackieren mit dem Ergebnis einer **Enteritis.**
Zu **(C): Clostridium perfringens** ist in erster Linie als **Gasbranderreger** bekannt. Nahrungsmittelvergiftungen können von Clostridium perfringens **Typ A** hervorgerufen werden, das ein **hitzelabiles Enterotoxin** produziert. Dieses führt zu vermehrtem Flüssigkeitsstrom und damit zur **Diarrhoe.**
Zu **(D):** Einige **Staphylococcus-aureus-Stämme** produzieren ein relativ **hitzelabiles Enterotoxin,** das überwiegend in verdorbenen Lebensmitteln (z. B. Milch- und Eiprodukten, Fleisch) nachweisbar ist. Nur wenige Stunden nach Verzehr dieser Nahrungsmittel erkrankt der Patient mit heftigem **Erbrechen, Fieber, Kreislaufdysregulation** und **Diarrhoe.**
Zu **(E):** Das **Enterotoxin** von **Vibrio cholerae** verursacht im Darm infizierter Personen eine massive Sekretion von Anionen und einen daraus resultierenden passiven Ausstrom von Wasser. Daher ist die Cholera durch **massive, flüssige Durchfälle** und durch eine hochgradige **Exsikkose** in der Folge charakterisiert.

H96 !

Frage 5.64: Lösung C

Zu **(C):Vibrio cholerae** bildet zwar ein **Exotoxin** (Enterotoxin), doch wirkt dieses nur lokal an der Schleimhaut des Darmes, in dem sich die Bakterien aufhalten. Es führt dort zu einer **Hypersekretion von Anionen** mit entsprechender Flüssigkeitsverschiebung.
Zu **(A): Diphtheriebakterien** mit einem bestimmten Prophagen produzieren das für das Krank-

heitsbild entscheidende **Exotoxin.** Nach hämatogener Streuung bewirkt es in Zellen bestimmter Organe eine Hemmung der Proteinsynthese. Zielorgane sind das Herz und das periphere Nervensystem (**Myokarditis, Neuritis**).

Zu **(B)**: Unter anaeroben Bedingungen bildet **Clostridium tetani** das hochpotente neurotrope Exotoxin **Tetanospasmin.** Es gelangt hämatogen ins ZNS und führt zu krampfartigen tonischen Kontraktionen zuerst der willkürlichen, später der gesamten Muskulatur. Unbehandelt stirbt der Patient meist an Atemlähmung.

Zu **(D)**: Das von einigen **A-Streptokokken** gebildete **erythrogene Toxin** (ebenfalls ein Exotoxin) verursacht das **Scharlachexanthem.** Die Infektion beginnt in der Regel mit einer Tonsillitis.

Zu **(E)**: Wie das Tetanospasmin ist auch das von **Clostridium botulinum** produzierte **Botulinustoxin** ein Neurotoxin. Es verursacht **Lähmungserscheinungen** von Doppelbildern, Schluck- und Sprechbeschwerden bis zur Lähmung der Atem- und Herzmuskulatur.

H93 !

Frage 5.65: Lösung B

Bacteroides fragilis ist ein gramnegatives, obligat anaerobes Stäbchenbakterium, das keine Sporen bildet.

Bacillus anthracis – grampositives Stäbchen, Endosporen.

Clostridien – grampositive, obligat anaerobe und sporenbildende Stäbchen.

F99 F93 !

Frage 5.66: Lösung E

Zu **(E)**: **Bacteroides fragilis** – wie auch andere Vertreter der Familie der Bacteroidaceae – produzieren **keine Exotoxine.**

Zu **(A)**: **Diphtheriebakterien** mit einem bestimmten Prophagen produzieren das für das Krankheitsbild entscheidende **Exotoxin.** Nach hämatogener Streuung bewirkt es in Zellen bestimmter Organe eine Hemmung der Proteinsynthese. Zielorgane sind das Herz und das periphere Nervensystem (**Myokarditis, Neuritis).**

Zu **(B)**: **Staphylococcus-aureus-Stämme** können sehr unterschiedliche Exotoxine wie das Enterotoxin, das Toxic-shock-Syndrom-Toxin und Exfoliatine produzieren.

Zu **(C)**: Unter anaeroben Bedingungen bildet **Clostridium tetani** das hochpotente neurotrope Exotoxin **Tetanospamin.** Es gelangt hämatogen ins ZNS und führt zu krampfartigen tonischen Kontraktionen zuerst der willkürlichen, später der gesamten Muskulatur. Unbehandelt stirbt der Patient meist an Erstickung.

Zu **(D)**: Das von einigen **A-Streptokokken** gebildete **erythrogene Toxin** (ebenfalls ein Exotoxin) verursacht das **Scharlachexanthem.** Die Infektion beginnt in der Regel mit einer Tonsillitis.

F99

Frage 5.67: Lösung C

Zu **(C)**: **Campylobacter jejuni** ist ein obligat pathogener Keim und Erreger von **Durchfallerkrankungen.** Der Mensch infiziert sich durch **kontaminierte Lebensmittel oder Trinkwasser.** Für die Pathogenese der Infektion spielt ein hitzestabiles **Enterotoxin** eine wichtige Rolle.

Zu **(A), (B), (D)** und **(E)**: Die **physiologische Flora des Darms** besteht **überwiegend aus Anaerobiern** wie Bacteroides-Arten, Clostridien, Bifidobakterien etc. Der transienten Flora können auch Aerobier wie Klebsiellen sowie Candida-Arten angehören.

F98 !

Frage 5.68: Lösung E

Allein die Aufnahme des Botulinustoxins reicht zur Ausbildung des **Botulismus,** da es sich hierbei um eine **Intoxikation** handelt. In der Regel bieten ungenügend konservierte oder verdorbene Gemüse-, Fisch- oder Fleischwaren für Clostridium botulinum günstige (= anaerobe) Bedingungen zur Toxinproduktion. Oft schon wenige Stunden nach Verzehr solcher Lebensmittel entsteht das typische Bild des Botulismus mit verschiedenen **Lähmungserscheinungen.** Erst 15minütiges Kochen zerstört das Toxin.

F00

Frage 5.69: Lösung B

Einige bakterielle – möglicherweise auch virale – Produkte können in Verbindung mit MHC-Klasse II-Molekülen (MHC = Haupthistokompatibilitätsmolekül) eine große Zahl verschiedener $CD4^+$-T-Zellen stimulieren. Man unterscheidet dabei sogenannte exogene Superantigene (z. B. Staphylokokken-Enterotoxine, das Toxic-shock-Syndrom-Toxin, Toxine von Streptococcus pyogenes) von endogenen Superantigenen (Bestandteile endogener Retroviren).

H97 H93 !!

Frage 5.70: Lösung B

Zu (1) und (4): **Salmonella typhi** und **paratyphi** sind rein **humanpathogene Erreger,** während Salmonella typhimurium auch bei zahlreichen Tierarten zu Erkrankungen führen kann. Das Spektrum reicht von Haus- und Nutztieren zu den verschiedensten wilden Tierarten.
Zu (5): Der Mensch ist der einzige natürliche Wirt für Bordetella pertussis. Anders verhält es sich bei Bordetella bronchiseptica, einem Erreger, der auch im Respirationstrakt von Tieren nachgewiesen werden kann.
Zu (2): Sowohl Proteus vulgaris als auch Proteus mirabilis gehört beim Menschen und bei vielen Tierarten zur physiologischen Darmflora. Sie können auch Erreger von Harnwegsinfektionen sein.
Zu (3): Neben dem Menschen können auch verschiedene Tiere, darunter Mäuse (Tierversuch!) und Pferde an Tetanus erkranken.

H94 !

Frage 5.71: Lösung B

Zu (1): In fehlerhaft sterilisierten Konserven oder unsachgemäß haltbar gemachten Fleischprodukten kann **Clostridium botulinum** einen optimalen Lebensraum (Anaerobier) finden. Die bei der Autolyse der Erreger freigesetzten **Neurotoxine** sind für den Menschen hochgiftig. Allein die Aufnahme der Toxine führt zum charakteristischen Krankheitsbild mit zunehmenden Lähmungserscheinungen, so daß es sich strenggenommen um eine Intoxikation handelt.
Zu (2): Bestimmte Stämme von **Staphylococcus aureus** – aber auch einige koagulasenegative Staphylokokken – können **Enterotoxine** bilden, die auf den Darm und das Brechzentrum wirken und so akute Enteritiden verursachen. Der genaue Wirkungsmechanismus dieser Toxine ist nicht geklärt.
Zu (4): Insbesondere kontaminiertem Fleisch, Geflügel, Eiern und Milchprodukten kommen bei **Salmonellen-Enteritiden,** die u. a. durch **S. enteritidis** und **S. typhimurium** hervorgerufen werden, eine große Bedeutung zu. Begünstigend wirkt ein längeres Stehenlassen der Lebensmittel bei Raumtemperatur. Ca. 8 bis 72 h nach Aufnahme der Salmonellen treten die typischen enteritischen Symptome auf.
Zu (3): Streptococcus faecalis hat – wie bereits der Name vermuten läßt – normalerweise seinen Standort im Darm des Menschen und verursacht in diesem Bereich keine Infektion. Bei Standortwechsel jedoch kann dieser Erreger Infektionen wie Zystitis, Endokarditis und Wundinfektionen hervorrufen.
Zu (5): Haemophilus influenzae verursacht Infektionen des Respirationstraktes, Meningitis, Otitis, Osteomyelitis u. a. Erkrankungen des Gastrointestinaltraktes gehören nicht dazu. Haemophilus-Infektionen beobachtet man besonders bei Kindern.

F96

Frage 5.72: Lösung B

Eine gemeine Frage, die von vielen nicht richtig beantwortet wurde: Lösung (B) – 53 %, Lösung (E) – 30 % und der Rest gleichmäßig verteilt. Es kann nicht Sinn und Zweck sein, alle bakteriellen Enzyme und Toxine auswendig zu lernen.
Zu (1): Das immer gern gefragte **Choleratoxin** – ein Exo- und Enterotoxin – aktiviert die **Adenylatzyklase** im Darm, was eine massenhafte **Sekretion von Anionen** und dadurch einen Nachstrom von Wasser zur Folge hat. Charakteristisch für die Cholera sind daher die wässrigen Stühle (Reiswasserstuhl).
Zu (2): **Botulinustoxin** wirkt am **peripheren Nervensystem,** indem es die Freisetzung von Acetylcholin hemmt. Dadurch verhindert es die Impulsgabe der motorischen Nerven zur Muskulatur und führt zur **Lähmung.**
Zu (3): Das **Protein A** findet sich auf der Oberfläche von **Staphylococcus aureus** – mit wenigen Ausnahmen. Es muß als **Virulenzfaktor** angesehen werden, da es die Fc-Stücke der Immunoglobuline binden kann, die dann nicht mehr für Fc-Rezeptoren der Phagozyten zur Verfügung stehen. Auf diese Weise **behindert** es die **Phagozytose.** Die in der Frage angesprochene gerinnungsinduzierende Aktivität besitzt die Plasmakoagulase der Staphylokokken.

F97 !!

Frage 5.73: Lösung B

Zu (1): Einige Stämme von **Staphylococcus aureus** bilden **Enterotoxine** (Exotoxine), die auf Darm und Brechzentrum wirken und so **akute Enteritiden** hervorrufen. Die Übertragung erfolgt durch kontaminierte Lebensmittel.
Zu (3): Clostridium perfringens spielt nicht nur als Gasbranderreger eine Rolle, **enterotoxinbildende** Stämme von **Clostridium pefringens Typ A** verursachen ca. 8–12 Stunden nach Aufnahme kontaminierter Nahrungsmittel einen ausgeprägten **Brech-**

durchfall mit Fieber, der 1–2 Tage anhält.
Zu **(4)**: Unter streng anaeroben Bedingungen produziert **Clostridium botulinum** in fehlerhaft sterilisierten Konserven oder Wurstwaren ein **Neurotoxin.** Der Verzehr solcher Lebensmittel führt zu einer schweren Infektion mit Wirkung am peripheren Nervensystem. Dadurch entstehen **Lähmungen** bis hin zur Atemlähmung.
Zu **(2)**: **Streptococcus pneumoniae** ist in erster Linie Erreger einer Lobärpneumonie, kann aber auch **Sinusitis, Otitis, Meningitis** und **Ulcus serpens corneae** hervorrufen. Enterotoxine bildet er nicht.
Zu **(5)**: **Brucella abortus** kann durch Tiere bzw. Tierprodukte wie Fleisch, Milch etc. übertragen werden (Zoonose) und beim Menschen zu einer systemischen Erkrankung mit Fieber, Befall von Lymphknoten, Leber, Milz, Knochenmark, Nieren, Endokard etc. führen (**Morbus Bang**). Einige Bakterienformen besitzen ein **Endotoxin** als Virulenzfaktor, Exotoxine werden nicht gebildet.

H94 **!**

Frage 5.74: Lösung B

Zu **(1)**: **Bacillus anthracis** ist Erreger des Milzbrandes, der zu den Zoonosen zählt. Menschen können sich durch *direkten Kontakt mit erkrankten oder verstorbenen Tieren,* aber auch durch *tierische Rohstoffe* infizieren.
Zu **(2)**: **Brucellen** werden von infizierten Tieren mit der Milch, dem Urin, der Faeces und der Plazenta ausgeschieden. Durch kleine Hautverletzungen, über die Konjunktiven oder über den Gastrointestinaltrakt gelangen die Erreger in den menschlichen Organismus. Natürlicher Wirt von Brucella abortus ist das Rind und von Brucella melitensis die Ziege bzw. das Schaf.
Zu **(4)**: Haupterregerreservoir für **Yersinia pestis,** Erreger der Lungen- und Beulenpest, sind *Nagetiere* wie Ratten, Hamster und Murmeltiere. Durch *Ektoparasiten* (Flöhe oder Zecken) werden die Bakterien auf den Menschen übertragen.
Zu **(3)**: Tollwut wird zwar von Tieren auf den Menschen übertragen und gehört damit zu den Zoonosen, der Erreger ist jedoch ein Virus (Rabiesvirus).
Zu **(5)**: Bei Typhus handelt es sich nicht um eine Zoonose, sondern der Mensch selbst ist die wichtigste Infektionsquelle. Man infiziert sich meist über kontaminiertes Wasser und Lebensmittel. Im Gegensatz zu dieser Salmonellenerkrankung gehört die Salmonellenenteritis zu den typischen Zoonosen.

H98 **!!**

Frage 5.75: Lösung B

Zu **(3)** und **(6)**: **Clostridien** sind obligat anaerobe, grampositive, sporenbildende Stäbchenbakterien. Sie bilden je nach Spezies unterschiedliche, **hochwirksame Exotoxine** wie Tetanospasmin, Botulinustoxin u. a.
Zu **(1)**: Die Diphtherie wird von **Corynebacterium diphtheriae** hervorgerufen.
Zu **(2)**: Bestimmte **Staphylococcus-aureus-Stämme,** die Toxin 1 produzieren, sind Erreger des toxischen Schocksyndroms.
Zu **(4)**: **Mykobakterien** zeichnen sich u.a. durch Säurefestigkeit und hohe Umweltresistenz aus.
Zu **(5)**: Beispiele für aerobe Keime sind Gonokokken, Pseudomonas, Brucella und Legionella.

F99 **!**

Frage 5.76: Lösung D

Beim **Botulismus** handelt es sich um eine **Intoxikation,** die möglichst frühzeitig mit polyvalentem Antitoxin behandelt werden sollte. Daher kann nicht abgewartet werden, bis die ersten Antikörper auftreten. Vielmehr muß ein **Toxinnachweis** erfolgen, für den sich als Untersuchungsmaterial Mageninhalt bzw. Erbrochenes, Serum und Speisereste eignen.

5.7 Mykobakterien und Aktinomyzeten

H99 F97

Frage 5.77: Lösung B

Peptostreptokokken gehören als obligat anaerobe grampositive Kokken zur physiologischen Darmflora des Menschen. Die anderen Erreger in tabellarischer Übersicht:

Vibrio cholerae	– gramnegative, aerobe bis fakultativ anaerobe Stäbchen
Mycobacterium tuberculosis	– obligat aerobe Stäbchen
Corynebacterium diphtheriae	– grampositive, aerob bis anaerobe Stäbchen
Neisseria meningitidis	– gramnegative, obligat aerobe Kokken

F94

Frage 5.78: Lösung C

Actinomyces israelii ist ein grampositives anaerobes Stäbchenbakterium, das zur physiologischen Mundflora gehört. Aufgrund seines myzelialen Wachstums wurde es schon mit Pilzen verwechselt. Liegen bestimmte prädisponierende Faktoren vor – z. B. Verletzungen im Gesichtsbereich – kann es zu einer infiltrierenden Infektion mit Abszeßbildung kommen. Selten treten auch Lungen- oder Abdominalinfektionen auf. Immer handelt es sich um Mischinfektionen. Mittel der Wahl ist Penicillin.

F96 *!!*

Frage 5.79: Lösung A

Zu **(A):** Nach wie vor sterben mehr Menschen in der Welt an **Tuberkulose** als an irgendeiner anderen Infektionskrankheit. Besonders dramatisch stellt sich die Situation in der sogenannten 3. Welt dar. Aber auch in den Industrienationen beobachtet man seit mehreren Jahren wieder einen **Anstieg der Inzidenz,** der u. a. im Zusammenhang mit AIDS zu sehen ist.
Zu **(B):** Die Familie der Mykobakterien kennt neben **M. tuberculosis** mehrere Mitglieder: Zum einen **M. bovis und africanum** als Tuberkuloseerreger, die in Deutschland keine Rolle spielen, zum anderen die **atypischen Mykobakterien** (z. B. **M. avium, M. intracellulare, M. kansii**), die insbesondere bei den Immunschwachen unter den AIDS-Patienten verschiedene Krankheitsbilder hervorrufen – häufig mit Beteiligung der Lunge – und nicht zuletzt **M. leprae** als Erreger der Lepra.
Zu **(C)** und **(D): Tuberkulin** ist ein Überstand aus Mykobakterienkulturen. Wird diese Substanz auf oder in die Haut eines Menschen gebracht, der bereits früher mit Tuberkulose infiziert war oder aktuell ist, kommt es zu einer Hautreaktion im Sinne einer **verzögerten allergischen Reaktion,** also T-Zell-vermittelt.
Zur Ermittlung einer aktuellen Infektion benötigt man neben den Informationen über **das klinische Bild** (allgemeine Schwäche, Husten, nächtliches Schwitzen, Fieber, Gewichtsverlust) mikrobiologische Verfahren wie **Mikroskopie, Kultur** und in besonderen Fällen auch den **Tierversuch.** Letzterer wird vorwiegend angewandt bei problematischer Materialgewinnung und
/oder zu geringer Erregerdichte, da bereits ein Erreger beim Meerschweinchen das typische Krankheitsbild hervorrufen kann. Zu den angesprochenen modernen Kulturverfahren muß das **Batec-System** gerechnet werden, bei dem der Kultur C14-markierte Fettsäuren zugesetzt werden. Die radiometrisch bestimmte Menge des freigesetzten C14 läßt Rückschlüsse auf die Existenz von Mykobakterien zu.
Zu **(E):** Voraussetzung für die Impfung gegen Tuberkulose (**BCG-Impfung**) ist ein negativer Tuberkulintest. In Deutschland wird die Impfung nur infektionsgefährdeten Personen empfohlen. Und nicht vergessen: Nach der Impfung wird der Tuberkulintest positiv!

H97

Frage 5.80: Lösung B

Eine „erfolgreiche" Infektion mit **atypischen Mykobakterien** korreliert meist mit einem **gestörten Immunsystem,** und zwar der **T-Zellen in Verbindung mit den Makrophagen.** Hier stehen die **CD4-positiven Lymphozyten,** zu deren Spezialität die Interaktion mit bzw. Aktivierung von anderen T-Zellen, mit B-Zellen und mit Makrophagen zählt, an erster Stelle. Diese CD4-positiven Lymphozyten (T-Helferzellen) besitzen **spezifische Rezeptoren für HIV** und werden im Falle einer Infektion durch das Virus zerstört. Daher beobachtet man Infektionen mit atypischen Mykobakterien häufig bei AIDS-Patienten.
B-Zellen und das Komplementsystem sind bei der Abwehr atypischer Mykobakterien nicht erfolgreich.
CD8-positive T-Zellen können vor allem bei Populationen zytotoxischer Effektorzellen nachgewiesen werden.

F95 *!!*

Frage 5.81: Lösung A

Zu **(A):** Alle Mykobakterien, also auch Mycobacterium tuberculosis, sind obligate Aerobier.
Zu **(B)** bis **(E):** Die Bakterien in einer Übersicht:

Actinomyces israelii	– grampositiv, anaerob
Clostridium perfringens und Clostridium tetani	– grampositiv, sporenbildend, anaerob
Bacteroides-Gruppe	– gramnegativ, anaerob

H98 *!*

Frage 5.82: Lösung A

Morphologisch unterscheidet sich **Mycobacterium leprae** nur wenig vom Mycobacterium tuberculosis. Beiden gemein ist auch die Säurefestigkeit

und damit die Anfärbbarkeit nach der Ziehl-Neelsen-Technik. Als Zielgewebe der Lepra sind **Haut** und **Schleimhaut, Nervengewebe, Makrophagen** und **Schwann-Zellen** der Nervenscheiden zu nennen.
Ob die Lepra eher einen benignen Verlauf mit wenigen Läsionen oder einen malignen Verlauf mit zahlreichen diffusen Läsionen nimmt, ist eng mit der Stärke der zellulären Immunantwort verknüpft. Neben den direkten Hautläsionen durch die Erreger ist die Anästhesie im Versorgungsgebiet betroffener Nerven für zahlreiche Verletzungen und letztendlich Verstümmelungen von Bedeutung.
Medikamentös ist eine Behandlung mit **Dapsone** oder **Lamprene** möglich. Eine Anzüchtung der Erreger in vitro gelang bisher nicht. Allerdings vermehren sich die Erreger experimentell auf Mäuseohren und -fußsohlen sowie in Gürteltieren. Normalerweise ist der Mensch einziges Erregerreservoir. Lepra kommt hauptsächlich in Indien, Zentralafrika und den ozeanischen Inseln vor.

H98 **!!**

Frage 5.83: Lösung D

Zu **(D):** Für die **BCG-Impfung** verwendet man einen virulenzgeschwächten Stamm von Mycobacterium bovis.
Zu **(A):** Mykobakterien verfügen über eine besonders lipidhaltige Zellwand, die für ihre ausgeprägte Umweltresistenz verantwortlich ist. Da wegen des hohen Lipidgehalts eine Gramfärbung nicht erfolgreich ist, verwendet man die Ziehl-Neelsen-Färbung. Hierbei wird durch Erhitzen der Mykobakterien zunächst die Lipidschicht aufgelockert, in die dann der Farbstoff Karbolfuchsin eindringen kann. Nach dem Erkalten wird er so in der Lipidschicht festgehalten, daß selbst die Behandlung mit einem Säure-Alkohol-Gemisch nicht zur Entfärbung führt. Auch nach der Gegenfärbung mit Methylenblau stellen sich **Mykobakterien** noch **rot** dar, während sich die nicht-säurefesten Bakterien blau anfärben.
Zu **(B):** M. tuberculosis wird fast ausschließlich durch Aerosole (Tröpfcheninfektion) übertragen. Dementsprechend betrifft die Primärinfektion überwiegend die Lunge.
Zu **(C):** Ein aus Tuberkelbakterien gewonnenes Filtrat, das **Tuberkulin,** wird perkutan mittels Pflaster, intrakutan oder mit einem „Stempel" appliziert. Hat bereits eine Auseinandersetzung des Immunsystems, in diesem Fall T-Lymphozyten und Makrophagen, mit Mykobakterien vor dem Test stattgefunden (auch im Rahmen der Impfung), so treten in dem betreffenden Hautareal rötliche Indurationen auf. Eine Unterscheidung zwischen einer frischen und einer vor längerer Zeit abgelaufenen Infektion gestattet dieser Test nicht.
Zu **(E):** Neben **Isoniazid, Rifampicin** und **Ethambutol** sind noch **Pyrazinamid** und **Streptomycin** als Mittel der ersten Wahl zu nennen. Wichtig ist die klassische Kombinationstherapie, die mit 3–4 Substanzen beginnt und nach ca. 2–3 Monaten auf 2 Antituberkulotika reduziert wird.

H97 **!**

Frage 5.84: Lösung D

Zu **(D):** Als natürliche Standorte der **Pseudomonas aeruginosa** müssen Boden, Oberflächenwasser, Pflanzen, Früchte, Lebensmittel bis hin zum Dickdarm des Menschen betrachtet werden. Pseudomonas aeruginosa befällt als **Opportunist** insbesondere Patienten, deren Abwehr lokal oder allgemein geschwächt ist. Typisch sind unter anderem Infektionen von *(Verbrennungs-)Wunden, Pneumonien (z. B. bei Mukoviszidose-Patienten), Harnwegsinfekte (z. B. bei Patienten mit Dauerkathetern) und Augeninfektionen.* Häufig kann er bei *nosokomialen Infektionen* nachgewiesen werden.
Zu **(A): Aktinomyzeten** sind **fakultativ pathogene Schleimhautsaprophyten,** die sich vorwiegend in der Mundhöhle nachweisen lassen und fast ausschließlich endogene Infektionen verursachen. Voraussetzung hierfür ist ein *Absinken der Sauerstoffspannung,* das beispielsweise durch *mangelnde Blutversorgung, Verletzung mit Gewebsnekrosen oder Eindringen von Fremdkörpern* entsteht. Fast immer findet man bei Aktinomykosen **Mischinfektionen,** wobei andere Bakterien teilweise durch ihren Sauerstoffverbrauch den Weg für die Aktinomyzeten ebnen.
Zu **(B): Escherichia coli,** typischer Vertreter der **physiologischen Dickdarmflora,** steht bei den **Harnwegsinfektionen,** die außerhalb des Krankenhauses entstehen, als Erreger an erster Stelle.
Zu **(C):** Auch **Bacteroides fragilis** zählt zur **physiologischen Darmflora.** Führen beispielsweise äußere Einflüsse zu einer Darmperforation und in der Folge zur **Peritonitis,** muß immer mit Bacteroides fragilis als wichtigem Erreger gerechnet werden.
Zu **(E): Nicht-hämolysierende Streptokokken,** oft unter dem nicht mehr so aktuellen Begriff der Viridans-Gruppe zusammengefaßt, sind als das Paradebeispiel der endogenen bakteriellen Infektionen zu betrachten. Entsprechend oft wird nach ihnen gefragt. Die **hämatogene Streuung nach Zahnextraktion** kann insbesondere bei vorgeschä-

digten Herzklappen oder künstlichen Klappen zu einer **Endokarditis lenta** führen, weshalb in diesen Fällen eine antibiotische Prophylaxe durchgeführt werden muß.

H94

Frage 5.85: Lösung C

Die Therapie der Tuberkulose erfolgt immer mit einer Kombination von 3–4 Chemotherapeutika in der Initialphase, da Mykobakterien sehr schnell Resistenzen entwickeln. In der späteren Stabilisierungsphase sind 2 Substanzen ausreichend. Die Potenzierung der bakteriziden Wirkung spielt eine untergeordnete Rolle.

F97

Frage 5.86: Lösung C

Atypische Mykobakterien wie Mycobacterium avium, Mycobacterium intracellulare oder Mycobacterium kansasii führen in erster Linie bei immunschwachen Patienten zu Krankheitsbildern wie **Lungeninfektionen** oder **Lymphadenitis.** Da die Abwehr des Erregers durch das T-Zellsystem geregelt wird, sind vor allem **AIDS-Patienten** gefährdet. So gehören Infektionen mit atypischen Mykobakterien auch zu den AIDS-definierenden Erkrankungen. Die Übertragung erfolgt meist durch Nahrung oder Trinkwasser, eine Übertragung von Mensch zu Mensch gilt als unwahrscheinlich.

F99 **!!**

Frage 5.87: Lösung C

Zu **(1)** und **(4):** Die wachs- und lipidreiche Zellwand von **Mycobacterium tuberculosis** ist für die **Säurefestigkeit** der Bakterien verantwortlich. Dieses Charakteristikum macht man sich bei der **Ziehl-Neelsen-Färbung** zunutze, indem die Erreger mit Fuchsin gefärbt werden und – im Gegensatz zu anderen Keimen der Begleitflora – die Farbe auch durch eine Säurebehandlung nicht verlieren.
Mycobacterium tuberculosis vermehrt sich nur sehr langsam (Verdopplungszeit ca. 12 Stunden), so daß bei einer Kultur frühestens nach 2–3 Wochen mit ersten Kolonien zu rechnen ist.
Zu **(2):** Als typisches Beispiel für **bewegliche Bakterien** kann die Familie der **Spirochäten** aufgeführt werden, zu denen Borrelien, Treponemen und Leptospiren gehören.
Zu **(3):** Medizinisch wichtige **Sporenbildner** sind u.a. **Clostridien** und **Bacillus anthracis.**

H96 H94 **!**

Frage 5.88: Lösung E

Zu **(1): Mykobakterien** verfügen über eine besonders **lipidhaltige Zellwand,** die für ihre ausgeprägte Umweltresistenz verantwortlich ist. Da wegen des hohen Lipidgehalts eine Gramfärbung nicht erfolgreich ist, verwendet man die **Ziehl-Neelsen-Färbung**. Hierbei wird durch Erhitzen der Mykobakterien zunächst die Lipidschicht aufgelockert, in die dann der Farbstoff Karbolfuchsin eindringen kann. Nach dem Erkalten wird er so in der Lipidschicht festgehalten, daß selbst die Behandlung mit einem Säure-Alkohol-Gemisch nicht zur Entfärbung führt. Auch nach der Gegenfärbung mit Methylenblau stellen sich **Mykobakterien** noch **rot** dar, während sich die nicht-säurefesten Bakterien blau anfärben.
Zu **(2):** Auch wenn nach der Ziehl-Neelsen-Färbung sich mikroskopisch säurefeste Stäbchen nachweisen lassen, hat man damit noch nicht bewiesen, daß es sich um Tuberkulosebakterien handelt; denn rein mikroskopisch ist eine Differenzierung zwischen ihnen und saprophytären Mykobakterien nicht möglich. Unter Berücksichtigung des klinischen Bildes läßt sich jedoch eine Verdachtsdiagnose stellen.
Zu **(3):** Unabhängig davon, ob mikroskopisch säurefeste Stäbchen nachweisbar waren oder nicht (häufig ist die Erregerkonzentration nicht ausreichend), wird Untersuchungsmaterial nach entsprechender Vorbereitung auf **Kulturmedien** gegeben. Diese müssen **Lipidquellen** – beispielsweise Eigelb – und Substanzen, die die Begleitflora unterdrücken, enthalten. Aufgrund der sehr **langsamen Vermehrung der Tuberkulosebakterien** (atypische Mykobacterien vermehren sich schneller, Mycobacterium leprae wächst nicht auf Kulturmedien) kann frühestens nach 2–3 Wochen mit sichtbaren Kolonien gerechnet werden. Als **sicher negativ** gilt die Kultur erst, wenn **nach 6–8 Wochen** keine Kolonien nachweisbar sind.
Zu **(4):** Um den Zeitaufwand, wie er bei der traditionellen Labordiagnostik erforderlich ist, abzukürzen, bedient man sich **radiometrischer Verfahren** (Bactec). Dabei setzen stoffwechselaktive Tuberkulosebakterien aus radioaktiv markierter Palminsäure das **Isotop C14** frei, das sich radiometrisch messen läßt. **Dauer: 1 Woche.**

H96 **!**

Frage 5.89: Lösung B

Zu **(2)** und **(3): Clostridium difficile** (wie alle Clostridien) – sporenbildendes, grampositives, streng anaerob wachsendes Stäbchenbakterium.

Bacteroides fragilis – gramnegatives, obligat anaerobes Stäbchen ohne Sporen.
Zu (1), (4) und (5): **Salmonella typhimurium** – gramnegatives, aerob und anaerob wachsendes Stäbchen.
Pseudomonas aeruginosa – gramnegatives, obligat aerobes Stäbchen.
Mycobacterium tuberculosis – obligat aerobes Stäbchen.

H95

Frage 5.90: Lösung E

Zu (1) und (4): **Typhus (Salmonella typhi)** und **Cholera (Vibrio cholerae)** sind *Darminfektionen* mit schweren Allgemeinerscheinungen und Komplikationsgefahr. Die Übertragung erfolgt über Schmutz- und Schmierinfektion, über kontaminierte Lebensmittel oder verseuchtes Trinkwasser.
Zu (2): Der natürliche Wirt der **Brucellen** ist das Tier (Brucella abortus – vor allem Rinder; Brucella melitensis – Ziege und Schaf). Menschen infizieren sich bei direktem Kontakt mit dem Tier, durch Aufnahme von kontaminiertem Fleisch oder roher Milch bzw. Milchprodukten.
Zu (3): **Mycobacterium bovis** ist Erreger der *Rindertuberkulose*. Durch Aufnahme kontaminierter roher Milch kann sich in seltenen Fällen auch der Mensch infizieren, wobei es in der Regel zu einer Darmtuberkulose kommt.

H95 !!

Frage 5.91: Lösung B

Zu (1) und (2): Sowohl **Mycobacterium tuberculosis** als auch **atypische Mykobakterien** können auf künstlichem Nährboden gezüchtet werden. Bei Mycobacterium leprae hingegen ist bisher eine Anzucht in vitro nicht gelungen. Diese Erreger vermehren sich auf Ohren und Fußsohlen von Mäusen sowie in Gürteltieren.
Zu (4): Infektionen mit Mycobacterium tuberculosis und avium intracellulare zählen zu den AIDS-definierenden Krankheitsbildern. Die Tuberkulose verläuft bei AIDS-Patienten rascher und disseminierter. Typisch sind Lymphknoten- und Darmtuberkulose.
Infektionen mit Mycobacterium avium intracellulare führen ebenfalls zu einem Befall der Lymphknoten. Auch Infektionen der Lunge oder Meningitiden werden beobachtet.
Zu (3): Die Diagnostik der Tuberkulose beruht immer noch auf der Klinik und der Labordiagnostik mit Mikroskopie, Kultur und eventuell Tierversuch. Der Nachweis von IgM-Antikörpern spielt keine Rolle. Bei dem Schnellverfahren Bactec setzen Tuberkulosebakterien aus radioaktiver Fettsäure das Isotop C14 frei.
Zu (5): Bei charakteristischen klinischen Zeichen wie Gewichtsverlust, Fieber, Nachtschweiß und Husten sowie korrelierenden radiologischen Hinweisen sollte die Chemotherapie nach Probengewinnung eingeleitet werden, denn die Erreger sind oft mikroskopisch nicht nachweisbar, die Kulturen benötigen teilweise mehrere Wochen und auch die sogenannten Schnelltests können falsch negativ sein.

5.8 Spirochäten

H98 !

Frage 5.92: Lösung D

Zu (B), (C) und (D): Beim **TPHA** (Treponema-pallidum-Hämagglutinationstest) werden mit Treponemen-Antigen beladene Erythrozyten und Patientenserum inkubiert. Hat der Patient Antikörper gegen Treponema pallidum gebildet, beobachtet man eine Agglutination. Die Sensitivität dieses Verfahrens liegt bei 70–90 %. Der TPHA dient damit als Suchtest, dem sich im positiven Fall der **FTA-ABS-Test** (Fluoreszenz-Treponema-Antikörpertest) zur Bestätigung anschließt. Hierbei inkubiert man nach Elimination kreuzreagierender Antikörper gegen apathogene Treponemen Patientenserum und Erreger. Antigen-Antikörper-Komplexe lassen sich dann mit fluoreszenzmarkiertem Humanglobulin darstellen. Die Sensitivität des Verfahrens beträgt 80 % bei der Primärsyphilis und bis 100 % bei Sekundär- und Tertiärsyphilis.
Die Komplementbildungsreaktion mit **Kardiolipin** oder der **VDRL** (Veneral Disease Research Laboratory)-Test als Flockungsreaktion führt man nach den beiden ersten als quantitativen Test durch, der Aussagen über die Krankheitsaktivität erlaubt.
Zu (A): Auf Kulturen gleich welcher Art kann **Treponema pallidum nicht in vitro** gezüchtet werden.
Zu (E): Während der Erregernachweis im Blut nicht möglich ist, lassen sich Treponemen aus dem Sekret von Primär- und Sekundärläsionen im **Dunkelfeldmikroskop** oder mit Hilfe der **direkten Immunofluoreszenz** oder nach **Silbernitratfärbung** darstellen. Das Giemsa-Verfahren ist ungeeignet.

F93

Frage 5.93: Lösung D

Zu **(D):** Borrelia burgdorferi wird von Zecken (Ixodes ricinus) übertragen. Im Falle einer Infektion erkrankt der Patient an der Lyme-Krankheit, die mehrere Stadien durchläuft.
Zu **(A)**, **(B)**, **(C)** und **(E):** Die Erreger und ihre Übertragungsweise in tabellarischer Form:

Bacillus anthracis	– Kontakt mit infizierten Tieren bzw. Produkten erkrankter Tiere
Leptospira icterohaemorrhagiae	– aktives Eindringen der Erreger über Hautläsionen
Mycobacterium bovis	– Rohmilch infizierter Rinder
Brucella abortus	– aktives Eindringen über Hautläsionen, Genuß von Produkten infizierter Tiere

F96 !

Frage 5.94: Lösung E

Zu **(D)** und **(E):** Für den **direkten Nachweis von Treponema pallidum** eignet sich die **Dunkelfeld-Mikroskopie,** wobei Sekret aus verdächtigen Hautläsionen oder aspiriertes Material aus Lymphknoten auf einen Objektträger gegeben wird. Mit dem Dunkelfeld- oder Phasenkontrastmikroskop lassen sich die Erreger sichtbar machen. Verläßlicher wird das Verfahren durch **Zugabe von spezifischen, fluoreszeinmarkierten, monoklonalen Antikörpern (Direkter Immunfluoreszenz-Test):** Der Nachweis von Eigenfluoreszenz spricht für Glühwürmchen und nicht für Treponemen.
Zu **(A)** und **(B):** Bei Treponemen-Infektionen bildet der Organismus spezifische und unspezifische Antikörper – sogenannte Reagine. Die **Reagine** lassen sich im **VDRL-Test** (veneral disease research laboratory) durch ihre Reaktion mit Cardiolipinen darstellen. Am weitesten verbreitet ist der **TPHA-Test** (Treponema pallidum Hämagglutinationstest), bei dem **spezifische Antikörper** mittels abgetöteter Treponemen nachgewiesen werden. Der *immer gern gefragte Nelsontest,* der mit lebenden Treponemen durchgeführt wird, spielt klinisch keine große Rolle (!) und ist wenigen Speziallabors vorbehalten. Durch Antikörper des Patientenserums werden dabei die Erreger immobilisiert, daher auch Treponema-pallidum-Immobilisationstest (TPI).
Zu **(C): Treponema pallidum** kann **nicht in vitro** angezüchtet werden.

H98

Frage 5.95: Lösung B

Zu **(B):** Die zu den Spirochäten zählenden **Leptospiren** sind im Tierreich weit verbreitet. Der Mensch infiziert sich durch kontaminiertes Wasser (Erreger dringen durch Hautdefekte) oder Kontakt mit Blut, Gewebe oder Harn infizierter Tiere. Neben leichten Krankheitsverläufen können Leptospiren auch dramatische Krankheitsbilder wie den **Morbus Weil** hervorrufen. Dabei beobachtet man meist **biphasische Verläufe.** Während zunächst eher **allgemeine Symptome** (Fieber, Schüttelfrost, Kopfschmerzen, Myalgien etc.) im Vordergrund stehen, folgt in der zweiten Phase die **Organmanifestation** mit Beteiligung der Nieren (bei 50 % Nierenversagen), Leber, Milz, ZNS etc. und mit Hämorrhagien.
Zu **(A):** Auch bei **Morbus Bang**, Erreger **Brucella abortus,** handelt es sich um eine Zoonose. Das Krankheitsbild wird durch ein uncharakteristisches Prodromalstadium, undulierendes Fieber und Organmanifestationen (Leber, Milz, Nieren, Hoden u. a.) charakterisiert.
Zu **(C):** Bei der **Angina Plaut-Vincenti** handelt es sich um eine **Mischinfektion** (Fusobakterien, apathogene Treponemen etc.), die mit einer oft einseitigen Tonsillitis mit schmierigen Belägen einhergeht.
Zu **(D):** Wie die Leptospiren zählt auch **Treponema pallidum,** Erreger der **Syphilis,** zu den Spirochäten. Von den typischen Verläufen einer postnatalen Infektion unterscheidet sich das Krankheitsbild, **Lues connata,** nach intrauteriner Infektion. Diese führt zu Veränderungen der Haut, Zähne, Hepatosplenomegalie, ZNS-Beteiligung etc.
Zu **(E):** Die **Schlafkrankheit** wird von **Trypanosoma brucei** hervorgerufen. Beim Stich der Tsetsefliege werden die Protozoen auf den Menschen übertragen. Auch dieses Krankheitsbild verläuft in zwei Phasen: hämolymphatische und meningoenzephalitische Phase.

H98 !

Frage 5.96: Lösung C

Zu **(C):** Mit der **Lyme-Borreliose** in Verbindung zu bringende **neurologische Krankheitsbilder** sind aseptische Meningitis, Meningopolyradikuloneuritis, Hirnnervenparesen (z. B. Fazialisparese), Enzephalomyelitis und periphere Neuropathien. Isolierte Hirnnervenlähmung und periphere Mononeuritis treten häufig als einzige Symptome auf.
Zu **(A)**, **(B)**, **(D)** und **(E):** Borrelia burgdorferi, Erreger der Lyme-Borreliose, wird von **Zecken** auf

den Menschen übertragen. Nach der Infektion kann das **Erythema chronicum migrans,** eine selbstlimitierende Hautmanifestation, beobachtet werden, gelegentlich von einem allgemeinen Krankheitsgefühl begleitet.
Zu dem zweiten Stadium der Erkrankung, das Wochen bis Monate nach der Infektion in Erscheinung treten kann, gehören die oben aufgeführten neurologischen Symptome, eine **Perimyokarditis** mit Reizleitungsstörungen und flüchtige **Arthralgien.** Die Zahl der zu beobachtenden Symptome variiert deutlich.
Das dritte Stadium wird durch eine **Acrodermatitis chronica atrophicans, Arthritis** und **Enzephalomyelitis** geprägt. Jedes klinische Stadium kann übersprungen werden, auch Spontanausheilungen sind zu jeder Zeit möglich.
Die Diagnostik stützt sich primär auf **Antikörpernachweisverfahren,** bei denen zwischen IgG und IgM differenziert werden kann.

F99 **!!**

Frage 5.97: Lösung B

Zu **(B): Borrelia burgdorferi** beschränkt sich nicht auf die Menschen (und die Zecken), sondern hat sein Erregerreservoir bei Nagern (z. B. Mäusen unterschiedlicher Art), Hasen, Wild etc.
Zu **(A)**, **(C)**, **(D)** und **(E)**: Borrelia burgdorferi, Erreger der Lyme-Borreliose, wird von **Zecken** auf den Menschen übertragen. Nach der Infektion kann das **Erythema chronicum migrans,** eine selbstlimitierende Hautmanifestation, beobachtet werden, gelegentlich von einem allgemeinen Krankheitsgefühl begleitet.
Zu dem zweiten Stadium der Erkrankung, das Wochen bis Monate nach der Infektion in Erscheinung treten kann, gehören die oben aufgeführten neurologischen Symptome, eine **Perimyokarditis** mit Reizleitungsstörungen und flüchtige **Arthralgien.** Die Zahl der zu beobachtenden Symptome variiert deutlich.
Das dritte Stadium wird durch eine **Acrodermatitis chronica atrophicans, Arthritis** und **Enzephalomyelitis** geprägt. Jedes klinische Stadium kann übersprungen werden, auch Spontanausheilungen sind zu jeder Zeit möglich.
Die Diagnostik stützt sich primär auf **Antikörpernachweisverfahren,** bei denen zwischen IgG und IgM differenziert werden kann.

H99 **!!**

Frage 5.98: Lösung D

Borrelia burgdorferi, Erreger der **Lyme-Borreliose**, wird von einer Zecke (Ixodes ricinus) auf den Menschen übertragen. Zum Krankheitsbild gehören in der Anfangsphase **Erytheme**, teilweise als Erythema chronicum migrans, **akute Arthriditiden** Wochen und Monate nach der Infektion und **neurologische Symptome** (Enzephalitis, Meningitis) sowie **kardiale Manifestationen** in der Spätphase. Die Diagnoseerstellung wird dadurch erschwert, daß nicht alle Leitsymptome auftreten müssen.
Die Labordiagnostik basiert auf **serologischen Verfahren** (z. B. EIA, Immunfluoreszenz) zur Antikörperbestimmung einschließlich einer Differenzierung zwischen IgC und IgM. Mittel der Wahl sind **Tetracycline** und **Penicilline** in der frühen Phase sowie **Cephalosporine** der dritten Generation in der späteren Phase.

F93

Frage 5.99: Lösung E

Da Treponema pallidum bisher keine neue Antibiotikaresistenz entwickelt hat, ist Penicillin nach wie vor Mittel der Wahl. Lediglich bei Penicillinallergie weicht man auf Erythromycin, Cephalosporine oder Tetracycline aus. Im Gegensatz zu den Treponemen findet man bei anderen Erregern einer venerischen Erkrankung, nämlich den Gonokokken, eine zunehmende Penicillinresistenz.

F94

Frage 5.100: Lösung E

Wichtigste **humanpathogene Spirochäten** und mögliche Krankheitsbilder:
Treponema pallidum (Syphilis): makulo-papulöse Exantheme, Ulcus durum, Condylomata lata, Gummen, Mesaortitis syphilitica, Neurosyphilis mit progressiver Paralyse, Tabes dorsalis; ferner Beteiligung von Lunge, Leber, Meningen und Knochensystem möglich.
Borrelia burgdorferi (Lyme-Krankheit): Erythem, Arthritis, Meningitis, Myokarditis.
Leptospira icterohaemorrhagiae (Morbus Weil): Meningitis, Ikterus, Nephritis, Exantheme.

F94 **!**

Frage 5.101: Lösung C

Zu **(1)**: Das von Streptococcus pyogenes (Serogruppe A) in Anwesenheit eines Prophagen gebildete **erythrogene Toxin** verursacht das für das Krankheitsbild des Scharlachs typische Exanthem.
Zu **(4)**: Ebenfalls von einem Prophagen abhängig ist die Produktion des für das Krankheitsbild der Diphtherie entscheidenden Toxins. Nicht lysogene

Corynebakterien (also ohne Prophagen) können keine Diphtherie hervorrufen.
Zu **(5)**: Unter anaeroben Bedingungen bildet Clostridium tetani ein **neurotropes Exotoxin.** Dieses hemmt die inhibitorischen Synapsen der spinalen Motoneurone, wodurch spastische Lähmungen entstehen.
Zu **(2)** und **(3)**: Neisseria gonorrhoeae und Treponema pallidum produzieren keine Exotoxine.

5.9 Mykoplasmen

5.10 Obligate Zellparasiten

F00 **!!**

Frage 5.102: Lösung B

Zu **(B)**: Borrelia burgdorferi wird von Zecken (Ixodes ricinus) übertragen. Das Krankheitsbild verläuft in mehreren Phasen mit kutanen, kardiologischen und neurologischen Pathologien.
Zu **(A)**, **(C)**, **(D)** und **(E)**: Die Erreger und ihre Übertragungsweise in tabellarischer Form:

Coxiella burnetii	– Inhalation von erregerhaltigem Staub
Leptospira icterohaemorrhagiae	– aktives Eindringen der Erreger über Hautläsionen
Listeria monocytogenes	– Aufnahme kontaminierter Nahrung (Milch- und Fleischprodukte), diaplazentare Übertragung
Brucella abortus	– aktives Eindringen über Hautläsionen, Genuß von Produkten infizierter Tiere

F00 **!**

Frage 5.103: Lösung D

Zu **(D)**: **Coxiella burnetii**, Erreger des Q-Fiebers, wird vom Menschen inhaliert. Die Erkrankung manifestiert sich hauptsächlich in der Lunge.
Zu **(A)**: Vorwiegend nach Verletzungen im **Mundbereich** tritt **Actinomyces israelii** als Infektionserreger in Erscheinung. Es handelt sich fast ausschließlich um **Mischinfektionen** (z. B. mit Streptokokken, Bacteroides, Fusobakterien). Soor wird von Candida albicans hervorgerufen.
Zu **(B)**: **Borrelia burgdorferi** kann nach Übertragung durch Zecken zu der Lyme-Borreliose führen, die in mehreren Phasen abläuft.
Erreger des **Rückfallfiebers** sind **Borrelia duttoni** und **hermsii**, **des epidemischen Rückfallfiebers Borrelia recurrentis**.
Zu **(C)**: **Chlamydia psittaci** ruft die Psittakose, eine Ornithose, hervor, bei der es sich um eine atypische Pneumonie handelt. Das Trachom, eine Augenerkrankung, ist die Folge einer Infektion mit Chlamydia trachomatis.
Zu **(E)**: Infektionen mit **Helicobacter pylori** haben eine **Schrittmacherfunktion bei Antrumgastritiden und Magen- bzw. Duodenalulcera**. Enteropathogene Escherichia coli-Stämme (EPEC) rufen die Säuglingsenteritis hervor.

H97 **!**

Frage 5.104: Lösung B

Escherichia coli läßt sich **am häufigsten** als Erreger von **Harnwegsinfektionen** nachweisen, wenn sie **außerhalb des Krankenhauses** erworben wurden. Ein völlig anderes Bild ergibt sich bei Harnwegsinfektionen in Krankenhäusern und Kliniken, die dort eher von **Proteus, Klebsiella, Enterobacter, Pseudomonas, Enterokokken und Staphylokokken** hervorgerufen werden.
Staphylococcus saprophyticus ist Erreger eines Dysurie-Syndroms bei jüngeren sexuell aktiven Frauen. Ureaplasma urealyticum gilt als *fakultativ pathogener Keim*, der häufig den Urogenitaltrakt besiedelt. Er kann eine *Urethritis, aber auch Prostatitis, Bartholinitis, Salpingitis* u. a. hervorrufen.

H93

Frage 5.105: Lösung D

Chlamydien sind obligat zellparasitär, Mykoplasmen zellwandlos. Das sind Eigenschaften, die die beiden Erregertypen voneinander unterscheiden. Daneben gibt es durchaus einige Gemeinsamkeiten. Beide können sowohl pulmonale als auch genitale Infektionen hervorrufen (Mycoplasma pneumoniae – primär atypische Pneumonie; Chlamydia psittaci – Ornithose; Mycoplasma hominis – Vaginitis, Zervizitis; Chlamydia trachomatis – Urethritis, Zervizitis). Gegen beide Erregergruppen ist Tetracyclin wirksam, während sie gegen Penicilline resistent sind. Entwicklungszyklen mit Unterscheidung von Haupt- und Zwischenwirten, wie sie bei Parasiten häufig vorkommen, spielen bei Chlamydien und Mykoplasmen keine Rolle.

F00 !

Frage 5.106: Lösung B

Zu **(A)** und **(B)**: **Chlamydien** weisen zwei morphologisch und funktionell unterschiedliche Formen auf: die **infektiösen Elementarkörperchen**, die durch Endozytose in die Wirtszelle gelangen, und die **Initial- oder Retikularkörperchen**, die sich innerhalb des Endosoms aus den Elementarkörperchen entwickeln. Die Zellwand dieser obligaten Zellparasiten reagiert gramnegativ.
Zu **(C)**: **Chlamydia psittaci**, Erreger der **Ornithose**, wird von Vögeln auf den Menschen übertragen. Die Erkrankung manifestiert sich als atypische Pneumonie.
Zu **(D)**: **Chlamydia trachomatis** führt nur bei Menschen zu Infektionen, die mit sehr unterschiedlichen Krankheitsbildern einhergehen. Dazu gehören: **Trachom, Einschlußkonjunktivitis, Urethritis, Zervizitis, Lymphogranuloma venerum**.
Zu **(E)**: Alle Chlamydieninfektionen lassen sich gut mit **Tetrazyklinen** behandeln.

F99

Frage 5.107: Lösung C

Zu **(C)**: **Haemophilus ducreyi** ist Erreger des **Ulcus molle,** einer Geschlechtskrankheit, die vorwiegend in tropischen Ländern verbreitet ist.
Wenige Tage nach der Infektion bilden sich im Genitalbereich schmerzhafte, weiche Geschwüre (weicher Schanker) mit gezacktem Rand. Eine antibiotische Therapie sollte mit Tetracyclinen oder Sulfonamiden erfolgen.
Zu **(A)**, **(B)**, **(D)** und **(E)**: Erreger und Krankheitsbilder in der Übersicht:

Yersinia pseudotuberculosis	– Lymphadenitis mesenterica
Ureaplasma urealyticum	– Urethritis, Prostatitis, Bartholinitis, Salpingitis etc.
Treponema pallidum	– Syphilis (der Primäraffekt wird auch als „harter Schanker“ bezeichnet)
Bordetella pertussis	– Keuchhusten

F97

Frage 5.108: Lösung C

Chlamydia pneumoniae wurde ursprünglich der Chlamydia-psittaci-Gruppe zugeordnet, gilt jetzt aber als eigenständige Spezies. Die Erreger rufen Infektionen des oberen und unteren Respirationstraktes hervor: **Pharyngitis, Bronchitis** oder **Pneumonie**. Diagnostisch stehen serologische Verfahren im Vordergrund.
Die **Ornithose** (Psittakose) tritt nach Infektion mit **Chlamydia psittaci** auf. Es handelt sich um eine Zoonose, bei der die Chlamydien von Vögeln auf den Menschen übertragen werden.

F94 !

Frage 5.109: Lösung E

Zu **(E)**: Auf künstlichen Kulturmedien können **humanpathogene Treponemen** nicht angezüchtet werden. Es besteht lediglich die Möglichkeit, sie in bestimmten Nährmedien kurze Zeit lebensfähig zu halten.
Zu **(A)** bis **(D)**: Die Erreger und geeignete Kulturmedien in tabellarischer Übersicht:

Mycoplasma pneumoniae	– mit Protein und Cholesterin angereicherte Kulturmedien
Chlamydia trachomatis	– Kulturen von McCoy-Zellen, da die Erreger sich in eukaryonten Zellen vermehren
Mycobacterium bovis	– feste oder flüssige lipidhaltige Kulturmedien
Legionella pneumophila	– gepuffertes Hefeextrakt-Medium mit Zusätzen von Tierkohle

F99 !

Frage 5.110: Lösung D

Zu **(D)**: Das **epidemische Fleckfieber** wird von **Rickettsia prowazekii** hervorgerufen. Als Vektoren dienen Kleiderläuse. Die Erkrankung, deren Letalität bis zu 20 % beträgt, ist aus unseren Breiten fast völlig verschwunden.
Zu **(A)**, **(B)**, **(C)** und **(E)**: Chlamydien-Infektionen in einer Übersicht:

Chlamydia psittaci	– Ornithose (Zoonose)
Chlamydia trachomatis	– Trachom, Einschlußkonjunktivitis, Urethritis, Lymphogranuloma venereum
Chlamydia pneumoniae	– Infekte des Respirationstraktes einschließlich Pneumonie

F96

Frage 5.111: Lösung E

Primäre, nicht-nosokomiale **Lobärpneumonien** werden sehr häufig von **Pneumokokken** verursacht.

Eine ebenfalls weit verbreitete, primäre **interstitielle Pneumonie** wird von **Mycoplasma pneumoniae** (ca. 10–30 %) hervorgerufen, seltener von **Chlamydia pneumoniae.**

Anders verhält es sich, wenn Patienten im Krankenhaus an einer Pneumonie erkranken. Das dann zu erwartende Erregerspektrum umfaßt Enterobakterien wie Escherichia coli, Klebsiellen, Enterobacter, Serratia und daneben Pseudomonas aeruginosa. Dies muß bei der antibakteriellen Therapie berücksichtigt werden. Bevorzugt gibt man Kombinationen von β-Lactam-Antibiotika und Aminoglykosiden.

H94 **!**

Frage 5.112: Lösung C

Zu **(1)**, **(3)** und **(5)**: **Mykoplasmen, Legionellen** und **Brucellen** lassen sich auf **Nährböden** anzüchten.

Mykoplasmanährböden gibt man Penicillin zu, um die Begleitflora zu unterdrücken, und Pferdeserum als Cholesterinquelle, da die Erreger einen hohen Cholesterinbedarf haben. Sind diese Voraussetzungen gegeben, werden die beimpften Nährböden mikroaerophil bebrütet.

Für Legionellen eignen sich konventionelle Nährmedien. Wichtig ist, daß das Vorkommen von L-Zystein gewährleistet ist. Als günstig haben sich Hefe-Extrakt-Medien mit Zusätzen von Tierkohle erwiesen. Der pH-Wert muß zwischen 6,85 und 6,95 liegen.

Brucellen benötigen besondere Nährböden, denen u.a. Erythritol zugesetzt sein muß, das den Erregern als Wachstumsfaktor dient.

Zu **(2)**: Zwar ist es gelungen, **Mycobacterium leprae** auf Ohren und Fußsohlen von Mäusen sowie in Gürteltieren (besonders auf der Kornea) zu züchten, als Routineverfahren bei der Diagnostik eignen sich diese Methoden allerdings nicht. Statt dessen lassen sich die Erreger *mikroskopisch* darstellen und *spezifische Antikörper* serologisch nachweisen.

Zu **(4)**: Humanpathogene Treponemenarten, also auch **Treponema pallidum,** konnten bisher auf künstlichen Nährböden nicht gezüchtet werden. Bei der Diagnose stehen daher *Mikroskopie* und insbesondere *serologische Verfahren* im Vordergrund.

H93 **!**

Frage 5.113: Lösung E

Bei einer **Sepsis** beobachtet man eine **hämatogene Erregerstreuung** – ggf. auch mit metastatischen Ansiedlungen – auf Lokalinfektionen heraus, wie sie in der Frage aufgeführt sind. Auch die Besiedlung von Venenkathetern, Kunststoffklappen oder Endoprothesen muß in diesem Sinne als Lokalinfektion betrachtet werden. Die septische Erregerstreuung ist von der Bakteriämie oder Virämie im Rahmen einer Allgemeininfektion zu differenzieren.

F00 **!**

Frage 5.114: Lösung C

Streptococcus pneumoniae und **Mycoplasma pneumoniae** führen weiterhin die Liste der **Pneumonieerreger** jenseits der Krankenhäuser an. Nosokomiale Pneumonien werden insbesondere durch Escherichia coli, Klebsiella, Serratia, Pseudomonas aeruginosa und Enterobacter hervorgerufen.

H93

Frage 5.115: Lösung C

Zu **(1)**: Chlamydia trachomatis kann – je nach Serotyp – das Trachom, unspezifische Urogenitalinfektionen, die sogenannte Schwimmbadkonjunktivitis und Neugeborenenkonjunktivitis hervorrufen.

Zu **(2)**: Bei ca. 20–30 % der nicht-gonorrhoischen Urethritiden des Mannes und ca. 15 % der chronischen Prostatitiden heißt der Erreger Ureaplasma urealyticum.

Zu **(3)**: Während Pseudomonas aeruginosa normalerweise keine nennenswerte Rolle als Erreger von Harnwegsinfektionen spielt, ändert sich dies bei Krankenhausaufenthalten. Als Hospitalismuskeim liegt er dann bei Harnwegsinfektionen an dritter Stelle.

F99 **!**

Frage 5.116: Lösung C

Zu **(1)**, **(4)** und **(5)**: Das Erregerspektrum einer Meningitis wechselt je nach Alter des Patienten, so daß folgende Gruppen resultieren: Neugeborene und Säuglinge, Kinder bis zum achten Lebensjahr, Jugendliche und Erwachsene bis zum 50. Lebensjahr sowie Erwachsene über 50 Jahren.

Die drei wichtigsten und häufigsten Erreger einer bakteriellen Meningitis bei Kindern bis zum achten Lebensjahr sind **Haemophilus influenzae Typ B (ca. 45 %), Neisseria meningitidis (ca. 30 %)** und **Streptococcus pneumoniae (ca. 15 %).**

Zu **(2)**: **Klebsiella pneumoniae** hat Bedeutung als **Erreger nosokomialer Infektionen** (z. B. nach Operationen, bei Beatmung, bei immunschwachen

Patienten). Er verursacht u. a. Pneumonien, Harnwegsinfektionen und Meningitiden.
Zu (3): Die **primär atypische Pneumonie** und Infektionen der oberen Luftwege werden von **Mycoplasma pneumoniae** hervorgerufen. Während oder nach diesen Erkrankungen kann man – vorwiegend bei Erwachsenen – **Folgekrankheiten** beobachten, zu denen Myokarditis, Pankreatitis, Arthritis, Polyneuritis, Erythema nodosum u. a. zählen. Als Ursache wird ein Autoimmunprozeß diskutiert.

H99

Frage 5.117: Lösung B

Zu (2) und (3): Treten bei hospitalisierten Patienten Infekte als Komplikation des Grundleidens auf, so spricht man von nosokomialen Indektionen. Dabei handelt es sich insbesondere um Harnwegsinfektionen, Pneumonien, Wundinfekte und Sepsis. **Nosokomiale Pneumonien** werden überwiegend von **Pseudomonas aeruginosa**, aber auch von **Enterokokken, Staphylococcus aureus, Klebsiella, Pilzen und seltener von Escherichia coli** hervorgerufen.
Zu (1) und (5): Sowohl **Mycoplasma pneumoniae** als auch **Haemophilus influenzae** können als Pneumonieerreger auch außerhalb des Krankenhauses nachgewiesen werdcn.
Zu (4): Koagulase-negative Staphylokokken **wie Staphylococcus epidermidis** gehören ebenfalls in die Gruppe nosokomialer Keime. Allerdings spielen sie vorwiegend bei **postoperativen Wundinfekten** und als **Sepsiserreger** eine Rolle.

5.11 Kommentare aus Examen Herbst 2000

H00 *!*

Frage 5.118: Lösung C

Zu (C): **Coxiella burnetii** gehört zu den obligaten Zellparasiten und ist Erreger des Q-Fiebers. Die Patienten erkranken an einer **interstitiellen Pneumonie**. Bei der Diagnostik stehen serologische Verfahren im Vordergrund, insbesondere die Komplementbindungsreaktion zum Nachweis von Antikörpern.
Zu (A), (B), (D) und (E): Erreger und die wichtigsten diagnostischen Verfahren:

- **Salm. typhimurium**: kultureller Nachweis aus Stuhlproben
- **Staph. saprophyticus**: kultureller Nachweis
- **Bacteroides sp.**: klinisches Bild, gezielte Probenentnahme, anaerobe (!) Kultur
- **Trichomonas vaginalis**: mikroskopische Untersuchung.

H00 *!!*

Frage 5.119: Lösung B

Zu (B): Folgende Indizien sprechen für **Streptococcus pneumoniae**: Lobärpneumonie eines Erwachsenen ohne Hinweis auf eine nosokomiale Infektion (= im Krankenhaus erworben) bzw. einen vorausgegangenen Infekt; **grampositive Diplokokken**, die in Leukozyten lagern.
Zu (A): **Staphylococcus aureus** tritt typischerweise als **Pneumonieerreger im Anschluss an eine Influenza** auf. Diese Kokken lagern typischerweise in Haufen oder Trauben, nicht als Diplokokken.
Zu (C): **Primäre Pneumonien** älterer Kinder und junger Erwachsener werden häufig von **Mycoplasma pneumoniae** hervorgerufen. Es handelt sich um zellwandlose Bakterien, die unterschiedliche Formen aufweisen können und kulturell nachgewiesen werden.
Zu (D): **Chlamydia pneumoniae** ruft u. a. meist leicht verlaufende **atypische Pneumonien** hervor, auch stumme Infekte sind häufig.
Zu (E): **Klebsiella pneumoniae** – ein **gramnegatives (!) Stäbchenbakterium** – gehört zu der Gruppe von Erregern, die typischerweise **nosokomiale Infekte**, darunter auch Pneumonien, hervorrufen.

H00

Frage 5.120: Lösung E

Grundsätzlich können Pneumonien durch alle hier aufgeführten Erreger hervorgerufen werden. Bei Mukoviszidose-Patienten finden sich jedoch Pseudomonas aeruginosa-Pneumonien überdurchschnittlich häufig.

H00 *!*

Frage 5.121: Lösung C

Zu (C): Die **positive Tuberkulinreaktion** besagt lediglich, dass zu irgendeinem Zeitpunkt eine immunologische Auseinandersetzung des Organismus mit Mycobacterium tuberculosis stattgefunden hat. Dies muss nicht in jedem Fall eine manifeste Tuberkulose sein, der Test **fällt auch nach inapparenten Verläufen und BCG-Impfung positiv aus.**
Zu (A): **Mycobacterium tuberculosis** wird fast ausschließlich durch **Aerosole** übertragen. Dem-

entsprechend betrifft die Primärinfektion überwiegend die Lunge.

Zu **(B)**: Sowohl Mycobacterium tuberculosis als auch atypische Mykobakterien führen bei **AIDS-Patienten** zu den charakteristischen **opportunistischen Infektionen.**

Zu **(D)** und **(E)**: Neben **Isoniazid, Rifampicin** und **Ethambutol** sind noch **Pyrazinamid** und **Streptomycin** als Mittel der ersten Wahl zu nennen. Wichtig ist die klassische Kombinationstherapie, die mit 3–4 Substanzen beginnt und nach ca. 2–3 Monaten auf 2 Antituberkulotika reduziert wird.

H00 **!!**

Frage 5.122: Lösung C

Zu **(C)**: Das **Toxin der Choleravibrionen aktiviert die Adenylatcyclase** der Dünndarmenterozyten, was einen massiven Ausstrom von Anionen und Wasser in das Darmlumen zur Folge hat.

Zu **(A)**, **(B)**, **(D)** und **(E)**: Zur **Botulinusintoxikation** kommt es primär durch Aufnahme von unzureichend sterilisierten Lebensmitteln wie beispielsweise Konservenfleisch oder Dosenwurst. Die **anaeroben Verhältnisse** in den Dosen begünstigen die Bakterienvermehrung und folglich die Produktion von Botulismustoxin, einem **hitzelabilen Neurotoxin**. Dieses **hemmt die Freisetzung von Acetylcholin** an den motorischen Endplatten, was **multiple Paralysen** zur Folge hat.

H00 **!**

Frage 5.123: Lösung *** Diese Frage wurde aus der Wertung genommen.

Diese Frage wurde vom IMPP nicht gewertet, da neben der ursprünglich vorgesehenen Lösung **(D)** auch Lösung **(A)** – da unpräzise formuliert – richtig ist! Die physiologische Flora der Urethra setzt sich primär aus verschiedenen Anaerobiern (z. B. Bacteroides-Arten, Peptokokken) zusammen, die alle keine Harnwegsinfekte verursachen. Pathogene Erreger wie Escherichia coli, Klebsiellen, Proteus kommen primär aus dem periurethralen Bereich, um von dort über die Urethra aszendierende Harnwegsinfektionen hervorzurufen. Im ambulanten Bereich steht Escherichia coli mit ca. 70 % als Erreger von Harnwegsinfektionen deutlich an der Spitze, während er bei stationären Patienten nur ca. 25–30 % der genannten Infektionen hervorruft. Hier treten u. a. Proteus, Klebsiellen, Enterobacter in den Vordergrund. Besondere uropathogene Stämme von Escherichia coli verfügen über Pili oder Adhäsine, die sich spezifisch an die Zellen bzw. Rezeptoren der oberen Harnwege wie z. B. das Nierenbecken heften.

Diagnostisch stehen nach der quantitativen Keimzahlbestimmung Erregerkulturen zur Verfügung. Für den schlichten Harnwegsinfekt ist Cotrimoxazol in der Regel ausreichend. Lediglich komplizierte Infektionen bzw. Rezidivinfektionen bei prädisponierenden Faktoren bedürfen einer Therapie mit Gyrasehemmern, Cephalosporinen u. a.

H00

Frage 5.124: Lösung E

Helicobacter pylori ist ein **spiralig gekrümmtes** (A), **gramnegatives Stäbchenbakterium ohne Sporen**, das u. a. durch seine starke Beweglichkeit auffällt (B), die ihm das Aufsuchen der Zielzellen erleichtert. Durch seine **Urease**, die aus Harnstoff Ammoniak freisetzt, vermag er auch in der sauren Magenregion zu überleben (C). Als weiteren Pathogenitätsfaktor produziert er ein **Zytotoxin, das Epithelzellen zerstört** (D).

H00 **!**

Frage 5.125: Lösung B

Zu **(B)**: **Clostridium perfringens, Clostridium novyi und Clostridium septicum** sind die wichtigen Erreger des **Gasbrandes**, der durch eine aggressive Infektion der Muskulatur mit **Myonekrose und Toxinämie** gekennzeichnet ist.

Zu **(A)** und **(C)**: **Clostridium difficile**, das zur physiologischen Darmflora zählt, ruft nach antibakterieller Therapie (häufig Cephalosporine) eine **pseudomembranöse Kolitis** hervor, die mit schweren Diarrhoen einhergeht.

Zu **(D)**: Beim **Hautmilzbrand, Erreger Bacillus anthracis**, entwickeln sich zunächst Pusteln, die ulzerieren. Wenn diese austrocknen, entsteht ein schwarzer Schorf.

Zu **(E): Lähmungen der Augenmuskeln** mit Flimmern, Doppeltsehen und Pupillenstarre findet man insbesondere beim **Botulismus**, Erreger **Clostridium botulinum.**

H00 **!**

Frage 5.126: Lösung D

Borrelia burgdorferi, Erreger der **Lyme-Borreliose** (A), wird von **Zecken** auf den Menschen übertragen (B). Nach der Infektion kann das **Erythema chronicum migrans**, eine selbstlimitierende Hautmanifestation, beobachtet werden. Zum zweiten Stadium der Lyme-Erkrankung können

neurologische und/oder kardiale Erkrankungen, zum Teil begleitet von **flüchtigen Arthralgien**, auftreten. Für Kinder sind die aseptische Meningitis und Hirnnervenparesen – z. B. Facialisparesen (C) – typisch, während bei Erwachsenen eher eine Meningopolyradikuloneuritis zu finden ist.
Die Diagnostik stützt sich auf **serologische Verfahren** (Antikörperbestimmung) (D).
Doxycyclin und **Penicilline** eignen sich primär zur Therapie des ersten, evtl. auch zweiten Stadiums **(E)**. Die Therapie des dritten Stadiums erfolgt mit **Cephalosporinen der dritten Generation.**

H00

Frage 5.127: Lösung B

Zu **(A)–(D)**: Während **Urethritiden** typischerweise bei Infektionen mit **Chlamydia trachomatis** auftreten, werden Pyelonephritiden nicht beobachtet. Weitere Erkrankungen, die von Chlamydien hervorgerufen werden, sind u. a. die Psittakose, Pneumonie, Einschlusskonjunktivitis, Trachom, Zervizitis, Salpingitis, Proktitis, Prostatitis.
Zu **(E)**: Das **Reiter-Syndrom**, ein rheumatisches Krankheitsbild mit der klassischen Trias **Arthritis, Urethritis und Konjunktivitis**, das bevorzugt bei Patienten mit HLA-B27 auftritt, kann durch eine Chlamydien-Urethritis „getriggert" werden. Das bedeutet, dass die Erkrankung bei entsprechender Disposition durch die Infektion ihren Anfang nimmt.

H00 !

Frage 5.128: Lösung E

Prinzipiell können alle Antibiotikatherapien eine **pseudomembranöse Enterokolitis**, Erreger Clostridium difficile, auslösen. Therapeutisch werden **Vancomycin oral**, das als Lokaltherapie zu sehen ist, oder **Metronidazol** gegeben. Die Entscheidung für eine Therapie macht man vom klinischen Bild abhängig, da ein Warten auf das Ergebnis der mikrobiologischen Diagnostik fatale Folgen haben kann.

6 Pilze

F00 !

Frage 6.1: Lösung B

Zu **(B)**: Einziges **Erregerreservoir** für **Meningokokken** ist der **Mensch**. Nicht nur Erkrankte, sondern auch symptomlose Keimträger stellen die wichtigsten Infektionsquellen dar.
Zu **(A)**: **B-Streptokokken** kommen **vorwiegend bei Tieren** vor. Humanpathogene Stämme führen bei **Neugeborenen** zu **Sepsis** und **Meningitis**.
Zu **(C)**: Ein großes Wirtsspektrum ist charakteristisch für **Salmonella enteritidis**. Neben dem Menschen gehören zahlreiche Tierarten **(Wild- und Nutz-/Haustiere)** zum Erregerreservoir.
Zu **(D)**: Auch **Yersinia enterocolitica** ist bei **verschiedenen Tierarten** wie Säugetieren, Amphibien und Insekten verbreitet.
Zu **(E)**: **Cryptococcus neoformans** findet sich überwiegend im **Erdreich**, häufig auch in Vogelmist.

H98

Frage 6.2: Lösung D

Zu **(D)**: **Cryptococcus neoformans,** ein hefeartiger Pilz mit typischer **Polysaccharidkapsel,** wird meist aerogen aufgenommen. Während die Infektion bei Gesunden überwiegend inapparent verläuft, beobachtet man bei Personen mit geschwächtem Immunsystem (z. B. **AIDS-Patienten**) neben der **Lungeninfektion** typischerweise eine hämatogene Streuung ins **ZNS.**
Zu **(A)**: **Aspergillus-Arten** gehören zu den Schimmelpilzen und tragen keine Kapsel. Die von ihnen hervorgerufenen Erkrankungen betreffen überwiegend den **Respirationstrakt.**
Zu **(B)**: **Microsporum audouinii,** ein Fadenpilz und Dermatophyt, befällt **Haare.** Die Mikrosporie ist insbesondere bei Kindern verbreitet.
Zu **(C)**: **Candida albicans** zählt zu den Hefen, besitzt jedoch keine Kapsel wie die Kryptokokken. Dieser potentiell pathogene Pilz kann sowohl **lokale Infektionen** der Haut und Schleimhaut hervorrufen, als auch zu schweren **Organmykosen** führen.
Zu **(E)**: **Pneumocystis carinii,** der inzwischen fest den Pilzen und nicht mehr den Protozoen zugeordnet wird, hat als Erreger einer **interstitiellen Pneumonie** bei immunsupprimierten Patienten, insbesondere HIV-Infizierten, eine große Bedeutung. Andere Organe werden nicht befallen.

H99 !!

Frage 6.3: Lösung A

Zu **(A)**: Die Diagnostik einer **Pneumocystis-Infektion** basiert auf **dem mikroskopischen Nachweis**. Untersuchungsmaterial kann durch Bronchiallavage gewonnen werden, aber auch Sputum – günstig nach Inhalation mit Kochsalz – ist geeignet. Nach einem **Spezialfärbeverfahren** stellen sich die Erreger als dunkelviolette, runde bis ovoide Zysten das (Methode nach Grocott und Gomori).
Zu **(B)**: Insbesondere bei Verdacht auf **generalisierte bakterielle Infektionen** sind **Blutkulturen** sinnvoll. Als günstiger Zeitpunkt für die Blutentnahme gilt der Fieberanstieg.
Zu **(C)**: Auf **lipidhaltigen Spezialnährböden** lassen sich beispielsweise **Tuberkulosebakterien** anzüchten, die man bei einer Bronchiallavage gewonnen hat.
Zu **(D)** und **(E)**: Der **Enzym-Immunassay** ist ein verbreitetes Verfahren zum Nachweis von Antigenen (seltener: Beispiel: Herpesviren) und Anitkörpern (Beispiel: Zytomegalieviren).

H95 !!

Frage 6.4: Lösung C

Zu **(C)**: Als Eintrittspforte für **Microsporum audouinii** dient die Haarfollikelmündung, von wo aus der Erreger in den Haarbulbus gelangt, um dort einen Sporenmantel zu bilden. In der Folge brechen die Haare ab. Charakteristisch für Microsporum audouinii ist die *hohe Kontagiosität*, kleine Epidemien in Kindergärten sind typisch.
Zu **(A)**: **Cryptococcus neoformans** ist ubiquitär verbreitet, inbesondere läßt er sich in Taubenkot nachweisen. Während eine Infektion *bei Gesunden meist inapparent*, gelegentlich mit etwas Husten und Allgemeinsymptomen verläuft, muß bei Abwehrgeschwächten mit schweren Krankheitsverläufen gerechnet werden. Primär ist die Lunge betroffen, aber auch eine Kryptokokkusmeningitis kann auftreten.
Zu **(B)**: **Candida albicans** gehört zur physiologischen Haut- und Schleimhautflora. In Abhängigkeit von prädisponierenden Faktoren (Diabetes, Immunschwäche, Antibiotikatherapie, Hautirritation etc.) kann sich *der potentiell pathogene Keim* ausbreiten und Krankheitsbilder hervorrufen. Hierbei sind lokale Infektionen wie Mundsoor, Vaginalkandidose und Intertrigo von systemischen Kandidosen mit Menigitis, Endokarditis, Pyelonephritis oder Sepsis zu unterscheiden. Die genannten Infektionen betreffen weder das Kopfhaar noch sind sie kontagiös.

Zu **(D)**: **Epidermophyton floccosum** greift das Keratin der *Haut und Nägel* an, nicht jedoch die Haare. Die Übertragung erfolgt durch engen Körperkontakt, aber auch in Feuchträumen durch Hautschüppchen. Zur „erfolgreichen" Infektion benötigt man günstige Bedingungen wie Feuchtigkeit und Wärme, die z. B. durch enge, luftundurchlässige Kleidung geschaffen werden.
Zu **(E)**: **Aspergillosen** treten vorwiegend bei abwehrgeschwächten Patienten auf. Es handelt sich um *Lungeninfektionen* mit unterschiedlichen Verlaufsformen. Aspergillus flavus spielt dabei im Gegensatz zu Aspergillus fumigatus eine unbedeutende Rolle.

F95 !

Frage 6.5: Lösung D

Zu **(D)**: **Staphylococcus epidermidis,** ein Erreger, der zur physiologischen Hautflora gehört, kann auf Kunststoffimplantaten (Herzklappen, Kathetern, Gefäß- bzw. Gelenkprothesen) siedeln. Dies hat Krankheitsbilder wie Endokarditis, Sepsis und Thrombophlebitis zur Folge, die auch unter dem Begriff **Endoplastitis** zusammengefaßt werden.
Zu **(A)**: Typische, durch B-Streptokokken hervorgerufene Krankheitsbilder sind die Neugeborenensepsis, -pneumonie oder -meningitis. Infektionen Erwachsener imponieren als Endometritis, Sepsis, Pyelonephritis, Pneumonie, Meningitis und gelegentlich auch Endokarditis. Typische Endokarditiserreger, insbesondere bei vorgeschädigten Herzklappen, sind Viridans-Streptokokken, die den Serogruppen E und H angehören.
Zu **(B)**: Als typische Aktinomykosen gelten eitrige Prozesse der Zervikofazialregion. Seltener beobachtet man Infektionen der Lunge und der Abdominalorgane. Endokarditiden werden von Actinomyces israelii nicht hervorgerufen.
Zu **(C)**: Salmonella paratyphi B kann wie alle Typhus- und Paratyphuserreger im Stadium der Organmanifestation zu einer Myokarditis führen. Weder die Endokarditis noch eine besondere Vorliebe für künstliche Herzklappen können diesen Erregern zugeordnet werden.
Zu **(E)**: Aspergillus niger ist hauptsächlich als Erreger von Otomykosen bedeutsam.

H94 !

Frage 6.6: Lösung A

Zu **(A)** und **(D)**: Pneumocystis carinii verursacht eine **interstitielle Pneumonie,** die insbesondere bei Patienten mit Immunschwäche auftritt. So ge-

hört die Pneumocystis-Pneumonie zu den AIDS-definierenden Krankheitsbildern. Für den Erregernachweis gewinnt man Sputum oder führt eine Bronchiallavage durch. Das gewonnene Material wird nach Anreicherungsverfahren mit Spezialfärbemethoden nach Grocott und Gomori bzw. nach Giemsa gefärbt. Dadurch lassen sich die Erreger mikroskopisch nachweisen. Antikörpernachweisverfahren spielen keine Rolle.
Zu **(B)** und **(C)**: Kontakt mit *zystenhaltigem Kot von Katzen* – aber auch anderer Haustiere – kann zu einer Infektion mit **Toxoplasmen** führen. Die postnatale Infektion nicht abwehrgeschwächter Personen verläuft meist inapparent. Bei HIV-Patienten können allerdings große nekrotisierende Entzündungsherde im Gehirn auftreten. Somit zählt die Toxoplasmose zu den AIDS-definierenden Krankheiten.
Ein Hydrozephalus als Folge einer Toxoplasmose kann sich bei pränatalen Infektionen entwickeln.
Zu **(E)**: Die medikamentöse Therapie der Pneumocystis-carinii-Pneumonie wird mit Cotrimoxazol (alternativ Pentamidin-Isothionat) durchgeführt.

F00 **!!**

Frage 6.7: Lösung E

Zu **(E)**: **Trichophyton rubrum** zählt zu den **Dermatophyten** und ruft Erkrankungen der Haut hervor.
Zu **(A)**: Man unterscheidet invasive und nichtinvasive Infektionen von Haemophilus influenzae, wobei die invasiven meist von dem virulenten H. influenzae Typ b verursacht werden. Wichtige Virulenzfaktoren hierbei sind eine vor Phagozytose schützende Kapsel und eine IgAase, die das Immunglobulin A spaltet und somit die lokale Immunität zerstört. Die Bedeutung eines Endotoxins wird diskutiert. Charakteristische invasive Infektionen sind Sepsis, Meningitis (insbesondere bei Kindern zwischen dem 1. und 10. Lebensjahr) und Epiglottitis. Bronchitis, Otitis media und Sinusitis werden durch die unbekapselten und weniger virulenten Stämme von H. influenzae hervorgerufen.
Zu **(B)**: **Clostridium difficile** läßt sich in der Darmflora Gesunder nachweisen. Während oder kurz nach einer antibiotischen Therapie kann dieser Erreger eine pseudomembranöse Kolitis hervorrufen, die mit Vancomycin zu behandeln ist.
Zu **(C)**: **Staphylococcus saprophyticus** ist Erreger der sogenannten **Honeymoon-Zystitis**.
Zu **(D)**: **Streptococcus pneumoniae**, häufigster Erreger der **Lobärpneumonie**, führt in erster Linie zu Infektionen der Lunge, des Ohrs und des ZNS.

F00 **!**

Frage 6.8: Lösung A

Zu **(A)**: Bei der Diagnose einer **Pneumocystis-Pneumonie** steht der mikroskopische Nachweis an erster Stelle. Untersuchungsmaterial kann durch **Bronchiallavage** gewonnen werden, aber auch Sputum – günstig nach Inhalation mit Kochsalz – ist geeignet. Nach einem Spezialfärbeverfahren stellen sich die Erreger als dunkelviolette runde bis ovoide Zysten dar (Methode nach Grocott und Gomori).
Zu **(B)**: Bei oberflächlichen Infektionen mit **Candida albicans** stehen diagnostisch neben dem klinischen Bild **mikroskopische Verfahren** und die **Kultur** auf entsprechenden Nährböden im Vordergrund. Systemische Infektionen lassen sich durch den Nachweis eines **Candida-spezifischen** Antigens in einer Agglutinationsreaktion bestätigen. Auch spezifische **Antikörper** sind dann nachweisbar.
Zu **(C)**: **Cryptococcus neoformans**, ein ubiquitärer Sproßpilz, wird meist aerogen aufgenommen und führt zu überwiegend inapparent verlaufenden Lungeninfektionen. Eine Streuung in andere Organe beobachtet man bei abwehrschwachen Patienten. Die Kryptokokken-Meningitis zählt zu den **AIDS-definierenden Krankheitsbildern**.
Zu **(D)**: Die **Histoplasmose** tritt primär in Nord-, Süd-, Mittelamerika, Indonesien und Afrika auf. Sie manifestiert sich überwiegend als **Infektion der Lunge**, eine hämatogene Streuung in das RES ist möglich.
Zu **(E)**: **Aspergillus fumigatus** kann zu **diffusen Infektionen der Lunge** führen. Bei Patienten mit pulmonaler Vorerkrankung (Tuberkulose, chronische Bronchitis, Asthma etc.) beobachtet man auch sogenannte **Aspergillome** („Pilzknoten, Pilzball"). Diese sind zwar radiologisch sichtbar, der sichere Nachweis der Infektion basiert jedoch auf mikroskopischen, kulturellen und serologischen Verfahren.

F00 **!**

Frage 6.9: Lösung A

Zu **(A)**: Aspergillus fumigatus ist ein ubiquitär verbreiteter Schimmelpilz, der insbesondere Menschen mit herabgesetzter Immunabwehr gefährdet. Es kann zu Aspergillosen der Lunge, der Nebenhöhlen, des Gehörganges, der Kornea und einer generalisierten Form kommen. Bei der Lungenaspergillose unterscheidet man eine akut-eitrige Form von sogenannten Aspergillomen, die sich in Hohlräumen wie beispielsweise tuberkulösen Kavernen bilden.

Zu (**B**), (**C**) und (**D**): Siehe Kommentar Teil 2 zu Frage 6.10.
Zu (**E**): Candida albicans ist ein potentiell pathogener Haut- und Schleimhautsaprophyt, der sich beispielsweise bei gestörter Immunabwehr deutlich vermehren kann und dann Krankheitserscheinungen hervorruft. Man beobachtet lokale Infektionen wie Mund- oder Darmsoor, aber auch weiter streuende Infektionen mit Beteiligung des Respirationstraktes und des ZNS.

F99 **!!**

Frage 6.10: Lösung D

Zu (**D**): Folgende Pilze rufen vorwiegend bei immunschwachen Patienten (z. B.: AIDS-Patienten, Transplantierten unter immunsuppressiver Therapie) **Lungeninfektionen** hervor: **Cryptococcus neoformans, Aspergillus fumigatus und Pneumocystis carinii.**
Zu (**A**), (**B**), (**C**) und (**E**): **Dermatophyten,** zu denen Microsporum, Trichophytonarten und Epidermophyten zählen, sind Fadenpilze. Das primäre Erregerreservoir kann beim Menschen, im Tierreich oder im Erdboden liegen. Die antropophile (von Mensch zu Mensch) Übertragung wird durch Feuchträume (Schwimmbäder, Saunen etc.) begünstigt. Dermatophyten befallen keratinhaltiges Gewebe wie Haut, Haare und Nägel. Diagnostisch ist neben dem klinischen Bild ein KOH-Präparat, in dem sich fädige Strukturen zeigen, ein wichtiger Hinweis auf die Mykose.
Auf Nährmedien (z. B. Sabouraud-Glucose-Agar) wachsen Dermatophyten vergleichsweise langsam: Charakteristische Kolonien sind nach 10–20 Tagen zu erwarten.
Hautmykosen lassen sich u. a. extern mit Cotrimazol (einem Imidazol) behandeln. Haar- und Nagelmykosen bedürfen einer systemischen Therapie mit Griseofulvin, Miconazol oder Ketoconazol.

H94 **!**

Frage 6.11: Lösung E

Eine systemische Candida-albicans-Mykose ist immer ein schweres Krankheitsbild, das überwiegend bei Patienten mit geschwächtem Abwehrsystem (z. B. Tumorpatienten, AIDS-Kranke) auftritt. Aufgrund der pathologischen Immunlage können sich die **fakultativ pathogenen Saprophyten,** die auf der Haut und einigen Schleimhautregionen normalerweise zu finden sind, problemlos vermehren. Neben Meningitis, Endokarditis, Urogenital-Kandidose (auch Pyelonephritis) ist in manchen Fällen auch eine Sepsis zu beobachten. Erwartungsgemäß heilen derart schwere Infektionen nicht spontan aus, sondern bedürfen einer gezielten antimykotischen Therapie (E). Geeignet sind Amphotericin B und Imidazolderivate.

H96 **!!**

Frage 6.12: Lösung B

Zu (**B**): **Microsporum audouinii,** ein zu den Dermatophyten zählender Fadenpilz, ist vor allem bei Kindern weit verbreitet und zeichnet sich durch eine hohe Kontagiosität aus. Von der Mikrosporie sind die **Haare des Kopfes** betroffen, wobei sich die Erreger manschettenförmig um die Haare legen. Befallene Haare brechen in einer Höhe von ca. 6–7 mm ab, wachsen jedoch nach antimykotischer Therapie wieder nach.
Zu (**A**): **Candida albicans** findet man immer wieder als Bestandteil der Haut- und Schleimhautflora und führt erst bei größerer Vermehrung zu Krankheitsbildern. Man spricht daher auch von einem potentiell pathogenen Pilz. Neben den **lokalen Infektionen der Schleimhäute** wie Mundsoor, Candida-Kolpitis oder -Vulvitis und Balanitis treten **Organ-Kandidosen** des Gastrointestinaltrakts, des Respirationstrakts oder des ZNS auf. Diese Erkrankungen stehen oft in Zusammenhang mit einer Antibiotika- oder Kortikoidtherapie, Diabetes mellitus oder einer Abwehrschwäche des Patienten bedingt durch Tumorerkrankung, Leukämie, AIDS etc.
Zu (**C**): Wie Microsporum audouinii gehören **Trichophyten** zu den Dermatophyten. Es handelt sich um obligate Parasiten, die **oberflächliche und tiefe Hautschichten,** aber auch **Haare** und **Nägel** befallen können.
Zu (**D**): **Aspergillus fumigatus** ist ein ubiquitär verbreiteter Schimmelpilz, der insbesondere Menschen mit herabgesetzter Immunabwehr gefährdet. Es kann zu Aspergillosen der **Lunge,** der **Nebenhöhlen,** des **Gehörganges,** der Kornea und einer generalisierten Form kommen. Bei der Lungenaspergillose unterscheidet man eine akut-eitrige Form von sogenannten Aspergillomen, die sich in Hohlräumen wie beispielsweise tuberkulösen Kavernen bilden.
Zu (**E**): **Cryptococcus neoformans,** ein ubiquitär verbreiteter Sproßpilz, wird meist aerogen aufgenommen und führt zu überwiegend inapparent verlaufenden **Lungeninfektionen.** Eine Streuung in andere Organe beobachtet man bei abwehrschwachen Patienten. Die Kryptokokken-**Meningitis** zählt zu den AIDS-definierenden Krankheitsbildern.

H97 !

Frage 6.13: Lösung E

Pneumocystis carinii ist weltweit bei Tieren und Menschen verbreitet. Durch diesen Erreger, der aerogen übertragen wird, sind vor allem **Patienten mit geschwächtem Immunsystem** (AIDS, Malignom, immunsuppressive Therapie) gefährdet. Es entwickelt sich eine **interstitielle Pneumonie,** die bei immunschwachen Patienten unbehandelt zum Tode führt. Streuungen in andere Organe – z. B. die Nieren – können auftreten. Für den **mikroskopischen Erregernachweis** benötigt man Sekret, das bei einer **Bronchial-Lavage** gewonnen wird. Mit der **Grocott-Silberfärbung** stellt man Zysten, mit der **Giemsa-Färbung** Trophozoiten und intrazystische Körperchen dar.
Therapie der Wahl bei Pneumocystis carinii-Pneumonie: **Cotrimoxazol.**

F97 !

Frage 6.14: Lösung B

Dermatophyten, zu denen Microsporum, Trichophytonarten und Epidermophyten zählen, sind *Fadenpilze (Hyphenpilze).* Charakteristischerweise bilden sie Hyphen. Als Beispiele für die Gruppe der **Sproßpilze** seien hier Candida albicans und Cryptococcus neoformans genannt. Dermatophyten bevorzugen feuchtwarmes Klima und werden daher häufig in Feuchträumen (Schwimmbäder, Duschen, Sauna) übertragen. Der allgemein in der Mykologie häufig eingesetzte Sabouraud-Agar enthält neben Wasser Pepton, Glukose und Agar-Agar. Auf ihm können Dermatophyten bei 22 °C gut kultiviert werden. Hautmykosen lassen sich lokal mit *Imidazolen* behandeln. Nagelmykosen machen eine orale Therapie mit *Griseofulvin* oder oral applizierbaren Imidazolen wie *Ketoconazol* oder *Itroconazol* erforderlich.

F99 !

Frage 6.15: Lösung A

Zu **(A):** Unter dem Begriff Dermatophyten ist eine Gruppe von Fadenpilzen zusammengefaßt, zu der **Candida albicans** als **Sproßpilz** nicht zählt.
Zu **(B):** Durch Verlängerung der Sproßzellen und Kettenbildung entsteht bei Candida-Kolonien der Eindruck eines Myzels, das normalerweise für Fadenpilze charakteristisch ist. Es wird daher als Pseudomyzel bezeichnet.
Zu **(C), (D)** und **(E):** Candida albicans findet sich als **potentiell pathogener** Pilz auch auf der Haut und Schleimhäuten Gesunder. Durch Veränderung des Gleichgewichtes der physiologischen Flora – z. B. im Rahmen einer antibiotischen Therapie, bei Diabetes mellitus, malignen Tumoren oder Immunschwäche – können Kandidosen wie die Ösophagitis auftreten. Bei gestörter zellulärer Immunität beobachtet man die **chronische mukokutane Kandidose.**

F93

Frage 6.16: Lösung D

Cryptococcus neoformans ist ein hefeartiger Pilz, der von einer Polysaccharidkapsel umgeben ist. Im Wirtsorganismus behindert diese Kapsel die Phagozytose durch entsprechende Zellen des Immunsystems. C. neoformans ist ubiquitär verbreitet. Die Infektion erfolgt meist aerogen und verläuft in der Regel inapparent. Im Falle einer Manifestation ist hauptsächlich die Lunge betroffen, aber auch Meningitis oder Meningoenzephalitis treten auf. Die **Kryptokokken-Meningitis** gehört zu den **AIDS-definierenden Krankheitsbildern.**
Erregerübertragung in Schwimmbädern ist bei der sogenannten Schwimmbadkonjunktivitis, die durch Chlamydia trachomatis hervorgerufen wird, bekannt.

F00 F98

Frage 6.17: Lösung B

Zu **(B):** Überwiegend wird **Campylobacter jejuni** durch **kontaminierte Nahrungsmittel** – auch Trinkwasser – übertragen. Nach einer 2–10tägigen Inkubationszeit manifestiert sich die Infektion als **Enteritis.** Als Komplikationen können extraintestinale Prozesse wie Sepsis, Harnwegsinfekte, Menigitiden, Endokarditis, Peritonitis etc. auftreten.
Zu **(A):** Bei den meisten **Harnwegsinfektionen** stammen die Erreger aus dem Darm des Patienten. Hier nimmt **Escherichia coli** Platz 1 ein.
Zu **(C): Candida albicans** gehört zur physiologischen Haut- und (bedingt) auch zur Schleimhautflora. Eine gestörte Immunabwehr, wie sie bei konsumierenden Erkrankungen oder immunsuppressiver Therapie zu beobachten ist, kann einen ungünstigen Einfluß auf diese Flora haben und damit ein überproportionales Wachstum der Pilze mit entsprechenden Krankheitserscheinungen hervorrufen. **Soor** und **Ösophagitis** sind typische Kandidosen.
Zu **(D): Viridans-Streptokokken** (vergrünende Streptokokken) können als typische Vertreter der

normalen Mundflora nicht nur bei zahnärztlichen Eingriffen hämatogen streuen und dabei besonders auf vorgeschädigten Herzklappen siedeln, sondern auch eine **Endokarditis** hervorrufen.
Zu (E): **Bakterielle Gallenwegsinfektionen** wie Cholezystitis und Cholangitis werden von Vertretern der Darmflora hervorgerufen. Häufig findet man **Escherichia coli, Enterobakterien** und **Enterokokken.**

F99 **!!**

Frage 6.18: Lösung D

Zu **(D): Microsporum audouinii** zählt zu den Dermatophyten, ist vor allem bei Kindern verbreitet und zeichnet sich durch eine **hohe Kontagiosität** aus. Von der Mikrosporie sind die Haare des Kopfes betroffen. Befallene Haare brechen ab, wachsen jedoch nach antimykotischer Therapie wieder nach.
Zu **(A): Aspergillosen** treten vorwiegend bei abwehrgeschwächten Patienten auf. Es handelt sich um **Lungeninfektionen** mit unterschiedlichen Verlaufsformen.
Zu **(B): Candida albicans** gehört zur physiologischen Haut- und Schleimhautflora. In Abhängigkeit von prädisponierenden Faktoren (Diabetes, Immunschwäche, Antibiotikatherapie, Hautirritation etc.) kann sich der **potentiell pathogene** Keim ausbreiten und Krankheitsbilder hervorrufen. Hierbei sind lokale Infektionen wie Mundsoor, Vaginalkandidose und Intertrigo von systemischen Kandidosen mit Meningitis, Endokarditis, Pyelonephritis oder Sepsis zu unterscheiden. Die genannten Infektionen betreffen weder das Kopfhaar noch sind sie kontagiös.
Zu **(C): Cryptococcus neoformans** ist ubiquitär verbreitet, insbesondere läßt er sich in Tierkot nachweisen. Während eine Infektion bei Gesunden meist inapparent, gelegentlich mit etwas Husten und Allgemeinsymptomen verläuft, muß bei Abwehrgeschwächten mit schweren Krankheitsverläufen gerechnet werden. Primär ist die Lunge betroffen, aber auch eine Kryptokokkenmeningitis kann auftreten.
Zu **(E): Pneumocystis carinii** verursacht eine **interstitielle Pneumonie,** die insbesondere bei Patienten mit Immunschwäche auftritt. So gehört die Pneumocystis-Pneumonie zu den **AIDS-definierenden Krankheitsbildern.**

F95

Frage 6.19: Lösung A

Zu **(1)** bis **(3): Schimmelpilze,** zu denen **Mucor- und Aspergillusarten** gehören, sind ubiquitär verbreitet. Infektionen entstehen meist auf vorgeschädigtem Gewebe (z. B. Verbrenungswunden) oder bei schweren Grundleiden (z. B. Malignome, Alkoholismus). Zahlreiche Patienten haben auch eine Allergie gegen Schimmelpilze, wobei insbesondere pulmonale Reaktionen beobachtet werden können. Schimmelpilze produzieren das hochwirksame **Aflatoxin,** das nach oraler Aufnahme zu Läsionen in Leber, Gallengängen, Nieren, ZNS etc. führt. Insbesondere ist es als **Leberkarzinogen** von Bedeutung.
Zu **(4):** Typische Erreger von Harnwegsinfekten sind E. coli, Enterokokken und Staphylococcus-Arten.
Zu **(5):** Mit Griseofulvin behandelt man Nagelmykosen, die durch Dermatophyten hervorgerufen werden.

H95 **!**

Frage 6.20: Lösung E

Pneumocystis carinii ist weltweit bei Tieren und Menschen verbreitet. Eine Schwächung des Immunsystems, wie sie für die HIV-Infektion charakteristisch ist, führt zur Vermehrung der Erreger in den Alveolen, zur Schädigung des Alveolarepithels und dem Befall des Interstitiums. Die Pneumozystose gehört zu den *AIDS-definierenden Erkrankungen.* Für den mikroskopischen Erregernachweis benötigt man Sekret, das durch eine Bronchiallavage gewonnen wird, oder Lungenbiopsiematerial. Zysten werden mit der Grocott-Silberfärbung, Trophozoiten und intrazystische Körperchen mit der Giemsa-Färbung dargestellt.

F95

Frage 6.21: Lösung B

Die **Pneumocystis-carinii-Pneumonie** ist bei AIDS-Patienten die *häufigste Opportunisteninfektion.* Als Mittel der Wahl steht **Cotrimoxazol** an erster Stelle. Alternativ kann Pentamidin-Isothionat gegeben werden, bei leichterer Pneumocystis-Pneumonie auch als Aerosolbehandlung.

H97 **!**

Frage 6.22: Lösung A

Zu **(1): Candida albicans** ist ein potentiell pathogener Haut- und Schleimhautsaprophyt, der sich beispielsweise bei gestörter Immunabwehr deutlich vermehren kann und dann Krankheitserscheinungen hervorruft. Man beobachtet lokale Infektionen wie Mund- oder Darmsoor, aber auch wei-

ter streuende Infektionen mit Beteiligung des Respirationstraktes und des ZNS.
Zu **(2): Cryptococcus neoformans** manifestieren sich in der Lunge oder dem ZNS. Die Kryptokokken-Meningitis verläuft meist tödlich.
Zu **(3): Aspergillus fumigatus** ist Erreger der Lungenaspergillose. Auch diese Infektion entsteht nur bei entsprechender Disposition der erkrankten Person (z. B.: Immunschwäche). Man unterscheidet die akut eitrige Aspergillose mit diffus verteilten Abszessen von den Aspergillomen, die sich in präformierten Hohlräumen – z. B. tuberkulösen Kavernen – bilden.
Zu **(4)** und **(5): Trichophyton rubrum** und **Microsporum audouinii** sind Dermatophyten, die Mykosen der Haut, Haare und Nägel verursachen. Mykosen der inneren Organe treten nicht auf.

H95 **!**

Frage 6.23: Lösung E

Auch bei Gesunden findet man **Candida albicans** auf der Mundschleimhaut und der Schleimhaut des Gastrointestinaltraktes in geringer Zahl. Unter begünstigenden Voraussetzungen wie Abwehrschwäche, Diabetes mellitus oder Antibiotika-Therapie vermehren sich die Erreger und es treten Kandidosen auf (z. B. Mundsoor, Soor-Ösophagitis, Vaginal-Kandidose).
Die Diagnose basiert auf dem klinischen Bild (weiße Schleimhautauflagerungen), dem mikroskopischen Nachweis der Sproßzellen und Pseudomyzelien im Laktophenol-Baumwollblau-Präparat bzw. der Gewebsproben mit PAS-Färbung und der Kultur. Bei 37 °C entwickeln sich die typischen Kolonien innerhalb eines Tages.
Therapeutisch bieten sich zahlreiche Antimykotika an, darunter Amphotericin B, Flucytosin und Azole wie Miconazol, Ketoconazol oder Clotrimazol.

H98 F96 **!!**

Frage 6.24: Lösung C

Zu **(1)** und **(2): Trichophyton-Arten** und **Epidermophyton floccosum** gehören im eigentlichen Sinne zu den **Dermatophyten.** Sie sind verantwortlich für Haut- und Nagelmykosen.
Zu **(3): Candida albicans** ist kein Dermatophyt, sondern ein **potentiell pathogener Haut- und Schleimhautsaprophyt.** Vorwiegend bei geschwächter Abwehrlage oder bei Störungen des ökologischen Gleichgewichtes durch Antibiotikatherapie, Erkrankungen etc. kommt es zu einem vermehrten Ausbreiten dieses Sproßpilzes begleitet von Krankheitserscheinungen. Dazu zählen Mykosen – auch der Haut und damit Dermatomykosen – der Interdigitalfalten, der Vagina, der Analfalte u. a.
Zu **(4)** und **(5):** Von Infektionen mit **Histoplasma capsulatum** und **Cryptococcus neoformans** ist in erster Linie die **Lunge** betroffen. Zwar verlaufen die Infektionen meist inapparent, doch sind auch schwere Krankheitsbilder mit Generalisation bekannt.

F98 **!!**

Frage 6.25: Lösung B

Medizinisch relevante Pilze werden eingeteilt in:
Sproßpilze oder Hefen (z. B. Candida-Gruppe (3), Cryptococcus neoformans (1), Malassezia furfur)
Schimmelpilze (z. B. Aspergillus fumigatus (2), Mucor-Arten, Rhizopus-Arten)
Dermatophyten (z. B. Trichophyton-Arten (4), Epidermophyton floccosum, Microsporum audouinii (5))
Dimorphe Pilze (z. B. Coccidioides immitis, Histoplasma capsulatum)

F93

Frage 6.26: Lösung A

Zu **(1): Candida albicans** kann nach längerer antibakterieller oder auch immunsuppressiver Therapie Krankheitsbilder wie den **Mundsoor** verursachen.
Zu **(3):** Die **pseudomembranöse Kolitis** beruht auf einer Störung des ökologischen Gleichgewichtes der Darmflora, die meist durch eine antibiotische Therapie verursacht wird (z. B. mit Clindamycin, Gyrasehemmern), und einer in der Folge starken Vermehrung von Clostridium difficile. Therapie der Wahl ist Vancomycin.
Zu **(2): Escherichia coli** gehört zur physiologischen Darmflora und gelangt meist durch Verunreinigung und aszendierende Infektion in die Blase.
Zu **(4): Koagulasenegative Staphylokokken** wie Staph. saprophyticus zählen zur physiologischen Darmflora. Außerhalb des Darmes können sie verschiedene Infektionen hervorrufen wie Endoplastitis, Sepsis, Harnwegsinfektionen und Peritonitis. Erreger von Hautinfektionen sind sie im Gegensatz zu Staph. aureus nicht.
Zu **(5): B-Streptokokken** siedeln auf den Schleimhäuten des Urogenital- und Intestinaltraktes, häufig ohne Krankheitserscheinungen hervorzurufen. Die Besiedlung kann durch Antibiotikagabe nicht begünstigt werden. Problematisch sind intrapartale Infektionen des Neugeborenen.

K

H93 **!**

Frage 6.27: Lösung A

Zu **(1):** Insbesondere bei *geschwächter Immunlage* entwickelt sich die von **Pneumocystis carinii** hervorgerufene *Plasmazellpneumonie.* Sie wird bei unreifen Neugeborenen und HIV-Patienten beobachtet.
Zu **(2):** Infektionen mit **Cryptococcus neoformans** verlaufen bei Gesunden meist inapparent. Hingegen manifestiert sich die Infektion bei immunschwachen Personen hauptsächlich in der *Lunge* und dem ZNS.
Zu **(3)** bis **(5):** Microsporum audouinii, Trichophyton rubrum und Epidermophyton floccosum gehören zu den **Dermatophyten.** Diese rufen Infektionen der Haut, Haare und Nägel hervor.

6.2 Kommentare aus Examen Herbst 2000

H00 **!!**

Frage 6.28: Lösung E

Zu **(E)**: Häufige **Dermatophyten** sind **Microsporum audouinii, Trichophytonarten und Epidermophyten**. Sie befallen äußere Schichten der Epidermis, Haare und Nägel.
Zu **(A)**: **Aspergillus fumigatus** gehört zu den **Schimmelpilzen** und ruft überwiegend bei immunschwachen Patienten Lungeninfektionen hervor.
Zu **(B)** und **(C)**: **Candida albicans** und **Cryptococcus neoformans** zählen zu den **Sprosspilzen** (Hefen).
Zu **(D)**: **Histoplasma capsulatum** ist ein **dimorpher Pilz.**

H00 **!!**

Frage 6.29: Lösung D

Zu **(D)**: **Microsporum audouinii** ist Erreger der **Mikrosporie**, einer äußerst kontagiösen Erkrankung der Haare, die **vor allem bei Kindern** Verbreitung findet. Diese stecken sich nicht selten bei Haustieren wie Katzen, Hunden oder „Spieltieren" an.
Zu **(A)**: **Aspergillus flavus** kann bei Patienten mit Immunsuppression eine **Lungeninfektion** hervorrufen.
Zu **(B)**: **Candida albicans**, ein Hefepilz, zählt zur physiologischen Haut- und Schleimhautflora, kann aber auch als **potenziell pathogener Pilz** zu lokalen Hautinfektionen und systemischen Kandidosen führen.
Zu **(C)**: **Epidermophyton floccosum** befällt **Haut und Nägel**, jedoch nicht das Haar.

Zu **(E)**: **Trichophyton rubrum**, ein weiterer **Dermatophyt**, verursacht zwar Mykosen von **Haut, Nägeln und Haaren**. Dieser Erreger findet sich aber nicht besonders häufig bei Kindern und wird nicht üblicherweise von Tieren auf den Menschen übertragen.

7 Grundlagen der antimikrobiellen Therapie

F98 H97 **!**

Frage 7.1: Lösung E

Prokaryonten wie Bakterien besitzen keine Mitochondrien!
Die Wirkmechanismen von Antibiotika und typische Vertreter in kurzer Übersicht:

Hemmung der Transkription	–	Chinolone
Hemmung der Translation	–	Aminoglykoside, Tetracycline
Hemmung der Zellwandsynthese	–	Penicilline, Cephalosporine, Vancomycin
Hemmung der enzymatischen Folsäuresynthese	–	Sulfonamide

F96

Frage 7.2: Lösung A

Zu **(A):** Sowohl bakteriostatische (z. B. Tetracyclin, Sulfonamid) als auch bakterizide Antibiotika (z. B. Penicillin, Aminoglykoside) können erfolgreich zur Therapie bakterieller Infektionen eingesetzt werden. Bei der Bakteriostase wird die Vermehrung der Erreger gehemmt und so über die natürliche Abwehrrate und die körpereigene Abwehr die Infektion bekämpft.
Zu **(B)** bis **(E):** Die **minimale Hemmkonzentration** bezeichnet die erforderliche Antibiotikakonzentration, um das Wachstum (Bakteriostase) aller Bakterien in einem Medium zu hemmen bzw. das Absterben (Bakterizide) aller Erreger herbeizuführen. Unter dieser Konzentration ist aber mit „Überlebenden" zu rechnen, so daß die **Dosierung des Antibiotikums nach dem Körpergewicht** eine große Rolle spielt. Auch müssen die Einnahmeintervalle entsprechend der Halbwertszeit gewählt werden, um ein Absinken der Konzentration unter den entscheidenden Punkt zu vermeiden.
Nicht die Kombinationstherapie ist der **Synergis-**

mus, sondern die **potenzierte Wirkung von Einzelsubstanzen in der Kombination.** Man macht sich diesen Effekt zunutze, um eine Erweiterung des Wirkungsspektrums und/oder eine Verzögerung der Resistenzentwicklung zu erzielen.

F97

Frage 7.3: Lösung E

So einfach geht es leider nicht. Die antibiotische Therapie ist eine Gleichung mit vielen (Un-)Bekannten: Antibiotikum, Patient und seine Abwehrlage, Erreger, Schwere des Krankheitsbildes etc. Daraus resultieren Zeiten zwischen 1 bis 3 Tagen (z. B. unkomplizierter Harnwegsinfekt) und 9 bis 12 Monate (z. B. Tuberkulose). Resistenzen werden u. a. durch zu geringe Dosierung und unregelmäßige bzw. nicht ausreichend lange Einnahme des Antibiotikums gefördert.

H96 *!*

Frage 7.4: Lösung A

Zu **(1): Candida albicans** kann nach längerer antibakterieller oder auch immunsuppressiver Therapie Krankheitsbilder wie den **Mundsoor** verursachen.
Zu **(3):** Begünstigt durch eine **Antibiotikatherapie** (insbesondere Clindamycin, Ampicillin und Tetracyclin) und eine daraus resultierende Störung der normalen Darmflora kann es zu einer **Überwucherung mit Clostridium difficile** und dem Krankheitsbild der **pseudomembranösen Kolitis** kommen. Auch besteht die Möglichkeit nosokomialer Infektionen – z. B. durch kontaminierte Endoskope. Bei der pseudomembranösen Kolitis handelt es sich um eine schwere Erkrankung mit Durchfällen, Erbrechen, Kollaps und Kreislaufversagen. Mittel der Wahl ist **Vancomycin,** ergänzt durch symptomatische Maßnahmen wie Flüssigkeits- und Elektrolytersatz.
Zu **(2): Escherichia coli** gehört zur physiologischen **Darmflora** und gelangt meist durch Verunreinigung und aszendierende Infektion in die Blase.
Zu **(4):** Koagulasenegative Staphylokokken wie **Staph. epidermidis** und **Staph. saprophyticus** zählen zur physiologischen **Darmflora.** Außerhalb des Darmes können sie verschiedene Infektionen wie **Endoplastitis, Sepsis, Harnwegsinfektionen** und **Peritonitis** hervorrufen. Erreger von Hautinfektionen sind sie im Gegensatz zu Staphylococcus aureus nicht.
Zu **(5): B-Streptokokken** siedeln auf den Schleimhäuten des Urogenital- und Intestinaltrakts – häufig ohne Krankheitserscheinungen hervorzurufen. Die Besiedlung wird durch Antibiotikagabe nicht begünstigt. Problematisch sind **intrapartale Infektionen des Neugeborenen,** die an Meningitis, Pneumonie und Sepsis erkranken können.

8 Antibakterielle Substanzen

H99

Frage 8.1: Lösung C

Vancomycin – ein Glykopeptid – gilt als Substanz der Wahl bei Infektionen mit Methicillin-resistenten Staphylokokken (MRSA). Leider hat man auch hierunter schon Resistenzen beobachten können.

H98

Frage 8.2: Lösung C

Bei **Operationen mit erhöhtem Infektionsrisiko** (z. B. Implantation von Kunststoffen, Herzoperationen, Transplantationen, neurochirurgischen Eingriffen, Operationen in kontaminiertem Gebiet, Hysterektomie) ist eine **perioperative Antibiotikaprophylaxe** indiziert. Über die optimale Dauer einer solchen Therapie herrschen unterschiedliche Meinungen. Sicherlich ist bei nur kurzem Eingriff eine einmalige Gabe eines Antibiotikums vertretbar. Bei größeren Operationen sollte die Therapiedauer auf ca. 3–4 Tage ausgedehnt werden.

H98 *!*

Frage 8.3: Lösung C

Zu **(C): Rifampicin** gehört zu den **antituberkulotisch** wirksamen Substanzen. Es hemmt die bakterielle DNA-abhängige RNA-Polymerase und damit die Nukleinsäuresynthese.
Zu **(A): Cephalosporine** hemmen die D-Alanin-Transpeptidase. Dadurch werden die Glykanstränge neu synthetisierter Bakterienzellwände nicht vernetzt und die mechanische Stabilität der Zellwand beeinträchtigt.
Zu **(B): Aminoglykoside** binden in der Bakterienzelle irreversibel an die 30S-Untereinheit der Ribosomen und hemmen so die Proteinsynthese.
Zu **(D): Tetracycline** behindern die ribosomale Proteinsynthese, indem sie die Bindung von Ami-

noacyl-t-RNA an die Rezeptorstelle der Ribosomen stören.
Zu **(E)**: **Chloramphenicol** hemmt die Peptidyl-Transferase in der Elongationsphase. Auf diese Weise wird die Proteinsynthese der Bakterienzelle gestört.

F93

Frage 8.4: Lösung B

Bei einer Legionellen-Infektion ist Erythromycin das Mittel der ersten Wahl. In gewissem Maße sind auch Cotrimoxazol, Rifampicin und Doxycyclin wirksam.

F97

Frage 8.5: Lösung D

β-Lactam-Antibiotika wie Penicilline, Cephalosporine u. a. haben eine **bakterizide Wirkung auf proliferierende Keime,** indem sie die Zellwandsynthese hemmen. Daher müssen Mycoplasmen, die typischerweise keine Zellwand besitzen, gegen diese Substanzen resistent sein. Andere Resistenzmechanismen können beispielsweise die Bildung von β-Lactamasen, Rezeptormangel für Penicillin oder mangelnde Zellwandsynthese (Ruhestadium der Bakterien) sein.

F94

Frage 8.6: Lösung A

Zu **(A)**: Bei Meningitiden ohne Erregernachweis therapiert man mit einer Kombination verschiedener Antibiotika (z. B. Penicillin und Aminoglykoside), um ein breiteres Erregerspektrum abzudecken. Ist Neisseria meningitidis als Erreger identifiziert, kann Penicillin G als Monotherapie gegeben werden.
Zu **(B)**: Auch bei Infektionen mit Streptococcus faecalis sind Penicilline, und zwar Aminopenicilline und Mezlocillin, Mittel der ersten Wahl. Da wiederholt Resistenzen aufgetreten sind, gilt Antwortmöglichkeit (A) offensichtlich als „optimale Lösung".
Zu **(C)**: Wirksam gegen Klebsiella pneumoniae können Ureidopenicilline, Cephalosporine, Aminoglykoside, Chinolone und Thenamycin (ein Carbapenem) sein. Mit Resistenzen ist immer zu rechnen.
Zu **(D)**: Staphylococcus epidermidis zeigt häufig Resistenzen gegen Penicilline, ist aber gegen Cephalosporine der 2. Generation meist empfindlich.
Zu **(E)**: Ampicillin, früher das Mittel der ersten Wahl bei allen Haemophilus-influenzae-Infektionen, wird heute aufgrund gelegentlicher Resistenzen zumindest bei Meningitiden durch Cephalosporine der 3. Generation ersetzt.

F95 *!!*

Frage 8.7: Lösung A

Zu **(A)**: Wird die physiologische Darmflora durch eine antibiotische Therapie dezimiert, kann im ungünstigsten Falle eine Vermehrung von **Clostridium difficile** die Folge sein (A). Durch Enterotoxine und Zytotoxine entwickelt sich eine **pseudomembranöse Kolitis.** Therapie der Wahl: Vancomycin.
Zu **(B)** und **(C)**: Typhus (Salmonella typhi) und Amöbenruhr (Entamoeba histolytica) sind enteritische Erkrankungen, allerdings nicht als Folge einer Antibiotikatherapie.
Zu **(D)** und **(E)**: Staphylococcus epidermidis gehört zur physiologischen Hautflora, Enterococcus faecalis zur Darmflora. Beide verursachen keine Enteritis oder Kolitis.

H93

Frage 8.8: Lösung D

Zu **(D)**: **Erythromycin** wirkt gegen grampositive Erreger und wird gerne als Ausweichsubstanz bei Penicillinallergie genommen. Es ist *Mittel der Wahl bei Mykoplasmen- und Legionellenpneumonien.*
Zu **(A)**: Unter den Penicillinen haben **Azylaminopenicilline** (Azlo-, Mezlo- und Piperacillin) die größte Wirksamkeit gegen *Pseudomonas.*
Zu **(B)**: Von allen Cephalosporinen wirkt **Ceftazidim** als einzige Substanz gut gegen *Pseudomonas aeruginosa.* Eine mäßige Wirkung haben die übrigen Vertreter der Cefotaxim-Gruppe. Bei den restlichen Cephalosporinen spricht man von einer Pseudomonaslücke.
Zu **(C)**: **Aminoglykoside** wie Gentamicin und Tobramycin gelten als gegen *Pseudomonas* wirksame Antibiotika. Allerdings werden immer wieder *primär resistente Stämme* beobachtet.
Zu **(E)**: Das Wirkungsspektrum der **Gyrasehemmer** (auch Chinolone) mit Vertretern wie Ciprofloxacin und Ofloxacin umfaßt auch *Pseudomonas.* Da unter der Therapie *sekundäre Resistenzen* auftreten können, empfiehlt sich eine Kombination mit Aminoglykosiden.

H97

Frage 8.9: Lösung D

Aminoglykoside (Streptomycin, Canamycin, Neomycin, Gentamicin, Tobramycin, Amikacin u. a.)

haben eine **bakterizide Wirkung,** die vor allem auf der **Hemmung der ribosomalen Proteinsynthese** beruht. Sie sind insbesondere **gegen Enterobacteriaceae** (z. B. E. coli, Salmonellen, Serratia, Klebsiella, Proteus, Yersinien, Brucellen, Campylobacter) und **Pseudomonas aeruginosa** wirksam, während Anaerobier nur mäßig empfindlich bis resistent sind.
Den entscheidenden Resistenzmechanismus stellen Enzyme dar, die die Wirkung der Aminoglykoside aufheben.
Zu den wichtigsten **Nebenwirkungen** zählen **Vestibularis- und Akustikusschädigungen sowie Nephrotoxizität.** Bei hohen Dosierungen können akute Tubulusnekrosen auftreten.

F99

Frage 8.10: Lösung B

Zu **(B): Pseudomonas aeruginosa** ist **nicht empfindlich gegenüber Tetracyclinen,** kann jedoch mit Azlocillin, Piperacillin, verschiedenen Cephalosporinen, Aminoglykosiden oder Gyrasehemmern erfolgreich therapiert werden.
Zu **(A), (C), (D)** und **(E):** Eine gute Wirksamkeit weisen Tetracycline u. a. gegen Streptokokken, Neisserien, Listerien, Spirochäten wie Borrelien und Treponema, Mykoplasmen und Chlamydien auf.

F95

Frage 8.11: Lösung B

Zu **(B):** Charakteristische Nebenwirkungen der **Tetracycline** sind **gastrointestinale Störungen** und **Photosensibilisierung.** Wegen **irreversibler Veränderungen der Zähne** und **Wachstumsstörungen** ist die Gabe von Tetracyclinen in der Schwangerschaft oder bei Kindern bis zum 8. Lebensjahr kontraindiziert. **Ototoxische Schäden sind nicht bekannt** (B).
Zu **(A):** Wichtigste Nebenwirkung der Penicilline ist die **allergische Reaktion.** Meist nur bei hohen Dosen treten auch neurologische Symptome auf.
Zu **(C):** Wegen der schweren Nebenwirkungen wie **Knochenmarksdepression** und Grey-Syndrom der Neugeborenen ist die Indikation für **Chloramphenicol** sehr streng zu stellen.
Zu **(D):** Bei **Rifampicin** stehen als Nebenwirkung **Leberfunktionsstörungen** an erster Stelle vor gastrointestinalen Beschwerden und allergischen Reaktionen.
Zu **(E):** Für **Aminoglykoside** ist eine selektive Anreicherung im Innenohr und der Nierenrinde charakteristisch. Dementsprechend sind bei den Nebenwirkungen **Oto- und Nephrotoxizität** an erster Stelle zu nennen.

H97 H94 !

Frage 8.12: Lösung C

Penicilline besitzen einen β-Lactamring und gehören daher in die Gruppe der β-Lactamantibiotika. Die von Staphylokokken gebildete **Penicillinase,** die den β-Lactamring aufbricht, **führt zur Erregerresistenz.** Als **Ausnahme** sind **Isoxazolylpenicilline** (Oxa-, Cloxa-, Dicloxa- und Flucloxacillin) gegen Penicillinase immun und entsprechend gut gegen Staphylokokken wirksam (C). Allerdings zeichnen sie sich durch geringere Aktivität gegen die anderen grampositiven Erreger sowie Unwirksamkeit gegenüber gramnegativen Stäbchen aus.
Zu **(A), (B), (D)** und **(E):** Die Penicilline und ihr Wirkungsspektrum in kurzer Übersicht:

Aminopenicillin	„Breitbandspektrumpenicillin", wirksam gegen grampositive und einige gramnegative (z. B. E. coli) Erreger
Carboxypenicillin	Schwerpunkt gramnegative Erreger, z. T. auch gegen Pseudomonas wirksam
Acylaminopenicillin	wirksam gegen grampositive und besonders gramnegative Erreger, z. T. gegen Pseudomonas
Penicillin V	wirksam gegen grampositive Keime, gramnegative Kokken und Spirochäten

H95

Frage 8.13: Lösung D

Zu **(D):** Alle **Aminoglykoside,** also auch Gentamicin, wirken nur gering oder gar nicht gegen Anaerobier. Ihr Wirkungsspektrum umfaßt gramnegative Stäbchen, Staphylokokken und zum Teil auch Pseudomonas aeruginosa.
Zu **(A): Clindamycin** ist ein Lincosamid. Es gilt als Reservetherapeutikum bei Anaerobier- und Staphylokokkeninfektionen, wenn Penicilline oder Makrolide nicht eingesetzt werden können. Als wichtige Nebenwirkung ist eine schwere Enterokolitis zu nennen.
Zu **(B):** Wie alle **Penicilline** wirkt auch Mezlocillin gegen Anaerobier. Dieses Antibiotikum gehört zur Gruppe der Acylamino- und Carboxyl-Penicilline, die insbesondere zum Einsatz gegen gramnegative Problemkeime entwickelt wurden.
Zu **(C):** Cefoxitin und Cefotetan zählen zu den **Anaerobier-Cephalosporinen.** Sie haben eine

hohe Resistenz gegen β-Lactamasen, die auch die von Anaerobiern wie Bacteroiden umfaßt.
Zu (E): **Metronidazol** gehört zu den Nitroimidazolen. Sein Wirkungsspektrum reicht von obligat anaeroben Bakterien (Ausnahme: Propionibakterien und Aktinomyzeten) bis zu Protozoen wie Entamoeba histolytica, Trichomonas und Giardia lamblia.

F94

Frage 8.14: Lösung C

Zahlreiche β-Lactamantibiotika wie beispielsweise viele Penicilline werden durch von einigen Bakterien produzierte β-Lactamasen chemisch verändert. Die antibakterielle Wirkung geht verloren. Um dies zu vermeiden, können sie mit sog. β-Lactamase-Inhibitoren, z. B. Clavulansäure und Sulbactam, kombiniert werden. Diese binden sich an das aktive Zentrum der β-Lactamase und öffnen den β-Lactamring unter Acylierung des Enzyms. Einen direkten Einfluß auf die Bakterien haben sie nicht.

H96

Frage 8.15: Lösung A

Methicillin war das *zuerst eingeführte penicillinasefeste Penicillin,* das jedoch nur parenteral gegeben werden konnte und relativ toxisch war. Es wurde in der Folge von Isoxazolylpenicillinen wie Dicloxacillin, Flucloxacillin, Oxacillin und Cloxacillin abgelöst. Die Resistenzprüfung von Staphylokokken gegen penicillinasefeste Penicilline führt man aber noch traditionell mit Methicillin durch, woraus der Begriff der **Methicillin-resistenten Staphylococcus-aureus-Stämme (MRSA)** resultiert. Solche meist virulenten und multiresistenten Stämme lassen sich vor allen bei nosokomialen Infektionen in Krankenhäusern nachweisen. Die therapeutischen Möglichkeiten beschränken sich dann auf die Glykopeptid-Antibiotika **Teicoplanin und Vancomycin** bzw. die neueren Gyrasehemmer.

H96

Frage 8.16: Lösung E

Zu (1): Eine **Tuberkulose** muß immer mit einer **Kombinationstherapie** behandelt werden, da damit einerseits die antibakterielle Wirkung verstärkt und andererseits Resistenzen verhindert werden. Eine Monotherapie ist ein Behandlungsfehler! Im Normalfall beginnt man die *Initialtherapie* (Dauer ca. 2–3 Monate) mit Rifampicin, Isoniazid, Pyrazinamid und Ethambutol (oder Streptomycin), es schließt sich eine *Konsolidierungstherapie* (Dauer 4–7 Monate) an. Sowohl der Zeitrahmen als auch die Medikation kann im Einzelfall erheblich variieren.
Zu (2): Im Normalfall bedarf die **Salmonellen-Enteritis** keiner antibiotischen Therapie, da nach kurzer Krankheitsphase eine Spontanheilung zu erwarten ist. Sinnvoll sind vor allem symptomatische Maßnahmen wie Flüssigkeits- und Elektrolytersatz. *Bei Kindern im ersten Lebensjahr, älteren Menschen, immunsupprimierten Patienten oder schweren Verlaufsformen* mit blutigen Stühlen und Fieber müssen die symptomatischen Maßnahmen durch eine antibiotische Therapie ergänzt werden. Die bisher verwendeten Substanzen Cotrimoxazol und Ampicillin waren aufgrund von Resistenzen nicht immer wirksam und konnten auch eine postenteritische Salmonellenausscheidung nicht verhindern, so daß nun der Gyrasehemmer **Ciprofloxacin** vorzuziehen ist.
Zu (3): Bei der **Syphilis** ist in jedem Stadium der Erkrankung **Penicillin G** das Mittel der Wahl, da Resistenzen nicht auftreten (im Gegensatz zur Gonorrhoe). Nur bei Penicillinallergie kommen Erythromycin, Doxycyclin oder Cefazolin zum Einsatz.
Zu (4): **Pseudomonas aeruginosa** verursacht Wund- und Harnwegsinfektionen, aber auch Pneumonien, Sepsis, Hauterkrankungen und Augeninfektionen. Der Erreger ist als **Hospitalismuskeim** gefürchtet, da mit Resistenzen gegen alle Antibiotika gerechnet werden muß, wodurch die Therapie zum Problem wird. Voraussetzung für eine erfolgreiche Chemotherapie ist daher ein **Antibiogramm.** Als günstig haben sich Kombinationen von β-Lactam-Antibiotika mit Aminoglykosiden oder Monotherapien mit **Cephalosporinen** wie Cefsulodin und Ceftazidim und Ciprofloxacin erwiesen.
Zu (5): Zwar sind die sogenannten „Praxis-Staphylokokken" nur in ca. 30–50 % gegen Penicillin G und andere nichtpenicillinasefeste Penicilline unempfindlich, dagegen findet man diese Resistenz bei **„Krankenhaus-Staphylokokken"** in ca. 60–80 % der Fälle. Der Anteil von Staphylococcus-aureus-Stämmen mit Resistenzen gegen penicillinasefeste Penicilline ist zur Zeit noch gering, so daß eine Therapie bis zum Vorliegen eines Antibiogramms mit diesen Substanzen (**Isoxazolylpenicilline**) durchgeführt werden sollte. Ausweichtherapeutika sind in erster Linie *Teicoplanin* und *Vancomycin.*

F97

Frage 8.17: Lösung A

Primäre Lobärpneumonien, die nicht im Krankenhaus erworben wurden, werden in erster Linie

von **Pneumokokken** hervorgerufen. Diese Erreger sind gut gegen β-Laktam-Antibiotika wie Penicilline oder Cephalosporine empfindlich. Bei Penicillinallergie kann **Erythromycin** als Ausweichtherapeutikum gewählt werden.
Bei **im Krankenhaus auftretenden Pneumonien** sind Kombinationstherapien mit β-Lactam-Antibiotika und Aminoglykosiden zu bevorzugen, da als Erreger vor allem **Enterobakterien** erwartet werden müssen. Trimethoprim und Sulfonamid (auch **Cotrimoxazol**) wird zur Therapie der **Pneumocystis-Pneumonie** eingesetzt.

F93

Frage 8.18: Lösung D

Bei jeder **Peritonitis,** die in der Folge einer Darmperforation entsteht, muß die antibiotische Therapie die physiologische Darmflora berücksichtigen und gegen diese Bakterien wirksam sein. An erster Stelle stehen die **Anaerobier,** zu denen Bacteroides-Arten und Clostridium difficile zählen. Aber auch Escherichia coli und Streptococcus faecalis sind typische Vertreter der Darmflora. Nur selten findet sich dort Entamoeba coli, die im Gegensatz zu Entamoeba histolytica keine Darminfektion (Amöbenruhr) hervorruft.

F93

Frage 8.19: Lösung A

Zu **(1)** und **(2):** Therapie der Wahl bei Infektionen mit **Streptokokken der Gruppe A** ist **Penicillin G.** Liegt eine Penicillinallergie vor, kann alternativ Erythromycin gegeben werden.
Zu **(3): Chinolone** (Gyrase-Hemmer) wirken zwar auch auf grampositive Erreger, sollten aber wegen möglicher Knorpelschäden am wachsenden Knochen nicht an Kinder und Jugendliche verabreicht werden.
Zu **(4): Chloramphenicol** ist ein hochwirksames Antibiotikum sowohl gegen grampositive als auch gramnegative Keime. Aufgrund seiner Hämotoxizität wird heute seine Anwendung auf Rickettsiosen und lebensbedrohliche Infektionen, bei denen andere Substanzen versagen, beschränkt. Bei Neugeborenen kann Chloramphenicol das Grey-Syndrom hervorrufen, das mit Atemstörungen, Hautverfärbung und Kreislaufkollaps einhergeht. Ursache ist die unzureichende Glukuronisierung durch die unreife Leber und die daraus resultierende Kumulation der Substanz.

F96

Frage 8.20: Lösung A

Sowohl **Tetracycline** als auch **Erythromycin** wirken an den Ribosomen der Bakterienzelle und behindern dadurch die Proteinsynthese. Sie wirken beide gut gegen Infektionen mit **Mycoplasma pneumoniae.**
Von den Fluorchinolonen – Norfloxacin, Ofloxacin, Ciprofloxacin und Sparfloxacin – hat nur letzteres eine gute Wirksamkeit gegen Mycoplasma pneumoniae, während die übrigen mäßig bis gar nicht wirksam sind. Damit gilt diese Gruppe nicht als Mittel der Wahl.
Da der entscheidende Wirkmechanismus aller β-Lactam-Antibiotika, zu denen Penicilline, Cephalosporine und auch die Clavulansäure zählen, die Störung des Zellwandaufbaus ist, können zellwandlose Mycoplasmen von diesen Substanzen nicht gestört werden.

H93

Frage 8.21: Lösung B

Tetracycline beeinträchtigen die Proteinsynthese der Erreger und haben daher eine *bakteriostatische Wirkung.* Sie zählen zu den Breitbandantibiotika, die gegen zahlreiche Mikroorganismen eingesetzt werden können (z. B. gegen grampositive und gramnegative Kokken und Stäbchen, gegen Spirochäten, Rickettsien und Entamoeba histolytica). Allerdings sind sie nicht immer das Mittel der ersten Wahl, und viele Erreger haben auch schon Resistenzen entwickelt. Bei der Therapie von Mykoplasmeninfektionen stehen Tetracycline an oberster Stelle.
Tetracyclin bildet leicht *Komplexe mit Calcium* und lagert sich daher in Calcium-reichen Gewebearten an. Davon sind vor allem das fetale und wachsende Skelett sowie die wachsenden Zähne betroffen.

H93

Frage 8.22: Lösung B

Zu **(1):** Cefoxitin, Cefotetan und Latamoxef sind im Gegensatz zu den übrigen Cephalosporinen gegen Anaerobier wirksam.
Zu **(3):** Metronidazol, ein Nitroimidazol, wirkt u. a. gegen verschiedene Anaerobier, Trichomonas, Entamoeba histolytica und Lamblia.
Zu **(5):** Clindamycin ist in erster Linie gegen Staphylokokken und Anaerobier wirksam.
Zu **(2):** Da Anaerobier nicht die Fähigkeit besitzen, Aminoglykoside intrazellulär anzureichern, sind sie gegen diese Substanzen, zu denen Gentamycin gehört, resistent.

K

Zu **(4)**: Tetracycline können zwar therapeutisch gegen einige Anaerobier-Arten eingesetzt werden, sind aber gegen Bacteroides fragilis unwirksam.

F96

Frage 8.23: Lösung A

Zu **(3)**: **Rifampicin** gehört zu den **antituberkulotisch** wirksamen Substanzen. Es hemmt die bakterielle DNA-abhängige RNA-Polymerase und damit die Nukleinsäuresynthese.
Zu **(1)**: **Cephalosporine** hemmen die D-Alanin-Transpeptidase. Dadurch werden die Glykanstränge neu synthetisierter Bakterienzellwände nicht vernetzt und die mechanische Stabilität der Zellwand beeinträchtigt.
Zu **(2)**: **Aminoglykoside** binden in der Bakterienzelle irreversibel an die 30S-Untereinheit der Ribosomen und hemmen so die Proteinsynthese.
Zu **(4)**: **Tetracycline** behindern die ribosomale Proteinsynthese, indem sie die Bindung von Aminoacyl-t-RNA an die Rezeptorstelle der Ribosomen stören.
Zu **(5)**: **Chloramphenicol** hemmt die Peptidyl-Transferase in der Elongationsphase. Auf diese Weise wird die Proteinsynthese der Bakterienzelle gestört.

F96 **!**

Frage 8.24: Lösung D

Clostridium difficile ist ein grampositives Stäbchenbakterium und Sporenbildner, das sich oft als Bestandteil der physiologischen Darmflora Gesunder findet. Eine **Antibiotikatherapie** kann die Darmflora beeinträchtigen und in der Folge zur Überwucherung mit Clostridium difficile führen. Es kommt dann zum Bild der **pseudomembranösen Kolitis,** die vor allem nach Einnahme von Clindamycin, Ampicillin und Tetracyclinen, aber auch nach anderen Penicillinen, Cephalosporinen, Aztreonam, Imipenem, Cotrimoxazol, Erythromycin und Chloramphenicol sowie Zytostatika auftritt. Zum Krankheitsbild gehören u. a. Durchfälle, Erbrechen, krampfartige Bauchschmerzen, Kollaps und Kreislaufversagen. Die pseudomembranöse Kolitis kann protrahiert verlaufen, in schweren Fällen auch tödlich enden. Bereits bei Krankheitsverdacht muß eine Therapie mit **Vancomycin per os** eingeleitet werden. Diagnostisch beweisend ist der **Toxinnachweis im Stuhl.**
Clostridium histolyticum ist wie die anderen Familienmitglieder Clostridium perfringens, Clostridium novyi und Clostridium septicum ein Gasbranderreger.

H95 **!**

Frage 8.25: Lösung C

Zu **(1)** und **(4)**: **Streptokokken** der Gruppe A und meist auch Streptococcus pneumoniae sind hochempfindlich gegen *Penicillin G,* das intravenös gegeben wird. Dieses Penicillin zeichnet sich durch eine sehr gute Verträglichkeit aus. Nur bei Allergien oder penicillinresistenten Pneumokokken sollte man auf *Erythromycin* ausweichen.
Zu **(2)**: Noch immer gilt *Penicillin G* bei der Syphilis, die durch **Treponema pallidum** hervorgerufen wird, als Mittel der ersten Wahl. An Ausweichtherapeutika bei Penicillinallergie sind *Tetracycline, Erythromycin und Cephalosporine* zu nennen.
Zu **(3)**: Ein wesentliches Charakteristikum aller **Mykoplasmen** ist, daß ihnen eine Zellwand fehlt. Damit sind sie unempfindlich gegen Penicillin, das den Zellwandaufbau behindert. Als Mittel der Wahl bei Mykoplasmen-Infektionen gilt *Tetracyclin.*
Zu **(5)**: Penicillin G wirkt überwiegend gegen grampositive Erreger, daneben auch gegen Neisserien und einige gramnegative Anaerobier. Der gramnegative **Haemophilus influenzae** zählt nicht zu den Ausnahmen. Er ist empfindlich gegen *Ampicillin,* β-laktamasebildende Stämme ausgenommen, die mit *Cephalosporinen der 3. Generation* bekämpft werden.

H94

Frage 8.26: Lösung E

Zu **(1)**: Tetracycline können bei Kindern zu gelblich-braunen Verfärbungen der Zähne und eventuell auch zu Wachstumsstörungen führen, so daß sie während der Schwangerschaft und bei Kindern bis zum 8. Lebensjahr nicht gegeben werden sollten.
Zu **(2)**: Da in Tierversuchen nach Gabe von Chinolonen Knorpelschäden im Bereich der Epiphysenfugen und Gelenkschäden auftraten, ist die Verabreichung dieser Chemotherapeutika bei Kindern und Jugendlichen kontraindiziert.
Zu **(3)**: Aufgrund der noch eingeschränkten Leber- und Nierenfunktion von Neugeborenen verbietet sich die Gabe von Sulfonamiden, da Metabolisierung und Ausscheidung im gewünschten Umfange nicht gewährleistet ist. Außerdem verdrängen Sulfonamide Bilirubin aus der Albuminbildung, wodurch ein Kernikterus entstehen kann.

H97 H94 !

Frage 8.27: Lösung C

Für **Vancomycin** gibt es 2 wichtige Anwendungsbereiche:
die *schwere Staphylokokken-Infektion* (1), wenn der Patient eine Penicillinallergie hat oder die Erreger gegen Dicloxacillin resistent sind,
die *pseudomembranöse Enterokolitis* (2), die meist nach Antibiotikatherapie und dann anschließender Vermehrung von Clostridium difficile entsteht. Vancomycin wird nur bei der Enterokolitis oral gegeben.
Zu **(3):** Legionellosen werden mit Erythromycin behandelt.
Zu **(4):** Für die Lyme-Borreliose gibt es immer wieder wechselnde Therapieschemata. Mit Penicillin bzw. Tetracyclin im 1. Stadium und später Cephalosporinen der 3. Generation liegt man richtig.
Zu **(5):** Vancomycin zählt weder zu der Hauptgruppe der Antituberkulotika mit Isoniazid, Pyrazinamid, Rifampicin, Ethambutol und Streptomycin noch zu den sogenannten Reservestoffen.

F95

Frage 8.28: Lösung A

Zu **(2): Cephalosporine der 3. Generation** eignen sich zur Meningitisbehandlung bei Kindern, da sie ein recht breites Wirkungsspektrum (*grampositiv und gramnegativ*) bei relativ geringer Toxizität haben. Von entscheidender Bedeutung ist die Wirksamkeit gegen *Haemophilus influenzae,* dem häufigsten Meningitiserreger im Kindesalter.
Zu **(1):** Wegen der Gefahr ototoxischer Schäden sollte man mit Aminoglykosiden bei Säuglingen und Kleinkindern zurückhaltend sein.
Zu **(3):** Chinolone haben in Tierversuchen zu Epiphysenschäden geführt und sind daher bei Kindern kontraindiziert.
Zu **(4):** Da bei Kindern Haemophilus influenzae und Meningokokken, also gramnegative Erreger, die häufigste Meningitisursache sind, wäre eine Erythromycin-Therapie, die sich in erster Linie gegen grampositive Ereger richtet, nicht wirksam.

8.11 Antimykotika

F97

Frage 8.29: Lösung A

Griseofulvin wirkt gegen **Dermatophyten** und wird hauptsächlich zur Behandlung von Onychomykosen (Nagelmykosen) verwandt. Voraussetzung für eine erfolgreiche Therapie ist eine monatelange orale Einnahme des Antimykotikums.
Zur Behandlung von Hefen und Schimmelpilzen eignen sich Amphotericin B, Flucytosin und Azole.

8.11 Kommentare aus Examen Herbst 2000

H00

Frage 8.30: Lösung C

Zu **(C)**: Abgesehen von möglichen Krämpfen bei Kleinkindern und allergischen Reaktionen treten schwere Komplikationen bei **Penicillingabe** kaum auf. Auch **teratogene Wirkungen sind für diese Substanzgruppe nicht beschrieben**.
Zu **(A)**: Alkoholismus besonders der Frühschwangeren kann sich in folgender Weise auf das Kind auswirken: prä- und postnatale Wachstumsverzögerung, Fehlbildungen (z. B. Mikrozephalie, Lidptose), Störungen der geistigen und psychomotorischen Entwicklung u. a.
Zu **(B)**: Dicumarin ist eine plazentagängige Substanz, die sowohl fetale Blutungen als auch Totgeburten verursacht.
Zu **(D)**: Thalidomid, noch besser bekannt unter dem Präparatenamen Contergan, führt bei Einnahme in der Frühschwangerschaft zu einem Dys- oder Phokomelie-Syndrom („Robbengliedrigkeit") mit Defektmissbildung der Extremitäten bei relativ normalen Füßen und Händen.
Zu **(E)**: A-Hypervitaminosen können verschiedene Embryopathien zur Folge haben.

K

9 Parasitologie

9.1 Protozoonosen (Flagellaten)

9.2 Protozoonosen (Rhizopoden)

F00 !

Frage 9.1: Lösung E

Zu **(A)**, **(C)** und **(E)**: Die Infektion mit **Entamoeba histolytica** erfolgt ausschließlich durch **orale Aufnahme von Zysten**. Andere Formen der Erreger haben außerhalb des Darms wegen geringer Umweltresistenz keine Überlebenschancen. Die Amöbiasis kennt keinen Wechsel von Zwischen- und Endwirt, zumal diese Protozoen nur beim Menschen und einigen Altweltaffen verbreitet sind. Während bei der intestinalen Amöbiasis diagnostisch der Erregernachweis im Stuhl im Vordergrund steht, kommen bei der extraintestinalen Infektion Antikörpernachweisverfahren neben allgemeinen bildgebenden Methoden (Sonographie, CT) zum Einsatz.
Zu **(B)**: Sporen findet man u. a. bei Bakterien wie den Clostridien und Pilzen. Ähnlich wie die Zysten von Entamoeba histolytica besitzen sie eine hohe Tenazität.
Zu **(D)**: Bei **Sporozoen** entwickeln sich durch die geschlechtliche Vermehrung **Sporozoiten**. Beispiele für Sporozoen sind Toxoplasma gondii und Plasmodien. **Entamoeba histolytica** gehört der Gruppe der **Rhizopoden** an.

H98 H96 !

Frage 9.2: Lösung A

Zu **(A)**: **Escherichia coli** ist der häufigste Erreger einer **bakteriellen Cholezystitis** und damit auch der davon ausgehenden Sepsis. Zum Erregerspektrum dieses Krankheitsbildes zählen aber auch andere Enterobakterien, Enterokokken, Pseudomonas aeruginosa (besonders nach endoskopisch-invasiven Maßnahmen), häufig Anaerobier wie Bacteroides fragilis, Clostridien etc. Therapeutisch eignen sich Antibiotika mit wirksamem Spiegel in der Lebergalle, wozu Mezlocillin sowie Cephalosporine der 2. und 3. Generation gehören.
Zu **(B)**: **Streptococcus agalactiae** (B-Streptokokken) hat Bedeutung als Erreger von **Sepsis** oder **Meningitis des Neugeborenen** und in geringerem Maße auch als Sepsiserreger bei immungeschwächten Erwachsenen.
Zu **(C)**: **Helicobacter pylori** kommt vor allem eine Schrittmacherfunktion bei der **Antrumgastritis** und dem **Ulcus duodeni** bzw. **ventriculi** zu.
Zu **(D)**: **Streptococcus pyogenes** verursacht **Tonsillitiden, Scharlach** und verschiedene **Pyodermien**, darunter das **Erysipel**.
Zu **(E)**: Als Komplikation der von **Entamoeba histolytica** hervorgerufenen **Amöbenruhr** treten *Leberabszesse* auf. Aber auch Streuung in andere Organe ist im Einzelfall möglich.

F00 !

Frage 9.3: Lösung E

Zu **(E)**: Während **postnatale Infektionen** mit **Toxoplasma gondii** bei sonst gesunden Personen inapparent oder relativ blande mit verschiedenen Allgemeinsymptomen (Fieber, Muskelschmerzen etc.) verlaufen, können sich **bei immunschwachen (AIDS!) Personen schwere Krankheitsbilder bis hin zur Enzephalitis** zeigen.
Pränatale Infektionen entstehen, wenn eine Frau den Erstkontakt mit dem Erreger während der Schwangerschaft hat. Dann sind in ca. 50 % der Fälle intrauterine Infektionen zu befürchten, wobei das Risiko mit Dauer der Schwangerschaft steigt. Neben **Aborten und Totgeburten** beobachtet man Symptome wie **Hydrozephalus, intrazerebrale Verkalkungen und Chorioretinitis**.
Zu **(A)**: **Giardia lamblia** ist ein weltweit verbreitetes Protozoon, das sich im Dünndarm infizierter Personen aufhält. Krankheitserscheinungen in Form wäßriger **Durchfälle** beobachtet man erst bei massenhafter Vermehrung der Erreger.
Zu **(B)**: Als Erregerreservoir für **Trypanosoma cruzi**, der Erreger der **Chagaskrankheit**, dienen neben dem Menschen verschiedene Tierarten, darunter Haustiere wie Katze und Hund. Trypanosoma cruzi wird durch **Raubwanzen**, die ausschließlich in Mittel- und Südamerika auftreten, verbreitet. Die Wanzen setzen auf der Haut erregerhaltigen Kot ab. Kleine Hautläsionen bilden dann die Eintrittspforten für die Protozoen, in der trypomastigoten Form hält sich der Erreger im peripheren Blut auf, während die Vermehrung ausschließlich intrazellulär erfolgt. Dabei werden Skelett- und Herzmuskelzellen sowie Zellen des retikulohistiozytären Systems bevorzugt. Der chronische Verlauf ist durch Megabildungen wie Kardiomegalie, Megaösophagus, Megagaster etc. geprägt.
Zu **(C)**: **Leishmania tropica** wird von Phlebotomen übetragen und verursacht **Hauterkrankungen**,

auch Orientbeule genannt. Hierbei beobachtet man Rötungen und Schwellungen, die schließlich ulzerieren. Oft treten bakterielle Sekundärinfektionen auf. Nach mehreren Monaten heilen die Geschwüre mit deutlicher Narbenbildung ab. Die Infektion hinterläßt eine zellvermittelte Immunität.

Zu **(D)**: Bei **Entamoeba histolytica** unterscheidet man Zysten, die bei der Infektion oral aufgenommen werden, von Trophozoiten (vegetatives Stadium), die nochmals in eine Minuta- und eine Magnaform unterteilt werden. Die kleinen Minutaformen leben als Kommensalen im Darm, ohne daß der Wirt Krankheitserscheinungen zeigt. Die größeren Magnaformen können an der Darmwand (überwiegend Dickdarm) haften und dort mittels proteolytischer Enzyme Nekrosen verursachen. Neben Ulzera kann es auf diese Weise auch zu Perforationen und zur Bildung von Amöbomen mit chronisch rezidivierender Amöbendysenterie kommen. Alsextraintestinale Komplikation wird der Leberabszeß gefürchtet, der oft Monate bis Jahre nach der Darminfektion auftritt. Die Patienten klagen über Fieber, starkes Krankheitsgefühl und Druckschmerz in der Lebergegend und sind durch eine Ruptur in den Bauchraum gefährdet.

Therapeutisch werden bei intra- und extraintestinaler Amöbiasis Imidazolpräparate – in erster Linie Metronidazol – eingesetzt. Eine zusätzliche Gabe von Chloroquin ist bei extraintestinalen Formen möglich.

F98 **!**

Frage 9.4: Lösung C

Siehe Kommentar zu Frage 9.8.

H98 **!!**

Frage 9.5: Lösung A

Zu **(A)**: **Trypanosoma brucei gambiense** ist Erreger der in **Afrika** verbreiteten **Schlafkrankheit,** die durch die **Tsetsefliege** übertragen wird.

Zu **(B)** bis **(E)**: Als Erregerreservoir für **Trypanosoma cruzi,** dem Erreger der **Chagaskrankheit,** dienen neben dem Menschen verschiedene Tierarten, darunter Haustiere wie Katze und Hund. Trypanosoma cruzi wird durch **Raubwanzen,** die ausschließlich in **Mittel- und Südamerika** auftreten, verbreitet. Die Wanzen setzen auf der Haut erregerhaltigen Kot ab. Kleine Hautläsionen bilden dann die Eintrittspforte für die Protozoen. In der trypomastigoten Form hält sich der Erreger im peripheren Blut auf, während die Vermehrung ausschließlich intrazellulär erfolgt. Dabei werden Skelett- und Herzmuskelzellen sowie Zellen des retikulohistiozytären Systems bevorzugt. Der chronische Verlauf ist durch **Megabildungen** wie Kardiomegalie, Megaösophagus, Megagaster, Megakolon etc. geprägt.

H96

Frage 9.6: Lösung B

Bei **Entamoeba histolytica** unterscheidet man **Zysten,** die bei der Infektion oral aufgenommen werden, von Trophozoiten (vegetatives Stadium), die nochmals in eine Minuta- und eine Magnaform unterteilt werden. Die kleinen **Minutaformen** leben als Kommensalen im Darm, ohne daß der Wirt Krankheitserscheinungen zeigt. Die größeren **Magnaformen** können an der **Darmwand** (überwiegend Dickdarm) haften und dort mittels proteolytischer Enzyme Nekrosen verursachen. Neben Ulzera kann es auf diese Weise auch zu **Perforationen** und zur Bildung von Amöbomen mit chronisch rezidivierender **Amöbendysenterie** kommen. Als extraintestinale Komplikation wird der **Leberabszeß** gefürchtet, der oft Monate bis Jahre nach der Darminfektion auftritt. Die Patienten klagen über Fieber, starkes Krankheitsgefühl und Druckschmerz in der Lebergegend und sind durch eine Ruptur in den Bauchraum gefährdet.

Therapeutisch werden bei intra- und extraintestinaler Amöbiasis Imidazolpräparate – in erster Linie **Metronidazol** – eingesetzt. Eine zusätzliche Gabe von Chloroquin ist bei extraintestinalen Formen möglich.

H96

Frage 9.7: Lösung A

Der wunde Punkt der Examenskandidaten (43 % wählten Lösung A, 28 bzw. 27 % Lösung E und C) auf dem Gebiet der Trypanosomen ist die Differenzierung zwischen Trypanosoma cruzi und Trypanosoma gambiense bzw. rhodesiense. Hier die entscheidenden Daten in Stichworten:

Trypanosoma cruzi – Chagaskrankheit mit lokaler Hautreaktion, Myokarditis, Ödeme, Embolien, Megabildung des Herzens, Ösophagus, Magens und des Kolons – Überträger: **Raubwanze** – Verbreitung: **Süd- und Mittelamerika.**

Trypanosoma gambiense und rhodesiense – Schlafkrankheit mit lokaler Hautreaktion, Fieber, Erythem, Splenomegalie, Lymphadenitis, Hyperästhenesie, Tachykardie und nach mehreren Wochen meningo-enzephalitische Phase mit starkem Schlaf-

bedürfnis – Überträger: **Tsetsefliege** – Verbreitung: T. gambiense in **Zentral- und Westafrika,** T. rhodesiense in **Ostafrika.**
Bei den *afrikanischen Trypanosomen* beobachtet man einen **raschen Antigenwandel,** der durch Änderung der Glykocalix, deren Polypeptidketten in hohem Maße variabel sind, entsteht. Dabei handelt es sich um den schützenden Außenmantel dieser Erreger. Das Phänomen des Antigenwandels behindert die Entwicklung eines Impfstoffes.

F97 !

Frage 9.8: Lösung B

Leishmanien werden von **Mücken** übertragen, in der Alten Welt Gattung Phlebotomus, in der Neuen Welt Gattung Lutzomyia. Die Parasiten sind nicht nur bei den Menschen, sondern auch bei Wirbeltieren, wobei insbesondere der Hund zu nennen ist, verbreitet. In einigen italienischen Gebieten beträgt die Durchseuchung der Vierbeiner bis zu 40 %.
Die **viszerale Form** (Kala Azar) der Leishmaniasis (Erreger Leishmania donovani), die mit Ausbreitung der Erreger im **retikulohistiozytären System, Hepatosplenomegalie, Leukopenie und Thrombopenie** einhergeht, kommt in der Alten und Neuen Welt vor. Die **kutane Form** (Leishmania tropica) – auch als Orientbeule bekannt – findet man im Vorderen und Mittleren Orient sowie in Nordafrika.
Daneben treten in der Neuen Welt **mukokutane Formen** mit Haut- und Schleimhautläsionen auf, deren Erreger noch nicht klassifiziert sind. Bisher bekannt ist Leishmania brasiliensis.
Alle Leishmaniosen können mit Antimonverbindungen therapiert werden.

H96

Frage 9.9: Lösung D

Das Protozoon **Trichomonas vaginalis** gehört zu den Flagellaten. Dementsprechend besitzt es vier freie Geißeln an einem Pol, eine fünfte bildet in der Membranfalte die sogenannte undulierende Membran. Am gegenüberliegenden Pol tritt der Achsenstab heraus. Der weltweit verbreitete Erreger wird primär **durch Geschlechtsverkehr übertragen,** andere Übertragungswege wie Badewasser, Badetücher oder unsachgemäße Untersuchung der Sexualorgane spielen kaum eine Rolle. Die Infektion führt bei der Frau zu einer **Kolpitis,** beim Mann zu einer **Urethritis;** selten beobachtet man eine Beteiligung des Uterus und der Ovarien bzw. der Testes und akzessorischen Geschlechtsdrüsen.
Bei der Labordiagnose steht der **mikroskopische Erregernachweis** in frischem Vaginal- oder Urethralsekret an erster Stelle. Trichomonaden lassen sich an ihren „wasserflohartigen" Bewegungen erkennen. Diese Eigenbewegungen sind auch Voraussetzung für die Diagnosestellung. In besonderen Fällen können darüber hinaus Kulturen angelegt werden, ein Verfahren, das bei der Routinediagnostik ohne Bedeutung ist.
Die medikamentöse Therapie wird oral und bei der Frau auch vaginal mit **Imidazolpräparaten** (Metronidazol, Tinidazol oder Ornidazol) durchgeführt. Geschlechtspartner müssen unbedingt mitbehandelt werden.

F96

Frage 9.10: Lösung B

Wieder eine Chaosfrage, die nur von 31 % richtig gelöst wurde. Lösung (E) wählten 38 %, der Rest verteilt sich auf die anderen Antwortmöglichkeiten.
Zu **(3): Campylobacter jejuni** wird mit Nahrungsmitteln – häufig Milch – aufgenommen. Pathogenetisch bedeutend sind die von ihm gebildeten **Zyto- und Enterotoxine,** die im **Darm Zellinvasivität, Schleimhautdurchwanderung und submuköse Entzündungen** begünstigen. Das klinische Bild prägen Allgemeinsymptome mit z. T. hohem Fieber und eine wässrig-schleimige Diarrhoe mit blutigen Auflagen.
Zu **(4):** Die **bakterielle Ruhr** tritt in der warmen Jahreszeit und bei mangelhaften hygienischen Bedingungen auf. **Shigella dysenteriae** ist der Erreger der schwersten Ruhrform, die in Europa kaum noch zu finden ist. Bei dieser Erkrankung beobachtet man **Epithelnekrosen** und **Geschwürsbildung im Dickdarm.** Klinisch kommt es dadurch zu wässrigem Durchfall mit Schleim-, Eiter- und Blutbeimengung.
Zu **(1):** Von den obligat pathogenen Escherichia-coli-Stämmen verursachen die **enterotoxischen Escherichia coli (ETEC)** choleraähnliche, nichtblutige Durchfälle. Blutige Diarrhöen können jedoch von **enteroinvasiven Escherichia coli (EIEC)** und **enterohämorrhagischen Escherichia coli (EHEC)** hervorgerufen werden.
Zu **(2):** Ähnlich wie bei ETEC-Infektionen treten auch bei der **Cholera** massive wässrig-schleimige Durchfälle auf. Im Vordergrund steht der Verlust von Elektrolyten und Wasser.
Zu **(5): Giardia lamblia** ist ein weltweit verbreite-

tes Protozoon, das sich im Dünndarm infizierter Personen aufhält. Krankheitserscheinungen in Form wässriger Durchfälle beobachtet man erst bei massenhafter Vermehrung der Erreger.

H98 !

Frage 9.11: Lösung C

Die Infektion mit **Entamoeba histolytica** erfolgt ausschließlich durch **orale Aufnahme von Zysten.** Andere Formen der Erreger haben außerhalb des Darms wegen geringer Umweltresistenz keine Überlebenschancen. Die Amöbiasis kennt keinen Wechsel von Zwischen- zu Endwirt, zumal diese Protozoen nur beim Menschen und einigen Altweltaffen verbreitet sind.
Während bei der intestinalen Amöbiasis diagnostisch der Erregernachweis im Stuhl im Vordergrund steht, kommen bei der extraintestinalen Infektion Antikörpernachweisverfahren neben allgemeinen bildgebenden Methoden (Sonographie, CT) zum Einsatz.

F95

Frage 9.12: Lösung C

Zu **(1):** Die **Invasivität** ist der wichtigste Virulenzfaktor der **Shigellen.** Kolon-Epithelzellen werden zur *aktiven Aufnahme* der Bakterien veranlaßt. Dies wird von verschiedenen Genen kodiert (z. T. auf Chromosomen, z. T. auf Plasmiden).
Zu **(4): Campylobacter jejuni** wirken im Darm außerhalb von Zellen toxisch, können aber auch wie Shigellen *in Epithelzellen eindringen.* Die Erreger vermehren sich insbesondere in der Lamina propria und den regionären Lymphknoten.
Zu **(5):** Für die Pathogenese der **Amöbenruhr** spielt das *Eindringen der Magnaformen* von Entamoeba histolytica zwischen den *Epithelzellen der Darmmukosa* eine entscheidende Rolle. Hier vermehren sich die Erreger und lösen durch *proteolytische Fermente* das Gewebe auf. Es entstehen Entzündungsherde mit zentralen Nekrosen, woraus sich später größere Geschwüre bilden. Folge der Invasivität kann auch eine extraintestinale Amöbiasis mit Abszessen in Organen wie Leber, Lunge, Milz, Gehirn etc. sein.
Zu **(2): Clostridium difficile** ist Erreger einer *pseudomembranösen Kolitis,* die nach Antibiotikatherapien auftreten kann. Pathogenetisch stehen bei dieser Erkrankung Toxine im Vordergrund, die zum vermehrten Flüssigkeitsaustritt in den Darm führen bzw. eine zytotoxische Wirkung haben. Invasivität spielt keine Rolle.

Zu **(3): Enteritis-Salmonellen** vermehren sich in der Lamina propria des Darms, z. T. auch in Makrophagen. Es kommt in der Folge zu entzündlichen Reaktionen mit *Störungen des Flüssigkeits- und Elektrolythaushaltes.*

9.3 Protozoonosen (Sporozoen)

H97

Frage 9.13: Lösung B

Zu **(B):** Der **Trophozoit** (ungeschlechtliche, einkernige Wachstumsform) von **Toxoplasma gondii** hat meist eine *leicht gekrümmte, am Ende zugespitzte Form* und eine Länge von 5–6 µm. In der *Giemsa-Färbung* kommt der Zellkern deutlich und rot zur Darstellung, das Zytoplasma blau. Zysten, die hunderte von Trophozoiten enthalten, werden vom potentiellen Wirt mit der Nahrung aufgenommen.
Zu **(A):** Abbildung (A) zeigt den Trophozoit von **Trichomonas vaginalis.** Er ist leicht an seiner *spitzovalen Form,* dem langen *Achsenstab* und *5 Geißeln,* von denen eine die *undulierende Membran* begleitet, zu erkennen.
Zu **(C):** Erythrozyten, die von Trophozoiten des **Plasmodium falciparum** befallen sind, werden in Abbildung (C) dargestellt. Findet man im Blutausstrich (**„dicker Tropfen"**) eine derartige Relation von befallenen zu nicht befallenen Erythrozyten, ist ein letaler Ausgang der Infektion zu erwarten.
Zu **(D):** Den Trophozoit der **Trypanosomen,** Erreger der **Schlafkrankheit** bzw. der **Chagaskrankheit,** erkennt man auf Abbildung (D). Für ihn sind die längliche Form (16–35 µm), *der mittelständige Kern, der endständige Kinetoplast, die daraus entspringende Geißel und die undulierende Membran* charakteristisch.
Zu **(E):** Das Monster von Abbildung (E) kann zweifelsohne als Trophozoit von **Giardia lamblia** identifiziert werden. Er kann eine Länge von 10–20 µm aufweisen, hat eine *birnenförmige Figur, zwei Kerne und acht Geißeln.* Trophozoiten heften sich an die Wand des Dünndarms, führen dort u. a. zu Entzündungen und schließlich zu wässrigen Durchfällen.

H98 H94 !

Frage 9.14: Lösung C

Plasmodien können weder mit Endo- noch mit Exotoxinen in Verbindung gebracht werden. Sta-

phylokokken (Typ aureus) und Korynebakterien bilden Exotoxine, Pneumokokken setzen zwar bei Zelluntergang Endotoxine frei, es ist jedoch ein häufiges Auftreten eines Endotoxinschocks nicht bekannt.
Anders verhält es sich bei den Meningokokken. Als Ursache der schwer verlaufenden *Meningokokkensepsis* (Waterhouse-Friderichsen-Syndrom), die u. a. von Kreislaufkollaps und Nebennierenversagen begleitet wird, nimmt man eine Endotoxin-bedingte Gefäßschädigung mit Störung der Mikrozirkulation an.

F95

Frage 9.15: Lösung C

Beim Stich der Mücke gelangen **Sporozoiten** in das Blut des Menschen. Eine erste Vermehrung der Erreger findet in der Leber statt (präerythrozytäre Phase). Die dabei entstehenden **Merozoiten** befallen Erythrozyten, man spricht jetzt von **Trophozoiten,** und vermehren sich in ihnen (erythrozytäre Phase), wobei sich **Schizonten** bilden. Aus ihnen werden Merozoiten freigesetzt, die den Vermehrungszyklus in anderen Erythrozyten wiederholen. Daneben können sich aus ihnen auch die Geschlechtsformen, die **Mikrogametozyten** und **Makrogameten** entwickeln, die von der Mücke bei der Blutmahlzeit aufgenommen werden. In der Mücke vollzieht sich die geschlechtliche Vermehrung der Plasmodien mit Ookineten und Oozysten, die zahlreiche Sporozoiten enthalten.

F96

Frage 9.16: Lösung D

Bei Verdacht auf **akute Toxoplasmainfektion** erlaubt der differenzierende Nachweis von *IgG- und IgM-Antikörpern* eine rasche Klärung. Die ersten Antikörper lassen sich ca. 8 Tage nach der Infektion feststellen.
Ein **direkter Erregernachweis** gelingt **nur in Ausnahmefällen,** und zwar gelegentlich im Liquorausstrich, wenn eine Enzephalitis durch Toxoplasma gondii vorliegt.
Der **„dicke Tropfen"** ist ein Begriff in der **Malaria-Diagnostik.** Hierbei sollen Plasmodien im Blutausstrich nachgewiesen werden.
Kryptosporidieninfektionen der Immunschwachen haben in den letzten Jahren an Bedeutung gewonnen. Bei den erkrankten Patienten treten heftige Durchfälle auf. Die Diagnostik stützt sich auf den mikroskopischen **Nachweis von Oozysten im Stuhl.**

F99

Frage 9.17: Lösung B

Zu **(B):** Nur eine **frühe Antitoxingabe** verhindert bzw. reduziert **Organschäden** durch das Exotoxin der Diphtheriebakterien, da allein das frei im Blut zirkulierende Toxin neutralisiert werden kann. Das typische und eindrucksvolle Krankheitsbild mit ausgeprägter Lymphknotenschwellung im Halsbereich, Bildung einer Pseudomembran im Nasenrachenraum und einem süßlichen Mundgeruch ermöglicht eine frühe Verdachtsdiagnose. Neben dem Antitoxin erhalten erkrankte Patienten Erythromycin oder Penicillin.
Zu **(A):** Die **Listerienmeningitis** tritt selten und nur bei Säuglingen, in hohem Alter oder bei abwehrgeschwächten Patienten auf (z. B. Immunsupprimierte, AIDS-Patienten, Alkoholiker). Sie wird **antibiotisch** mit Aminoglykosiden und/oder Penicillin G behandelt.
Zu **(C):** Das von Lysogenen, d.h. **Streptokokken** mit Prophagen produzierte Exotoxin ist für das Bild des Scharlachs verantwortlich. Prognostisch stellen weniger der Scharlach als die Streptokokken-bedingten **Folgeerkrankungen** wie Glomerulonephritis oder rheumatisches Fieber ein Problem dar. Bei der Therapie einer Streptokokkeninfektion steht unverändert **Penicillin** (G oder V) an erster Stelle, alternativ können Cephalosporine oder Erythromycin gegeben werden.
Zu **(D):** Pathogenetisch spielen Toxine für den **Typhus** keine Rolle, somit kann man sich auf eine **antibiotische Therapie** mit Cotrimoxazol oder Ampicillin – ergänzt durch Flüssigkeits- und Elektrolytersatz – beschränken.
Zu **(E):** Ein **früher Beginn** der Therapie mit **Antimalariamitteln** schränkt die rasche Vermehrung der Erreger ein. Es eignen sich die Substanzen, die überwiegend auch zur Malariaprophylaxe eingesetzt werden, z. B. Chinin, Mefloquin, Chloroquin, Halofantrin, Tetracyclin.

H99

Frage 9.18: Lösung E

Die infizierte weibliche Anophelesmücke überträgt bei der Blutmahlzeit **Plasmodium falciparum** (Sporozoiten), die zuerst die **Leber** und nach mehrfacher ungeschlechtlicher Teilung **Erythrozyten** befallen.
In der Membran dieser Erythrozyten treten zunehmend kleine Verdichtungen auf, die zu einem **Haften an Gefäßendothelien** führen. In Kapillaren wird auf diese Weise das Gefäßlumen verlegt,

wodurch **Ischämien** entstehen. Typisch sind zerebrale Störungen. Der Erregernachweis wird mikroskopisch mit dem „**dicken Tropfen**" geführt. Zur Therapie und Prophylaxe stehen verschiedene Chemotherapeutika zur Verfügung. **Ein Impfserum existiert nicht.**

H99 !

Frage 9.19: Lösung E

Beim Menschen sowie vielen Säugetier- und Vogelarten sind **Kryptosporidien** verbreitet. Nach oraler Aufnahme der Oozysten vermehrt sich der Erreger im (Dünn-) **Darmepithel** durch Schizogonie und Gamogonie. Es entstehen Oozysten, die mit dem Stuhl ausgeschieden werden. Bei **sonst gesunden Personen** verläuft die Infektion **meist klinisch inapparent**, gelegentlich auch mit dem Bild einer kurzzeitigen Darmerkrankung. Bei Patienten mit **Immunschwäche** (z. B. AIDS) ist ein **chronischer Krankheitsverlauf** mit anhaltender Diarrhoe zu befürchten.
Im Stuhl lassen sich bei diesen Patienten Oozysten nachweisen. Da bisher eine spezifische Chemotherapie nicht zur Verfügung steht, beschränkt sich die Therapie auf symptomatische Maßnahmen wie Flüssigkeits- und Elektrolytersatz.

H97

Frage 9.20: Lösung A

Bei der **Malaria quartana** handelt es sich um eine seltene Form der Malaria, die von *Plasmodium malariae* hervorgerufen wird. Die Bezeichnung Quartana spielt auf die *rhythmischen Fieberanfälle* an, die im 4-Tagesrhythmus (1. und 4. Tag Fieber) auftreten. *Im Blut persistierende Erreger können Jahre bzw. Jahrzehnte später noch zu Malariaanfällen führen.*
Extraerythrozytäre Formen (Hypnozoiten) sind ein Charakteristikum der **Malaria tertiana,** Erreger *Plasmodium vivax und Plasmodium ovale.*

F96

Frage 9.21: Lösung E

Zu **(E):** Die **Chemoprophylaxe** der **Malaria** zielt auf die Abtötung **extraerythrozytärer Plasmodien.** Die mit dem Mückenstich übertragenen Sporozoiten können dadurch nicht erreicht werden. Je nach bekannten Resistenzen empfehlen sich Chloroquindiphosphate, eventuell in Kombination mit Proguanil und bei hohem Risiko Mefloquin, das allerdings wegen zahlreicher Nebenwirkungen nur eingeschränkt gegeben werden darf. Pyrimethamin (Fansidar) wird wegen schwerer Hautreaktionen mit tödlichem Verlauf nicht mehr zur Prophylaxe empfohlen. Von unumstrittenen Wert sind allgemeine Schutzmaßnahmen wie bedeckende Kleidung, Repellents, Moskitonetze etc.
Zu **(A)** bis **(D):** Die Anopheles-Mücke überträgt die ungeschlechtlichen Sporozoiten, die sich in der Leber des Infizierten vermehren, bei der Blutmahlzeit. Die in der Leber gebildeten Merozoiten befallen Erythrozyten, vermehren sich in ihnen und werden in regelmäßigen Zeitabständen (außer Plasmodium falciparum) durch Zellzerfall freigesetzt. Diese Zyklen entsprechen dem für Malaria typischen Intervallfieber. Im erythrozytären Zyklus werden außer Merozoiten auch Geschlechtsformen (Gametozyten) gebildet, die von den Mücken aufgenommen werden. In der Mücke vollzieht sich die geschlechtliche Vermehrung der Plasmodien.

F97

Frage 9.22: Lösung B

Zu **(B):** Für **Typhus- und Paratyphus-Erreger** stellt der Mensch das einzige Erregerreservoir dar. Epidemiologisch sind die Dauerausscheider problematisch. Anders als Salmonella typhi sind Erreger der Salmonellen-Enteritis wie Salmonella enteritidis ubiquitär in der Tierwelt verbreitet.
Zu **(A):** Oozysten von **Toxoplasma gondii** werden von der Katze (Endwirt) mit dem Kot ausgeschieden und vom Menschen – oder auch von Tieren (Zwischenwirte) – oral aufgenommen.
Zu **(C):** Bei Vögeln und anderen Tieren ist **Chlamydia psittaci** weit verbreitet und wird von diesen mit Kot und Sekreten ausgeschieden. Der Mensch kann die gegen Austrocknung resistenten Erreger mit dem Staub einatmen.
Zu **(D): Listeria monocytogenes** hat wie die apathogenen Listeria-Arten eine weite Verbreitung in der belebten und unbelebten Umwelt. Die Übertragung der Erreger auf den Menschen geschieht durch Nahrungsaufnahme. Häufig sind Lebensmittel wie Fleisch, Käse, Milch und Salat kontaminiert.
Zu **(E): Brucellen** findet man insbesondere bei Rindern, Schafen, Ziegen und Schweinen. Die Übertragung dieser Bakterien auf den Menschen geht fast immer von infizierten Tieren bzw. deren Produkten (Milch, Käse etc.) aus. Besonders gefährdet sind Personen, die regelmäßig mit den genannten Tiergruppen umgehen, also Bauern, Metzger, Veterinäre etc.

F97

Frage 9.23: Lösung A

Zu **(A):** Bei einer unbehandelten Infektion mit **Plasmodium falciparum** können deutlich mehr als 5 % der Erythrozyten von den Erregern befallen sein. Zahlen ab 20 % und mehr bedeuten Lebensgefahr für den Patienten.
Zu **(B)** und **(D):** Nur bei der **Malaria tropica** sieht man **Erythrozyten mit mehreren Ringformen,** wohingegen Schizonten nur bei hoher Erregerdichte nachweisbar sind. Trophozoiten und Schizonten lassen sich wiederum bei Infektionen mit den anderen Malariaerregern leichter darstellen. Während Ringformen der verschiedenen Plasmodiumarten noch untereinander verwechselt werden können, ist eine Bestimmung der Malaria tropica aufgrund der **charakteristischen Form der Gametozyten** möglich.
Zu **(C):** In der Membran mit **Plasmodium falciparum** befallener Erythrozyten treten zunehmend kleine Verdichtungen auf, die zu einem Haften an Gefäßendothelien führen. In Kapillaren wird auf diese Weise das Gefäßlumen verlegt, wodurch Ischämien entstehen. Typisch sind **zerebrale Störungen** mit zunehmender Bewußtseinsstörung.
Zu **(D):** Für die Diagnostik ist nach wie vor der mikroskopische Erregernachweis unerläßlich. Hierfür wird aus einem **„dicken Tropfen"** ein Blutausstrich angefertigt und nach Giemsa gefärbt. Der dicke Tropfen erhöht bei geringer Plasmodiendichte die Chance eines positiven Befundes.

H95

Frage 9.24: Lösung A

Zu **(A)** und **(B):** Nur im Darm von Katzen findet eine geschlechtliche Vermehrung der **Toxoplasmosen** statt, aus der Oozysten hervorgehen. Diese werden durch Kontakt mit Katzenkot von Menschen bzw. verschiedenen Säugetierarten aufgenommen. Ein weiterer Infektionsweg ist der Verzehr von rohem, zystenhaltigem Fleisch.
Zu **(C):** Während **postnatale Infektionen** bei sonst gesunden Personen inapparent oder relativ blande mit verschiedenen Allgemeinsymptomen (Fieber, Muskelschmerzen etc.) verlaufen, können sich bei immunschwachen (AIDS!) Personen schwere Krankheitsbilder bis hin zur Enzephalitis zeigen.
Pränatale Infektionen entstehen, wenn eine Frau den Erstkontakt mit dem Erreger während der Schwangerschaft hat. Dann sind in ca. 50 % der Fälle intrauterine Infektionen zu befürchten, wobei das Risiko mit Dauer der Schwangerschaft steigt. Neben Aborten und Totgeburten beobachtet man Symptome wie Hydrozephalus, intrazerebrale Verkalkungen und Chorioretinitis.
Zu **(D):** Da der Erregernachweis nur selten gelingt, haben bei der Diagnostik serologische Verfahren den Vorrang. Aufgrund des hohen Durchseuchungsgrades ist für die Diagnose einer „frischen" Toxoplasmose ein Nachweis spezifischer IgM-Antikörper erforderlich.
Zu **(E):** Im Falle einer manifesten Erkrankung gilt Pyrimethamin in Kombination mit Sulfonamid als Mittel der Wahl. Lediglich Schwangere im ersten Trimenon sollten Pyrimethamin durch Spiramycin ersetzen.

H95

Frage 9.25: Lösung D

Die infizierte weibliche Anophelesmücke überträgt bei der Blutmahlzeit **Malariaerreger (Sporozoiten),** die zuerst die Leber und nach mehrfacher ungeschlechtlicher Teilung Erythrozyten befallen. Bei der Malaria tertiana, hervorgerufen durch Plasmodium vivax und ovale, zerfallen die Erythrozyten in 3-Tages-Abständen und setzen Plasmodien frei; bei Malaria quartana, Erreger Plasmodium malariae, geschieht dies in 4-Tages-Abständen. Der Erythrozytenverfall führt zu den typischen Fieberattacken. Die gefährlichste Form, die Malaria tropica, Erreger Plasmodium falciparum, ist durch einen unregelmäßigen Fieberverlauf gekennzeichnet. Die Malaria tropica unterscheidet sich nicht nur durch die schweren Krankheitsverläufe mit hoher Letalität von den übrigen Malariaformen, auch zeichnet sich Plasmodium falciparum durch eine hohe Resistenz gegenüber Chemotherapeutika aus.
In Deutschland existieren zwar keine Malariagebiete, aber insbesondere von Fernreisen kehren immer wieder Malaria-infizierte Touristen heim.

H95

Frage 9.26: Lösung E

Phlebotomen übertragen **Leishmanien** bei der Blutmahlzeit auf den Menschen. Es entwickeln sich je nach Erreger unterschiedliche Krankheitsbilder, und zwar die viszerale (Leishmania donovani) und die kutane Leishmaniose (Leishmania tropica oder major). Bei der viszeralen Form vermehren sich die Parasiten zuerst in Lymphknoten. Die anschließende hämatogene Streuung führt zum Befall und der *Zerstörung von Zellen des RES.* Klinisch beobachtet man neben Fieber eine Hepatosplenomegalie und

Lymphome. Fakultative Symptome sind Magen-Darm-Beschwerden, Leukopenie, Anämie und eine starke Vermehrung der Gammaglobulinfraktion. Zur Diagnose eignen sich Punktate von Sternalmark, Lymphknoten oder Leber, die ausgestrichen und nach Giemsa gefärbt werden. Daneben existieren auch serologische Verfahren.
Therapeutisch werden *Antimon-Präparate oder aromatische Diamidine* eingesetzt. Metronidazol ist unwirksam.

F98

Frage 9.27: Lösung A

In der Membran von mit **Plasmodium falciparum** befallenen Erythrozyten bilden sich kleine Verdichtungen aus, die vermutlich unter anderem Parasitenantigen enthalten. Mit fortschreitender Parasitenentwicklung nimmt die Zahl der Verdichtungen immer mehr zu, so daß sich die Erythrozyten am Gefäßendothel anlagern und das Gefäßlumen von Kapillaren verlegen. Die daraus resultierenden **Ischämien** beeinträchtigen vor allem das Gehirn. Man spricht auch von **zerebraler Malaria.**

H94 **!**

Frage 9.28: Lösung D

Zu **(1):** Staphylococcus epidermidis gehört zur physiologischen Flora der Haut und Schleimhäute. Charakteristisch ist seine hohe Umweltresistenz. Auf Kunststoffen kann der Keim siedeln und sich von diesem Material ernähren. Daher verursacht er auch Infektionen im Bereich von *Venenkathetern oder Prothesenmaterial.*
Zu **(2):** Auch Candida albicans zählt zur physiologischen Haut- und Schleimhautflora. Insbesondere bei immungeschwächten Patienten kann eine erhebliche Vermehrung dieser Hefen beobachtet werden bis hin zur Soorbildung. So wird der ursprünglich saprophytäre Pilz ein pathogener Keim.
Zu **(3):** Häufige Erreger der **Endocarditis lenta** sind **Viridans-Streptokokken,** die zur normalen Mundflora gehören. Insbesondere bei Zahnextraktionen kann es zu Bakteriämien kommen. Gefährdet durch eine Erregeransiedlung sind vor allem vorgeschädigte Klappen. Daher sollten Patienten, bei denen ein Herzklappenfehler bekannt ist, prophylaktisch durch geeignete Antibiotika geschützt werden.
Zu **(4):** Auch Aktinomyzeten sind Teil der physiologischen Mundflora. Bei Verletzungen kann sich eine Aktinomykose bilden, bei der es sich fast immer um eine Mischinfektion handelt. Beteiligt sind daran Streptokokken, Fusobakterien, Bacteroides etc.
Zu **(5):** Leishmanien werden von der Sandmücke auf den Menschen übertragen. Dies gilt sowohl für die Erreger der kutanen als auch der viszeralen Leishmaniose. Endogene Infektionen treten nicht auf.

H97 **!**

Frage 9.29: Lösung A

Zu **(1): Typhus abdominalis** ist eine **zyklische Infektion,** bei der **Blutkulturen** in der ersten bis zweiten Woche positiv ausfallen. Hierdurch unterscheidet sie sich von der ebenfalls von Salmonellen hervorgerufenen Gastroenteritis, bei der ein Erregernachweis im Stuhl angezeigt ist.
Zu **(2):** Die **Endocarditis lenta** ist oft Folge einer **Streptokokkeninfektion** bei vorgeschädigten Herzklappen. Typisch sind immer wieder auftretende Bakteriämien mit Fieberschüben. Für eine **Blutkultur** sollte zu Beginn eines solchen Fieberschubes Blut entnommen werden.
Zu **(3):** Eine **Tuberkulose** betrifft in erster Linie die **Lunge,** dort zeigt sich eine Entzündungsreaktion. Zum Nachweis empfiehlt sich eine **mikroskopische Untersuchung von Sputum, Magensaftaspirat** (verschluckte Erreger) oder bei einer Bronchoskopie gewonnenem Material.
Zu **(4): Postnatale Toxoplasmainfektionen** verlaufen meist inapparent. Es können jedoch auch Symptome wie Lymphknotenschwellung, Exantheme, Pneumonie, Myokarditis oder Meningoenzephalitis auftreten. Zur Bestätigung einer Toxoplasmose bedient man sich der **Antikörper-Nachweisverfahren.**
Zu **(5):** Die **Kryptosporidiose** tritt insbesondere bei Patienten mit **geschwächtem Immunsystem** (z. B. AIDS-Patienten) als langdauernder oder intermittierender Durchfall auf. Das Cryptosporidium wird **mikroskopisch im Stuhl** nachgewiesen.

F98 **!**

Frage 9.30: Lösung C

Für Reisen in alle Malariagebiete gelten zur Vorbeugung folgende Maßnahmen:
Tragen von Kleidung mit langen Ärmeln und langen Hosen abends und nachts im Freien, Anwendung von Repellentien (Insektenabwehrmittel wie z. B. Autan) und Schlafen unter Moskitonetzen. Hinzu kommt die medikamentöse Prophylaxe, die sich nach den zu erwartenden **Plasmodienarten** und ihren Resistenzen sowie eventuellen Kontra-

K

indikationen des Reisenden richtet (1), (2) und (4). Medikamente der **Chemoprophylaxe** sind z. B. **Chloroquin, Mefloquin, Proguanil.** Leider steht eine Schutzimpfung noch nicht zur Verfügung (3). Abkochen von Wasser eignet sich zum Schutz vor Infektionen, die durch kontaminiertes Wasser übertragen werden wie z. B. Cholera oder Typhus (5).

H97

Frage 9.31: Lösung A

Zu **(1): Fieber** – gleich mit welchen Begleiterscheinungen – bei einem Patienten, der vor kurzem aus tropischen Gebieten zurückgekehrt ist, sollte immer an **Malaria** denken lassen. Dementsprechend muß dann die mikroskopische Untersuchung eines **„dicken Tropfens"** erfolgen. Dies erhöht im Gegensatz zum normalen Ausstrich die Chance, Plasmodien auch bei geringer Erregerdichte nachzuweisen.
Zu **(2)** und **(3):** Die Übertragung von **Salmonella typhi** wird durch mangelnde Hygiene begünstigt, wobei Dauerausscheider das wichtigste Erregerreservoir darstellen. Typisch für das Krankheitsbild sind neben **unspezifischen Allgemeinerscheinungen hohes Fieber, relative Bradykardie, Leukopenie und Roseolen der Bauchhaut.** In der ersten, und teilweise auch noch in der zweiten Krankheitswoche, lassen sich die Erreger in **Blutkulturen** nachweisen. Grundsätzlich können Typhuserreger, von der Inkubationszeit an, mit dem Stuhl ausgeschieden werden, dadurch eine Stuhlprobe sinnvoll machen und die Lösungsmöglichkeit (E) begünstigen. Einschränkend muß ergänzt werden, daß die Erregerisolierung aus Stuhlproben ab der zweiten Krankheitswoche regelmäßiger gelingt. Ferner können vom Ende der ersten Krankheitswoche an Antikörper bestimmt werden.
Zu **(4):** Liquorkulturen legt man u. a. bei Verdacht auf Meningitis durch Neisseria meningitidis oder Haemophilus influenzae an.

H98 **!**

Frage 9.32: Lösung B

Zu **(1):** Bei Verdacht auf **Typhus** sollten in der ersten bis spätestens zweiten Woche **Blutkulturen** angelegt werden. Von der zweiten Krankheitswoche an nimmt die Erregerkonzentration im Stuhl zu, so daß Typhusbakterien im **Stuhl** nachgewiesen werden können. Als dritte Möglichkeit bietet sich der **Antikörpernachweis** mit der Widal-Reaktion an.
Zu **(2): Pneumokokken** sind die häufigsten Erreger einer Lobärpneumonie. Auch wenn diese Erreger bereits im **Sputum** nachgewiesen werden konnten, empfiehlt es sich, eine **Blutkultur** zur Bestätigung durchzuführen.
Zu **(4):** Bei bakterieller **Endokarditis** besteht eine Dauerbakteriämie, so daß der geringste Verdacht auf diese Erkrankung Anlaß zu **mehreren Blutkulturen** geben sollte. Diese sind in 4–6 stündigen Intervallen zu entnehmen.
Zu **(3):** Da es sich bei der **Tuberkulose** um eine lokale Infektion handelt, stehen Bemühungen, Proben zumindest in der Nähe des betroffenen Gewebes zu erhalten, an erster Stelle. Das bedeutet, daß man bei der Lungentuberkulose Sputum, Bronchialsekret oder Magensaftaspirat (verschluckte Erreger) untersucht, und zwar **mikroskopisch kulturell** und im **Tierversuch.** Daneben existieren **radiometrische Schnellverfahren** (z. B. Bactec).
Zu **(5):** Die Diagnostik der **Malaria** hängt am **„dicken Tropfen"**, der mikroskopisch auf Plasmodien untersucht wird. Blutkulturen werden nicht angelegt.

9.4 Helminthosen (Trematoden)

9.5 Helminthosen (Zestoden)

9.6 Helminthosen (Nematoden)

H99 **!**

Frage 9.33: Lösung A

Zu **(A):** Larven des **Ascaris lumbricoides** werden vom Menschen mit der Nahrung aufgenommen und gelangen zunächst in den **Dünndarm.** Es schließt sich eine Wanderung über die Venen in die **Leber**, von dort über das **Herz** in die **Lunge** an. Hier verlassen die Larven das Kapillarnetz, dringen in die Alveolen ein und nähern sich der Trachea. Nun kommt es zum eigentlichen „trachealen Wanderweg": Trachea hoch, Pharynx herunter, um sich dann im erneut erreichten Verdauungstrakt zum adulten Wurm zu entwickeln.
Zu **(B):** Die Wanderung des **Echinococcus multilocularis** beschränkt sich auf den Weg vom **Darm** zur **Leber**, in der Finnen gebildet werden. Selten sind davon andere Organe wie Lunge oder Gehirn betroffen.

Zu **(C)** und **(D)**: Die **Schistosomen** (Pärchenegel) halten sich je nach Typ entweder im **Darm** (Schistosoma mansoni, japonicum) oder im **Blasenbereich** (Schistosoma haematobium) auf. Sie erreichen ihr Ziel direkt.
Zu **(E)**: **Wuchereria bancrofti** wird von Stechmükken auf den Menschen übertragen. Sie siedeln in **Lymphgefäßen** und **Lymphknoten**, wodurch Abflußstörungen mit ödematösen Schwellungen entstehen.

F00 **!!**

Frage 9.34: Lösung E

Zu **(E)**: Die Infektion mit **Enterobius vermicularis**, einem weltweit verbreiteten Darmparasiten, erfolgt durch **orale Aufnahme der Wurmeier**. Dies geschieht häufig über kontaminierte Gegenstände.
Zu **(A)**: Nur im Darm von Katzen findet eine geschlechtliche Vermehrung der **Toxoplasmen** statt, aus der Oozysten hervorgehen. Diese werden durch **Kontakt mit Katzenkot** von Menschen bzw. verschiedenen Säugetierarten aufgenommen. Ein weiterer Infektionsweg ist der **Verzehr von rohem, zystenhaltigen Fleisch**.
Zu **(B)**: Eier von **Schistosoma haematobium**, Erreger der Bilharziose, werden von infizierten Menschen mit dem Urin ausgeschieden. Gelangen sie in temperiertes Süßwasser, entwickeln sie sich dort, später auch im Zwischenwirt (Süßwasserschnecke), zu Zerkarien. Diese Zerkarien können **aktiv durch die menschliche Haut** dringen.
Zu **(C)**: Mit **Taenia saginata** infiziert sich der Endwirt Mensch durch Genuß von **rohem, finnenhaltigem Rindfleisch**. Das Rind ist Zwischenwirt.
Zu **(D)**: **Trichinella spiralis** wird durch **Verzehr von infiziertem Schweinefleisch** übertragen. Die Schweine wiederum infizieren sich durch Fressen von erregerhaltigen Ratten.

F95 **!**

Frage 9.35: Lösung A

Zu **(A)**: Die orale Aufnahme von Madenwurm-Eiern – entweder direkt oder indirekt über kontaminierte Gegenstände – führt zur Infektion mit **Enterobius vermicularis** (Madenwurm). Die vorwiegend nachts im perianalen Bereich erfolgende Eiablage provoziert einen starken Juckreiz. Kratzen sich die meist jungen Patienten, bleiben leicht Eier an den Fingern kleben. Dann ist es nur noch ein kurzer Weg bis zur **digitalen Reinfektion.**
Zu **(B)**: Die **Aufnahme eingekapselter Larven** ist typisch für die Infektion mit **Trichinen,** bei deren Entwicklungszyklus eine Außenphase fehlt. In rohem, infiziertem Schweinefleisch finden sich die Larven, die in der Kapsel 10–20 Jahre lebensfähig bleiben.
Zu **(C)**: Für **Ancylostoma duodenale (Hakenwurm)** ist das **aktive perkutane Eindringen** der Larven der typische Infektionsweg. Die Larven halten sich überwiegend in feuchten Gebieten oder im Wasser auf und bleiben dort mehrere Wochen lebens- und invasionsfähig.
Zu **(D)**: Zum Bandwurmträger **(Rinder- und Schweinebandwurm)** wird man nach Genuß von rohem, **finnenhaltigem Fleisch.** Die *Finnen* sind vorwiegend in der quergestreiften Muskulatur (besonders Zwerchfell und Kaumuskulatur) lokalisiert.
Zu **(E)**: Durch **Vektoren** werden zahlreiche Erreger **(Bakterien, Viren und Parasiten)** verbreitet. In der Gruppe der Nematoden trifft dieser Infektionsweg auf die **Filarien** zu. Die Larven (Mikrofilarien) werden durch **Stechmücken** auf den Menschen übertragen.

H94

Frage 9.36: Lösung C

Zu **(C)**: **Wuchereria bancrofti** gehört zur Gruppe der Filarien (Fadenwürmer). Deren Larven (Mikrofilarien) werden beim Saugakt von Stechmücken aufgenommen und auf diese Weise auch weitergegeben. Typische Krankheitsbilder sind Lymphangitis und -adenitis und Elephantiasis.
Zu **(A)**, **(B)**, **(D)** und **(E)**: Übertragungsmodus und Erregerbeispiele in einer Übersicht:

Infektion oral durch Eier	– Enterobius vermicularis
Infektion oral durch verkapselte Larven	– Trichinella spiralis
Infektion oral durch Finnen	– Taenia saginata und solium
Infektion durch perkutan eindringende Larven	– Ancylostoma duodenale

F00

Frage 9.37: Lösung C

Zu **(C)**: **Echinococcus multilocularis** (Fuchsbandwurm) vermehrt sich im Darm seines Endwirtes – in erster Linie des Fuchses. Zwischenwirte, zu denen akzidentiell auch der Mensch gehören kann, infizieren sich durch orale Aufnahme der Eier. Im Darm entwickeln sich Onkosphären, die die Darmwand durchdringen und hämatogen in die Leber (seltener in die Lunge oder ZNS) gelangen. Dort bilden sie infiltrativ wachsende Finnen.

Zu (**A**): Die Larve des **Ancylostoma duodenale** (Hakenwurm) durchbohrt aktiv die Haut des zukünftigen Wirtsorganismus, um von dort in den Blutstrom und weiter über Lunge und Trachea in den Dünndarm zu gelangen. Dort vermehrt er sich.
Zu (**B**): **Ascaris lumbricoides** (Spulwurm) ist der häufigste Dünndarmparasit. Nach oraler Aufnahme der Larven – meist mit kontaminiertem Salat oder Gemüse – wandern diese über die Venen in die Leber und anschließend über das Herz in die Lungen. Dort dringen sie in die Alveolen ein und erreichen schließlich über Trachea und Ösophagus den Dünndarm, wo sie als adulte Würmer bleiben. Bedingt durch die besondere Passage kann es zu flüchtigen eosinophilen Lungeninfiltraten kommen.
Zu (**D**) und (**E**): **Taenia saginata** und **solium** werden vom Menschen durch Verzehr von rohem, finnenhaltigem Fleisch aufgenommen. Diese Bandwürmer vermehren sich im Darm des Menschen.

H99 **!**

Frage 9.38: Lösung E

Zu (E): Um sich vor **Schistosoma haematobium** zu schützen, sollte man seine Füße nicht in seichte Gewässer setzen und in entsprechenden Gebieten Leitungswasser meiden. Denn die Zerkarien dieser Pärchenegel entwickeln sich in Süßwasser und können entweder aktiv durch die Haut endringen oder mit dem Trinkwasser (Leitungswasser) aufgenommen werden.
Zu (A) – (D): Die Erreger und ihre Vektoren in einer Übersicht:

Trypanosoma brucei gambiense	– Tsetse-Fliege
Onchocerca volvulus	– Kriebelmücke
Leishmania tropica	– Sandmücke
Wuchereria bancrofti	– Stechmücke

F96

Frage 9.39: Lösung D

Zu (**D**): **Ancylostoma duodenale** (Hakenwurm) interessiert sich nicht für Schweine – im Gegensatz zu Trichinen oder Taenia solium –, er zieht den Menschen vor, durch dessen Haut er sich bohrt, um den Blutstrom zu erreichen. Von dort wandert er über Lunge und Trachea in den **Dünndarm,** wo er sich vermehrt, d. h. es werden Eier abgelegt, die mit dem Stuhl ins Freie gelangen. Dort entwickeln sich bei entsprechenden Bedingungen infektionstüchtige Larven.
Zu (**A**): Der Entwicklungszyklus von **Schistosoma haematobium** (Erreger der Bilharziose) in Stichworten: Zerkarien durchbohren die Haut des Menschen; Entwicklung zum adulten Wurm und Vermehrung vor allem im **Venenplexus der Blasenwand;** Ausscheidung der Eier mit dem Urin; in warmen Wasser Entwicklung zu Mirazidien, die Wasserschecken (Zwischenwirt) infizieren; dort Weiterentwicklung zu Zerkarien.
Zu (**B**): Mikrofilarien von **Onchocerca volvulus** werden beim Blutsaugen von der **Kriebelmücke** aufgenommen und entwickeln sich in ihnen zu infektiösen Larven. Diese können bei der nächsten Blutmahlzeit weitergegeben werden. Die Verbreitung dieser Filarienart ist eng an den Lebensraum der Mücke gekoppelt.
Zu (**C**): Die Infektion mit den Eiern von **Enterobius vermicularis** (Madenwurm) erfolgt fäkal-oral. Im Darm – Hauptaufenthaltsort **Dickdarm** – entwickeln sich die Larven. Die Eiablage erfolgt perianal und verursacht den charakteristischen Juckreiz.
Zu (**E**): Endwirt von **Echinococcus granulosus** sind der Hund und hundeartige Raubtiere, als **Zwischenwirt** dienen Schaf, Schwein, Rind, **Mensch** u. a. Vom Hund ausgeschiedene Eier nimmt der Zwischenwirt auf, in dessen Darm sich Onkosphären bilden. Diese dringen durch den Darm und auf dem Blutweg in die **Leber** (seltener Lunge und Gehirn), wo sie **Finnen** (Hydatiden) bilden.

H96

Frage 9.40: Lösung A

Vom Gegenstandskatalog werden 3 Vertreter der Filarien (Fadenwürmer) verlangt: **Wuchereria bancrofti,** Erreger der lymphatischen Filariose (Elephantiasis), **Loa loa,** Erreger der Loiasis oder Kalaberschwellung und **Onchocerca volvulus,** Erreger der Onchozerkose oder Flußblindheit. Filarien sind in tropischen Gebieten verbreitet und werden durch Vektoren übertragen. Die in Flußgebieten verbreitete **Kriebelmücke** (Gattung Simulium) nimmt beim Blutsaugen Larven (**Mikrofilarien**) von **Onchocerca volvulus** auf, die sich in der Mücke weiterentwickeln und nach einigen Tagen als infektionstüchtige Mikrofilarien auf einen anderen Menschen übertragen werden können.
Während adulte Würmer aufgeknäuelt in Bindegewebsknoten der Haut leben, wandern die Mikrofilarien in den Lmphspalten der Haut, wo sie Entzündungen und Juckreiz hervorrufen und bei langdauernder Infektion zu schweren **Schäden der Haut** mit Hyperkeratose und Atrophie führen. Gelangen Mikrofilarien in die Kornea oder die vordere Augenkammer, sind zunächst Keratitis, Iridozyklitis oder auch Uveitis die Folge. Einsprießen von

Gefäßen und bindegewebiges Wachstum in der Kornea verursachen eine Visusverminderung und letztlich die **Erblindung.**

H94 **!!**

Frage 9.41: Lösung D

Zu **(D):** Ascaris lumbricoides (Spulwurm) ist der häufigste **Dünndarmparasit.** Nach oraler Aufnahme der Larven – meist mit kontaminiertem Salat oder Gemüse – wandern diese über die Venen in die Leber und anschließend über das Herz in die Lunge. Dort dringen sie in die Alveolen ein und erreichen schließlich über Trachea und Ösophagus den Dünndarm, wo sie als adulte Würmer bleiben. Bedingt durch die besondere Passage kann es zu flüchtigen eosinophilen Lungeninfiltraten kommen. Leberabszesse treten bei Ascaris-Befall nicht auf, sind aber beispielsweise als Komplikationen der Amöbenruhr bekannt.

Zu **(A): Onchocerca volvulus** zählt zu den Filarien und wird von der *Kriebelmücke* übertragen. Diese Parasiten verursachen Hautveränderungen, Lymphadenopathie und Augenschäden bis zur Erblindung. Da diese Filarien in Abhängigkeit vom Lebensraum des Zwischenwirts Mücke nur in Flußgebieten verbreitet sind, spricht man auch von der *Flußblindheit.*

Zu **(B): Echinococcus granulosus** (Hundebandwurm) ist bei Hunden und anderen Haustieren verbreitet, die als Endwirt dienen. Durch orale Aufnahme der Eier infiziert sich der Mensch. Im Dünndarm entwickeln sich sogenannte Onkosphären, die die Darmwand durchdringen und hämatogen in die *Leber* (seltener: Lunge und andere Organe) gelangen. In den Organen entwickeln sich dann Zysten, die auch als *Hydatiden oder Finnen* bezeichnet werden.

Zu **(C):** Die *Zystizerkose* ist eine besondere Form der Bandwurminfektion, die durch **Taenia solium** (Schweinebandwurm) hervorgerufen wird. Während normalerweise eine Infektion durch finnenhaltiges Fleisch entsteht, tritt die Zystizerkose nach oraler Aufnahme von Bandwurmeiern auf. Es bilden sich Finnen, wobei *Augen und Gehirn* Prädilektionsstellen sind.

Zu **(E): Ancylostoma duodenale** (Hakenwurm) ist ein Dünndarmparasit. Die Larven dringen *aktiv durch die Haut,* erreichen Lymph- und Gefäßbahnen und durchlaufen dann eine Herz-Lungen-Passage wie der Spulwurm. Die adulten Würmer ernähren sich vom Blut des Wirtes, so daß *Eisenmangelanämien* entstehen.

H94 **!**

Frage 9.42: Lösung D

Campylobacter fetus subsp. fetus kann insbesondere bei Neugeborenen und abwehrschwachen Patienten Krankheitsbilder wie Sepsis, Meningitis, Thrombophlebitis, Arthritis, Hepatitis und Enteritis hervorrufen. Die Harnwegsinfektionen zählen nicht dazu.

F99 **!**

Frage 9.43: Lösung E

Die Eier des **Rinderbandwurms (Taenia saginata)** und des Schweinebandwurms (Taenia solium) können mikroskopisch nicht sicher differenziert werden. Der Rinderbandwurm ist ein **Dünndarmparasit,** der eine Länge von mehreren Metern erreichen kann. In den Endgliedern (Proglottiden) reifen Eier heran. Eigefüllte Proglottiden werden abgestoßen und mit dem Stuhl ausgeschieden. Werden die **Eier,** die in der Außenwelt **lange invasionsfähig** sind, von einem Rind aufgenommen, entwickeln sie sich zu Onkosphären, die aus dem Darm in die quergestreifte Muskulatur gelangen, um dort Finnen zu bilden. Der Mensch infiziert sich durch Genuß von **rohem, finnenhaltigem Fleisch.**

F99 **!**

Frage 9.44: Lösung D

Der Endwirt des **Echinococcus multilocularis (Fuchsbandwurm)** ist – wie der Name bereits vermuten läßt – der Fuchs, während als Zwischenwirte zumeist Nagetiere und nur in Ausnahmefällen der Mensch dienen. Die vom Fuchs mit dem Kot ausgeschiedenen Wurmeier werden vom künftigen Zwischenwirt oral aufgenommen (z. B. mit Waldbeeren). Im Dünndarm entwickeln sich Onkosphären (Larven), die die Darmwand durchdringen und auf dem Blutweg hauptsächlich in die **Leber – seltener Lunge oder Gehirn –** gelangen. Die im Zielorgan der Larven entstehenden **Finnen** (Hydatiden) zeichnen sich durch ein **tumorartiges, infiltratives Wachstum** aus.

Zwischen Infektion und dem Auftreten erster klinischer Zeichen können **Monate bis Jahre** vergehen. Für die Diagnostik stehen bildgebende Verfahren (z. B. Sonographie, CT, MRT) und serologische Methoden (z. B. Immunfluoreszenz, Enzym-Immunoassay) zur Verfügung.

H94

Frage 9.45: Lösung D

Haupterregerreservoir für **Yersinia pestis** sind *Nagetiere,* besonders Ratten. Durch *Ektoparasiten* wie Flöhe und Zecken werden die Erreger von diesen auf die Menschen übertragen.

F97

Frage 9.46: Lösung D

Schistosomen gehören zur Gruppe der Saugwürmer (Trematoden). Es handelt sich um getrenntgeschlechtliche Pärchenegel, wobei das Männchen durch Übereinanderschlagen der Körperränder eine Röhre bildet, in der das Weibchen lebt. Sie sind – je nach Art etwas unterschiedlich – in *Afrika, Asien, Südamerika und dem vorderen Orient* verbreitet. Die medizinisch wichtigsten Vertreter sind S. haematobium, S. mansoni und S. japonicum. Die Eier dieser Parasiten werden von infizierten Personen mit dem Stuhl bzw. Urin ausgeschieden. Gelangen sie ins Wasser, schlüpfen *Mirazidien,* die spezifische Wasserschneckenarten infizieren und sich in diesen ungeschlechtlich vermehren. Es entwickeln sich *Zerkarien,* die sich aktiv durch die menschliche Haut bohren können. Im Menschen (Endwirt) siedeln die adulten Würmer entweder in den Darm- und Mesenterialvenen bzw. im Venengeflecht des kleinen Beckens. Durch Proteolyse gelangen die Eier in den Darm bzw. in die Blase.
Für die Diagnostik stehen der mikroskopische Nachweis der Eier (frühestens 5–12 Wochen nach Infektion) und serologische Verfahren zur Verfügung.

F97

Frage 9.47: Lösung E

Zu **(E): Enterobius vermicularis** (Madenwurm) ist ein **Dickdarmparasit.** Die Weibchen wandern zur Eiablage aus dem Enddarm heraus, was bei den Infizierten – meist Kindern – einen heftigen Juckreiz hervorruft. Die Eier werden über verschmutzte Finger erneut aufgenommen bzw. an andere weitergegeben. **Leberzysten** treten bei Infektionen mit **Echinococcus granulosus** auf.
Zu **(A): Onchocerca volvulus** gehört zu den Filarien und wird von **Kriebelmücken** übertragen, die in Flußgebieten verbreitet sind **(Flußblindheit).** Die von den Weibchen abgelegten Mikrofilarien führen zu Hautentzündungen und bei Befall der Kornea und der vorderen Augenkammer zu Keratitis und Iridozyklitis. Durch Einsprossen von Gefäßen und Bindegewebe entsteht eine Visusverminderung bis hin zur Erblindung.
Zu **(B):** Überträger der ebenfalls zu den Filarien zählenden **Wuchereria bancrofti** sind **Stechmücken.** Die adulten Würmer halten sich beim Menschen in **Lymphknoten** und -bahnen insbesondere der Leisten, Genitalien und Extremitäten auf. Unförmige Vergrößerungen der betroffenen Gebiete – man spricht von **Elephantiasis** – können die Folge sein.
Zu **(C): Ancylostoma duodenale** (Hakenwurm) bohrt sich durch die Haut seines Opfers, gelangt auf dem Weg über Lunge und Trachea in den **Dünndarm,** wo er sich vermehrt. Der Hakenwurm saugt sich an der Darmwand fest und entzieht ihr Blut, so daß je nach Wurmdichte **Eisenmangelanämien** auftreten können.
Zu **(D): Trichinella spiralis** wird mit rohem bzw. ungenügend erhitztem Fleisch aufgenommen (nie wieder Mettbrötchen!?). Im Darm entwickeln sich adulte Würmer, die lebende **Larven** freisetzen. Diese verbreiten sich über Lymphwege und Blutbahnen und dringen in **quergestreifte Muskulatur** ein, wo sie sich einkapseln. Das klinische Bild wird von Muskelschmerzen, Fieber, Gesichtsödem und Eosinophilie geprägt.

H97 **!**

Frage 9.48: Lösung A

Endwirt des **Echinococcus granulosus,** Erreger der zystischen Echinokokkose, sind Hunde und hundeartige Raubtiere, während Schafe, Schweine, Rinder und gelegentlich der **Mensch als Zwischenwirt** dienen. Die vom infizierten Hund ausgeschiedenen Eier nimmt der Mensch oral auf (enger Kontakt zu Hunden), im Dünndarm entwickeln sich Onkosphären und durchdringen die Darmwand. Hämatogen gelangen die Parasiten in die **Leber,** aber auch andere Organe wie die Lunge oder das ZNS. Dort entstehen **Finnen** (Hydatiden), in denen sich Tochter- und Enkelzysten bilden, die bei Ruptur der Hydatide metastasieren.

H97

Frage 9.49: Lösung E

Zu **(E): Onchocerca volvulus** gehört der Gruppe der Filarien (fadenförmige Nematoden) an und wird von der **Kriebelmücke** übertragen. Da das Insekt nur in Flußgebieten verbreitet ist und die Onchozerkose u. a. mit einer Erblindung verbunden ist, spricht man auch von **Flußblindheit.** Sowohl das **Gelbfiebervirus** als auch das **Dengue-Virus** werden von **Aedes aegyptii** übertragen.

Zu **(A)** bis **(D)**: Erkrankungen, Erreger und Vektoren bzw. Infektionsquellen in Stichworten:
– **Kala Azar** – *Leishmania donovani* – Phlebotomus-Arten (Sandmücken)
– **Chagaskrankheit** – *Trypanosoma cruzi* – Raubwanze
– **Toxoplasmose** – *Toxoplasma gondii* – rohes, zystenhaltiges Fleisch oder direkte Schmierinfektion mit Oozysten aus Katzenkot
– **Malaria** – *Plasmodien* – Anopheles-Mücke

H98 !!

Frage 9.50: Lösung D

Zu **(D)**: Bei der postnatalen Infektion mit **Toxoplasmose** werden **Zysten** (Verzehr von rohem Fleisch) oder **Oozysten** (aus Katzenkot) oral aufgenommen. Die intrauterine Infektion des Foeten kommt nur bei Erstinfektion der Schwangeren zustande.

Zu **(A)**, **(B)**, **(C)** und **(E)**: Die Erreger und ihre Vektoren in einer Übersicht:

Leishmania donovani	– Phlebotomus (Sandmücke)
Trypanosoma gambiense	– Tsetsefliege
Wuchereria bancrofti	– verschiedene Stechmücken
Rickettsia prowazekii	– Kleiderlaus

F98

Frage 9.51: Lösung D

Die vom Fuchs (Endwirt) mit dem Kot ausgeschiedenen Eier des **Echinococcus multilocularis** werden vom Menschen oder anderen Säugetieren mit der Nahrung (Waldbeeren etc.) aufgenommen (A) und (C). Die im Darm des neuen Wirtes ausschlüpfenden Larven durchbohren die Darmwand und gelangen hämatogen meist in die Leber, gelegentlich auch in andere Organe wie Lunge, ZNS. Dort entwickeln sich aus ihnen sogenannte **Finnen** oder Hydatiden (Wasserblase), in denen tausende von Larven knospen. Für die Finne des Echinococcus multilocularis ist ein **infiltratives, tumorartiges Wachstum** im jeweiligen Organ charakteristisch (D), während Finnen des Echinococcus granulosus glatt begrenzt sind. Eine Chemotherapie mit Mebendazol kann versucht werden (E), wenngleich die Radikaloperation unverändert als Mittel der Wahl gilt.

F94

Frage 9.52: Lösung B

Zu **(1)**: Eier von **Schistosoma haematobium** werden von infizierten Menschen mit dem Urin ausgeschieden. Gelangen sie ins Süßwasser, so entwikkeln sie sich dort bzw. in der Süßwasserschnecke zu Zerkarien. Diese zählen noch zu den Larven und können aktiv durch die menschliche Haut dringen.

Zu **(2)**: **Trichinenlarven** werden vom Menschen durch Genuß von rohem, infiziertem Schweinefleisch aufgenommen. Im Darm des Wirtes entwikkeln sie sich zu geschlechtsreifen Würmern.

Zu **(3)**: **Ancylostoma duodenale** dringt als Larve durch die menschliche Haut. Über venöse Gefäße erreicht sie die rechte Herzkammer, von dort Lungengefäße und Alveolen und anschließend über Trachea und Ösophagus den Darm. Dort entwikkelt sich der Parasit zum adulten Wurm.

Zu **(4)**: Die Infektion mit **Enterobius vermicularis,** einem weltweit verbreiteten Darmparasiten, erfolgt durch orale Aufnahme der Wurmeier. Dies geschieht häufig über kontaminierte Gegenstände.

Zu **(5)**: Die Eier des **Echinococcus granulosus** (Hauptwirt: Hund) werden vom Menschen oral aufgenommen.

H94 !

Frage 9.53: Lösung C

Schistosomen gehören zur Gruppe der Saugwürmer (Trematoden). Sie sind – je nach Art etwas unterschiedlich – in *Afrika, Asien, Südamerika und dem vorderen Orient* verbreitet. Die medizinisch wichtigsten Vertreter sind S. haematobium, S. mansoni und S. japonicum. Die Eier dieser Parasiten werden von infizierten Personen mit dem Stuhl bzw. Urin ausgeschieden. Gelangen sie ins Wasser, schlüpfen *Mirazidien,* die spezifische Wasserschneckenarten infizieren und sich in diesen ungeschlechtlich vermehren. Es entwickeln sich *Zerkarien,* die sich aktiv durch die menschliche Haut bohren können. Im Menschen (Endwirt) siedeln die adulten Würmer entweder in den Darm- und Mesenterialvenen bzw. im Venengeflecht des kleinen Beckens. Durch Proteolyse gelangen die Eier in den Darm bzw. in die Blase.

Für die Diagnose stehen der mikroskopische Nachweis der Eier (frühestens 5–12 Wochen nach Infektion) und serologische Verfahren zur Verfügung.

F94

Frage 9.54: Lösung C

Zu **(2)**: Als Komplikation einer Amöbenruhr können **Abszesse in der Leber** (seltener Lunge, Milz, Gehirn, Haut) auftreten. Diese manifestieren sich mehrere Monate nach der intestinalen Amöbiasis.

Zu (3): Nach oraler Aufnahme der Eier von Echinococcus granulosus schlüpfen im Darm des Menschen oder anderer Zwischenwirte Larven. Diese durchdringen die Darmwand und gelangen auf dem Blut- oder Lymphweg in die Leber (gelegentlich auch Lunge oder andere Organe). In den Organen entwickeln sich **Finnen** – auch **Hydatiden** genannt.
Zu (1): Bei Taenia saginata ist der Mensch Endwirt und damit Bandwurmträger. Andere Organe als der Darm sind daher nicht betroffen.
Zu (4): Cryptosporidien sind Protozoen, die insbesondere bei immunschwachen Patienten lang anhaltende Durchfälle hervorrufen können. Extraintestinale Krankheitsbilder sind nicht bekannt.
Zu (5): Enterobius vermicularis ist ein weltweit verbreiteter Darmparasit, der vorwiegend bei Kindern auftritt. Keine extraintestinalen Krankheitsbilder.

H98 !

Frage 9.55: Lösung C

Zu (1): Zum Bandwurmträger (**Taenia saginata oder solium**) wird man durch Verzehr von rohem, finnenhaltigem Fleisch. Die Finnen sind vorwiegend in der quergestreiften Muskulatur (Zwerchfell, Kaumuskulatur etc.) lokalisiert.
Zu (3): Der Mensch infiziert sich mit **Echinococcus granulosus** oder **multilocularis** durch orale Aufnahme von Wurmeiern und wird damit zum Zwischenwirt (immer die ungünstigste Position).
Zu (2): Zerkarien genannte Entwicklungsformen von **Schistosoma haematobium** durchdringen aktiv die menschliche Haut. Vektoren wie Insekten sind hierfür nicht erforderlich. Anders verhält es sich bei der Gruppe der Filarien, deren Larven von Insekten übertragen werden.

9.7 Kommentare aus Examen Herbst 2000

H00 !

Frage 9.56: Lösung C

Plasmodien können weder mit Endo- noch mit Exotoxinen in Verbindung gebracht werden. Staphylokokken (Typ aureus) und Clostridien bilden Exotoxine, und Pneumokokken setzen zwar bei Zelluntergang Endotoxine frei, es ist jedoch ein häufiges Auftreten eines Endotoxinschocks nicht bekannt.
Anders verhält es sich bei den Meningokokken. Als Ursache der schwer verlaufenden **Meningokokkensepsis (Waterhouse-Friderichsen-Syndrom)**, die u. a. von Kreislaufkollaps und Nebennierenversagen begleitet wird, nimmt man eine Endotoxinbedingte Gefäßschädigung mit Störung der Mikrozirkulation an.

H00 !

Frage 9.57: Lösung A

Zu (A): **Ancylostoma duodenale (Hakenwurm)** dringt als Larve durch die menschliche Haut. Über venöse Gefäße gelangt der Parasit in die rechte Herzkammer und von dort in die Lungengefäße und Alveolen. Über Trachea und Ösophagus erreicht die Larve schließlich den Dünndarm, wo sie sich zum geschlechtsreifen Wurm entwickelt. Die Eier werden mit dem Kot ausgeschieden.
Zu (B): **Ascaris lumbricoides** ist der häufigste Dünndarmparasit unter den Würmern. Die Eier, die eine hohe Tenizität besitzen, werden mit dem Stuhl ausgeschieden. Im Boden entwickeln sich infektionstüchtige Larven, die oral aufgenommen werden (z. B. durch Verzehr von kopfgedüngtem Gemüse).
Zu (C): Die Eier des Fuchsbandwurmes **Echinococcus multilocularis** werden vom Hauptwirt (Fuchs) mit den Faezes ausgeschieden und vom Menschen oder anderen Zwischenwirten z. B. mit Waldbeeren oral aufgenommen.
Zu (D): Bei **Taenia saginata** ist der Mensch Hauptwirt für den Dünndarmparasiten. Die Infektion erfolgt durch Aufnahme von rohem, finnenhaltigem Rindfleisch.
Zu (E): Bei **Trichinella spiralis** gibt es keine Außenphase. Der Mensch infiziert sich durch Genuss von rohem, larvenhaltigem Schweinefleisch.

H00

Frage 9.58: Lösung D

Zu (D): Lediglich auf **Escherichia coli** trifft die Anforderung „Bakterium" zu. Darüber hinaus kann dieser Erreger auch unterschiedliche intestinale Infektionen hervorrufen.
Zu (A) und (B): **Giardia lamblia** und **Entamoeba histolytica** zählen zu den Protozoen. Auch sie treten als Erreger intestinaler Infekte auf.
Zu (C): Die Darmbilharziose wird von **Schistosoma mansoni**, einem Pärchenegel aus der Gruppe der Trematoden, verursacht.
Zu (E): **Histoplasma capsulatum**, ein dimorpher Pilz, ist Erreger von Lymphadenopathien, die in disseminierter Form bei AIDS-Kranken auftreten können.

H00

Frage 9.59: Lösung B

Das Erregerspektrum von **Metronidazol** umfasst **obligat anaerobe Bakterien (z.B. Clostridium difficile), Trichomonas vaginalis, Entamoeba histolytica und Giardia lamblia.** Als aerobes Bakterium zählt Streptococcus pyogenes daher nicht dazu.

H00 !!

Frage 9.60: Lösung D

Zu **(D)**: **Leishmania donovani**, Erreger der viszeralen Leishmaniasis, wird von Mücken der Gattung **Phlebotomus** übertragen.
Zu **(A)–(C)**: Vektoren und die von ihnen übertragenen Erreger:

- **Anopheles-Mücke: Plasmodien**
- **Ixodes ricinus: Borrelien, FSME-Virus**
- **Pediculus humanus corporis: Rickettsien, Borrelia recurrentis.**

Zu **(E)**: Bei Befall mit Sarcoptes scabiei (Milben) erkrankt der Patient an **Scabies** (umgangssprachlich Krätze), einer stark juckenden Erkrankung der Haut, in die die Milben Gänge bohren.

H00 !!

Frage 9.61: Lösung B

Zu **(B)**: Die **Toxoplasmose** ist weltweit beim Menschen und bei Tieren verbreitet. Die **Katze** dient als Endwirt, andere **Säuger** – gelegentlich auch **Vögel** – oder der **Mensch** als Zwischenwirt. Es handelt sich folglich um eine **Zoonose**.
Zu **(A)**, **(C)–(E)**: Treponema pallidum, Entamoeba histolytica, Trichomonas vaginalis und Enterobius vermicularis werden nur von Mensch zu Mensch übertragen.

H00 !

Frage 9.62: Lösung A

Zu **(A)**: Unverändert stehen bei der mikrobiologischen Diagnostik der **Malaria** Blutuntersuchungen an erster Stelle. Dazu werden entweder ein **Blutausstrich** oder der sog. **"Dicke Tropfen" nach Giemsa** gefärbt und mikroskopisch untersucht. Die Plasmodien lassen sich dann in infizierten Erythrozyten nachweisen. Serologische Verfahren greifen in der Regel zu spät.
Zu **(B)**: **Blutkulturen** haben einen Stellenwert bei systemischen bakteriellen Infektionen bzw. bakteriellen Infektionen mit hämatogener Streuung, bei denen der **Primärherd nicht gut erreichbar** ist.
Für alle Blutkulturen gilt, dass die erste Entnahme **vor Einleiten einer Chemotherapie** erfolgen sollte. Ein günstiger Zeitpunkt ist der **Fieberanstieg**. In der Regel benötigt man mehrere Blutentnahmen, die in ein- bis mehrstündigen Intervallen – je nach Krankheitsbild – durchgeführt werden müssen.
Zu **(C)**: Die serologische Diagnostik spielt insbesondere bei viralen, aber auch zunehmend bei bakteriellen und parasitären Infektionen eine Rolle.
Zu **(D)**: **Meerschweinchen** können aufatmen, da im Zeitalter verbesserter Labordiagnostik ihre **Bedeutung** für die Erregerbestimmung weit **in den Hintergrund getreten** ist. Früher mussten sie vor allem bei Verdacht auf Tuberkulose, Brucellose, Leptospirose oder Rückfallfieber ihr Fell – und nicht nur das – hinhalten.
Zu **(E)**: Ein Intrakutan-Test mit Malaria-Plasmodien liegt nicht vor.

10 Antiprotozoenmittel und Anthelminthika

F96

Frage 10.1: Lösung A

Diese Frage haben leider nur 18 % richtig beantwortet; die meisten Prüflinge entschieden sich für Lösungsmöglichkeit (D) (73 %).
Zu **(A): Metronidazol** wirkt zwar gegen Protozoen wie **Trichomonaden, Gardnerella** und **Amöben,** hat jedoch keinen Effekt auf Plasmodien. Neben den Protozoonosen hat Metronidazol eine wichtige Streuung bei der Therapie von **Anaerobierinfektionen,** wie sie bei der Peritonitis, Organabszessen etc. zu erwarten sind. Ferner gehört es in einige Therapieschemata der **Helicobacter-pylori-Infektionen** mit hinein.
Zu **(B)** bis **(E):** Ein Patient mit Verdacht auf **Malaria tropica** bedarf immer einer stationären Behandlung. Bei relativ unkompliziertem Krankheitsbild und Chloroquinresistenz können **Halofantin** oder **Chinin mit Pyrimethamin-Sulfonamid** oder **Mefloquin** (alle jeweils oral) gegeben werden. Bei schwerem Krankheitsbild bedarf es einer i.v.-Gabe von Chinin bzw. von Chinin in Kombination mit **Doxycyclin.**

F95

Frage 10.2: Lösung E

Da bei der Malaria tertiana wie auch quartana Entwicklungsstadien der Plasmodien in der Leber persistieren können, sind bis zu drei Jahre nach der Infektion Rezidive möglich (bei Malaria quartana bis zu 40 Jahre). Eine Chloroquintherapie kann die Rezidive nicht verhindern, weil sie nur gegen die Schizogoniestadien im Blut wirksam ist.

11 Allgemeine Virologie

F97

Frage 11.1: Lösung C

Zu **(C):** Die gefährliche **Herpes-simplex-Enzephalitis** kann bei frühem Behandlungsbeginn mit Aciclovir geheilt werden. Sie tritt vorwiegend als Primärinfektion auf. Charakteristisch sind nach einem Vorstadium mit Fieber zentralnervöse Symptome wie Krämpfe, Wesensveränderung, Ataxie, Sprachstörungen etc.
Zu **(A):** Ganciclovir behindert die Replikation von **Zytomegalie-Viren** in der Wirtszelle.
Zu **(B):** **Acidothymidin** (Zidovudin) wird bei schweren Manifestationen einer **HIV-Infektion** eingesetzt. Es stört die Virenreplikation.
Zu **(D):** **Amantadin** wirkt vor allem prophylaktisch gegen Infektionen mit **Influenza-A-Viren.** Der Wert einer Therapie in den ersten Tagen der Infektion wird unterschiedlich beurteilt. Amantadin hemmt die Penetration der Influenza-A-Viren.
Zu **(E):** **Tetracycline** haben ein **breites Wirkungsspektrum,** das grampositive und gramnegative Bakterien, Chlamydien, Mycoplasmen, Borrelien, Aktinomyceten u. a. umfaßt. Bei der Prophylaxe und Therapie der Malaria hat Doxycyclin inzwischen eine wichtige Position.

F96

Frage 11.2: Lösung A

Die aufgeführten Begriffe **Adsorption, Penetration, Uncoating, Replikation und Maturation** bezeichnen im Telegrammstil den Vermehrungszyklus animaler **RNA-Viren ohne Hülle.**
Bei der Adsorption bindet das Virus an Rezeptoren der Zellmembran, um anschließend durch eine Art Endozytose in die Zelle zu gelangen (Penetration). Dort wird die Virusnukleinsäure aus dem Nukleokapsid freigesetzt, wofür der Begriff Uncoating steht. Es schließt sich die Phase der Biosynthese bzw. der Replikation an, in der Virusproteine produziert werden, die sich während der Maturation oder Reifung – vermutlich unter Verwendung von „Hilfsstrukturen" – zu Nukleokapsiden zusammensetzen.

F99

Frage 11.3: Lösung C

Animale Viren besitzen als Nukleinsäure entweder RNA oder DNA, die als Einzel- oder Doppelstrang vorliegt, als Proteinmaterial das Kapsid und vereinzelt auch eine lipidhaltige Hülle = „envelope". **Als obligate Zellparasiten sind Viren von der Syntheseleistung ihrer Wirtszelle abhängig.** Bevor jedoch diese zum Zuge kommt, zerlegt sich das Virus zunächst in seine Bestandteile, um dann die Synthese eigener Bausteine zu kodieren. Eine Integration der viralen DNA in das zelluläre Genom ist nicht obligat.
Das Enzym Polymerase wird für die DNA-Synthese benötigt. Bei einigen DNA-Viren ist die Information für dieses Enzym im Genom kodiert, andere Viren nutzen eine zelluläre Polymerase.

F99

Frage 11.4: Lösung B

Zu **(B):** Beim **Neutralisationstest** werden Viren und nachzuweisende spezifische Antikörper zusammen gegeben. Ist der Nachweis positiv, blokkieren die Antikörper diejenigen viralen Strukturen, die an die Wirtszelle binden. Auf diese Weise wird die Infektiosität der Viren neutralisiert.
Zu **(A):** Mit der **Doppeldiffusion in Agargel nach Ouchterlony** kann überprüft werden, ob zwei Antigene identisch sind. Zu einem definierten Testantikörper werden in einem bestimmten räumlichen Abstand Antigene gegeben. Antikörper und Antigen wandern im Gel aufeinander zu und bilden Immunkomplexe, wodurch im Agargel **Präzipitatbögen** zu erkennen sind. Je nach Verlauf des Bogens bzw. der Bögen kann man auf eine Identität der Antigene schließen.
Zu **(C):** Antikörper-Antigen-Komplexe aktivieren das Komplementsystem (klassischer Weg), wobei die reagiblen Bereiche auf dem Fc-Stück der Antikörper liegen. Die **Komplementbindungsreaktion** nutzt diesen Effekt aus. So wird beispielsweise zu bekannten Antigenen Patientenserum und eine bestimmte Menge Komplement gegeben. Kommt es zu einer Antikörper-Antigen-Reaktion, wird Komplement verbraucht, und erlaubt eine indirekte Bestimmung der Antikörper.

Zu **(D):** Mit **Enzymtesten** wie z. B. ELISA („enzymelinked immuno sorbent assays") können Antigen und Antikörper bestimmt werden.
Zu **(E):** Hier wird die **indirekte Hämagglutination** beschrieben. Typisches Beispiel ist der TPHA-Test zum Nachweis der Treponemen.

F00 !!

Frage 11.5: Lösung E

Zu **(E)**: Da keine Subtypen des **Masernvirus** existieren, somit auch **keine Rekombinationen** anstehen, ist die Produktion des Masernimpfstoffes von dieser Seite her unproblematisch.
Zu **(A)**, **(B)**, **(C)** und **(D)**: Bei der Rekombination von Viren handelt es sich um Austausch von genetischer Information. Dadurch ändert sich der Genotyp der betroffenen Viren. Typisches Beispiel sind die **Influenzaviren**, bei denen Rekombinationen zwischen human- und tierpathogenen Viren möglich sind. Voraussetzung ist, daß zwei Viren gleichzeitig eine Zelle infizieren. Liegt das Genom in Form freier Segmente vor, können diese zwischen den Erregern beliebig rekombiniert werden, wie es bei den Influenzaviren der Fall ist. Man spricht dann von Reassortment. Als Folge beobachtet man bei den Influenzaviren umfangreiche Veränderungen der Oberflächenantigene Hämagglutinin und Neuraminidase. Durch diese immer wieder auftretenden Veränderungen gibt es keine dauerhafte Immunität, auch Impfungen bieten nur einen kurzen Schutz.

H94 !!

Frage 11.6: Lösung D

Bei der Rekombination von Viren handelt es sich um **Austausch von genetischer Information.** Dadurch ändert sich der Genotyp der betroffenen Viren. Als Paradebeispiel hierfür gelten immer noch die Influenzaviren, bei denen Rekombinationen zwischen human- und tierpathogenen Viren klinisch für die großen Epidemien verantwortlich sind. Voraussetzung ist, daß zwei Viren gleichzeitig eine Zelle infizieren. Liegt das Genom in Form freier Segmente vor, können diese zwischen den Erregern beliebig rekombiniert werden, wie es bei den Influenzaviren der Fall ist. Man spricht dann von Reassortment.

H95

Frage 11.7: Lösung D

Wenige Grundeinheiten, die sich teilweise mehrfach wiederholen, bilden ein Virus. Die virale Nukleinsäure, die als ein- oder doppelsträngige DNA bzw. RNA vorliegen kann, bezeichnet man als Nukleid. Sie ist von einem Proteinmantel, dem Kapsid, umgeben. Dieser wiederum setzt sich aus zahlreichen identischen Untereinheiten, den **Kapsomeren,** zusammen. Charakteristisch ist eine symmetrische Anordnung, die auch der Klassifizierung der Viren dient (Ikosaeder, helikale Struktur etc.). Bei manchen Viren ist das **Nukleokapsid** zusätzlich mit einer **Hülle (Envelope)** umgeben, die aus Kohlenhydraten, Lipiden und Proteinen besteht. Die meisten **Envelopes tragen Glykoproteinfortsätze, sog. Spikes und Polymere,** die verschiedene Funktionen besitzen. Hierzu zählen u. a. **Adsorption und Penetration des Genoms der Wirtszelle,** Verursachung von Hämagglutination und Hämolyse. Bestimmend für die Antigenität des Virus sind die Proteine des Kapsids und – falls vorhanden – die der Außenhülle.

H97 F95 !

Frage 11.8: Lösung A

Die **Virushülle** umgibt das **Kapsid,** das seinerseits als Schutzmantel der Nukleinsäuren **(Genom)** dient. Meist besteht die Hülle aus Proteinen, Glykoproteinen und Lipiden, weshalb sie mit organischen Lösungsmitteln zerstört werden kann. Die Synthese der Hülle erfolgt in der Wirtszelle entsprechend der im Virusgenom enthaltenen Informationen. Die Hüllenmontage findet an (nicht aus) der Zellkern- oder Zellmembran statt und ist mit dem auch als **„budding"** bezeichneten Knospungsvorgang verbunden. Hüllen haben wie Kapside eine **antigene Wirkung** (Beispiel Influenzaviren). Einteilungskriterien der Viren sind Nukleinsäuretyp, Symmetrieform des Kapsids, Vorhandensein oder Fehlen einer Hülle, serologische Eigenschaften und das Vorhandensein von Enzymen.

F98 !!

Frage 11.9: Lösung C

Bei der **Rekombination** von Viren handelt es sich um **Austausch von genetischen Informationen.** Dadurch ändert sich der Genotyp der betroffenen Viren. Typisches Beispiel sind die Influenzaviren, bei denen auch Rekombinationen zwischen human- und tierpathogenen Viren möglich sind. Voraussetzung ist, daß zwei Viren gleichzeitig eine Zelle infizieren. Liegt das Genom in Form freier Segmente vor, können diese zwischen den Erregern beliebig rekombiniert werden. Man spricht dann von Reassortment. Als Folge beobachtet man bei den Influenzaviren umfangreiche Veränderungen der Ober-

K

flächenantigene Hämagglutinin und Neuraminidase. Durch diese immer wieder auftretenden Veränderungen gibt es keine dauerhafte Immunität, auch Impfungen bieten nur einen kurzen Schutz.

H95

Frage 11.10: Lösung C

Zu **(1):** Sowohl bei **Herpes zoster** als auch bei schweren Varizellen-Komplikationen der Immunsupprimierten gibt man Aciclovir, das teilweise mit Zoster-Immunglobulin kombiniert wird.
Zu **(2):** Eine frühzeitige Lokaltherapie mit **Aciclovir** bei Herpes labialis kann die Bläschenbildung weitgehend unterdrücken. Nur schwere Formen der Herpes-simplex-Infektion, z. B. Enzephalitis, bedürfen einer systemischen Therapie.
Zu **(3):** Durch Behandlung mit **Azidothymidin** läßt sich bei **HIV**-Infizierten der Virusgehalt im Blut reduzieren, während dadurch ein Einfluß auf integrierte Virusgenome nicht erzielt werden kann.
Zu **(4):** **Amantadin** wirkt gegen **Influenzaviren,** abgeschwächt auch gegen Röteln- und Parainfluenzaviren. Der Schwerpunkt liegt auf der prophylaktischen Gabe. Chemotherapeutisch werden Masern nicht behandelt. Im Vordergrund stehen die aktive und passive Immunisierung. Letztere kommt beispielsweise bei nicht geimpften Kindern mit latenter Tuberkulose nach Masern-Exposition zur Anwendung.

F95

Frage 11.11: Lösung C

Interferone, die in α-, β- und γ-Interferon unterteilt werden, besitzen *antivirale Aktivität,* behindern Zellproliferation und beeinflußen das Immunsystem. γ-Interferon wird von Lymphozyten produziert, wobei die Erkennung des Antigens durch die T-Zelle das auslösende Agens ist. Hingegen reicht bei α- und β-Interferon die Virusinfektion als Auslöser. Die Wirkung der Substanzen beruht darauf, daß durch sie die Translation der viralen mRNA in der Zelle und damit die *Virussynthese gehemmt* wird. Dies ist unabhängig vom Virus-Typ. Adsorption und Uncoating des Virus finden ungehindert statt. Oft sind Interferone wirtsspezifisch (oder speziesspezifisch). Dies bedeutet u. a., daß tierische Interferone im Menschen meist eine geringere Wirkung haben.

H96 **!**

Frage 11.12: Lösung B

Diese Frage ist vielen nicht leicht gefallen, denn nur 42 % entschieden sich für die richtige Lösung, 32 % favorisierten Antwortmöglichkeit (C), während sich die übrigen relativ gleichmäßig auf (A), (D) und (E) verteilten.
Bei der Desinfektion liegt der wunde Punkt der Viren in der Hülle, die in der Regel aus Proteinen, Glykoproteinen und Lipiden besteht und durch Substanzen wie Alkohol zerstört werden kann.
Mit Hülle: Orthomyxo- und Paramyxoviren (darunter die Influenza-Viren), Röteln-Viren (Rubella), Retroviren (z. B. HIV), Herpesviren u. a.
Ohne Hülle: Picorna-Viren (also Polioviren, Coxsackie-Viren etc.), Rotaviren, Parvoviren, Adenoviren u. a.

H97 **!**

Frage 11.13: Lösung C

Herpes-Viren, Orthomyxo- und Paramyxoviren (darunter die Influenza-Viren) sowie Retro-Viren (z. B. HIV) besitzen eine lipidhaltige Hülle, die durch bestimmte Substanzen wie beispielsweise Alkohol zerstört werden kann.
Picorna-Viren, zu denen u. a. Coxsackie- und Hepatitis-A-Viren zählen, aber auch Rota-Viren, Parvo-Viren und Adeno-Viren haben keine Hülle.

11.10 Kommentare aus Examen Herbst 2000

H00 **!**

Frage 11.14: Lösung C

Die Affinität von Aciclovir zu viralen Thymidinkinasen ist ca. 200-mal höher verglichen mit denen von Säugetieren und erklärt die selektive Wirkung dieser Substanz (C). Die Thymidinkinasen wandeln Aciclovir in das entsprechende Monophosphat um, aus dem durch zelleigene Kinasen ein Triphosphat entsteht, das die eigentliche Wirksubstanz darstellt (B). Phosphorylierung ist also Voraussetzung dafür, dass die Wirksubstanz in der virusinfizierten Zelle vorliegt.
Das Triphosphat wird unter Einwirkung der viralen DNA-Polymerase in die Virus-DNA eingebaut. Da die Anknüpfung weiterer Nucleotide wegen der chemischen Struktur des Triphosphates nicht möglich ist, bricht die Kette ab, d. h. Aciclovir wirkt als sog. **chain terminator** (A).
Aciclovir wirkt gegen **Herpes-simplex- und Varizellen-Viren** ((D) und (E)). Es kann je nach Krankheitsbild lokal oder systemisch appliziert werden.

12 Spezielle Virologie

12.1 Poxviridae

12.2 Herpetoviridae

F98 !

Frage 12.1: Lösung A

Bei **Lues-Verdacht** wird aus Primär- oder Sekundäraffekten sogenanntes Reizserum gepreßt, das man auf einen Objektträger tropfen läßt. Anschließend betrachtet man das mit etwas physiologischer Kochsalzlösung angereicherte Präparat im **Dunkelfeld- oder Phasenkontrastmikroskop.** Der direkte Immunfluoreszenz-Test (Zugabe fluoreszein-markierter Antikörper) gilt als verläßlicher. Da Treponema pallidum in vitro nicht gezüchtet werden kann, kommen als Alternative serologische Verfahren in Betracht.

F98 !

Frage 12.2: Lösung C

Bei der **Salmonellengastroenteritis** steht diagnostisch die **Stuhluntersuchung** an erster Stelle. Entsprechende Proben gibt man auf Selektivmedien, um die begleitende Bakterienflora möglichst zu unterdrücken. Von verdächtigen Kolonien legt man Reinkulturen an und prüft dann deren biochemische Leistungen.

F98 !

Frage 12.3: Lösung D

Zu **(D):** Bei der Infektion mit **Clostridium botulinum** ist pathogenetisch die **Intoxikation** mit dem von den Erregern produzierten Neurotoxin entscheidend. Der Tierversuch mit der Maus dient als empfindliche diagnostische Maßnahme zum Toxinnachweis. Erkrankt die Maus an Botulismus, zeigt sie die typische „Wespentaille".
Zu **(B):** Für die Labordiagnostik einer **infektiösen Mononukleose** steht an erster Stelle der Nachweis spezifischer Antikörper, der mit verschiedenen Methoden durchgeführt werden kann. Dabei muß der **Paul-Bunnell-Test** als Besonderheit hervorgehoben werden. Dieses Verfahren beruht darauf, daß im Serum akut Erkrankter Antikörper auftreten, die Schaferythrozyten agglutinieren.
Zu **(E):** Der in der Regel klinisch begründete Verdacht (Anamnese, Symptome) auf ein akutes **rheumatisches Fieber** kann durch einen hohen **Antistreptolysin-Titer** unterstützt werden. Sinnvoll kombiniert man diesen Test mit einem Nachweis von Antikörpern gegen Streptodornase B der A-Streptokokken.

H99 F96 !

Frage 12.4: Lösung A

Zu **(A):** Die Infektion mit **Neisseria gonorrhoeae** erfolgt **intra partum** und manifestiert sich als **eitrige Konjunktivitis** des Neugeborenen. Durch die Credé-Prophylaxe – Gabe von Antibiotikatropfen in den Konjunktivalsack – kann diese Erkrankung verhindert werden. Diaplazentare Übertragung der Neisseria ist nicht bekannt.
Zu **(B)** bis **(E):** Die Erreger mit ihren charakteristischen Krankheitsbildern bei diaplazentarer Übertragung:

Listeria monocytogenes	– Abort, Sepsis, Meningitis, Enzephalitis
Treponema pallidum	– Abort, Totgeburt, kongenitale Syphilis mit Rhinitis, Hautveränderung, Lungenblutung etc.
Toxoplasma gondii	– Hydrocephalus internus, Verkalkung im Gehirn, chorioretinitische Narben
Zytomegalie-Virus	– Hydrocephalus e vacuo, periventrikuläre Verkalkung, Mikrozephalus, Hepatitis, Anämie, Hämolyse

F94 !

Frage 12.5: Lösung C

Zu **(C): Lactobacillus acidophilus** ist u. a. wichtiger Vertreter der vaginalen „Döderlein-Flora", die eine optimale Abwehr gegen pathogene Keime darstellt. Perinatale Infektionen werden von diesem Bakterium nicht hervorgerufen.
Zu **(A)**, **(B)**, **(D)** und **(E):** Erreger und Krankheitsbilder in tabellarischer Übersicht:

Herpes-simplex-Virus Typ 2	– Sepsis
Neisseria gonorrhoeae	– eitrige Konjunktivitis
B-Streptokokken	– Pneumonie, Meningitis, Sepsis
Chlamydia trachomatis	– Einschlußkonjunktivitis

K

H99 !

Frage 12.6: Lösung C

Zu **(C)**: Sowohl im Kindes- als auch im Erwachsenealter verlaufen **Zytomegalieinfektionen** bei sonst gesunden Menschen meist inapparent.
Zu **(A)**: Der Herpes corneae (Keratitis dendritica) wird von **Herpes-simplex-Virus Typ 1** verursacht.
Zu **(B)**: Erkrankt eine Schwangere wenige Tage vor der Entbindung an **Windpocken**, wird das Kind ohne schützende Antikörper geboren. Die dann **perinatal** erworbene Infektion verläuft bei einigen Neugeborenen sehr schwer und lebensbedrohlich.
Zu **(D)**: Wie andere Vertreter der Herpesviren vermögen auch die **Epstein-Barr-Viren** im Wirtsorganismus zu persistieren. Primärinfektionen von Jugendlichen oder Erwachsenen führen in ca. 50 % der Fälle zum typischen Bild der **akuten Mononukleose**, die gelegentlich auch einen chronischen Verlauf nimmt.
Zu **(E)**: **Aciclovir** ist ein **Guanosin-Analogon**, das als Triphosphat die virale DNA-Polymerase behindert und in die DNA integriert wird. Es wirkt **gegen Herpes- und Varizella-Zoster-Viren**.

F97

Frage 12.7: Lösung B

Herpes-simplex-Viren können Krankheitsbilder wie **Gingivostomatitis, Keratokonjunktivitis, Eczema herpeticum, Meningoenzephalitis, Herpes labialis und genitalis, Herpes neonatalis** u. a. hervorrufen. Die meisten Infektionen verlaufen blande, es manifestieren sich lediglich die **endogenen Rezidive** als Herpes labialis oder genitalis.
Typischer viraler Erreger einer **Parotitis** ist das **Mumps-Virus.** Eitrige Parotiden können u. a. von Streptokokken verursacht werden.

H99 !

Frage 12.8: Lösung A

Perinatale Infektionen mit dem **Zytomegalievirus** können für Frühgeborene lebensbedrohlich sein. Sie verlaufen als **Pneumonie, Hepatitis, Thrombozytopenie** oder **Hämolyse.**

H96

Frage 12.9: Lösung C

Das **Varicella-Zoster-Virus** gehört zur Gruppe der Herpesviren, die alle die Fähigkeit besitzen, im Wirtsorganismus zu **persistieren** – auch bei Anwesenheit spezifischer Antikörper und zytologischer Gedächtniszellen. Bei einer Varizellen-Infektion (Windpocken) gelangen die Viren in die **Ganglien der Gehirnnerven und der Wirbelsäule,** wo sie persistieren. Ein **endogenes Rezidiv** verläuft unter dem Bild eines **Herpes zoster,** der in aller Regel lokal entlang der Austrittsstelle eines Nerven auftritt. Nur bei stark reduzierter Abwehrlage kann sich ein generalisierter Zoster entwickeln. Eine Varizellen-Infektion ist demnach die Voraussetzung für einen Herpes zoster!
Die aktive **Impfung** erfolgt durch Applikation einer **Lebendvakzine** mit abgeschwächten (attenuierten) Impfviren.

H96

Frage 12.10: Lösung E

Bei den **Herpes-simplex-Viren** unterscheidet man zwei Typen, Typ 1 und Typ 2, mit unterschiedlichen Eigenschaften. Typ 1 verursacht vor allem Infektionen im Bereich der Mundhöhle, Typ 2 hauptsächlich in der Genitalregion. Bei beiden Typen schließt sich an die **meist inapparent verlaufende Primärinfektion** eine latente Phase mit Viruspersistenz in den sensorischen Ganglien an. Rezidive treten vornehmlich als Herpes labialis (Typ 1) oder genitalis (Typ 2) mit Bläschenbildung an den Prädilektionsstellen auf.
Zu den *manifesten Primärerkrankungen durch Herpes-simplex-Virus Typ 1,* die man insbesondere bei Kindern findet, gehören die Gingivostomatitis herpetica (Bläschenbildung der Mundschleimhaut und des Zahnfleisches, eventuell auch mit Rhinitis, Tonsillitis oder Pharyngitis), die Keratokonjunktivitis (als Primär- oder Sekundärinfektion), das Eczema herpeticum (ausgedehnte Ekzem-Effloreszenzen) und die (Meningo-)Enzephalitis. Bei letzterer handelt es sich um eine nekrotisierende Enzephalitis mit hoher Letalität (ohne Therapie ca. 70 %).
Eine *manifest verlaufende Primärinfektion mit Herpes-simplex-Virus Typ 2* tritt hauptsächlich bei Jugendlichen und Erwachsenen auf und zwar als Vulvovaginitis oder Meningitis, deutlich gutartiger als die Enzephalitis durch Typ 1. Daneben kann es noch durch Infektion im Geburtskanal zu dem schwer verlaufenden generalisierten Herpes des Neugeborenen (Herpes neonatorum) kommen.
Bei einer Primärinfektion mit Herpes-simplex-Viren werden **Antikörper (IgA, IgM und IgG) und immunkompetente Zellen** gebildet. Beide Abwehrsysteme verhindern nicht die endogenen Rezidive, da die Viren vom Ganglion aus über das Axon in die Peripherie, d. h. die Epithelzellen gelangen. Dort ver-

ursachen sie Mikrofusionen benachbarter Zellen und breiten sich auf diese Weise ungehindert aus.

H95 !

Frage 12.11: Lösung B

Zu **(B):** Das **humane Herpesvirus Nr. 6 (HHV-6)** ist Erreger des *Drei-Tage-Fiebers,* auch *Exanthema subitum* oder *Roseola infantum* genannt. Die Erkrankung tritt überwiegend bei Säuglingen oder Kleinkindern auf. Apparente Verläufe beginnen mit Fieber, während das Exanthem erst gegen Ende der Fieberphase zu beobachten ist.
Das *Erythema chronicum migrans* kann im Stadium I der **Lyme-Erkrankung** auftreten, und zwar zuerst als Rötung um den Zeckenbiß herum, durch den Borrelia burgdorferi übertragen wird. In den Folgestadien bilden sich z. T. neurologische, kardiale und andere Organschäden aus.
Zu **(A):** Durch **Zytomegalieviren** sind besonders *abwehrgeschwächte Patienten* (z. B. AIDS) gefährdet, wobei man sowohl direkte Infektionen als auch Rezidive beobachtet. Das klinische Bild ist vielfältig und reicht von der nekrotisierenden Retinitis über gastrointestinale Infektionen bis hin zu Pneumonien.
Zu **(C):** Die *infektiöse Mononukleose* (auch: Pfeiffer-Drüsenfieber, kissing disease) wird von **Epstein-Barr-Viren** hervorgerufen. Das klassische Bild der Erkrankung ist geprägt durch Fieber, Angina mit Halsschmerzen, Lymphdrüsenschwellungen mit Splenomegalie und Blutbildveränderungen (aktivierte T-Lymphozyten).
Zu **(D): Varicella-Zoster-Virus** ist primär Erreger der *Windpocken* (Varizellen). Dabei handelt es sich um eine hochkontagiöse Erkrankung, die immer apparent verläuft und mit einem charakteristischen Exanthem einhergeht. Die Viren persistieren im Wirtsorganismus und können im Rahmen eines endogenen Rezidivs zu einem **Herpes zoster** (Gürtelrose) führen, einer schmerzhaften Neuritis mit Exathembildung.
Zu **(E):** Zwar verlaufen 90 % der **Herpes-simplex-Infektionen** inapparent und erst durch endogene Rezidive kommt es zu dem bekannten Bild des *Herpes labialis,* man kennt aber auch verschiedene Formen der Primärinfektion, zu der die *Gingivostomatitis* gehört. Sie ist charakterisiert durch eine Entzündung der Mundschleimhaut und des Zahnfleisches, die mit Bläschenbildung einhergeht.

F97

Frage 12.12: Lösung E

Zytomegalieviren gehören der Gruppe der Herpesviren an. In befallenen Organen bilden sich Riesenzellen, die bereits vor fast 100 Jahren erstmalig in Speichel und Urin infizierter Personen nachgewiesen werden konnten. Die Erregerübertragung kann durch Tröpfcheninfektion, Schmierinfektion, Geschlechtsverkehr oder Bluttransfusion erfolgen. Infektionen bei gesunden Kindern und Erwachsenen verlaufen *meist inapparent,* es kommt allerdings immer zu einer *Persistenz der Erreger* im Wirtsorganismus (meist Speicheldrüsen und Nieren).
Manifeste Erstinfektionen können als Pneumonie oder mononukleoseähnliche Krankheitsbilder mit Hepatitis und atypischer Lymphozytose verlaufen. Die für die Epstein-Barr-Infektion charakteristische Tonsillitis und Lymphadenopathie sieht man seltener.
Schwer verlaufen Zytomegalieinfektionen **(Hauptsymptom: interstitielle Pneumonie) bei immunschwachen Patienten** – gleichgültig ob im Rahmen einer Primärinfektion oder einer Reaktivierung persistierender Viren. Neben den postnatalen Manifestationen können Infektionen auch durch intrauterine Übertragung entstehen und zu schweren Fetopathien führen. Typische Merkmale sind Pneumonie, Hepatosplenomegalie, Ikterus, thrombozytopenische Purpura und ZNS-Schäden.
Von den Virustatika hat sich bisher Ganciclovir, das die Replikation behindert, als wirksam gegen Zytomegalieviren erwiesen.

F96

Frage 12.13: Lösung A

Zu **(A):** Diese Frage hat vielen Prüflingen große Schwierigkeiten bereitet, so daß sich 27 % für Lösung (B) entschieden haben. Die vom **Varicella-Zoster-Virus** hervorgerufenen Windpocken machen ihrem Namen alle Ehre: Nicht allein, daß man bei Jugendlichen eine Durchseuchung von 80–90 % findet, (fast) immer verläuft die Infektion auch apparent.
Zu **(B):** Zwar lassen sich die **Varizellen** überwiegend durch das klinische Bild der typischen Exantheme (Sternenhimmel) diagnostizieren; will man jedoch eine sichere Abgrenzung zu den Pocken, bietet sich eine **elektronenmikroskopische Untersuchung von Bläscheninhalt** an. Die sehr unterschiedliche Morphologie des Pocken- und des Varicella-Zoster-Virus erlaubt diese Methode. Ergänzend stehen **Immunfluoreszenzverfahren** sowie serologische Nachweise zur Verfügung.
Zu **(C):** Neben dem üblichen Bild der Varizellen hat insbesondere die **perinatale Infektion** des Neugeborenen eine große Bedeutung, da diese Erkrankung einen **lebensbedrohlichen Verlauf** nehmen kann. Sie tritt bei einer Infektion der Mutter auf,

wenn sich diese wenige Tage vor bzw. nach der Geburt manifestiert. Therapeutisch verabreicht man den Neugeborenen **Varicella-Zoster-Hyperimmunglobulin.**

Zu **(D):** Beim **Herpes zoster** handelt es sich um ein **endogenes Rezidiv** einer Varizelleninfektion, das auf der Erregerresistenz im Trigeminusganglion oder den Spinalganglien beruht. Dementsprechend tritt der Zoster im Thorakalbereich oder im Gesicht, hier auch als Zoster ophthalmicus mit Befall der Augen auf. Neben den Effloreszenzen sind z. T. ausgeprägte neuralgische Beschwerden charakteristisch.

Zu **(E): Aciclovir** oder **Brivudin** kommen als Nukleosid-Analoga bei immunsupprimierten Kindern und Erwachsenen zum Einsatz, um den Verlauf einer Varizelleninfektion zu begünstigen und die Komplikationsrate zu mindern. Typische Komplikationen sind Enzephalitis und Pneumonie.

F99 **!!**

Frage 12.14: Lösung C

Zytomegalieviren gehören der Gruppe der Herpesviren an. Die Übertragung erfolgt durch direkten Kontakt oder Bluttransfusion. Bei Gesunden verläuft die Infektion meist inapparent, jedoch muß mit einer **Persistenz der Erreger** gerechnet werden. Unter den apparenten Verläufen findet man leichte Hepatitiden oder Mononukleose-ähnliche Krankheitsbilder.

Bei **Patienten unter immunsuppressiver Therapie,** mit Malignomen oder AIDS-Patienten führen Erstinfektionen oder Reaktivierung einer bereits bestehenden Infektion zu z. T. **schweren Krankheitsbildern,** von denen insbesondere **Lunge und Leber** betroffen sind.

Pränatale Infektionen mit ZMV können schwere Fetopathien mit **Pneumonie, Hepatosplenomegalie, Ikterus, Thrombozytopenie und ZNS-Schäden** zur Folge haben.

12.3 Hepadnaviridae

H99 **!!**

Frage 12.15: Lösung D

Zu **(D)**: Die mikrobiologische Diagnostik von **Mycobacterium tuberculosis** beruht immer noch auf der Kultur (Aufzucht auf Spezialnährböden) und dem Tierversuch.

Zu **(A)**, **(B)**, **(C)** und **(E)**: Die Erreger und ihre jeweiligen Nachweisverfahren im Überblick:

Zytomegalievirus	– primär Antigen-, aber auch Antikörpernachweis
Hepatitis-B-Virus	– Antigen- und Antikörpernachweis
Treponema pallidum	– primär Antikörpernachweis; daneben auch mikroskopischer Erregernachweis im Reizsserum
Toxoplasma gondii	– verschiedene Antikörpernachweisverfahren; bei besonderen Fragestellungen Erregernachweis durch PCR (Polymerase-Kettenreaktion)

H97

Frage 12.16: Lösung D

Zu **(D): Staphylococcus saprophyticus** zählt zur Haut- bzw. Schleimhautflora. Bei jüngeren, sexuell aktiven Frauen kann dieser potentiell pathogene Keim ein **Dysurie-Syndrom** hervorrufen, bei Männern eine unspezifische Urethritis.

Zu **(A):** Nahrungsmittel unterschiedlicher Art wie **Milch- und Molkereiprodukte, Schalentiere, Eier, Fleisch- und Fischprodukte** usw. können als Erreger für Gastroenteritiden dienen, die von **Salmonella typhimurium** hervorgerufen werden. Charakteristisch ist die kurze Inkubationszeit (ca. 8–48 Stunden), an die sich Krankheitserscheinungen wie Übelkeit, Erbrechen, Durchfall und Fieber anschließen.

Zu **(B):** Wie alle Mitglieder der Herpesfamilie kann auch **Herpes-simplex-Virus Typ 1** im Wirtsorganismus persistieren. Während die Primärinfektion in den meisten Fällen asymptomatisch verläuft, tritt der **Herpes labialis oder faciei** mit ulzerierenden Bläschen im Mund- oder Gesichtsbereich **als typische Sekundärinfektion** auf, seltener die Keratokonjunktivitis.

Zu **(C):** Ein im Krankenhaus **als Erreger nosokomialer Infektionen** gefürchteter Keim ist **Pseudomonas aeruginosa.** Dort beobachtet man vor allem Sekundär- oder *Superinfektionen von Wunden, Pneumonien, Harnwegsinfektionen und Meningitiden* durch Pseudomonas aeruginosa, die insbesondere bei prädisponierenden Faktoren wie allgemeiner Abwehrschwäche etc. gut gedeihen.

Zu **(E):** Viele Wege führen zur **Hepatitis B:** ca. **10 % aller Posttransfusionshepatitiden** gehen zu Lasten des Hepatitis-B-Virus; daneben spielt es als *nosokomiale Infektion* bei Dialysepatienten und bei Patienten, die häufig Blutprodukte erhalten, eine große Rolle. Gefährdet ist ferner das medizinische Personal.

H98 !

Frage 12.17: Lösung B

Zu **(B)**: Die Diagnostik einer Infektion mit **Epstein-Barr-Viren** beruht auf Antikörpernachweisverfahren. Der **Paul-Bunnell-Test** (Nachweis heterophiler Antikörper) eignet sich vor allem bei Erwachsenen, ist jedoch bei erkrankten Kindern in 50 % der Fälle negativ. Daneben können Antikörper gegen Epstein-Barr-Viren auch mit dem **Immunfluoreszenztest** und **ELISA** nachgewiesen werden. Der Blutausstrich ist insofern von Bedeutung, als man dabei die für die infektiöse Mononukleose typische Erhöhung der Lymphozytenzahl sowie monozytoide Lymphozyten finden kann.
Zu **(A)**: Bei der akuten **Hepatitis B** steht diagnostisch der **Antigen-(HBsAg-)Nachweis** im Vordergrund, zumal Antikörper erst in einer späteren Phase der Erkrankung auftreten.
Zu **(C)**: Mikroskopische und kulturelle Verfahren zum Nachweis einer **Borreliose** sind möglich, aber wenig erfolgversprechend. Verschiedene serologische Methoden zum **Antikörpernachweis** stehen daher an erster Stelle.
Zu **(D)**: Abhängig von der Infektionslokalisation eignen sich **Kulturen** zum Nachweis einer Infektion mit **Candida albicans.** Die weitere Differenzierung erfolgt nach mikroskopischen und biochemischen Merkmalen. Bei lebensbedrohlichen Organkandidosen sind serologische **Antikörper-Nachweisverfahren** unumgänglich.
Zu **(E)**: Die Diagnostik einer Infektion mit Cryptococcus neoformans steht auf zwei Beinen: Kulturen und Nachweis von **Cryptococcus-Kapselantigen.**

F95 !!

Frage 12.18: Lösung D

Zu **(A)** und **(D)**: Antikörper gegen das HBsAg treten erst Monate nach Ende der klinischen Erkrankung auf. Sie sind jedoch für die Immunität von entscheidender Bedeutung. Daher besteht der Impfstoff gegen Hepatitis B aus gentechnisch hergestelltem HBsAg.
Zu **(B)**: HBeAg findet man im Blut von Personen mit akuter oder chronischer Hepatitis B. Diese Personen sind auf jeden Fall infektiös.
Zu **(C)**: Das Oberflächenantigen = HBsAg = Australia-Antigen (alte Bezeichnung) erscheint im Blut erkrankter Personen, und zwar meist einige Wochen vor bis ungefähr 3–4 Monate nach Beginn der Erkrankung.
Zu **(E)**: HBsAg im Blut weist immer auf eine mehr oder weniger starke Infektiosität hin. Der Grad der Infektiosität hängt vom Vorhandensein weiterer Antigene bzw. spezifischer Antikörper ab. Die betreffenden Personen sind auf jeden Fall von der Blutspende auszuschließen, um eine Erregerübertragung auf andere zu vermeiden.

F95

Frage 12.19: Lösung D

Das **Hepatitis-D-Virus** (HDV = Delta-Virus), ein defektes RNA-Virus, kann sich nur in Anwesenheit eines *Helfer-Virus* vermehren. Dieser „Helfer" ist das Hepatitis-B-Virus (HBV), dessen HBsAg die Hülle für das Delta-Virus liefert. Die übrige Replikation erfolgt unabhängig von HBV. Während die gleichzeitige Infektion mit HBV und HDV mehr den akuten Krankheitsverlauf der Hepatitis B und weniger die Chronizität beeinflußt, führt bei bestehender HBV-Infektion die Superinfektion mit HDV zu einem akuten Schub und bewirkt oft chronische HDV-Infektionen. Ohne HBsAg geht von HDV keine Gefahr aus.

F99 !

Frage 12.20: Lösung C

Das **Hepatitis-B-Virus** ist ein DNA-Virus mit einer Hülle, die das **Oberflächenantigen HBsAg** enthält. Die durch Impfung oder abgelaufene Infektion erworbene Immunität basiert auf Antikörpern gegen dieses Antigen. Aus der infizierten Leberzelle werden auch andere Proteine wie das HBcAg und HBeAg – beides Kapsidantigene – ins Blut abgegeben. Der Nachweis von HBsAg und HBeAg spricht für die Infektiosität des Patienten.
In der Regel vermehren sich Hepatitis-B-Viren in der Wirtszelle, ohne sie zu zerstören; vielmehr gelangen die Erreger durch Sprossung nach außen. Da auf diese Weise virales Antigen die Zelloberfläche erreicht, wird die Zelle vom Immunsystem als fremd erkannt und zerstört.
Das **Leberzellkarzinom** kann als **Folge einer chronisch-persistierenden Hepatitis B** entstehen.

F97

Frage 12.21: Lösung A

Nur der Nachweis spezifischer Antikörper kann die Diagnose einer Hepatitis B sichern. Als erste treten Anti-HBc-Antikörper ca. 2 Monate nach der Infektion auf, allerdings spricht allein der Nachweis von **IgM-anti-HBc** für eine **akute Hepatitis B.**
Da Anti-HBe später als Anti-HBc auftritt, steht es bei der Diagnostik nicht an erster Stelle. Man spricht auch von einem diagnostischen Fenster, da

K

zwischen dem Verschwinden des HBe-Antigens und dem Auftreten des Anti-HBe eine zeitliche Lücke klaffen kann. Hingegen ist das **HBe-Antigen ein Gradmesser für eine chronisch aktive Hepatitis B.** Die Höhe der Transaminasen spiegelt unspezifisch das Ausmaß der Leberzellzerstörung wieder, wie sie bei allen Hepatitiden beobachtet werden kann. Eine Bilirubinerhöhung findet sich bei allen ikterischen Krankheitsbildern.

12.4 Adenoviridae

12.5 Papovaviridae

12.6 Parvoviridae

12.7 Reoviridae (RNA)

H94

Frage 12.22: Lösung B

Zu **(B):** Das Parvovirus B19 ist Erreger des **Erythema infectiosum (Ringelröteln),** das insbesondere bei Kindern auftritt. Neben dem Erythem können Allgemeinerscheinungen wie Fieber, Erbrechen, Kopfschmerzen, Arthralgien etc. beobachtet werden. Der Durchseuchungsgrad in der Bevölkerung ist sehr hoch.
Zu **(A)**, **(C)** und **(D):** Pharyngitis, Meningitis und Zystitis sind Infektionen, die von zahlreichen Bakterien (Streptokokken, Enterobacteriaceae u. a.) und Viren hervorgerufen werden.
Zu **(E):** Ein **Erythema chronicum migrans** kann im Stadium I der Lyme-Erkrankung ein wichtiger Hinweis auf die Borreliose sein, die durch Zecken übertragen wird. Erreger ist *Borrelia burgdorferi.*

H98

Frage 12.23: Lösung A

Zu **(A):** Die weltweit verbreiteten **Adenoviren** sind häufig Erreger **„grippaler" Infekte.** Ihr Anteil beträgt bei Erwachsenen 3–7 %, bei Kindern 5–10 %.
Zu **(B): Parvovirus B19** ist Erreger des **Erythema infectiosum,** auch Ringelröteln genannt. Hierbei treten neben grippeähnlichen Beschwerden z. T. ausgedehnte makulopapulöse Exantheme auf.
Zu **(C): Rotaviren** stehen als Erreger von **Durchfallerkrankungen** bei Kindern an erster Stelle. Die Infektion tritt vorwiegend in den Wintermonaten auf.
Zu **(D):** Die Gruppe der **Herpesviren** umfaßt zahlreiche Spezies, die sehr unterschiedliche Krankheitsbilder hervorrufen können. Diese im Überblick:

Herpes-simplex-Virus	– Herpes labialis und genitalis, Infektionen des ZNS u. a.
Varicella-Zoster-Virus	– Windpocken (Varizellen), als Rezidiv Gürtelrose (Herpes zoster)
Zytomegalie-Virus	– Pneumonie, Hepatitis, Meningoenzephalitis u.a.
Epstein-Barr-Virus	– infektiöse Mononukleose
Humanes-Herpes-Virus 6	– Exanthema subitum (Drei-Tage-Fieber)

Zu **(E): Papovaviren** sind Erreger benigner und maligner Tumoren.

F99

Frage 12.24: Lösung E

Zu **(E):** Von einer Infektion mit **Entamoeba histolytica** können Personen unterschiedlichen Alters betroffen sein. Kommt es zu einer sogenannten **invasiven Darmamöbiasis,** die durch eine Invasion der Erreger in die Wand des Dickdarms – gelegentlich auch des terminalen Ileums – geprägt ist, gehören Abdominalbeschwerden und rezidivierende, teilweise blutig tingierte Diarrhoen zum Krankheitsbild.
Zu **(A): Rotaviren** rufen typischerweise bei **Kindern** Darminfektionen hervor. Dabei findet die Virusvermehrung ausschließlich im Dünndarm statt. Hämorrhagien treten nicht auf.
Zu **(B): Clostridium botulinum** ist Erreger des **Botulismus,** wobei es sich im eigentlichen Sinne nicht um eine Infektion, sondern um eine Intoxikation (mit Botulinustoxin) handelt. Meist nimmt man die Erreger bzw. das (Neuro-)Toxin mit verdorbenen Nahrungsmitteln auf. Für das Krankheitsbild sind Lähmungen charakteristisch.
Zu **(C): Enterococcus faecalis** gehört zur **physiologischen Darmflora** und tritt daneben primär als Erreger von Harnwegsinfektionen bzw. Endokarditiden auf.
Zu **(D):** Vertreter der **Enterobactergruppe** lassen sich zum Teil in der menschlichen Darmflora nachweisen. Infektionen mit diesen Erregern spielen insbesondere bei immunsupprimierten Patienten oder solchen mit liegenden Kathetern eine Rolle. Typische Krankheitsbilder sind **Pneumonien, Harnwegsinfektionen, Wundheilungsstörungen, Meningitis und Sepsis.**

F00 H95 !!

Frage 12.25: Lösung B

Überwiegend in den Wintermonaten – in den Tropen ganzjährig – treten durch fäkal- orale Übertragung **Rotavirusinfektionen** auf, von denen hauptsächlich **Säuglinge** und **Kleinkinder** betroffen sind. Die Virusvermehrung erfolgt in den Dünndarmzotten, in denen Rotavirusantigen nachgewiesen werden konnte. Man fand ferner Verkürzungen der Zotten und monozytäre Infiltrate.
Typische klinische Zeichen der Infektion sind **Diarrhoe, Fieber, Exantheme, Wasserverlust und Malabsorption**. Häufig verläuft die Infektion auch inapparent. Komplikationen wie Nephritis sind nicht bekannt. Rotavirusinfektionen gehören in den Entwicklungsländern aufgrund der schlechten Ernährungslage und der mangelnden Hygiene zu den Hauptursachen der hohen Säuglingssterblichkeit.

F99 !

Frage 12.26: Lösung B

Zu **(B): Rotaviren** gehören der Familie der Reoviren an. Die Erregerübertragung erfolgt fäkal-oral. Zeichen der akuten Enteritis sind Erbrechen, Durchfall und Fieber. Typisch für Rotavirusinfektionen, die vor allem bei **Säuglingen und Kleinkindern** auftreten, ist eine jahreszeitliche Häufung in den **Wintermonaten.**
Zu **(A): Enteropathogene Escherichia coli** (EPEC) sind Erreger einer **Säuglingsdiarrhoe**, die epidemisch oder sporadisch auftreten kann. Eine jahreszeitliche Bindung besteht nicht.
Zu **(C):** Die **Salmonellen-Enteritis** betrifft nicht vorzugsweise Kinder und Säuglinge, kann aber bei diesen und bei alten Menschen schwerer verlaufen. Auch ist eine jahreszeitliche Häufung der Infektion nur bedingt zu beobachten und findet sich am ehesten in der warmen Jahreszeit, da dann günstige Voraussetzungen für die Erregervermehrung bestehen.
Zu **(D):** Die **Shigellen-Ruhr** ist eine Schmutz- und Schmierinfektion, die sich vorzugsweise in tropischen und subtropischen Ländern und bei schlechten hygienischen Bedingungen verbreiten kann. Betroffen sind insbesondere Kinder unter 6 Jahren.
Zu **(E):** Auch die **Amöbenruhr** ist hauptsächlich in tropischen und subtropischen Gebieten verbreitet. Menschen aller Altersstufen können daran erkranken.

H97 H96 !

Frage 12.27: Lösung D

Infektionen mit **Rotaviren** treten in unseren Breiten gehäuft in den **Wintermonaten** auf, in tropischen Regionen dagegen ganzjährig. Das Krankheitsbild ist von **Diarrhöen, Erbrechen und Fieber** geprägt. Komplikationen sind nicht bekannt. Es kommt lediglich in Einzelfällen zu gleichzeitigen Infektionen des Respirationstraktes. Apparent verlaufende Infektionen findet man **überwiegend bei Säuglingen und Kleinkindern** sowie bei immungeschwächten Patienten. Der Durchseuchungsgrad ist sehr hoch. Reinfektionen führen meist nicht zu Krankheitserscheinungen.

H97

Frage 12.28: Lösung E

Zu **(1)** und **(2): Bei Kleinkindern** werden **Adenoviren** (Typ 40 und 41) am zweithäufigsten – nach den Rotaviren – als Erreger von **Gastroenteritiden** identifiziert. Auch immunschwache Patienten können an einer Gastroenteritis durch Adenoviren erkranken.
Insbesondere in den Wintermonaten treten vorwiegend bei **Säuglingen und Kleinkindern** – ältere Kinder und Erwachsene sind wegen der hohen Durchseuchung selten betroffen – **Gastroenteritiden** mit Erbrechen, Durchfall und Fieber durch **Rotaviren** auf. In subtropischen und tropischen Ländern beobachtet man die Infektion das ganze Jahr hindurch. Sie sind dort oft mit hoher Letalität verbunden.
Zu **(3):** Die **obligat pathogenen, enterotoxischen Escherichia-coli-Stämme (ETEC)** rufen die **sogenannte Reisediarrhoe** hervor. Warmes Klima und schlechte Hygiene begünstigen die Erreger, deren Toxine eine Cholera-ähnliche Wirkung auf die Darmwand haben.
Zu **(4): Shigellen,** Erreger der **bakteriellen Ruhr,** treten bevorzugt in der **warmen Jahreszeit** und **bei schlechten hygienischen Bedingungen** als Durchfallerreger auf. Das Krankheitsbild prägen heftige wässrige Durchfälle mit Beimengungen von Schleim, Eiter und Blut sowie ausgeprägte Tenesmen, wobei der Schweregrad der Erkrankung und die Häufigkeit von Komplikationen in enger Korrelation mit der Shigellenspezies steht.
Zu **(5): Entamoeba histolytica,** Erreger der **Amöbenruhr,** verursacht eine **Darminfektion,** bei der sich Durchfälle und Obstipation abwechseln können. Auch sind Blut- und Schleimbeimengungen charakteristisch. Die sogenannte Magnaform der Entamoeba histolytica dringt in die Schleimhaut

des Dickdarms ein, zerstört mittels proteolytischer Enzyme das Gewebe, wodurch Geschwüre entstehen.

F98 *!*

Frage 12.29: Lösung A

Adenoviren und **Rotaviren** stehen als **Gastroenteritiserreger bei Kleinkindern** ganz oben, so daß man bereits bei dieser Patientengruppe einen hohen Durchseuchungsgrad findet. In tropischen Gebieten sterben jährlich ca. 5 Millionen Kinder an viralen Gastroenteritiden.
In unseren Breiten gilt Staphylococcus aureus recht häufig als Erreger bakterieller Gastroenteritiden. Cryptosporidien spielen als Krankheitserreger bei immunschwachen Patienten (z. B. AIDS-Kranken) eine Rolle. Shigella dysenteriae, Erreger der bakteriellen Ruhr, tritt in Europa kaum noch auf, ist dagegen beispielsweise in Mittelamerika verbreitet. In unseren Breiten findet man eher Shigella flexneri oder sonnei.

12.8 Togaviridae

F00 *!!*

Frage 12.30: Lösung C

Zu **(C)**: **In den ersten vier Schwangerschaftsmonaten** besteht die **größte Gefahr** für das Auftreten einer **Rötelnembryopathie** bei akuter Infektion der Schwangeren. Dabei nimmt die Schädigungsrate von 50 – 70 % im ersten bis auf 7 % im vierten Schwangerschaftsmonat ab.
Zu **(A)**, **(B)**, **(D)** und **(E)**: Siehe Kommentar zu Frage 12.31.

F99 *!!*

Frage 12.31: Lösung B

Das **Rötelnvirus** (Rubellavirus) zählt zur Gruppe der Togaviren. Es wird durch Tröpfchen übertragen, vermehrt sich zunächst im Epithel der oberen Luftwege und dann in den zervikalen Lymphknoten. Es folgt auf dem Lymph- und Blutweg eine Virämie und anschließende Vermehrung in verschiedenen Organen. Am Ende der Inkubationszeit von ca. 14–25 Tagen tritt das Exanthem auf. Die Ansteckungsgefahr beginnt ca. 7 Tage davor.
Während die postnatale Rötelninfektion zu den harmloseren Krankheitsbildern zählt, muß bei einer **pränatalen Infektion** mit **schweren Embryopathien** gerechnet werden. Besonders gefährdet ist der Embryo in den ersten 3–4 Monaten. Typisch für die Röteln-Embryopathie sind u. a. **Taubheit, Katarakt, Mißbildung des Herzens, Mikrozephalie, Hepatosplenomegalie, Thrombozytopenie mit Purpura.**
Die Diagnose beruht auf serologischen Verfahren wie beispielsweise dem **Hämagglutinationshemmungstest**. Die akute Infektion bzw. die abgelaufene pränatale Infektion wird durch spezifische IgM-Antikörper nachgewiesen.
Zur Prophylaxe wird ein **Impfstoff** mit **attenuierten Rötelviren** verabreicht, der bereits nach einmaliger Gabe in 90–95 % zu einer Serokonversion führt.

H94

Frage 12.32: Lösung D

Die sogenannte erworbene Immunität durch mütterliche Antikörper betrifft IgG, da dies die einzige Gruppe der Immunglobuline ist, die die Plazenta passieren kann. Somit kann der Nachweis dieser Immunglobuline nur als Hinweis darauf gewertet werden, daß die Mutter des Neugeborenen zu irgendeiner Zeit mit Röteln infiziert war. Lediglich der Nachweis **rötelnspezifischer IgM-Antikörper** bei einem Neugeborenen zeigt die *selbständige Immunantwort* des Kindes auf einen entsprechenden intrauterinen Erregerkontakt an.

F95 *!*

Frage 12.33: Lösung B

Zu **(1)** und **(5)**: Der **Antikörpernachweis** spielt insbesondere *bei viralen Infektionen* eine große Rolle. Für die Diagnose der Hepatitis B hat daneben die Antigenbestimmung eine hohe Bedeutung, da sie Aufschluß über die Chronizität der Erkrankung liefert.
Wie auch bei anderen Infektionskrankheiten ist bei Röteln die Unterscheidung von spezifischen IgG- und IgM-Antikörpern wichtig, da alleine IgM für eine frische Infektion spricht.
Zu **(2)**: Nach wie vor muß man bei der Tuberkulose die *Spezialfärbung nach Ziehl-Neelsen* zum Nachweis säurefester Stäbchen und den langwierigen kulturellen Nachweis an oberste Stelle setzen.
Zu **(3)**: Labordiagnostisch wählt man bei Verdacht auf **Streptococcus pneumoniae** *mikroskopische und kulturelle Verfahren*. Erreger können in den Proben auch durch einen Antigen-Direktnachweis bestimmt werden.

Zu **(4): Neisseria meningitidis** läßt sich *mikroskopisch* aufgrund seiner typischen Form *(Diplokokken)* erkennen. Ergänzend können im gewonnenen Untersuchungsmaterial Kapselantigene nachgewiesen werden.

12.9 Flaviviridae

H98

Frage 12.34: Lösung C

Zu **(A)** bis **(C):** Gelbfieber ist in tropischen Gebieten Afrikas und Amerikas – jedoch nicht in Asien – verbreitet. **Gelbfieber- und Denguevirus** werden von der **Stechmücke** Aedes aegypti übertragen.
Zu **(D):** Das Ebola-Virus wird zwar im Gegenstandskatalog nicht aufgeführt, aber man soll eben über den Tellerrand schauen.
Ebola- und Marburg-Virus werden als Filoviren bezeichnet. Das natürliche Erregerreservoir dieser Viren ist unbekannt, möglicherweise zählen Primaten und kleine Nager dazu. Der Übertragungsweg läuft primär über Kontakt mit Blut oder Körperflüssigkeiten infizierter Personen oder Tiere. Eine Tröpfcheninfektion kann nicht ausgeschlossen werden.
Zu **(E):** Bei Infektionen mit dem **Hantaan-Virus,** einem Vertreter der Bunya-Viren, stehen Hämorrhagien und Nephropathie im Vordergrund. Die Letalität beträgt ca. 3–5 %.

F94 *!*

Frage 12.35: Lösung D

Siehe Kommentar zu Frage 12.38.

H94

Frage 12.36: Lösung E

Zu **(D)** und **(E):** Zur Prophylaxe der Europäischen Frühsommer-Meningoenzephalitis steht ein Impfstoff zur Verfügung, der **Formalin-inaktivierte Viren** enthält. Daneben besteht auch die Möglichkeit einer passiven Immunisierung nach Exposition mit FSME-Immunglobulin. Empfohlen wird die Impfung Förstern und Waldarbeitern sowie Reisenden in Endemiegebiete (Österreich, Osteuropa).
Zu **(A)** bis **(C):** Das FSME-Virus wird von Zecken übertragen. Die Erkrankung läuft typischerweise in 2 Phasen ab. Nach einer Inkubationszeit von 7–14 Tagen treten zuerst grippeähnliche Symptome wie Fieber, Kopf- und Gliederschmerzen, katarrhalische Erscheinungen der oberen Luftwege auf. Die zweite Phase ist durch Organmanifestationen geprägt, wobei Meningitis, Meningoenzephalitis und Meningoenzephalomyelitis zu beobachten sind. Klinisch imponieren zentralnervöse Symptome, ggf. auch Paresen.

F99 *!*

Frage 12.37: Lösung B

Zu **(B): Bacillus anthracis,** Erreger des Milzbrandes, wird in der Regel von Tieren auf den Menschen – jedoch ohne Hilfe von Vektoren – übertragen. Es handelt sich also um eine Zoonose.
Zu **(A)**, **(C)**, **(D)** und **(E):** Die Erreger und ihre Vektoren in einer Übersicht:

FSME-Virus	– Zecken
Borrelia burgdorferi	– Zecken
Trypanosoma cruzi	– Raubwanze
Onchocerca volvulus	– Kriebelmücke

H99 *!!*

Frage 12.38: Lösung B

Das **FSME-Virus**, das zur Gruppe der **Flaviviren** gehört, wird von **Zecken** (Ixodes ricinus) übertragen. Verbreitungsgebiete sind Rußland, Balkan, Österreich, Süddeutschland und einige skandinavische Gebiete. An die Infektion schließt sich eine Inkubationszeit von 7 – 14 Tagen an. Es folgt die **erste Erkrankungsphase mit grippeähnlichen Symptomen**, eventuell auch Magen-Darm-Beschwerden. Nach einem fieberfreien Intervall von bis zu 20 Tagen kommt es zur zweiten Phase mit **Organmanifestationen**, wobei zentralnervöse Erscheinungen (**Meningitis**) im Vordergrund stehen. Zur Prophylaxe wird mit einer **Totvakzine** geimpft.

H96

Frage 12.39: Lösung C

Diese Frage hat vielen Examenskandidaten offensichtlich heftige Kopfschmerzen bereitet – und das leider ohne Erfolg. Nur 36 % (trauriger Rekord bei diesem Examen) wählten die richtige Lösung, 47 % fanden Lösungsmöglichkeit (A) sympathischer.
Das **Hepatitis-C-Virus** ist ein RNA-Virus mit Hülle aus der Familie der Flavoviren. Es wird durch **Blut, Geschlechtsverkehr, ungenügend sterilisierte Geräte** und **perinatal** übertragen. Zur Zeit hält die Hepatitis C den „Löwenanteil" bei den **Transfusionshepatitiden** – mit abnehmender Tendenz. Eine

relativ hohe Durchseuchung findet man bei den sogenannten Risikogruppen, zu denen Drogenabhängige, Dialysepatienten, Homosexuelle und Gefängnisinsassen zählen.
Die Infektion verläuft in **über 50 % der Fälle inapparent,** bei den übrigen infizierten Personen tritt nach einer Inkubationszeit von 2–10 Wochen eine meist nur leichte Hepatitis auf. Es sind aber auch fulminante Verläufe bekannt. Bei **ca. 50 % aller Infizierten** muß mit einer **chronischen Hepatitis** gerechnet werden, die sich häufig schleichend entwickelt. Eine chronisch aktive Hepatitis mit **Zirrhose** und einem deutlich erhöhten Risiko für ein **primäres Leberzellkarzinom** entwickelt sich bei ca. 20 %.
Eine Impfung steht bisher nicht zur Verfügung, somit rücken allgemeine Maßnahmen wie das Screening von Risikogruppen und Blutspendern in den Vordergrund.

F98 *!*

Frage 12.40: Lösung A

Sowohl die **Lyme-Borreliose** als auch **FSME** werden durch infizierte **Zecken** übertragen. Beide Erkrankungen – die eine bakteriell, die andere viral – gehen mit neurologischen Symptomen einher.
Zu **(B)** bis **(E)**: Infektionskrankheiten und ihre Vektoren:

Gelbfieber	– Stechmücken (Aedes aegypti)
Dengue-Fieber	– Stechmücken (Aedes aegypti)
Fleckfieber	– Kleiderlaus

H98 *!!*

Frage 12.41: Lösung C

Die Erreger der Lyme-Borreliose, **Borrelia burgdorferi** (Bakterien) und das **FSME-Virus,** werden von Zecken übertragen. Während B. burgdorferi in USA, Europa und Asien Verbreitung findet, erstreckt sich das Gebiet des FSME-Virus von Rußland über Skandinavien, Deutschland, Frankreich, Italien, Griechenland und das ehemalige Jugoslawien. Innerhalb Deutschlands liegt der Verbreitungsschwerpunkt auf Baden-Württemberg, Bayern und den östlichen Bundesländern.
Lediglich die Lyme-Borreliose kann antibiotisch behandelt werden, wobei im ersten Stadium Tetracycline oder Amoxicillin und im zweiten und dritten Stadium Cephalosporine zum Einsatz kommen.
Nur zur Prophylaxe der Frühsommer-Meningoenzephalitis kann geimpft werden und zwar mit Formalin-inaktivierten Viren.

H97 *!*

Frage 12.42: Lösung E

Bei Patienten, die sich in den Tropen aufgehalten haben und an **hämorrhagischem Fieber** erkrankt sind, kommen differentialdiagnostisch folgende Erreger in Betracht: **Marburgvirus, Ebolavirus, Lassafieber-Virus, Dengue-Virus und Gelbfieber-Virus.** Die ersten drei Erreger werden direkt von Mensch zu Mensch übertragen, die beiden letzten durch Vektoren.

12.10 Paramyxoviridae

F00

Frage 12.43: Lösung E

Zu **(E)**: Bei den **afrikanischen Trypanosomen** beobachtet man **einen raschen Antigenwandel**, der durch Änderung der Glykocalix, deren Polypeptidketten in hohem Maße variabel sind, entsteht. Das bedeutet für die Praxis: 1. keine sichere Immunität und 2. Probleme bei der Impfstoffentwicklung.
Zu **(A)** bis **(D)**: Infektionen mit dem Masern-Virus, Mycobacterium tuberculosis, Streptococcus pneumoniae und Leishmania donovani hinterlassen eine relative bis sichere Immunität.

F95 *!*

Frage 12.44: Lösung B

Das **Hepatitis-C-Virus,** ein RNA-Virus mit Hülle, gehört zur Gruppe der Flaviviren. Die Übertragung erfolgt in erster Linie über Bluttransfusionen, aber auch Geschlechtsverkehr oder ungenügend sterilisierte Geräte sind epidemiologisch von Bedeutung. Infizierte Patienten erkranken an einer akuten Hepatitis, die in 40–50 % der Fälle einen chronischen Verlauf nimmt.
Mumps- und Röteln-Viren werden durch Tröpfcheninfektion übertragen, Erkrankungen durch Hepatitis-A-Viren oder Rota-Viren entstehen nach fäkal-oraler Übertragung.

H95

Frage 12.45: Lösung B

Von den aufgeführten Infektionen hat die Diphtherie mit 2 bis 4 Tagen (selten bis 10 Tagen) die kürzeste Inkubationszeit. Es folgen Typhus und Masern mit 10 bis 14 Tagen. Nicht vergessen: im Gegensatz dazu beträgt bei Salmonellenenteritiden die Inkubationszeit 8 bis 72 Stunden. Bei Varizellen vergehen 13–17 Tage und bei Hepatitis B sogar 60–160 Tage.

F00

Frage 12.46: Lösung C

Zu **(C)**: Neugeborene und Säuglinge werden noch durch mütterliche Antikörper vor einer **Maserninfektion** geschützt, so daß die aktive **Impfung** mit attenuierten Viren **nach dem 12. Lebensmonat** empfohlen wird.
Zu **(A)**: Das **Masernvirus** wird durch **Tröpfchen** übertragen. Für die Erkrankung ist eine hohe Manifestationsrate charakteristisch. Die in sehr seltenen Fällen als Spätfolge auftretende **subakute sklerosierende Panenzephalitis** (SSPE), bei der sich Nukleokapside in den Gehirnzellen akkumulieren, könnte im weiteren Sinne auch als endogene Infektion aufgefaßt werden.
Zu **(B)**: Bei **Masern** handelt es sich nicht um eine harmlose Kinderkrankheit, sondern um ein ernst zu nehmendes Krankheitsbild, das mit einer **Schwächung des Immunsystems** einhergeht. Nicht selten treten **auch Komplikationen wie Pneumonie, Otitis media oder Enzephalomyelitis** auf. In Ländern der dritten Welt ist daher die Letalitätsrate höher als in Europa.
Zu **(D)**: Das **Mumpsvirus** gehört wie das Masernvirus zu den **Paramyxoviren**. Das klinische Bild der Mumpsinfektion ist durch eine **fieberhafte Parotitis** geprägt. Als häufigste Komplikation tritt bei Patienten, die nach Beginn der Pubertät erkranken, **eine uni- oder bilaterale Orchitis** auf.
Zu **(E)**: Das **Respiratory Syncytial Virus** kann insbesondere bei **Säuglingen** zwischen der 6. Woche und dem 7. Lebensmonat **schwere Infektionen des oberen und unteren Respirationstraktes** hervorrufen. Bei älteren Kindern und Erwachsenen verläuft die Erkrankung leichter.

H94 *!*

Frage 12.47: Lösung A

Pseudomonas-Infektionen, die außerhalb des Krankenhauses erworben wurden, manifestieren sich als Augeninfektionen oder Otitis externa (lokal und invasiv). Für nosokomiale Pseudomonas-Infektionen sind Pneumonien, Harnwegsinfektionen, Hautinfektionen (besonders nach Verbrennungen) und Sepsis charakteristisch.

F98 *!*

Frage 12.48: Lösung B

Zu **(B)**: **Rotaviren** sind zwar auch im Tierreich weitverbreitet, die Erreger werden jedoch **fäkal-oral von Mensch zu Mensch** übertragen. Hierbei dienen akut erkrankte und symptomlos infizierte Personen als Erregerreservoir. Die Erkrankung kann demnach nicht als Zoonose bezeichnet werden.
Zu **(A)**: Die enge Verbindung zwischen **Epstein-Barr-Viren** und verschiedenen malignen Erkrankungen (**Burkitt-Lymphom, Nasopharynx-Karzinom, B-lymphoproliferatives Syndrom**) galt seit vielen Jahren als hochwahrscheinlich und ist für das B-lymphoproliferative Syndrom inzwischen gesichert. Sie geht mit einer massiven polyklonalen Proliferation EBV-transformierter Lymphoblasten einher.
Zu **(C)**: Der Mensch ist das einzige natürliche Erregerreservoir des **Hepatitis-B-Virus.** Experimentell können unter anderem Schimpansen infiziert werden.
Zu **(D)**: Alle Viren der **Herpes-Gruppe,** also auch das Varicella-Zoster-Virus, **persistieren im Wirtsorganismus.** Die Primärinfektion manifestiert sich als Varizellen (Windpocken, hochkontagiös!). Persistierende Viren können im Sinne eines endogenen Rezidivs zu einem Herpes zoster (Gürtelrose) führen.
Zu **(E)**: Das muß man wissen. **Masern haben eine sehr hohe Manifestationsrate, die zwischen 95 % und 99 % liegt.**

H98 *!!*

Frage 12.49: Lösung C

Zu **(C)**: **Legionellen** lassen sich in und um natürliche Gewässer, in Klimaanlagen, Wasserleitungen und Befeuchtern nachweisen. Die Erregerübertragung erfolgt durch **Aerosole,** für die Übertragung von Mensch zu Mensch gibt es keine gesicherten Nachweise.
Zu **(A)**, **(B)** und **(D)**: Für **Adenoviren, Masernviren** und **Neisseria meningitidis** stellt die **Tröpfcheninfektion** den wichtigsten Übertragungsweg dar.
Zu **(E)**: **Flöhe** übertragen **Yersinia pestis** von infizierten Nagetieren auf den Menschen. Bei **manifester Lungenpest** spielt die **Tröpfcheninfektion von Mensch zu Mensch** eine wesentliche Rolle.

F99 *!*

Frage 12.50: Lösung B

Zu **(B)**: Das **Masernvirus** wird durch **Tröpfchen** übertragen. Für die Erkrankung ist eine hohe Manifestationsrate charakteristisch. Die in sehr seltenen Fällen als Spätfolge auftretende **subakute sklerosierende Panenzephalitis** (SSPE), bei der sich Nukleokapside in den Gehirnzellen akkumulieren, könnte im weiteren Sinn auch als endogene Infektion aufgefaßt werden.

Zu **(A)**, **(C)**, **(D)** und **(E)**: Die Erreger und ihre Übertragungswege in einer Übersicht:

Röteln-Virus	– Tröpfchen, diaplazentar
Corynebacterium diphtheriae	– Tröpfchen
Streptococcus agalactiae (B-Streptokokken)	– intrapartale Infektion (des Neugeborenen)
Treponema pallidum	– Geschlechtsverkehr, Blut, diaplazentar

H99

Frage 12.51: Lösung D

Zu **(D)**: **Streptococcus pyogenes** ist Erreger des **Scharlachs**, der **Angina lacunaris**, des **Erysipels** und verschiedener anderer Hauterkrankungen. Klinisch haben die sogenannten Folgeerkrankungen wie **Glomerulonephritis** und **Rheumatisches Fieber** einen besonderen Stellenwert. Als Erreger von Konjunktividen spielt Streptococcus pyogenes keine Rolle.

Zu **(A)**: **Adenoviren** rufen u. a. die hochkontagiöse **epidemische Keratokonjunktivitis**.

Zu **(B)**: Für **Masern** sind allgemeine **katarrhalische Erscheinungen** und das typische **Exanthem** charakteristisch. Nicht selten geht die Infektion mit einer **Konjunktivitis** einher. Als Komplikation können **Pneumonie, Krupp, Otitis, Enzephalitis** oder die seltene **subakute sklerosierende Panenzephalitis** hinzutreten.

Zu **(C)**: Neben der **Lobärpneumonie** verursacht **Streptococcus pneumoniae** auch weitere Infektionen, darunter am Auge **Konjunktivitis** und das **Ulcus serpens corneae**.

Zu **(E)**: **Chlamydia trachomatis** kann folgende Krankheitsbilder hervorrufen: **Trachom** (follikuläre Einschlußkonjunktivitis), Einschlußkonjunktivitis, Lymphogranuloma venerum, Genitalinfektionen.

H99 **!!**

Frage 12.52: Lösung D

Das **Maservirus** ist hochkontagiös mit einem **Manifestationsindex über 95 %**. Als **einziges Erregerreservoir** gilt der **Mensch**. Wegen der immer wieder auftretenden Komplikationen wie Pneumonie, Krupp, Enzephalitis und der subakuten, sklerosierenden Panenzephalitis (SSPE) wird eine Impfung dringend empfohlen.

Die **SSPE** ist eine selten (1 : 1.000.000) vorkommende Folgekrankheit, bei der Nukleokapside in den Gehirnzellen auftreten. Da keine Matrixproteine vorliegen, werden meist keine Virusnachkommen gebildet.

12.11 Orthomyxoviridae

F95 **!**

Frage 12.53: Lösung C

Zu **(C)**: Während postnatale Infektionen mit dem **Rubella-Virus**, das zu den Toga-Viren zählt, meist komplikationslos verlaufen, führen **pränatale Infektionen** zu schweren Krankheitsbildern. Besonders ausgeprägte Schäden entstehen in den ersten drei bis vier Schwangerschaftsmonaten. Die Infektion hat entweder den Abort oder das konnatale Röteln-Syndrom zur Folge. Zu diesem Krankheitsbild gehören u. a. Katarakt, Taubheit, Mikrozephalie, Herzfehler, verlangsamtes Wachstum, Hepatosplenomegalie mit Ikterus sowie thrombozytopenische Purpura.

Zu **(A)**: *Intrauterine Infektionen* mit *Zytomegalie-Viren* treten als Folge einer primären oder Reaktivierung einer persistierenden Infektion auf. Die größte Gefahr embryonaler Schäden besteht im 1. und 2. Trimenon. Zu den möglichen Krankheitsbildern zählen Hepatosplenomegalie, thrombozytopenische Purpura, hämolytische Anämie, Ikterus, Mikrozephalie etc.

Zu **(B)**: *Kinder HBs-Antigen-positiver Mütter* können sich *perinatal* infizieren und erhalten daher 24 Stunden nach der Geburt die erste passive Immunisierung, die nach 1 bis 3 Monaten wiederholt wird. Eine aktive Immunisierung ist zusätzlich erforderlich.

Zu **(D)**: **Perinatale Infektionen** treten durch Übertragung des **Herpes-simplex-Virus Typ 2** im Geburtskanal auf. Herpes-simplex-Virus Typ 1 spielt dabei keine Rolle. Es werden Embryopathien durch Primärinfektionen in der Schwangerschaft angenommen. Da bereits bei Kindern ein hoher Durchseuchungsgrad vorliegt, dürften Primärinfektionen bei Schwangeren sehr selten sein.

Zu **(E)**: Pränatale Infektionen durch Influenza-Viren sind nicht bekannt.

H99 !!

Frage 12.54: Lösung E

Das Genon des **Influenzavirus A** liegt in 8 Segmenten vor, wodurch eine Rekonstruktion zwischen zwei Erregern begünstigt wird. Führt ein solcher Austausch von genetischer Information zu einer deutlichen Änderung der Virusantigene (in erster Linie Hämagglutinin, aber auch Neuraminidase), spricht man von einem **„antigenic shift"**. Da gerade die schützenden Antikörper gegen Hämagglutinin und Neuraminidase gebildet werden, muß nach einem „shift" mit **Pandemien** gerechnet werden. Amantidin wirkt nur gegen Influenza-A-Viren.

H95 !!

Frage 12.55: Lösung C

Zu **(C)** und **(E)**: Gegen das Nukleokapsid, das M-Protein der Hülle und die „Spikes" (Hämagglutinin und Neuraminidase) werden Antikörper gebildet. Diese verwendet man auch zur Einteilung der **Influenzaviren** in Typen und Subtypen. *Schützende Antikörper* richten sich allein *gegen das Hämagglutinin*.
Zu **(A)** und **(B)**: bei der **Rekombination** von Viren handelt es sich um *Austausch von genetischer* Information. Dadurch ändert sich der Genotyp der betroffenen Viren. Typisches Beispiel sind die Influenzaviren, bei denen auch Rekombinationen zwischen human- und tierpathogenen Viren möglich sind. Voraussetzung ist, daß zwei Viren gleichzeitig eine Zelle infizieren. Liegt das Genom in Form freier Segmente vor, können diese zwischen den Erregern beliebig rekombiniert werden. Man spricht dann von Reassortment. Als Folge beobachtet man bei den Influenzaviren umfangreiche Veränderungen der Oberflächenantigene Hämagglutinin und Neuraminidase. Durch diese immer wieder auftretenden Veränderungen gibt es keine dauerhafte Immunität, auch Impfungen bieten nur einen kurzen Schutz.
Zu **(D)**: Die **Influenza** ist eine *Erkrankung des Respirationstraktes,* wobei es u. a. zu Schäden des Flimmerepithels kommt. Klinisch beobachtet man z. T. hochfieberhafte Bronchitiden. Nicht selten schließen sich sekundäre bakterielle Infektionen (Haemophilus influenzae, Staphylococcus aureus und Staphylococcus pyogenes) mit dem Bild einer Bronchopneumonie an.

F97 !!

Frage 12.56: Lösung B

Kein Examen ohne **Influenza-A-Viren!**
Zu **(B)**: Gegen das Nukleokapsid, das M-Protein der Hülle und die Spikes (Hämagglutinin und Neuraminidase) werden Antikörper gebildet. Dies ermöglicht eine Einteilung in Typen und Subtypen. Schützende, also **Immunität verleihende Antikörper,** richten sich allein gegen das **Hämagglutinin.**
Zu **(A)**, **(C)** bis **(E)**: Influenza-A-Viren gehören in die Gruppe der **Orthomyxoviren** und können hochfieberhafte Infekte des Respirationstraktes hervorrufen.
Beim **Antigenshift** handelt es sich um eine Rekombination von Viren – human- und tierpathogen – mit **Austausch von genetischer Information.** Hierdurch ändert sich der Genotyp der betroffenen Viren. In der Folge davon können Pandemien auftreten, da weder die durch frühere Influenza-Infektionen erworbene Immunität noch eine Impfung Schutz gegen das veränderte Virus bieten.
Amantadin besitzt eine **prophylaktische Wirkung** gegen Influenza-A-Viren, da es deren Penetration in die Wirtszelle hemmt. Es kann daher bei gefährdeten Personen (Abwehrschwachen, Multimorbiden etc.), die Kontakt mit Infizierten hatten, zur Prophylaxe gegeben werden.

F99 !!

Frage 12.57: Lösung E

Zu **(E)**: Gegen das Nukleokapsid, das M-Protein der Hülle und die „Spikes" (Hämagglutinin und Neuraminidase) werden Antikörper gebildet. Diese verwendet man auch zur Einteilung der Influenzaviren in Typen und Subtypen. Schützende Antikörper richten sich allein gegen das Hämagglutinin.
Zu **(A)–(D)**: Influenzaviren A, B und C bilden die Gruppe der Orthomyxoviren. Bei der **Rekombination** von Viren handelt es sich um Austausch von genetischer Information. Dadurch ändert sich der Genotyp der betroffenen Viren. Als Paradebeispiel hierfür gelten immer noch die Influenzaviren, bei denen Rekombinationen zwischen human- und tierpathogenen Viren klinisch für die großen Epidemien verantwortlich sind. Voraussetzung ist, daß zwei Viren gleichzeitig eine Zelle infizieren. Liegt das Genom in Form freier Segmente vor, können diese zwischen den Erregern beliebig rekombiniert werden, wie es bei den Influenzaviren der Fall ist. Man spricht dann von „Reassortment".
Beim Antigenshift des Influenzavirus A kommt es zu umfangreichen Veränderungen der Oberflächenantigene Hämagglutinin und Neuraminidase, gegen die der menschliche Organismus Antikörper bildet.

F98 !!

Frage 12.58: Lösung E

Zu **(E)**: Das Virustatikum **Amantadin** verhindert in

Gewebekulturen das Uncoating von Influenzaviren. Es hat sowohl eine prophylaktische Wirkung als auch einen günstigen Effekt auf den Infektionsverlauf bei Gabe in den ersten 24 Stunden post infectionem. Aciclovir ist u. a. gegen Herpesviren wirksam.
Zu (**A**) bis (**D**): Beim **Antigenshift** des **Influenzavirus A** kommt es zu umfangreichen Veränderungen der Oberflächenantigene Hämagglutinin und Neuraminidase, gegen die der menschliche Organismus Antikörper bildet. Dabei entstehen immer wieder neue Subtypen, die das regelmäßige Auftreten von Pandemien erklären.
Nach Erregerübertragung vermehren sich die Viren im ganzen Respirationstrakt. Neben mehr oder minder schwer verlaufenden **grippalen Infekten, Otitis media, Tracheitis** u. a. können Influenza-A-Viren auch als gefürchtete Komplikation eine **Pneumonie** mit nicht selten letalem Ausgang hervorrufen. Es können sowohl rein virale Pneumonien als auch Kombinationen von bakterieller (häufig Pneumokokken, Haemophilus influenzae oder Staphylococcus aureus) und viraler Infektion beobachtet werden. Einerseits bietet die Virusinfektion eine gute Grundlage für eine bakterielle Sekundärinfektion, andererseits vermögen die von den Bakterien gebildeten Proteasen die Influenzaviren und damit den Krankheitsprozeß zu aktivieren.

H98 **!!**

Frage 12.59: Lösung E

Zu (**E**): Die Impfung gegen **Influenza** erfolgt in Deutschland mit abgetöteten Viren und hinterläßt eine Immunität von ca. einem Jahr.
Zu (**A**): Bei der **Rekombination** handelt es sich um Austausch von genetischer Information. Dadurch ändert sich der Genotyp der betroffenen Viren. Typisches Beispiel sind die Influenzaviren, bei denen auch Rekombinationen zwischen human- und tierpathogenen Viren möglich sind. Voraussetzung ist, daß zwei Viren gleichzeitig eine Zelle infizieren. Liegt das Genom in Form freier Segmente vor, können diese zwischen den Erregern beliebig rekombiniert werden. Man spricht dann von **Reassortment.** Als Folge beobachtet man bei den Influenzaviren umfangreiche Veränderungen der Oberflächenantigene Hämagglutinin und Neuraminidase.
Zu (**B**): Da Influenzaviren das Epithel des Bronchialbaumes schädigen, wird die örtliche Resistenz gegen bakterielle Infektionen herabgesetzt. Folge sind die häufig zu beobachtenden **bakteriellen Superinfektionen.**
Ferner hat sich eine Kooperation zwischen Staphylococcus aureus und Influenzaviren gezeigt, bei der bakterielle Proteasen das Vorläufer-Hämagglutinin der Viren spalten und damit eine „intensivierte Infektion“ ermöglichen.
Zu (**C**): Die durch Interferon kodierten **Mx-Proteine** hemmen insbesondere die primäre Transkription der Influenzavirus-Gene und beeinflussen damit den Infektionsverlauf.
Zu (**D**): Im Gegensatz zum banalen grippalen Infekt, der durch unterschiedliche Viren hervorgerufen wird, stellt die echte Influenza eine schwere Erkrankung und eine Gefährdung für ältere und geschwächte Patienten dar. Damit hat sie Einfluß auf die Mortalitätsrate.

F95 **!**

Frage 12.60: Lösung B

Zu (**1**) und (**2**): Der **Antigenshift des Influenzavirus A** beruht auf einer umfangreichen Veränderung der *Oberflächenantigene Hämagglutinin und Neuraminidase.* Diese Erscheinung läßt sich nicht allein durch Mutation erklären (im Gegensatz zum Antigendrift), sondern hier liegt die Ursache in der *Rekombination* menschlicher und tierischer Influenzastämme.
Zu (**3**), (**4**) und (**5**): Nach dem Nukleokapsid und dem M-Antigen (Matrix-Protein der Hülle) unterscheidet man bei Influenzaviren die 3 immunologischen Typen A, B und C. Sowohl diese wie auch die Nukleoproteinsegmente und die RNA-Polymerase haben keinen Einfluß auf Antigendrift und Antigenshift. Abgesehen von dem Matrix-Protein, das den inneren Teil der Virushülle darstellt, liegen alle genannten Substanzen innerhalb der Hülle.

12.12 Rhabdoviridae

12.13 Bunyaviridae

12.14 Arenaviridae

H99 **!**

Frage 12.61: Lösung A

Zu (**A**): **Adenoviren** verursachen sehr unterschiedliche Krankheitsbilder wie Infektionen des Respirationstraktes, der Augen und des Gastrointestinaltraktes. Für **intestinale Infektionen** sind von den

insgesamt 41 Serotypen insbesondere Typ 40 und 41 verantwortlich. Diese werden **fäkal-oral** übertragen.
Zu **(B)**: Das Krankheitsbild einer **Hepatitis C**, das dem der Hepatitis B ähnelt, ist durch eine oft chronisch verlaufende Hepatitis charakterisiert.
Zu **(C)**: **Herpes-simplex-Viren** können eine Vielzahl unterschiedlicher Krankheitsbilder hervorrufen: vom relativ harmlosen **Herpes labialis** bzw. **genitalis** über eine **Keratokonjunktivitis** bis zur **Meningoenzephalitis** mit hoher Letalität. Ein Diarrhoe-Erreger ist Herpes simplex nicht.
Zu **(D)**: Die **Mumpsinfektion** ist durch die typische Schwellung der **Glandula parotis** charakterisiert. Zu den möglichen Komplikationen zählen Orchitis, Meningitis, Pankreatitis, Nephritis, jedoch keine Diarrhoe.
Zu **(E)**: **Rhabdoviren** sind auf neurales Gewebe spezialisiert und rufen dort die typischen Schäden hervor.

F00

Frage 12.62: Lösung A

Zu **(A)**: Das **Hantaan-Virus** ist ein Vertreter der Bunyaviridae. Das RNA-Virus wird von **Moskitos** oder anderen Vektoren übertragen und ruft Infektionen mit hämorrhagischen und renalen Symptomen hervor.
Zu **(B)** bis **(E)**: **Durch Geschlechtsverkehr können übertragen werden**:

Hepatitis B-Viren	– Hepatitis
Herpes-simplex-Virus Typ 2	– Herpes genitale
Chlamydia trachomatis	– Lymphogranuloma inguinale
Haemophilus ducreyi	– Ulcus molle

H98 *!*

Frage 12.63: Lösung D

Zu **(D)**: Nur der **Mensch** ist Wirt von **Neisseria meningitidis.**
Zu **(A)**, **(B)**, **(C)** und **(E)**: Erreger und Erregerreservoir in einer Übersicht:

Hantaan-Virus	– verschiedene Nager
Yersinia enterocolitica	– Nagetiere, Haustiere
Listeria monocytogenes	– zahlreiche Tierarten
Salmonella enteritidis	– weite Verbreitung bei Haus-, Nutz- und Wildtieren

H94

Frage 12.64: Lösung A

Ein Tollwut-infiziertes Tier wird erst ca. 1 Woche vor dem Auftreten klinischer Symptome kontagiös, d. h. es finden sich Viren im Speichel. Daher reicht der angegebene Beobachtungszeitpunkt aus, da spätestens zu diesem Zeitpunkt bei dem Tier charakteristische Symptome zu erwarten wären.

F92

Frage 12.65: Lösung D

Hauptsächliches Erregerreservoir des **Hantaan-Virus** bilden *Nagetiere*, insbesondere Ratten. Während das Virus bei Tieren durch Vektoren (Moskitos, Zecken etc.) übertragen wird, infiziert sich der Mensch vermutlich durch Kontakt mit Ausscheidungen der Ratten bzw. durch Aufnahme von kontaminiertem Staub. Das Krankheitsbild ist in der ersten Phase von *Fieber* und in der zweiten von einer *Nephropathie* (Nephropathia epidemica) und *Hämorrhagien* geprägt. Für die Nephropathie sind Oligurie und Stickstoffretention charakteristisch. Die Hämorrhagien entstehen aufgrund von Gefäßschäden.

H98 *!!*

Frage 12.66: Lösung C

Zu **(1)**: **Rabiesviren** werden durch den Biß infizierter Tiere mit dem erregerhaltigen Speichel auf den Menschen übertragen.
Zu **(2)**: Beim Stich einer kontaminierten Stechmücke (Aedes aegypti) werden **Gelbfieberviren** übertragen.
Zu **(3)**: Das **FSME-Virus**, Erreger der Frühsommer-Meningoenzephalitis, wird von infizierten Zecken beim Biß an den Menschen weitergegeben.
Zu **(4)**: **Hepatitis-B-Infektionen** entstehen durch parenterale Übertragung. Hierbei haben Tiere weder als Erregerreservoir noch als Vektoren eine Bedeutung.

12.15 Retroviridae

F00 *!!*

Frage 12.67: Lösung D

Zu **(D)**: Die Infektion mit **Neisseria gonorrhoeae** erfolgt **intra partum** und manifestiert sich als **eitrige Konjunktivitis** des Neugeborenen. Durch die

K

Credé-Prophylaxe – Gabe von Silbernitrattropfen in den Konjunktivalsack – kann diese Erkrankung verhindert werden. Diaplazentare Übertragung der Neisseria ist nicht bekannt.
Zu **(A)**, **(B)**, **(C)** und **(E)**: Die Erreger und die von ihnen verursachten Embryo- und Fetopathien in Stichworten:

HIV	– Übertragung pränatal und perinatal; Kinder erkranken an AIDS
Röteln-Virus	– Taubheit, Katarakt, Mißbildung des Herzens, Microzephalie u. a.
Listeria monocytogenes	– Frühgeburt, Frühtotgeburt, Totgeburt; lebend geborene Kinder weisen u. a. Zyanose, Pneumonie und Meningitis auf.
Toxoplasma gondii	– Infektion im ersten Trimenon führt zum Abort, spätere Infektionen rufen u. a. Hepatosplenomegalie, Pneumonie und intrakranielle Verkalkung hervor.

F94 **!**

Frage 12.68: Lösung A

Zu **(A)**: **Cryptococcus neoformans** ruft bei HIV-Infizierten eine Meningitis hervor. Diese gehört zu den AIDS-definierenden Krankheitsbildern. Leitsymptome der Kryptokokkenmeningitis sind Fieber, starke Kopfschmerzen, Hirnnervenausfälle, Krampfanfälle etc. Der Erregernachweis kann u. a. im Tusche-Liquorpräparat geführt werden. Dabei stellen sich die nicht angefärbten Sproßzellen mit heller großer Schleimkapsel dar.
Zu **(B)**: **Candida albicans** verursacht bei HIV-Patienten eine Soor-Ösophagitis, die ebenfalls zu den AIDS-definierenden Krankheitsbildern gehört. Prinzipiell können Erreger der Candida-Gruppe auch zu den verschiedensten Organmykosen – darunter Meningitiden – führen.
Zu **(C)** und **(D)**: **Aspergillus fumigatus** und **Pneumocystis carinii** rufen bei HIV-Infizierten charakteristischerweise Lungeninfektionen hervor.
Zu **(E)**: Unter dem Begriff Mucor-Spezies ist eine Gruppe von Pilzen zusammengefaßt, die alle nicht in direktem Zusammenhang mit der HIV-Infektion zu sehen sind. Folgende Pilze gehören zu dieser Gruppe: Mucor, Rhizopus, Rhizomucor und Absidia. Neben Hautmykosen können sie Lungen-, Otomykosen und Mykosen der Nebenhöhlen hervorrufen.

H94

Frage 12.69: Lösung B

Das Humane Immundefizienz Virus (HIV) infiziert Zellen, die das CD_4-Oberflächenmolekül tragen: CD_4^+-T-Zellen (v. a. T-Helferzellen), Monozyten/Makrophagen und follikuläre dendritische Zellen in den Lymphknoten. Zwei Glukoproteine auf der Oberfläche des Virus sind entscheidend für die Infektion der Zelle: das gp120 und das gp41. Über gp120 bindet das Virus an das CD_4-Oberflächenmolekül. Danach fusionieren die Virus- und Zellmembran unter Beteiligung des gp41, das Virus dringt in die Zelle ein.
Im Verlauf der HIV-Infektion kann es im peripheren Blut zu einem Abfall der CD_4^+-T-Zellen von 1000/mm^3 auf unter 100/mm^3 kommen. Der Quotient aus CD_4^+- und CD_8^+-T-Zellen verschiebt sich zugunsten der CD_8^+-T-Zellen. Die Bestimmung der Anzahl der CD_4^+-T-Zellen im peripheren Blut wird routinemäßig als Verlaufsparameter bei HIV-infizierten Patienten durchgeführt. Bei einem Wert von unter 250 CD_4^+-T-Zellen/mm^3 ist das Risiko HIV-infizierter Patienten, an opportunistischen Infektionen zu erkranken, hoch.

F00

Frage 12.70: Lösung A

Zu (A): **Bei Influenza-A-Virus H3N2** handelt es sich um den Virusprototyp A/Hongkong/68, der **1968** aufgetreten ist. Infektionen mit Influenza-A-Viren zählen nicht zu den AIDS-definierenden Erkrankungen.
Zu (B): Von **Zytomegalieviren** hervorgerufene Erkrankungen gehören meist zum Verlauf einer HIV-Infektion. Sie manifestieren sich häufig als Retinitis oder Pneumonie, es können aber auch andere Organe wie Leber, Milz etc. betroffen sein.
Zu (C): **Kryptosporidien** zählen zu den Protozoen, die vor allem bei Kälbern aber auch zahlreichen anderen Wild- und Nutztieren und dem Menschen verbreitet sind. Die Kryptosporidiose tritt typischerweise bei **AIDS-Patienten** auf. Bei diesen beobachtet man einen chronischen Krankheitsverlauf mit **anhaltenden Durchfällen**. Typischerweise kann bei dieser Patientengruppe auch eine Erregerstreuung in andere Organe beobachtet werden.
Zu (D): Die **postnatale ZNS-Toxoplasmose** der **AIDS-Patienten** ist durch Leitsymptome wie Wesensveränderung, Kopfschmerz, Krampfanfälle und Lähmungserscheinungen gekennzeichnet.
Zu (E): **Candida albicans** verursacht bei HIV-Patienten eine Soor-Ösophagitis, die ebenfalls zu den AIDS-definierenden Krankheitsbildern gehört.

Prinzipiell können Erreger der Candida-Gruppe auch zu den verschiedensten Organmykosen – darunter Meningitiden – führen.

H99 !!

Frage 12.71: Lösung B

Bei einer **HIV-Infektion** sind **CD^{4+}-Leukozyten** (Helferzellen) das Hauptziel der Erreger, wodurch letztlich auch die zelluläre Immunität zusammenbricht. Daneben können auch andere Zellen wie β-Lymphozyten, Makrophagen, Megakaryozyten, Endothelzellen der Gefäße, Nervenzellen, Gliazellen u. a. infiziert werden. Die RNA der HIV-Viren wird nach Penetration der Wirtszelle durch **reverse Transkriptease** als DNA kopiert und anschließend in das zelluläre Genom integriert. Dort persistiert sie und wird bei Zellteilung weitergegeben. Der Nachweis von Anti-HIV läßt zunächst nur auf eine angelaufene Infektion schließen. Wann mit Krankheitsbildern wie LAS (Lymphadenopathiesyndrom) oder AIDS zu rechnen ist, kann daraus nicht abgeleitet werden. Chemotherapeutika wie **Azidothymidin** hemmen die virale reverse Transkriptase und damit die Synthese der proviralen DNA.

H99 !

Frage 12.72: Lösung D

Zu **(D)**: **A-Streptokokken** sind virulente Bakterien, die auch bei bis dahin gesunden Personen zum Teil schwere Erkrankungen hervorrufen. Hierzu zählen Scharlach, Angina tonsillaris, Erysipel, Impetigo, Otitis u. a.

Zu **(A)**, **(B)**, **(C)** und **(E)**: Die aufgeführten Erreger und die von ihnen hervorgerufenen Erkrankugen:

Pneumocystis carinii	– Plasmazellpneumonie
Candida albicans	– Soor, generalisierte Mykose
Mycobacterium avium-intracellulare	– Lungeninfektion, Lymphadenitis, Arthritis, Nephritis, Meningitis
Zytomegalieviren	– Hepatitis, interstitielle Pneumonie, mononukleoseähnliche Krankheitsbilder

F97

Frage 12.73: Lösung A

Zu **(A):** Die bei gesunden Personen meist inapparent verlaufende Infektion mit **Zytomegalieviren** kann sich bei Immungeschwächten in verschiedenen Organen manifestieren: **Leber, Lunge, Magen-Darm-Trakt, ZNS** etc. Von einem Organotropismus kann demnach nicht die Rede sein, anders bei Rabiesviren, die typischerweise das Zentralnervensystem „aufsuchen".

Zu **(B):** In Europa ist das **Rabiesvirus** vor allem bei **Fuchs, Hund und Katze** verbreitet, in Nordamerika beispielsweise kommen das Stinktier, der Waschbär und die Fledermaus hinzu.

Zu **(C):** Das **FSME-Virus,** Erreger der Frühsommer-Meningoenzephalitis, wird von Zecken auf den Menschen übertragen. Damit handelt es sich um eine Zoonose (Erkrankung, die vom Tier auf den Menschen übergeht). Typisch für diese Erkrankung – Verbreitungsgebiet Österreich, Osteuropa und südliche Gebiete Deutschlands – ist ein zweiphasiger Verlauf mit Zeichen eines grippalen Infektes zu Beginn. Im Sekundärstadium kommt es dann zur Organmanifestation im ZNS im Sinne einer Meningitis, Menigoenzephalitis oder Meningoenzephalomyelitis.

Zu **(D):** Ein Charakteristikum aller Viren der **Herpes-Gruppe,** zu der das Varicella-Zoster-Virus zählt, ist die **Persistenz im Wirtsorganismus.** Nach der Erstmanifestation als Varizellen (Windpocken) persistieren die Varicella-Zoster-Viren in den Spinalganglien. Von dort kann es zu einem **endogenen Rezidiv** kommen, das sich als Herpes zoster (Gürtelrose) darstellt.

Zu **(E):** Das **HTLV-Virus** (Human-T-Zell-Leukämie-Virus-1) besitzt ein tax-Gen, das über sein Produkt immortalisierend auf T-Zellen wirkt. Die immunbiologische Funktion befallener Zellen (Helfer-Zellen) ist dadurch gestört. Es handelt sich um einen Prozeß im Sinne einer onkogenen Transformation.

H96 !

Frage 12.74: Lösung E

Zu **(E):** Die **Pneumokokken-Pneumonie** zählt nicht zur Gruppe der AIDS-definierenden Krankheitsbilder. Dennoch spielt Pneumococcus pneumoniae **in allen Phasen der HIV-Infektion,** auffallend häufig im Stadium des Lymphadenopathie-Syndroms (LAS) und des AIDS-related complex (ARC), als Erreger von Bronchitiden und Pneumonien eine wichtige Rolle.

Zu **(A)** bis **(D): AIDS** als Endstadium einer HIV-Infektion ist definiert durch das Auftreten **lebensbedrohlicher Opportunisteninfektionen** (neben schweren Verläufen bei Infektionen mit obligat pathogenen Keimen), das Auftreten typischer Tumore und eines Lymphoms. Zu den Infektionen zählen alle Formen der Tbc, mykobakterielle Histiozytosen, rezidivierende Salmonellensepsis, Herpes-simplex-Infektionen Typ 1 und 2 mit chronischen

K

Ulzera, Bronchitiden, Pneumonien, Zytomegaliviren mit Retinitis und Ulzera in Ösophagus und Darm, Pneumocystis-carinii-Pneumonie, ZNS-Toxoplasmose, Kryptosporidiose (Enteritis), Candida-Infektionen mit Soor des Mundes, des Ösophagus, Tracheitis, Bronchitis und Pneumonie, Kryptokokken-Meningitis, extrapulmonale Histoplasmose und extrapulmonale Kokzidioidomykose.

F94 !

Frage 12.75: Lösung C

Zu **(C):** Bei HIV-infizierten Patienten treten in allen Stadien der Erkrankung bakterielle Infektionen häufiger auf als bei Gesunden. Die Gonorrhoe zählt jedoch nicht zu den im nächsten Abschnitt beschriebenen opportunistischen Infektionen.

Zu **(A)**, **(B)**, **(D)** und **(E):** AIDS ist das Endstadium der HIV-Infektion. Neben dem Nachweis der HIV-Antikörper ist es durch das Auftreten von **Opportunisteninfektionen,** in der Regel handelt es sich um Exazerbationen latenter Infektionen, ein malignes Lymphom und bestimmte Tumoren (z. B. Kaposi-Sarkom), charakterisiert. Aber auch Infektionen mit obligat pathogenen Keimen finden sich bei AIDS-Patienten, wobei sie dann nicht selten einen atypischen Verlauf nehmen. Die wichtigsten AIDS-definierenden Infektionen: Candida albicans (Soor-Ösophagitis), Cryptosporidium-Arten (Kryptosporidiose, durch persistierende Durchfälle gekennzeichnet), atypische Mykobakterien (mykobakterielle Histiozytose), Zytomegalievirus (Retinitis, Ösophagitis, Enteritis), Pneumocystis carinii (Pneumonie), Cryptococcus neoformans (Kryptokokken-Meningitis), Aspergillus fumigatus (Aspergillose der Lunge), Toxoplasma gondii (Toxoplasmose des ZNS), Mycobacterium tuberculosis (disseminierte Tuberkulose), Herpes-simplex-Virus Typ 1 und 2 (nekrotisierender Herpes oralis, genitalis, analis), Varicella-Zoster-Virus (Herpes zoster, Zosterpneumonie) etc.

H95

Frage 12.76: Lösung B

Zu **(B): Influenza-A-Viren** können beim Menschen und verschiedenen Tierarten wie Pferd, Schwein und Vogelspezies nachgewiesen werden. Die Infektion von Tieren ist die Basis für den Antigenshift, bei dem es u. a. zum Austausch homologer RNA-Segmente zwischen dem Influenza-A-Virus und tierischen Influenzaviren kommt.

Zu **(A):** Hinsichtlich des Organotropismus der **Rabiesviren** muß unterschieden werden zwischen der pathogenen Wirkung, die rein neurotrop ist (Enzephalitis), und der neuroviszerotropen Vermehrungsfähigkeit. Dies bedeutet, daß die Schädigung allein das ZNS betrifft, die Vermehrung jedoch auch in anderen Organen wie Speicheldrüsen, Pankreas und Haarbalgdrüsen abläuft.

Zu **(C):** Das **FSME-Virus,** Erreger der Frühsommer-Meningoenzephalitis, wird von Zecken auf den Menschen übertragen. Damit handelt es sich um eine Zoonose (Erkrankung, die vom Tier auf den Menschen übergeht). Typisch für diese Erkrankung – Verbreitungsgebiet Österreich, Osteuropa und südliche Gebiete Deutschlands – ist ein zweiphasiger Verlauf mit Zeichen eines grippalen Infektes zu Beginn. Im Sekundärstadium kommt es dann zur Organmanifestation im ZNS im Sinne einer Meningitis, Meningoenzephalitis oder Meningoenzephalomyelitis.

Zu **(D):** Alle Viren der **Herpes-Gruppe,** zu der die Zytomegalieviren zählen, persistieren im Wirtsorganismus. Erstinfektionen mit Zytomegalieviren verlaufen bei Kindern und Erwachsenen in 99 % der Fälle inapparent. Eine manifeste Erkrankung kann im Sinne eines endogenen Rezidivs bei Schwächung des Immunsystems auftreten.

Zu **(E):** Das **HTLV-Virus** (Human-T-Zell-Leukämie-Virus-1) besitzt ein tax-Gen, das über sein Produkt immortalisierend auf T-Zellen wirkt. Die immunologische Funktion befallener Zellen (Helfer-Zellen) ist dadurch gestört. Es handelt sich um einen Prozeß im Sinne einer onkogenen Transformation.

F98 !

Frage 12.77: Lösung C

Zu **(C):** Infektionen mit **Haemophilus influenzae** werden nicht den AIDS-definierenden Krankheitsbildern zugeordnet und sind dementsprechend weder auffallend häufig noch typisch.

Zu **(A):** Von **Zytomegalie-Viren** hervorgerufene Erkrankungen gehören meist zum Verlauf einer HIV-Infektion. Sie manifestieren sich häufig als Retinitis oder Pneumonie, es können aber auch andere Organe wie Leber, Milz etc. betroffen sein.

Zu **(B): HIV** selbst bewirkt durch Befall verschiedener Zellarten des ZNS eine Enzephalopathie, die mit Konzentrations- und Gedächtnisstörungen bis hin zu einer schweren Demenz einhergeht.

Zu **(D):** Während die Kryptokokkenmeningitis bei immunkompetenten Personen nur selten auftritt, gehört sie bei AIDS zu den charakteristischen Krankheitsbildern.

Zu **(E):** Die postnatale **ZNS-Toxoplasmose** der AIDS-Patienten ist durch Leitsymptome wie Wesensveränderungen, Kopfschmerz, Krampfanfälle und Lähmungserscheinungen gekennzeichnet.

F94

Frage 12.78: Lösung C

Mykobakteriosen durch ubiquitär vorkommende Mykobakterien zählen zu den AIDS-definierenden Krankheitsbildern. Häufigster Erreger ist **Mycobacterium avium intracellulare.** Nach Aufnahme über den Gastrointestinaltrakt folgt – je nach Immunlage – die hämatogene Streuung in alle Organe. Fieber, allgemeine Schwäche und progredienter Gewichtsverlust sind Leitsymptome. Für die immunologische Abwehr von Mykobakterien spielen humorale Mechanismen (z. B. Antikörper) keine Rolle, vielmehr sind T-Lymphozyten und aktivierte Makrophagen von Bedeutung.

F94

Frage 12.79: Lösung B

Zu **(1):** Hauptübertragungsweg des **HIV** ist der Geschlechtsverkehr. Die im Sperma oder Vaginalsekret enthaltenen Viren können über kleine Schleimhautverletzungen in den menschlichen Organismus eindringen. Auch die Kontamination von Hautverletzungen mit virushaltigem Blut kann zu Infektionen führen.
Zu **(3)** und **(4): Spirochäten** wie Treponema pallidum (Syphilis) und Leptospira icterohaemorrhagiae (Morbus Weil) können durch kleine Haut- und Schleimhautverletzungen in den menschlichen Körper eindringen und dort zu schweren Erkrankungen führen.
Zu **(2):** Die Infektion mit **Rotaviren** erfolgt fäkal-oral.
Zu **(5): Neisseria meningitidis** wird durch Tröpfcheninfektion übertragen.

F96

Frage 12.80: Lösung C

Wieder eine Problemfrage, die nur von 22 % richtig beantwortet wurde, während 48 % Lösung (B) wählten.
Das AIDS-Virus infiziert neben den T-Lymphozyten zahlreiche andere Zellen und zwar Makrophagen, B-Lymphozyten, Megakaryozyten, Endothelzellen der Gefäßwände, Nervenzellen, Gliazellen, retikuläre dendritische Zellen der Lymphknoten und möglicherweise noch andere. Zu diesen „möglichen" gehören auch Epithelzellen, obwohl diese Antwortkombination nicht im IMPP vorgesehen ist.

H96

Frage 12.81: Lösung E

Zu **(1):** Das **Human-Immundefizienz-Virus** (HIV) kann durch *Blut, Blutprodukte sowie hetero- und homosexuellen Geschlechtsverkehr* übertragen werden. Es müssen darüber hinaus pränatale, intrapartale und postnatale Infektionen unterschieden werden.
Zu **(2): Herpes-simplex-Virus Typ 2** erwirbt man in erster Linie durch *Geschlechtsverkehr.* Bei Infektion einer Schwangeren besteht daneben die Gefahr einer *intrapartalen Infektion des Neugeborenen* mit einem generalisierten Herpes in der Folge.
Zu **(3): Treponema pallidum,** Erreger der Syphilis, wird durch **Schleimhautkontakte jeder Art,** in erster Linie den **Geschlechtsverkehr,** übertragen. Für die extragenitale Übertragung spielen die hochkontagiösen Hauteffloreszenzen (Condylomata lata, Plaques muqueuses) der sekundären Syphilis eine entscheidende Rolle. Ferner können Treponemen auch **diaplazentar** übertragen werden, wodurch es zum Bild der Lues connata kommt.
Zu **(4): Chlamydia trachomatis** der Serotypen D bis K werden durch **Sexualkontakt übertragen.** Beim Mann sind sie für etwa die Hälfte aller nicht gonorrhoischen Urethritiden, selten mit Beteiligung von Prostata und Epididymis, verantwortlich. Auch bei der Frau verursachen sie Urethritiden, daneben auch Zervizitis und Salpingitis. Neugeborene können sich **intrapartal** infizieren und an Konjunktivitis und/oder Pneumonie erkranken.
Zu **(5):** Der weltweit verbreitete Erreger **Trichomonas vaginalis** wird primär durch **Geschlechtsverkehr** übertragen, andere Übertragungswege wie Badewasser, Badetücher oder unsachgemäße Untersuchung der Sexualorgane spielen kaum eine Rolle. Die Infektion führt bei der Frau zu einer Kolpitis, beim Mann zu einer Urethritis; selten beobachtet man eine Beteiligung des Uterus und der Ovarien bzw. der Testes und akzessorischen Geschlechsdrüsen.

H96 **!**

Frage 12.82: Lösung E

Nach pränatalen und perinatalen Infektionen wird in fast jedem Examen gefragt, und sie sollten daher unbedingt bekannt sein. Bei dieser Frage haben sich 54 % für die richtige Lösung entschieden und 36 % für Lösungsmöglichkeit (D), d. h. ohne Varicella-Zoster-Viren. Dabei gibt es dazu bereits eine alte Frage!
Zu **(1):** Wenn die **Varizellen-Infektion** der Schwangeren in die **perinatale Phase** (3–5 Tage vor der Entbindung) fällt, ist das Neugeborene dadurch er-

auch pränatal, bei 1° infektion der Mutter

heblich gefährdet, da es noch keine schützenden Antikörper der Mutter erhalten hat. Die **Infektion des Kindes** kann **lebensbedrohlich** sein und macht eine sofortige Gabe von **Varicella-Zoster-Immunglobulin** erforderlich.
Zu **(2): HIV** kann sowohl **pränatal** als auch **perinatal** (Blut, Muttermilch) übertragen werden. Die Kinder erkranken wie die Erwachsenen an AIDS.
Zu **(3):** Da sich **B-Streptokokken** häufig in der Vaginalflora befinden, kann sich das Neugeborene **intrapartal** infizieren. *Prädisponierende Faktoren* sind mütterlicher Antikörpermangel oder Frühgeburt. Die manifeste Infektion kann wenige Stunden bis Tage nach der Geburt (early-onset) als **Sepsis, Pneumonie oder Meningitis** auftreten oder nach einer Woche bis hin zu drei Monaten (late-onset), dann meist als Meningitis.
Zu **(4):** Die Infektion des Neugeborenen mit **Herpes-simplex-Virus Typ 2** erfolgt **im Geburtskanal** – auch ohne daß Herpesbläschen bei der Mutter nachgewiesen werden können. Der unbehandelt fast stets zum Tode führende **Herpes neonatorum** manifestiert sich häufig als **Sepsis.** Bei anderen Neugeborenen bildet sich ein **generalisierter Herpes** mit Bläschenbildung auch an den Augen. Hinzu kommen Leber- und Milzschwellung, Ikterus und oft eine Enzephalitis.

H97

Frage 12.83: Lösung E

Zu **(1)** und **(2): Hepatitis B- und Hepatitis C-Viren** werden insbesondere durch **Blut** bzw. **Blutprodukte,** aber auch durch **Geschlechtsverkehr** übertragen. 50–90 % aller **Posttransfusionshepatitiden** gehen inzwischen zu Lasten des Hepatitis-C-Virus. **Risikogruppen** wie Hämophile, Dialysepatienten und Drogenabhängige sind beiden Virus-Arten gemein.
Zu **(3):** Das für den Menschen relevante **Parvovirus B19** ist Erreger des **Erythema infectiosum (Ringelröteln)** sowie von **Arthralgien** und **aplastischen Krisen** bei Patienten mit hämolytischen Anämien. Die Viren können sowohl über den **Respirationstrakt,** als auch durch **Blut und Blutprodukte** übertragen werden.
Zu **(4): HIV (humanes Immundefizienzvirus)** wird vor allem durch **Geschlechtsverkehr,** aber auch durch kontaminiertes **Blut bzw. Blutprodukte** übertragen. Als wichtige Risikogruppe sind auch Drogenabhängige gefährdet.

H97

Frage 12.84: Lösung E

Zu **(1): HIV** kann neben den **CD4-T-Lymphozyten** noch **zahlreiche andere Zellen** infizieren, darunter Makrophagen, B-Lymphozyten, Megakaryozyten, Gliazellen, Endothelzellen der Gefäßwände u. a. Die Infektion der Makrophagen kann die Virusantigenpräsentation verändern und damit die Immunreaktion ungünstig beeinflussen.
Zu **(2):** Nach Adsorption an und Penetration in die Wirtszelle, wird die **virale RNA** durch eine **reverse Transkriptase** in eine **Doppelstrang-DNA** transkribiert. Dieses Provirus wird **chromosomal integriert** und persistiert dort. Durch Transkription und Translation der viralen Gene werden Virusproteine produziert.
Zu **(3): Antikörper** lassen sich nach einer **HIV-Infektion frühestens nach 2 Wochen,** manchmal erst nach 3 Monaten nachweisen. Die Antikörper-negative Phase ist aus epidemiologischer Sicht problematisch, da die betroffenen Personen bereits kontagiös sind. Durch eine Polymerasekettenreaktion kann virales Protein auch in der Frühphase der Infektion nachgewiesen werden. Dabei handelt es sich jedoch nicht um ein Routineverfahren.
Zu **(4): Azidothymidin** und **Dideoxyadenosin hemmen die Produktion von Proviren** durch die reverse Transkriptase. Nach längerer Therapiezeit entwickeln sich resistente Viren, deren Transkriptase mutiert ist. Zu den wichtigen Nebenwirkungen der Therapie zählen Anämie und Leukopenie, da die Reifung hämatopoetischer Zellen gestört wird.

12.16 Picornaviridae

12.17 Caliciviridae

12.18 Infektionen unklarer Ätiologie

H98 !!

Frage 12.85: Lösung B

Zu **(B):** Die **Maserninfektion** verläuft in **ca. 98 %** der Fälle **apparent.**
Zu **(A):** Die Manifestationsrate der Polioviren beträgt 1–2 %.

Zu **(C):** Die Verhältnisse des **Zytomegalievirus** sind komplizierter:
1. Hohe Durchseuchung von ca. 50–80 %.
2. Bei sonst gesunden Kindern, Jugendlichen und Erwachsenen liegt die Manifestationsrate bei ungefähr 1 %.
3. Bei ca. 30 % der infizierten und immunsupprimierten Patienten beobachtet man manifeste Krankheitsbilder.
4. Nach intrauteriner Infektion sind ca. 7 % der Neugeborenen sofort symptomatisch, weitere 15 % haben Spätfolgen.
5. Perinatale Infektionen führen nur selten zu manifesten Krankheitsbildern des Neugeborenen.

Zu **(D):**

Herpes-simplex-Virus Typ 1 – ca. 10 % apparente Verläufe
Herpes-simplex-Virus Typ 2 – ca. 12 % apparente Verläufe

Zu **(E):** Für **Neisseria meningitidis** liegen keine sicheren Prozentzahlen hinsichtlich des Manifestationsindexes vor. Es muß jedoch von einer sehr geringen Quote ausgegangen werden.

H97

Frage 12.86: Lösung C

Zu **(C): Borrelia burgdorferi,** Erreger der **Lyme-Borreliose,** wird von Zecken auf den Menschen übertragen und zwar entsprechend der Zecken-Hauptsaison im Juni und Juli. Nach der Infektion können unterschiedliche Krankheitsbilder beobachtet werden: zunächst das *Erythema chronicum migrans,* das gelegentlich von einem allgemeinen Krankheitsgefühl begleitet wird.

Wochen bis Monate nach dem Zeckenbiß und in über 60 % ohne Erythema chronicum migrans in der Vorgeschichte können neurologische Krankheitsbilder auftreten, die von *aseptischer Meningitis, Hirnnervenparesen (meist N. facialis), Enzephalomyelitis bis zu peripheren Neuropathien* reichen. Im Rahmen der Lyme-Borreliose sind ferner Erkrankungen der Haut *(Acrodermatitis chronica atrophicans),* des Herzens *(akute Myoperikarditis, Reizleitungsstörungen)* und der Gelenke *(Lyme-Arthritis)* möglich.

Zu **(A):** Infektionen mit **Zytomegalieviren** verlaufen **meist inapparent,** seltener beobachtet man Hepatitiden, Enzephalitiden oder Polyradikuloneuritiden. Hingegen muß *bei immunschwachen Patienten* mit einer *interstitiellen Pneumonie, Retinitis* und *ulzerativen Enterokolitis* gerechnet werden.

Zu **(B):** Auch Infektionen mit **Coxsackie-Viren** verlaufen **meist symptomlos.** Nach fäkal-oraler Übertragung können sich folgende Erkrankungen entwickeln: *Herpangina, Pharyngitis, Sommergrippe, Pleurodynie, abakterielle Meningitis, in Einzelfällen lokale Pseudoparesen durch myalgische Muskelschwäche, Myokarditis, Exantheme u. a.*

Zu **(D): Haemophilus influenzae** ist **der häufigste Erreger bakterieller Meningitiden bei Kleinkindern,** einer hochakut verlaufenden Erkrankung. Als erste Symptome können sich Ohr- und Atemwegsinfektionen zeigen.

Zu **(E): Neisseria meningitidis** führt die „Hitliste" der Erreger bakterieller Meningitiden an. **Nach kurzer Inkubationszeit** treten typische **meningitische Zeichen wie Kopfschmerz, Erbrechen, Fieber und Genickstarre** auf. Diese können von unspezifischen Symptomen wie Augenmuskellähmung, Fazialisparese u. a. begleitet werden.

F97

Frage 12.87: Lösung B

Bei den sogenannten **Slow-Virus-Infektionen,** die bei Mensch und Tier gefunden wurden, unterscheidet man zwischen solchen, die von konventionellen Viren hervorgerufen werden, z. B. subakute sklerosierende Panenzephalitis (SSPE) und progressive multifokale Leukoenzephalopathie (PML), und anderen, die durch unkonventionelle, bisher nicht identifizierte Viren entstehen, z. B. **Creutzfeldt-Jakob-Erkrankung (CJE), Kuru und Gerstmann-Sträußler-Syndrom.**

Aus dem Hirnmaterial einer an CJE verstorbenen Person konnte ein Protein isoliert werden, das als Prion bezeichnet wurde und bisher niemals in nicht-infizierten Hirnen nachweisbar war. Darüber hinaus ist eine immunologische Verwandschaft mit einem in Scrapie-infizierten Gewebe aufgefallenen Protein bemerkenswert. Die Infektiosität der aufgeführten Erkrankungen, zu denen aus dem tierischen Bereich noch die oft diskutierte Bovine spongiforme Enzephalopathie (BSE) zählt, konnte in Tierversuchen bestätigt werden. Es fehlt jedoch der Nachweis von intra- oder extrazellulären Viren, von Nukleinsäuren oder Immunreaktionen des Wirtes.

Das **Guillain-Barré-Syndrom, eine akute Polyradikuloneuropathie,** kann einige Wochen nach Infektion mit Epstein-Barr-Virus, Zytomegalie-Virus, Influenza-Virus und – selten – Herpes-simplex-Virus ausbrechen. Auch als Nebenwirkung von Medikamenten ist das Krankheitsbild aufgetreten. Es werden Autoimmunprozesse als Ursache diskutiert. Auch die Multiple Sklerose wird möglicherweise durch Autoimmunprozesse in Folge viraler Infektionen ausgelöst.

F95

Frage 12.88: Lösung A

Zu **(A):** Infektionen des Respirationstraktes bei Säuglingen und Kleinkindern werden häufig von **Respiratory-syncytial-Viren** hervorgerufen, so daß der Durchseuchungsgrad bereits Ende des 2. Lebensjahres bei 100 % liegt. Krankheitsbilder sind **Bronchitis, Laryngitis, Pseudo-Krupp** und **Bronchiolitis.** Nach einer abgelaufenen Bronchiolitis erhöht sich die Gefahr, an Asthma zu erkranken.
Zu **(B):** Influenza-Viren verursachen zwar auch Erkrankungen des Respirationstraktes, diese treten aber nicht typischerweise bei Kindern auf.
Zu **(C):** Einige Typen der Adeno-Viren rufen ebenfalls Infektionen – meist der oberen Luftwege – hervor. Sie verlaufen bei Kindern in 50 % der Fälle inapparent.
Zu **(D):** Rhino-Viren sind Schnupfenerreger bei Kindern und Erwachsenen. Zu Bronchiolitiden führen sie nicht.
Zu **(E):** Erkrankungen des Respirationstraktes werden nicht von Herpes-simplex-Viren hervorgerufen. Typische Krankheitsbilder sind Herpes labialis und genitalis, Meningitis, Meningoenzephalitis, Keratokonjunktivitis etc.

H99 H95 !

Frage 12.89: Lösung C

Zu **(C):** **Zytomegalieviren** können die meisten Organsysteme befallen. Während die primäre Virusreplikation vorzugsweise in Epithelzellen des Oropharynx abläuft, schließt sich in der folgenden Phase eine **breite hämatogene Streuung** an, bei der sich die Viren offensichtlich an Leukozyten binden. Zielorgane können Nieren, Leber, Lunge, Magen-Darm-Trakt, peripheres und zentrales Nervensystem, Speicheldrüsen, Bauchspeicheldrüse etc. sein.
Man unterscheidet prä-, peri- und postnatale Zytomegalieinfektionen. **Pränatale Infektionen** führen u. a. zu Hepatosplenomegalie, ZNS-Schäden, Thrombozytopenische Purpura. **Perinatale Infektionen** mit dem Zytomegalievirus können für Frühgeborene lebensbedrohlich sein. Es treten Krankheitsbilder wie Pneumonie, Hepatitis, Thrombozytopenie oder Hämolyse auf. Hingegen verlaufen **postnatale Infektionen** meist symptomlos.
Bei **Patienten mit supprimiertem Immunsystem** (nach Transplantation, bei Chemotherapie oder AIDS) beobachtet man in ca. ⅓ der Fälle eine schweren Krankheitsverlauf mit ausgeprägten Allgemeinsymptomen (Fieber, Nachtschweiß, Muskelschmerzen) sowie Hepatosplenomegalie, Ulzeration im Gastrointestinaltrakt und interstitieller Pneumonie.
Zu **(A):** Das **Rabiesvirus**, Erreger der Tollwut, verhält sich hinsichtlich seiner pathogenen Wirkung **streng neurotrop** (ZNS). Es findet sich daneben auch in Speicheldrüsen und im Speichel, wodurch es übertragen wird. Ferner lassen sich Rabiesviren in der Bauchspeicheldrüse, Haarbalgdrüsen etc. nachweisen. Diese Organe werden durch die Viren jedoch nicht beschädigt.
Zu **(B):** **Polioviren** vermehren sich in Zellen der Rachen- und Darmschleimhaut und den Peyer-Plaques. Eigentliches **Erfolgsorgan ist das ZNS**, wo das Virus u. a. die motorischen Vorderhornzellen schädigen kann. In ca 99 % verläuft die Infektion symptomlos. Manifestierte Erkrankungen reichen von katarrhalischen Symptomen über Meningitis und Lähmung bis hin zu Bulbärparalyse mit Atemlähmung und Herzversagen.
Zu **(D):** **Influenza-A-Viren** besiedeln und schädigen in erster Linie den Respirationstrakt, wodurch auch das Krankheitsbild geprägt ist. Es treten gelegentlich noch *Myokarditiden, Otitiden, Meningitiden, Enzephalitiden etc.* auf.
Zu **(E):** Der **Organtropismus** der **Rhinoviren** entspricht dem von ihnen hervorgerufenen Krankheitsbild. Sie befallen **Epithelzellen** des **Nasen-Rachen-Raumes** und sind die wichtigsten Schnupfenerreger.

F00 F96 !

Frage 12.90: Lösung B

Zu **(B):** Eine Infektion mit **Epstein-Barr-Viren (EBV)** beginnt meist mit einer Virusvermehrung in Endothelzellen des **Mund- und Rachenraumes. B-Lymphozyten** exprimieren an der Zellmembran einen Rezeptor für diese Viren und werden daher infiziert. Das EBV kann eine **onkogene Transformation** der B-Lymphozyten induzieren (Katalysator- Rolle), so daß das Burkitt- Lymphom, das B-lymphoproliferative Syndrom (immunschwache Patienten) und das lymphoepitheliale Nasopharynx-Karzinom im Zusammenhang mit diesem Virus gesehen werden müssen.
Zu **(A):** **Coxsackieviren** haben verschiedene Zielzellen, zunächst vermehren sie sich im Pharynxbereich und im Intestinaltrakt, daneben können sie Muskelzellen, das ZNS und das Herz befallen.
Zu **(C):** **Hepatitis-E-Viren** befallen Leberzellen, so daß sich makroskopisch portale und periportale Zerstörungen finden.
Zu **(D):** **HTLV-1** ist ein Retrovirus. Bei Verzicht auf die Abkürzung – Humanes T-Zell-Leukämie-Virus

Typ 1 – ergibt sich die Identität der Zielzelle aus dem Namen. Das Virus verursacht die T-Zellen-Leukämie des Erwachsenen.
Zu **(E)**: Die einzigen bisher bekannten Zielzellen des **Parvovirus B19** sind erythroide Vorläuferzellen im Knochenmark. Klinisch zeigt sich ein grippales Krankheitsbild mit ring- und girlandenförmigem, z. T. urtikariellem Exanthem, das insbesondere bei Kindern und Jugendlichen auftritt (Erythema infectiosum). Daneben beobachtet man auch intrauterine Infektionen.

F00

Frage 12.91: Lösung D

Hepatitis-A-Viren gehören zur Gruppe der Picornaviren. Während bei uns die Durchseuchung der jüngeren Bevölkerung eher niedrig anzusehen ist, findet sich **in den Entwicklungsländern ein hoher Durchseuchungsgrad**. Dort erfolgt die Infektion meist im Kleinkindalter und verläuft in der Regel asymptomatisch. In unseren Breiten sind vorwiegend Erwachsene betroffen, die eher das Gesamtbild der Infektion zeigen.
Hepatitis-A-Viren werden vor dem Auftreten klinischer Zeichen mit dem Stuhl ausgeschieden. Die Diagnose erfolgt in der akuten Phase serologisch durch Nachweis spezifischer IgM-Antikörper.
Während früher nur ein relativer Schutz vor Hepatitis A durch Gabe von Gammaglobulinpräparaten möglich war, existiert seit wenigen Jahren ein **inaktiver Adsorbatimpfstoff** aus gentechnisch hergestelltem Hepatitis-A-Virusprotein.

F96

Frage 12.92: Lösung B

Zu **(B)**: Nur das **Influenza-A-Virus** erfüllt alle aufgeführten „Anforderungen". Die Übertragung der Viren erfolgt von Mensch zu Mensch durch **Tröpfcheninfektion.** Die Erkrankung ist **hochkontagiös,** der Verlauf jedoch bei **ca. 50 % symptomlos** oder zumindest symptomarm. Das Wirtsspektrum der Influenza-A-Viren umfaßt neben dem Menschen verschiedene **Säugetiere und Vögel,** wobei das Schwein bei dem für die Viren charakteristischen **Antigenshift** eine Rolle spielt. Durch diesen Antigenwandel treten immer wieder neue Subtypen auf.
Zu **(A)** und **(D)**: Der natürliche Wirt des **Hepatitis-A-Virus** und des **Poliovirus** ist der **Mensch.**
Zu **(C)**: Es existiert nur *ein Typ* des **Masernvirus.**
Zu **(E)**: Das **FSME** (Frühsommer-Meningoenzephalitis)-Virus wird von kontaminierten **Zecken** auf den Menschen übertragen.

F99 !

Frage 12.93: Lösung A

Zu **(A)**: **Coxsackie-Viren Typ B** können u. a. auch eine **Myokarditis** hervorrufen. Weitere typische Krankheitsbilder sind z. B. Myalgie, Meningitis, Pankreatitis.
Zu **(B)–(E)**: Die Erreger mit ihren typischen Krankheitsbildern in einer Übersicht:

Herpes-simplex-Virus Typ 1	– Herpes labialis, Gingivostomatitis, Keratokonjunktivitis, Meningoenzephalitis
Polio-Viren	– Poliomyelitis
Rabiesviren	– Tollwut
Rotaviren	– Diarrhoe

F00 F97 !

Frage 12.94: Lösung D

Nach dem Manifestationsindex wird gern und häufig gefragt, so daß man sich insbesondere das Gegensatzpaar **Poliomyelitis-Virus (ca. 1–2 % apparente Verläufe)** und **Masernvirus (ca. 98 % apparente Verläufe)** merken sollte.
Ca. 50 % der Infektionen mit Influenzaviren, ca. 30–35 % der Infektionen mit Hepatitis-B-Viren und 100 % der Infektionen mit Varizellenviren verlaufen apparent.

H95

Frage 12.95: Lösung A

Zu **(A)**: Grundsätzlich können bei abwehrgeschwächten Personen (z. B. AIDS-Patienten) alle Infektionskrankheiten auftreten, jedoch sind einige **Opportunisteninfektionen** bei diesem Personenkreis typisch. Die Hepatitis A zählt nicht zu diesen Infektionen. Das Auftreten ist eng mit schlechten hygienischen Bedingungen verknüpft, da es sich um eine Schmierinfektion handelt, die überwiegend durch kontaminiertes Trinkwasser und Lebensmittel übertragen wird.
Zu **(B)**: Infektionen mit **Cryptococcus neoformans** verlaufen bei Gesunden meist inapparent, selten sind Lungeninfektionen. Bei HIV-Patienten manifestieren sie sich überwiegend als schwere Meningitis.
Zu **(C)**: Der Durchseuchungsgrad von **Toxoplasma gondii** ist sehr hoch, so daß in der Regel *endogene Infektionen* zu dem schweren Krankheitsbild der ZNS-Toxoplasmose mit Wesensveränderung, Fieber, Kopfschmerzen und Krampfanfällen bei Abwehrschwachen führen.

Zu (D): **Candida albicans** verursacht als potentiell pathogener Haut- und Schleimhautsaprophyt bei Schwächung des Immunsystems u. a. Mundsoor und Soor-Ösophagitis.

Zu (E): Sowohl durch Primärinfektion als auch durch endogene Rezidive treten **Zytomegalievirus-Infektionen** auf. Als typische Krankheitsbilder bei Immunsupprimierten sind eine nekrotisierende Retinitis, ulzerative Darmerkrankungen und interstitielle Pneumonie zu nennen.

H96

Frage 12.96: Lösung C

Zu (C): Bei den **Polioviren** sind *drei serologisch verschiedene Typen* bekannt: Typ 1 (Brunhilde), Typ 2 (Lansing) und Typ 3 (Leon). Mit den Eigennamen bezeichnet man die als Prototyp dienenden Stämme. Eine Infektion mit einem Serotyp führt nicht zur Kreuzimmunität gegen die beiden anderen, was u. a. für die Impfung von Bedeutung ist, die mit einem trivalenten Impfstoff erfolgen muß.

Zu (A): **Masern** sind das immer gern gefragte Paradebeispiel für einen **hohen Manifestationsindex,** d. h. über 90 % der Infizierten weisen die typischen Krankheitserscheinungen auf. Die Kombination von Manifestationsrate und Kontagionsindex in der Frage ist etwas verwirrend (soll es auch sein?), sieht man einmal davon ab, daß eine hohe Kontagiosität (Ansteckungsfähigkeit) Voraussetzung für eine erfolgreiche Infektion ist.

Zu (B): Bei der Wahl des Wirtes sind **Rabiesviren** nicht wählerisch. Primär betrifft die Infektion Tiere (**Zoonose**) und nur in seltenen Fällen den Menschen. Je nach Kontinent haben die weltweit verbreiteten Erreger andere Vorlieben; dazu zählen: Fuchs, Dachs, Wolf, Hund, Katze, Schakal, Waschbär, Skunk und Fledermaus. Letztere überlebt als einzige die Infektion.

Zu (D): Das Haupterregerreservoir der **FSME-Viren** stellen kleine *Nager* wie Mäuse, Igel und Maulwürfe dar. Zecken dienen als Überträger (Vektor), indem sie Viren beim Saugen aufnehmen bzw. später auf diese Weise an einen noch nicht infizierten Wirt weitergeben. Beim Menschen kommt es im Falle eines apparenten Verlaufes zur **Frühsommer-Meningoenzephalitis.** Aufgrund des Übertragungsmodus und des Erregerreservoirs in der Tierwelt spricht man von einer **Zoonose.**

Zu (E): Das **Varicella-Zoster-Virus** gehört zur Gruppe der Herpesviren, die alle die Fähigkeit besitzen, im Wirtsorganismus zu **persistieren** – auch bei Anwesenheit spezifischer Antikörper und zytolytischer Gedächtniszellen. Bei einer Varizellen-Infektion (Windpocken) gelangen die Viren in die Ganglien der Gehirnnerven und der Wirbelsäule, wo sie persistieren. Ein endogenes **Rezidiv** verläuft unter dem Bild eines **Herpes zoster,** der in aller Regel lokal entlang der Austrittsstelle eines Nerven auftritt. Nur bei stark reduzierter Abwehrlage kann sich ein generalisierter Zoster entwickeln.

H98 !

Frage 12.97: Lösung C

Zu (C): Das Krankheitsbild der **Hepatitis A** bietet unterschiedliche Schweregrade: vom (meist) inapparenten bis hin zum fulminanten Verlauf. Zwar kann die Hepatitis A protrahiert, niemals jedoch chronisch verlaufen.

Zu (A): Hepatitis A und E werden **fäkal-oral** übertragen.

Zu (B): Typische Symptome der **Hepatitis E** sind Hepatomegalie, Ikterus und Anorexie. Die Patienten klagen u. a. über Bauchschmerzen, Fieber, Übelkeit und Erbrechen. Wie bei Hepatitis A gibt es keine chronischen Verläufe. Die Erkrankung Schwangerer weist eine deutlich höhere Letalität auf (ca. 20 %) als die anderer Patienten.

Zu (D): Mit der **Polymerasekettenreaktion (PCR)** werden spezifische Nukleinsäureabschnitte nachgewiesen und so Bakterien oder Viren, z. B. **Hepatitis-C-Viren,** identifiziert. Da es sich bei der PCR um ein sehr aufwendiges Verfahren handelt, wird sie in erster Linie dann eingesetzt, wenn ein konventioneller Erregernachweis nicht möglich, zu gefährlich oder zu langwierig ist.

Ferner können Antikörper gegen Hepatitis-C-Viren nachgewiesen werden.

Zu (E): Die Antikörper gegen das HBs-Antigen, das zur Hülle des **Hepatitis-B-Virus** gehört, stellen einen Schutz gegen eine erneute Infektion dar. Sie treten ca. 4–5 Monate nach der Infektion auf. Auch nach einer Impfung mit einem gentechnisch hergestellten Impfstoff sind diese Antikörper Indikator einer erfolgreichen Immunisierung.

F97 !!

Frage 12.98: Lösung D

Nach dem Manifestationsindex wird gern und häufig gefragt, so daß man sich insbesondere das Gegensatzpaar **Poliomyelitis-Virus (ca. 1–2 % apparente Verläufe)** und **Masernvirus (ca. 98 % apparente Verläufe)** merken sollte.

Ca. 50 % der Infektionen mit Influenzaviren, ca. 30–35 % der Infektionen mit Hepatitis-B-Viren und 100 % der Infektionen mit Varizellenviren verlaufen apparent.

F98 H96 !

Frage 12.99: Lösung D

Die weltweit verbreitete und sehr seltene **Creutzfeldt-Jakob-Erkrankung** geht mit dem Bild einer **progredienten, präsenilen Demenz** einher. Sowohl sensorische als auch motorische Störungen treten mit Gedächtnis-, Konzentrations- und Merkfähigkeitsstörungen in der Anfangsphase sowie Zeichen gestörter kortikaler Funktionen mit Aphasie, Apraxie, Dyslexie, Dysgraphie, Desorientiertheit etc. im weiteren Verlauf auf.
Bei dem infektiösen Agens, das auch iatrogen übertragen werden kann (z. B. stereotaktische Eingriffe) handelt es sich um ein **Prion.**
Die hohe Resistenz der Prione gegen Temperatur, UV- und Röntgenstrahlen sowie chemische Substanzen stellt epidemiologisch ein Problem dar, das durch **Autoklavieren** bei 120 °C und einem Druck von 1 kg/cm^3 gelöst werden kann.

H98 !!

Frage 12.100: Lösung A

Coxsackie-Viren gehören zu den Enteroviren, die wiederum der Gruppe der Picornaviren untergeordnet sind. Sie haben dieselbe Struktur wie die Poliomyelitisviren. Viele Infektionen mit Coxsackie-Viren verlaufen inapparent. Daher lassen sich die Erreger, die mit der Faezes ausgeschieden werden, auch bei gesunden Personen isolieren. Zu den typischen Coxsackie-Infektionen zählen die **Bornholm-Erkrankung** (auch: Pleurodynie oder Myalgia epidemica), **Myokarditis** (besonders gefährlich für Neugeborene) und die **abakterielle Meningitis.**
Zum Nachweis der Coxsackie-Viren verwendet man in erster Linie Rachenabstriche, Rachenspülwasser oder Stuhl. Je nach Organmanifestation eignen sich ferner Konjunktival- und andere Abstriche, Nasensekret, Liquor und Biopsiematerial des Herzens.

F99 !

Frage 12.101: Lösung C

Hepatitis-A-Viren gehören zur Gruppe der Picornaviren. Während bei uns die Durchseuchung der jüngeren Bevölkerung eher niedrig anzusehen ist, findet sich **in den Entwicklungsländern ein hoher Durchseuchungsgrad.** Dort erfolgt die Infektion meist im Kleinkindalter und verläuft in der Regel asymptomatisch. In unseren Breiten sind vorwiegend Erwachsene betroffen, die eher das Gesamtbild der Infektion zeigen.
Hepatitis-A-Viren werden vor dem Auftreten klinischer Zeichen mit dem Stuhl ausgeschieden. Die Diagnose erfolgt in der akuten Phase serologisch durch Nachweis spezifischer IgM-Antikörper.

H97 F93 !

Frage 12.102: Lösung A

Zu **(A):** Chronische Verlaufsformen der **Hepatitis A** sind nicht bekannt. Die durch Schmierinfektion übertragene Erkrankung bezeichnet man auch wegen der relativen Harmlosigkeit als Leberschnupfen.
Zu **(B):** In ca. 5–10 % der Fälle entwickelt sich bei der **Hepatitis B** eine chronische Erkrankung, wobei man zwischen *klinisch inapparenter, chronisch-persistierender und chronisch-aktiver Hepatitis,* die oft in eine *Zirrhose* übergeht, unterscheidet. Alle chronischen Verlaufsformen gehen mit einem erhöhten Risiko für ein *primäres Leberzellkarzinom* einher.
Zu **(C): Hepatitis-C-Viren** haben den Hauptanteil an den **Posttransfusionshepatitiden** und werden dementsprechend parenteral übertragen. Mit einem **chronischen Verlauf** muß **bei über 50 % der Patienten** gerechnet werden, wovon ca. 20 % eine *Leberzirrhose* entwickeln. Auch ein Zusammenhang mit dem *primären Leberzellkarzinom* gilt als wahrscheinlich.
Zu **(D):** Da es sich bei dem **Hepatitis-D-Virus** um ein *defektes RNA-Virus* handelt, benötigt es zur erfolgreichen Infektion Helfer – in diesem Fall Hepatitis-B-Viren. Das Bild der Erkrankung hängt vom Zeitpunkt der Infektion ab. Die **Superinfektion eines HBs-Antigen-Trägers** führt zu besonders **schweren, oft auch fulminanten Krankheitsbildern,** nicht selten mit Übergang in eine *Zirrhose.*
Zu **(E):** Die fäkal-oral übertragene **Hepatitis E** ähnelt im Verlauf der Hepatitis A. Auch hier sind *keine chronischen Erkrankungen* zu befürchten. **Schwere Verläufe** mit Todesfolge traten bisher nur **bei Schwangeren** auf.

H98 !!

Frage 12.103: Lösung B

Zu **(B):** Das **FSME-Virus,** Erreger der Frühsommer-Meningoenzephalitis, gehört zur Gruppe der Flaviviren und wird durch **Zecken** übertragen.
Zu **(A)**, **(C)** und **(D): Hepatitis-A-, Polio-** und **Coxsackie-Viren** zählen zu den Picorna-Viren. Es handelt sich um kleine RNA-Viren, die alle durch **Schmutz- und Schmierinfektion** übertragen werden.
Zu **(E):** Auch bei den **Rotaviren** erfolgt die Erregerübertragung **fäkal-oral.** Sie sind Erreger einer

vor allem bei Säuglingen und Kleinkindern verbreiteten Enteritis.

F94

Frage 12.104: Lösung C

Zu **(2):** 1–2 Wochen vor Krankheitsbeginn bis ungefähr zur dritten Krankheitswoche werden Hepatitis-A-Viren mit dem Stuhl ausgeschieden.
Zu **(4):** Hauptsächlich durch Schmutz- und Schmierinfektionen (also fäkal-oral) werden Hepatitis-A-Viren übertragen. Die Übertragung von Hepatitis-B-Viren verläuft meist parenteral.
Zu **(1):** Nach der Infektion kommt es wahrscheinlich vom Magen-Darm-Kanal aus zu einer kurzdauernden Virämie und dadurch zum Befall der Leber. Zu einem späteren Zeitpunkt sind im Blut keine Viren mehr nachzuweisen.
Zu **(3):** Chronische Verlaufsformen mit persistierenden Viren, wie sie bei Hepatitis-B-Viren bekannt sind, treten bei Hepatitis-A-Viren nicht auf.

F94

Frage 12.105: Lösung A

Zu **(1):** **Adenoviren** (vorwiegend Typ 40 und 41) werden fäkal-oral übertragen und rufen ganzjährig Gastroenteritiden hervor. Bei ca. 5–10 % der Stuhlproben von Säuglingen, Kleinkindern und Kindern mit gastroenteritischen Symptomen können Adenoviren nachgewiesen werden.
Zu **(2):** **Rotaviren** verursachen vorwiegend bei Säuglingen und Kleinkindern Gastroenteritiden. Diese treten hauptsächlich in den Wintermonaten auf, in den Tropen allerdings ganzjährig.
Zu **(3):** Infektionen mit Echoviren verlaufen meist inapparent. Zum klinischen Bild gehören Fieber, Exantheme, Meningitis, Myalgie, Pharyngitis, Konjunktivitis u. a. Gastroenteritische Symptome sind nicht charakteristisch.
Zu **(4):** Streptococcus faecalis gehört zur physiologischen Darmflora.
Zu **(5):** Die verschiedenen Mykoplasmen-Gattungen können Infektionen des Respirationstraktes und Urogenitaltraktes hervorrufen.

F94

Frage 12.106: Lösung C

Zu **(1):** Das Poliovirus gehört wie das Hepatitis-A-Virus, die Echo- und Coxsackie-Viren zur Gruppe der **Picornaviren,** weil sie sich hinsichtlich der Struktur ähneln (kleine RNA-Viren).
Zu **(3):** Nach oraler Aufnahme der Viren vermehren sich diese in der oropharyngealen und intestinalen Mukosa. Durch eine Virämie kann es zur Beteiligung neurogener Strukturen kommen.
Zu **(4):** In ca. 90 % der Fälle verläuft die Poliomyelitis inapparent. Daneben unterscheidet man noch 3 apparente Verlaufsformen (abortive Poliomyelitis, nicht-paralytische Poliomyelitis und paralytische Poliomyelitis).
Die abortive Poliomyelitis geht mit unspezifischen Krankheitserscheinungen wie Fieber, Kopfschmerz, Erbrechen einher und ist daher klinisch kaum als Polio zu identifizieren.
Zu **(2):** Man kennt 3 unterschiedliche Serotypen. Die Infektion mit einem Serotyp führt nicht zu einer Kreuzimmunität gegen die anderen beiden Typen. Dies muß bei der Impfung berücksichtigt werden.
Zu **(5):** Bedingt durch die hohe Kontagiosität des Virus liegt der Durchseuchungsgrad bezüglich Poliomyelitis weltweit im oberen Bereich.

H93

Frage 12.107: Lösung C

Zu **(1):** Der Verlauf einer **Influenzainfektion** wird nicht von einer Schwangerschaft, sondern eher von dem Gesundheitszustand des Patienten beeinflußt. Aus diesem Grund sollten immunschwache Patienten, ältere Menschen und Kinder mit Herzfehlern geimpft werden.
Zu **(3):** **Hepatitis-E-Infektionen** werden insbesondere in Indien, Afrika und Mexiko beobachtet. Es handelt sich um eine enterale Infektion mit einer Letalität von ca. 1–2 %. Tritt diese Erkrankung bei Schwangeren im letzten Trimenon auf, muß mit einem schweren Verlauf und einer Letalität von ca. 20 % gerechnet werden.
Zu **(2):** Die Erstinfektion mit dem **Zytomegalievirus** verläuft bei gesunden Kindern, Jugendlichen und Erwachsenen sowie bei Schwangeren meist inapparent. Eine manifeste Infektion tritt bei Gravidität meist als Reaktivierung der persistierenden Viren auf. Schädigungen des Kindes sind aber in erster Linie bei Primärinfektion einer Schwangeren zu erwarten.

H93

Frage 12.108: Lösung E

Zu **(1):** **Masern** gehören wegen der möglichen Komplikationen zu den schweren Kinderkrankheiten. So besteht u. a. die Gefahr einer *Enzephalitis* (Letalität 30–40 %).
Zu **(2):** Zu den seltenen Komplikationen einer **Mumpsinfektion** zählen die *Meningitis* und *Meningoenzephalitis*.

Zu **(3):** In schweren Fällen kann im Rahmen einer Primärinfektion mit **Herpesvirus hominis** eine *Meningoenzephalitis* auftreten. Diese hat eine hohe Letalität und Überlebende weisen oft Dauerschäden auf.
Zu **(4):** Zu den seltenen Komplikationen einer **Varicella-Zoster-Infektion** gehört eine *Meningoenzephalitis*, die meist als *Cerebellitis mit Ataxie* auftritt. Sehr vereinzelt findet sich auch eine *Polyradikuloneuritis*.
Zu **(5):** Hauptsächlich **Coxsackieviren** der Gruppe B können *Meningitiden* hervorrufen.

F93 !!

Frage 12.109: Lösung C

Herpes-Viren, Orthomyxo- und Paramyxoviren (darunter die Influenza-Viren) sowie Retro-Viren (z. B. HIV) besitzen eine lipidhaltige Hülle, die durch bestimmte Substanzen wie beispielsweise Alkohol zerstört werden kann.
Picorna-Viren, zu denen u. a. Coxsackie- und Hepatitis-A-Viren zählen, aber auch Rota-Viren, Parvo-Viren und Adeno-Viren haben keine Hülle.

F95 !

Frage 12.110: Lösung D

Zu **(1): Polioviren** (auch die abgeschwächten Impfviren) vermehren sich im Intestinaltrakt und werden mit dem Stuhl ausgeschieden.
Zu **(3):** Neben der allgemeinen Antikörperproduktion des Immunsystems kommt es durch die Nachahmung des normalen Infektionsweges über den Darm bei der Polioimpfung auch zu einer lokalen Immunität im Intestinaltrakt. Dieser Mechanismus ist für den Schutz gegenüber Infektionen mit Polio-Wildviren von Bedeutung.
Zu **(4):** Eine gleichzeitig ablaufende Virusinfektion des Intestinaltraktes kann die Vermehrung des Impfvirus unterdrücken, da eine Zelle, die bereits mit einem Virus infiziert ist, gegenüber der Infektion mit einem zweiten Virus resistent wird (Begriff der Interferenz).
Zu **(2):** Bei den Polioviren existieren drei verschiedene pathogene Typen (Typ I, II, III) mit so verschiedener Antigenität, daß keine Kreuzimmunität besteht. Eine Polioimpfung wird deshalb mit einer Suspension aller drei Poliovirentypen durchgeführt.

H95 !

Frage 12.111: Lösung E

Poliomyelitisviren, die zu den Picornaviren zählen, treten in 3 Serotypen auf. Nach Infektion mit einem Serotyp entsteht *keine Kreuzimmunität* mit den beiden anderen, was bei der Impfung zu berücksichtigen ist. Polioviren breiten sich bevorzugt im Frühjahr und Sommer aus. In den meisten Fällen – die Angaben schwanken zwischen 90 und 99 % – verläuft die Infektion *inapparent*. Daneben kennt man die *abortive Poliomyelitis* mit Fieber, allgemeinem Krankheitsgefühl, Kopfschmerzen etc., die *nicht-paralytische Poliomyelitis* (abakterielle Meningitis), bei der zusätzlich Nackensteifigkeit auftreten kann, und schließlich die *paralytische Poliomyelitis,* für die schlaffe Lähmungen, Koordinationsstörungen, Krämpfe etc. charakteristisch sind. In allen Fällen – auch bei der Schutzimpfung – werden die Viren mit dem Stuhl ausgeschieden. So kommt es zu Schmutz- und Schmierinfektionen und einem hohen Durchseuchungsgrad auch bei nicht geimpften Personen.

F95

Frage 12.112: Lösung C

Die Gruppe der für den Menschen relevanten Herpes-Viren umfaßt folgende Erreger: Herpes-simplex-Virus, Varicella-Zoster-Virus, Zytomegalie-Virus, Epstein-Barr-Virus und das Humane Herpes-Virus-6 (HHV-6).
Rabiesviren zählen zur Gruppe der Rhabdoviridae und Rotaviren zu den Reoviridae.

F95 !!

Frage 12.113: Lösung C

Zu **(1): Candida albicans** ist Bestandteil der physiologischen Hautflora des Menschen. Unter bestimmten Voraussetzungen (Antibiotikatherapie, Immunschwäche, Diabetes mellitus etc.) kann es aber auch zu lokalen oder schwerwiegenden systemischen Infektionen kommen.
Zu **(2): Cryptococcus neoformans** ist ein ubiquitär verbreiteter Pilz. Er verursacht beim Menschen vorzugsweise Infektionen der Lunge, die bei sonst gesunden Patienten meist milde verlaufen. Schwere Infektionen mit diesem Erreger findet man bei abwehrgeschwächten Personen (z. B. AIDS-Patienten). Besonders gefürchtet ist die Kryptokokken-Meningitis.
Zu **(4):** Die **Toxoplasmose** ist weltweit verbreitet und verläuft als postnatale Infektion in der Regel harmlos. Bei Gesunden können die Erreger nach der Infektion als Zysten persistieren. Bei AIDS-Patienten entwickeln sich aus solchen Zysten nekrotisierende Entzündungsherde mit bevorzugtem Befall des ZNS. Die Erkrankung manifestiert sich in

diesen Fällen durch Wesensveränderung, Kopfschmerzen, Fieber, Krampfanfälle etc.
Zu **(6)**: Auch eine Infektion mit **Zytomegalieviren** verläuft normalerweise harmlos. Wie für alle Viren der Herpesgruppe charakteristisch können diese Erreger im Wirtsorganismus persistieren. Eine Reaktivierung der latenten Infektion beobachtet man bei immungeschwächten Patienten. Häufige Manifestationsformen sind die nekrotisierende Retinitis und ulzerative Darmerkrankungen.
Zu **(3)** und **(5)**: Infektionen mit **Hepatitis-A-Viren** und **Trichomonaden** treten bei gesunden und abwehrschwachen Patienten überwiegend in gleicher Weise auf.

H95

Frage 12.114: Lösung E

Zu **(1)**: Bei einer **Hepatitis A** können bereits 14 Tage vor Ausbruch der Erkrankung Viren im Stuhl nachgewiesen werden, anschließend sinkt die Nachweisrate ab. So stehen bei Auftreten klinischer Erscheinungen Antikörpernachweisverfahren im Vordergrund (spezifische IgM).
Zu **(2)**: Während in der Frühphase einer **Hepatitis B** der Antigennachweis (HBsAg, HBeAg) Vorrang hat, läßt sich der Erreger im weiteren Verlauf durch Antikörperbestimmung indirekt diagnostizieren. Sowohl Antigen- als auch Antikörpernachweis werden bei der Beurteilung der chronischen Verlaufsform benötigt.
Zu **(3)**: Das **Hepatitis-C-Virus** gehört zu den Flaviviren. Infektionen werden primär durch Bluttransfusionen begünstigt. Auch Übertragungen durch Geschlechtsverkehr sind bekannt. Die Labordiagnose erfolgt mittels Nachweis spezifischer Antikörper.
Zu **(4)**: Als defektes RNA-Virus benötigt das **Hepatitis-D-Virus** zur Replikation Helferviren, und zwar Hepatitis-B-Viren. Die Übertragung erfolgt entweder mit Hepatitis-B-Viren als Primärinfektion oder als Superinfektion bei vorbestehender Hepatitis B. Für die Diagnostik sind Antikörpernachweisverfahren von Bedeutung. Um die Frage einer Erregerresistenz zu klären, untersucht man Leberbiopsien auf Virus-RNA bzw. verwendet das Immunoblotverfahren.

H94

Frage 12.115: Lösung B

Zu **(1)**: Bei einer **Hepatitis-A-Infektion** scheidet der Patient die Erreger mit dem Stuhl aus. Dies geschieht bereits 14 Tage vor dem Auftreten klinischer Erscheinungen und läßt dann deutlich nach, so daß der Erregernachweis nicht immer gelingt. Im positiven Fall ist dieser Nachweis jedoch beweisend für die Erkrankung.
Zu **(2)** und **(3)**: Während Anti-HAV-gesamt lediglich für eine früher abgelaufene Hepatitis-A spricht, ist allein das Vorhandensein von Anti-HAV-IgM für eine frische Infektion beweisend.
Zu **(4)**: Bei dem Australia-Antigen handelt es sich um das HBsAg, einem Bestandteil des Hepatitis-B-Virus. Dieses Antigen läßt sich hauptsächlich in der frühen Erkrankungsphase der Hepatitis B nachweisen.

F96

Frage 12.116: Lösung A

Zu **(1)** und **(2)**: Die Manifestationsrate einer Infektion mit **Masernviren** liegt bei ca. 95 %, d. h. es gibt kaum inapparente Verläufe. Konträr verhält es sich mit Polioviren und den anderen Enteroviren. Hier liegt der Manifestationsindex bei 1–2 % – die Angaben variieren ein wenig.
Zu **(4)**: Das weltweit verbreitete **Mumpsvirus** wird direkt durch **Personenkontakt** und **Tröpfchen** von Mensch zu Mensch übertragen. Ein weiteres Erregerreservoir ist nicht bekannt.
Zu **(5)**: Die von den **Rabiesviren** hervorgerufene **Tollwut** ist weltweit verbreitet und kann von verschiedenen Tieren verbreitet werden. In Europa beobachtet man vor allem Infektionen von **Fuchs, Hund** und **Katze;** Infektionen des Menschen sind glücklicherweise selten.
Zu **(3)**: **Rotaviren** sind zwar bei Mensch und Tier verbreitet, die Erregerübertragung erfolgt jedoch fäkal-oral innerhalb einer Gruppe. Die Infektion tritt vor allem bei **Säuglingen** und **Kleinkindern** in den Wintermonaten auf.
Zu **(6)**: **Influenza-A-Viren** sind außer beim **Menschen** auch bei **verschiedenen anderen Säugern** verbreitet (Schwein, Pferd, Seehund, Wal).

F96

Frage 12.117: Lösung B

Zu **(2)**: Chronische Verlaufsformen der **Hepatitis B** treten bei Erwachsenen in ca. 5–10 % der Fälle auf, bei Neugeborenen beträgt der Anteil bis zu 90 %. Während die **chronisch-persistierende** Hepatitis-B mit geringen, nicht progredienten Leberzellzerstörungen einhergeht, ist die **chronisch-aktive** Hepatitis durch fortschreitende Leberzellzerstörung und möglichen Übergang in die **Leberzirrhose** charakterisiert. Bei Superinfektionen mit dem

Hepatitis-Delta-Virus steigt die Zahl der chronischen Verläufe auf 70–90 %.
Zu **(3)**: Zwar verläuft eine **Hepatitis C** meist mild und überwiegend anikterisch, in über **50 %** der Fälle muß jedoch mit einer **Chronifizierung** gerechnet werden. Von diesen entwickeln sich ca. 20 % zur **Leberzirrhose.**
Zu **(1)** und **(4)**: Weder bei Hepatitis A noch bei Hepatitis E sind chronische Krankheitsverläufe bekannt.

F97 **!**

Frage 12.118: Lösung B

Zu **(1)**: **Hepatitis-A-Viren** sind weltweit verbreitet und werden durch **Schmutz- und Schmierinfektionen** übertragen. Einen hohen Durchseuchungsgrad findet man in Entwicklungsländern. In etwa 50 % verläuft die Infektion inapparent. Im Vergleich zu den anderen Hepatitiden kann man die Hepatitis A als „gutartig" bezeichnen; sie wurde auch schon Leberschnupfen genannt. Das klinische Bild bestimmen Fieber und Ikterus. Todesfälle sind höchst selten. **Chronische Verläufe** mit Übergang in Zirrhosen und erhöhtem Risiko für Leberkarzinome **existieren bei der Hepatitis A nicht.**
Zu **(5)**: Die **Hepatitis E,** die vorwiegend in Asien, Südamerika und Afrika verbreitet ist, wird durch **Schmutz- und Schmierinfektionen** und kontaminiertes Wasser übertragen. Das Krankheitsbild kann mit Ikterus, Anorexie, Hepatomegalie, Fieber und Erbrechen einhergehen. Chronische Verlaufsformen sind nicht bekannt. Bei **graviden Patientinnen** kommt es überproportional **häufig zu Todesfällen** (bei ca. 20 %).
Zu **(2)**: Das **Hepatitis-B-Virus,** ein Hepadna-Virus, wird durch **Blut,** Plasma, Serum, **Blutprodukte, Speichel, Sperma** und Exsudate übertragen. Nach einer langen Inkubationszeit (2–6 Monate) treten bei apparenten Infektionen Allgemeinsymptome und ein Ikterus auf. In 10 % der Fälle nimmt die Erkrankung einen chronischen Verlauf.
Zu **(3)**: Das **Hepatitis-C-Virus** wird ebenfalls durch **Blut, Blutprodukte** und **Sperma** übertragen. Insgesamt scheint die Infektionsgefahr geringer als bei Hepatitis B zu sein. Der apparente Verlauf ist meist leichter als bei anderen Hepatitiden, jedoch wurden bereits fulminante Formen beobachtet. **In ca. 50 %** entwickelt sich eine **chronische Hepatitis,** bei 20 % als chronisch-aktive Hepatitis mit Zirrhose.
Zu **(4)**: Überwiegend durch **Blut und Blutprodukte,** seltener durch Geschlechtsverkehr wird das **Hepatitis-D-Virus** übertragen. Dabei handelt es sich um ein defektes RNA-Virus, das zur Replikation ein Hepatitis-B-Virus benötigt. Klinisch problematisch sind vor allem die Superinfektionen von Hepatitis-B-Antigen-Trägern mit Hepatitis-D-Viren, da diese einen akuten Schub einer Hepatitis mit oft chronischem Verlauf bewirken.

H96 **!**

Frage 12.119: Lösung D

Zu **(2)**: Das **Hepatitis-B-Virus,** ein Hepadna-Virus, wird durch **Blut,** Plasma, Serum, **Blutprodukte, Speichel, Sperma** und Exsudate übertragen. Nach einer langen Inkubationszeit (2–6 Monate) treten bei apparenten Infektionen Allgemeinsymptome und ein Ikterus auf. In 10 % der Fälle nimmt die Erkrankung einen chronischen Verlauf.
Zu **(3)**: Das **Hepatitis-C-Virus** wird ebenfalls durch **Blut, Blutprodukte** und **Sperma** übertragen. Insgesamt scheint die Infektionsgefahr geringer als bei Hepatitis B zu sein. Der apparente Verlauf ist meist leichter als bei anderen Hepatitiden, jedoch wurden bereits fulminante Formen beobachtet. **In ca. 50 %** entwickelt sich eine **chronische Hepatitis,** bei 20 % als chronisch-aktive Hepatitis mit Zirrhose.
Zu **(4)**: Überwiegend durch **Blut und Blutprodukte,** seltener durch Geschlechtsverkehr wird das **Hepatitis-D-Virus** übertragen. Dabei handelt es sich um ein defektes RNA-Virus, das zur Replikation ein Hepatitis-B-Virus benötigt. Klinisch problematisch sind vor allem die Superinfektionen von Hepatitis-B-Antigen-Trägern mit Hepatitis-D-Viren, da diese einen akuten Schub einer Hepatitis mit oft chronischem Verlauf bewirken.
Zu **(1)** und **(5)**: Siehe Kommentar zu Frage 12.118 und 12.124.

F98 H96 **!**

Frage 12.120: Lösung E

Die Erreger mit ihren typischen Krankheitsbildern im Überblick:

Coxsackie-Viren	– Herpangina, akute Infektionen des oberen Respirationstraktes
Adeno-Viren	– Rhinitis, Pharyngitis, Tonsillitis, Bronchitis
Epstein-Barr-Viren	– infektiöse Mononukleose u. a. mit Pharyngitis
Streptococcus pyogenes	– Angina tonsillaris, Nasopharyngitis

F98 !!

Frage 12.121: Lösung B

Hepatitis-A-Virus (Picornavirus)	– verschiedene Stämme, aber keine Subtypen
Mumpsvirus (Paramyxovirus)	– ein Serotyp
Influenza-A-Virus (Orthomyxovirus)	– zahlreiche Subtypen durch häufigen Antigenshift
Rötelnvirus (Togavirus)	– ein Serotyp
Poliovirus (Picornavirus)	– drei Serotypen

H98 !!

Frage 12.122: Lösung D

Zu **(2)**: Neben dem üblichen Bild der Varizellen hat insbesondere die **perinatale Infektion** des Neugeborenen eine große Bedeutung, da diese Erkrankung einen **lebensbedrohlichen Verlauf** nehmen kann. Sie tritt bei einer Infektion der Mutter auf, die sich wenige Tage vor bzw. nach der Geburt manifestiert. Therapeutisch verabreicht man den Neugeborenen **Varicella-Zoster-Hyperimmunglobulin.**
Zu **(3)**: Intrauterine Infektionen mit **Parvovirus B19** können einen **Hydrops fetalis** mit Anämie und der Gefahr eines Fruchttodes zur Folge haben. Bei ca. 5 % der Fälle beobachtet man einen spontanen **Abort.** Das Risiko ist hierfür im 1. und 2. Trimenon am größten.
Zu **(4)**: Während postnatale Infektionen mit dem **Röteln-Virus,** das zu den Toga-Viren zählt, meist komplikationslos verlaufen, führen pränatale Infektionen zu schweren Krankheitsbildern. Besonders ausgeprägte Schäden entstehen in den ersten drei bis vier Schwangerschaftsmonaten. Die Infektion hat entweder den **Abort** oder das **konnatale Röteln-Syndrom** zur Folge. Zu diesem Krankheitsbild gehören u. a. Katarakt, Taubheit, Mikrozephalie, Herzfehler, verlangsamtes Wachstum, Hepatosplenomegalie mit Ikterus sowie thrombozytopenische Purpura.
Zu **(1)** und **(5)**: Prä- oder perinatale Infektionen sind bei Hepatitis-A- und Adenoviren nicht bekannt.

H98 !!

Frage 12.123: Lösung B

Bei der Desinfektion liegt der wunde Punkt der Viren in der Hülle, die in der Regel aus Proteinen, Glykoproteinen und Lipiden besteht und durch Substanzen wie Alkohol zerstört werden kann.
Mit Hülle: Orthomyxo- und Paramyxoviren (darunter die Influenza-Viren), Röteln-Viren (Rubella), Retroviren (z. B. HIV), Herpesviren u.a.
Ohne Hülle: Picorna-Viren (also Polioviren, Coxsackieviren etc.), Rotaviren, Parvoviren, Adenoviren u. a.

F99 !!

Frage 12.124: Lösung A

Zu **(1)** und **(2)**: **Hepatitis-A-Viren** werden durch kontaminierte Lebensmittel – ggf. auch Trinkwasser – bzw. durch Schmutz- und Schmierinfektionen übertragen. Bei **Hepatitis E** steht kontaminiertes Trinkwasser an erster Stelle.
Zu **(3)**, **(4)** und **(5)**: Die Erreger und ihr Übertragungsweg in einer Übersicht:

Hepatitis-C-Virus	– Blut und Blutprodukte
Influenza-Virus	– Tröpfcheninfektion
Zytomegalie-Virus	– **postnatal** durch direkten Kontakt (Speichel, Urin und Sperma können ZMV enthalten), durch Stillen, Blut, Blutprodukte, Spenderorgane; **pränatal** durch diaplazentare Infektion und **perinatal** durch erregerhaltiges Zervixsekret

12.19 Kommentare aus Examen Herbst 2000

H00 !

Frage 12.125: Lösung B

Zu **(B)**: **Coxiella burnetii** ist Erreger des **Q-Fiebers**, für das vor allem eine interstitielle Pneumonie charakteristisch ist. Der Mensch infiziert sich durch Inhalation von erregerhaltigem Staub, während bei natürlichen Wirten wie Ziege, Schaf und Rind die Infektion durch Arthropoden erfolgt.
Zu **(A)**, **(C)–(E)**: Erreger und Übertragungswege:

- **Hepatitis B-Viren**: parenteral durch Blut, infizierte Infektionsnadeln, Geschlechtsverkehr
- **Legionellen**: aerogene Übertragung besonders in Feuchträumen wie Duschen etc.
- **Enterococcus faecalis**: Keim der physiologischen Darmflora, von hier aus endogene Infektionen
- **Echinococcus granulosus**: orale Aufnahme von Wurmeiern.

H00 !!

Frage 12.126: Lösung A

Herpes-Viren, Orthomyxo- und **Paramyxoviren** (darunter die Influenza-Viren) sowie **Retro-Viren** (z. B. HIV) besitzen eine **lipidhaltige Hülle**, die durch bestimmte Substanzen wie beispielsweise Alkohol zerstört werden kann.
Picorna-Viren, zu denen u. a. Coxsackie- und Hepatitis-A-Viren zählen, aber auch **Rota-Viren, Parvo-Viren** und **Adeno-Viren** haben **keine Hülle**.

H00 !!

Frage 12.127: Lösung D

Zu **(D)**: Zur Gruppe der **Flaviviren** gehören einerseits von Vektoren übertragene Viren wie das **Gelbfiebervirus, FSME-Virus oder Dengue-Virus** und andererseits die durch Blut und Blutprodukte transportierten **Hepatitis-C- und Hepatitis-G-Viren.**
Zu **(A)–(C)** und **(E)**: **Polio-, Coxsackie-, Hepatitis-A- und Echoviren** werden in der Gruppe der **Picornaviren** zusammengefasst. Es handelt sich um kleine RNA-Viren, für die **Schmutz- und Schmierinfektionen** als Übertragungswege charakteristisch sind.

H00 !

Frage 12.128: Lösung A

Zu **(A)**: Das **Oberflächenantigen = HBsAg** erscheint meist einige Wochen vor bis 3–4 Monate nach Beginn klinischer Symptome im Blut von an Hepatitis B erkrankten Patienten.
Zu **(B)**: Antikörper gegen HBsAg treten erst Monate nach Ende der klinischen Erkrankung auf. Für die Immunität sind sie von entscheidender Bedeutung, so dass der Impfstoff gentechnisch hergestelltes HBsAg enthält.
Zu **(C)**: **HBeAg** findet man im Blut von Personen mit akuter und (häufiger) mit **chronisch aktiver Hepatitis B**. Diese Patienten sind auf jeden Fall infektiös.
Zu **(D)**: Nur bei bereits bestehender Hepatitis-B-Infektion kann sich das **Hepatitis-D-Virus** (HDV) in der menschlichen Leber vermehren, da es als **defektes Virus** auf das Hepatitis-B-Virus (HBV) als Helfer und „Hüllengeber" angewiesen ist. Der Verlauf vorwiegend der chronischen Hepatitis B wird durch HDV ungünstig beeinflusst.
Zu **(E)**: In ca. 5–10 % der Fälle entwickelt sich bei der **Hepatitis B** eine chronische Erkrankung, wobei man zwischen **klinisch inapparenten, chronisch persistierender und chronisch aktiver Hepatitis,** die oft in eine **Zirrhose** übergeht, unterscheidet. Alle chronischen Verlaufsformen gehen mit einem erhöhten Risiko für ein **primäres Leberzellkarzinom** einher.

H00 !!

Frage 12.129: Lösung A

Zu **(A)**: Während diaplazentare Infektionen mit **Hepatitis B** eher unwahrscheinlich sind, können Neugeborene sich **perinatal** infizieren. Kinder an Hepatitis B erkrankter Mütter erhalten daher nach der Geburt eine Simultanimpfung.
Zu **(B)–(E)**: Die Erreger mit ihren charakteristischen Krankheitsbildern bei diaplazentarer Übertragung:
- **Zytomegalie-Virus:** Hydrocephalus e vacuo, periventrikuläre Verkalkung, Mikrozephalus, Hepatitis, Anämie, Hämolyse
- **Listeria monocytogenes**: Abort, Sepsis, Meningitis, Enzephalitis
- **Treponema pallidum**: Abort, Totgeburt, kongenitale Syphilis mit Rhinitis, Hautveränderung, Lungenblutung etc.
- **Toxoplasma gondii**: Hydrocephalus internus, Verkalkung im Gehirn, chorioretinitische Narben.

H00 !!

Frage 12.130: Lösung E

Das Hepatitis C-Virus ist ein RNA-Virus mit Hülle aus der Familie der Flaviviren. Es wird durch Blut, Geschlechtsverkehr, ungenügend sterilisierte Geräte und perinatal übertragen (A). Zur Zeit hält die Hepatitis C den „Löwenanteil" bei den Transfusionshepatitiden – mit abnehmender Tendenz. Eine relativ hohe Durchseuchung findet man bei den sog. Risikogruppen, zu denen Drogenabhängige, Dialysepatienten, Homosexuelle und Gefängnisinsassen zählen (B).
Die Infektion verläuft in über 50 % der Fälle inapparent, bei den übrigen infizierten Personen tritt nach einer Inkubationszeit von 2–10 Wochen eine meist eher leichte Hepatitis auf. Es sind aber auch fulminante Verläufe bekannt. Bei ca. 50 % aller Infizierten muss mit einer chronischen Hepatitis gerechnet werden, die sich häufig schleichend entwickelt (D). Eine chronisch aktive Hepatitis mit Zirrhose und einem deutlich erhöhten Risiko für ein primäres Leberzellkarzinom entwickelt sich bei ca. 20 %.
Eine Impfung steht bisher nicht zur Verfügung (E), somit rücken allgemeine Maßnahmen wie das

Screening von Risikogruppen und bei Blutspendern in den Vordergrund.

H00 !!

Frage 12.131: Lösung B

Zu (**B**): Bei AIDS-Patienten treten bakterielle – und andere – Infektionen häufiger als bei Gesunden auf. Jedoch muss man zwischen opportunistischen, das Krankheitsbild AIDS bestimmenden Infektionen (s. u.) und den weniger typischen wie einer Salmonellengastroenteritis differenzieren.

Zu (**A**), (**C**)–(**E**): **AIDS** als Endstadium einer HIV-Infektion ist definiert durch das Auftreten **lebensbedrohlicher Opportunisteninfektionen**, das Auftreten typischer Tumore und eines Lymphoms. Zu den Infektionen zählen alle Formen der Tbc, mykobakterielle Histiozytosen, Herpes simplex-Infektionen Typ 1 und 2 mit chronischen Ulzera, Bronchitiden, Pneumonien, Zytomegalieviren mit Retinitis und Ulzera im Ösophagus und Darm, Pneumocystis carinii-Pneumonie, ZNS-Toxoplasmose, Kryptosporidiose (Enteritis), Candida-Infektionen mit Soor des Mundes, des Ösophagus, Tracheitis, Bronchitis und Pneumonie, Kryptokokken-Meningitis, extrapulmonale Histoplasmose und extrapulmonale Kokzidioidomykose.

H00 !

Frage 12.132: Lösung A

Coxsackie-Viren gehören zu den Enteroviren, die wiederum der Gruppe der Picornaviren untergeordnet sind. Sie haben dieselbe Struktur wie die Poliomyelitisviren – kleine RNA-Viren ohne Hülle (A). Viele Infektionen mit Coxsackie-Viren verlaufen inapparent. Daher lassen sich die Erreger, die mit den Fäzes ausgeschieden werden, auch bei gesunden Personen isolieren. Zu den typischen Coxsackie-Infektionen zählen die **Bornholm-Erkrankung** (D) (auch Pleurodynie oder Myalgia epidemica), **Myokarditis** (B) (besonders gefährlich für Neugeborene) und die **abakterielle Meningitis** (C).

Zum Nachweis der Coxsackie-Viren verwendet man in erster Linie Rachenabstriche, Rachenspülwasser oder Stuhl. Je nach Organmanifestation eignen sich ferner Konjunktival- und andere Abstriche, Nasensekret, Liquor und Biopsiematerial des Herzens (E).

13 Schutzimpfungen

13.1 Passive Immunisierung

F86

Frage 13.1: Lösung E

Zu **(E):** Die passive Immunisierung besitzt den großen Vorteil des sofortigen Wirkungseintritts, da vorgebildete Antikörper verabreicht werden. Sie ist deshalb eine geeignete Methode, ein masernexponiertes Kind vor dem Ausbruch der Erkrankung zu schützen.

Zu **(A):** Der pathogenetische Faktor der Diphtherie besteht in der *Toxinbildung* der Erreger. Um einen langfristigen Schutz gegen die Diphtherie als toxische Erkrankung zu erreichen, muß der Körper selbst in der Lage sein, Antikörper zu bilden. Man erreicht dies durch aktive Immunisierung mit einem denaturierten Toxin (Anatoxin).

Zu **(B):** Die *Desensibilisierung* von Allergikern kann durch Injektionen anfänglich kleinerer Mengen des auslösenden Allergens, welche über eine längere Zeitspanne hinweg gesteigert werden, erreicht werden. Es handelt sich dabei aber nicht um einen passiven Vorgang, weil das Allergen selbst die Bildung von Antikörpern anregt.

Zu **(C):** Bei der passiven Immunisierung kommt es nicht zur Bildung von Gedächtniszellen. Die verabreichten Antikörper werden nach und nach vom Empfängerorganismus eliminiert, ohne daß der Organismus selbst eigene Antikörper bildet. Deshalb ist der Schutz einer passiven Impfung zeitlich sehr stark begrenzt.

Zu **(D):** Die Verabreichung von vorgebildeten Antikörpern bei der Tetanusprophylaxe dient einzig und allein der Überbrückung der sogenannten schutzlosen Phase. Das ist die Phase der aktiven Immunisierung, in der der Körper noch nicht in der Lage ist, ausreichende Mengen von Antikörpern bereitzustellen. Die immunisierende Wirkung des verabreichten Antigens wird jedoch nicht potenziert.

H93

Frage 13.2: Lösung B

Zu **(B):** Zur Influenza-Prophylaxe dienen einerseits aktive Impfungen, andererseits kann in besonderen Fällen auch Amantadin gegeben werden.

Zu **(A):** Aufgrund der Gefahr der Embryopathie gibt man seronegativen Schwangeren nach Kontakt mit Rötelnkranken Human-Röteln-Gammaglobulin.

Zu **(C):** Um bei noch nicht oder nicht mehr ausreichend immunisierten Personen mit offenen Verletzungen den Tetanus zu vermeiden, führt man im allgemeinen die Tetanusprophylaxe durch. Hierbei verabreicht man sowohl Tetanusimmunglobulin als auch Tetanusimpfstoff.
Zu **(D):** Insbesondere bei Reisen in Länder mit niedrigem Hygienestandard empfiehlt sich die passive Immunisierung durch eine Gabe mit Gammaglobulinen.
Zu **(E):** Beispielsweise bei immunschwachen Kindern, die nicht gegen Masern geimpft wurden und auch nicht aufgrund einer früher abgelaufenen Maserninfektion immun sind, führt man eine passive Immunisierung durch. Denn Masern zählen insbesondere bedingt durch die Komplikationsmöglichkeiten zu den schweren Kindererkrankungen.

H94

Frage 13.3: Lösung C

Die Übertragung von spezifischen gegen bestimmte Erreger gerichteten Antikörpern (am besten in Form von Hyperimmunseren) auf einen anderen Organismus wird als **passive Immunisierung** bezeichnet. Der Empfängerorganismus erhält dabei eine relative Immunität gegen bestimmte Erreger, verliert diese jedoch bald wieder, da einerseits die Antikörper eliminiert werden, andererseits aber keine neuen Antikörper nachproduziert werden. Der Vorteil der passiven Immunisierung ist in dem sofortigen Wirkungseintritt zu sehen.

13.2 Aktive Immunisierung

13.2.1 Impfstoffe

F92 H86

Frage 13.4: Lösung C

Zu **(C):** Die *Virulenzabschwächung* zur Herstellung von Lebendimpfstoff wird durch geeignete Selektion von Spontanmutanten sowie durch Passagen in einem geeigneten Wirt erreicht. Meist handelt es sich bei Lebendimpfstoff um attenuierte Viren.
Zu **(A):** Die **Transduktion** durch einen Phagen führt meist nicht zur Virulenzabschwächung, sondern im Gegenteil oft zur Virulenzsteigerung. Die Transduktion beschreibt den Prozeß eines Gentransfers unter Bakterien durch Bakteriophagen. So erreichen z. B. Diphtheriebakterien die Fähigkeit zur Toxinbildung über ein Phagengenom. Auch die Resistenzentstehung vieler Bakterien gegen Chemotherapeutika wird durch Transduktion vermittelt.
Zu **(B):** Durch massive Bestrahlung erreicht man eine Abtötung der Erreger.
Zu **(D):** Resistenz- und Pathogenitätsplasmide enthalten die genetische Information für Resistenz- und Pathogenitätsmerkmale, die zwischen Bakterien übertragen werden können. Dabei handelt es sich um virulenzsteigernde Vorgänge.
Zu **(E):** Die Behandlung mit Formaldehyd führt zur Abtötung von Erregern.

F00

Frage 13.5: Lösung C

Zu **(2):** Der Impfstoff gegen Haemophilus influenzae enthält gereinigtes Kapselpolysaccharid des Erregers.
Zu **(3):** Die Impfung gegen den Streptococcus pneumoniae, dem Erreger (weltweit sind mehr als 80 verschiedene Typen bekannt) der Pneumokokken-Pneumonie, wird mit Kapselpolysacchariden von Streptokokken durchgeführt.
Zu **(1)** und **(4):** Die Diphterie- und die Tetanusimpfung werden mit einem Toxoidimpfstoff durchgeführt.
Zu **(5):** Die Choleraimpfung wird durch zweimalige Injektion aus einer Suspension abgetöteter Vibrionen der häufigsten Antigentypen durchgeführt.

H86

Frage 13.6: Lösung C

Zu **(1)** und **(4):** Bei den Krankheitsbildern der Diphtherie und des Tetanus handelt es sich um Erscheinungen, die nicht durch die Erreger direkt, sondern durch die von ihnen produzierten Toxine ausgelöst werden. Entsprechend bestehen die Impfsera nicht aus Erregern oder deren Bestandteilen, sondern aus Toxoiden, d. h. aus den jeweiligen Toxinen, denen durch eine entsprechende Aufbereitung ihre Giftigkeit bei Erhalt ihrer Antigenität genommen wurde.
Zu **(2)** und **(5):** Die Röteln- und die Gelbfieberimpfung werden mit attenuierten Lebendimpfstoffen durchgeführt.
Zu **(3):** Die Polioimpfung wird als Schluckimpfung mit einem trivalenten abgeschwächten Lebendimpfstoff durchgeführt, bei der seit 1998 für die Bundesrepublik Deutschland empfohlenen IPV-Impfung handelt es sich um eine Impfung mit Totimpfstoff.

F88

Frage 13.7: Lösung C

Nur bei den Polioviren existieren drei verschiedene pathogene Typen (Typ I, II, III) mit so verschiedener Antigenität, daß keine Kreuzimmunität besteht. Eine Polioimpfung stellt deshalb in der Regel eine Suspension von abgeschwächten Poliomyelitisviren (Sabin-Stämme) der drei Typen dar.

F96

Frage 13.8: Lösung C

Zu **(1):** Die großen Grippeepedemien werden vor allem durch das Influenza-A-Virus verursacht. Die Impfung gegen dieses Virus gestaltet sich durch das immer neue Auftreten von neuen Subtypen schwierig, d. h. der Impfstoff muß dauernd verändert und aktualisiert werden.
Zu **(2):** Bei den Polioviren existieren drei verschiedene pathogene Typen (Typ I, II, III) mit so verschiedener Antigenität, daß keine Kreuzimmunität besteht. Eine Polioimpfung wird deshalb mit einer Suspension aller drei Poliovirentypen durchgeführt!
Zu **(3)** bis **(5):** Weder bei den Rötelnviren noch bei den Masern- oder den Hepatitis-B-Viren sind impfrelevante Subtypen zu berücksichtigen.

H94

Frage 13.9: Lösung A

Nur bei Tollwut ist eine postexpositionelle aktive Immunisierung möglich, da hier die Inkubationszeit normalerweise sehr lang ist (30–90 Tage) und der aktive Impfschutz rasch aufgebaut wird. Die aktive Impfung wird an den Tagen 0, 7 und 21 durchgeführt, normalerweise wird sie sicherheitshalber zusätzlich mit einer passiven Immunisierung kombiniert (letztere ist aber nicht zwingend notwendig).
Zu **(E):** Auch bei der Hepatitis B ist die Inkubationszeit sehr lang (6 Wochen bis 6 Monate), eine aktive Impfung alleine aber reicht zur postexpositionellen Immunisierung nicht aus, da sie zu langsam einen Impfschutz aufbaut (2. Impfung erst nach 4 Wochen, 3. Impfung erst nach 6 Monaten). Deshalb ist hier nach Kontamination mit infektiösem Material eine passive Impfung mit Hyperimmunglobulin zwingend erforderlich.

F97

Frage 13.10: Lösung A

Zu **(A):** Die aktive Schutzimpfung gegen Gelbfieber wird durch eine einmalige s. c. Injektion mit einem Lebendimpfstoff durchgeführt; der Impfschutz hält ca. 10 Jahre an.
Zu **(B)** bis **(E):** Gegen diese Erkrankungen sind noch keine Impfungen möglich.
(zur Info: Die Hantaan-Virus-Nephropathie wird durch das Hantaan-Virus, eines der Serotypen des Bunyavirus hervorgerufen (wohl logisch ?! – warum nicht auch noch die Frage nach der Myhrman-Zetterholm Nephropathie? IMPP läßt grüßen.)

F99 **!!**

Frage 13.11: Lösung E

Die folgenden Impfungen werden mit Totimpfstoff bzw. Toxoidimpfstoff durchgeführt (in alphabetischer Reihenfolge):
Choleraimpfung, **Diphtherieimpfung,** FSME-Impfung, Grippeimpfung, Haemophilus influenzae B Impfung, Hepatitis A- und Hepatitis B-Impfung, **Keuchhustenimpfung, Polioimpfung** nach Salk, Tetanusimpfung, **Tollwutimpfung.**
Zu **(E):** Die Tuberkuloseimpfung mit der BCG-Vakzine ist eine Lebendimpfung mit einer avirulenten Mutante eines einst voll wirksamen bovinen Tuberkelstammes (BCG-Stamm).

F92

Frage 13.12: Lösung C

Zu **(C):** Nach der Schluckimpfung mit dem abgeschwächten Polio-Impfstoff nach Sabin kann das Impfvirus von Geimpften etwa 4–6 Wochen ausgeschieden werden und zu einer Infektion von Nichtgeimpften führen. Das Risiko, hierdurch an Poliomyelitis zu erkranken, ist jedoch außerordentlich gering.
Zu **(A):** Das Röteln-Virus wird von Geimpften 1–3 Tage lang in geringer Quantität aus dem Rachen ausgeschieden, wobei eine Kontaktinfektion aber nicht zu befürchten ist.
Zu **(B)** und **(E):** Kontaktinfektionen sind bei den Impfungen gegen Tuberkulose und gegen Gelbfieber nicht möglich.
Zu **(D):** Die Lebendimpfung gegen Masern kann zwar zu den sogenannten Impfmasern führen, diese sind aber nicht ansteckend.

F97

Frage 13.13: Lösung C

Bei allen aufgeführten Impfungen handelt es sich um Impfungen mit Lebendimpfstoff. Komplikationen im Sinne einer Kontaktinfektion von ungeimpften Personen sind aber allenfalls bei der Polio-Schluckimpfung möglich.

Da das Impfvirus von Geimpften etwa 4–6 Wochen ausgeschieden wird, ist eine Ansteckung theoretisch möglich. Das Risiko, dadurch an Poliomyelitis zu erkranken, ist jedoch äußerst gering. Zur Vermeidung solcher Infektionen sollte man ungeimpfte Personen einer Lebensgemeinschaft/Familie sinnvollerweise immer synchron impfen.

H93

Frage 13.14: Lösung A

Der Tollwutimpfstoff, der in der Bundesrepublik Deutschland zugelassen ist, besteht aus Impfviren, die auf humanen Diploid-Zellkulturen oder auf Hühnerfibroblasten gezüchtet und dann **inaktiviert** wurden (früher gab es auch Lebendimpfstoff). Eine Übersicht über die Impfungen, die mit Lebendimpfstoff durchgeführt werden, gibt das folgende Schema:

Impfungen mit Lebendimpfstoff
Gelbfieberimpfung
Masernimpfung
Mumpsimpfung
Polioimpfung nach Sabin
Rötelnimpfung
Tuberkuloseimpfung
Typhusimpfung
Varizellenimpfung

H95

Frage 13.15: Lösung D

Die folgenden Impfungen werden mit Lebendimpfstoff durchgeführt:
Gelbfieberimpfung
Masernimpfung
Mumpsimpfung
Polioimpfung
Rötelnimpfung
Tuberkulose(BCG-)impfung
Typhusimpfung

H96

Frage 13.16: Lösung C

Die folgenden Impfungen werden mit Lebendimpfstoff durchgeführt:
Gelbfieberimpfung
Masernimpfung
Mumpsimpfung
Polioimpfung nach Sabin
Rötelnimpfung
Tuberkuloseimpfung
Typhusimpfung
Varizellenimpfung

Zu **(1)**: Die aktive Impfung gegen Hepatitis A wird mit einem inaktivierten Adsorbatimpfstoff aus Hepatitis-A-Virusprotein durchgeführt. Mittels 2 Impfungen im Abstand von 6 Monaten (bis vor kurzem: 3 Impfungen zu den Zeitpunkten 0, 1 Monat, 6–12 Monaten) wird ein Impfschutz von 5–10 Jahren erzielt.
Zu **(3)**: Bei dem Polioimpfstoff nach Salk handelt es sich um einen Totimpfstoff (inaktivierte Viren); er soll aufgrund der geringeren Nebenwirkungen und der geänderten, geringeren Poliogefahr in Deutschland wieder bevorzugt eingesetzt werden (IPV-Impfung).

F97

Frage 13.17: Lösung B

Siehe Kommentar Frage 13.15.
Zu **(1)**: Der Impfstoff gegen Hepatitis B enthält gentechnisch hergestelltes Hepatitis-B-Oberflächen-Antigen (HBsAg).
Zu **(4)**: Der Keuchhusten-Impfstoff wird entweder mit einem vollständigen, inaktivierten Erreger (Vollkeimimpfstoff) oder besser – weil nebenwirkungsärmer – mit einem azellulären Impfstoff durchgeführt.
Zu **(5)**: Der Haemophilus-Impfstoff ist ein Totimpfstoff.

13.2.4 Aktive Schutzimpfungen gegen bakterielle Infektionen

F92

Frage 13.18: Lösung B

Zu **(B)**: Auch wenn der Choleraerreger ein Enterotoxinbildner ist, so wird im Gegensatz z. B. zur Tetanus-Impfung kein Toxoid zur Immunisierung, sondern eine Vollkeimvakzine verwendet.
Zu **(A)**: Der Impfstoff gegen Cholera enthält Formalin- und hitzeinaktivierte Vibrionen (Vollkeimvakzine).
Zu **(C)** und **(D)**: Die Schutzwirkung der Choleraimpfung wird mit 40 bis 80 % angegeben, die Dauer des Impfschutzes beträgt ca. 3–6 Monate. Damit ist die Choleraimpfung keine sehr wirksame Impfung und wird von der WHO nicht mehr allgemein empfohlen.

F89

Frage 13.19: Lösung B

Die Ausscheidung des Choleraerregers erfolgt ausschließlich fäkal durch den Menschen, weshalb das

Hauptmerkmal bei der Bekämpfung der Cholera auf der Verbesserung der hygienischen Zustände zu richten ist. Dies gilt besonders deshalb, weil der Impfschutz gegen Cholera, der in der Regel durch **zweimalige subkutane Applikation von Suspension** aus abgetöteten Vibrionen erzielt wird, nur **für ca. 6 Monate anhält.** Neben der subkutanen Impfung existiert auch ein Oralimpfstoff, bei diesem sind jedoch weitaus höhere Dosen erforderlich, weshalb er nicht die gängige Impfart darstellt.

H92

Frage 13.20: Lösung C

Zu **(B)** und **(C):** Die durch die Impfung erworbene Immunität bietet Schutz gegen das vom Erreger gebildete Toxin, nicht aber gegen den Erreger selbst. Man spricht deshalb auch von einer antitoxischen Immunität.
Zu **(A):** Die wichtigste pathogene Eigenschaft der Diphtheriebakterien ist ihre Fähigkeit zur Bildung eines Toxins. Dieses Exotoxin wird ausschließlich von solchen Stämmen produziert, die durch die Anwesenheit eines β-Phagen lysogen und damit virulent sind (ein bestimmtes Gen kodiert im Zellstoffwechsel der Diphtheriebakterien die Synthese des Toxins).
Zu **(D):** Die Diphtherischutzimpfung wird im Kindesalter in der Regel mit der Tetanusschutzimpfung (DT-Impfung) bzw. nach den neuesten Empfehlungen der STIKO mit der Tetanus- und Pertussisschutzimpfung (DPT-Impfung) kombiniert.
Zu **(E):** Wegen der im Erwachsenenalter zu erwartenden stärkeren Nebenwirkungen enthält der Impfstoff für Erwachsene nur 5 I. E. Diphtherie-Toxoid, während der Impfstoff für Kinder (bis zum 6. Lebensjahr) 75 I. E. Toxoid enthält.

F95

Frage 13.21: Lösung E

Die aktive Immunisierung gegen Diphtherie wird mit dem mit Formalin entgifteten Diphtherie-Toxoid durchgeführt; die vom Körper gebildeten Antikörper richten sich demnach auch direkt gegen das Toxoid und nicht gegen das Bakterium oder seine toxinproduzierenden Prophagen. Üblicherweise wird die Diphtherie-Schutzimpfung im Kindesalter mit der Tetanus- und ggf. auch mit der Pertussisimpfung kombiniert (DT- oder DPT-Impfung).
Da in höheren Altersgruppen die Häufigkeit von Überempfindlichkeiten gegenüber Toxoiden wesentlich höher als im Kindesalter ist, werden Impfungen von Jugendlichen und Erwachsenen mit einem Impfstoff durchgeführt, dessen Antigengehalt weit unter dem im Kinderimpfstoff enthaltenen liegt.
Die frühestmögliche Serotherapie mit aus Pferdeserum gewonnenem Antitoxin ist die einzige wirksame Behandlungsmöglichkeit bei der akuten Diphtherie.

F94

Frage 13.22: Lösung C

Die Diphtherie ist besonders eine Erkrankung des Kindesalters (vor allem Kleinkinder). Impfungen sollten deshalb sinnvollerweise im ersten Lebensjahr durchgeführt werden. Die Grundimmunisierung erfolgt üblicherweise im 3.–5. Lebensmonat als Kombinationsimpfung mit Tetanus (DT-Impfung) + Pertussis (DPT-Impfung) + HIB (Hib-DPT-Impfung). Auffrischimpfungen werden im Schulkindesalter und im Erwachsenenalter (alle 10 Jahre) empfohlen. Zur Verringerung der Nebenwirkungen werden Impfungen ab dem 8. Lebensjahr mit einem Erwachsenenimpfstoff durchgeführt, dessen Antigengehalt weit unter dem von Kindern liegt.

H90

Frage 13.23: Lösung E

Die Impfstoffe zur aktiven Schutzimpfung gegen die epidemische Genickstarre enthalten gereinigte Polysaccharidantigene der Serotypen A und C bzw. auch noch der Serotypen W und Y. Da in der Bundesrepublik aber die Serotypen A, B und C relevant sind und insbesondere der Serotyp B für epidemisches Auftreten von Meningitiden verantwortlich gemacht wird, ist der Impfstoff „unvollständig". Ein Impfstoff gegen den Serotyp B ist derzeit aber noch nicht vorhanden.

F88

Frage 13.24: Lösung E

Siehe Kommentar zu Frage 13.25.

H88

Frage 13.25: Lösung A

Das Krankheitsbild des Tetanus wird durch die vom Clostridium tetani produzierten **Exotoxine** hervorgerufen. Die aktive Impfung erfolgt durch die Verabreichung von mit Formaldehyd inaktiviertem Tetanustoxin.

Die Grundimmunisierung bedarf 3 Impfungen (zweimal im Abstand von 4–6 Wochen und einmal ein Jahr später). Auffrischimpfungen sind nach spätestens 10 Jahren erforderlich. Bei nicht ausreichend bestehendem aktiven Impfschutz muß im Verletzungsfall Tetanushyperimmunglobulin in einer Dosis von 250–500 I.E. gegeben werden. Eine alleinige Impfung in einem solchen Falle würde keinen sofortigen Impfschutz herstellen können (daher die **Simultanimpfung**). Die Immunität nach einer Tetanusimpfung beruht auf der Bildung von **antitoxischen Abwehrkörpern,** die in der Lage sind, Toxoid zu neutralisieren. Die Vermehrung der Clostridien oder eine andere bakterielle Aktivität wird durch die aktive Impfung nicht bewirkt.

H89

Frage 13.26: Lösung C

Die Tetanussimultanimpfung wird bei allen nicht ausreichend immunisierten Personen mit offenen Verletzungen durchgeführt. Sie besteht aus der gleichzeitigen Verabreichung von 250 I. E. Tetanus-Immunglobulin (= passive Immunisierung) und 0,5 ml Tetanus-Adsorbat-Impfstoff (= aktive Impfung) an getrennten Körperstellen i. m. Besteht der klinische Verdacht auf eine Tetanusinfektion, steht nicht eine aktive oder passive Impfung im Vordergrund der Maßnahmen (diese käme zu spät), sondern die Applikation von Immunserum (Antitoxin) gegen die von den Clostridien produzierten Toxine. Diese sollen dadurch soweit wie möglich neutralisiert werden.

H94

Frage 13.27: Lösung E

Die Tetanusvakzine enthält keine Zellwandbestandteile von Clostridium tetani, sondern inaktiviertes Toxoid. Der Impfschutz richtet sich demnach auch nicht gegen das Clostridium tetani, sondern gegen dessen Exotoxin (es wird ein Antitoxintiter aufgebaut).

F96

Frage 13.28: Lösung C

Zu **(2):** Die BCG-Impfung wird nur bei Neugeborenen mit erhöhter Ansteckungsgefahr (z. B. Tuberkulosekranke in der Umgebung, Eltern aus Gebieten mit erhöhter TBC-Inzidenz) empfohlen.
Zu **(3):** Nur bei Neugeborenen und Säuglingen bis zur 6. Lebenswoche kann ohne vorhergehende Tuberkulinprobe geimpft werden, bei allen anderen Personen ist ein negativer Tuberkulintest die Voraussetzung für die Durchführung der Impfung.
Zu **(4):** Die Tuberkulinprobe dient als Indikator für eine erfolgreich durchgeführte BCG-Impfung. Frühestens drei Wochen nach der Impfung sollte die Tuberkulinprobe positiv werden, bleibt sie negativ, sollte nachgeimpft werden.
Zu **(1):** Die BCG-Vakzine enthält kein Toxoid, sondern ist eine Lebendimpfung mit einer avirulenten Mutante eines einst voll wirksamen bovinen Tuberkelstammes (BCG-Stamm).
Zu **(5):** Die BCG-Impfung kann als Lebendimpfung zu lokalen und systemischen TBC-ähnlichen Krankheitsbildern führen (z. B. Ulzerationen an der Impfstelle, anhaltende Schwellung von Lymphknoten). Nur wenn diese Komplikationen auftreten, ist an eine lokale oder systemische tuberkulostatische Therapie zu denken. Die normale Impfung bedarf keiner gleichzeitigen Therapie.

F85

Frage 13.29: Lösung E

Typischerweise fällt die Tuberkulinprobe nach der BCG-Impfung positiv aus und wird daher auch als Erfolgskontrolle benutzt. Die Tuberkulinreaktion beruht auf der Wirkung von T-Zellen. Sie zählt zu den Überempfindlichkeitsreaktionen vom Spät-Typ. Die Zellen der T-Reihe sind bei der Bekämpfung von der Infektion mit Mycobacterium tuberculosis wesentlich wirkungsvoller als Antikörper. Durch die BCG-Impfung werden daher auch die T-Lymphozyten stimuliert.

H92

Frage 13.30: Lösung D

Die Tuberkulose-Schutzimpfung wird mit einem Impfstoff, der lebende, attenuierte Erreger enthält, durchgeführt. Derzeit wird in der Bundesrepublik der BCG-Stamm „Kopenhagen" verwendet, eine Impfdosis enthält bis zu 300 000 vermehrungsfähige Keime.
Die BCG-Impfung hinterläßt bei etwa 80 % der Geimpften nur einen relativen Impfschutz für die ersten 3–5 Jahre nach der Impfung (die Impfung kann die Tuberkuloseerkrankung nicht absolut verhindern, jedoch kann die Morbidität und die Mortalität der Erkrankung auf ein Zwanzigstel der Nichtgeimpften reduziert werden).

H96

Frage 13.31: Lösung E

Die BCG-Vakzine ist eine Lebendimpfung mit einer avirulenten Mutante eines einst voll wirksamen bovinen Tuberkelstammes (BCG-Stamm). Akute Erkrankungen zählen deshalb ebenso wie Immunschwäche und Resistenzminderung zu den Kontraindikationen der BCG-Impfung.

H98

Frage 13.32: Lösung D

Das Gelbfiebervirus tritt endemisch in Mittel- und Südamerika und in Afrika (bds. des Äquators) auf. Das klassische Gelbfieber wird auch als urbanes oder Stadt-Gelbfieber bezeichnet.
Es wird durch Stechmücken (v. a. Aedes aegypti) von Mensch zu Mensch übertragen. Der Mensch ist in den ersten 5 Tagen der Erkrankung virämisch. Aber auch innerhalb der Mückenpopulation kann das Virus übertragen werden. Aus diesem Reservoir kann der Mensch jederzeit infiziert werden.
Zu **(D):** Kinder unter einem Jahr (Risiko einer Impfenzephalitis) sowie Schwangere besonders im 1. Trimenon sollten nicht geimpft werden.
Zu **(A):** In Europa ist ebenso wie in Indien das Gelbfieber nicht vorhanden. Folglich müssen Reisende, die direkt aus Europa kommen, nicht geimpft sein.
Zu **(B)** und **(E):** Die aktive Schutzimpfung gegen Gelbfieber wird durch eine einmalige s. c.-Injektion mit einem Lebendimpfstoff durchgeführt, der Impfschutz hält für ca. 10 Jahre an.
Zu **(C):** Das Busch- oder Dschungelgelbfieber der Wildtiere, das selten durch Aedes- oder Haemagogus-Arten auch auf den Menschen übertragen wird, unterscheidet sich vom klassischen Stadtgelbfieber nur epidemiologisch (nicht klinisch und immunologisch), d. h. die Impfung ist auch gegen das Buschgelbfieber wirksam.

13.2.5 Aktive Schutzimpfungen gegen Infektionen durch Viren

F90

Frage 13.33: Lösung D

Zu **(A)** und **(D):** Antikörper gegen das HBsAg treten erst Monate nach Ende der klinischen Erkrankung auf. Sie sind jedoch für die Immunität von entscheidender Bedeutung. Daher besteht der Impfstoff gegen Hepatitis B aus *HBsAg*.
Zu **(B):** HBeAg findet man im Blut von Personen mit akuter oder chronisch-aktiver Hepatitis B. Diese Personen sind auf jeden Fall infektiös.
Zu **(C):** Das Oberflächenantigen = HBsAg = Australia-Antigen (früher) erscheint im Blut erkrankter Personen, und zwar meist vor bis ungefähr 3–4 Monate nach Beginn der Erkrankung.
Zu **(E):** HBsAg im Blut weist immer auf eine mehr oder weniger starke Infektiosität hin. Der Grad der Infektiosität hängt vom Vorhandensein weiterer Antigene bzw. spezifischer Antikörper ab. Die betreffenden Personen sind auf jeden Fall von der Blutspende auszuschließen, um eine Erregerübertragung auf andere zu vermeiden.

F94

Frage 13.34: Lösung E

Der Impfstoff gegen Hepatitis B enthält gentechnisch hergestelltes Hepatitis-B-Oberflächen-Antigen (**HBs-Antigen**). Gegen diese HBs bildet der Körper die schützenden Anti-HBs, deren Titer spätestens 4 Wochen nach der letzten der empfohlenen drei Impfungen der Grundimmunisierung bestimmt werden sollte.

F90

Frage 13.35: Lösung C

Während man in der Anfangszeit der Impfung gegen Hepatitis B Impfstoffe verwendete, die aus dem Serum von HBsAg-Trägern gewonnen wurden, kommen heutzutage ausschließlich Präparate zur Anwendung, die gentechnisch hergestellten Impfstoff beinhalten. Die Wirksamkeit dieser gentechnisch hergestellten Impfstoffe ist genauso hoch wie die der aus Serum gewonnenen.
Die Indikation zur Hepatitis-B-Impfung besteht bei allen Personen, die durch diese Erkrankung gefährdet sind. Sie gilt deshalb in besonderem Maß für Neugeborene HBsAg-positiver Mütter. Hier ist sogar eine sofortige Simultanimpfung indiziert.
Der Anteil von Non-Respondern liegt bei einer Immunsuppression bei bis zu 40 % der Geimpften.

H90

Frage 13.36: Lösung B

Zu **(2):** Die Impfschemata zur aktiven Schutzimpfung gegen die Hepatitis B umfassen 3 Impfungen, die jeweils in den M. deltoideus i. m. oder s. c. appliziert werden.

Standardschema:
1. Dosis zu Beginn der Impfung
2. Dosis 1 Monat nach der ersten Impfung
3. Dosis 6 Monate nach der ersten Injektion

Auffrischimpfung in Abhängigkeit von Antikörpertiter
Der Impferfolg sollte durch die Bestimmung von Anti-HBs 4 Wochen nach der letzten Impfung kontrolliert werden.
Zu **(1):** Vom Hepatitis-B-Virus sind noch keine Subtypen bekannt.
Zu **(3):** *Postexpositionelle Impfung*
Nach Kontamination mit infektiösem Material, bei einem Neugeborenen einer HBs-Ag-positiven Mutter oder anderen plötzlichen Expositionsrisiken muß simultan mit der aktiven Impfung eine passive Impfung mit Hyperimmunglobulin eingeleitet werden, eine aktive Impfung allein genügt nicht!

H95

Frage 13.37: Lösung E

Die **Impfindikationen** für die aktive Hepatitis B Impfung sind:
medizinisches Personal
Dialysepatienten
Patienten mit häufiger Übertragung von Blut oder Blutbestandteilen
Familienmitglieder und Sexualpartner von HBs-Ag-positiven Personen
Drogenabhängige
Homosexuelle
Tumorpatienten mit geschwächter Immunabwehr
Reisende in Hepatitis-B-Endemiegebiete, bei denen ein enger Kontakt zur einheimischen Bevölkerung zu erwarten ist

H92

Frage 13.38: Lösung A

Das **FSME-Virus** wird nicht durch Stechmücken, sondern durch **Zecken** übertragen. Als Hauptverbreitungsgebiet gelten Süddeutschland, Österreich und Tschechien. Neben der aktiven Immunisierung mittels Totimpfstoff, die hauptsächlich Waldarbeitern in bekannten Endemiegebieten empfohlen wird, besteht auch die Möglichkeit einer passiven Immunisierung, die spätestens zwei Tage nach Exposition erfolgen sollte. Charakteristisch für die Frühsommer-Meningoenzephalitis ist der zweiphasige Krankheitsverlauf.

H94

Frage 13.39: Lösung E

Eine aktive Immunisierung gegen die FSME ist mit einem Impfstoff möglich; dieser enthält aber keine attenuierten lebenden Viren, sondern formalininaktivierte FSME-Viren. Die Impfung wird normalerweise im Abstand von 4–12 Wochen sowie mit einer dritten Impfung nach 9–12 Monaten durchgeführt, der Impfschutz reicht für ca. 3 Jahre.

F93

Frage 13.40: Lösung B

Der Grippeimpfstoff enthält inaktivierte Viren bzw. nur Teile von Viren, die für die immunologische Reaktion von Bedeutung sind. Wie bei fast jedem Impfstoff kann es beim Vorliegen einer entsprechenden Allergie zu Reaktionen kommen.
Influenzaviren sind insofern problematisch, als daß durch *Antigenshift* und *Antigendrift* immer neue Antigenvarianten entstehen. Der Impfstoff muß entsprechend häufig verändert werden.
Aufgrund der relativ kurzen Wirkungsdauer der Impfung (ca. 1 Jahr) empfehlen sich jedoch sowieso jährliche Auffrischimpfungen mit dem jeweils aktualisierten Impfstoff.

H89

Frage 13.41: Lösung C

Die Impfung gegen Influenza erfolgt zumindest mit einem polyvalenten Impfstoff aus inaktivierten, abgetöteten Viren in Form einer subkutanen Applikation. Eine gleichzeitige Immunität gegenüber Hämophilus influenzae – einem gramnegativen Bakterium – kann nicht bestehen. Die Impfung gegen Hämophilus influenzae b ist in den Empfehlungen der STIKO enthalten und erfolgt als Grundimmunisierung bei Kindern ab dem 3. Lebensmonat durch dreimalige i. m. Injektion von Totimpfstoff, sinnvollerweise als Kombinationsimpfung z. B. mit Diphtherie/Tetanus/Pertussis als DTP-Hib-Impfung.

H93

Frage 13.42: Lösung A

Zu **(2):** Im Zuge der gentechnischen Möglichkeiten ist diese Aussage richtig, obwohl die genannte Methode bis jetzt zur Herstellung von Influenzaimpfstoff noch nicht routinemäßig angewendet wird.
Zu **(1):** Die Schutzimpfung gegen Influenza schützt nicht vor Infektionen mit neu aufgetretenen Wildviren.

Zu (**3**): Der Impfstoff gegen die Influenza besteht aus ganzen, inaktivierten Viren oder aus Virusbestandteilen. Die immunologisch bedeutsamen Antikörper sind dabei die Oberflächenrezeptoren Hämagglutinin und Neuraminidase.
Zu (**4**): Die Immunität bei Impfungen mit Totimpfstoff wird grundsätzlich über die Antikörper der Klasse IgG erzielt (nur bei Impfung mit Lebendimpfstoff spielen auch Antigene vom Typ IgA eine Rolle).

F91

Frage 13.43: Lösung A

Zu (**2**): Die Erstimpfung gegen Masern sollte nicht vor dem 15. Lebensmonat durchgeführt werden, da der Impferfolg bei früherer Impfung durch eventuell noch vorhandene mütterliche Antikörper in Frage gestellt ist.
Zu (**1**): Der Impfstoff gegen Masern enthält lebende attenuierte Masernvirus-Impfstämme; die Vermehrung der Viren erfolgt in Zellkulturen embryonaler Hühnerfibroblasten. Die Impfviren haben mit Affenviren nicht das geringste zu tun.
Zu (**3**): In sehr seltenen Fällen (etwa 1 auf 1 Million Impflinge) kann es zur postvakzinalen Enzephalitis kommen. Im Rahmen der fieberhaften Impfmasern (diese treten bei ca. 10 % der Impflinge auf) sind Krampfanfälle mit guter Prognose möglich.
EEG-Veränderungen wie bei einer Masern-Enzephalitis (diese tritt in einer Häufigkeit von 1: 2 000 im Zusammenhang mit einer Masernerkrankung auf!) sind also lediglich im Rahmen der sehr viel selteneren postvakzinalen Enzephalitis zu erwarten, keinesfalls aber beim „normalen" Geimpften.

H94

Frage 13.44: Lösung C

Der Impfstoff gegen Masern enthält lebende, attenuierte Masernvirus-Impfstämme. Die Erstimpfung sollte wegen der möglicherweise noch vorhandenen mütterlichen Antikörper nicht vor dem 15. Lebensmonat durchgeführt werden, der Impfschutz soll lebenslang anhalten.
Zu (**2**): Beim Masernvirus werden keine unterschiedlichen Serotypen unterschieden.

F94

Frage 13.45: Lösung E

Die Schutzimpfung gegen Masern wird mit einem Lebendimpfstoff aus attenuierten Viren durchgeführt. Die Immunisierung sollte so früh wie möglich, nicht jedoch vor dem 6. Lebensmonat (bis dahin besteht diaplazentare Immunität) erfolgen. Normalerweise wird die Impfung als Kombinationsimpfung mit Röteln und Mumps im 13.–15. Lebensmonat empfohlen.
Lokale Infektionen sind nicht in besonderem Ausmaß zu erwarten, die häufigste Nebenwirkung ist die Ausbildung von Impfmasern ca. 5–12 Tage nach der Impfung.

F90

Frage 13.46: Lösung E

Das Mumpsvirus, von dem nur ein Serotyp bekannt ist, gehört zur Gruppe der Paramyxoviren. Andere Vertreter dieser Gruppe sind Masern-, Respiratory-, Syncytial- und Newcastle-Disease-Virus. Mit Eintritt in die Pubertät steigt bei Jungen die Gefahr, daß die sonst relativ harmlose Kinderkrankheit mit einer Begleitorchitis als Komplikation einhergeht. Meist ist nur ein Hoden befallen. Durch starke Schwellung kann es zur Druckatrophie kommen. Bei beidseitigem Befall droht die Sterilität. Eine weitere, allerdings seltenere Komplikation ist die seröse Meningitis, die eine gute Prognose hat. Es wird eine Schutzimpfung mit attenuierten Viren durchgeführt.

F89

Frage 13.47: Lösung E

Die aktive Schutzimpfung gegen Mumps wird mit einem Impfstoff aus vermehrungsfähigen, virulenzabgeschwächten Viren im zweiten Lebensjahr empfohlen. Die Gefahr einer Mumpsorchitis besteht im Rahmen einer Mumpsinfektion, mit höchster Wahrscheinlichkeit nicht jedoch bei einer Impfung. (Nach neuesten Beobachtungen ist nach einer Impfung eine mumpsähnliche Impfkrankheit nicht mit letzter Sicherheit auszuschließen, kausale Zusammenhänge zu Enzephalitiden oder Orchitiden konnten jedoch nicht nachgewiesen werden.)

H92

Frage 13.48: Lösung B

Zu (**1**): In der Bundesrepublik ist als Impfvirus der praktisch apathogene Mumps-Stamm „Jeryl-Lynn", der auf Hühnerfibroblasten vermehrt wird, als lebender, attenuierter Impfstoff zugelassen.
Zu (**2**): Der Impfstoff ist als Monovakzine erhältlich, in der Regel erfolgt jedoch eine Kombinationsimpfung mit einem Masern-Mumps- bzw. Masern-Mumps-Röteln-Kombinationsimpfstoff.

Zu (**3**): Geimpft werden sollen alle Kinder ab dem 15. Lebensmonat sowie seronegative Jugendliche und Erwachsene. Zur Impfung genügt eine einmalige Applikation von 0,5 ml Impfserum i. m. oder s. c. Auffrischimpfungen sind nicht erforderlich.

F93

Frage 13.49: Lösung B

Zu (**B**): Der trivalente Impfstoff wird dreimal im Abstand von mindestens sechs Wochen oral verabreicht. Der Grund für diese dreimalige Gabe ist aber nicht die „Boosterung", sondern das Erzielen einer Immunität gegen alle drei Serotypen. Diese sichere Immunität wäre bei einer Einfachimpfung infolge der Möglichkeit einer *Interferenz* (eine Zelle, die mit einem Virus infiziert ist, ist gegenüber der Infektion mit einem zweiten Virus resistent) nicht gewährleistet.
Zu (**A**): Die drei Typen der Polioviren sind hinsichtlich ihrer Antigenität so unterschiedlich, daß keine Kreuzimmunität besteht. Die Impfung muß deshalb gegen jeden der drei Typen immunogen wirksam sein.
Zu (**C**): Infektionen mit Enteroviren können – da sie ebenfalls an der Darmschleimhaut ansetzen – zu einer Interferenz mit im gleichen Zeitraum verabreichten abgeschwächten Polioviren führen.
Da Infekte mit Enteroviren in den Wintermonaten seltener sind, empfiehlt sich eine Polioschluckimpfung in diesen Monaten.
Zu (**D**): Bereits 7–10 Tage nach der Schluckimpfung mit lebenden, abgeschwächten Viren kommt es zur Bildung von stark wirksamen Antikörpern gegen alle drei Serotypen.
Zu (**E**): Trotz aller Impfkampagnen werden auch in Mitteleuropa (z. B. 1992 in den Niederlanden) immer wieder Poliomyelitisinfektionen bzw. kleine Epidemien beobachtet. Der Impfschutz ist deshalb auch für Erwachsene (Auffrischung alle 10 Jahre) von Bedeutung.

F97 F94

Frage 13.50: Lösung E

Die bisher übliche Schluckimpfung gegen Polio wird mit abgeschwächten vermehrungsfähigen (attenuierten) Viren der drei Serotypen nach Sabin durchgeführt. Diese führen zu einer in aller Regel inapparenten Infektion der Darmschleimhaut, nach 7–10 Tagen setzt im Darm des Impflings dann die Bildung von Antikörpern gegen alle drei Serotypen ein. Normalerweise sind alle Lebendimpfungen (z. B. Röteln, Masern, Mumps) während der Schwangerschaft (insbesondere im 1. Trimenon) kontraindiziert, eine Ausnahme stellt jedoch die Polioschutzimpfung dar, bei der keine Embryopathien zu befürchten sind. Entsprechend der aktuellen Empfehlungen sollte die Polio-Impfung aber heutzutage generell mit dem Totimpfstoff nach Salk durchgeführt werden.

H89

Frage 13.51: Lösung C

Die heute übliche Schluckimpfung gegen Polio wird mit abgeschwächten vermehrungsfähigen Viren der drei Serotypen nach SABIN durchgeführt. Nach 7–10 Tagen setzt dann im Darm des Impflings die Bildung von Antikörpern gegen normalerweise alle drei Serotypen ein. Selbstverständlich ist es auch möglich, daß bei einer **einmaligen Impfung** nicht alle Serotypen erfaßt werden, deshalb wird die Impfung bei der Grundimmunisierung insgesamt dreimal durchgeführt. Der zweite Teil der Aussage ist falsch, das Immunsystem des Menschen ist natürlich dazu in der Lage, gegen eine Vielzahl von Antigenen gleichzeitig Antikörper zu produzieren.

H91

Frage 13.52: Lösung A

Siehe Kommentar zu Frage 13.53.

F96

Frage 13.53: Lösung A

Unter dem Begriff Interferenz versteht man, daß eine Zelle, die mit einem Virus infiziert ist, gegenüber der Infektion mit einem zweiten Virus resistent wird.
Dieses Phänomen könnte bei einer Schluckimpfung gegen Poliomyelitis, die mit abgeschwächten Viren von drei Serotypen durchgeführt wird, auftreten.
Durch eine dreifache Impfung (normalerweise im Abstand von mindestens 6 Wochen) kann die unvollständige Impfung nahezu immer verhindert werden.

H95

Frage 13.54: Lösung E

Die bisher übliche Schluckimpfung gegen Poliomyelitis wurde mit Impfstoff nach Sabin durchgeführt (abgeschwächte, vermehrungsfähige Viren). Seit neuestem wird aber nur noch der Totimpfstoff nach Salk (IPV-Impfstoff) empfohlen.

Eine Übertragung von mütterlichen Antikörpern auf das Kind im Sinne eines echten Nestschutzes oder einer Verhinderung des Ansprechens der Impfung ist nicht gegeben.

F95

Frage 13.55: Lösung D

Zu **(1):** Polioviren (auch die abgeschwächten Impfviren) vermehren sich im Intestinaltrakt und werden mit dem Stuhl ausgeschieden.
Zu **(3):** Neben der allgemeinen Antikörperproduktion des Immunsystems kommt es durch die Nachahmung des normalen Infektionsweges über den Darm bei der Polioimpfung auch zu einer lokalen Immunität im Intestinaltrakt. Dieser Mechanismus ist für den Schutz gegenüber Infektionen mit Polio-Wildviren von Bedeutung.
Zu **(4):** Eine gleichzeitig ablaufende Virusinfektion des Intestinaltraktes kann die Vermehrung des Impfvirus unterdrücken, da eine Zelle, die bereits mit einem Virus infiziert ist, gegenüber der Infektion mit einem zweiten Virus resistent wird (Begriff der Interferenz).
Zu **(2):** Bei den Polioviren existieren drei verschiedene pathogene Typen (Typ I, II, III) mit so verschiedener Antigenität, daß keine Kreuzimmunität besteht. Eine Polioimpfung wird deshalb mit einer Suspension aller drei Poliovirentypen durchgeführt.

F89

Frage 13.56: Lösung D

Zu **(D)** und **(E):** Die früher eingesetzten Impfstoffe, die teilweise Antigene aus tierischem Nervengewebe enthielten und häufig zu neurologischen Komplikationen führten, sind heute durch HDCS- bzw. PCEC-Vakzine ersetzt worden. Diese Vakzine bestehen aus inaktivierten Viren, die auf menschlichen Lungenfibroblastenkulturen oder Hühnerembryofibroblastenkulturen gezüchtet wurden. Die Komplikationsrate bei der Tollwutimpfung hat sich seit Einführung dieser Vakzine erheblich gesenkt, so daß auch die präexpositionelle Immunisierung gefährdeter Personengruppen heute regelmäßiger erfolgt.
Zu **(A):** Laut Statistik hat es in der BRD zwischen 1951 und 1976 15 Tollwutfälle gegeben, davon allein 7 durch Infektion in Reiseländern. Anders sehen die Zahlen für Asien und Afrika aus: beispielsweise 5 000 Tollwutfälle pro Jahr in China, 15 000 in Indien.
Zu **(B):** Meist wird das Tollwutvirus durch den Biß infizierter Tiere übertragen, in deren Speichel sich die Viren befinden und auf diese Weise in die Wunde gelangen. Dies gilt als der Hauptübertragungsweg. Man diskutiert auch noch die Möglichkeit der Übertragung durch Aerosole in Fledermaushöhlen oder Laboratorien (in Amerika bilden Fledermäuse ein wichtiges Erregerreservoir für Rabiesviren).
Zu **(C):** Neurotropismus bedeutet im Falle der Tollwutviren, daß diese nach vorübergehendem Verbleib und eventuell auch Vermehrung an der Infektionsstelle in Elemente des Nervensystems einwandern. Über den axoplasmatischen Weg gelangen die Viren in die Ganglionzellen des Rückenmarks, erreichen das Gehirn und rufen eine Enzephalitis hervor. Auch die Ausbreitung im peripheren Nervensystem geschieht auf dem axoplasmatischen Weg.

F92

Frage 13.57: Lösung E

In der Bundesrepublik werden zur Tollwut-Impfung heute nur die neueren Impfstoffe empfohlen, die ein Impfvirus enthalten, das entweder auf humanen Diploid-Zellkulturen (**HDC-Tollwut-Impfstoff**) oder auf Hühnerfibroblasten (**PCEC-Impfstoff**) gezüchtet und dann inaktiviert wird (also kein lebendes Impfvirus). Der von menschlichen Zellkulturen gewonnene Impfstoff zeichnet sich durch eine besonders gute Verträglichkeit aus, der von Hühnerfibroblasten gewonnene Impfstoff scheint dafür eine noch bessere Interferoninduktion zu bewirken und damit einen Vorteil bei der postexpositionellen Impfung zu haben.

H91

Frage 13.58: Lösung D

Zu **(1)** und **(4):** Die aktive Schutzimpfung gegen Röteln wird bevorzugt als Kombinationsimpfung Masern-Mumps-Röteln durchgeführt. Kinder ab dem 15. Lebensmonat erhalten 0,5 ml i. m. oder s. c. Da nach neueren Erkenntnissen der Impfschutz nicht sicher lebenslang anhält, wird von der STIKO eine Auffrischimpfung im 6. Lebensjahr empfohlen.
Zu **(2):** Die Impfung einer Schwangeren ist kontraindiziert, da der Impfvirus auf das Kind übergehen kann. Auch wenn in den bisher beobachteten Fällen akzidentieller Impfungen in der Schwangerschaft noch keine kindlichen Schäden gesehen wurden, so gilt der Grundsatz, daß bei Frauen im gebärfähigen Alter nach einer Rötelnimpfung für mindestens zwei der Impfung nachfolgende Zyklen eine sichere Kontrazeption bestehen sollte.

Zu **(3)**: Nach der derzeitigen Impfempfehlung sollten alle Mädchen vor der Pubertät, auch wenn sie als Kleinkinder geimpft worden sind und unabhängig vom Serostatus, geimpft werden.

H95

Frage 13.59: Lösung C

Impfindikationen zur Rötelnimpfung sind:
alle Mädchen vor der Pubertät
antikörpernegative Frauen im gebärfähigen Alter
seronegative Frauen im Wochenbett
Ziel der Rötelnimpfung ist die Verhinderung einer Rötelninfektion während der Schwangerschaft, die zu der gefürchteten **Rötelnembryopathie** führen kann. Da die Impfung mit einem Lebendimpfstoff durchgeführt wird, der ebenfalls eine Embryopathie auslösen kann, ist eine bestehende Schwangerschaft oder das Nichtvorhandensein eines sicheren Konzeptionsschutzes für 2 Zyklen nach der Impfung eine absolute Kontraindikation. Eine schwangere Frau ohne Rötelnantikörper, die mit Rötelninfizierten Kontakt hatte, muß sofort einen passiven Schutz durch Röteln-Antikörper erhalten!

H98

Frage 13.60: Lösung E

Die Impfung gegen Streptococcus pneumoniae, den Erreger (weltweit sind mehr als 80 verschiedene Typen bekannt) der Pneumokokken-Pneumonie, ist effektiv und gut verträglich.
Die allerneuesten STIKO-Empfehlungen (Herbst 1998) enthalten deshalb die Impfindikation für alle Menschen, die das 60. Lebensjahr überschritten haben.
Die Impfung gegen das Haemophilus influenzae B Bakterium wird als Routineimpfung für alle Kinder ab dem 3. Lebensmonat empfohlen.

13.3 Kommentare aus Examen Herbst 2000

H00

Frage 13.61: Lösung *** Diese Frage wurde aus der Wertung genommen.

Diese Frage wurde vom IMPP wegen der zwei Lösungsmöglichkeiten (C) und (D) aus der Wertung genommen.
Zu **(A)** und **(B)**: Die Impfungen gegen Masern und Röteln werden mit einem Lebendimpfstoff durchgeführt.
Zu **(C)**: Die Diphtherieimpfung wird ebenso wie die Tetanusimpfung nicht mit Erregerbestandteilen, sondern mit inaktiviertem Toxoid durchgeführt (Die Krankheitserscheinungen werden bei diesen Infektionen auch durch die Toxoide direkt hervorgerufen.).
Zu **(D)**: Die Impfung gegen Pertussis wird mit azellulärem Impfstoff durchgeführt; dieser enthält neben dem azellulären Bestandteil (einem filamentösen Hämagglutinin) noch einen Pertussis-Toxoid-Anteil. Der Impfstoff ist also eine Kombination aus Erregerbestandteilen und aus Toxoid.
Zu **(E)**: Eine Impfung gegen Malaria ist derzeit noch nicht möglich (entsprechende Forschungen scheinen aber relativ weit fortgeschritten zu sein).

H00

Frage 13.62: Lösung B

Zu **(1)**: Die aktive Impfung gegen HBV ist für alle Personen mit erhöhtem Hepatitis-B-Risiko sowie seit neuestem für alle Kinder und Jugendliche als Grundimmunisierung indiziert. Die gegenwärtig verwendeten Impfstoffe bestehen aus dem **Oberflächenantigen** (HBsAg) des Virus, das gentechnologisch in Hefezellen hergestellt wurde (rekombinante Vakzine der zweiten Generation: Engerix-B, Gen H-B-Vax, Gen-Hepadsorbat SSW). Beide Impfstoffe sind sicher, immunogen und wirksam. Die Grundimmunisierung besteht aus drei Impfungen, davon zwei im Abstand von vier Wochen und eine Boosterinjektion nach sechs Monaten. Neugeborene und Kinder erhalten eine modifizierte Impfung.
Zu **(5)**: Der Impfstoff gegen Haemophilus influenza B (Hib) enthält nicht ganze Bakterien, sondern nur bestimmte Antigene in Form von **Kapselpolysacchariden**.
Zu **(2)** und **(3)**: Bei dem Polioimpfstoff nach Sabin (eingesetzt bei der Schluckimpfung) handelt es sich ebenso wie beim Rötelnimpfstoff um einen Lebendimpfstoff.
Zu **(4)**: Bei dem Polioimpfstoff nach SALK handelt es sich um einen Totimpfstoff aus kompletten, inaktivierten Viren; er kommt derzeit als trivalenter IPV-Impfstoff wieder zum Einsatz.

Sachverzeichnis

Sachverzeichnis

E

F

G

H

I

T

U

V

W

Y

Z

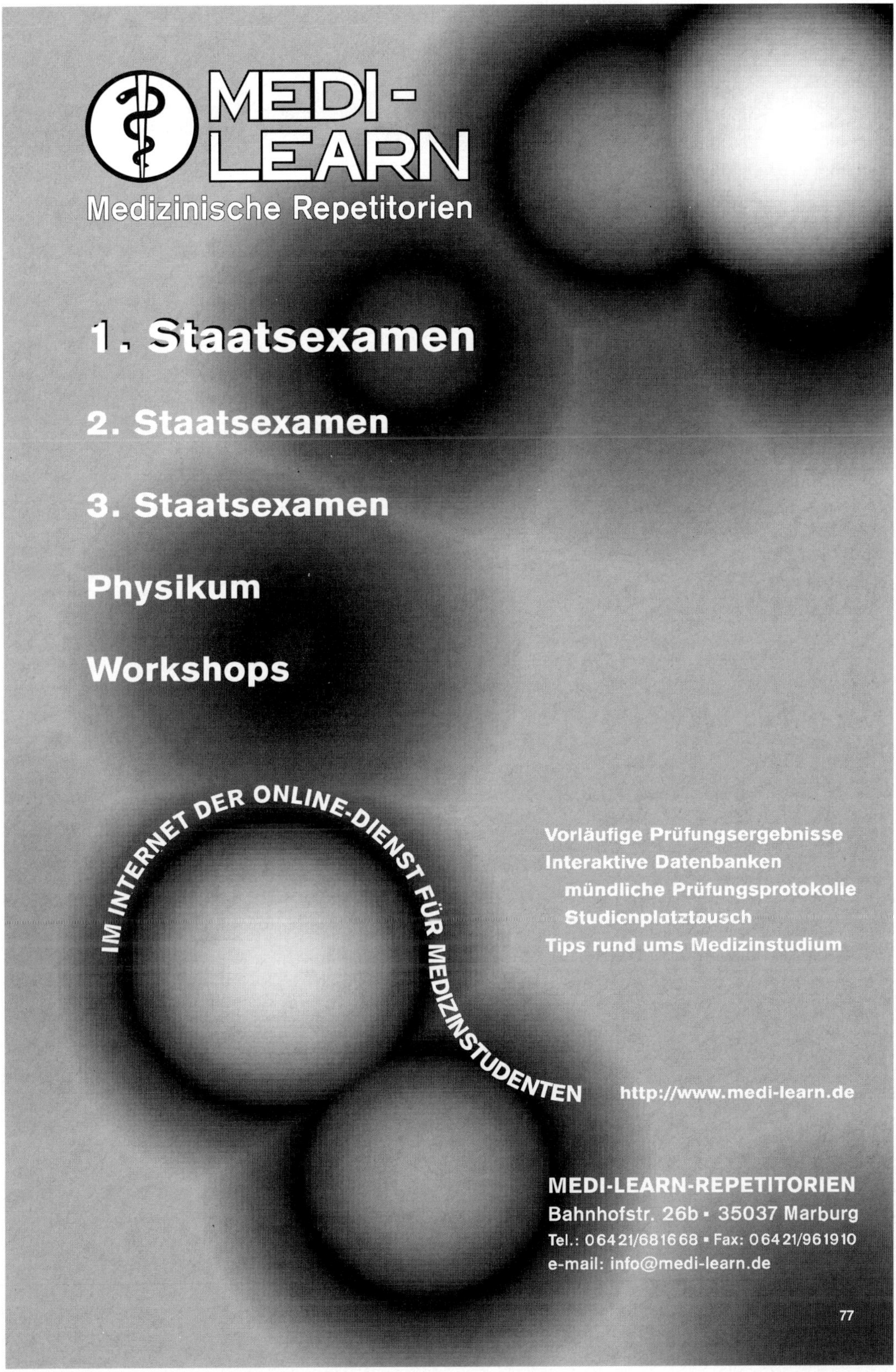
MEDI-LEARN
Medizinische Repetitorien
1. Staatsexamen
2. Staatsexamen
3. Staatsexamen
Physikum
Workshops
IM INTERNET DER ONLINE-DIENST FÜR MEDIZINSTUDENTEN
Vorläufige Prüfungsergebnisse
Interaktive Datenbanken
mündliche Prüfungsprotokolle
Studienplatztausch
Tips rund ums Medizinstudium
http://www.medi-learn.de
MEDI-LEARN-REPETITORIEN
Bahnhofstr. 26b • 35037 Marburg
Tel.: 06421/681668 • Fax: 06421/961910
e-mail: info@medi-learn.de

Ihre Meinung ist gefragt!

Sehr geehrte Leserin, sehr geehrter Leser,

ein gutes Buch sollte auch über mehrere Auflagen in Inhalt und Gestaltung den Bedürfnissen seiner Leser gerecht werden. Um dies zu erreichen, sind wir auf Ihre Hilfe angewiesen. Deshalb: Schreiben Sie uns, was Ihnen an diesem Buch gefällt, vor allem aber, was wir daran ändern sollen.
Für Ihre Mithilfe möchten wir uns mit einer **Verlosung** bedanken, an der jeder Fragebogen teilnimmt. Die Verlosung findet einmal jährlich statt. Zu gewinnen sind 10 Büchergutscheine à DM 100,– (€ 50.–). Der Rechtsweg ist ausgeschlossen. Wir freuen uns auf Ihre Antwort, die wir selbstverständlich vertraulich behandeln.

Bitte schicken Sie diesen Fragebogen an:

Georg Thieme Verlag
Programmplanung Medizin
Dr. med. P. Fode
Postfach 30 11 20

70451 Stuttgart

Wie beurteilen Sie diesen Band:

Anzahl der Schemata ausreichend	ja ❒	nein ❒
Anzahl der Tabellen ausreichend	ja ❒	nein ❒
Anzahl der Lerntexte ausreichend	ja ❒	nein ❒

Wie beurteilen Sie die inhaltliche Qualität der Kommentare? Welche Kommentare sind besonders gut, welche Kommentare sind nicht ausreichend?

Wie beurteilen Sie die Lerntexte bzw. das Kurzlehrbuch?

Zu folgenden Themen wünsche ich mir einen Lerntext/ausführlichere Erklärungen:

Wie beurteilen Sie den Schreibstil und die Lesbarkeit des Bandes?

____

____

Ist die Schwarze Reihe für das Prüfungsfach als Vorbereitung ausreichend? Haben Sie noch andere Lehrbücher benutzt? Welche?

____

____

____

Besonders gefallen hat mir an diesem Band:

____

____

Weitere Vorschläge und Verbesserungsmöglichkeiten?

Absender (bitte unbedingt ausfüllen)

____

____

____

Examen Frühjahr 2001

14 Fragen Examen Frühjahr 2001

Kapitel 4

F01 !

14.1 Koagulase-negative Staphylokokken findet man beim Gesunden typischerweise

(A) im Colon
(B) im Bronchialbaum
(C) in der Mundhöhle
(D) in der Urethra
(E) auf der Haut

Kapitel 5

F01

14.2 Mycoplasma pneumoniae führt gelegentlich zu Pneumonien.

Welches der folgenden Antibiotika eignet sich am besten zur Therapie?

(A) Penicillin
(B) Erythromycin
(C) Metronidazol
(D) Cefotaxim
(E) Mezlocillin

F01 !

14.3 Zur Behandlung einer Legionellose ist (sind) am besten geeignet:

(A) Aminoglykoside
(B) Ampicillin
(C) Cephalosporine der 3. Generation
(D) Erythromycin
(E) Tetrazyklin

F01 !!

14.4 Welches Bakterium verursacht eine Lokalinfektion und übt durch Exotoxin eine Fernwirkung auf andere Organe aus?

(A) Borrelia burgdorferi
(B) Corynebacterium diphtheriae
(C) Haemophilus influenzae
(D) Helicobacter pylori
(E) Salmonella typhi

F01 !

14.5 Vergrünende Streptokokken sind eine häufige Ursache der bakteriellen Endokarditis.

Die Methode der Wahl zum Nachweis dieses Erregers ist die

(A) Blutkultur
(B) Bestimmung von Antikörpern gegen Streptolysin (Antistreptolysintiter)
(C) Bestimmung von Antikörpern gegen die Streptodornase (Antistreptodornasetiter)
(D) Mikroskopie eines Blutausstriches
(E) Polymerase-Kettenreaktion für Streptokokken-spezifische Gensequenzen aus dem Kapillarblut

F01 !!

14.6 Welcher Erreger kommt **am wenigsten** als Ursache einer eitrigen Zystitis in Betracht?

(A) Enterococcus faecalis
(B) Escherichia coli
(C) Klebsiella pneumoniae
(D) Pseudomonas aeruginosa
(E) Streptococcus pyogenes

F01 !

14.7 Welche Aussage über Neisseria gonorrhoeae trifft **nicht** zu?

(A) Pili fördern die Bindung an Wirtszellen.
(B) Die Infektion hinterlässt eine länger dauernde Immunität.
(C) Pathogene Wirkungen entfalten die Erreger in erster Linie in den Schleimhäuten des Urogenitaltraktes und des Auges.
(D) Bakteriämie kann Ursache einer Arthritis sein.
(E) Resistenz gegen Penicillin kann auftreten.

14.1 (E) 14.2 (B) 14.3 (D) 14.4 (B) 14.5 (A) 14.6 (E) 14.7 (B)

F01 !

14.8 Welcher Virulenzfaktor ist typisch für enterohämorrhagische Escherichia coli (EHEC)?

(A) Protein A
(B) Shiga-like Toxin
(C) hitzestabiles Toxin (ST)
(D) P-Fimbrien
(E) Lipoteichonsäure

F01 !!

14.9 Die Pathogenese der Cholera beruht in erster Linie auf

(A) einem zytolytischen Exotoxin
(B) einem Exotoxin, das eine intrazelluläre Erhöhung von cAMP bedingt
(C) einem bakteriellen Endotoxin
(D) einer entzündlichen Reaktion in der Darmschleimhaut
(E) einer Hemmung der Adenylatcyclase in den Darmepithelien

F01 !!

14.10 Welche Aussage über Helicobacter pylori trifft **nicht** zu?

(A) H. pylori gehört zu den aeroben Sporenbildnern.
(B) Charakteristisch für den Erreger ist seine Fähigkeit, NH_3 zu produzieren.
(C) Man findet ihn im Magenschleimhautepithel.
(D) Man findet im Serum infizierter Personen Antikörper gegen das Bakterium.
(E) Eine Therapie gelingt mit einer geeigneten Antibiotika-Kombination.

F01 !!

14.11 Welche Aussage zur Diphtherie trifft **nicht** zu?

(A) Das Gen für das Diphtherietoxin ist Bestandteil eines Prophagengenoms.
(B) Der A-Anteil des Diphtherietoxins bindet an den Toxinrezeptor empfänglicher Zellen.
(C) Einige Rekonvaleszenten werden zu Keimträgern.
(D) Toxisches Kreislaufversagen und Myokarditis sind Symptome der schwersten Form der Erkrankung.
(E) Die aktive Schutzimpfung wird mit einem an Aluminiumverbindungen adsorbierten Toxoid durchgeführt.

F01 !!

14.12 Welche Aussage zur Tuberkulose bzw. zu Mycobacterium tuberculosis trifft **nicht** zu?

(A) Sie ist eine der Infektionskrankheiten, die weltweit die meisten Todesopfer fordern.
(B) M. tuberculosis ist resistent gegen Austrocknung.
(C) M. tuberculosis induziert eine zellvermittelte Immunität.
(D) Flüssige Medien mit radioaktiv (^{14}C) markierten Substraten ermöglichen einen rascheren Nachweis von M. tuberculosis als die Kultur auf festen Nährmedien.
(E) In der Bundesrepublik Deutschland wird die Impfung von Neugeborenen generell empfohlen.

Kapitel 6

F01 !!

14.13 Pneumocystis carinii

(A) wird im Direktpräparat nachgewiesen
(B) wird in der Regel durch Katzen auf den Menschen übertragen
(C) verursacht bei immungeschwächten Patienten eine Enzephalitis, die mit Hydrozephalusbildung einhergeht
(D) wird bei einer akuten Infektion durch Bestimmung von IgM-anti-P.c. nachgewiesen
(E) verursacht Erkrankungen, die mit Penicillinen behandelt werden

Kapitel 7

F01

14.14 Der Reihenverdünnungstest dient der Bestimmung der MHK (minimalen Hemmkonzentration) antibakterieller Wirkstoffe.

Es werden abfallende Konzentrationen angesetzt

(A) der Bouillon
(B) des Patientenserums
(C) der Keimeinsaat
(D) des Antibiotikums
(E) des Antiserums

14.8 (B) 14.9 (B) 14.10 (A) 14.11 (B) 14.12 (E) 14.13 (A) 14.14 (D)

Kapitel 8

F01

14.15 Streptococcus pneumoniae ist gelegentlich resistent gegenüber Penicillin.

Diese Resistenz beruht auf einer

(A) Verminderung der Zellwanddurchlässigkeit für Penicilline
(B) Überproduktion von Penicillinasen
(C) Veränderung von Penicillinbindeproteinen
(D) Änderung der 16S-rRNA-Untereinheit
(E) Mutation im Polymerase-Gen

F01

14.16 Bei welcher der folgenden Krankheiten ist Penicillin G zur Therapie indiziert?

(A) postoperative Wundinfektion durch Staphylococcus aureus
(B) Venenkatheter-Sepsis durch Staphylococcus epidermidis
(C) nekrotisierende Fasziitis durch β-hämolysierende Streptokokken der Gruppe A
(D) akute Zystitis durch Enterococcus faecalis
(E) Otitis media durch Haemophilus influenzae

Kapitel 9

F01

14.17 Die Orientbeule wird verursacht von

(A) Papilloma-Virus
(B) Mycobacterium tuberculosis
(C) Staphylococcus aureus
(D) Aspergillus niger
(E) Leishmania tropica

F01 *!*

14.18 Welche Aussage über Cryptosporidien trifft **nicht** zu?

(A) Es sind Protozoen.
(B) Sie werden u. a. durch Trinkwasser auf den Menschen übertragen.
(C) Sie verursachen Diarrhöen, deren Schweregrad und Verlauf vom Immunstatus des Infizierten abhängig ist.
(D) Sie werden lichtmikroskopisch im gefärbten Stuhlausstrich nachgewiesen.
(E) Zur Therapie gibt es eine Reihe wirksamer Mittel.

F01 *!*

14.19 Welche Aussage zur Toxoplasmose trifft **nicht** zu?

(A) Der Mensch wird durch Entwicklungsstadien des Erregers infiziert, die sich im Katzenkot befinden.
(B) Die Infektion des Immunkompetenten verursacht meistens Fieber, Kopfschmerzen und Myalgien.
(C) Die Infektion wird während der Schwangerschaft vorwiegend im letzten Trimenon auf den Feten übertragen.
(D) Die serologische Diagnose einer akuten Toxoplasmose beruht auf dem Nachweis von IgG- und IgM-Antikörpern.
(E) Pyrimethamin + Sulfonamid sind zur Therapie geeignet.

Kapitel 11

F01 *!!*

14.20 Welche Aussage über die Virushülle (envelope) trifft **nicht** zu?

(A) Sie umschließt direkt das Genom.
(B) Sie ist eine virusspezifisch veränderte Membran der Wirtszelle.
(C) Sie enthält Antigene.
(D) Sie kann durch Äther oder Detergentien entfernt werden.
(E) Sie dient der Klassifizierung der Viren.

14.15 (C) 14.16 (C) 14.17 (E) 14.18 (E) 14.19 (B) 14.20 (A)

Kapitel 12

F01 !

14.21 Welche der folgenden Krankheitserreger können **nicht** durch Antigenvariation den immunologischen Abwehrmechanismen des Wirts entgehen?

(A) Influenza-A-Viren
(B) Masernviren
(C) Borrelien
(D) Gonokokken
(E) Trypanosoma brucei gambiense

F01 !

14.22 Eine mehrjährige sicher schützende Immunität entsteht am wahrscheinlichsten nach Infektion mit

(A) Masern-Virus
(B) Neisseria gonorrhoeae
(C) Staphylococcus aureus
(D) Borrelia burgdorferi
(E) Plasmodium falciparum

F01 !

14.23 Bei welchem Erreger ist eine endogene Infektion am wahrscheinlichsten?

(A) Adeno-Virus
(B) Influenza-Virus
(C) Masern-Virus
(D) Aspergillus fumigatus
(E) Candida albicans

F01 !

14.24 Welche Infektion ist am wahrscheinlichsten, wenn ein Kind im August mit isolierter Fazialisparese in Ihre Sprechstunde kommt?

Eine Infektion durch

(A) Zytomegalie-Virus
(B) Coxsackie-Viren
(C) Borrelia burgdorferi
(D) Haemophilus influenzae
(E) Neisseria meningitidis

F01 !!

14.25 Welcher Erreger ruft typischerweise bei HIV-Infizierten eine Infektion des ZNS hervor und lässt sich in der Regel leicht durch Mikroskopie des Liquors nachweisen?

(A) Cryptococcus neoformans
(B) Candida albicans
(C) Aspergillus fumigatus
(D) Pneumocystis carinii
(E) Mucor-Spezies

F01 !

14.26 Welche Zuordnung trifft **nicht** zu?

(A) Hepatitis-A-Virus – Picornaviridae
(B) Hepatitis-B-Virus – Hepadnaviridae
(C) Hepatitis-C-Virus – Flaviviridae
(D) Hepatitis-D-Virus – Retroviridae
(E) Hepatitis-E-Virus – Caliciviridae

F01 !

14.27 Welche Aussage über das Zytomegalie-Virus trifft **nicht** zu?

(A) Es kann durch Bluttransfusion übertragen werden.
(B) Es kann intrauterin übertragen werden und Fetopathien verursachen.
(C) Es verursacht manchmal das Krankheitsbild einer infektiösen Mononukleose.
(D) Es verursacht beim gesunden Erwachsenen nach Erstinfektion in der Regel eine manifeste Erkrankung.
(E) Es kann lange im Organismus persistieren und nach Aktivierung infolge immunsuppressiver Behandlung eine Pneumonie verursachen.

F01 !!

14.28 Welche Aussage zu Rotaviren bzw. Rotavirusinfektionen trifft **nicht** zu?

(A) Sie werden fäkal-oral übertragen.
(B) Sie rufen eine Gastroenteritis bei Kindern hervor.
(C) Sie werden auch nosokomial übertragen.
(D) Sie sind weltweit Ursache zahlreicher Todesfälle.
(E) Sie lassen sich durch Chemoprophylaxe sicher vermeiden.

14.21 (B) 14.22 (A) 14.23 (E) 14.24 (C) 14.25 (A) 14.26 (D) 14.27 (D) 14.28 (E)

F01

14.29 Welche Feststellung über Infektionen mit dem Rötelnvirus trifft **nicht** zu?

(A) Jeder manifest Erkrankte scheidet das Virus erst zum Zeitpunkt des Auftretens des Exanthems aus.
(B) Die überstandene Erkrankung hinterlässt eine lange Immunität.
(C) Auch inapparente Infektionen von Schwangeren können zu Infektion des Embryos mit der Folge von Embryopathien führen.
(D) Als Komplikation einer Rötelninfektion tritt hin und wieder eine leichte Enzephalitis auf, die folgenlos abheilt.
(E) Bei Frauen jenseits der Pubertät können nach Abheilung einer Erstinfektion Gelenkschmerzen auftreten.

F01

14.30 Welche Aussage über das Dengue-Virus trifft **nicht** zu?

(A) Es wird durch Mücken übertragen.
(B) Es gibt mehrere serologische Typen.
(C) Zweitinfektionen verlaufen häufig schwerer als Erstinfektionen.
(D) Das durch diese Viren hervorgerufene hämorrhagische Fieber ist schwerpunkthaft in Südostasien und in der Karibik verbreitet.
(E) Es gibt eine wirksame Schutzimpfung.

F01 *!!*

14.31 Welche der folgenden Krankheiten wird **nicht** durch infizierte bzw. kontaminierte Lebensmittel (inkl. Trinkwasser) übertragen?

(A) Hepatitis A
(B) Hepatitis C
(C) Hepatitis E
(D) Poliomyelitis
(E) hämorrhagische Kolitis durch EHEC

F01

14.32 Welche Zuordnung eines Erregers zu einer Erkrankung trifft **am wenigsten** zu?

(A) Adeno-Virus – Konjunktivitis
(B) Herpes-simplex-Virus – Keratokonjunktivitis
(C) Influenzavirus A – eitrige Konjunktivitis
(D) Streptococcus pneumoniae (Pneumokokken) – Konjunktivitis
(E) Chlamydia trachomatis – Schwimmbadkonjunktivitis

F01

14.33 Welche Aussage über das Influenza-A-Virus bzw. über die Influenza A trifft **nicht** zu?

(A) Aufgrund von „reassortment" im Genom ist das Virus zum Antigenwechsel (antigenic shift) fähig.
(B) Die Hüllenantigene Hämagglutinin und Neuraminidase sind maßgeblich für die Unterscheidung der Subtypen des Virus.
(C) Eine Resistenzminderung gegenüber bakteriellen Infektionen ist Folge der Erkrankung.
(D) Das Viruskapsid induziert die Bildung protektiver Antikörper.
(E) Ein Totimpfstoff ermöglicht die spezifische Prophylaxe.

Kapitel 13

F01 *!*

14.34 Welches Antigen von Haemophilus influenzae Typ b wird für die Impfung verwendet?

(A) die IgA-Protease
(B) das Haemophilus-spezifische Hämin
(C) das Kapselpolysaccharid
(D) gentechnisch hergestelltes Lipopolysaccharid
(E) eine Ganzzellvakzine aus Haemophilus influenzae

F01 *!*

14.35 Für die Schutzimpfung gegen Tollwut gilt:

(A) Ca. 40 % der Bevölkerung der Bundesrepublik Deutschland besitzen infolge klinisch inapparenter Infektionen gegen das Tollwutvirus bereits einen natürlich erworbenen Immunschutz.
(B) Die HDC-Vacine (human-diploid-cell-vaccine) kann bei Postinfektionsimpfung schwere neurotoxische Nebenwirkungen hervorrufen.
(C) Vor der Impfung sollte zur Indikationsstellung eine Antikörperbestimmung erfolgen.
(D) Eine Präinfektionsimpfung sollte bei Reisen nach Indien oder Afrika nicht in Erwägung gezogen werden.
(E) Gleichzeitig mit der aktiven Impfung sollte bei Bissverletzungen eine passive Immunisierung durchgeführt werden.

14.29 (A) 14.30 (E) 14.31 (B) 14.32 (C) 14.33 (D) 14.34 (C) 14.35 (E)

14 Kommentare Examen Frühjahr 2001

Kapitel 4

F01 !

Frage 14.1: Lösung E

Zu **(E)**: Ein typischer Vertreter der **physiologischen Hautflora** ist **Staphylococcus epidermidis**. Auch andere koagulase-negative Staphylokokken, coryneforme Bakterien und Propionibakterien zählen dazu.

Zu **(A)**: Zu 99 % findet man in der **Dickdarmflora Anaerobie**r wie Bacteroides, Bifidobacterium etc. Daneben gehören u. a. Enterobakterien und Enterokokken zur physiologischen Flora.

Zu **(B)**: Der **Bronchialbaum** ist bei Gesunden **keimfrei.**

Zu **(C)**: Die **Flora der Mundhöhle** besteht aus einem dichten Rasen anaerober und aerober Bakterien, darunter **alpha-hämolysierende Streptokokken, Neisserien, Vibrionen, Lactobazillen und Actinomyceten.**

Zu **(D)**: Der distale Teil der **Urethra** bietet eine Bakterienflora, die der des Perineums entspricht.

Kapitel 5

F01

Frage 14.2: Lösung B

Zu **(B)**: **Erythromycin**, das die **bakterielle Proteinsynthese** hemmt, weist eine gute Wirksamkeit gegen Mykoplasmen wie Mycoplasma pneumoniae auf (Ausnahme: M. hominis). Auch Tetracycline sind gegen Mykoplasmen wirksam.

Zu **(A)**, **(D)** und **(E)**: **Penicillin, Cefotaxim** und **Mezlocillin** gehören der Gruppe der β-Lactam-Antibiotika an, deren Wirkmechanismus auf der **Störung der Zellwandsynthese** beruht. Da Mykoplasmen keine Zellwand besitzen, haben sie eine natürliche Resistenz gegenüber diesen Chemotherapeutika.

Zu **(C)**: **Metronidazol** wirkt bakterizid gegen obligat anaerobe Erreger und Protozoen wie Entamoeba histolytica, Trichomonas vaginalis u. a.

F01 !

Frage 14.3: Lösung D

Bei einer **Legionellen-Infektion** ist **Erythromycin** das **Mittel der ersten Wahl**. In gewissem Maße sind auch Clotrimoxazol, Rifampicin und Doxycyclin wirksam.

F01 !!

Frage 14.4: Lösung B

Zu **(B)**: Das Krankheitsbild der **Diphtherie** prägen zum einen die lokalen Infektionen (pseudomembranöse Angina, Krupp, Lymphknotenschwellung), zum anderen die systemische Intoxikation (Myokarditis, Nephropathie, Lähmung motorischer Nerven).

Nur **phageninfizierte Stämme** von Corynebacterium diphtheriae bilden das für das Bild der Diphtherie pathognomische **Exotoxin**. Die zytotoxische Wirkung des Toxins beruht darauf, dass es den Elongationsfaktor 2 hemmt, der für die Peptid-Synthese am Ribosom wichtig ist. Auf diese Weise wird die **Proteinsynthese gehemmt**, was letztendlich zum Zelltod führt. Das Prinzip des **A/B-Toxins** bedeutet, dass Teil B an spezifische Rezeptoren der Zelloberfläche bindet und dem Teil A den Weg durch die Zellmembran ebnet.

Zu **(A)**: Die **Lyme-Borreliose,** Erreger Borrelia burgdorferi, weist neben einer – nicht regelmäßig nachweisbaren – **Lokalinfektion**, dem Erythema chronicum migrans, auch verschiedenen **Organmanifestationen** auf, die u. a. das lymphatische System, das Nervensystem und das Herz betreffen. Die Fernwirkung beruht jedoch nicht auf einem Toxin.

Zu **(C)**: Man unterscheidet invasive und nicht-invasive Infektionen von **Haemophilus influenzae**, wobei die invasiven meist von dem virulenten H. influenzae Typ b verursacht werden. Wichtige Virulenzfaktoren hierbei sind eine vor Phagozytose schützende Kapsel und eine IgAase, die das Immunglobulin A spaltet und somit die lokale Immunität zerstört. Die Bedeutung eines Endotoxins wird diskutiert. Charakteristische invasive Infektionen sind Sepsis, Meningitis (insbesondere bei Kindern zwischen dem 1. und 10. Lebensjahr) und Epiglottitis. Bronchitis, Otitis media und Sinusitis werden durch die unbekapselten und weniger virulenten Stämme von H. influenzae hervorgerufen.

Zu **(D)**: **Heliobacter pylori** verfügt u. a. über ein **Zytotoxin** und eine **Urease**. Neben der Lokalinfektion des Magens, die als Gastritis abläuft, treten keine Infektionen in der Peripherie auf.

Zu (**E**): Beim **Typhus**, Erreger **Salmonella typhi**, handelt es sich um eine **systemische Infektion**. Die Erreger werden über den Magen-Darm-Trakt aufgenommen und gelangen von dort in das lymphatische System. Sie breiten sich zunächst lymphogen, später auch hämatogen aus. Exotoxine spielen kein Rolle.

F01 *!*

Frage 14.5: Lösung A

Zu (**A**): Bei Verdacht auf **Endokarditis** durch einen noch nachzuweisenden Erreger steht zur Diagnostik die **Blutkultur** an erster Stelle.
Zu (**B**) und (**C**): Die Enzyme **Streptolysin** und **Streptodornase** werden von **A-Streptokokken** gebildet, sodass ein Nachweis spezifischer Antikörper lediglich auf eine abgelaufene oder akute Infektion mit diesem Erreger weist.
Zu (**D**): Die Erregerkonzentration im Blut reicht bei einer Endokarditis nicht aus, dieses Verfahren als verlässlich zu betrachten.
Zu (**E**): Die **Polymerasekettenreaktion** (**PCR**) ist ein zu aufwendiges Verfahren und der Erregernachweis im Kapillarblut ohnehin zu unsicher.

F01 *!!*

Frage 14.6: Lösung E

Zu (**E**): **Streptococcus pyogens** kann Erkrankungen wie **Pharyngitis, Tonsillitis** (**Angina lacunaris**), **Scharlach** und verschiedene Hautkrankheiten wie **Impetigo, Erysipel** oder **Phlegmone** hervorrufen.
Als Folgeerkrankung einer Streptococcus-pyogenes-Infektion tritt vereinzelt eine **Glomerulonephritis** auf, die durch Ablagerungen von Antigen-Antikörper-Komplexen entsteht.
Zu (**A**), (**B**), (**C**) und (**D**): Häufig rekrutieren sich die Erreger von **Harnwegsinfektionen** aus der physiologischen Darmflora, die von der Urethramündung aus aszendieren. **Escherichia coli** steht hier an erster Stelle, aber auch **Enterococcus faecalis** wird bei diesen Infektionen oft nachgewiesen. Bei hospitalisierten Patienten treten Bakterien wie **Proteus, Klebsiella, Enterobacter** und **Pseudomonas aeruginosa** in den Vordergrund. Die Infektionen entwickeln sich dann meist nach instrumentellen Eingriffen im Harnwegsbereich.

F01 *!*

Frage 14.7: Lösung B

Zu (**B**): Aus zwei Gründen hinterlässt die **Gonorrhoe** keine sichere Immunität: Erstens, weil es sich um eine Lokalinfektion handelt; zweitens, weil selbst die im Schleimhautsekret der Urethra möglicherweise vorhandenen Antikörper durch **Antigenvariation** der Gonokokken-Pili ausgetrickst werden können.
Zu (**A**), (**C**), (**D**) und (**E**): Die Gonorrhoe wird überwiegend durch **Geschlechtsverkehr** übertragen. Eine **Ausnahme** bildet die **Neugeborenenkonjunktivitis**, bei der sich das Kind im Geburtskanal der an Gonorrhoe erkrankten Mutter infiziert. Mit Pili heften sich die Gonokokken an die Epithelzellen der Urethra bzw. der Endozervix oder an Konjunktivalzellen.
Typische Infektionen sind beim **Mann die Urethritis, Epididymitis und Prostatitis**, bei der **Frau Urethritis, Bartholinitis, Zervizitis, Endometritis und Salpingitis**. Bei einem geringen Prozentsatz der Gonorrhoe-Patienten kommt es zu einer Bakteriämie, deren Folge eine Arthritis (meist des Kniegelenkes), Exantheme, Myokarditis, Meningitis oder Pneumonie sein können.
Zunehmend mehr Gonokokken sind Penicillin-resistent, weil sie eine Penicillinase bilden. Hierfür sind Plasmide verantwortlich. Die Gonorrhoe als typische Lokalinfektion hinterlässt keine Immunität.

F01 *!*

Frage 14.8: Lösung B

Zu (**B**): **Enterohämorrhagische Escherichia coli**-Stämme bilden sogenannte **„Shiga-like" Toxine**, die dem Toxin von Shigella dysenteriae ähneln. Die von ihnen hervorgerufene Erkrankung ist u. a. durch eine **hämorrhagische Kolitis** charakterisiert.
Zu (**A**): Das **Protein A** findet sich auf der Oberfläche der meisten Staphylococcus aureus-Stämme. Es besitzt **antiphagozytäre Eigenschaften**, da es den Opsonisierungseffekt der Antikörper blockiert, und gilt damit als Virulenzfaktor.
Zu (**C**): **Enterotoxische Escherichia coli-Stämme** produzieren ein hitzelabiles (LT) und ein hitzestabiles Toxin (ST). Beide stören zunächst den intestinalen Elektrolyttransport, wonach **massive Durchfälle** entstehen.
Zu (**D**): Die Fähigkeit, **Fimbrien (Pili)** zu bilden, ist bei Escherichia coli plasmid-kodiert und findet sich nur bei einigen Stämmen. Eben diese konnten als Erreger von Harnwegsinfektionen isoliert werden. Durch die Fimbrien wird ein **Anhaften der Mikroorganismen an der Schleimhaut** gewährleistet.
Zu (**E**): **Liptoteichonsäuren** sind **Zellwandbestandteile**, denen beispielsweise bei Streptokokken eine wichtige Aufgabe bei der Adhäsion an Epithelzellen zukommt.

F01 !!

Frage 14.9: Lösung B

Zu **(B)**, **(C)** und **(E)**: **Vibrio cholerae,** ein gramnegatives Stäbchenbakterium, produziert einerseits ein **Exotoxin**, das für die Pathogenese von besonderer Bedeutung ist; daneben werden beim Zellverfall auch **Endotoxine** frei.

Bei dem Exotoxin handelt es sich um typisches **A/B-Toxin**, das mit dem B-Fragment an Enterozyten des Dünndarms bindet, während das A-Fragment in die Zelle geschleust wird. Dort **aktiviert es die Adenylatzyklase**, was einen **Anstieg der intrazellulären Konzentration von cAMP** zur Folge hat. Daraus resultieren letztendlich eine **massive Sekretion von „Anionen"** und ein **passiver Ausstrom von Wasser** ins Darmlumen, sozusagen der Stoff, aus dem die Durchfälle sind.

Zu **(A)** und **(D)**: **Bakterielle Toxine,** wie sie z. B. von Shigellen und obligat pathogenen Escherichia coli-Stämmen produziert werden, können neben ausgedehnten Entzündungen der Darmschleimhaut auch Lysen der Epithelzellen verursachen.

F01 !!

Frage 14.10: Lösung A

Helicobacter pylori ist ein **gramnegatives, sporenloses, streng mikroaerophil wachsendes Stäbchenbakterium**, dem eine Schrittmacherfunktion bei der Entstehung von Antrumgastritiden sowie Magen- bzw. Duodenalulcera zukommt. Wichtiges Charakteristikum ist die starke **Ureaseaktivität**, die aus Harnstoff Ammoniak freisetzt. Taucht man ein **Magenbiopsat** in eine entsprechende **Indikatorlösung**, erlaubt der Ureasenachweis bereits eine **Schnelldiagnose.**

Serologisch können Antikörper gegen Helicobacter mittels ELISA oder Western Blot bestimmt werden.

Die sogenannte **Eradikationstherapie** wird mit einer Kombination von Chemotherapeutika geführt, z. B. Ampicillin, Clindamycin, Metronidazol.

F01 !!

Frage 14.11: Lösung B

Zu **(B)**: Beim **Diphtherietoxin** handelt es sich um ein **A/B-Toxin**, wobei Teil B an spezifische Rezeptoren der Zelloberfläche bindet und Teil A durch die Zellmembran dringt.

Zu **(A)**, **(C)**, **(D)** und **(E)**: Nur **phageninfizierte Stämme** von **Corynebacterium diphtheriae** bilden das für das Bild der Diphtherie pathognomonische **Exotoxin**. Es **hemmt die Proteinsynthese der Wirtszelle** und führt dadurch zum Zelltod. Neben der lokalen Infektion des Rachens – evtl. auch des Kehlkopfes (Krupp) oder der Nase (besonders bei Säuglingen und Kleinkindern) – kommt es mit der hämatogenen Streuung des Exotoxins zum Bild der **systemischen Infektion**. Typische Symptome hierfür sind u. a. Kreislaufversagen, Myokarditis, Nierenversagen, Polyneuritis.

Epidemiologisch spielen nicht nur erkrankte Personen, sondern insbesondere gesunde Keimträger eine Rolle. Die Übertragung erfolgt meist durch Tröpfcheninfektion.

Die **aktive Schutzimpfung** führt man mit einem **Formoltoxoid-Adsorbatimpfstoff** durch. Die Impfstoffe enthalten zusätzlich Aluminiumhydroxid.

F01 !!

Frage 14.12: Lösung E

Zu **(E)**: Die **Tuberkuloseimpfung** wird für Neugeborene, Säuglinge und Kinder nur dann empfohlen, wenn sie aus Regionen mit hoher Tuberkuloseprävalenz stammen oder in solche Gebiete übersiedeln.

Zu **(A)**: Nach wie vor sterben mehr Menschen in der Welt an **Tuberkulose** als an irgendeiner anderen Infektionskrankheit. Besonders dramatisch stellt sich die Situation in der sogenannten 3. Welt dar. Aber auch in den Industrienationen beobachtet man seit mehreren Jahren wieder einen **Anstieg der Inzidenz**, der u. a. im Zusammenhang mit AIDS zu sehen ist.

Zu **(B)** und **(C)**: **Mykobakterien** verfügen über eine **besonders lipidhaltige Zellwand**, die eine **hohe Umweltresistenz** verleiht. Auch die Unempfindlichkeit gegenüber einer Antikörper-getragenen Abwehrreaktion basiert auf dieser Zellwandstruktur. Die wirksame Immunreaktion basiert auf **T-Lymphozyten und Makrophagen**, also dem zellulären Immunsystem.

Zu **(D)**: Um den Zeitaufwand, wie er bei der traditionellen Labordiagnostik erforderlich ist, abzukürzen, bedient man sich **radiometrischer Verfahren** (Bactec). Dabei setzen stoffwechselaktive Tuberkulosebakterien aus radioaktiv markierter Palmitinsäure das **Isotop C14** frei, das sich radiometrisch messen lässt. **Dauer: 1 Woche.**

Kapitel 6

F01 !!

Frage 14.13: Lösung A

Zu **(A)** und **(D)**: **Pneumocystis carinii** verursacht eine interstitielle Pneumonie, die insbesondere bei Patienten mit Immunschwäche auftritt. So gehört die Pneumocystis-Pneumonie zu den AIDS-definierenden Krankheitsbildern. Für den Erregernachweis gewinnt man Sputum oder führt eine Bronchiallavage durch. Das gewonnene Material wird nach Anreicherungsverfahren mit Spezialfärbemethoden nach Grocott und Gomori bzw. nach Giemsa gefärbt. Dadurch lassen sich die Erreger mikroskopisch nachweisen. Antikörpernachweisverfahren spielen keine Rolle.
Zu **(B)** und **(C)**: Kontakt mit zystenhaltigem Kot von Katzen – aber auch anderer Haustiere – kann zu einer Infektion mit Toxoplasmen führen. Die postnatale Infektion nicht abwehrgeschwächter Personen verläuft meist inapparent. Bei HIV-Patienten können allerdings große nekrotisierende Entzündungsherde im Gehirn auftreten. Somit zählt auch die Toxoplasmose zu den AIDS-definierenden Krankheiten.
Ein Hydrozephalus als Folge einer Toxoplasmose kann sich bei pränatalen Infektionen entwickeln.
Zu **(E)**: Die medikamentöse Therapie der Pneumocystis-carinii-Pneumonie wird mit Cotrimoxazol (alternativ Pentamidin-Isothionat) durchgeführt.

Kapitel 7

F01

Frage 14.14: Lösung D

Die **minimale Hemmkonzentration (MHK)** eines Antibiotikums gegen eine Bakterienpopulation wird im **Reihenverdünnungstest** getestet. In einer geometrischen Verdünnungsreihe wird ein **Chemotherapeutikum** gelöst, wobei in vivo erreichbare Blut-, Harn- und Gewebespiegel mit erfasst werden.
Die mit Bakterien beimpften Nährmedien werden 24 Stunden bebrütet. Danach können die kleinste Konzentration, die das Wachstum hemmt (MHK) und nach weiterer Subkultivierung auch die minimale bakterizide Konzentration (MBK) bestimmt werden. Da der Reihenverdünnungstest ein sehr aufwändiges Verfahren ist, kommt er bei der klinisch-bakteriologischen Routineuntersuchung nicht zum Einsatz. Hierfür wird der Agardiffusionstest bevorzugt.

Kapitel 8

F01

Frage 14.15: Lösung C

Zu **(C)**: Nach wie vor gilt **Penicillin als Mittel der Wahl** zur Therapie einer Infektion mit **Streptococcus pneumoniae**. Resistenzen entstehen durch eine Änderung der Penicillinbindeproteine (PBP), woraus eine geringere Affinität zu den Penicillinen resultiert. Alternativ wird dann mit Makroliden behandelt.
Zu **(A)**: Eine **verminderte Permeabilität der Zellwand** für Penicillin findet sich z. B. bei **resistenten Gonokokken.**
Zu **(B)**: Ein typisches Beispiel für **Penicillinase**-bildende Erreger sind **Staphylokokken.**
Zu **(D)**: Makrolide und Tetracycline stören bakterielle Proteinsynthese, indem sie an die Ribosomen binden. Durch Änderung der Bindungsstellen wird dies verhindert.
Zu **(E)**: Zielenzym der **Chinolone** ist die bakterielle **Topoisomerase II**. Durch Mutation des sie kodierenden Gens wird sie gegen diese Antibiotika unempfindlich.

F01

Frage 14.16: Lösung C

Zu **(C)**: **A-Streptokokken** werden erfolgreich mit **Penicillin** behandelt. Da auch hier gelegentlich Therapieversager auftreten, stehen **alternativ Cephalosporine und Makrolide** zur Verfügung.
Zu **(A)**: Bei **Wundinfektionen** stehen zunächst **chirurgische Maßnahmen** der Wundtoilette im Vordergrund. Chemotherapeutisch sind Isoxazolylpenicilline bei Staphylococcus aureus-Infektionen geeignet.
Zu **(B)**: Grundsätzlich sind auch **Staphylococcus epidermis-Stämme** gegen Isoxazolylpenicilline empfindlich. Bei schweren Infektionen wie einer Sepsis sollte eine Kombinationstherapie mit Vancomycin und Rifampicin oder Teicoplanin und Rifampicin vorgezogen werden.
Zu **(D)**: **Enterokokkeninfektionen** lassen sich meist mit Ampicillin, Mezlocillin oder Piperacillin gut behandeln.
Zu **(E)**: **Haemophilus influenzae** ist u. a. gegen **Cephalosporine** und **Gyrasehemmer** empfindlich. Cave! **Kinder und Jugendliche in der Wachstumsperiode dürfen nicht mit Gyrasehemmern behandelt werden.**

Kapitel 9

F01

Frage 14.17: Lösung E

Zu **(E)**: **Leishmania tropica** ist Erreger der **kutanen Leishmaniose oder auch Orientbeule, Leishmania donovani** Erreger der **viszeralen Leishmaniose.**

Zu **(A)–(D)**: Die Erreger und von ihnen hervorgerufene Krankheitsbilder in tabellarischer Form:

- **Papilloma-Virus** – Warzen
- **Mycobacterium tuberculosis** – Tuberkulose (Lungen-, Haut-, Urogenitaltuberkulose)
- **Staphylococcus aureus** – eitrige Infektionen der Haut, Osteomyelitis, Lebensmittelintoxikation, Toxic-Shock-Syndrom u. a.
- **Aspergillus niger** – bronchopulmonale, disseminierte Aspergillose (deutlich seltener als Aspergillus fumigatus)

F01 *!*

Frage 14.18: Lösung E

Beim Menschen sowie vielen Säugetier- und Vogelarten sind **Kryptosporidien,** bei denen es sich um Protozoen handelt, verbreitet. Nach oraler Aufnahme der Oozysten vermehrt sich der Erreger im (Dünn-) **Darmepithel** durch Schizogonie und Gamogonie. Es entstehen Oozysten, die mit dem Stuhl ausgeschieden werden.

Sonst gesunde Personen überstehen die Infektion **meist klinisch inapparent**, gelegentlich auch mit dem Bild einer kurzzeitigen Darmerkrankung. Bei Patienten mit **Immunschwäche** (z. B. AIDS) ist ein **chronischer Krankheitsverlauf** mit anhaltender Diarrhoe zu befürchten.

Im gefärbten Stuhlausstrich lassen sich bei diesen Patienten Oozysten nachweisen.

Da bisher eine spezifische Chemotherapie nicht zur Verfügung steht, beschränkt sich die Therapie auf **symptomatische Maßnahmen wie Flüssigkeits- und Elektrolytersatz.**

F01 *!*

Frage 14.19: Lösung B

Der Mensch infiziert sich mit **Toxoplasmen** durch orale Aufnahme von Zysten (meist in rohem Fleisch) oder von Oozysten aus Katzenkot. **Postnatale Infektionen** verlaufen meist symptomlos. Klinisch manifeste Infektionen beobachtet man in erster Linie bei abwehrschwachen Patienten. Häufigste Organmanifestation ist die Lymphknoten-Toxoplasmose, bei **AIDS-Patienten ZNS-Toxoplasmose** (Enzephalitis).

Pränatale Infektionen führen u. a. zu Symptomen wie Hydrozephalus, intrazerebralen Verkalkungen und Chorioretinitis. Aber auch Abort oder Totgeburt können Folgen der Infektion sein. Das Infektionsrisiko steigt für den Fötus mit der Dauer der Schwangerschaft an.

Wichtigste diagnostische Verfahren sind der Nachweis von IgG- und IgM-Antikörpern, zumal dadurch auch zwischen früher abgelaufener und akuter Toxoplasmose unterschieden werden kann. Ein direkter Erregernachweis aus Untersuchungsmaterial gelingt nur selten; günstiger ist dann die intraperitoneale Beimpfung von Mäusen, die im positiven Fall eine Toxoplasmose entwickeln.

Da der Durchseuchungsgrad der Bevölkerung bei Toxoplasmose sehr hoch liegt, sagt eine einmalige positive Titerbestimmung nicht aus, dass eine akute Infektion vorliegt. Lediglich deutliche Titeranstiege, hohe Ausgangstiter oder besser der Nachweis spezifischer IgM-Antikörper sprechen eindeutig für eine frische Infektion.

Im Falle einer manifesten Erkrankung gilt **Pyrimethamin in Kombination mit Sulfonamid** als Mittel der Wahl. Lediglich Schwangere im ersten Trimenon sollten Pyrimethamin durch Spiramycin ersetzen.

Kapitel 11

F01 *!!*

Frage 14.20: Lösung A

Die **Virushülle** umgibt das Kapsid, das seinerseits als Schutzmantel der Nukleinsäuren (Genom) dient. Meist besteht die Hülle aus Proteinen, Glykoproteinen und Lipiden, weshalb sie mit organischem Lösungsmittel wie Alkohol zerstört werden kann. Die Synthese der Hülle erfolgt in der Wirtszelle entsprechend der im Virusgenom enthaltenen Informationen. Die Hüllenmontage findet an (nicht aus) der Zellkern- oder Zellmembran statt und ist mit dem auch als „budding" bezeichneten Knospungsvorgang verbunden.

Hüllen haben wie Kapside eine antigene Wirkung (Beispiel Influenzaviren). Einteilungskriterien der Viren sind Nukleinsäuretyp, Symmetrieform des Kapsids, Vorhandensein oder Fehlen einer Hülle, serologische Eigenschaften und das Vorhandensein von Enzymen.

Kapitel 12

F01 !

Frage 14.21: Lösung B

Zu **(B)**: Das **Masernvirus,** von dem nur **ein Serotyp** existiert, ist sehr stabil. So hinterlassen Impfung und Infektion eine sichere Immunität.
Zu **(A)**: Beim **Antigenshift der Influenza-A-Viren** kommt es zu umfangreichen Veränderungen der Oberflächenantigene Hämagglutinin und Neuraminidase, gegen die der menschliche Organismus Antikörper bildet. Dabei entstehen immer wieder **neue Subtypen**, die das regelmäßige Auftreten von Pandemien erklären.
Zu **(C)**: Von **Borrelien** wie Borrelia recurrentis, Borrelia duttoni u. a. wird das Rückfallfieber übertragen. Es ist durch periodisch auftretendes Fieber charakterisiert. Die „Rückfälle" werden durch die **Veränderung eines Membranproteins** verursacht, was dazu führt, dass die bereits gebildeten Antikörper nicht mehr schützen.
Zu **(D)**: Durch Pili haften **Gonokokken** gut an der Schleimhaut der Urethra. Bei Immunkompetenten enthält das Schleimhautsekret spezifische Antikörper, die die Adhärenz der Gonokokken blockieren. Durch „geschickte" **Antigenvariation der Pili** wird das Abwehrsystem der Schleimhaut unwirksam gemacht.
Zu **(E)**: Bei den **afrikanischen Trypanosomen** beobachtet man einen raschen Antigenwandel, der durch **Änderung der Glykocalix**, deren Polypeptidketten in hohem Maße variabel sind, entsteht. Das bedeutet für die Praxis: 1. keine sichere Immunität und 2. Probleme bei der Impfstoffentwicklung.

F01 !

Frage 14.22: Lösung A

Zu **(A)**: Da das **Masernvirus,** von dem nur **ein Serotyp** existiert, sehr stabil ist, hinterlässt die abgelaufene Infektion in der Regel eine mehrjährige Immunität.
Zu **(B)**: Nach einer Infektion mit **Neisseria gonorrhoeae** bleibt weder eine systemische noch eine sichere lokale Immunität der Schleimhaut zurück. Letzteres beruht insbesondere auf der **Antigenvariation der Pili**.
Zu **(C)**: Es existieren zahlreiche **Staphylococcus aureus-Stämme**, die über unterschiedliche Virulenzfaktoren wie **Enzyme** und **Toxine** verfügen. Es können lokal begrenzte Infektionen wie Furunkel und Karbunkel bis hin zu invasiven Infektionen wie das Toxic-Shock-Syndrom, das durch ein Toxin verursacht wird, auftreten. Eine sichere Immunität hinterlassen die Infektionen nicht.
Zu **(D)**: **Borrelia burgdorferi**, Erreger der Lyme-Borreliose, weist ebenfalls **Antigenvariationen** auf, d. h. es kommt durch die Infektion nicht zu einer sicheren Immunität.
Zu **(E)**: Auch **Malariainfektionen** führen nicht zu einer sicheren Immunität, da die Plasmodien eine gewisse **Antigenvarianz** aufweisen.

F01 !

Frage 14.23: Lösung E

Zu **(E)**: **Candida albicans** ist als potenziell pathogener Pilz Bestandteil der Haut- und Schleimhautflora. Tritt eine **Störung des Immunsystems** auf (z. B. Tumorerkrankung, AIDS, Diabetes), kann es im Sinne einer **endogenen** Infektion zur Vermehrung der Erreger und **lokalen bzw. systemischen Infektion** kommen.
Zu **(A)**, **(B)** und **(C)**: **Adeno-, Influenza- und Masern-Viren** können z. T. hochakute Infektionen hervorrufen. Da sie nicht in Wirtsorganismen persistieren oder zur physiologischen Flora gehören, kommen sie nicht als Erreger endogener Infektionen in Betracht.
Zu **(D)**: **Aspergillus fumigatus,** ein ubiquitär verbreiteter Schimmelpilz, der ebenfalls nicht der physiologischen Haut- und Schleimhautflora des Menschen gehört, führt vorwiegend bei Personen mit herabgesetzter Immunabwehr zu Infektionen der Lunge, seltener Nasennebenhöhle oder Gehörgang.

F01 !

Frage 14.24: Lösung C

Zu **(C)**: **Borrelia burgdorferi**, Erreger der **Lyme-Borreliose**, wird von Zecken auf den Menschen übertragen, und zwar entsprechend der Zecken-Hauptsaison überwiegend im Juni und Juli. Nach der Infektion können unterschiedliche Krankheitsbilder beobachtet werden: zunächst das *Erythema chronicum migrans*, das gelegentlich von einem allgemeinem Krankheitsgefühl begleitet wird.
Wochen bis Monate nach dem Zeckenbiss und in über 60 % ohne Erythema chronicum migrans in der Vorgeschichte können neurologische Krankheitsbilder auftreten, die von *aseptischer Meningitis, Hirnnervenparesen (meist N. facialis), Enzephalomyelitis* bis zu *peripheren Neuropathien* reichen. Im Rahmen der Lyme-Borreliose sind ferner Erkrankungen der

Haut (*Acrodermatitis chronica atrophicans*), des Herzens (*akute Myoperikarditis, Reizleitungsstörungen*) und der Gelenke (*Lyme-Arthritis*) möglich.

Zu (**A**): Infektionen mit **Zytomegalieviren** verlaufen **meist inapparent**, seltener beobachtet man Hepatitiden, Pneumonie, Enzephalitiden oder Polyradikuloneuritiden. Hingegen muss *bei immunschwachen Patienten* mit einer *interstitiellen Pneumonie, Retinitis* und ulzerativen *Enterokolitis* gerechnet werden.

Zu (**B**): Auch Infektionen mit **Coxsackie-Viren** verlaufen **meist symptomlos**. Nach fäkal-oraler Übertragung können sich folgende Erkrankungen entwickeln: *Herpangina, Pharyngitis, Sommergrippe, Pleurodynie, abakterielle Meningitis, in Einzelfällen lokale Pseudoparesen durch myalgische Muskelschwäche, Myokarditis, Exantheme u. a.*

Zu (**D**): **Haemophilus influenzae** ist **der häufigste Erreger bakterieller Meningitiden bei Kleinkindern**, einer hochakut verlaufenden Erkrankung. Als erste Symptome können sich Ohr- und Atemwegsinfektionen zeigen.

Zu (**E**): **Neisseria meningitidis** führt die „Hitliste" der Erreger bakterieller Meningitiden an. Nach **kurzer Inkubationszeit** treten typische **meningitische Zeichen** wie Kopfschmerz, Erbrechen, Fieber und Genickstarre auf. Diese können von unspezifischen Symptomen wie Augenmuskellähmung, Fazialisparese u. a. begleitet werden.

F01 **!!**

Frage 14.25: Lösung A

Cryptococcus neoformans ruft bei HIV-Infizierten eine Meningitis hervor. Diese gehört zu den AIDS-definierenden Krankheitsbildern. Leitsymptome der Kryptokokkenmeningitis sind Fieber, starke Kopfschmerzen, Hirnnervenausfälle, Krampfanfälle etc. Der Erregernachweis kann u. a. im **Tusche-Liquorpräparat** geführt werden. Dabei stellen sich die nicht angefärbten Sprosszellen mit heller großer Schleimkapsel dar.

Zu (**B**): Candida albicans verursacht bei HIV-Patienten eine Soor-Ösophagitis, die ebenfalls zu den AIDS-definierenden Krankheitsbildern gehört. Prinzipiell können Erreger der Candida-Gruppe auch zu den verschiedensten Organmykosen – darunter Meningitiden – führen.

Zu (**C**) und (**D**): Aspergillus fumigatus und Pneumocystis carinii rufen bei HIV-Infizierten charakteristischerweise Lungeninfektionen hervor.

Zu (**E**): Unter dem Begriff Mucor-Spezies ist eine Gruppe von Pilzen zusammengefasst, die alle nicht in direktem Zusammenhang mit der HIV-Infektion zu sehen sind. Folgende Pilze gehören zu dieser Gruppe: Mucor, Rhizopus, Rhizomucor und Absidia. Neben Hautmykosen können sie Lungen-, Otomykosen und Mykosen der Nebenhöhlen hervorrufen.

F01 **!**

Frage 14.26: Lösung D

Das Hepatitis-D-Virus (= Delta-Virus) ist ein replikationsdefektes Hepadnavirus, das sich nur in Anwesenheit anderer Hepadnaviren vermehren kann.

F01 **!**

Frage 14.27: Lösung D

Zytomegalieviren gehören der Gruppe der Herpesviren an. Die Übertragung erfolgt durch direkten Kontakt oder Bluttransfusion. Bei Gesunden verläuft die Infektion meist inapparent, jedoch muss mit einer **Persistenz der Erreger** gerechnet werden. Unter den apparenten Verläufen findet man leichte Hepatitiden oder Mononukleose-ähnliche Krankheitsbilder.

Bei **Patienten unter immunsuppressiver Therapie**, mit Malignomen oder AIDS-Patienten führen Erstinfektionen oder Reaktivierung einer bereits bestehenden Infektion zu zum Teil **schweren Krankheitsbildern**, von denen insbesondere **Lunge und Leber** betroffen sind.

Pränatale Infektionen mit ZMV können schwere Fetopathien mit **Pneumonie, Hepatosplenomegalie, Ikterus, Thrombozytopenie und ZNS-Schäden** zur Folge haben.

F01 **!!**

Frage 14.28: Lösung E

Zu (**E**): Eine Chemoprophylaxe gegen **Rotaviren** existiert nicht; die beste Prophylaxe besteht in hygienischen Maßnahmen.

Zu (**A**) bis (**D**): Überwiegend in den Wintermonaten – in den Tropen ganzjährig – treten durch **fäkal-orale Übertragung** Rotavirusinfektionen auf, von denen hauptsächlich **Säuglinge und Kleinkinder** betroffen sind. Auch in Kinderheimen und Krankenhäusern können sich die Erreger rasch verbreiten. Die Virusvermehrung erfolgt in den Dünndarmzotten, in denen Rotavirusantigen nachgewiesen werden konnte. Man fand ferner Verkürzung der Zotten und monozytäre Infiltrate.

Typische klinische Zeichen der Infektion sind **Diarrhoe, Fieber, Exantheme, Wasserverlust und Malabsorption**. Häufig verläuft die Infektion auch inapparent. Komplikationen wie Nephritis sind nicht bekannt. Rotavirusinfektionen gehören in den Entwicklungsländern aufgrund der schlechten Ernährungslage und der mangelnden Hygiene zu den Hauptursachen der hohen Säuglingssterblichkeit.

F01

Frage 14.29: Lösung A

Zu (**A**): Die **postnatale Rötelninfektion** manifestiert sich zumeist im Respirationstrakt und verbreitet sich anschließend lymphogen. Ca. 3–8 Tage später erfolgt bereits nach einer Erregerausscheidung im Nasopharynx eine Virämie. Das makulopapulöse Exanthem tritt zwischen dem 8. und 14. Tag auf.
Zu (**B**): Nach abgelaufener Rötelninfektion bleibt eine lebenslange Immunität.
Zu (**C**): Jede Erstinfektion einer Schwangeren mit dem Rötelnvirus – ob sie nun klinisch manifest oder inapparent verläuft – stellt **in den ersten 4 Schwangerschaftsmonaten eine große Gefahr für den Fötus** dar. Die Schädigungsrate liegt im ersten Schwangerschaftsmonat bei 50–60 % und nimmt bis auf ca. 7 % im 4. Monat ab.
Zu (**D**) und (**E**): **Selten** treten **Komplikationen nach postnatalen Rötelninfektionen** auf. Gelegentlich werden postinfektiöse Arthralgien oder leichte Enzephalitiden beobachtet.

F01

Frage 14.30: Lösung E

Zu (**E**): Bisher existiert **keine wirksame Schutzimpfung gegen das Dengue-Fieber**.
Zu (**A**) bis (**D**): Die **Dengue-Viren**, die zur Gruppe der **Flaviviren** zählen, kommen in 4 Serotypen vor. Sie werden durch Stechmücken wie Aëdes aegyptii übertragen.
Das Krankheitsbild des Dengue-Fiebers prägen bei Erstinfektion Schüttelfrost, Kopfschmerzen, Gelenkschmerz und Erythem. Insbesondere nach Zweitinfektion mit einem heterologen Serotyp des Dengue-Virus kann das hämorrhagische Dengue-Fieber auftreten. Dieses ist durch hohes Fieber, hämorrhagische Manifestationen und Schock charakterisiert. Dengue-Viren haben in Afrika, Pazifik, Südostasien, Karibik und Südamerika Verbreitung gefunden.

F01 **!!**

Frage 14.31: Lösung B

Zu (**B**): Das **Hepatitis-C-Virus** wird durch Blut, Blutprodukte und Sperma übertragen. Der apparente Verlauf ist meist leichter als bei anderen Hepatitiden, aber auch fulminante Formen wurden beobachtet.
Zu (**A**), (**C**), (**D**) und (**E**): Die Erreger und ihr Übertragungsweg in einer Übersicht:
- **Hepatitis-A-Viren** – kontaminierte Lebensmittel (inklusive Trinkwasser), Schmutz- und Schmierinfektion
- **Hepatitis-E-Viren** – Schmutz- und Schmierinfektionen, kontaminiertes Trinkwasser
- **Poliomyelitis** – Schmutz- und Schmierinfektion
- **Enterhämorrhagische Escherichia-coli-Stämme (EHEC)** – kontaminierte Lebensmittel, Trinkwasser, Baden in kontaminiertem Oberflächenwasser, Kontaktinfektion von Mensch zu Mensch, Tierkontakt

F01

Frage 14.32: Lösung C

Zu (**C**): Infektionen mit **Influenza-A-Viren** manifestieren sich im oberen Respirationstrakt begleitet von Allgemeinsymptomen. Häufige Komplikationen sind Pneumonien, Laryngo-Tracheo-Bronchitis, Pleuritis, Sinusitis, Otitis, Myoperikarditis. Seltener treten Enzephalitis und Meningitis auf. Eine eitrige Konjunktivitis wird von Influenza-A-Viren nicht hervorgerufen.
Zu (**A**): Einfache Konjuktivitiden werden von **Adenoviren** (Typ 3, 4 und 7) verursacht. Die hochinfektiöse epidemische Keratokonjunktivitis tritt nach Infektion mit Adenoviren vom Serotyp 8, 19 oder 37 auf.
Zu (**B**): **Herpes-simplex-Virus Typ I** kann sich bei Primär- und Sekundärinfektion als Keratokonjunktivitis darstellen. Bei Sekundärinfektionen sind auch eine Keratitis dendritica oder ein Ulcus corneae möglich.
Zu (**D**): Neben Krankheitsbildern wie Lobärpneumonie, Sinusitis oder Otitis media gehört auch eine Konjunktivitis – gelegentlich mit Entwicklung eines Ulcus serpens corneae – zu den typischen **Pneumokokkenerkrankungen**.
Zu (**E**): Infektionen mit **Chlamydia trachomatis** verlaufen als Trachom, Einschlusskonjunktivitis (darunter Schwimmbadkonjunktivitis), unspezifischer Genitalinfekt oder Lymphogranuloma venerum.

F01

Frage 14.33: Lösung D

Zu (**B**) und (**D**): Gegen das Nukleokapsid, das M-Protein der Hülle und die Spikes (Hämagglutinin und Neuraminidase) werden Antikörper gebildet. Dies ermöglicht eine Einteilung in Typen und Subtypen. Schützende, also **Immunität verleihende Antikörper**, richten sich allein gegen das **Hämagglutinin**.

Zu (**A**): Bei der **Rekombination** von Viren handelt es sich um Austausch von genetischer Information. Dadurch ändert sich der Genotyp der betroffenen Viren. Als Paradebeispiel hierfür gelten immer noch die **Influenzaviren**, bei denen Rekombinationen zwischen human- und tierpathogenen Viren klinisch für die großen Epidemien verantwortlich sind. Voraussetzung ist, dass zwei Viren gleichzeitig eine Zelle infizieren. Liegt das Genom in Form freier Segmente vor, können diese zwischen den Erregern beliebig rekombiniert werden, wie es bei den Influenzaviren der Fall ist. Man spricht dann von **Reassortment**. Als Folge beobachtet man bei Infuenzaviren umfangreiche Veränderungen der Oberflächenantigene Hämagglutinin und Neuraminidase.

Zu (**C**): Nach Erregerübertragung vermehren sich Influenzaviren im ganzen Respirationstrakt. Neben mehr oder minder schwer verlaufenden **grippalen Infekten, Otitis media, Tracheitis** u. a. können Influenza-A-Viren auch als gefürchtete Komplikation eine **Pneumonie** mit nicht selten letalem Ausgang hervorrufen. Es werden sowohl rein virale Pneumonien als auch Kombinationen von bakterieller (häufig Pneumokokken, Haemophilus influenzae oder Staphylococcus aureus) und viraler Infektion beobachtet. Einerseits bietet die Virusinfektion eine gute Grundlage für eine bakterielle Sekundärinfektion, andererseits vermögen die von den Bakterien gebildeten Proteasen die Influenzaviren und damit den Krankheitsprozess zu aktivieren.

Zu (**E**): Der Grippeimpfstoff enthält meist durch Formaldehyd inaktivierte Influenza-Viren.

Kapitel 13

F01 !

Frage 14.34: Lösung C

Zur aktiven Schutzimpfung gegen Haemophilus influenzae ist derzeit nur ein aktiver Totimpfstoff zugelassen. Dieser enthält 10 µg gereinigtes Kapselpolysaccharid, das entweder an Diphterietoxoid oder Tetanustoxoid (je nach Impfstoff) konjugiert ist.

F01 !

Frage 14.35: Lösung E

Zu (**A**) und (**C**): Klinisch inapparente Verlaufsformen von Tollwut gibt es nicht. Der Mensch ist zwar für Infektionen nicht sehr empfänglich (nur ca. 10–20 % der Bisse von infizierten Tieren führen beim Menschen zu Infektionen), diese verlaufen jedoch fast ausnahmslos tödlich. Eine Antikörperbestimmung vor einer Impfung ist deshalb auch sinnlos.

Zu (**B**): Der HDC-Tollwut-Impfstoff gehört zu den neueren Impfstoffen, die nicht mehr die gefürchteten neurologischen Nebenwirkungen der früheren Impfstoffe haben.

Zu (**D**): Selbstverständlich ist bei der Tollwut auch eine Präexpositionsimpfung sinnvoll. Diese wird nicht nur für gefährdete Berufsgruppen (Tierärzte, Jäger etc) sondern auch für Reisende (besonders für solche, die sich dann länger in einem gefährdeten Gebiet aufhalten) in entsprechende Regionen empfohlen.

Zu (**E**): Nach einer Bissverletzung durch ein tollwutverdächtiges Tier sollte eine Simultan-Impfung durchgeführt werden: Mit der ersten aktiven Impfung wird zeitgleich eine passive Immunisierung mit Tollwutimmunglobulin eingeleitet.

Examen
Herbst 2001

15 Fragen Examen Herbst 2001

Kapitel 3

H01 !!

15.1 Bei einer Reihe von Krankheitserregern bewirkt der Versand bzw. Transport des nativen Untersuchungsmaterials ohne besondere Vorkehrungen schlechte Ergebnisse bei der Anzüchtung.

Dies gilt insbesondere für

(A) Staphylococcus aureus
(B) Neisseria meningitidis
(C) Mycobacterium tuberculosis
(D) Salmonella typhimurium
(E) Pseudomonas aeruginosa

H01 !

15.2 In bestimmten Untersuchungsmaterialien muss zunächst jedem durch Kultur nachgewiesenen Keim ein Krankheitswert zugesprochen werden.

Für welches der folgenden Untersuchungsmaterialien gilt das **am wenigsten**?

(A) Katheterurin
(B) Blasenpunktat
(C) Gelenkpunktat
(D) Liquor
(E) Venenblut

Kapitel 5

H01 !

15.3 Welches der folgenden Bakterien kann **nicht** auf unbelebten Nährböden gezüchtet werden?

(A) Escherichia coli
(B) Haemophilus influenzae
(C) Chlamydia psittaci
(D) Mycoplasma pneumoniae
(E) Brucella abortus

H01 !

15.4 Was trifft für Enterokokken **nicht** zu?

Sie sind

(A) typische Darmbewohner
(B) typische Angehörige der normalen Vaginalflora nach der Pubertät
(C) Erreger einer Endocarditis lenta
(D) Erreger einer Harnwegsinfektion
(E) Erreger einer Peritonitis

H01 !

15.5 Welche Aussage über Staphylococcus epidermidis trifft zu?

(A) Er ist gramnegativ.
(B) Er ist Teil der normalen Hautflora.
(C) Er verursacht das Toxic-Shock-Syndrom.
(D) Er verursacht Lebensmittelintoxikationen.
(E) Er ist in der Regel sensibel für Penicillin.

H01 !

15.6 Welche Erkrankung wird **am wenigsten** wahrscheinlich durch Staphylococcus aureus verursacht?

(A) Karbunkel
(B) Phlegmone
(C) Mastitis puerperalis
(D) Osteomyelitis
(E) Sepsis

H01 !!

15.7 Welche der folgenden Bakterienarten bzw. -gruppen führt am häufigsten zur Endokarditis oder Sepsis bei Herzklappenprothesen?

(A) Koagulase-negative Staphylokokken
(B) Streptococcus pyogenes
(C) Enterococcus faecium
(D) Enterococcus faecalis
(E) Escherichia coli

15.1 (B) 15.2 (A) 15.3 (C) 15.4 (B) 15.5 (B) 15.6 (B) 15.7 (A)

H01 !

15.8 Welche Eigenschaft trifft auf Vibrio cholerae **nicht** zu?

(A) Er ist säureempfindlich.
(B) Man unterscheidet mehrere Biovare.
(C) Er bildet ein Exotoxin, das an Darmwandzellen bindet.
(D) Das Enterotoxin hat einen rezeptorbindenden und einen toxischen Anteil.
(E) Die toxische Wirkung des Toxins beruht auf massiver Sekretion von Natriumionen mit passivem Ausströmen von Wasser aus Epithelzellen.

H01 !!

15.9 Die Herzschädigung bei Diphtherie entsteht durch

(A) septische Generalisation mit direkter Erregerbesiedlung des Myokards
(B) Schädigung des Myokards durch Diphtherietoxin
(C) Antigen-Antikörperreaktion (Diphtherietoxin/Antikörperkomplexe schlagen sich im Myokard nieder)
(D) immunologische Kreuzreaktivität zwischen Membranproteinen von Corynebacterium diphtheriae und myokardialem Sarkolemm
(E) pseudomembranöse Entzündung des Endokards

H01 !!

15.10 Welche der folgenden Bakterienarten ist obligat anaerob?

(A) Bacteroides fragilis
(B) Mycobacterium tuberculosis
(C) Salmonella typhimurium
(D) Campylobacter jejuni
(E) Pseudomonas aeruginosa

H01 !

15.11 Der Nachweis einer Lues erfolgt in der Regel durch

(A) mikroskopischen Erregernachweis im Blutausstrich
(B) Erregerkultur von einem Ulkusexsudat
(C) Blutkultur
(D) Tierversuch im Meerschweinchen
(E) Nachweis von Antikörpern

H01 !

15.12 Welche der folgenden Krankheiten wird **nicht** durch Borrelia burgdorferi hervorgerufen?

(A) Erythema chronicum migrans
(B) Arthritis
(C) isolierte Fazialisparese im Kindesalter
(D) Meningitis
(E) epidemisches europäisches Rückfallfieber

H01 !!

15.13 Mycoplasmen sind unempfindlich gegen β-Lactamantibiotika, weil

(A) sie β-Lactamase bilden
(B) ihre Transpeptidasen β-Lactamantibiotika nicht binden
(C) sie kein Murein/Peptidoglycan besitzen
(D) sie sich vorwiegend intrazellulär vermehren
(E) sie kein LPS bilden

H01

15.14 Ein 65-jähriger, zuvor gesunder Mann erkrankte schwer unter den Zeichen einer hochfieberhaften Meningitis. Die Liquoruntersuchung ergab überwiegend Lymphozyten. Im Direktpräparat wurden grampositive Stäbchen nachgewiesen.

Welche Antibiotikatherapie wäre zu empfehlen?

(A) Ampicillin in Kombination mit Clavulansäure
(B) Ampicillin in Kombination mit Gentamicin
(C) Cefotaxim in Kombination mit Penicillin
(D) Tetracyclin intrathekal
(E) Penicillin G

15.8 (E) 15.9 (B) 15.10 (A) 15.11 (E) 15.12 (E) 15.13 (C) 15.14 (B)

Kapitel 6

H01 !!

15.15 Welche Aussage über humanpathogene Dermatophyten trifft **nicht** zu?

(A) Sie sind Pilze der Gattungen Trichophyton, Epidermophyton und Microsporum.
(B) Sie erscheinen im mikroskopischen Präparat als Sprosszellen.
(C) Sie können auf Nähragar kultiviert werden.
(D) Sie werden vor allem in warmer und feuchter Umgebung (z. B. Schwimmbad) übertragen.
(E) Sie verursachen Mykosen, die mit lokal wirksamen Imidazol-Verbindungen therapiert werden können.

H01 !

15.16 Welche Aussage trifft für Candida albicans **nicht** zu?

(A) Sie gehört bei vielen Menschen zur Mundflora.
(B) Sie bildet im Gewebe Sprosszellen und Pseudomyzel.
(C) Sie ist häufiger Erreger einer Pneumonie bei ambulanten Patienten.
(D) Die Candidiasis wird in der Regel durch das klinische Bild der Infektion und die Kultur diagnostiziert.
(E) Sie ist in der Regel empfindlich für Azole, Flucytosin und Amphotericin B.

H01 !!

15.17 Welche Aussage zu Cryptococcus neoformans und zu den durch diesen Pilz verursachten Erkrankungen trifft **nicht** zu?

(A) Der wichtigste Übertragungsweg ist die Tröpfcheninfektion von Mensch zu Mensch.
(B) Er wird aerogen übertragen.
(C) Eintrittspforte für den Erreger ist der Respirationstrakt.
(D) Erkrankungen betreffen insbesondere Personen mit T-Zelldefekten und -funktionsstörungen.
(E) Eine durch den Erreger bedingte Meningoenzephalitis kann mit einer Kombination aus Amphotericin B und Flucytosin therapiert werden.

Kapitel 8

H01

15.18 Welche Erregerspezies gehört **nicht** zum Wirkungsspektrum von Gentamicin sowie Tobramycin?

(A) Bacteroides fragilis
(B) Staphylococcus aureus
(C) Pseudomonas aeruginosa
(D) Escherichia coli
(E) Klebsiella pneumoniae

Kapitel 9

H01

15.19 Eine Hepatosplenomegalie ist typisch für die

(A) Cholera
(B) Aspergillose
(C) Lambliasis
(D) Kala-Azar
(E) Toxoplasmose

H01 !

15.20 Bei welchem der folgenden Erreger ist eine Übertragung auf den Menschen durch Rohmilch und Rohmilchprodukte **am wenigsten** wahrscheinlich?

(A) Brucella abortus
(B) Listeria monocytogenes
(C) Mycobacterium bovis
(D) EHEC (enterohämorrhagische Escherichia coli)
(E) Toxoplasma gondii

H01 !!

15.21 Welche Erregerformen haben bei der akuten Amöbenruhr gewebeschädigende Eigenschaften?

(A) Zysten
(B) Minutaformen
(C) Magnaformen
(D) Sporozoiten
(E) Gameten

15.15 (B) 15.16 (C) 15.17 (A) 15.18 (A) 15.19 (D) 15.20 (E) 15.21 (C)

H01 *!*

15.22 Welche Aussage über Plasmodium falciparum und über Malaria tropica trifft zu?

(A) Überträger sind männliche Anophelesmücken.
(B) Zu Beginn der Infektion werden Makro- und Mikrogameten von Leberzellen aufgenommen.
(C) Eine Vermehrung findet in neutrophilen Leukozyten statt.
(D) Eine Adhäsion infizierter Erythrozyten an Endothelien des Gehirns wird beobachtet.
(E) In Ostafrika wurde bisher keine Resistenz gegen Chloroquin festgestellt.

H01 *!!*

15.23 Welcher Parasit benötigt für seine Entwicklung **keinen** Wirtswechsel?

(A) Trichinella spiralis
(B) Taenia saginata
(C) Enterobius vermicularis
(D) Echinococcus multilocularis
(E) Schistosoma haematobium

Kapitel 11

H01

15.24 Welche Aussage zur Virusgenetik trifft **nicht** zu?

(A) Viele Viren (auch verschiedener Virusklassen) enthalten sowohl Gene als auch deren funktionsfähige Genprodukte.
(B) Retro-Viren besitzen diploide RNA-Genome.
(C) RNA-Retro-Viren sind die einzigen Viren beim Menschen, in deren Replikationszyklus eine reverse Transkriptasefunktion essentiell ist.
(D) Orthomyxo-Viren (z. B. Influenza-A-Virus) und Reo-Viren (z. B. Rota-Virus) haben segmentierte RNA-Genome.
(E) Picorna-Viren (z. B. Polio-Virus) haben ein einzelsträngiges RNA-Genom, das direkt als mRNA verwendet werden kann.

H01

15.25 Eine antivirale Chemotherapie ist

(A) grundsätzlich nicht möglich
(B) nur möglich mit virusselektiven Nukleosidanaloga
(C) in der Regel nur möglich, solange Virusvermehrung stattfindet
(D) bei Influenza-A-Virusinfektionen lokal (Inhalation) mit Interferonen durchzuführen
(E) bei AIDS durch Kombination von Nukleosidanaloga mit Interferonen besonders erfolgreich

H01 *!*

15.26 „Grippale" Infekte werden am häufigsten verursacht durch:

(A) Adeno-Viren
(B) Hantan-Virus (Hanta-Virus)
(C) Rota-Viren
(D) Zytomegalie-Virus
(E) Papova-Viren

H01

15.27 Was charakterisiert den Begriff „antigenic drift" am zutreffendsten?

(A) Das Einwandern einer Virusvariante in eine Region, in der vorher ein anderer Serotyp endemisch war.
(B) Die Entstehung eines veränderten Influenza-A- oder Influenza-B-Virus-Serotyps durch Punktmutation.
(C) Die Entstehung eines neuen Influenza-A- oder Influenza-B-Virus-Serotyps aufgrund des Austauschs eines oder mehrerer Gensegmente.
(D) Die Entstehung eines neuen Influenza-Virus-Genus in einem infizierten Organismus unter dem Selektionsdruck des Immunsystems.
(E) Die Zunahme der Antikörperspezifität bei der sekundären Immunreaktion.

15.22 (D) 15.23 (C) 15.24 (C) 15.25 (C) 15.26 (A) 15.27 (B)

Kapitel 12

H01

15.28 Welcher der folgenden Erreger wird häufig aerogen übertragen?

(A) Ebola-Virus
(B) Hepatitis-A-Virus
(C) Varizella-Zoster-Virus
(D) Clostridium perfringens
(E) Listeria monocytogenes

H01 !

15.29 Welche Zuordnung von Begriffen aus der Virologie zu bestimmten Viren trifft **nicht** zu?

(A) Organotropismus – Rabies-Virus
(B) enges Wirtsspektrum – Influenza-A-Virus
(C) Zoonose – FSME-Virus
(D) Viruspersistenz – Zytomegalie-Virus
(E) onkogene Transformation – HTLV-1

H01 !!

15.30 Welche Zuordnung eines Virus zu einem Symptom oder zu einer Erkrankung trifft **nicht** zu?

(A) Zytomegalie-Virus – Pneumonie (bei AIDS)
(B) Herpes-simplex-Virus Typ 1 – Parotitis
(C) Epstein-Barr-Virus – Angina
(D) Varicella-Zoster-Virus – Exanthem
(E) humanes Herpes-Virus Nr. 6 – Exanthema subitum

H01 !

15.31 Welches der folgenden Viren ist bei seiner Vermehrung auf ein anderes Virus angewiesen?

(A) Epstein-Barr-Virus
(B) Hepatitis-A-Virus
(C) Hepatitis-D-Virus
(D) Herpes-simplex-Virus Typ 2
(E) Zytomegalie-Virus

H01 !

15.32 Welche Aussage über die Coxsackie-Viren trifft **nicht** zu?

(A) Es sind Viren mit Hüllmembran (envelope).
(B) Sie sind Erreger von Myokarditiden.
(C) Sie sind Erreger von Meningitiden.
(D) Sie rufen die sogenannte Bornholmer Erkrankung (Pleurodynie) hervor (Coxsackie-Viren Typ B).
(E) Sie lassen sich im Stuhl, Rachenspülwasser und Liquor nachweisen.

Kapitel 13

H01

15.33 Bei einer Routineuntersuchung wird eine Hepatitis-Serologie veranlasst.
Das Ergebnis lautet:

Hepatitis-B_s-Antigen: negativ
Hepatitis-B_e-Antigen: negativ
Hepatitis-B_c-IgG-Antikörper: negativ
Hepatitis-B_s-IgG-Antikörper: positiv

Welche ist die wahrscheinlichste Befundinterpretation?

(A) Zustand nach Impfung gegen Hepatitis B; Impfanamnese erheben!
(B) akute Hepatitis B
(C) chronisch persistierende Hepatitis B
(D) Patient ist hochgradig infektiös.
(E) Widersprüchlicher Befund; Kontrolle erforderlich.

15.28 (C) 15.29 (B) 15.30 (B) 15.31 (C) 15.32 (A) 15.33 (A)

H01

15.34 Eine Schwangere (12. SSW) hatte Kontakt mit ihrem Neffen, bei dem am folgenden Tag eine exanthematische Rötelnerkrankung diagnostiziert wird.

Was ist zuerst zu tun?

(A) Nichts, da der Neffe noch nicht infektiös war.
(B) Bei fehlender Röteln-Immunität der Schwangeren muss sofort eine passive Immunisierung vorgenommen werden.
(C) Die Problematik eines Schwangerschaftsabbruches muss mit der Schwangeren offen und ausführlich besprochen werden.
(D) Die aktive Immunisierung der Schwangeren ist unverzüglich durchzuführen.
(E) Die passive und aktive Immunisierung der Schwangeren ist unverzüglich durchzuführen.

H01

15.35 Welche Feststellung zur Influenzaschutzimpfung trifft **nicht** zu?

(A) Die Zusammensetzung des Impfstoffes berücksichtigt „antigenic shift" und „antigenic drift" der Wildviren.
(B) Der zurzeit in der Bundesrepublik Deutschland verwendete Impfstoff enthält lebende, avirulente Influenza-Viren.
(C) Der Impfstoff enthält in der Regel nur Komponenten der Typen A und B, da Influenza-C-Viren nur leichte Infekte der oberen Luftwege hervorrufen.
(D) Da der Impfstoff in Hühnereiern produziert wird, kann er bei Vorliegen einer entsprechenden Allergie bei Impflingen Reaktionen auslösen.
(E) Auch wenn man eine Identität der Antigene bei Impfstoff und Wildviren voraussetzt, ist die Wirkungsdauer der Impfung nur kurz (in der Regel 1 Jahr).

15.34 (B) 15.35 (B)

15 Kommentare Examen Herbst 2001

Kapitel 3

H01 !!

Frage 15.1: Lösung B

Zu **(B)**: **Neisseria meningitidis**, als Meningitiserreger insbesondere bei Kindern verbreitet, reagiert sehr *empfindlich auf Umwelteinflüsse* wie Trockenheit und Kälte. Dies muss beim Transport unbedingt beachtet werden.
Zu **(A)**, **(C)**, **(D)** und **(E)**: Staphylococcus aureus, Mycobacterium tuberculosis, Salmonella typhimurium und Pseudomonas aeruginosa haben geringe Ansprüche an die Umgebung, lassen sich zum Teil weder durch Trockenheit noch Kälte oder UV-Licht stören.

H01 !

Frage 15.2: Lösung A

Zu **(A)**: Der bakteriell stark besiedelte Mündungsbereich der Urethra kann nicht so optimal desinfiziert werden, dass es nicht zu einer Kontamination des Katheterurins kommt.
Zu **(B)**, **(C)**, **(D)** und **(E)**: Bei sorgfältiger Hautdesinfektion darf im Liquor, Venenblut bzw. Gelenk- oder Blasenpunktat gesunder Personen kein Keimnachweis möglich sein.

Kapitel 5

H01 !

Frage 15.3: Lösung C

Zu **(C)**: **Chlamydien** – und damit auch Chlamydia psittaci – sind Vertreter der **obligaten Zellparasiten**, die sich nur intrazellulär vermehren. Dementsprechend müssen sie im Labor in speziellen **Zellkulturen oder im Dottersack des Hühnerembryos** kultiviert werden.
Zu **(A)**, **(B)**, **(D)** und **(E)**: Die Erreger mit geeigneten Anzuchtmedien:

- **Escherichia coli** – einfache flüssige oder feste Nährmedien; Unterscheidung von anderen Enterobakterien in der so genannten *Bunten Reihe* nach Stoffwechselleistung
- **Haemophilus influenzae** – Kochblutagar bzw. Blutagar mit Staphylococcus aureus beimpft (*Ammenphänomen*)
- **Mycoplasma pneumoniae** – Agarmedien mit Zusatz von Protein und Cholesterin (z. B. Pferdeserum)
- **Brucella abortus** – Tryptose-Blut-, Tryptose-Soya- oder Albimi-Agar

H01 !

Frage 15.4: Lösung B

Neben den für die **vaginale Flora** von der Pubertät bis zur Menopause wichtigen **Laktobazillen (Döderlein-Stäbchen)** finden sich u. a. **Streptokokken der Gruppe B** und **Peptostreptokokken**. **Enterokokken (Gruppe D)** gehören zur **physiologischen Darmflora** des Menschen und wandern gelegentlich auch in die Genitalregion, wo sie eigentlich nicht hingehören.
Verlassen sie ihren Platz, können sie Erkrankungen wie Harnwegsinfekte (häufig!), intraabdominelle Infektionen, z. B. Peritonitis, und eine Endocarditis lenta hervorrufen.

H01 !

Frage 15.5: Lösung B

Staphylococcus epidermidis ist ein grampositiver Erreger und Teil der **physiologischen Hautflora**. Er siedelt auch gerne auf **implantierten Kunststoffen, Endoprothesen, Venenkathetern** etc., kann vor Ort protrahierte Infektionen hervorrufen und letztlich zur **Sepsis** führen.
Toxic-Shock-Syndrom und **Lebensmittelintoxikationen** werden von **Staphylococcus aureus** verursacht.
Viele Staphylokokkenstämme weisen eine Resistenz gegen Penicilline auf, indem sie Penicillinase bilden, das den β-Laktamring vieler Penicilline spaltet. Bei Koagulase-negativen Staphylokokken ist darüber hinaus eine Multiresistenz nicht selten. Als wirksam gegen Staphylococcus epidermidis-Infektionen hat sich eine Kombination von **Vancomycin** und **Rifampicin** erwiesen.

H01 !

Frage 15.6: Lösung B

Zu **(B)**: **Phlegmonen** werden typischerweise von **Streptokokken der Gruppe A** hervorgerufen. Die Erreger breiten sich begünstigt durch Enzyme wie Hyaluronidase, Streptokinase etc. entlang der Lymphbahnen aus.

Zu **(A)**, **(C)**, **(D)** und **(E)**: Ein wichtiges Kennzeichen des **Staphylococcus aureus** ist die Fähigkeit, Koagulase zu bilden. Dieses Exoenzym koaguliert Plasma und führt zu Fibrinablagerungen auf der Bakterienoberfläche, wodurch die Phagozytose behindert wird. In der Haut treten dadurch abgekapselte Infektionen (und nicht flächenhaft sich ausbreitende Phlegmonen) auf; dazu gehören **Furunkel, Karbunkel, Mastitis puerperalis**. Ferner verursacht Staphylococcus aureus postoperative bzw. posttraumatische **Osteomyelitis** und bei abwehrschwachen Patienten auch eine **Sepsis** neben Intoxikationen wie **Toxic-Shock-Syndrom** und **Lebensmittelintoxikation**.

H01 *!!*

Frage 15.7: Lösung A

Staphylococcus epidermidis, ein Vertreter der koagulase-negativen Staphylokokken, siedelt auf implantierten Materialien wie beispielsweise **Herzklappenprothesen**. Von dort ausgehend verursacht er am häufigsten **Endocarditiden** und **Sepsis.** Grundsätzlich sind bereits fast alle pathogenen Bakterien als Endocarditis-Erreger aufgetreten. Bei Personen ohne Herzklappenprothese stehen Streptokokken der Viridansgruppe an erster Stelle.

H01 *!*

Frage 15.8: Lösung E

Choleravibrionen sind gramnegative Erreger mit einer **hohen Alkalitoleranz**, die eine Anzucht des Erregers bei einem pH-Wert von 9 erlaubt.
Derzeit medizinisch relevante Biovare von Vibrio cholerae sind das **Biovar cholerae** und das weniger virulente **Biovar El Tor**, das in den letzten Jahrzehnten zum häufigsten Cholera-Erreger geworden ist.
Pathogenetisch spielt das **Enterotoxin** der Vibrionen eine entscheidende Rolle. Es handelt sich um ein typisches AB-Toxin, dessen Untereinheit B an Rezeptoren von Darmzellen (Enterozyten) bindet. Die toxische Untereinheit bewirkt, dass die Adenylatzyclase cAMP in großen Mengen produziert. cAMP wiederum aktiviert über die Proteinkinase A Zellproteine, die für die Sekretion von Elektrolyten – und zwar *Anionen wie Cl^-* – verantwortlich sind.

H01 *!!*

Frage 15.9: Lösung B

Zu **(A)**, **(B)** und **(E)**: Das Bild der **Diphtherie** prägt eine zunächst **lokale Infektion mit Pseudomembranbildung** meist im Rachen- und Gaumenbereich, verbunden mit deutlicher **Lymphknotenschwellung** und **Fieber** etc. Bei Übergreifen auf die tieferen Atemwege kommt es zu **Krupp** mit Atemnot. Das **Diphtherietoxin**, ein AB-Toxin, ist für schwere Allgemeinsymptome verantwortlich. Es blockiert irreversibel die Proteinsynthese der Zellen und führt so zum Zelltod. Am häufigsten ist das Herz (**Myokarditis**) betroffen, aber auch Manifestationen in Nieren und Nervensystem sind als toxische Nephropathie bzw. Lähmung der motorischen Nerven möglich.
Zu **(C)** und **(D)**: Nach Infektionen mit **A-Streptokokken** beobachtet man **nicht-eitrige Folgeerkrankungen** wie das akute rheumatische Fieber und die **akute Glomerulonephritis**. Bei letzterem lagern sich **Immunkomplexe** aus Streptokokken-Antigen und spezifischen Antikörpern mit Elementen des Komplementsystems in den **Glomerula** ab. Daraus resultieren entzündliche Reaktionen mit Gewebsschädigung.
Patienten mit **rheumatischem Fieber** bilden **kreuzreagierende Antikörper**. Diese reagieren einerseits mit Teilen der Streptokokken und andererseits mit Gewebselementen u. a. in Gelenken, Myokard, Myokardsarkolemm, Endokard, Haut.

H01 *!!*

Frage 15.10: Lösung A

Zu **(A)**: **Bacteroides fragilis** ist ein gramnegatives, obligat anaerobes Stäbchen ohne Sporen.
Zu **(B)**, **(C)**, **(D)** und **(E)**:
- **Mycobacterium tuberculosis** – obligat aerobes Stäbchen
- **Salmonella typhimurium** – gramnegatives, aerob und anaerob wachsendes Stäbchen
- **Campylobacter jejuni** – gramnegatives, begeißeltes Bakterium von schraubenförmiger oder vibrioähnlicher Gestalt, streng mikroaerophil
- **Pseudomonas aeruginosa** – gramnegatives Stäbchenbakterium, obligat aerob

H01 *!*

Frage 15.11: Lösung E

Zu **(E)**: Der entscheidende Suchtest zum Nachweis einer **Lues** ist der **Treponema pallidum-Hämagglutinationstest = TPHA**. Der Test enthält an Schaferythrozyten gekoppelte Treponemenantigene. Nach Zugabe von Patientenserum kann man im positiven Fall eine durch die Antikörper provozierte Agglutination der Erythrozyten beobachten.

Zu (**A**) und (**B**): **Treponemen** lassen sich **mikroskopisch** nur im **Reizsekret** vom Primäraffekt oder in Sekreten nässender Effloreszenzen (Stadium II) und nicht im Blut nachweisen. Man bedient sich dabei der **Dunkelfeldmikroskopie** oder der **direkten Immunfluoreszenz**.
Erregerkulturen sind nicht möglich!
Zu (**C**): Auch Blutkulturen sind Erregerkulturen und daher bei Treponemen nicht erfolgreich. Sie legt man u. a. bei septischen Prozessen und bei Endokarditis an.
Zu (**D**): Der Tierversuch spielt eine zunehmend kleiner werdende Rolle. Von Interesse ist der **Meerschweinchentest** u. a. bei Verdacht auf **Tuberkulose**.

H01 !

Frage 15.12: Lösung E

Zu (**E**): Das **epidemische Rückfallfieber** wird von **Borrelia recurrentis** hervorgerufen und von **Kleiderläusen** übertragen. Der Zusatz „europäisch" ist missverständlich, da es zwar in der ersten Hälfte des 20. Jahrhunderts – bedingt durch die Weltkriege – in Europa verbreitet war, heute jedoch kaum noch auftritt, und nun eher in Afrika, Asien und Südamerika zu finden ist.
Zu (**A**), (**B**), (**C**) und (**D**): Die **Lyme-Borreliose**, Erreger **Borrelia burgdorferi**, wird von Zecken übertragen. Die Erkrankung verläuft in **3 Stadien**, die nicht alle auftreten müssen.
Zunächst entwickelt sich um die Bissstelle in den ersten Tagen bis zu ca. 3 Wochen eine sich zentrifugal ausbreitende Rötung (**Erythema migrans**). Dieses Stadium kann mit unspezifischen Allgemeinerscheinungen verbunden sein.
Zum 2. Stadium, das Wochen bis Monate nach der Infektion auftreten kann, gehören neurologische Krankheitsbilder wie **Meningitis, Hirnnervenparesen (z. B. Facialisparese) und periphere Neuropathien**. Daneben beobachtet man gegebenenfalls kardiale Symptome wie eine **Perimyokarditis** mit Reizleitungsstörung und **flüchtige Arthralgien**.
Im 3. Stadium imponieren eine **Acrodermatitis chronica atrophicans, Arthritis** und **Enzephalomyelitis**.
Jedes klinische Stadium kann übersprungen werden, auch Spontanheilungen sind möglich.

H01 !!

Frage 15.13: Lösung C

Die bakterizide Wirkung der **β-Lactamantibiotika** beruht darauf, dass sie die D-Alanin-Transpeptidase hemmen und damit die **Mureinsynthese** stören. Murein = Peptidoglykan ist der wichtigste Baustoff der Zellwand. Lipopolysaccharide liegen auf der äußeren Zellmembran und bilden das Endotoxin.
Die Besonderheit der **Mycoplasmen** liegt nun u. a. darin, dass sie **keine feste Zellwand** aufweisen, da ihnen das Murein fehlt. Somit bieten sie für β-Lactamantibiotika keine Angriffsfläche. Sie bilden keine β-Lactamase – wie beispielsweise Staphylokokken – und vermehren sich auch nicht intrazellulär wie Chlamydien.

H01

Frage 15.14: Lösung B

Als Erreger der **Meningitis** kommt **Listeria monocytogenes** in Betracht. Hierfür sprechen das Alter des Patienten, der plötzliche Krankheitsbeginn und der Nachweis von Lymphozyten. Da Listerien sich auch in Phagozyten vermehren können, ist das T-Zellsystem gefragt. Als Mittel der Wahl bietet sich eine Kombination von **Ampicillin und Gentamicin** an.

Kapitel 6

H01 !!

Frage 15.15: Lösung B

Dermatophyten, zu denen Microsporum, Trichophytonarten und Epidermophyten zählen, sind Fadenpilze (Hyphenpilze). Charakteristischerweise bilden sie *Hyphen*. Als Beispiele für die Gruppe der **Sprosspilze** seien hier Candida albicans und Cryptococcus neoformans genannt. Dermatophyten bevorzugen feucht-warmes Klima und werden daher häufig in *Feuchträumen* (Schwimmbäder, Duschen, Sauna) übertragen. Der allgemein in der Mykologie häufig eingesetzte Sabouraud-Agar enthält neben Wasser Pepton, Glukose und Agar-Agar. Auf ihm können Dermatophyten bei 22°C gut kultiviert werden. Hautmykosen lassen sich lokal mit *Imidazolen* behandeln. Nagelmykosen machen orale Therapie mit Griseofulvin oder oral applizierbaren Imidazolen wie Ketoconazol oder Itraconazol erforderlich.

H01 !

Frage 15.16: Lösung C

Zu (**C**): Bei ambulanten, immunkompetenten Patienten sind **Pneumokokken** und **Mycoplasma pneu-**

moniae die **häufigsten bakteriellen Pneumonieerreger**. Liegt eine Immunschwäche (z. B. AIDS) vor, findet man eher Candida albicans, Pneumocystis carinii oder auch Aspergillus-Arten.

Zu **(A)**, **(B)**, **(D)** und **(E)**: Auch bei Gesunden findet man Candida albicans auf der Mundschleimhaut und der Schleimhaut des Gastrointestinaltraktes in geringer Zahl. Unter begünstigenden Voraussetzungen wie Abwehrschwäche, Diabetes mellitus oder Antibiotika-Therapie vermehren sich die Erreger, und es treten Kandidosen auf (z. B. Mundsoor, Soor-Ösophagitis, Vaginal-Kandidose).

Die Diagnose basiert auf dem klinischen Bild (weiße Schleimhautauflagerungen), dem mikroskopischen Nachweis der Sprosszellen und Pseudomyzelien im Laktophenol-Baumwollblau-Präparat bzw. der Gewebsproben mit PAS-Färbung und der Kultur. Bei 37°C entwickeln sich die typischen Kolonien innerhalb eines Tages.

Therapeutisch bieten sich zahlreiche Antimykotika an, darunter Amphotericin B, Flucytosin und Azole wie Miconazol, Ketoconazol oder Clotrimazol.

H01 **!!**

Frage 15.17: Lösung A

Cryptococcus neoformans ist ein ubiquitär im **Erdboden** und häufig im **Vogelmist** verbreiteter Sprosspilz. Die Erregerübertragung auf den Menschen erfolgt dementsprechend **aerogen**. Als Eintrittspforte dient der Respirationstrakt, woraufhin eine meist **inapparent verlaufende Lungeninfektion** abläuft. Eine hämatogene Streuung in andere Organe – vor allem ZNS – beobachtet man besonders bei immunschwachen Patienten (z. B. AIDS-Patienten) mit T-Zelldefekten. Dies dürfte darauf beruhen, dass die Kryptokokken durch eine Schleimkapsel vor Phagozytose geschützt werden und die Immunabwehr sich primär auf das T-Zellsystem stützen muss. So erkranken **AIDS-Patienten** typischerweise an einer **Kryptokokkenmeningitis**, die unbehandelt immer tödlich verläuft. Die Pharmakotherapie besteht aus einer Kombination von Amphotericin B und Flucytosin.

Kapitel 8

H01

Frage 15.18: Lösung A

Zu **(A)**: **Bacteroides fragilis**-Infektionen behandelt man mit Clindamycin, Metronidazolen oder Penicillin bzw. Cefotaxim unter Zugabe eines β-Lactamase-Hemmers (z. B. Sulbactam).

Zu **(B)**, **(C)**, **(D)** und **(E)**: Während alle Aminoglycoside *schlecht gegen Anaerobier* wie Bacteroides-Arten und Clostridien wirken, besitzen gerade die neueren Vertreter wie **Gentamicin, Tobramycin und Amikacin** eine sehr gute Wirksamkeit auf **Pseudomonas aeruginosa, Staphylokokken**, verschiedene Enterobacteriaceae wie **Klebsiella pneumoniae, Escherichia coli, Serratia, Yersinien und Proteus**.

Kapitel 9

H01

Frage 15.19: Lösung D

Zu **(D)**: Die viszerale Leishmaniose – auch **Kala-Azar** – wird von **Leishmania donovani** hervorgerufen. Die Infektion betrifft besonders die Zellen des histiozytären Systems (Milz, Leber, Knochenmark etc.). Klinisch imponiert eine **Splenomegalie** oder auch **Hepatosplenomegalie**. Im weiteren Verlauf entwickelt sich eine trockene, blasse Haut mit dunkler Pigmentierung.

Zu **(A)**: Das Krankheitsbild der **Cholera** ist durch erhebliche Elektrolyt- und Flüssigkeitsverluste geprägt. Dies kann Kreislauf- und Nierenversagen zur Folge haben. Eine Hepatosplenomegalie ist nicht typisch.

Zu **(B)**: Eine Infektion mit **Aspergillusarten** manifestiert sich hauptsächlich in der Lunge. Betroffen sind meist immungeschwächte Personen. Die von Aspergillen produzierten Aflatoxine sind hochwirksame Leberkarzinogene.

Zu **(C)**: **Lamblia intestinalis** (oder Giardia lamblia) führt als Dünndarmparasit zu Durchfällen.

Zu **(E)**: Bei Gesunden verläuft eine Infektion mit **Toxoplasmen** meist inapparent, selten treten Lymphknotenschwellungen und Fieber auf. AIDS-Patienten können hingegen an einer oft schwer verlaufenden Toxoplasmaenzephalitis erkranken. Zu erwähnen sind außerdem noch die pränatalen Infektionen: hier stehen Hirnschäden unterschiedlicher Art im Vordergrund.

H01 **!**

Frage 15.20: Lösung E

Zu **(E)**: Die **Toxoplasmose** ist eine weltweit verbreitete Zoonose; der Erreger Toxoplasma gondii wird von **Katzen** (Endwirt) ausgeschieden. Als Zwi-

schenwirt kommen neben dem Menschen zahlreiche Warmblüter wie Pferde, Rinder, Schafe, Hunde und Vogelarten in Frage. Die Erregerübertragung kann auf zwei verschiedenen Wegen erfolgen. Entweder nimmt man **Oozysten aus Katzenkot per-oral** auf oder man verzehrt **zystenhaltiges, rohes Fleisch eines Zwischenwirtes** (Rind, Schwein etc.). Milch und Milchprodukte spielen keine Rolle.
Zu **(A)**, **(B)**, **(C)** und **(D)**: Die übrigen Erreger, ihr Übertragungsweg und die Infektion in Stichworten:

- **Brucella abortus**
  - Zoonose, Übertragung *direkt über erkrankte Tiere* (meist Rinder) oder kontaminierte und *nicht pasteurisierte Milch oder Milchprodukte*
  - **Morbus Bang** (Lymphadenitis, Infektion des lymphoretikulären Systems, evtl. Organbeteiligung).
- **Listeria monocytogenes**
  - *kontaminierte Lebensmittel wie Milch, Milchprodukte, Fleischprodukte etc.*
  - Infektion meist nur bei hoher Erregerkonzentration – **Listeriose** des sonst Gesunden meist klinisch stumm oder als Gastroenteritis, bei nicht immunkompetenten Personen u. a. Sepsis und Meningoenzephalitis, bei pränataler Infektion Sepsis mit Früh- oder Totgeburt bzw. Neugeborenenlisteriose mit Granulombildung in den verschiedensten Organen des Neugeborenen (v. a. ZNS, Leber), Meningitis etc.
- **Mycobacterium bovis**
  - Übertragung *meist direkt*, aber auch durch *kontaminierte Milch* (bei Eutertuberkulose)
  - **Darmtuberkulose** (selten).
- **EHEC (enterohämorrhagische Escherichia coli)**
  - Übertragung durch *ungenügend erhitztes Rindfleisch* oder *nicht pasteurisierte Milch*
  - schwere **hämorrhagische Kolitis** mit **hämolytisch-urämischem Syndrom**, tritt am häufigsten bei Säuglingen und Kleinkindern auf.

H01 *!!*

Frage 15.21: Lösung C

Zu **(A)**, **(B)** und **(C)**: Bei **Entamoeba histolytica** unterscheidet man **Zysten**, die bei der Infektion oral aufgenommen werden, von Trophozoiten (vegetatives Stadium), die nochmals in eine Minuta- und eine Magnaform unterteilt werden. Die kleinen **Minutaformen** leben als Kommensalen im Darm, ohne dass der Wirt Krankheitserscheinungen zeigt. Die größeren **Magnaformen** können an der **Darmwand** (überwiegend Dickdarm) haften und dort mittels proteolytischer Enzyme Nekrosen verursachen. Neben **Ulzera** kann es auf diese Weise auch zu **Perforationen** und zur Bildung von Amöbomen mit chronisch rezidivierender **Amöbendysenterie** kommen. Als extraintestinale Komplikation wird der **Leberabszess** gefürchtet, der oft Monate bis Jahre nach der Darminfektion auftritt. Die Patienten klagen über Fieber, starkes Krankheitsgefühl und Druckschmerz in der Lebergegend und sind durch eine Ruptur in den Bauchraum gefährdet.
Therapeutisch werden bei intra- und extraintestinaler Amöbiasis Imidazolpräparate – in erster Linie **Metronidazol** – eingesetzt. Eine zusätzliche Gabe von Chloroquin ist bei extraintestinalen Formen möglich.
Zu **(D)** und **(E)**: Bei **Plasmodien** kennt man beispielsweise verschiedene Entwicklungsformen, zu denen **Sporozoiten**, die bei der Blutmahlzeit auf den Menschen übertragen werden, und **Gameten**, die sich im Darm der Anopheles-Mücke aus Gametozyten bilden, gehören.

H01 *!*

Frage 15.22: Lösung D

Die infizierte **weibliche Anopheles-Mücke** überträgt die **Sporozoiten** von **Plasmodium falciparum** bei der Blutmahlzeit. Die Sporozoiten vermehren sich zunächst in Leberzellen, um beim Zelluntergang als **Merozoiten** freigesetzt zu werden und daraufhin **Erythrozyten** zu befallen. Dort wird der Vermehrungszyklus wiederholt, und es entwickeln sich erneut Merozoiten bzw. Gametozyten (Geschlechtsformen), die die Mücke bei der Blutmahlzeit aufnimmt.
In der Membran befallener Erythrozyten treten zunehmend kleine Verdichtungen auf, die ein **Haften an Gefäßendothelien** bewirken. In Kapillaren besonders des Gehirns wird auf diese Weise das Gefäßlumen verengt, wodurch **Ischämien** entstehen.
Vor allem in afrikanischen, asiatischen und südamerikanischen Ländern stellen die zum Teil **multiresistenten Stämme** von Plasmodium falciparum ein Problem bei der Prophylaxe und der Therapie dar. Vor jeder Reise in diese Gebiete sollte man sich bei den Tropeninstituten über den aktuellen Stand informieren.

H01 !!

Frage 15.23: Lösung C

Zu **(C)**: **Enterobius vermicularis,** der Madenwurm, ein weltweit verbreiteter **Dickdarmparasit**, wird fäkal-oral übertragen. Dies geschieht beispielsweise über kontaminierte Gegenstände, aber auch eine **digitale Reinfektion mit Wurmeiern**, die im perianalen Bereich abgelegt wurden, ist möglich.

Zu **(A)**: **Trichinella spiralis** wird durch Verzehr von infiziertem, rohem Schweinefleisch übertragen. Die Schweine wiederum infizieren sich durch Fressen von erregerhaltigen Ratten.

Zu **(B)**: Durch Genuss von rohem, finnenhaltigem Rindfleisch wird der Mensch zum Endwirt von **Taenia saginata.** Das Rind ist Zwischenwirt.

Zu **(D)**: **Echinococcus multilocularis** (Fuchsbandwurm) vermehrt sich im Darm seines Endwirts (meist des Fuchses). Zwischenwirte, zu denen akzidentiell auch der Mensch gehören kann, infizieren sich durch orale Aufnahme der Eier.

Zu **(E)**: Der Entwicklungszyklus von **Schistosoma haematobium** (Erreger der Bilharziose) in Stichworten: Zerkarien durchbohren die Haut des Menschen, Entwicklung zum adulten Wurm und Vermehrung vor allem im **Venenplexus der Blasenwand**; Ausscheidung der Eier mit dem Urin; in warmem Wasser Entwicklung zu Mirazidien, die Wasserschnecken (Zwischenwirt) infizieren; dort Weiterentwicklung zu Zerkarien.

Kapitel 11

H01

Frage 15.24: Lösung C

Zu **(E)**: **Picorna-Viren**, zu denen u. a. Polio- und Coxsackie-Viren gehören, besitzen ein einzelsträngiges RNA-Genom mit *plus-Polarität*. Dies bedeutet, dass die Virus-RNA direkt wie eine mRNA als Vorlage zur Translation dienen kann.

Enthält ein Virus ein RNA-Genom mit minus-Polarität, so muss diese vor der Translation zunächst durch eine viruseigene RNA-Polymerase in mRNA transkribiert werden.

Zu **(B)** und **(C)**: Sowohl **Retroviren** als auch **Hepadnaviren** verfügen über eine **reverse Transkriptase**, die je nach Virusart in unterschiedlichen Phasen der Replikation in Erscheinung tritt.

Hepadnaviren besitzen ein *DNA-Genom*, das zunächst durch die Enzyme der Wirtszelle in RNA umgeschrieben wird. Diese RNA dient dann der viruseigenen reversen Transkriptase als Vorlage bei der Synthese neuer Virus-DNA.

Retroviren dagegen enthalten als Genom zwei *RNA-Stränge* von Plus-Qualität (B). Die Virus-RNA wird durch die virale reverse Transkriptase in doppelsträngige DNA umgeschrieben, die dann in das Wirtsgenom eingebaut werden kann. Die Wirtszelle produziert anschließend neue Virus-RNA sowie virale Proteine.

Zu **(A)**: Viren bestehen grundsätzlich aus *Nukleinsäuren* (RNA oder DNA) und Proteinen (*Kapsid* und gegebenenfalls *Hülle*). Manche Viren besitzen darüber hinaus *Enzyme* (z. B. Neuraminidase, reverse Transkriptase).

Zu **(D)**: **Reoviren**, zu denen als wichtigster Vertreter der Rotavirus zählt, enthalten ein segmentiertes Genom, das sich aus 10–12 Segmenten doppelsträngiger RNA zusammensetzt. Auch **Orthomyxoviren**, zu denen der Influenza-A- und -B-Virus gehören, besitzen ein segmentiertes Genom, das aus einzelsträngiger RNA besteht. Die Segmentierung ermöglicht ein Reassortment der Genomsegmente, das bei Influenza-B-Viren häufige Antigenänderungen zur Folge hat (*Antigenshift*).

H01

Frage 15.25: Lösung C

Die **Chemotherapie** von **Virusinfektionen** muss in der Regel sehr früh, das heißt **in der Phase der Virusvermehrung**, erfolgen. Es existieren verschiedene Substanzgruppen, bei denen es sich prinzipiell um **DNA- oder RNA-Synthesehemmer** handelt. Sie stören die Synthese der Nukleotide, werden als Nukleosidanaloga in die RNA eingebaut, blockieren die DNA- bzw. RNA-Polymerase oder führen zum Abbruch der Kettenverlängerung. Therapieversuche von viralen Infektionen mit Interferon haben bisher keine eindrucksvollen Ergebnisse gebracht.

H01 !

Frage 15.26: Lösung A

Zu **(A)**: „Grippale Infekte" werden oft durch die weltweit verbreiteten **Adenoviren** verursacht. Schätzungsweise 5 % aller Erkältungskrankheiten bei Kleinkindern sind durch Adenoviren verursacht, bei Erwachsenen beträgt ihr Anteil ca. 3–7 %. Andere Erkältungserreger sind z. B. Rhino-, Corona- und RS-Viren.

Zu **(B)**: Das in Asien und Südosteuropa verbreitete **Hantan-Virus** ist Erreger eines hämorrhagischen Fiebers mit renalem Syndrom.

Zu (C): **Rotaviren** stehen als Erreger von Durchfallerkrankungen bei Kindern an erster Stelle. Diese Infektion tritt besonders in den Wintermonaten auf.
Zu (D): Infektionen mit **Zytomegalie-Viren** verlaufen bei immunkompetenten Personen meist inapparent, es muss jedoch mit einer Persistenz der Erreger gerechnet werden. Bei manifesten Infektionen beobachtet man Pneumonien oder mononukleoseähnliche Krankheitsbilder. Ein Problem stellen Zytomegalie-Viren bei immunschwachen Patienten (z. B. AIDS-Patienten) dar, bei denen schwere Infektionen von Lunge und Leber oder auch eine nekrotisierende Retinitis auftreten.
Zu (E): Die Gruppe der **Papovaviren** mit ihren Hauptvertretern Papilloma-, Polyoma- und Vacuolating-Virus induziert benigne oder maligne Tumoren.

H01

Frage 15.27: Lösung B

Nachdem über Jahre nur nach dem Antigenshift gefragt wurde, endlich einmal eine Frage zum **Antigendrift**.
Bei diesem handelt es sich lediglich um eine **Punktmutation**, die beispielsweise bei Influenza-A- und -B-Viren auftritt. Klinisch hat sie nicht so dramatische Folgen wie der Antigenshift, durch den es zu Pandemien kommen kann, da der Impfstoff und die sonst erworbene Immunität bei deutlich verändertem Genom nicht mehr greift.

Kapitel 12

H01

Frage 15.28: Lösung C

Zu (C): Das **Varizella-Zoster-Virus** wird *aerogen* übertragen, was sich auch im Begriff „*Windpocken*" widerspiegelt. Es handelt sich dementsprechend um eine hochgradig kontagiöse Infektion. Der Durchseuchungsgrad der Bevölkerung beträgt bereits bei Jugendlichen 80–90 %.
Zu (A): Die Epidemiologie der **Ebola-Infektion** liegt zum Teil noch im Dunkeln. Gesichert ist eine Viren-Übertragung durch Blut und Organe von Infizierten bzw. bereits Verstorbenen.
Zu (B): **Hepatitis-A-Viren** zählen zur Gruppe der Picorna-Viren, die alle fäkal-oral übertragen werden.
Zu (D): Vor allem bei ausgedehnten Verletzungen oder Quetschungen muss eine Kontamination mit dem ubiquitär verbreiteten **Clostridium perfringens**, dem Erreger des *Gasbrandes*, befürchtet werden.

Zu (E): **Listeria monocytogenes** wird als *Zoonose* direkt vom Tier auf den Menschen oder durch kontaminierte Lebensmittel wie nicht pasteurisierte Milch, Wildbret etc. übertragen.

H01 *!*

Frage 15.29: Lösung B

Zu (B): **Influenza-A-Viren** können beim Menschen und verschiedenen Tierarten wie Pferden, Schweinen und Vogelspezies – darunter Hühner – nachgewiesen werden.
Zu (A): Infektionen mit dem **Rabiesvirus** manifestieren sich typischerweise im *Zentralnervensystem*, so dass hier von einem Organotropismus gesprochen werden kann.
Zu (C): Das **FSME-Virus**, Erreger der Frühsommermeningoenzephalitis, wird von *Zecken* auf den Menschen übertragen. Dies erfüllt den Tatbestand der Zoonose!
Zu (D): Wie alle Vertreter der *Herpesviren* persistieren auch die **Zytomegalieviren** nach Erstinfektion vermutlich in Leukozyten oder Lymphozyten des Wirtsorganismus.
Man unterscheidet pränatale, perinatale und postnatale Infektionen. Letztere treten besonders bei immunschwachen Patienten auf.
Zu (E): Das **HTLV-Virus (Human-T-Zell-Leukämie-Virus 1)** besitzt ein tax-Gen, das über sein Produkt immortalisierend auf T-Zellen wirkt. Die immunologische Funktion befallener Zellen (Helfer-Zellen) ist dadurch gestört. Es handelt sich um einen Prozess im Sinne einer onkogenen Transformation.

H01 *!!*

Frage 15.30: Lösung B

Zu (B): Verschiedene Krankheitsbilder wie Gingivostomatitis, Keratokonjunktivitis, Eczema herpeticatum, Meningoenzephalitis und Herpes labialis werden vom **Herpes-simplex-Virus Typ I** hervorgerufen. Die Parotitis gehört nicht dazu. Sie ist beispielsweise für das **Mumpsvirus** typisch.
Zu (A): Durch **Zytomegalieviren** sind besonders *abwehrgeschwächte Patienten* (z. B. AIDS) gefährdet, wobei man sowohl direkte Infektionen als auch endogene Rezidive beobachtet. Das klinische Bild ist vielfältig und reicht von der nekrotisierenden Retinitis über gastrointestinale Infektionen bis hin zu Pneumonien.
Zu (C): Die *infektiöse Mononukleose* (auch: Pfeiffer-Drüsenfieber, kissing disease) wird von **Epstein-Barr-Viren** hervorgerufen. Das klassische Bild der Erkrankung ist geprägt durch Fieber, Angina mit

Halsschmerzen, Lymphdrüsenschwellungen mit Splenomegalie und Blutbildveränderungen (aktivierte T-Lymphozyten).
Zu **(D)**: **Varicella-Zoster-Virus** ist primär Erreger der *Windpocken* (Varizellen). Dabei handelt es sich um eine hochkontagiöse Erkrankung, die immer apparent verläuft und mit einem charakteristischen Exanthem einhergeht. Die Viren persistieren im Wirtsorganismus und können im Rahmen eines endogenen Rezidivs zu einem *Herpes zoster* (Gürtelrose) führen, einer schmerzhaften Neuritis mit Exanthembildung.
Zu **(E)**: Das **humane Herpes-Virus Nr. 6** (HHV-6) ruft beim Kleinkind das *Exanthema subitum* (Dreitagefieber) hervor, eine meist harmlose, aber mit plötzlich einsetzendem, dreitägigem hohem Fieber verbundene Erkrankung. Mit der Entfieberung tritt ein makulopapulöses Exanthem auf. Bei Erwachsenen sind HHV-6-verursachte Erkrankungen selten und verlaufen unter einem Mononukleose-ähnlichen Bild. Schwere Krankheitsverläufe kommen bei immunsupprimierten Patienten vor.

H01 !

Frage 15.31: Lösung C

Nur das **Hepatitis-D-Virus** (HDV) ist als **defektes RNA-Virus** auf ein Helfervirus – Hepatitis-B-Virus (HBV) – angewiesen, dessen HBsAg die Hülle für den defekten Erreger liefert. Die übrige Replikation erfolgt unabhängig von HBV. Eine gleichzeitige Infektion mit HBV und HDV beeinflusst mehr den akuten Krankheitsverlauf; die Superinfektion mit HDV bei bestehender HBV-Infektion führt zu einem akuten Schub und zu oft chronischen Krankheitsverläufen.

H01 !

Frage 15.32: Lösung A

Coxsackie-Viren gehören zu den Enteroviren, die wiederum der Gruppe der Picornaviren untergeordnet sind. Sie haben dieselbe Struktur wie die Poliomyelitisviren, kleine RNA-Viren ohne Hülle. Viele Infektionen mit Coxsackie-Viren verlaufen inapparent. Daher lassen sich die Erreger, die mit dem Fäzes ausgeschieden werden, auch bei gesunden Personen isolieren. Zu den typischen Coxsackie-Infektionen zählen die **Bornholm-Erkrankung** (auch: Pleurodynie oder Myalgia epidemica), **Myokarditis** (besonders gefährlich für Neugeborene) und die **abakterielle Meningitis**.
Zum Nachweis der Coxsackie-Viren verwendet man in erster Linie Rachenabstriche, Rachenspülwasser oder Stuhl. Je nach Organmanifestation eignen sich ferner Konjunktival- und andere Abstriche, Nasensekret, Liquor und Biopsiematerial des Herzens.

Kapitel 13

H01

Frage 15.33: Lösung A

Die vorliegende Serologie spricht eigentlich für eine „erfolgreich überstandene" Hepatitis B:
HBsAg und HBeAg sind bereits wieder negativ (also keine chronische Hepatitis), das Anti-HBs ist schon positiv (d. h. Infektion müsste ca. 3–4 Monate zurückliegen). Was nicht zu dem Befund einer abgelaufenen Infektion, aber typisch zu einem Zustand nach erfolgreicher Impfung passt, ist das negative Anti-HBc (IgG), welches nur im Falle einer Infektion nach ca. 2 Monaten positiv werden müsste.

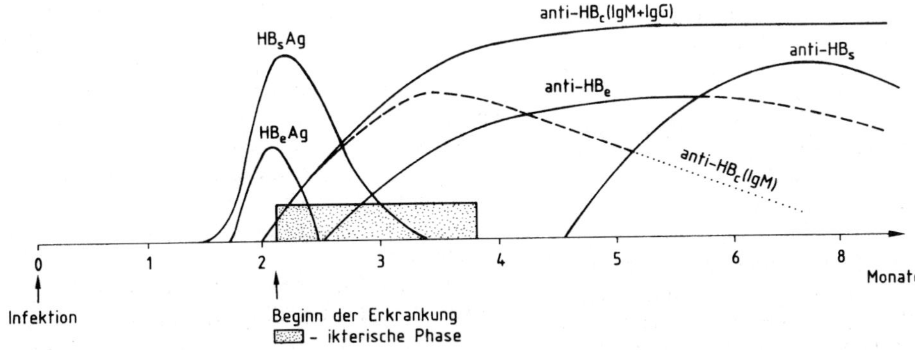

Schematischer Ablauf der Hepatitisserologie bei Hepatitis B

H01

Frage 15.34: Lösung B

Zu **(A)**: Röteln sind bereits im Prodromalstadium (ca. 1–2 Tage vor dem Ausbruch des Exanthems) infektiös.
Zu **(B)**: Eine schwangere Frau ohne Rötelnantikörper, die mit Rötelninfizierten Kontakt hatte, muss sofort einen passiven Schutz durch Röteln-Antikörper erhalten.
Zu **(C)**: Ein Schwangerschaftsabbruch muss bei Durchführung einer sofortigen passiven Impfung nicht diskutiert werden.
Zu **(D)** und **(E)**: Eine aktive Immunisierung ist während einer Schwangerschaft kontraindiziert, da auch die Impfung zu einer Rötelnembryopathie führen kann. (Konzeptionsschutz mindestens 2 Monate nach einer Impfung!)

H01

Frage 15.35: Lösung B

Der Grippeimpfstoff enthält inaktivierte Viren bzw. nur Teile von Viren, die für die immunologische Reaktion von Bedeutung sind. Wie bei fast jedem Impfstoff kann es beim Vorliegen einer entsprechenden Allergie zu Reaktionen kommen.
Influenzaviren sind insofern problematisch, als dass durch *Antigenshift* und *Antigendrift* immer neue Antigenvarianten entstehen. Der Impfstoff muss entsprechend häufig verändert werden.
Aufgrund der relativ kurzen Wirkungsdauer der Impfung (ca. 1 Jahr) empfehlen sich jedoch sowieso jährliche Auffrischimpfungen mit dem jeweils aktualisierten Impfstoff.

Examen
Frühjahr 2002

16 Fragen Examen Frühjahr 2002

Kapitel 1

F02 !

Zu den Henle-Koch-Postulaten gehören die in Liste 1 genannten Verfahrensprinzipien. Diese lassen sich jeweils mit einem Test aus der Liste 2 in Verbindung bringen.

Ordnen Sie den zutreffendsten Test (Liste 2) den Verfahrensprinzipien (Liste 1) zu!

Liste 1

16.1 mikroskopischer Erregernachweis

16.2 Nachweis des Erregers durch Kultur

Liste 2

(A) Untersuchung von Reizserum des Primäraffektes bei Lues-Verdacht
(B) Untersuchung von Patientenserum zur Diagnose der infektiösen Mononukleose
(C) Untersuchung von Stuhl bei Verdacht auf Salmonellen
(D) Untersuchung von Patientenserum bei Verdacht auf Botulismus
(E) Untersuchung von Patientenserum bei Verdacht auf rheumatisches Fieber

Kapitel 4

F02

16.3 In einem Vaginalabstrich finden sich nach Gram-Färbung zahlreiche grampositive Stäbchen als einzige Mikroorganismen. Der Befund spricht am ehesten für:

(A) Überwuchern einer Keimart nach längerer antibiotischer Behandlung
(B) Verdacht auf Ulcus molle
(C) Infektion mit Chlamydia trachomatis
(D) Infektion mit Trichomonas vaginalis
(E) normale Scheidenflora

Kapitel 5

F02 !!

16.4 Welche Aussage über Staphylococcus aureus und die von diesem Erreger hervorgerufenen Erkrankungen trifft zu?

(A) Er ist u. a. der Erreger der Angina Plaut-Vincent.
(B) Außer zwei Hämolysinen bildet er keine weiteren Exotoxine.
(C) Die Fähigkeit zur Koagulasebildung ist ein wichtiges Identifizierungsmerkmal.
(D) Persistierende Infektionen sind nicht bekannt.
(E) Die meisten Stämme sind in hohem Maße Penicillin-empfindlich, so dass sich Resistenzbestimmungen in der Regel erübrigen.

F02

16.5 Welche Aussage über Salmonella Typhi und die von diesem Erreger hervorgerufenen Erkrankungen trifft zu?

(A) Infektionsreservoir ist hauptsächlich das Rind.
(B) S. Typhi kann sich im Organismus hämatogen ausbreiten.
(C) Die pathogenen Eigenschaften werden durch ein Exotoxin vermittelt.
(D) Dauerausscheidung kennt man nicht.
(E) Wirksamstes Antibiotikum ist Isonikotinsäurehydrazid.

F02 !!

16.6 Welche Aussage über die Cholera trifft **nicht** zu?

(A) Der zurzeit häufigste Erreger ist der Biotyp El Tor.
(B) Die Übertragung erfolgt fäkal-oral.
(C) Ein Enterotoxin verursacht die Erkrankung.
(D) Symptome des Elektrolytverlustes und der Exsikkose beherrschen das Krankheitsbild.
(E) Die Gabe von Antibiotika ist die wichtigste therapeutische Maßnahme.

16.1 (A) 16.2 (C) 16.3 (E) 16.4 (C) 16.5 (B) 16.6 (E)

F02 !!

16.7 Welche Aussage über Corynebacterium diphtheriae und die von diesem Erreger hervorgerufenen Erkrankungen trifft zu?

(A) Das Exotoxin blockiert die Proteinsynthese parenchymatöser Zellen.
(B) Typisch ist eine Bakteriämie, die zum Befall des Herzmuskels und der peripheren neuralen Gewebe führt.
(C) Alle Stämme bilden das Exotoxin.
(D) Die mikroskopische Untersuchung eines gefärbten Rachenabstrichs ist für eine sichere bakteriologische Diagnose ausreichend.
(E) Klinisch gesunde Bakterienträger gibt es nicht.

F02 !!

16.8 Welche Aussage zur Lyme-Borreliose trifft **am wenigsten** zu?

(A) Erreger: Borrelia burgdorferi kann in-vitro angezüchtet werden.
(B) Epidemiologie: Borrelia burgdorferi wird durch Zeckenbiss übertragen.
(C) Klinik: Man findet eine Symptomatik der Haut, des ZNS und der Gelenke.
(D) Diagnose: Zum Nachweis einer akuten Borreliose ist der Nachweis von IgM-Antikörpern geeignet.
(E) Therapie: Man sollte die Lyme-Borreliose im Stadium I mit Vancomycin behandeln.

F02

16.9 Bei einem 60 Jahre alten Patienten mit Fieber, Nachtschweiß, klopfschmerzhaften Nierenlagern, gelegentlich kolikartigen Schmerzen, Mikrohämaturie und einer signifikanten Leukozyturie wurden bei der Routine-Urinkultur weder schnell wachsende Bakterien noch Hefen nachgewiesen.

Welcher der folgenden Infektionserreger sollte zuerst durch eine gezielte Untersuchungsanforderung ausgeschlossen werden?

(A) Staphylococcus saprophyticus
(B) Neisseria gonorrhoeae
(C) Enterococcus faecalis
(D) Klebsiella pneumoniae
(E) Mycobacterium tuberculosis

F02

16.10 Ein 78-jähriger Patient mit einer akuten eitrigen Meningitis wird – ohne Keimnachweis – mit einem Drittgeneration-Cephalosporin behandelt. Trotzdem verschlechtert sich sein Zustand rasch.

Welcher der folgenden Erreger kommt am ehesten als Ursache der eitrigen Meningitis in Betracht?

(A) Haemophilus influenzae
(B) Listeria monocytogenes
(C) Neisseria meningitidis
(D) Streptococcus agalactiae
(E) Streptococcus pyogenes

F02 !

16.11 Das Therapeutikum der Wahl zur Behandlung einer schweren Erkrankung nach Infektion mit Legionella pneumophila ist/sind

(A) Penicillin G
(B) Erythromycin (evtl. in Kombination mit Rifampicin)
(C) Aminoglykoside
(D) Acylureidopenicilline
(E) Cephalosporine in Kombination mit Ampicillin

Kapitel 6

F02 !!

16.12 Zu den Dermatophyten zählt:

(A) Aspergillus flavus
(B) Trichophyton mentagrophytes
(C) Histoplasma capsulatum
(D) Candida albicans
(E) Cryptococcus neoformans

F02

16.13 Die **geringste** Prädisposition für eine Infektion durch Aspergillus fumigatus besteht bei

(A) Neutropenie
(B) Leukämie
(C) Immunsuppression nach Transplantation
(D) lang dauernder Kortisontherapie
(E) Bronchitis durch Haemophilus influenzae

16.7 (A) 16.8 (E) 16.9 (E) 16.10 (B) 16.11 (B) 16.12 (B) 16.13 (E)

Kapitel 7

F02 !!

16.14 Als Komplikation einer Antibiotikatherapie kann eine schwere Kolitis auftreten.

Welchem Erreger kommt dabei eine besondere Bedeutung zu?

(A) Clostridium difficile
(B) Salmonella Typhi
(C) Entamoeba histolytica
(D) Staphylococcus epidermidis
(E) Enterococcus faecalis

Kapitel 8

F02

16.15 Zu den Chemotherapeutika der 1. Wahl zur Behandlung der Tuberkulose gehört **nicht:**

(A) Isoniazid (= Isonicotinsäurehydrazid = INH)
(B) Ethambutol
(C) Doxycyclin
(D) Streptomycin
(E) Rifampicin

Kapitel 9

F02

16.16 Als Ursache einer Darmerkrankung kommt **am wenigsten** in Betracht:

(A) Staphylococcus aureus
(B) Entamoeba histolytica
(C) Salmonella Typhimurium
(D) Bifidobacterium
(E) Shigella sonnei

F02 !

16.17 Der „tracheale Wanderweg" ist charakteristisch für die Larve von

(A) Wuchereria bancrofti
(B) Ascaris lumbricoides
(C) Echinococcus multilocularis
(D) Schistosoma mansoni
(E) Fasciola hepatica

Kapitel 11

F02

16.18 Welche Aussage über Viren trifft zu?

(A) Das wichtigste taxonomische Einteilungskriterium ist der Organotropismus.
(B) Große DNA-Viren können auch geringe Mengen mRNA enthalten.
(C) Der Lipidanteil der Hülle umhüllter Viren stammt von Membranen der jeweiligen Wirtszelle.
(D) Animale Viren werden mit Hilfe von Lysozym aus der infizierten Zelle freigesetzt.
(E) Umhüllte Viren sind generell resistenter als nackte Viren.

F02

16.19 Die Polymerase-Ketten-Reaktion (PCR) ist ein Verfahren, mit dem

(A) geringste Mengen von Proteinen nachgewiesen werden können
(B) Nukleinsäure eines Erregers direkt im klinischen Material mit einer markierten Hybridisierungssonde nachgewiesen werden kann
(C) Nukleinsäure-Abschnitte eines Erregers amplifiziert werden können
(D) nur replizierende Viren/Bakterien im klinischen Material direkt nachweisbar sind
(E) Antigen und Nukleinsäure gleichzeitig nachgewiesen werden können

16.14 (A) 16.15 (C) 16.16 (D) 16.17 (B) 16.18 (C) 16.19 (C)

F02

16.20 Was dient **nicht** der Bekämpfung einer Virusinfektion?

(A) Neutralisation durch Antikörper
(B) Lysozym
(C) Interferone
(D) CD8-Lymphozyten
(E) NK-Zellen

Kapitel 12

F02 !

16.21 Übertragung durch Tröpfcheninfektion ist am ehesten typisch für

(A) Chlamydia trachomatis
(B) Hepatitis-C-Virus
(C) Clostridium perfringens
(D) Listeria monocytogenes
(E) Neisseria meningitidis

F02 !!

16.22 Bei welcher Erkrankung erfolgt die Übertragung auf den Menschen **nicht** durch Arthropoden als Vektor?

(A) Gelbfieber
(B) Rocky-Mountains-spotted-fever
(C) epidemisches Fleckfieber
(D) Q-Fieber
(E) Orientbeule

F02

16.23 Bei welchem Erreger ist ein Befall des Auges des Immunkompetenten **am wenigsten** zu erwarten?

(A) Adenovirus
(B) Haemophilus influenzae
(C) Streptococcus pneumoniae
(D) Onchocerca volvulus
(E) Cryptococcus neoformans

F02 !

16.24 Welche Viren sind **keine** Erreger eines hämorrhagischen Fiebers?

(A) Bunyaviridae
(B) Flaviviridae
(C) Arenaviridae
(D) Filoviridae
(E) Retroviridae

F02

16.25 Welche Aussage über das Herpes-simplex-Virus trifft **am wenigsten** zu?

(A) Es ist ein großes DNA-Virus mit doppelsträngigem Genom.
(B) Es ist teratogen.
(C) Es kann durch direkten Schleimhautkontakt übertragen werden.
(D) Es etabliert neuronal eine latente Infektion.
(E) Es ist mit Acycloguanosin (Aciclovir) therapeutisch inhibierbar.

F02

16.26 Welche Aussage über das Hepatitis-B-Virus und die von diesem Erreger hervorgerufenen Erkrankungen trifft zu?

(A) Der Innenkörper („core") des Hepatitis-B-Virus enthält eine partiell doppelsträngige DNA und eine DNA-Polymerase.
(B) Die Übertragung erfolgt häufig durch Stechmücken.
(C) Die Zerstörung der Leberwirtszellen durch das Virus erfolgt durch eine lytische Wirkung viraler Enzyme.
(D) Aciclovir ist das Therapeutikum der Wahl.
(E) Die Schutzimpfung gegen die Hepatitis B beruht auf einer parenteral verabreichten Lebendimpfung.

16.20 (B) 16.21 (E) 16.22 (***) 16.23 (E) 16.24 (E) 16.25 (B) 16.26 (A)

F02 !!

16.27 Welche Aussage über Influenzaviren trifft zu?

(A) Nur der Mensch kann vom Influenza-A-Virus infiziert werden.
(B) Die Subtypenvielfalt der viralen Antigene beruht beim Influenza-A-Virus ausschließlich auf genetisch bedingter Variantenbildung der Hämagglutinine des Virus.
(C) Zwischen Influenza A-, B- und C-Viren besteht Kreuzimmunität infolge von Antigengemeinschaft in den Hüllproteinen.
(D) Influenzaviren der Typen A und B zerstören im Zuge einer durch sie hervorgerufenen Erkrankung das Epithel des Bronchialbaums.
(E) Die bakterielle Superinfektion der durch das Virus vorgeschädigten Schleimhaut der oberen Luftwege hat in der Pathogenese der Erkrankung keine Bedeutung.

F02

16.28 Bei Prionen handelt es sich nach heutigem Kenntnisstand wahrscheinlich um

(A) ein RNA-Virus
(B) ein DNA-Virus
(C) nukleinsäurefreies Protein
(D) eine Zwischenstufe in der Virusreplikation
(E) die infektiöse Form des Polyoma-Virus

Kapitel 13

F02 !

16.29 Welche Aussage zu Infektionen in der Schwangerschaft trifft zu?

(A) Die Gefahr einer Keimschädigung durch Toxoplasma gondii lässt sich durch Therapie in der Schwangerschaft nicht mindern.
(B) Polioviren sind teratogen.
(C) Bei einer Schwangeren, bei der 4 Tage nach Röteln-Kontakt ein Röteln-HHT-Titer von 1:256 bestimmt wird, muss nicht mit Röteln-Hyperimmunglobulin immunisiert werden.
(D) Die Gefahr einer Keimschädigung durch das Zytomegalievirus ist höher bei der Reaktivierung als bei der Erstinfektion.
(E) Beim Parvovirus B19 besteht keine Gefahr teratogener Missbildungen beim Kind nach Infektion in der Schwangerschaft.

F02 !

16.30 Welche Aussage zu den humanen Hepatitisviren trifft zu?

(A) Die Diagnose einer akuten Hepatitis-A-Virusinfektion erfolgt üblicherweise durch den Nachweis in der Zellkultur.
(B) Nachweis von HBS-Ag bei einer Schwangeren ist eine Indikation zur passiven und aktiven Impfung des Neugeborenen.
(C) Ein HBeAg-Nachweis ist ein Marker für eine ausgeheilte Hepatitis-B-Virusinfektion.
(D) Die Bestimmung von anti-HBc ist der einzige Test für den Nachweis einer HBV-Immunität bei einem asymptomatischen Patienten.
(E) Die einzige postexpositionelle Prophylaxe zur Vermeidung einer Hepatitis-B-Virusinfektion ist die aktive Immunisierung.

16.27 (D) 16.28 (C) 16.29 (C) 16.30 (B)

16 Kommentare Examen Frühjahr 2002

Kapitel 1

F02 !

Frage 16.1: Lösung A

Bei **Lues-Verdacht** wird aus Primär- oder Sekundäraffekten ein so genanntes **Reizserum** gepresst, das man auf einen Objektträger tropfen lässt. Anschließend betrachtet man das mit etwas physiologischer Kochsalzlösung angereicherte Präparat im Dunkelfeld- oder Phasenkontrastmikroskop. Der direkte Immunfluoreszenz-Test (Zugabe fluoreszein-markierter Antikörper) gilt als verlässlicher. Da **Treponema pallidum** in vitro nicht gezüchtet werden kann, kommen als Alternative serologische Verfahren in Betracht.

F02 !

Frage 16.2: Lösung C

Bei der **Salmonellengastroenteritis** steht diagnostisch die **Stuhluntersuchung** an erster Stelle. Man gibt entsprechende Proben auf Selektivmedien, um die begleitende Bakterienflora möglichst zu unterdrücken. Von verdächtigen Kolonien legt man Reinkulturen an und prüft dann deren biochemische Leistungen.

Kapitel 4

F02

Frage 16.3: Lösung E

Zwischen Menarche und Menopause lassen sich primär **grampositive Laktobazillen**, die zu einem sauren pH führen, in der Vaginalflora nachweisen. Als Folge einer antibiotischen Therapie entstehen nicht selten Kandidosen – im Darm oder in der Vagina. **Hämophilus ducreyi**, Erreger des Ulcus molle, scheidet als **gramnegatives Stäbchen** ebenso aus wie **Chlamydia trachomatis**, ein obligater Zellparasit mit **gramnegativer** Zellwand. Bei **Trichomonas vaginalis** handelt es sich um ein **Protozoon**, das entzündliche Infektionen der Vaginal-Schleimhaut hervorruft.

Kapitel 5

F02 !!

Frage 16.4: Lösung C

Zu **(C)**: Durch das Enzym **Koagulase** lassen sich **Staph. aureus-Stämme** nicht nur identifizieren, es stellt auch einen **Virulenzfaktor** dar. Koagulase setzt über die Prothrombinaktivierung eine Fibrinbildung in Gang. Dadurch begünstigt es die Abkapselung des Staphylokokkenherdes und die typischen klinischen Bilder wie Furunkel oder Abszess. (Siehe auch im Kurzlehrbuch Kap. 1.1.2 „Pathogenitäts- und Virulenzfaktoren".)
Zu **(A)**: Bei der **Angina Plaut-Vincenti** handelt es sich um eine **Mischinfektion** aus Fusobacterium-Arten und Borrelia vincenti. Meist findet sich auf einer Tonsille ein schmieriges Geschwür; Allgemeinbefinden und Temperatur sind meist normal.
Zu **(B)**: Die Liste der „extrazellulären Produkte", die von **Staph. aureus-Stämmen** gebildet werden können, ist lang und geht deutlich über die **Hämolysine** hinaus. Als wichtige Enzyme sind **Leukozidin** und **Hyaluronidase** zu nennen; ferner werden Exotoxine wie **Exfoliativtoxin, Enterotoxine** oder **Toxic-Shock-Syndrom-Toxin** produziert. (Siehe auch im Kurzlehrbuch Kap. 5.1.1 „Stapylokokken".)
Zu **(D)**: Durch verzögertes Wachstum, verkleinerte Kolonien und reduzierten Stoffwechsel entsteht ein Phänotyp, der als **„Small Colony Variant"** – auch SCV – bezeichnet wird. In dieser Form kann Staph. aureus extra- und intrazellulär persistieren.
Zu **(E)**: 80 % der **Staph. aureus-Stämme** bilden **Penicillinase** und können daher allenfalls mit Isoxazolylpenicillinen behandelt werden. Daneben treten auch **Multiresistenzen** auf, die eine Therapie mit Chemotherapeutika wie Glykopeptiden oder Clindamycin erforderlich machen. Daraus ergibt sich, dass Resistenzbestimmungen gerade bei Staph. aureus unerlässlich sind.

F02

Frage 16.5: Lösung B

Salmonella typhi wird oral mit kontaminierten Lebensmitteln oder mit Trinkwasser aufgenommen. Nach der **Magen-Darm-Passage** gelangen die Erreger in Zellen der **Peyer-Plaques** und von da über die **Blutbahnen** in das **retikuloendotheliale System = RES**. Exotoxine spielen beim Typhus keine Rolle. Ca. **2–5 %** der an Typhus erkrankten Personen werden **Dauerausscheider**, bei denen die Erreger in der Gallenblase persistieren.

Im Gegensatz zur Salmonellenenteritis, die meist rein symptomatisch durch Flüssigkeits- und Elektrolytersatz zu behandeln ist, bedarf der **Typhus** einer Antibiotikatherapie: **Cephalosporine der 3. Generation, Ampicillin, Cotrimoxazol** und **Fluorchinolone** haben sich dabei als wirksam erwiesen. **Isonikotinsäurehydrazid** gehört in die Abteilung der Antituberkulotika. Das **Wirtsspektrum** von **Salmonella typhi** ist im Vergleich mit den enteritischen Salmonellen sehr klein: **Mensch und Primaten.**

F02 *!!*

Frage 16.6: Lösung E

Die derzeit medizinisch relevanten Biovare von Vibrio cholerae sind das **Biovar cholerae** und das weniger virulente **Biovar El Tor**, das in den letzten Jahrzehnten zum häufigsten Choleraerreger geworden ist. Die Bakterien werden mit **kontaminierten Lebensmitteln bzw. Trinkwasser** aufgenommen. Pathogenetisch spielt das **Enterotoxin** der Choleravibrionen eine führende Rolle, das im Dünndarm durch eine dauerhafte **Stimulation der Adenylatzyklase** eine vermehrte Sezernation von Elektrolyten und in der Folge auch von Wasser in das Darmlumen bewirkt. Dadurch entstehen die für die Cholera charakteristischen „reiswasserartigen" Durchfälle. Therapeutisch stehen **Flüssigkeits- und Elektrolytsubstitution** im Vordergrund; dies kann bei leichteren Erkrankungsfällen auch oral mit NaCl-Glukose-Lösungen erfolgen. Chemotherapeutika wie Tetrazycline haben primär die Aufgabe, die Phase der Erregerausscheidung zu verkürzen. Pandemien, die im 19. Jahrhundert auch wiederholt in Europa auftraten, konnten in diesem Jahrhundert zunächst nur in Afrika und Asien und 1991 erstmalig in Südamerika beobachtet werden. Kleinere Ausbrüche wurden aus Italien, Spanien und USA berichtet.

F02 *!!*

Frage 16.7: Lösung A

Zu **(A)** und **(C)**: Nur **lysogene Stämme** von **Corynebacterium diphtheriae**, also solche mit integrierten Bakteriophagen, produzieren das **Diphtherietoxin** und sind daher pathogen. Es handelt sich um ein so genanntes AB-Toxin, dessen Untereinheit A die Proteinsynthese in Zellen parenchymatöser Organe wie **Herz** und **Nieren** sowie dem **ZNS** blockiert.
Zu **(B)**: Die Diphtherie ist eine lokale Infektion, die überwiegend im Rachen abläuft. Das Toxin verbreitet sich über den Blutweg.
Zu **(D)**: Da nicht alle Stämme von **Corynebacterium diphtheriae** Toxin bilden, reicht die reine Morphologie zur bakteriologischen Diagnostik nicht aus. Vielmehr müssen die Bakterien auf ihre biochemische Leistung hin überprüft werden. Dazu dient der **Präzipitationstest nach Elek.**
Zu **(E)**: Nur ca. *20 %* der Infizierten und nicht immunen Personen erkranken an **Diphtherie.**

F02 *!!*

Frage 16.8: Lösung E

Zu **(E)**: **Vancomycin** wird als **Reservetherapeutikum** bei Infektionen mit resistenten Staphylokokken, Corynebakterien sowie der pseudomembranösen Kolitis eingesetzt. Die **Lyme-Borreliose** behandelt man in der ersten Phase mit **Doxycyclin** oder **Amoxicillin**, insbesondere **bei neurologischen Manifestationen** im weiteren Verlauf kommen **Cephalosporine der 3. Generation** zum Einsatz.
Zu **(A)–(D)**: **Borrelia burgdorferi** wird von **Zekken** auf den Menschen übertragen. Man unterteilt die Lyme-Erkrankung in **3 Stadien**, deren Leitsymptome nicht immer auftreten oder sich auch teilweise überlappen. Für das **1. Stadium** ist neben Allgemeinsymptomen das **Erythema migrans** typisch. Wochen bis Monate später beobachtet man im **2. Stadium** verschiedene **neurologische Symptome, kardiale Störungen** und **Myalgien bzw. Arthalgien**. Das **3. Stadium** – meist Monate oder Jahre später – ist primär durch eine **Arthritis** charakterisiert; daneben kann auch eine **Acrodermatitis chronica atrophicans** auftreten. Die Diagnostik der Lyme-Borreliose stützt sich primär auf **Antikörpernachweisverfahren**, bei denen zwischen IgG und IgM zur Abgrenzung der frischen Infektion differenziert wird. Borreliosen können im Gegensatz zu anderen Spirochäten (Treponema pallidum) auf künstlichen Nährböden gezüchtet werden.

F02

Frage 16.9: Lösung E

Zu **(E)**: Die entscheidende Angabe in diesem Text heißt: **sterile Leukozyturie**. Aber auch alle anderen Angaben vom Alter des Patienten bis zur Mikrohämaturie sind mit einer Nierentuberkulose vereinbar.
Zu **(A)**: **Staphylococcus saprophyticus** ruft in erster Linie **bei jüngeren Frauen** ein **Dysurie-Syndrom** hervor, das sich nur in Einzelfällen zur Pyelonephritis entwickelt. Normalerweise fehlen die ausgeprägten Allgemeinsymptome – und man hätte Bakterien im Urin.

Zu (**B**): Die Urethritis im Rahmen einer **Gonorrhoe** hat einerseits einen **bakteriologisch auffälligen Urinbefund**, andererseits so gut wie nie eine Nierenbeteiligung.
Zu (**C**) und (**D**): **Harnwegsinfektionen** mit **Enterococcus faecalis** und **Klebsiella pneumoniae** treten insbesondere bei **hospitalisierten Personen** auf. Und auch hier gilt: die **kulturelle Anzucht** aus Probenmaterial ist **unproblematisch.**

F02

Frage 16.10: Lösung B

Zu (**B**): Infektionen mit **Listeria monocytogenes** verlaufen **bei immunkompetenten und jüngeren Personen meist inapparent**. Manifeste Erkrankungen treten typischerweise bei den anderen Personengruppen als **Meningitis**, **Endokarditis** oder **Sepsis** auf. Therapeutisch ist eine **Kombination von Ampicillin und Aminoglykosiden** (z. B. Gentamicin) empfehlenswert.
Zu (**A**) und (**C**): **Haemophilus influenzae** und **Neisseria meningitidis** findet man als Meningitiserreger insbesondere **bei Kindern**. Außerdem reagieren diese Erreger gut auf Cephalosporine der 3. Generation.
Zu (**D**): Als **Meningitiserreger** kommt **Streptococcus agalactiae** nur **bei Neugeborenen** eine wichtige Rolle zu. In späterem Alter stehen Infektionen u. a. der Haut, Harnwege, Lunge im Vordergrund.
Zu (**E**): **Streptococcus pyogenes** ist für Krankheitsbilder wie **Scharlach, Angina, Pyodermien, Erysipel** verantwortlich. Als Meningitiserreger kommt ihm keine Bedeutung zu.

F02 *!*

Frage 16.11: Lösung B

Bei einer **Legionellen-Infektion** ist **Erythromycin** das Mittel der ersten Wahl. In gewissem Maße sind auch Cotrimoxazol, Rifampicin und Doxycyclin wirksam.

Kapitel 6

F02 *!!*

Frage 16.12: Lösung B

Zu (**B**): Häufige **Dermatophyten** sind **Microsporum audouinii, Trichophytenarten** und **Epidermophyten**. Sie befallen äußere Schichten der Epidermis, Haare und Nägel.
Zu (**A**): **Aspergillus fumigatus** gehört zu den Schimmelpilzen und ruft überwiegend bei immunschwachen Patienten Lungeninfektionen hervor.
Zu (**C**): **Histoplasma capsulatum** ist ein dimorpher Pilz.
Zu (**D**) und (**E**): **Candida albicans** und **Cryptococcus neoformans** zählen zu den Sprosspilzen (Hefen).

F02

Frage 16.13: Lösung E

Bronchopulmonale Infektionen mit **Haemophilus influenzae** betreffen vorzugsweise Patienten mit Vorerkrankungen. Die Haemophilus-Bronchitis an sich ebnet jedoch nicht den Weg für eine Aspergillose. Alle Zustände krankheitsbedingter Abwehrschwäche (Leukämie, AIDS) oder medikamentöser Immunsuppression begünstigen eine Infektion mit **Aspergillus fumigatus**.

Kapitel 7

F02 *!!*

Frage 16.14: Lösung A

Zu (**A**): Wird die physiologische Darmflora durch eine antibiotische Therapie dezimiert, kann im ungünstigen Falle eine Vermehrung von **Clostridium difficile** die Folge sein. Durch Enterotoxine und Zytotoxine entwickelt sich eine **pseudomembranöse Kolitis**. Therapie der Wahl: **Vancomycin.**
Zu (**B**) und (**C**): **Typhus** (Salmonella typhi) und **Amöbenruhr** (Entamoeba histolytica) sind enteritische Erkrankungen, allerdings nicht als Folge einer Antibiotikatherapie.
Zu (**D**) und (**E**): **Staphylococcus epidermidis** gehört zur physiologischen Hautflora, **Enterococcus faecalis** zur Darmflora. Beide verursachen keine Enteritis oder Kolitis.

Kapitel 8

F02

Frage 16.15: Lösung C

Die Behandlung der **Tuberkulose** wird immer als **Kombinationstherapie** durchgeführt, da Resistenzen zu erwarten sind. Als **Mittel der ersten Wahl gelten Isoniazid, Rifampicin, Pyrazinamid, Ethambutol und Streptomycin.** Doxycyclin spielt bei der Tuberkulosetherapie keine Rolle.

Kapitel 9

F02

Frage 16.16: Lösung D

Zu **(D)**: **Bifidobakterien** sind vor allem als Keim der **physiologischen Mund-, Darm-** und evtl. auch **Vaginalflora** von Interesse. Sie können auch an Mischinfektionen des Mundraumes beteiligt sein, die durch Aktinomyzeten angeführt werden.
Zu **(A)**: **Enterotoxin-bildende Staph. aureus-Stämme** rufen **Darminfektionen** hervor, die oft wenige Stunden nach Aufnahme der kontaminierten Lebensmittel beginnen.
Zu **(B)**: Wenngleich **Entamoeba histolytica** weltweit verbreitet ist, so beobachtet man schwere Infektionen mit blutigen Durchfällen vor allem in tropischen Ländern.
Zu **(C)**: **Salmonella typhimurium** verursacht typischerweise gastrointestinale Infekte – vorausgesetzt man hat eine relativ hohe Erregerkonzentration mit der Nahrung aufgenommen.
Zu **(E)**: Die **bakterielle Ruhr** tritt nach Infektionen – ebenfalls über kontaminierte Nahrungsmittel – mit **Shigellen** auf. Von den vier Shigellen-Arten ist **Shigella sonnei** als weniger aggressiv einzustufen.

F02 **!**

Frage 16.17: Lösung B

Zu **(B)**: Larven des **Ascaris lumbricoides** werden vom Menschen mit der Nahrung aufgenommen und gelangen in den Dünndarm. Anschließend erreichen die Larven auf venösem Weg zunächst die Leber, dann das Herz und die Lunge. Hier verlassen sie das Kapillarnetz, dringen in Alveolen ein und nähern sich der Trachea. Es beginnt der **„tracheale Wanderweg"** von der Trachea in den Pharynx und erneut in den Verdauungstrakt. Hier entwickeln sich die Larven zum adulten Wurm.
Zu **(A)**: **Wuchereria bancrofti** wird von Stechmücken auf den Menschen übertragen. Sie siedeln in **Lymphgefäßen und Lymphknoten**, wodurch Abflussstörungen mit ödematösen Schwellungen entstehen.
Zu **(C)**: Die Wanderung des Echinococcus multilocularis beschränkt sich nach oraler Aufnahme auf den Weg vom **Darm** zur **Leber**, in der Finnen gebildet werden. Selten sind andere Organe wie **Lunge** oder **Gehirn** betroffen.
Zu **(D)**: Zerkarien des **Schistosoma mansoni** dringen aktiv durch die Haut des Menschen und gelangen in den Venenplexus der Blasenwand. Die Eiablage erfolgt in die Blase hinein.
Zu **(E)**: **Fasciola hepatica**, der große Leberegel, wird im GK nicht aufgelistet. Es handelt sich auch primär um eine Zoonose, von der Schafe und Rinder betroffen sind. Die Zerkarien werden mit der Nahrung aufgenommen, durchbohren die Darmwand, gelangen über den Peritonealraum in die Leber und halten sich dort in den Gallengängen auf.

Kapitel 11

F02

Frage 16.18: Lösung C

Zu **(C)**: **Lipide** und **Glykolipide** der **Virushülle** stammen von der Membran der **Wirtszelle**, die Proteine der Virushülle sind virusspezifisch und werden in die Membran neu eingebaut.
Zu **(A)** und **(B)**: **Viren** unterscheiden sich unter anderem dadurch von anderen Mikroorganismen, dass sie nur **entweder DNA oder RNA** besitzen. Nach der jeweiligen Nukleinsäure unterteilt man die Viren in die Gruppe der DNA- und RNA-Viren. Für die weitere Klassifikation sind u. a. folgende Kriterien von Bedeutung: nacktes oder umhülltes Virus, Symmetrieform, Größe des Kapsids. Der **Organotropismus** bietet keine gute Basis für eine Einteilung, zumal viele Viren auch mehrere Zielorgane haben (siehe auch im Kurzlehrbuch Kap. 11.1. „Virusstruktur".)
Zu **(D)**: **Lysozym**, ein in Speichel und Tränenflüssigkeit enthaltenes Enzym, wirkt als **Muraminidase** und lysiert **grampositive Bakterien**. Die Freisetzung nackter Viren erfolgt entweder als aktive Zellleistung im Sinne einer **umgekehrten Phagozytose** oder bei der Lyse der Wirtszelle. Für **umhüllte Viren** ist der als **„budding" oder Knospung** bezeichnete Vorgang typisch.
Zu **(E)**: **Viren mit Hülle** sind sehr empfindlich gegen **organische Lösungsmittel** wie z. B. Alkohol, da dadurch diese Hülle zerstört wird.

F02

Frage 16.19: Lösung C

Zu **(A)** und **(C)**: Die **Polymerase-Kettenreaktion (PCR)** ist ein empfindliches Verfahren, das auch bei sehr kleinen Virusmengen greift. Durch die PCR werden Abschnitte der **viralen Nukleinsäure** vieltausendfach amplifiziert (= vermehrt) und letztlich die Erreger über Nukleinsäure identifiziert.
Zu **(B)**: Bei höheren Erregerkonzentrationen eignen sich zum Nachweis erregerspezifischer Nu-

kleinsäuren auch so genannte **Gensonden**. Diese lagern sich unter Bildung einer Basenpaarung an die Nukleinsäure an, ein Vorgang, der als **Hybridisierung** bezeichnet wird.
Zu **(D)**: Legt man zur bakteriologischen Diagnostik **Kulturen** an, hängt der Erfolg – **geeignete Nährmedien** etc. vorausgesetzt – davon ab, dass im Probenmaterial auch lebende und vermehrungsfähige Bakterien vorhanden sind.
Zu **(E)**: Auch **virale Nukleinsäure hat antigene Wirkung**, wenngleich die Oberflächenantigene der Viren meist für die Immunantwort von großer Bedeutung sind.

F02

Frage 16.20: Lösung B

Zu **(B)**: **Lysozym**, das sich im **Speichel** und der **Tränenflüssigkeit** findet, wirkt bakterizid gegen grampositive Bakterien.
Zu **(A)**, **(C)**, **(D)** und **(E)**: Die **immunologische Abwehr einer Virusinfektion** nutzt mehrere Strategien. Zunächst wird **früh Interferon** gebildet, das einerseits die Produktion viraler Proteine in einer Wirtszelle behindert und andererseits **Natural-Killer-Zellen** aktiviert. Diese lysieren infizierte Zellen. **Spezifische Antikörper** binden sich an Rezeptorstrukturen der Viren, die dadurch nicht an potenzielle Wirtszellen binden können. **CD8-Lymphozyten** können in einem sehr frühen Stadium virusinfizierte Zellen erkennen und diese zerstören, bevor sich neue Virusgenerationen gebildet haben.

Kapitel 12

F02 !

Frage 16.21: Lösung E

Zu **(E)**: **Neisseria meningitidis** wird durch Tröpfcheninfektion von Mensch zu Mensch übertragen. Meningokokkeninfekte treten überwiegend in den Winter- und Frühlingsmonaten auf, meist als **Meningitis** und vorwiegend bei **Kindern** und Jugendlichen.
Zu **(A)–(D)**: Bei **Chlamydia trachomatis** handelt es sich um eine Schmierinfektion, wobei Fliegen als Vektor dienen. Das **Hepatitis-C-Virus** wird über Blut und Blutprodukte und ungenügend sterilisierte medizinische Geräte übertragen (Transfusionshepatitis). **Clostridium perfringens** spielt bei Wundkontaminationen eine Rolle. **Listeria monozytogenes** wird über kontaminierte Lebensmittel übertragen.

F02 !!

Frage 16.22: Lösung *** Diese Frage wurde aus der Wertung genommen.

Warum diese Frage aus der Wertung genomen wurde, ist unklar. Bei **Coxiella burnetii,** dem Erreger des **Q-Fiebers,** handelt es sich um einen hoch kontagiösen Keim, der vom Menschen **mit erregerhaltigem Staub inhaliert** wird. Als Errgerreservoir dienen verschiedene Haustiere wie Schafe, Kühe, Ziegen etc. Bei ihnen erfolgt die Erregerübertragung durch Zecken.
Zu **(A)**, **(B)**, **(C)** und **(E)**: Die Erkrankung, ihre Erreger und ihre Vektoren in Stichworten:
Gelbfieber – Gelbfiebervirus – Stechmücken (Aëdes aegypti)
Rocky Mountain spotted fever – Rickettsia rickettsii – Zecken
Epidemisches Fleckfieber – Rickettsia prowazekii – Kleiderlaus
Orientbeule – Leishmania tropica – Sandmücke

F02

Frage 16.23: Lösung E

Zu **(E)**: Primär abwehrgeschwächte Patienten erkranken an der **Kryptokokkose**. Die Erreger, **Cryptococcus neoformans**, sind ubiquitär verbreitet und führen bei entsprechend disponierten Patienten zu Infektionen der **Lunge** und als Folge einer hämatogenen Streuung auch zu einer **Meningoenzephalitis**. Infektionen des Auges sind nicht typisch.
Zu **(A)**: Viele **Adenovirus-Typen** können eine **Konjunktivitis** hervorrufen, insbesondere *Typ 8* ist Erreger der **epidemischen Keratokonjunktivitis** – einer hoch kontagiösen Infektion.
Zu **(B)**: Der nicht-bekapselte Biotyp III von **Haemophilus influenzae** ist der wichtigste Erreger der **eitrigen, bakteriellen Konjunktivitis**.
Zu **(C)**: Die häufigsten Manifestationen einer Infektion mit **Streptococcus pneumoniae** stellen Sinusitis, Otitis media, Pneumonie und Meningitis dar. Gelegentlich verursachen die Erreger auch eine **Konjunktivitis**, aus der ein **Ulcus serpens corneae** entstehen kann.
Zu **(D)**: **Onchocerca volvulus** gehört zur Gruppe der Filarien. Die Erreger werden von der **Kriebelmücke** übertragen und verursachen Hautveränderungen mit Elastizitätsverlust und Pigmentverschiebungen, Lymphknotenschwellungen und bei einigen Infizierten auch **Keratitis** und **Uveitis**. Entzündungen führen von Visusminderung bis zur Erblindung.

F02 !

Frage 16.24: Lösung E

Solche Fragen gibt es leider immer wieder: Das IMPP hält sich nicht an den Gegenstandskatalog, in dem weder Lassa-Virus noch Filoviridae aufgeführt sind.
Zu **(E)**: Zur Gruppe der **Retroviren** gehören das **HIV-Virus** und das **HTLV-1-Virus**, Erreger der T-Zell-Leukämie.
Zu **(A)–(D)**: Virusfamilien, typische Erreger und dazugehörige Erkrankung in einer Übersicht:
Bunyaviridae – Hantaan-Virus – hämorrhagische und renale Symptome
Flaviviridae – Gelbfiebervirus – Gelbfieber
Arenaviridae – Lassa-Virus – hämorrhagisches Fieber (Lassa-Fieber)
Filoviridae – Marburg- und Ebolavirus – hämorrhagisches Fieber

F02

Frage 16.25: Lösung B

Herpes simplex-Viren (HSV) besitzen wie alle Vertreter der Herpes-Viren eine **doppelsträngige DNA**. Man unterscheidet zwischen HSV1 und HSV2. Bei der **Primärinfektion**, die **meist inapparent** verläuft, vermehren sich die Viren von HSV1 auf der Mundschleimhaut und **breiten sich neuronal aus**, indem sie in sensible und autonome Nerven eindringen. Eine hämatogene Streuung wird durch die Virus-induzierte Immunabwehr verhindert. Damit gibt es auch **keine teratogene Wirkung**, für die eine Virämie Vorraussetzung wäre. Neugeborene sind insbesondere durch **Kontakt mit HSV2 im Geburtskanal** gefährdet. Der **Herpes neonatorum** ist eine lebensbedrohliche Erkrankung, die oft schwere zerebrale Schäden hinterlässt. Eine virustatische Therapie kann mit dem Nukleosid-Analogon Acycloguanosin durchgeführt werden.

F02

Frage 16.26: Lösung A

Zu **(A)**: Das Kapsid des **Hepatitis-B-Virus** besteht aus **Proteinbausteinen** („core“-Antigen), das auch als **HBcAg** bezeichnet wird. Inhalt des **Kapsids** sind eine teilweise doppelsträngige DNA und eine DNA-Polymerase.
Zu **(B)**: **Hepatitis-B-Viren** werden durch Blut, Speichel, Samenflüssigkeit und Muttermilch übertragen. Als Erregerreservoir dienen insbesondere Patienten mit chronischer Hepatitis B.
Zu **(C)**: Die Schädigung der Leber basiert nicht auf Enzymen der Hepatitis-B-Viren. Vielmehr bewirken **Teile der zellulären Immunantwort** eine **Lyse infizierter Hepatozyten**, d. h. je stärker die Immunantwort, desto ausgeprägter die Leberschädigung.
Zu **(D)** und **(E)**: Für die **akute Hepatitis B** gibt es bisher **keine spezifische Therapie**. Bei **chronischen Verläufen** wird **Interferon** eingesetzt, das jedoch nur bei ca. einem Drittel der Patienten Wirkung zeigt. Daher steht die **Prophylaxe** durch eine **aktive Immunisierung** gerade bei Personen, die im Medizinbereich tätig sind, im Vordergrund. Sie erfolgt heute mit einem **gentechnisch hergestellten HBsAg**. Eine Lebendimpfung hat es nie gegeben.

F02 !!

Frage 16.27: Lösung D

Zu **(D)** und **(E)**: Die **Influenza** ist eine Erkrankung des **Respirationstraktes**, wobei es u. a. zu Schäden des Flimmerepithels kommt. Dies betrifft insbesondere den Bereich des Nasopharynx und z. T. auch Trachea sowie Bronchien. Nicht selten wird dadurch der Weg für eine **bakterielle Superinfektion** (Staph. aureus, Haemophilus influenzae, Streptokokken) bereitet, die dann zu einer Bronchopneumonie führt.
Zu **(A)**, **(B)** und **(C)**: Gerade die Tatsache, dass **Influenza-A-Viren** auch **bei verschiedenen Tieren** (Schweinen, Pferden, Vögeln) auftreten, bildet die Basis für immer neue Subtypen, wie sie durch den **Antigenic Shift** entstehen. Dabei werden sowohl Hämagglutinin als auch Neuraminidase verändert. In der Folge treten regelmäßig Pandemien auf, da gegen die neu gebildeten Varianten keine Immunität besteht. Das bedeutet auch, dass zwischen den verschiedenen Influenza-Typen **keine Kreuzimmunität** vorliegt.

F02

Frage 16.28: Lösung C

Prione sind – nach bisherigen Kenntnissen – infektiöse proteinhaltige Partikel ohne Nukleinsäure. Sie verursachen Erkrankungen wie die **Creutzfeldt-Jakob-Krankheit**, **Kuru** oder das **Gerstmann-Sträußler-Syndrom**. Für die Tierwelt sind insbesondere **Scrapie** und **BSE** bekannt. (Siehe auch im Kurzlehrbuch Kap. 12.18 „Infektionen unklarer Ätiologie“.)

Kapitel 13

F02 !

Frage 16.29: Lösung C

Zu **(A)**: Das Risiko einer **transplazentaren Infektion** des Fetus bei der meist asymptomatisch verlaufenden **Toxoplasmose-Infektion** der Mutter beträgt ca 35 %. 3–5 % der infizierten Feten erleiden Organschäden, die übrigen Infektionen verlaufen stumm.
Nach neueren Erkenntnissen wird das Risiko einer Schädigung des Ungeborenen durch eine sofortige Behandlung der Schwangeren mit **Antibiotika** gemindert.
Zu **(B)**: **Polioviren** sind **nicht** teratogen.
Zu **(C)**: Die **Inkubationszeit** für eine **Rötelnerkrankung** beträgt *14–21 Tage*. In dem in der Frage angegebenen Zeitraum von 4 Tagen nach Exposition können sich demnach noch keine **Antikörpertiter** gegen das Virus aufgebaut haben. Ein Röteln-Titer im **Röteln-Hämagglutinatioshemmtest** von 1: 256 bedeutet deshalb in diesem Fall einen sicheren Schutz vor einer Infektion, entweder durch eine erfolgreiche Schutzimpfung oder eine bereits stattgehabte Rötelninfektion.
Wenn der Titer weniger als 1: 16 liegen würde, könnte man nicht von einem genügenden Schutz ausgehen und sollte die Schwangere passiv mit **Röteln-Hyperimmunserum** behandeln.
Zu **(D)**: Die **Zytomegalie** ist die häufigste **intrauterine** Infektion, etwa 1 % aller Neugeborenen sind davon betroffen. Die meisten intrauterin infizierten Kinder sind bei der Geburt klinisch unauffällig, sehr selten nur tritt die generalisierte Form mit Anämie, Thrombozytopenie, Hepatosplenomegalie, Ikterus und Meningoenzephalitis auf. Ebenfalls (sehr viel seltener als bei der Rötelnembryopathie) kann es zu **teratogenen** Fehlbildungen kommen. Nach einer primären Infektion **persistieren** die Viren lebenslang im Organismus, Reaktivierungen der Erkrankung unter Stressbedingungen kommen häufig vor (sind aber nicht so gravierend wie die Erstinfektion).
Zu **(E)**: Das **Parovirus B 19** ist der Erreger der **Ringelröteln (Erythema infectiosum)**.
Bei der Infektion in der Schwangerschaft führt es besonders im 1. und 2. Trimenon zu **Spontanaborten** und **teratogenen** Schädigungen.

F02 !

Frage 16.30: Lösung B

Zu **(A)**: Die Diagnose einer **akuten Hepatitis A-Infektion** erfolgt am sichersten über die Serologie in Form des Nachweises von **Anti-HAV-IgM**.
Zu **(B)**: Bei einer **akuten Hepatitis B-Infektion** ist das **HBs-Ag** (Surface-Antigen) in 90 % der Fälle positiv. Solange es positiv ist, muss von einer Infektiosität ausgegangen werden.
Eine Infektion des Neugeborenen kann in diesem Fall perinatal erfolgen. Angesichts einer **Inkubationszeit** von 30–180 Tagen macht es deshalb Sinn, das Neugeborene sofort *passiv* (Sofortschutz) und *aktiv* (Schutzaufbau innerhalb von 4 Wochen) im Sinne einer Simultanimpfung zu impfen.
Zu **(C)**: Das Vorliegen von **HBeAg** spricht für eine *akute* Hepatitis B-Infektion, das Vorliegen von **anti-HBe** für eine *abgelaufene* Hepatitis B.
Zu **(D)**: Der Nachweis einer **Hepatitis B-Immunität** erfolgt am besten über den **Titer** des **Anti-HBs**.
Zu **(E)**: Auch eine **passive** Impfung ist **postexpositionell** möglich und sinnvoll.